国家卫生和计划生育委员会"十二五"规划教材

全国高等医药教材建设研究会"十二五"规划教材

专科医师核心能力提升导引丛书

供临床型研究生及专科医师用

U0292280

妇产科学

Gynecology and Obstetrics

第 2 版

主　编　曹泽毅　乔　杰

副主编（按姓氏汉语拼音排序）
　　　　陈春玲　段　涛　沈　铿　王建六　杨慧霞

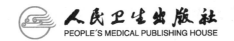

人民卫生出版社

PEOPLE'S MEDICAL PUBLISHING HOUSE

图书在版编目（CIP）数据

妇产科学/曹泽毅,乔杰主编. —2版. —北京:人民
卫生出版社,2014
 ISBN 978-7-117-18849-4

 Ⅰ.①妇…　Ⅱ.①曹…②乔…　Ⅲ.①妇产科学-
医学院校-教材　Ⅳ.①R71

中国版本图书馆 CIP 数据核字(2014)第 066168 号

| 人卫社官网 | www. pmph. com | 出版物查询,在线购书 |
| 人卫医学网 | www. ipmph. com | 医学考试辅导,医学数据库服务,医学教育资源,大众健康资讯 |

妇 产 科 学
第 2 版

主　　编：曹泽毅　乔杰
出版发行：人民卫生出版社（中继线 010-59780011）
地　　址：北京市朝阳区潘家园南里 19 号
邮　　编：100021
E - mail：pmph @ pmph. com
购书热线：010-59787592　010-59787584　010-65264830
印　　刷：北京市安泰印刷厂
经　　销：新华书店
开　　本：850×1168　1/16　印张：38　插页：2
字　　数：1149 千字
版　　次：2008 年 9 月第 1 版　　2014 年 6 月第 2 版
　　　　　2016 年 8 月第 2 版第 3 次印刷（总第 5 次印刷）
标准书号：ISBN 978-7-117-18849-4/R·18850
定　　价：118.00 元

编　者 (按姓氏汉语拼音排序)

安　媛（哈尔滨医科大学附属第一医院）
曹云霞（安徽医科大学第一附属医院）
曹泽毅（中国医科大学航空总医院）
陈春玲（中国人民解放军总医院第一附属医院）
陈敦金（广州医科大学附属第三医院）
崔　恒（北京大学人民医院）
崔满华（吉林大学第二医院）
丁　辉（首都医科大学附属北京妇产医院）
丁依玲（中南大学湘雅二医院）
段　华（首都医科大学附属北京妇产医院）
段　涛（上海市第一妇婴保健院）
范光升（北京协和医院）
丰有吉（上海市交通大学附属第一人民医院）
冯力民（首都医科大学附属北京天坛医院）
高国兰（中国医科大学航空总医院）
贺　晶（浙江大学医学院附属妇产科医院）
洪　莉（武汉大学人民医院）
胡丽娜（重庆医科大学附属第二医院）
李爱斌（武汉大学人民医院）
李　斌（首都医科大学附属北京安贞医院）
李荷莲（吉林大学第二医院）
李　坚（首都医科大学附属北京妇产医院）
李　力（第三军医大学大坪医院）
李小毛（中山大学附属第三医院）
李笑天（复旦大学附属妇产科医院）
李　旭（西安交通大学第一附属医院）
梁梅英（北京大学人民医院）
梁志清（西南医院）
廖秦平（北京大学第一医院）
林建华（上海交通大学医学院附属仁济医院）
林仲秋（中山大学孙逸仙纪念医院）
蔺　莉（首都医科大学附属北京友谊医院）
刘兴会（四川大学华西第二医院）
吕卫国（浙江大学医学院附属妇产科医院）
马　丁（华中科技大学同济医学院附属同济医院）
马润玫（昆明医科大学第一附属医院）
彭芝兰（四川大学华西第二医院）

漆洪波（重庆医科大学附属第一医院）
乔　杰（北京大学第三医院）
郄明蓉（四川大学华西第二医院）
曲　元（北京大学第一医院）
沈　铿（北京协和医院）
孙宇辉（哈尔滨医科大学附属第一医院）
孙　瑜（北京大学第一医院）
唐良萏（重庆医科大学附属第一医院）
万小平（上海市第一妇婴保健院）
王建六（北京大学人民医院）
王　平（四川大学华西第二医院）
王山米（北京大学人民医院）
王世宣（华中科技大学同济医学院附属同济医院）
魏丽惠（北京大学人民医院）
夏恩兰（首都医科大学附属复兴医院）
向　阳（北京协和医院）
邢爱耘（四川大学华西第二医院）
薛凤霞（天津医科大学总医院）
颜婉嫦（香港大学玛丽医院）
杨冬梓（中山大学附属孙逸仙纪念医院）
杨宏英（云南省肿瘤医院）
杨慧霞（北京大学第一医院）
杨　菁（武汉大学人民医院）
姚书忠（中山大学附属第一医院）
姚元庆（中国人民解放军总医院）
叶蓉华（北京大学第三医院）
叶　元（桂林医学院附属医院）
张家文（四川大学华西第二医院）
张建平（中山大学孙逸仙纪念医院）
张震宇（首都医科大学附属北京朝阳医院）
赵　霞（四川大学华西第二医院）
赵扬玉（北京大学第三医院）
郑建华（哈尔滨医科大学附属第一医院）
周红林（昆明医科大学第二附属医院）
周　容（四川大学华西第二医院）
周应芳（北京大学第三医院）
朱　兰（北京协和医院）

主 编 简 介

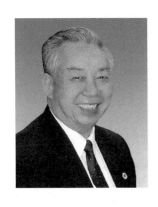

曹泽毅，教授、博士生导师，现任清华大学医学院副院长、北京大学第一附属医院妇产科名誉主任、中国医科大学航空总医院名誉院长、《中华妇产科杂志》名誉总编辑、《国际妇科肿瘤杂志》资深编辑。香港大学、香港中文大学名誉教授，国际妇科肿瘤学会会员、瑞士妇产科学会名誉会员，美国哈佛大学医学院客座教授、美国 M. D. Anderson 肿瘤医院客座教授。

从医 57 年，共培养了 32 名博士、硕士研究生及 2 名博士后。主要科研领域是妇产科学，妇科肿瘤学。自 1961 年开始子宫颈癌的研究和临床诊断治疗，特别是广泛手术和淋巴转移的治疗方法。1982 年首次报道女性生殖系统生理和肿瘤病理雌、孕激素受体结果。1996 年首次报道通过以腹膜后间隙作为给药的途径进行淋巴结癌转移化疗。1999 年主编的《妇科肿瘤学》获北京市科技进步二等奖。2001 年主编的《中华妇产科学》获全国优秀图书二等奖、2004 年《子宫颈癌基础与临床研究》获四川省科技进步奖二等奖。

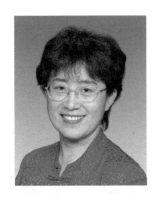

乔　杰，北京大学第三医院院长，妇产科主任、生殖医学中心主任。医学博士、主任医师、教授、博士生导师。

作为国家杰出青年基金获得者、科技部"生殖与发育重大专项"首席科学家、教育部长江学者特聘教授、何梁何利奖获得者、吴阶平-保罗·杨森医学药学奖（吴杨奖）和首都百名科技领军人才，一直从事妇产科及生殖健康相关的临床与基础研究工作，在应用辅助生殖技术（试管婴儿）帮助数万名不孕患者得到有效治疗的同时，从配子、受精、胚胎和着床等多方面进行系统深入的研究，获国家科技进步二等奖两项、教育部科学进步奖一等奖一项、何梁何利科学与技术进步奖；率领团队入选"教育部创新团队"、"教育部重点实验室"和"北京市重点实验室"。曾作为访问学者在香港大学学习，并在美国斯坦福大学做博士后研究。2013 年与北京大学合作完成了对人单个卵母细胞的高精度全基因组测序，成果发表在国际著名学术期刊 *CELL* 杂志上。

现任中华医学会生殖医学分会主任委员，北京医学会生殖医学分会主任委员。

全国高等学校医学研究生规划教材
第二轮修订说明

为了推动医学研究生教育的改革与发展,加强创新人材培养,自 2001 年 8 月全国高等医药教材建设研究会和原卫生部教材办公室启动医学研究生教材的组织编写工作开始,在多次大规模的调研、论证的前提下,人民卫生出版社先后于 2002 年和 2008 年分两批完成了第一轮五十余种医学研究生规划教材的编写与出版工作。

为了进一步贯彻落实第二次全国高等医学教育改革工作会议精神,推动"5+3"为主体的临床医学教育综合改革,培养研究型、创新性、高素质的卓越医学人才,全国高等医药教材建设研究会、人民卫生出版社在全面调研、系统分析第一轮研究生教材的基础上,再次对这套教材进行了系统的规划,进一步确立了以"解决研究生科研和临床中实际遇到的问题"为立足点,以"回顾、现状、展望"为线索,以"培养和启发研究生创新思维"为中心的教材创新修订原则。

修订后的第二轮教材共包括 5 个系列:①科研公共学科系列:主要围绕研究生科研中所需要的基本理论知识,以及从最初的科研设计到最终的论文发表的各个环节可能遇到的问题展开;②常用统计软件与技术介绍了 SAS 统计软件、SPSS 统计软件、分子生物学实验技术、免疫学实验技术等常用的统计软件以及实验技术;③基础前沿与进展:主要包括了基础学科中进展相对活跃的学科;④临床基础与辅助学科:包括了临床型研究生所需要进一步加强的相关学科内容;⑤临床专业学科:通过对疾病诊疗历史变迁的点评、当前诊疗中困惑、局限与不足的剖析,以及研究热点与发展趋势探讨,启发和培养临床诊疗中的创新。从而构建了适应新时期研究型、创新性、高素质、卓越医学人才培养的教材体系。

该套教材中的科研公共学科、常用统计软件与技术学科适用于医学院校各专业的研究生及相应的科研工作者,基础前沿与进展主要适用于基础医学和临床医学的研究生及相应的科研工作者;临床基础与辅助学科和临床专业学科主要适用于临床型研究生及相应学科的专科医师。

全国高等学校第二轮医学研究生规划教材目录

13	医学分子生物学实验技术(第3版)	主　编　药立波
		副主编　韩　骅　焦炳华　常智杰
14	医学免疫学实验技术(第2版)	主　编　柳忠辉　吴雄文
		副主编　王全兴　吴玉章　储以微
15	组织病理技术(第2版)	主　编　李甘地
16	组织和细胞培养技术(第3版)	主　审　宋今丹
		主　编　章静波
		副主编　张世馥　连小华
17	组织化学与细胞化学技术(第2版)	主　编　李　和　周　莉
		副主编　周德山　周国民　肖　岚
18	人类疾病动物模型(第2版)	主　审　施新猷
		主　编　刘恩岐
		副主编　李亮平　师长宏
19	医学分子生物学(第2版)	主　审　刘德培
		主　编　周春燕　冯作化
		副主编　药立波　何凤田
20	医学免疫学	主　编　曹雪涛
		副主编　于益芝　熊思东
21	基础与临床药理学(第2版)	主　编　杨宝峰
		副主编　李学军　李　俊　董　志
22	医学微生物学	主　编　徐志凯　郭晓奎
		副主编　江丽芳　龙北国
23	病理学	主　编　来茂德
		副主编　李一雷
24	医学细胞生物学(第3版)	主　审　钟正明
		主　编　杨　恬
		副主编　易　静　陈誉华　何通川
25	分子病毒学(第3版)	主　编　黄文林
		副主编　徐志凯　董小平　张　辉
26	医学微生态学	主　编　李兰娟
27	临床流行病学(第4版)	主　审　李立明
		主　编　黄悦勤
28	循证医学	主　编　李幼平
		副主编　杨克虎

| 29 | 断层影像解剖学 | 主　编　刘树伟 |
| | | 副主编　张绍祥　赵　斌 |

| 30 | 临床应用解剖学 | 主　编　王海杰 |
| | | 副主编　陈　尧　杨桂姣 |

| 31 | 临床信息管理 | 主　编　崔　雷 |
| | | 副主编　曹高芳　张　晓　郑西川 |

32	临床心理学	主　审　张亚林
		主　编　李占江
		副主编　王建平　赵旭东　张海音

| 33 | 医患沟通 | 主　编　周　晋 |
| | | 副主编　尹　梅 |

| 34 | 实验诊断学 | 主　编　王兰兰　尚　红 |
| | | 副主编　尹一兵　樊绮诗 |

| 35 | 核医学（第2版） | 主　编　张永学 |
| | | 副主编　李亚明　王　铁 |

| 36 | 放射诊断学 | 主　编　郭启勇 |
| | | 副主编　王晓明　刘士远 |

37	超声影像学	主　审　张　运　王新房
		主　编　谢明星　唐　杰
		副主编　何怡华　田家玮　周晓东

38	呼吸病学（第2版）	主　审　钟南山
		主　编　王　辰　陈荣昌
		副主编　代华平　陈宝元

39	消化内科学（第2版）	主　审　樊代明　刘新光
		主　编　钱家鸣
		副主编　厉有名　林菊生

| 40 | 心血管内科学（第2版） | 主　编　胡大一　马长生 |
| | | 副主编　雷　寒　韩雅玲　黄　峻 |

| 41 | 血液内科学（第2版） | 主　编　黄晓军　黄　河 |
| | | 副主编　邵宗鸿　胡　豫 |

| 42 | 肾内科学（第2版） | 主　编　谌贻璞 |
| | | 副主编　余学清 |

| 43 | 内分泌内科学（第2版） | 主　编　宁　光　周智广 |
| | | 副主编　王卫庆　邢小平 |

44	风湿内科学(第2版)	主 编	陈顺乐 邹和健
45	急诊医学(第2版)	主 编	黄子通 于学忠
		副主编	吕传柱 陈玉国 刘 志
46	神经内科学(第2版)	主 编	刘 鸣 谢 鹏
		副主编	崔丽英 陈生弟 张黎明
47	精神病学(第2版)	主 审	江开达
		主 编	马 辛
		副主编	施慎逊 许 毅
48	感染病学(第2版)	主 编	李兰娟 李 刚
		副主编	王宇明 陈士俊
49	肿瘤学(第4版)	主 编	曾益新
		副主编	吕有勇 朱明华 陈国强
			龚建平
50	老年医学(第2版)	主 编	张 建 范 利
		副主编	华 琦 李为民 杨云梅
51	临床变态反应学	主 审	叶世泰
		主 编	尹 佳
		副主编	洪建国 何韶衡 李 楠
52	危重症医学	主 编	王 辰 席修明
		副主编	杜 斌 于凯江 詹庆元
			许 媛
53	普通外科学(第2版)	主 编	赵玉沛 姜洪池
		副主编	杨连粤 任国胜 陈规划
54	骨科学(第2版)	主 编	陈安民 田 伟
		副主编	张英泽 郭 卫 高忠礼
			贺西京
55	泌尿外科学(第2版)	主 审	郭应禄
		主 编	杨 勇 李 虹
		副主编	金 杰 叶章群
56	胸心外科学	主 编	胡盛寿
		副主编	孙立忠 王 俊 庄 建
57	神经外科学(第2版)	主 审	周良辅
		主 编	赵继宗 周定标
		副主编	王 硕 毛 颖 张建宁
			王任直

| 58 | 血管淋巴管外科学（第2版） | 主　编　汪忠镐 |
| | | 副主编　王深明　俞恒锡 |

59	小儿外科学（第2版）	主　审　王果
		主　编　冯杰雄　郑珊
		副主编　孙宁　王维林　夏慧敏

60	器官移植学	主　审　陈实
		主　编　刘永锋　郑树森
		副主编　陈忠华　朱继业　陈江华

| 61 | 临床肿瘤学 | 主　编　赫捷 |
| | | 副主编　毛友生　沈铿　马骏 |

| 62 | 麻醉学 | 主　编　刘进 |
| | | 副主编　熊利泽　黄宇光 |

63	妇产科学（第2版）	主　编　曹泽毅　乔杰
		副主编　陈春玲　段涛　沈铿
		王建六　杨慧霞

| 64 | 儿科学 | 主　编　桂永浩　申昆玲 |
| | | 副主编　毛萌　杜立中 |

| 65 | 耳鼻咽喉头颈外科学（第2版） | 主　编　孔维佳　韩德民 |
| | | 副主编　周梁　许庚　韩东一 |

| 66 | 眼科学（第2版） | 主　编　崔浩　王宁利 |
| | | 副主编　杨培增　何守志　黎晓新 |

67	灾难医学	主　审　王一镗
		主　编　刘中民
		副主编　田军章　周荣斌　王立祥

| 68 | 康复医学 | 主　编　励建安 |
| | | 副主编　毕胜 |

| 69 | 皮肤性病学 | 主　编　王宝玺 |
| | | 副主编　顾恒　晋红中　李岷 |

70	创伤、烧伤与再生医学	主　审　王正国　盛志勇
		主　编　付小兵
		副主编　黄跃生　蒋建新

全国高等学校第二轮医学研究生规划教材
评审委员会名单

前　言

研究生教材《妇产科学》出版已经 5 年，这期间我国有成千上万的研究生学成毕业，走向工作岗位。他们把从这本书中学到的临床思维方法、诊疗技巧带到工作中，去指导工作，解决实际临床问题，更带着这些问题深入探索，继续着医学科学的研究。

5 年来，妇产科学在基础和临床方面有着飞速的发展。如 HPV 被揭示为全人类第一个癌症宫颈癌的病因，从而促进了宫颈癌的早期诊断和 HPV 疫苗作为 I 级预防的应用，进而在可见的将来宫颈癌有希望成为第一个被人类消灭的癌症；试管婴儿辅助生育技术对人类生殖医学作出了重大贡献，两者在医学领域双双获得诺贝尔奖，这也是广大妇产科学工作者学习的榜样。同时也要求《妇产科学》教材需要对新的内容进行补充修改，以反映当前的最新成就、现状和观点，以适合研究生学习的需要。

在第 1 版编写中，我们强调本书的编写是为了培养研究生进一步获取知识的能力和提高临床实际工作能力，帮助研究生如何设计和实施一个选题，通过介绍当前的新进展，来启发研究生的创新思维，并对现有诊断治疗中的优势和不足，有更深入见解和评价。第 2 版仍然贯彻以上编写原则，而且进一步要求各编者更多应用各自丰富的临床实践和科研经验，以反映当前的最新成就、现状和观点。并按照第 1 版编写原则对研究生的特殊要求编写了第 2 版。

本书作者由第 1 版的 50 余人增加到 70 余人，他们来自全国 30 余所高等医学院校及省市医院的研究所，均是我国在临床教学和科研工作方面经验丰富的资深专家及优秀中青年研究生导师。本书是我国当前最全面、深入的妇产科研究生教材，定能对广大研究生的学习和工作有所裨益。

曹泽毅

目　录

第一章 妇女保健医学的相关热点问题

一、关注生殖健康的概念与发展

20世纪90年代，国际上提出了生殖健康的新概念，首先由世界卫生组织（world health organization，WHO）在1991年第七届世界人类生殖会议上提出，以后在1994年的国际人口与发展大会上再次强调，与妇女权利一起列入该会通过的《开罗宣言》中，倡导各国政府在2015年前都能通过初级卫生保健系统对各个年龄段的所有人提供生殖健康有关服务，即人人享有生殖保健服务的行动目标。

世界卫生组织定义的生殖健康是：生殖健康是指躯体、精神和社会的全面完好状态，而不仅仅是有关生殖系统及其功能和过程各方面没有疾病或不虚弱。生殖健康的具体内涵包括：①人们能够有满意、安全而且负责任的性生活；②有生殖能力、能自主决定性生活、是否生育、何时生育和生育的数量；③男女都有权知道并能获得他们所选择的安全、有效、可接受的计划生育方法以及其他不违反法律的生育调节方法，并能使用这些方法；④妇女有权得到适当的卫生保健服务，安全度过妊娠分娩期，妊娠结局良好，为夫妇提供生育健康婴儿的最佳机会。

二、关注妇女生殖健康与出生人口素质

提高出生人口素质与生殖健康保健密切相关。其保健服务包括婚前保健、孕前保健、孕期保健、分娩期保健、新生儿保健。有研究证明，女童及青春期女子的健康状况及发育可对生育健康婴儿奠定基础。因此，保护和促进男女双方的生殖健康，尤其是妇女的生殖健康，对出生人口素质的提高将起着至关重要的作用。

影响出生人口素质的生物学因素包括：①夫妻双方的健康状况；②夫妻双方是否为近亲婚配；③精子、卵子的遗传基因；④孕卵—胚胎—胎儿发育的母亲身体内环境；⑤外环境对孕卵、胚胎、胎儿发育的影响；⑥分娩过程与新生儿的即刻处理职业有害因素对胚胎发育及子代的影响。

三、关注妇女生殖健康与职业有害因素

胚胎及胎儿对有害因素较成人敏感，当有害因素的浓度或强度对母体尚未引起明显的毒害作用时，已对胚胎及胎儿产生了不良影响，故孕期接触职业有害因素，对出生人口素质有一定的影响。

1. 职业有害因素与先天缺陷 孕期接触电离辐射、甲基汞、含二噁英类的物质可影响胎儿发育并导致先天缺陷发生，已为人们所公认。近年来国内外的研究表明，孕期接触有机溶剂与子代先天缺陷的发生有关联，小儿中枢神经系统缺陷、唇腭裂以及心血管系统缺陷的发病率增高。我国的研究结果，孕期从事橡胶生产的女工以及人造丝生产中接触二硫化碳的女工，子代先天缺陷发生率显著高于对照组等。

2. 职业有害因素与低出生体重 孕期接触铅、苯系混合物、抗癌药、氯丁二烯、丙烯腈以及强烈噪声，可致胎儿生长发育迟缓，使低出生体重的发生率增高。出生体重低于2500g的低出生体重儿中，智力发育不良者可达30%。

3. 职业有害因素对子代智力发育的影响 近年来的研究证实，胎儿于宫内铅暴露的水平与婴儿或儿童期的智力发育有关。婴儿的精神发育指数得分与婴儿脐带血中的铅含量呈负相关；母亲从事铅作业的蓄电池厂托儿所儿童的智商，显著低于对照组儿童。

4. 职业有害因素对子代儿童期恶性肿瘤的影响 母亲孕期接触致癌物质，对子代儿童期恶性肿瘤的发生有一定关联，例如，己烯雌酚人类的经胎盘致癌物。母亲孕期接触己烯雌酚，所育女性后代，于儿童期可发生阴道透明细胞腺癌。母亲孕期接触苯，其子代白血病的发病率有所增高。

5. 职业有害因素对妊娠母体健康的影响 妊娠母体的健康状况对胎儿的正常发育关系极大。

外界环境中的有害因素,无一不是经由母体对胎儿发生影响的。它们既可以通过胎盘屏障直接作用于胚胎或胎儿;也可通过对母体的毒性作用(母体毒性),从而影响胎儿的正常发育。

四、关注宫颈癌的防治

世界范围内大量的研究结果都已经证明,保证高水平的筛查率和筛查后的随访,对于子宫颈癌防治效果,是十分重要的。而合理计划并组织高覆盖率的筛查项目可以有效地降低宫颈癌的发病和死亡率。近年来,我国政府已采取了一系列有效举措。针对宫颈癌逐步上升趋势,2009年卫生部和全国妇联共同启动实施了农村妇女宫颈癌筛检项目,该项目在221县开展,累计完成768.1万农村适龄妇女宫颈癌检查。预防已从医生行为转向政府或社会与医生的共同行为。

目前,宫颈癌的防治研究已有三大突破:

(1)病因明确,高危人乳头瘤病毒(HR-HPV)是宫颈癌发生的必要条件。

(2)宫颈癌筛查和早诊早治方法有进展。

(3)HPV预防性疫苗成功上市,并初见成效。其中宫颈癌筛查常与早诊早治紧密关联,是预防宫颈癌的关键,其目的是发现、检出肉眼不能识别的宫颈癌前病变(CIN)和早期宫颈癌,并进行有效的癌前干预,以减少宫颈癌的发病率和死亡率。

五、关注乳腺癌防治

乳腺癌已成为全球范围内女性最常见的恶性肿瘤之一,也是引起女性死亡的重要病因。根据目前乳腺癌的发病趋势,预计到2030年,乳腺癌的患者数和死亡人数将分别达到264万和170万。2011年,由中国癌症基金会发起的我国首个大规模乳腺癌流行病调研项目显示,我国乳腺癌发病年龄趋于年轻化,女性乳腺癌患者发病的中位年龄是48岁,比西方国家提早了10年。2011年北京市乳腺癌发病率为66.08/10万,高居北京市女性恶性肿瘤发病率之首。乳腺癌的发病机制复杂,是遗传因素和环境因素的交互作用的结果,涉及多基因和多步骤的过程。环境因素包括物理、化学和生物的致癌因子可能参与其中。家族性乳腺癌可能涉及多基因改变和单一基因突变而发生,其中肿瘤抑制基因 BRCA1 和 BRCA2 与乳腺癌发病的关系较为密切。研究证实45%的遗传性乳腺癌和80%的乳腺癌伴卵巢癌患者中有 BRCA1 基因的突变;BRCA1 突变者40岁以前发生乳腺癌的概率高达19%,50岁时发生乳腺癌的概率为50%,而到60岁时,其概率可增至80%,同时,其卵巢癌的发生率也明显增加。美国电影明星安吉丽娜·朱莉于今年5月14日在《纽约时报》对外公开了她进行了乳腺切除手术一事。因为她有乳腺癌的母亲,并被检测出带有一个 BRCA1 基因的突变,这种基因大大提高了她罹患乳腺癌的可能。此次预防性的双侧乳腺切除手术,使朱莉患乳腺癌的概率从87%下降到5%。BRCA1 基因在不同种族和地区中的突变不尽相同。1995年,科学家首次克隆乳腺癌和卵巢癌敏感基因 BRCA1 和 BRCA2。这两个基因均属于肿瘤抑制基因,其突变表型具有诱发乳腺癌和卵巢癌的趋向。

六、关注妇女生殖道感染的预防保健

妇女生殖道感染是影响生殖健康的主要因素。国内部分研究显示:育龄妇女生殖道感染患病率达42.9%,同时关联疾病的性传播疾病、艾滋病发病率也在上升。这些不仅与生物医学有关,与社会、文化、心理和个人行为等因素也密切相关。尤其是患感染性疾病的孕妇对后代的影响,直接关系到儿童的生命和生存质量。生殖健康面临着巨大的挑战。目前WHO从保障生殖健康、预防生殖道感染的视角提出亟待研究的十四个优先领域:

(1)促进在不安全人工流产方面的政策研究,为各国提供指南,以便在预防及解决不安全人工流产问题方面指导各国设计、实施并评估。

(2)加强对人工流产并发症的监控及流产后的保健的管理与服务。

(3)对现有调节生育的避孕节育方法在安全性及有效性方面进行评估。

(4)增加生育调节方法的可选择性,并通过优质服务及可持续性服务确保这些生育调节方法的提供。

(5)在人工流产合法的地方,研制并推广干预措施以保证对优质服务的可及性,特别要强调对未得到正常服务的人群之可及性。

(6)在孕产期保健方面完善范例,且推广最佳范例。

(7)在现有资源匮乏的地区,研究并推广就生殖道感染及性传播疾病进行的病例管理。

(8)在若干发展中国家的不同人群中进行性传播疾病以及非性传播的生殖道感染的研究,描述其患病/发病率水平,并阐明其社会及行为方面的影响因素。

(9)为生殖健康服务的规划、干预措施的执行及评估进行方法学方面的研究。

（10）对于具有不同人口学及社会文化特征的人群进行生育健康方面未获满足的需要/需求的研究，描述其现状，探索其成因。

（11）研究生育调节方法的改进，并研制新方法。

（12）在不同地区的不同人群中进行人类乳头状瘤病毒（HPV）对宫颈感染以及伴随的宫颈癌的研究，并针对HPV研制安全、有效且经济的HPV疫苗。

（13）在预防生殖道感染（含性传播疾病、艾滋病病毒感染HIV）方面研究费用低而效益高的干预措施，并予以推广。

（14）进行旨在推广如世界卫生组织的母婴保健包等已程序化的措施的研究。

七、关注妇幼营养保健

曾经在国际学术界有一种假说认为，成人之后的肥胖取决于宫内。现在，通过多年的循证研究已经证实，不仅成人后是否会肥胖，就连糖尿病、心脏病的发生也与子宫内胎儿的生长方式有密切关联。生命早期营养可能会影响个体生长发育和成年后的健康状况，这种现象被称为多哈（DOHaD）理论。

生命早期即从受孕到幼儿三岁前的1000天是影响人一生健康状况的关键窗口期。此期的情绪、行为、营养状况均会影响子代个体成年后的慢性非传染性疾病的发病风险，而营养是否均衡是重要的影响因素。合理的早期营养意味着营养结构平衡，营养物质充足不过量。低蛋白-高碳水化合物的饮食模式往往导致早产儿、低出生体重儿，其发生儿童肥胖的风险也会升高。目前，在学术界倡导通过创立围产营养门诊，开展围产期全程营养咨询、营养评估、体重管理、疾病治疗等营养干预，促进母婴健康。

八、关注女性职业紧张与保健

（一）女性职业紧张现状

女性职业紧张的研究曾是发达国家的课题。而当今，随着我国现代化进程的推进，也开始成为社会及学术界的热点。笔者曾对北京部分职业女性所面临的职业紧张（压力）运用较高信度与效度的问卷进行了多因分析研究。证实职业女性较为突出的紧张因素为：角色冲突、工作冲突、角色模糊、工作危险、工作心理控制源、工作自主性、工作期望等，这些因素与心理健康感、抑郁症状的发生，工作满意感的获得密切相关并产生不利的影响。

关于职业紧张的问题目前在世界范围内愈来愈受到重视。日本的工业卫生年度报道显示：典型的职业中毒患者逐渐减少，而由职业紧张因素所致疾病的人数逐渐增多。其所引起的缺勤率男性为62.9%，女性为72.5%。在英国，每年因职业紧张所导致的冠心病死亡者约18万，每年所造成的工作日损失为7000万天。在美国，自从加利福尼亚州最高法院在70年代初确认首例压力性残疾以来，目前每年因精神损害的压力相关性赔偿达3000例以上。根据国际劳工组织的统计：目前在世界范围内就业妇女至少达9亿人，占劳动力总数的34.5%。我国女职工人数每年约增加100余万人，目前也已占职工总数的52%。因此，保护职业妇女在职业活动中的安全与健康已成为维护妇女合法权益，衡量社会文明进步的重要标志。

（二）职业紧张的内涵

职业紧张的内涵仍在争论，主要集中在以下几个方面：其一，指工作需求（如技术难度和时间压力），也可指环境因素（噪声、缺乏睡眠和药物等）；其二，是指行为的、主观的和生理的反应；其三，是指在对情境的主观评价的基础上所感受到的紧张反应和威胁状况；其四，职业紧张也指一个过程，即努力工作一天并不立即导致紧张反应，而是缓慢地出现在几个星期之后。职业紧张理论是建立在工作心理学和行为医学的基础之上的，研究目的是通过研究职业和工作需求对幸福感、心身抱怨和健康危险的影响来确定职业和工作与健康之间的关系。

（三）紧张与妇产科心身疾病

女性生殖系统功能受下丘脑-脑垂体-卵巢轴控制。紧张理论证实女性长期处于紧张情绪之下，机体会发生一系列的生理、生化、内分泌、代谢、免疫过程的变化。紧张源进入大脑，激活神经细胞，引起不同形式而具有特殊性的神经活动。神经活动促进细胞内第二信使（如环腺苷酸）的形成，它能促进细胞内蛋白质的磷酸化作用，这种作用最终促进形成儿茶酚胺类神经递质，即肾上腺素、去甲肾上腺素和多巴胺。这些儿茶酚胺类物质直接或间接影响女性内分泌轴中下丘脑激素的分泌，从而引起一系列的内分泌的变化，最终导致一些妇科疾病，如原发性痛经、经前期紧张综合征、围绝经期障碍、产后抑郁症、慢性盆腔痛等。

在工作中，社会心理因素无时无处不存在。特别是女性，有其自身特殊的心理、生理特点，面临着女性生殖健康的不同周期的发展模式，我们应该高度关注女性面临的工作压力,致力于消除女性不良的社会紧张因素,促进职业女性健康。预防职业性紧张首先应探寻和明确紧张源,并从组织和个人两个方面来采取预防保健措施。前者应设法消除紧张源,改进作业环境、工作内容和劳动安排,后者则设法增强对职业要求的适应能力,实施健康促进。但无论从哪个方面干预,都需采取综合性措施。

九、妇女保健医学面临的困惑与挑战

妇女保健医学是新兴的专业学科,其关注的是女性生殖全生命周期的身心健康,关注女性的生理-心理-社会-环境的新医学模式。其主要研究与探索女性一生中不同时期的生理、心理、社会等特点及其保健需求;研究影响妇女健康的生物、心理、社会、环境等方面的各种危险因素;研究危害妇女健康的各种常见病、多发病的流行病学及防治措施;研究有利于提高防治和监护质量的适宜技术;研究妇女保健服务的模式、监督和评价方法;研究有利于促进妇女健康的保健对策和各种特殊生理时期的健康管理。

随着医学科学的发展和公共卫生的加强,全球妇女的生殖健康水平有了明显的提高。表现在:

1. 避孕节育技术的发展和普及。

2. 孕产期的合并症和并发症得到了较好的预防和控制。

3. 围产医学的发展、孕产期监护技术的改进、母婴统一管理的实施、产前诊断技术的发展使胎儿、婴儿死亡率及患病率有了明显的下降。

4. 生殖医学理论和实践的进展提高了对不孕症的诊断和治疗水平。

5. 乳腺癌和宫颈癌的诊疗技术进展,在一定程度上提升了早期防治妇女"两癌"的可能性。

6. 对老年妇女常见的疾病有了进一步的了解,在预防和治疗方面取得了进步。

但是,由于社会、经济和文化因素的影响,发达国家与发展中国家在妇女保健与生殖医学方面存在着差异,也面临着新的问题和挑战。首先是性别歧视与不平等问题。在从出生起,女孩在喂养、就诊、求学等方面都不如男孩;长大后,过早承担家务劳动。之后,早婚、早孕、反复妊娠等都加重了妇女生理、心理负担,增加了孕产期的高危因素。贫困地区缺医少药,许多可以预防和治疗的产科并发症、合并症仍严重威胁着母亲的安全。同时,妇女性传播疾病包括艾滋病发病率上升,少女妊娠增加,生殖道感染等都在不同程度上增加了不孕症的发生率。节育知识缺乏增加了计划外妊娠和人工流产。目前的妇幼保健与生殖健康医学的主要困惑与问题:

1. 青春期提前 月经初潮的提前、结婚年龄的推迟、婚前有生育能力的年份的增加,缺乏性教育、多个性伴侣、无保护的性行为使性传播疾病发病率增加,青少年男女交往中,过早开始性生活,少女妊娠成了一个突出的公共卫生和社会问题。

2. 婚育年龄延迟 结婚年龄增大,生育年龄延迟,性与生育分离。生殖辅助技术的发展,代孕妈妈的出现,在解决不孕不育问题的同时,也带来了新的深层次的社会问题。

3. 人工流产和剖宫产率居高不下 人工流产被轻易地用作节育方法,社会上的部分人群误认为剖宫产为良性分娩方式而盲目追求。

4. 家庭的稳定性 婚外恋的频发,更年期的性功能障碍亦是离婚率逐年上升的原因,家庭的稳定性受到影响。这也是医学与社会学和伦理学相关联的需要探究的问题。

5. 环境对人类生殖的影响 环境与职业有害因素是否与生殖健康有直接的关联性正在探索,而男性精液质量降低、女性月经周期紊乱等问题的出现,都对生殖健康的困惑与挑战提出了新的课题。

(丁 辉)

参 考 文 献

1. Occupational Health Clinics for Ontario Workers Inc, ergonomics and pregnancy,2005

2. 极低频电磁场对小鼠雌性生殖和子代生长发育的影响. 中华劳动卫生职业病杂志,2006,24(8):468-470

3. Kheifets L. Childhood leukemia and EMF: review of the epidemiologic evidence. 2005,Suppl(7):S51-59

4. Li P, McLaughlin J, Infante-Rivard C. Maternal occupational exposure to extremely low frequency magnetic fields and the risk of brain cancer in the offspring. 2009,20(6):945-955

5. Li DK, Odouli R, Wi S, et al. A population-based prospective cohort study of personal exposure to magnetic fields during pregnancy and the risk of miscarriage, 2002,13(1):9-20

6. Lawson C, Whelan A, Hibert N, et al. Occupational factors and risk of preterm birth in nurses. Am J Obstet Gynecol, 2009,200(1):51-58

7. Whelan A, Lawson C, Grajewski B, et al. Work schedule during pregnancy and spontaneous abortion. Epidemiology,2007,18(3):350-355

8. Croteau A, Marcoux S, Brisson C. Work activity in pregnancy, preventive measures, and the risk of delivering a small-for-gestational-age infant. Am J Public Health, 2006,96(5):846-855

9. Juhl M, Andersen PK, Olsen J, et al. Psychosocial and physical work environment, and risk of pelvic pain in pregnancy. A study within the Danish national birth cohort. J Epidemiol Community Health,2005,59(7):580-585

10. 李佩芝,方自国,潘小川,等. 轮班作业女工排卵日前后的夜班次数对妊娠结局的影响. 中华劳动卫生职业病杂志,2002,20(5):369-371

11. Biernacka B, Hanke W, Makowiec-Dabrowska T, et al. Occupation-related psychosocial factors in pregnancy and risk of preterm delivery, Med Pr,2007,58(3):205-214

12. Haelterman E, Marcoux S, Croteau A, et al. Population-based study on occupational risk factors for preeclampsia and gestational hypertension. Scand J Work Environ Health,2007,33(4):304-317

13. Vollebregt C, van der Wal F, Wolf H, et al. Is psychosocial stress in first ongoing pregnancies associated with pre-eclampsia and gestational hypertension. BJOG, 2008,115(5):607-615

14. Rylander L, Källén B. Reproductive outcomes among hairdressers. Scand J Work Environ Health, 2005, 31(3):212-217

15. Gresie-Brusin F, Kielkowski D, Baker A, et al. Occupational exposure to ethylene oxide during pregnancy and association with adverse reproductive outcomes. Int Arch Occup Environ Health,2007,80(7):559-565

16. Logman F, de Vries E, Hemels E, et al. Paternal organic solvent exposure and adverse pregnancy outcomes:a meta-analysis. Am J Ind Med,2005,47(1):37-44

17. Dranitsaris G, Johnston M, Poirier S, et al. Are health care providers who work with cancer drugs at an increased risk for toxic events? A systematic review and meta-analysis of the literature. J Oncol Pharm Pract, 2005,11(2):69-78

18. Fransman W, Roeleveld N, Peelen S, et al. Nurses with dermal exposure to antineoplastic drugs:reproductive outcomes. Epidemiology,2007,18(1):112-119

19. Garlantézec R, Monfort C, Rouget F, et al. Maternal occupational exposure to solvents and congenital malformations:a prospective study in the general population. Occup Environ Med,2009,66(7):456-463

20. WHO. Reproductive health indicators:guidelines for their generation, interpretation and analysis for global monitoring. Geneva:WHO,2006

21. WHO, UNFPA. National-level monitoring of the Achievement of universal access to reproductive health Conceptual and practical considerations and related indicators. Geneva:WHO, UNFPA,2008

22. Ferlay J, Shin R, Bray F, et al. Estimates of worldwide burden of cancer in 2008:GLOBOCAN 2008. Int J Cancer,2010,127(12):2893-2917

23. "World Cancer Report". International Agency for Research on Cancer. 2008. Retrieved 2013-06-06

24. Futreal A, Liu Q, Shattuck Eidens D, et al BRCA1 mutations in primary breast and ovarian carcinomas. Science, 1994,266(5182):120-122

25. Cropp S, Nevanlinna A, Pyrh nen S, et al. Evidence for involvement of BRCA1 in sporadic breast carcinomas. Cancer Res,1994,54(10):2548-2551

第二章　孕期保健观点的变迁与思考

一、孕期保健概念是如何提出来的？

1998 年 WHO 提出了"妊娠人生大事，务使母婴安全"的号召，呼吁全球重视孕期保健服务。为了保障母亲和婴儿健康，提高人口出生素质，《中华人民共和国母婴保健法》强调了孕期保健服务，内容包括：卫生、营养、心理、咨询、定期产前检查、怀疑先天性或遗传性胎儿异常的产前诊断及高危孕妇和胎儿重点监护等。

孕期保健（prenatal care）的概念最初始于英美。英国 19 世纪，医生对孕妇的医疗服务仅限于分娩时而且只提供给富人。在 20 世纪初，孕妇和新生儿的高死亡率导致政府机构考虑实施了孕期保健的政策。1929 年，英国卫生部门颁布了产前检查门诊的常规，推荐孕妇在 16 周进行首次产检，然后是 24 周和 28 周，此后每两周一次直到 36 周，之后每周一次直至分娩。

美国有组织的孕期保健主要是由社会改革者和护士引进的。在 1901 年，波士顿婴儿社会服务部门的 Mrs. William Lowell Putnam 开展了护士对孕妇的上门随访。这个项目十分成功以至于在 1911 年设立了产前门诊。此后人们逐渐认识到孕期保健对于保护孕妇生命健康的重要作用，孕期保健得到越来越多的重视和应用。将近一个世纪之后，孕期保健已经成为美国使用频率最高的卫生服务项目。每年有将近 5 千万次的产前检查，每次妊娠平均 12.3 次。

我国于 20 世纪 80 年代初开始重视围产期保健，在全国大城市建立围产期保健网，对孕产妇进行登记和产前检查，并逐渐推向全国，现在已形成比较成熟、规范的产前检查模式，大大降低了母儿患病率和死亡率。但由于各地的经济及医疗水平发展有差异，许多基层医院的产前检查尚不规范。

二、孕期保健模式观点的改变

1929 年英国发布的孕期保健临床推荐虽然没有对于产前检查时间及内容给出明确理由，但其建立的孕期保健模式在全世界得到了广泛应用。其内容包括妊娠 16、24、28、30、32、34 和 36 周以及此后每周一次的产前检查直至分娩。美国传统的产前检查模式是在首次检查到孕 28 周间每 4 周进行一次产前检查，28 周到 36 周间每 2 周一次，36 周后每周一次。我国采用的产前检查模式是：早孕期至孕 28 周每 4 周检查一次，28～36 周每两周检查一次，孕 36 周后每周检查一次，若有高危因素存在应随时增加检查次数。据目前我国孕期保健的现状和产前检查项目的需要，我国孕前及孕期保健指南推荐的产前检查孕周分别是：妊娠 6～13^{+6} 周，14～19^{+6} 周，20～24 周，24～28 周，30～32 周，33～36 周，37～41 周。有高危因素者，酌情增加次数。

以上各种形式的产前检查模式虽在细节处有所不同，但其共同点均是在孕晚期增加产前检查的频率。这种产前保健的金字塔模式反映了两个问题：①大部分的妊娠并发症发生于孕晚期；②在早孕甚至是中孕期，大部分不良结局是不可预见的。

近年来随着超声技术和遗传分子生物技术的进展，人们发现在孕 11～13 周可以通过母体早孕期血清生化和胎儿颈后透明带测量筛查唐氏综合征，并通过绒毛活检确诊多种遗传代谢性疾病。此外，许多妊娠期并发症如子痫前期、胎儿生长受限（fetal growth restriction，FGR）等可以在孕 11～13 周结合孕妇病史特点、体格检查及生化指标进行预测。目前研究表明，在早孕期测定母体血清中胎盘生长因子（PIGF），可溶性血管内皮生长因子受体 1（sFlt-1），可溶性 endoglin 等可预测子痫前期的发生。Conde-Agudelo 等总结了这些因子预测重度子痫前期的准确性，其敏感性为 59%～100%，特异性为 43%～100%。这就使得传统的产前检查模式受到挑战。2001 年，世界卫生组织进行了一项样本量为 24 526 人的多中心随机对照试验，将传统常规产前检查模式和新型产前检查模式进行了对比。新型产前检查模式在早孕期对孕妇进行危险因素的筛查，没有预期并发症的孕妇在孕 26、32、38 周进行检查。两者的平均产前检查次数分别为 8 次和 5

次,而后者的不良结局没有显著增加。因此,英国胎儿基金会首次于 2011 年提出将传统产前检查的"金字塔"倒转过来,即将产前检查的重点放在 11 ~ 14 周的产前检查而不是晚孕期。目前国际上孕期保健的指南也强调了首次产检时对孕妇危险因素的评价。

三、近年来孕期保健为何越来越重视孕期营养问题?

孕期保健的意义,除了及时发现高危妊娠,对于那些健康孕妇来说,近年来的重点就主要放在孕期营养和孕妇体重管理上。近 10 年来,产科、儿科和内科学者们都注意到胎儿在母体中的宫内环境与其成年后疾病的关系,这就是健康与疾病的发育起源(development original of health and disease, DOHaD)。宫内环境包括母亲的疾病如高血压、糖尿病等所带来的不良环境,也包括母亲的营养缺乏所给胎儿带来的影响。营养问题涉及孕妇营养缺乏和营养过剩两方面。

1. 孕期营养缺乏对母儿的危害 孕期营养缺乏除可使孕产妇缺铁、缺钙,出现贫血、低蛋白血症和骨质疏松外,还增加妊娠期高血压疾病、剖宫产、产后出血、产后感染的危险。WHO 根据 1993—2005 年世界多国调查结果显示,42% 孕妇合并贫血,其中 60% 与营养缺乏相关,严重贫血导致子痫前期和产后出血。孕期低钙摄入,可对母体骨密度造成不良影响。目前,我国女性生育年龄多为 25 ~ 32 岁,正处于骨密度峰值形成期,一旦缺钙,对骨密度的影响是永久性的。尽管迄今尚无妊娠期骨质疏松发病率的大规模人群调查数据,但资料表明,随着妊娠时间增加,孕妇骨钙丢失逐渐加重。研究显示,子痫前期孕妇血钙含量明显低于正常孕妇,低钙摄入与该病发生密切相关。

母体低体重或孕期营养缺乏所致低体重增加与新生儿结局,如早产、宫内胎儿生长受限及低出生体重、死产等相关。不同体重指数组中,体重增长率极低(<0.12kg/w)孕妇的早产(早产发生在 20 ~ 31 孕周)几率增加,与低体重指数(body mass index,BMI)(<19.8kg/m^2)关联最强。母体孕期营养缺乏,蛋白质及营养摄入不足,可致胎儿出现营养和血流再分配以保证重要器官(如心、脑等)发育,从而导致其他组织改变与宫内 FGR。动物实验研究证实,母体孕期饮食构成可影响胎儿生长发育,限制母体蛋白质或能量摄入延缓胎儿发育。孕期孕妇体重增加过少是导致 FGR 的重要因素。新

生儿死亡原因中,出生体重为 1500 ~ 1999g 和出生体重为 2000 ~ 2499g 的死亡相对危险度分别是出生体重>2500g 的 8.1 倍和 2.8 倍。

除能量和蛋白质摄入不足外,妊娠还与微量元素、维生素等的摄入密切相关。此类物质对孕妇的正常代谢、胎儿生长发育及免疫功能、维持机体健康状况等至关重要。某些维生素和微量元素缺乏,可直接影响妊娠结局。妊娠早期母体缺乏叶酸,是神经管缺陷发生的主要原因。妇女孕期及孕前期增补叶酸,可有效地预防神经管缺陷的发生。铁缺乏可致胎儿慢性缺氧和宫内 FGR。重度贫血可致心肌缺氧引起的贫血性心脏病和胎盘缺氧,进而引起宫内 FGR 和早产,甚至围生儿死亡。锌缺乏与宫内 FGR 相关。妊娠期缺铜可致先天性心血管畸形,还可致死胎、流产等。

由此可见,妊娠期营养缺乏不仅可使孕产妇妊娠并发症发生率增高,也使低出生体重(low birth weight,LBW)、早产、先天畸形、围生期死亡等发生率增加,危及分娩安全。

2. 孕期营养过剩对母儿的危害 孕期营养过剩所致的超重和肥胖,使孕妇发生妊娠并发症的风险增加。研究表明,超重孕妇和肥胖孕妇发生妊娠期高血压的几率分别为正常体重孕妇的 2.5 倍和 3.2 倍;子痫前期的几率分别是正常体重孕妇的 1.6 倍和 3.3 倍;无论孕前还是孕期,与正常体重孕妇相比,肥胖孕妇对胰岛素抵抗性更高。肥胖孕妇发生妊娠期糖尿病风险的 OR 为 4.0(95% CI 3.1 ~ 5.2,P<0.01)。因此,肥胖孕妇应早期检测血糖,而不能等到妊娠 24 ~ 28 周的标准检测时期再检测。超重和肥胖孕妇分娩时,因孕期增重过多,可导致产妇脂肪堆积,增加软产道阻力,导致宫缩乏力、产程进展慢等,使产后出血及剖宫产率增加。

孕期或孕期超重妇女可致新生儿出现早产、巨大儿、出生缺陷风险增加和围生儿死亡率增高。对 24 241 例孕妇按照美国医学科学院(Institute of Medicine,IOM)体重指数分类标准进行分组并分析发现,肥胖孕妇 33 周前早产风险更高(OR = 2.0,95% CI 1.3 ~ 2.9)。孕期增重过多可显著增加新生儿平均出生体重和巨大儿发生。关于孕前肥胖与新生儿先天畸形系统评价的 meta 分析显示,与正常体重组相比,肥胖组孕妇所产新生儿更易发生神经管畸形、脊柱裂、心血管畸形、腭裂等 8 种出生缺陷。此外,超重孕妇(25kg/m^2≤BMI<30kg/m^2)与正常体重孕妇(18.5kg/m^2≤BMI<25kg/m^2)相比,死胎发生率增加 2 倍;而肥胖孕妇(BMI≥30kg/m^2)与正常

孕妇比较,死胎发生率增加2.4倍。

四、孕期保健中对孕妇体重管理的模式及其变迁

孕期体重管理的概念由来已久。美国产科医师早在20世纪前半叶,就已经认识到体重管理的重要性。为避免难产等妊娠并发症的发生,他们提议孕期体重增加值宜控制在9.1kg以内。研究表明,孕期体重增加值与婴儿出生体重之间存在很大关系。为降低低出生体重儿及早产的发生,根据母体孕前BMI的不同应推荐不同的孕期体重增长范围。随着肥胖孕妇比例的增加,与之相关的妊娠期并发症如(gestational diabetes mellitus,GDM)、妊娠高血压疾病等越来越受重视。2009年,美国医学科学院(IOM)公布新指南,主要根据2000年WHO制定的BMI标准对肥胖孕妇的孕期增重进行了完善,同时对特殊人群如双胎孕妇的孕期体重增长模式也进行了阐述,进一步丰富了孕期体重管理的内容。

国内学者也对孕期体重管理模式进行了不懈探索。传统的孕期体重管理模式为按体重增幅管理,即不论孕前体重如何,从孕13周起体重平均每周增加350g,直至妊娠足月体重平均增加12.5~15kg。按体重增幅管理未考虑孕前BMI[体重指数=体重(kg)/身高(m²)],所有孕妇孕期体重增加采用同一个标准,未实现因人而异的个体化管理。可能导致消瘦孕妇孕期体重增加不足,而肥胖孕妇孕期体重增加过多。所以现在提倡按BMI管理模式,即根据孕前BMI分组,通过饮食、锻炼、生活方式改变等方法,使高BMI孕妇孕期体重增加少一些,低BMI孕妇体重孕期增加更多一些,使各孕前不同BMI孕妇孕期体重增长适宜。因此,按BMI管理的孕期体重管理方式比按体重增幅管理方式更合理。在认识到BMI对妊娠结局的影响后,按孕前BMI不同而进行个体化的体重管理越来越被接受,并应用于围产期保健。

由于中国缺乏大样本的研究资料,目前孕期合理体重增加的推荐值参照2009年IOM的建议,见表2-1。

表2-1 美国依据不同孕前BMI的体重增长推荐

	孕前BMI (kg/m²)	总体体重增长范围 (kg)	孕中晚期的体重增长平均 (范围)(kg/w)
体重不足	<18.5	12.5~18	0.51(0.44~0.58)
标准体重	18.5~24.9	11.5~16	0.42(0.35~0.50)
超重	25.0~29.9	6.8~11.5	0.28(0.23~0.33)
肥胖	≥30.0	5~9	0.22(0.17~0.27)

同时IOM新指南也提出了双胎孕妇的体重增长模式。体重分类标准参照WHO的标准,正常体重组推荐17~25kg,超重组推荐14~23kg,肥胖组推荐11~19kg。目前国内尚缺乏双胎孕期体重增加模式的研究,IOM的新标准是否适用于我国双胎孕妇尚需进一步研究。

(孙瑜 杨慧霞)

参 考 文 献

1. Cunningham F, Leveno K, Bloom S, et al. Williams Obstetrics. Dallas: McGraw-Hill Medical, 2009

2. Nicolaides H. Turning the pyramid of prenatal care. Fetal diagnosis and therapy, 2011, 29(3): 183-196

3. 裘佳敏,刘铭,段涛. 产前检查. 中华全科医师杂志, 2007, 6(6): 334-336

4. 漆洪波. 孕前和孕期保健指南. 中华妇产科杂志, 2011, 46(2): 150-153

5. Conde-Agudelo A, Villar J, Lindheimer M. World health organization systematic review of screening tests for pre-

6. Villar J, Ba'aqeel H, Piaggio G, et al. WHO antenatal care randomised trial for the evaluation of a new model of routine antenatal care. The Lancet, 2001, 357(9268): 1551-1564

7. Akkerman D, Cleland L, Croft G, et al. Routine prenatal care. rin, 2012, 1: 8

8. 杨慧霞,段涛. 健康与疾病的发育起源:DOHaD在中国. 北京:人民卫生出版社, 2013

9. Ezzati M, Lopez A D, Rodgers A, et al. Comparative quan-

eclampsia. Obstet Gynecol, 2004, 104(6): 1367-1391

tification of health risks: global and regional burden of disease attributable to selected major risk factors. OMS, 2004.

10. Geraldo J, Brietzke E, Martins-Costa H, et al. Reported calcium intake is reduced in women with preeclampsia. Hypertension in Pregnancy, 2006, 25(3): 229-239

11. Dietz M, Callaghan M, Cogswell E, et al. Combined effects of prepregnancy body mass index and weight gain during pregnancy on the risk of preterm delivery. Epidemiology, 2006, 17(2): 170-177

12. Bower C, Stanley J. Dietary folate as a risk factor for neural-tube defects: evidence from a case-control study in Western Australia. The Medical Journal of Australia, 1989, 150(11): 613-619

13. Nohr A, Bech H, Davies J, et al. Prepregnancy obesity and fetal death: a study within the Danish National Birth Cohort. Obstetrics & Gynecology, 2005, 106(2): 250-259

14. Weiss L, Malone D, Emig D, et al. Obesity, obstetric complications and cesarean delivery rate-a population-based screening study. American journal of obstetrics and gynecology, 2004, 190(4): 1091-1097

15. Bhattacharya S, Campbell M, Liston A, et al. Effect of Body Mass Index on pregnancy outcomes in nulliparous women delivering singleton babies. BMC public Health, 2007, 7(1): 168

16. Kinnunen I, Luoto R, Gissler M, et al. Pregnancy weight gain from 1960s to 2000 in Finland. International journal of obesity, 2003, 27(12): 1572-1577

17. Stothard J, Tennant G, Bell R, et al. Maternal overweight and obesity and the risk of congenital anomalies. JAMA: the journal of the American Medical Association, 2009, 301(6): 636-650

18. Rayco-Solon P, Fulford J, Prentice M. Maternal preconceptional weight and gestational length. American journal of obstetrics and gynecology, 2005, 192(4): 1133-1136

19. Rasmussen M, Yaktine L. Weight gain during pregnancy: reexamining the guidelines. Washington (DC): National Academies Press, 2009

第三章　出生缺陷的预防和筛查

第一节　出生缺陷

一、什么是出生缺陷

出生缺陷（birth defects）是指出生前已经存在（在出生前或生后数年内可以发现）的结构或功能异常，其产生原因包括遗传、环境以及两者的共同作用。出生缺陷从临床症状和体征上来看分为：

1. 形态结构异常　表现为先天畸形，如无脑儿、脊柱裂、唇腭裂、四肢异常等。

2. 功能、代谢缺陷　常导致先天性智力低下、聋、哑、白血病、青光眼等异常。

3. 精神、行为方面的缺陷　常表现为精神、神经症状，如遗传性痉挛性共济失调、肝豆状核变性、精神分裂症等。

为减少出生缺陷的发生，世界卫生组织（WHO）提出了出生缺陷"三级预防"策略：一级预防是孕前及孕早期（又称为围孕期）阶段综合干预，通过健康教育、选择最佳生育年龄、遗传咨询、孕前保健、孕期合理营养、避免接触放射线和有毒有害物质、预防感染、谨慎用药、戒烟、戒酒等，减少出生缺陷的发生；二级预防是通过孕期筛查和产前诊断识别胎儿的严重先天缺陷，早期发现，早期干预，减少出生缺陷儿的出生；三级预防是对新生儿疾病的早期筛查、早期诊断、及时治疗，避免或减轻致残，提高患儿生活质量。出生缺陷的防治可分三级：一级预防是受孕前干预，防止出生缺陷胎儿的发生；二级预防是产前干预，在出生缺陷胎儿发生之后，通过各种手段检出严重缺陷的胎儿，阻止其出生；三级预防是产后干预，在缺陷胎儿出生之后，及时检查诊断，给予适宜的治疗，防止致残。孕前保健、产前筛查和产前诊断是出生缺陷一级和二级防治的主要方法。

二、我国出生缺陷现状

出生缺陷的防治是优生优育的关键环节，是全面提高人口素质的前提条件，直接关系到民族的盛衰，但前景不容乐观。我国是出生缺陷和残疾的高发国家，《中国出生缺陷防治报道（2012）》显示，出生缺陷总发生率约为 5.6%，每年新增出生缺陷数约 90 万例。

究其原因，一方面，随着医疗技术的发展和卫生保健水平的提高，产前诊断和筛查水平不断提高，新生儿疾病筛查覆盖面不断扩大，监测水平不断提高；另一方面，影响出生缺陷的环境和社会因素增多，育龄妇女环境有害物质暴露增加；高龄产妇比例逐年上升；艾滋病和梅毒等感染性疾病依然严重威胁着妊娠安全。

出生缺陷和残疾不仅日益成为影响人口素质的重要问题，同时也给家庭和社会造成沉重的经济负担。我国每年因神经管畸形造成的直接经济损失超过 2 亿元，先天愚型的治疗费超过 20 亿元，先天性心脏病的治疗费高达 120 亿元。另外，我们也应该看到，出生缺陷不但引起死亡，而且大部分存活下来的出生缺陷儿如果没有死亡，则造成残疾，由此给家庭造成的心理负担和精神痛苦是无法用金钱衡量的。

随着国家对卫生事业投入的持续加大，出生缺陷的医疗救治和医疗保障能力不断加强，部分对干预措施敏感的出生缺陷发生率逐步下降。比如，2011 年全国神经管缺陷发生率较 2000 年下降了 62.3%，其中农村下降幅度达到 72.7%。但中国人口基数大，出生缺陷患儿绝对数量多；出生缺陷病种多、病因复杂，且多数病因不明，缺乏特异性的干预技术和措施。同时，受多种因素的影响，一些有效的干预措施尚未得到应用和普及；出生缺陷防治地区间发展不平衡，中西部地区的出生缺陷防治工作明显落后于东部地区；出生缺陷综合防治能力亟待加强；出生缺陷患儿医疗保障制度有待进一步完善。因此，防治出生缺陷仍然任重而道远。

第二节　婚前检查和孕前检查

一、婚前检查的变化和思考

（一）婚前检查概述

婚前保健服务是对准备结婚的男女双方，在结婚登记前所进行的婚前医学检查、婚前卫生指导和婚前卫生咨询服务。通过婚前全面的医学检查，可以发现一些异常情况和疾病，从而达到及早诊断、积极矫治的目的。同时，婚前医学检查也常常是防治遗传性疾病延续的第一关。婚前咨询涉及的内容是婚前医学检查，发现男女一方或核算各方以及家属中有遗传性疾病，回答能否结婚、能否生育等具体问题。

1. 婚前医学检查　婚前医学检查是对准备结婚的男女双方可能患影响结婚和生育的疾病进行的医学检查。

（1）婚前医学检查项目：包括询问病史、体格检查、常规辅助检查和其他特殊检查。检查女性生殖器官时应做肛门腹壁双合诊，如需做阴道检查，须征得本人或家属同意后进行。除处女膜发育异常外，严禁对其完整性进行描述。对可疑发育异常者，应慎重诊断。常规辅助检查应进行胸透、血常规、尿常规、梅毒筛查、血转氨酶和乙肝表面抗原检测、女性阴道分泌物滴虫、霉菌检查。其他特殊检查，如：乙型肝炎血清学标志检测、淋病、艾滋病、支原体和衣原体检查，精液常规，B 型超声，乳腺、染色体检查等，应根据需要或自愿原则确定。

（2）婚前医学检查的主要疾病

1）严重遗传性疾病：由于遗传因素先天形成，患者全部或部分丧失自主生活能力，子代再现风险高，医学上认为不宜生育的疾病。

2）传染病：各种常见的传染病以及可能影响婚姻或生育的其他传染病，如艾滋病、淋病、梅毒等。

3）精神病：精神分裂症、躁狂抑郁型精神病以及其他重型精神病。

4）其他：与婚育有关的疾病，如重要脏器疾病和生殖系统疾病等。

（3）医学意见：婚前医学检查单位应向接受婚前医学检查的当事人出具《婚前医学检查证明》，并在"医学意见"栏内注明：

1）双方为直系血亲、三代以内旁系血亲关系，以及医学上认为不宜结婚的疾病，如发现一方或双方患有重度、极重度智力低下，不具有婚姻意识能力；重型精神病，在病情发作期有攻击危害行为的，注明"建议不宜结婚"。

2）发现医学上认为不宜生育的严重遗传性疾病或其他重要脏器疾病，以及医学上认为不宜生育的疾病的，注明"建议不宜生育"。

3）发现指定传染病在传染期内、有关精神病在发病期内或其他医学上认为应暂缓结婚的疾病时，注明"建议暂缓结婚"；对于婚检发现的可能会终生传染的不在发病期的传染病患者或病原体携带者，在出具婚前检查医学意见时，应向受检者说明情况，提出预防、治疗及采取其他医学措施的意见。若受检者坚持结婚，应充分尊重受检双方的意愿，注明"建议采取医学措施，尊重受检者意愿"。

2. 婚前卫生指导　婚前卫生指导是对准备结婚的男女双方进行的以生殖健康为核心，与结婚和生育有关的保健知识的宣传教育。

（1）婚前卫生指导内容

1）有关性保健和性教育。

2）新婚避孕知识及计划生育指导。

3）受孕前的准备、环境和疾病对后代影响等孕前保健知识。

4）遗传病的基本知识。

5）影响婚育的有关疾病的基本知识。

6）其他生殖健康知识。

（2）婚前卫生指导方法：由省级妇幼保健机构根据婚前卫生指导的内容，制订宣传教育材料。婚前保健机构通过多种方法系统地为服务对象进行婚前生殖健康教育，并向婚检对象提供婚前保健宣传资料。宣教时间不少于 40 分钟，并进行效果评估。

（3）婚前卫生咨询：婚检医师应针对医学检查结果发现的异常情况以及服务对象提出的具体问题进行解答、交换意见、提供信息，帮助受检对象在知情的基础上作出适宜的决定。医师在提出"不宜结婚"、"不宜生育"和"暂缓结婚"等医学意见时，应充分尊重服务对象的意愿，耐心、细致地讲明科学道理，对可能产生的后果给予重点解释，并由受检双方在体检表上签署知情意见。

（二）婚前检查的变化与思考

婚前检查是出生缺陷防治的第一道防线，目前面临崩溃的风险。2003 年 10 月 1 日，新的《婚姻登记条例》开始实施，取消了强制性婚前检查，把婚前检查变为自愿行为。结婚是基本的人权，出台"新条例"取消婚检，是对人的基本权利的保护和尊重，应该说这是一种进步。然而,2004 年全国婚检率由80% 骤降至2.67%,尽管一些地方推出免费婚检、"一站式"服务,直到2011 年,全国平均婚检率仍只有41%。婚检率下降导致婚前健康教育、婚育咨询指导等工作无法开展,出生缺陷一级预防明显被削弱,婚检率下降同时我国出生缺陷率上升明显。全国妇幼卫生监测数据显示,2003 年出生缺陷率为129.8/万,2006 年是 145.5/万,2011 年则升为153.23/万。出生缺陷第一道防线如何坚守? 提高出生人口素质路在何方? 除了用各种政策引导和鼓励人们自觉选择婚检、恢复人们的婚检意识外,为更有效预防出生缺陷,在加强婚检的同时,还应提倡孕前保健。

二、孕前保健——取消强制性婚检后的有效补充

孕前保健是以提高出生人口素质,减少出生缺陷和先天残疾发生为宗旨,为准备怀孕的夫妇提供健康教育与咨询、健康状况评估、健康指导为主要内容的保健服务。孕前保健是婚前保健的延续,是孕产期保健的前移。各级医疗保健机构要逐步提供婚前、孕前、孕产期、产后保健等规范化、系统化的生育健康服务。

(一) 孕前保健的提出和发展

自上世纪30 年代,孕前咨询和检查在国外即十分受重视。1989 年美国卫生保健机构的专业委员会对孕前咨询是这样描述的:"在准备妊娠的前提下孕前咨询无疑是十分重要的"。1990 年美国的公共卫生保健机构(Public Health Service)提出"健康民众2000"计划(Health people 2000),其核心内容就是"卫生保健问题",18 个评估卫生保健水平的指标中有3 个产科的指标:围产儿死亡率(第1位)、低体重儿(第 14 位)和妊娠早期产前保健(第16 位)。其中一个特殊的指标就是要求给60% 的妇女提供孕前保健和咨询。目前孕前保健已经形式了一套完整的方法和体系,作为对胎儿遗传病或先天性畸形防治的常规检查项目。2007 年2 月6日,我国卫生部制定并印发了《孕前保健服务工作规范》。孕前保健和咨询的主要内容是为所有计划怀孕的妇女或夫妇进行全面的优生知识健康教育指导,使其知情选择以避免不利因素,减少受孕潜在风险(包括围孕期补充叶酸、饮食、避免接触有害物质、孕妇健康状况调查、遗传咨询、家族史等),以创造良好的内外环境,为安全顺利地受孕、胎儿健康地生长发育奠定基础。

(二) 孕前保健内容

1. 健康教育与咨询　热情接待夫妻双方,讲解孕前保健的重要性,介绍孕前保健服务内容及流程。通过询问、讲座及健康资料的发放等,为准备怀孕的夫妇提供健康教育服务。主要内容包括有关生理和心理保健知识;有关生育的基本知识(如生命的孕育过程等);生活方式、孕前及孕期运动方式、饮食营养和环境因素等对生育的影响;出生缺陷及遗传性疾病的防治等。

2. 健康状况检查　通过咨询和孕前医学检查,对准备怀孕夫妇的健康状况做出初步评估。针对存在的可能影响生育的健康问题,提出建议。

孕前医学检查(包括体格检查、实验室和影像学等辅助检查)应在知情选择的基础上进行,同时应保护服务对象的隐私。

(1) 了解一般情况:了解准备怀孕夫妇和双方家庭成员的健康状况,重点询问与生育有关的孕育史、疾病史、家族史、生活方式、饮食营养、职业状况及工作环境、运动(劳动)情况、社会心理、人际关系等。

(2) 孕前医学检查:在健康教育、咨询及了解一般情况的基础上,征得夫妻双方同意,通过医学检查,掌握准备怀孕夫妇的基本健康状况。同时,对可能影响生育的疾病进行专项检查。

体格检查:按常规操作进行,包括对男女双方生殖系统的专业妇科及男科检查。

辅助检查:包括血常规、血型、尿常规、血糖或尿糖、肝功能、生殖道分泌物、心电图、胸部 X 线及妇科 B 超等。必要时进行激素检查和精液检查。

3. 专项检查　包括严重遗传性疾病,如广东、广西、海南等地的地中海贫血;可能引起胎儿感染的传染病及性传播疾病,如乙型肝炎、结核病、弓形体、风疹病毒、巨细胞病毒、单纯疱疹病毒、梅毒螺旋体、艾滋病病毒等;精神疾病;其他影响妊娠的疾病,如高血压病和心脏病、糖尿病、甲状腺疾病等。

4. 健康指导　根据一般情况了解和孕前医学检查结果对孕前保健对象的健康状况进行综合评估。遵循普遍性指导和个性化指导相结合的原则,对计划怀孕的夫妇进行怀孕前、孕早期及预防出生缺陷的指导等。主要内容包括:

(1) 有准备、有计划地怀孕,避免大龄生育。

(2) 合理营养,控制饮食,增补叶酸、碘、铁、钙等营养素及微量元素。

(3) 接种风疹、乙肝、流感等疫苗;及时对病毒及传染性疾病已感染情况采取措施。

（4）积极预防、筛查和治疗慢性疾病和传染病。

（5）合理用药，避免使用可能影响胎儿正常发育的药物。

（6）避免接触生活及职业环境中的有毒有害物质（如放射线、高温、铅、汞、苯、农药等），避免密切接触宠物。

（7）改变不良生活习惯（如吸烟、饮酒、吸毒等）及生活方式。

（8）保持心理健康，解除精神压力，预防孕期及产后心理问题的发生。

（9）合理选择运动方式。

（10）对于有高遗传风险的夫妇，指导其做好相关准备、提示孕期检查及产前检查中可能发生的情况。

（三）孕前保健现状和展望

美国健康与人类服务部公共卫生署在1989年指出，孕前保健可能是对妊娠影响最为深远的产前保健，是产科的预防医学。我国的孕前保健工作起步较晚，基础薄弱，服务体系尚不健全，尚未形成孕前保健的规范流程和保健模式。目前我国部分经济发达城市开始实践"基于医院的孕前保健模式"的孕前保健与出生缺陷一级预防策略，以孕前门诊或遗传门诊为中心开展孕前保健与出生缺陷一级预防。但这一模式往往仅重视孕前医学检测，而在公平性、广泛性等一系列问题上，尚存在不可弥补的缺陷。

要有序地发展孕前保健服务，需要一个孕前保健管理网络。计划生育网络经过多年的实践已经在我国形成了一套成熟的服务体系，由于覆盖对象基本一致，且目前已开展的"免费孕前检测项目"证实了依托计划生育网络的可操作性，故我国的孕前保健网络可以由政府组织，以计划生育网络为基础，妇女保健网络为主体的形式开展。要具体地开展孕前保健服务，需要一个孕前保健服务平台。全球孕前保健服务的发展方向是依托于初级保健系统，美国已有60%的初级保健系统能提供孕前咨询。上海于2009年提出的"社区孕产妇保健适宜技术规范推广的研究"中指出，把孕前保健纳入社区卫生服务中心管理。该技术规范为妇女从孕前至产后整个生育周期提供了系统化的管理。因此，依托计划生育网络的基于社区的孕前保健与出生缺陷干预是非常理想化的管理模式。

第三节 产前筛查

一、产前筛查的优势和劣势

（一）产前筛查概况

产前筛查包括血清学筛查和超声筛查。产前筛查是检出子代具有患遗传性疾病风险性增加的个体或夫妇，或对发病率高、严重遗传性疾病（如先天愚型）、先天畸形（神经管畸形等）采用简便、可行、无创的检查方法进行产前筛查。筛查出可疑者进一步确诊，是预防出生缺陷的重要步骤。目前唐氏综合征和神经管缺陷的产前筛查是国家出生缺陷干预工程二级预防的重要内容。

产前筛查方案应符合以下标准：①被筛查疾病在被筛查人群中应有较高的发病率并严重影响健康，筛查出后有治疗或预防的方法；②筛查方法应是非创伤性的、容易实施、且价格便宜；③筛查方法应统一，易推广；易为被筛查者接受，被筛查者应自愿参与，做到知情选择；并为被筛查者提供全部有关的医学信息和咨询服务。

（二）产前筛查的优势

产前筛查是减少缺陷儿出生、提高人口素质的一个重要方面。理论上讲，要防止缺陷胎儿出生，需对每一位孕妇所孕育的胎儿作遗传病或先天性畸形的产前诊断。但这样需要投入大量人力、物力和财力，即使这样，也会使事倍功半。所以要在总体上减少缺陷儿出生比例，通常采用经济、简便、无创伤及安全的生化检测进行产前筛查，达到事半功倍的效果。

（三）产前筛查的劣势与对策

产前筛查试验不是确诊试验，筛查阳性结果意味着患病的风险升高，并非诊断疾病；同样，阴性结果提示风险无增加，并非正常。因此，筛查结果阳性的患者需要进一步确诊试验，染色体疾病高风险患者需要行胎儿核型分析。但是，鉴于产前诊断方法的创伤性，需要建立灵敏度和特异度高的产前筛查模式，此外，采用孕早期的联合筛查方法是我国未来产前筛查的发展趋势。

二、唐氏综合征

大约有8%的受精卵是非整倍体染色体畸形的胎儿，其中50%在妊娠早期流产，占死胎和新生儿死亡的7%~8%。存活下来但伴有缺陷的染色体畸形占新生儿的0.64%，还有0.2%新生儿的染色体结构重排,导致生殖功能异常。以唐氏综合征为代表的染色体疾病是产前筛查的重点。唐氏综合征的筛查方式很多,根据检查方法可分为孕妇血清学检查和超声检查,根据筛查时间可分为孕早期和孕中期筛查。

1. **妊娠中期筛查** 妊娠中期的血清学筛查通常采用三联法,即甲胎蛋白(AFP)、绒毛膜促性腺激素(hCG)和游离雌三醇(E_3)。唐氏综合征患者AFP降低、hCG升高、E_3降低,根据三者的变化,结合孕妇年龄、孕龄等情况,计算出唐氏综合征的风险度。当风险阈值设定为35岁孕妇的风险度(妊娠中期为1:280)时,假阳性率约为5%时,能检出60%~75%的唐氏综合征和部分其他非整倍体染色体畸形。

目前的血清学筛查还有一些改良的方法,有些应用AFP和hCG两项指标,有些应用β-hCG取代hCG,有些增加抑制素(inhibin)作为第四个指标。许多文献发现,妊娠中期的超声标记(ultrasound markers)(如颈项软组织增厚、肠道强回声、肾盂轻度扩张、脉络膜囊肿、股骨或肱骨短小等)对染色体疾病的筛查和诊断具有十分重要的意义,还有些方案把孕妇血清学检查和超声检测的胎儿颈项软组织厚度(nuchal fold,NF)、长骨的长度等指标结合在一起。

2. **妊娠早期筛查的重要性和发展** 在妊娠早期进行唐氏综合征的筛查有很多优势,如阳性结果的孕妇有更长的时间进行进一步确诊和处理。妊娠早期筛查的方法包括孕妇血清学检查,超声检查,或者两者结合。常用的妊娠早期血清学检查的指标有β-hCG和妊娠相关蛋白A(pregnancy-associated plasma protein A,PAPPA)。超声检查的指标有胎儿颈项透明层(nuchal translucency,NT)。有报道提示联合应用血清学和NT的方法,唐氏综合征的检出率为85%~90%。但目前尚缺乏大样本量多中心的研究。NT检测需要经过专门的技术培训,并建立一定的质量控制体系。

3. **染色体疾病的高危因素** 根据以上血清学和超声等方法判断胎儿发生染色体疾病风险度的过程中,还要考虑那些使胎儿发生畸形风险增加的高危因素。

(1)孕妇年龄大于35岁的单胎妊娠:35岁孕妇妊娠中期发生21-三体综合征的风险为1:280,发生非整倍体畸形的风险为1:132;在妊娠晚期发生21-三体的风险为1:384,发生非整倍体畸形的风险为1:204。

(2)孕妇年龄大于31岁的双卵双胎妊娠:在双卵双胎中其中一胎发生21-三体的风险比单胎高。根据1997年Meyer等计算,孕妇年龄在31岁时,妊娠中期一胎发生21-三体的风险为1:190。

(3)上胎常染色体三体史:如果曾妊娠过一次常染色体三体胎儿的妇女,再次妊娠发生染色体畸形的风险约为1:100,或者更高(根据年龄计算)。

(4)上胎X染色体三体(47XXX或47XXY)者:多余的X染色体可能来自母系或父系,因此,再次发生染色体非整倍体畸形的风险也为1:100。上胎为47XYY或45X者,再次妊娠发生畸形的风险没有增加,因为这种情况下,多余的Y染色体来自于父系,父系的错误很少重复。

(5)夫妇中一方染色体易位:下一代发生异常的风险要根据异常的染色体位置、父母的性别差异等具体分析。在绝大部分情况下,实际发生存活的异常胎儿的风险低于理论的风险,因为有部分异常胎儿流产或死亡。在平衡易位中,子代发生异常的风险在5%~30%之间。在伴有不孕的患者中,存活的子代中发生异常的风险为0~5%,因为这些异常易导致胚胎发育停滞或死胎。

(6)夫妇中一方染色体倒置:子代发生染色体异常的风险取决于异常染色体位置、倒置染色体的大小等。新生儿出生后检测到染色体异常的风险在5%~10%之间。

(7)上胎染色体三倍体:复发的风险为1%~1.5%。

(8)妊娠早期反复流产:非整倍体畸形是妊娠早期流产的主要原因之一,发生染色体畸形的风险增高。同时,夫妇染色体畸形(如易位、倒置)亦可导致妊娠早期流产。因此,建议检测夫妇的染色体。

(9)夫妇非整倍体异常:21三体或47XYY的女性和47XXY的男性具有生育能力,30%的风险出现非整倍体的子代。男性为21-三体或47XXY者往往不孕。

(10)产前超声发现胎儿存在严重的结构畸形:该胎儿发生染色体畸形的风险大大提高,不管孕妇的年龄或血清学筛查是否异常。

三、神经管畸形

1. **血清学筛查** 约有95%的NTDs患者没有该疾病的家族史,但绝大部分患者的血清和羊水中的AFP水平升高,血清的AFP可作为NTDs的筛查指标。筛查应在妊娠14~22周进行,以中位数的倍数(multiple of the median,MOM)为单位。如果以2.0 MOM 为 AFP 正常值的上限,筛查的假阳性率为3%～5%,敏感性至少90%,阳性预测值为2%～6%。影响孕妇血清 AFP 水平的因素包括孕龄、孕妇体重、种族、糖尿病、死胎、多胎、胎儿畸形、胎盘异常等。2003 年,美国妇产科医师协会(The American College of Obstetricians and Gynecologists,ACOG)建议所有孕妇均应在妊娠中期进行血清学的 AFP 检查。

2. **超声筛查**　99% 的 NTDs 可以通过妊娠中期的超声获得诊断,因此有人认为孕妇血清 AFP 升高但超声检查正常的患者不必羊水检查 AFP。而且,3%～5% 的 NTDs 患者因为非开放性畸形,羊水 AFP 水平在正常范围。

3. **高危因素**　神经管畸形无固定的遗传方式,但存在各种神经管畸形高危因素,对于神经管畸形的高危人群,孕期要重点观察,加强产前筛查和诊断。

(1) 神经管畸形家族史:约有 5% 的 NTDs 有家族史。如果直系亲属中有一位 NTDs 患者,胎儿发生畸形的风险约为 2%～3%;如果患者数量大于1 人,风险也相应增加。

(2) 暴露在特定的环境中:只有在妊娠 28 天内暴露在特定的环境下,才可能导致 NTDs。1 型糖尿病患者中的高血糖可能是 NTDs 的高危因素。高热可使 NTDs 的发病风险升高 6 倍。某些药物可致畸形的风险增加,如抗惊厥药卡马西平和丙戊酸使畸形的风险明显增加;氨基蝶呤、异维甲酸等可能与无脑儿或脑膨出等发病有关。

(3) 与 NTDs 有关的遗传综合征和结构畸形:某些遗传综合征包括有 NTDs 的表现,如 Meckel-Gruber 综合征、Roberts-SC 海豹肢畸形、Jarco-Levin 综合征、脑积水-无脑回-视网膜发育不良-脑膨出综合征(hydrocephalus-agyria-retinal dysplasia-encephalocele syndromes,HARDE)。

(4) NTDs 高发的地区如中国的东北、印度等地的发病率约为 1%,在低发地区为 0.2%。饮食中缺乏叶酸-维生素是 NTDs 的高发因素。

(5) 在 NTDs 患者中发现,抗叶酸受体抗体的比例增高。

4. **NTDs 胎儿的处理**　除了终止妊娠,可供选择的方法十分有限。无脑儿、脑膨出、枕骨裂脑露畸形等为致死性畸形,如果孕妇选择继续妊娠,进行常规的产前检查即可,不必进行额外的干预,因为各种干预不能改善围产儿预后。

对于单纯性脊柱裂的患者进行咨询十分困难。建议咨询小儿神经外科、新生儿科以及胎儿发育有关的专家有利于夫妇做出正确的决定。若夫妇选择继续妊娠,需要特别注意胎儿状态的变化,这可能影响分娩时间和分娩方式的选择。一般情况下,建议在足月后终止妊娠,但是当脑室迅速扩张时,建议及时终止妊娠,以便出生后行脑脊液引流。胎心监护的作用受到质疑,因为畸形胎儿的胎心监护很难理解。分娩方式要根据具体情况决定。

目前脊髓脊膜膨出是唯一能够进行宫内治疗的神经管缺陷。对脊髓脊膜膨出的宫内治疗尚处于研究阶段,其远期治疗效果尚未能完全证实。理论上,宫内手术能减少对暴露的脊髓的二次打击,即为暴露的脊髓受到外界环境的影响,包括羊水的影响、接触子宫壁甚至产道挤压。因此,与出生后手术相比,宫内手术能减少对脊柱的损伤,改善预后。

四、先天性心脏病

绝大部分的先天性心脏病(congenital heart defects)无遗传背景。若上胎发生先天性心脏病,某些特殊类型心脏病以后发生同样类型的心脏畸形的风险升高。Gill 等分析了 6640 例先天性心脏病高风险的胎儿,在复发性心脏病中,37% 为相同疾病,44% 为同类疾病。

国际上报道:新生儿期心脏病的发病率为0.7%～3%,胎儿期先天性心脏病的发病率甚至高达 5%～6%。但是,由于我国先天性心脏病产前筛查和诊断技术的落后,缺乏相应准确的数据。据国家 CDC 统计,我国成年先天性心脏病明显高于西方国家,但产前检出率偏低,上海地区新生儿期的检查率为 0.7%～1%,这表明目前我国尚缺乏有效的先天性心脏病的产前筛查机制。

有效进行先天性心脏病筛查可采用三步联合诊断先天性心脏病的方法。首先,在超声筛查时观察四腔心、左右流出道以及大血管平面,筛查是否可能存在先天性心脏病;其次,采用完整的胎儿超声心动图检查心脏结构、功能以及心律变化,诊断先天性心脏病;第三步,联合是否存在胎儿结构畸形或染色体异常,判断是否为单纯性心脏病,以便获得准确的信息,决定是否必要提前终止妊娠。其中,超声心脏筛查的内容包括:

(1) 二维超声心动图:包括腹部横观及冠状面确定心房、腹部的对应关系;胸腔横观确定心脏的方位,心尖的位置及心胸比例;四腔观明确心房、心室方位和关系,判断心腔间隔、房室瓣的情况;左右心室流出道的长短轴观;主动脉及动脉导管的观察;静脉的连接。

（2）M型超声心动图:判断胎儿心律不齐,测量心腔室及大血管内径,计算心室缩短分数,观察心室的活动,测量心包积液。

对于有先天性心脏病分娩史的孕妇,在妊娠20~22周时,应进行仔细的胎儿超声心动图检查。因为这个时期所有心脏结构均能通过超声检查;同时,一旦发现异常,有足够的时间终止妊娠。但是,部分心脏血流异常,特别是发育不良或闭锁等疾病可能在妊娠晚期出现。因此,对于心脏血流异常的高危胎儿(如左或右心脏发育不良、主动脉狭窄、主动脉瓣或肺动脉瓣狭窄等),在20~22周常规心脏超声心动图检查后,在妊娠晚期应该复查。

第四节　产前诊断

一、产前诊断技术概述

产前诊断(prenatal diagnosis)又称宫内诊断(intrauterine diagnosis)或出生前诊断(antenatal diagnosis),是指在胎儿出生之前应用各种先进的检测手段,如影像学、生物化学、细胞遗传学及分子生物学等技术,了解胎儿在宫内的发育状况,例如观察胎儿有无畸形,分析胎儿染色体核型,监测胎儿的生化项目和基因等,对先天性和遗传性疾病作出诊断,为胎儿宫内治疗(手术、药物、基因治疗等)及选择性流产创造条件。

（一）产前诊断的对象

1. 35岁以上的高龄孕妇,或产前筛查高危人群。

2. 生育过染色体异常儿的孕妇。

3. 夫妇一方有染色体平衡易位者。

4. 生育过无脑儿、脑积水、脊柱裂、唇腭裂、先天性心脏病儿者,其子代再发生几率增加。

5. 性连锁隐性基因携带者,其男性胎儿有1/2发病,女性胎儿有1/2携带者,应作胎儿性别预测。

6. 夫妇一方有先天性代谢疾病,或已生育过病儿的孕妇。

7. 在妊娠早期接触过化学毒物、放射性物质,或严重病毒感染的孕妇。

8. 有遗传性家族史或近亲婚配史的孕妇。

9. 原因不明的流产、死产、畸胎或有新生儿死亡史的孕妇。

10. 本次妊娠有羊水过多、羊水过少、发育受限等,疑有畸胎的孕妇。

（二）产前诊断常用的方法

1. **观察胎儿的结构**　利用超声、X线检查、胎儿镜、磁共振等观察胎儿的结构是否存在畸形。

2. **染色体核型分析**　利用羊水、绒毛、胎儿细胞培养,检测胎儿染色体疾病。

3. **基因检测**　利用胎儿DNA分子杂交、限制性内切酶、聚合酶链反应技术、原位荧光杂交等技术检测胎儿基因的核苷酸序列,诊断胎儿基因疾病。

4. **检测基因产物**　利用羊水、羊水细胞、绒毛细胞或血液,进行蛋白质、酶和代谢产物检测,诊断胎儿神经管缺陷、先天性代谢疾病等。

（三）产前诊断的疾病

1. **染色体病**　包括染色体数目异常和结构异常两类。染色体数目异常包括整倍体和非整倍体;结构异常包括染色体部分缺失、易位、倒位、环形染色体等。

2. **性连锁遗传病**　以X连锁隐性遗传病居多,如红绿色盲、血友病等。致病基因在X染色体上,携带致病基因的男性必定发病,携带致病基因的女性为携带者,生育的男孩可能一半是患病,一半为健康者;生育的女孩表型均正常,但可能一半为携带者,故判断为男胎后,可考虑人工流产终止妊娠。患性连锁遗传病的男性与正常女性婚配,生育的男孩均不会患病,生育的女孩均为携带者。

3. **遗传性代谢缺陷病**　多为常染色体隐性遗传病。因基因突变导致某种酶的缺失,引起代谢抑制、代谢中间产物累积而出现临床表现。除极少数疾病在早期用饮食控制法(如苯丙酮尿症)、药物治疗(如肝豆状核变性)外,至今尚无有效治疗方法,故开展遗传性代谢缺陷病的产前诊断极为重要。

4. **先天性畸形**　特点是胎儿有明显的结构改变,如无脑儿、脊柱裂、唇腭裂、先天性心脏病、髋关节脱臼等。

二、结构畸形的产前诊断

（一）结构畸形产前诊断的历程及现状

从最初的X光、B超、MRI等检查,到胎儿镜直接观察胎儿体表情况,结构畸形的产前诊断方法正不断完善中。

1. **X线**　胎儿先天结构畸形的诊断最初是采用X光完成的,通过孕中晚期胎儿骨骼结构的异常可以诊断先天性成骨不良,胸联双胎等一些具有典型骨骼畸形的疾病。然而随着 X 线对胎儿发育危害性的研究越来越多,X 线检查从 20 世纪 60 年代开始逐渐被淘汰,现已极少使用。

2. 超声 1958 年,Ian Donald 将超声应用于产科,使人类第一次有可能通过无创的方法直接获得胎儿及其生存环境的相关信息,成为现代医学的一个重要里程碑。随着超声技术的不断发展,高频探头、彩色常规和能量多普勒图像、三维、四维超声的出现以及轻便化、低成本超声仪器的发展,使超声在产科方面得到了空前广泛的应用。到目前,超声已经成为产科不可缺少的影像诊断工具,对人类优生学和围产保健具有重要意义。超声诊断不仅可以用来显示正常胎儿的形态结构,实时地观察到胎儿在宫内的运动、行为以及血流动力学变化,而且还能对胎儿的主要形态结构畸形进行筛查。

3. 胎儿镜 1954 年 Westin 等使用直径 10mm 的宫腔镜经宫颈管进入妊娠 14 ~ 18 周的羊膜腔,观察胎儿、胎盘以及脐带的情况,开创了羊膜腔内镜检查的先例。1970 年 Valenti 和 Scrim geour 等应用直径 2.7mm 的光学纤维束内镜,在足月妊娠剖宫产切开子宫前进行检查,观察胎儿体表情况,这是首次真正的胎儿镜检查。1974 年 Hobbins 和 Maboney 等报道在局麻下应用胎儿镜活检胎儿组织及经脐静脉穿刺抽取胎血标本。由于胎儿镜检查是一种介入性、损伤性的技术,其应用范围受到不同程度的限制。凡是应用 B 超、绒毛或羊水检查就可诊断者不必进行胎儿镜检查。

4. MRI 与超声相比,MRI 更能提供良好的软组织对比和组织特征。自 1983 年首次报道妊娠 MRI 成像以来,此种技术的作用和其产科应用逐渐增加。虽然 MRI 对胎儿结构尤其是胎儿颅脑结构显示清晰,但因其价格昂贵,目前在国内难以推广。安全性是涉及胎儿 MRI 成像(FMRI)广泛应用的主要问题之一,尽管目前没有证据显示 MRI 对胎儿有副作用,但人们仍然关注它对人类胎儿潜在的、不可知的作用。因此,妊娠头 3 个月不推荐进行 MRI 检查。

(二)产前超声检查的存在问题及对策

1. 超声检查的安全性 随着超声诊断技术的普及和发展,超声诊断技术的安全性日益受到重视。一些研究发现,当怀孕的老鼠置身于超声波之中时,幼鼠胚胎正在发育的大脑神经细胞不能够正确按大脑皮层方向扩展。目前超声波对人类大脑发育的影响还不太清楚,至今尚无直接证据显示诊

断剂量的超声对胎儿有不良作用。但世界卫生组织(WTO)也从环境卫生学的角度发表过有关超声生物效应的观点,特别强调指出从商业显示为目的时,不应把超声用于人体特别是孕妇。国际妇产科超声协会(ISUOG)于 2002 年重申在胎儿超声检查时,所使用的超声强度不宜过强,检查时间不宜过长,并应当限制有医学指征的孕妇使用。与超声在产前诊断中的重要作用相比,虽然可能存在超声的某些生物学效应,产前诊断性超声检查仍然是利大于弊。超声检查时通过限定最大声强度,快速多层扫描,立体重建观察,缩短超声扫查时间等措施,既可保证产前超声检查的有效性,又能保证产前超声检查的安全性。

2. 产前超声诊断的现状及对策 在胎儿结构畸形的产前诊断方法中,仅超声及 MRI 被公认为无损伤性的,其他方法多少都有一定损伤,且可使流产率略微上升。与 MRI 相比,超声更有操作方便、价格低廉、可反复检查、适用于各个孕周的胎儿等优点。由于 90% 的先天畸形胎儿孕妇无任何高危因素,因此目前已将超声检查列为常规产前筛选检查而非局限于有高危因素的孕妇中。

然而,在目前产前超声诊断仍存在一些问题,如孕妇就诊检查胎儿畸形的时机不恰当。不少临床医生和孕妇存在着这样的认识误区,总以为胎儿越大检查出畸形的可能性越大。其实不然,检查胎儿畸形的最佳时期卫生部明确规定是在孕 18 ~ 24 周。因为随着胎儿的增大,虽然很多畸形也随着胎儿的发育而长大,但是随着胎儿长大,影响的因素也会相应增加,比如羊水相对少、胎儿骨骼声影、胎位较固定等,都会影响胎儿许多结构的显示与观察。因此,错失了最佳产前检查时间,会影响胎儿畸形的检出。另外,有些胎儿畸形表现仅在特定孕周内或某个特定时机才表现出来,形态变化较明显者才有可能为超声检出。

此外,媒体宣传以及某些广告片面夸大超声检查的作用,致使公众对超声检查期望值过高。但事实上,有许多胎儿畸形,因受多种因素影响产前超声检查并不是 100% 能发现。

因此,有必要对产科超声医师实施规范化的专科培训。产前超声诊断不仅需要经验丰富的医生、具备较新一代的超声仪,本身内部的结构和管理应该是最重要的,必须建立完善的人员培训制度、合理的超声程序和操作规程,并有严格的质量控制。同时,还要加强普及宣传教育,使公众对产前超声诊断有初步认识,既对产前超声检查的作用和意义

以及每次具体检查内容有所了解,也能对产前超声检查的局限性与时效性有所认知。

三、遗传性疾病的产前诊断

(一) 遗传性疾病产前诊断的历程及现状

1956 年 Fuchs 和 Riis 两人共同分析羊水细胞中 X 性染色体,以此来鉴定胎儿性别,开创了遗传性疾病产前诊断的先河。1966 年 Steele 和 breg 首次在培养瓶中培养出具有分裂活性的羊水细胞并成功地进行了核型分析,之后该技术很快在世界各地的实验室兴起。1975 年我国鞍钢医院妇产科首先报道了经宫颈盲吸法进行绒毛活检成功地进行了胎儿性别预测,1983 年 Simoni 应用绒毛组织成功地进行了胎儿核型分析,从而使胎儿遗传性疾病的产前诊断提前至 10～12 孕周。近年来,分子细胞遗传学的进展迅速,如多聚酶链式反应技术、引物原位 DNA 合成技术、荧光原位杂交技术、光谱核型分析技术、微阵列-比较基因组杂交技术等的出现,使染色体及基因分析更加准确、快速。

1. 遗传性疾病产前诊断常用的取材途径

(1) 孕中期羊膜腔穿刺:通常在妊娠 15～20 周做羊膜腔穿刺进行遗传学诊断。一般情况下,通过超声引导将 20～22 号腰穿针穿入羊膜腔,避开胎盘、脐带和胎儿。抽吸的前 1～2ml 液体要丢弃,以减少母亲细胞污染的机会。然后抽取大约 20ml 液体,将穿刺针移走。观察穿刺点是否有出血,在手术结束时让患者观察胎儿心跳和剩余的羊水。许多中心的研究证实此技术安全且诊断准确率达到 99%。轻微的并发症并不常见,包括暂时的阴道点滴出血或羊水漏出,其发生率为 1%～2%,绒毛膜羊膜炎的几率小于 1/1000,胎儿丢失率小于 0.5%。一些研究证实,出血、羊水漏出以及多次穿刺的发生率与操作者的经验成反比。

(2) 孕早期羊膜腔穿刺:是指在妊娠 11～14 周进行穿刺。这一技术与传统羊膜腔穿刺一样,只是由于羊膜和子宫壁没有融合,使得对羊膜囊的穿刺比较困难,而且抽取的羊水比较少。与传统的羊膜腔穿刺相比,早期羊膜腔穿刺的胎儿丢失发生率比较高,约为 5 倍(2.5%),畸形足的发生率约为 14 倍(1.4%)。而且,由于早期穿刺后细胞培养失败的机会明显增加,可能会需要再次做侵入性的手术。因此,目前许多中心不再于 14 周前进行羊膜腔穿刺。

(3) 绒毛穿刺取样(chorionic villus sampling, CVS):绒毛穿刺取样往往在妊娠 10～13 周之间进行。根据胎盘的位置选择最佳的穿刺点,可采用经宫颈或经腹穿刺取样。该方法具有快速、避免母体细胞污染等特点。但分裂指数低、染色体形态差,并可出现滋养细胞层细胞核型与胎儿细胞核型不符的现象,亦称为胎盘局限性嵌合体(confined placental mosiacism, CPM)现象,发生率约为 2%～3%,从而使临床应用受到一定限制。一些随机和病例对照研究发现,与经腹部 CVS 或传统羊膜腔穿刺相比,经宫颈 CVS 的胎儿丢失率要高出 3.7 个百分点。这与早期羊膜腔穿刺的发生率一样。

(4) 经皮脐血穿刺技术(pervcutaneous umbilical cord blood sampling, PUBS):又称脐带穿刺(cordocentesis)。在超声的直接引导下对脐静脉进行穿刺,通常是对靠近胎盘的部位进行穿刺,然后抽取血液。目前主要用于对红细胞或血小板同种异体免疫的诊断和治疗,以及对免疫性水肿的分析。当 CVS 或羊膜腔穿刺的结果不能确定,或需要进行快速诊断时,也可以通过它获取胎儿细胞进行遗传学检查。

2. 遗传性疾病的常用诊断技术

(1) 染色体显带:染色体显带技术应用于产前诊断已经有 40 年的历史。目前对绒毛细胞或经培养后的羊水细胞进行染色体核型分析已成为染色体病产前诊断的金标准。染色体经染色后,出现明暗相间的条带,不同条带反映了不同的分子成分。随着高分辨显带技术的出现和改进,异常染色体检出率可进一步提高。虽然此类细胞遗传学方法精确度和正确性高,但整个实验过程和培养时间较长,一般约需 7～14 天。

(2) 荧光原位杂交技术(FISH):应用 FISH 对未经培养的绒毛细胞或羊水细胞进行原位杂交可快速诊断唐氏综合征(DS),只需 24 小时即可完成,且敏感度和特异性均较高。FISH 既能显示染色体中期分裂相,又能显示间期核。其杂交信号分辨率高、信号强弱能进行定量、能同时用不同荧光标记多种探针,特别是对于那些数量少且散在于组织、细胞内的核酸研究更方便。缺点是一次只能检测少数几个染色体的有限位点,无法同时进行整个染色体组的分析。

(3) 引物原位标记技术(PRINS):因寡核苷酸引物未被标记,使得背景低信号强,结果直观易于分析,能检出 FISH 技术无法鉴定的微小 DNA 片段(如单拷贝序列)。操作简便,类似原位 PCR,但只需一个循环,省时省力,同时避免了制备特异探针的繁杂过程。与传统的 FISH 相比较,PRINS 具有简便、快速、经济的特点，随着这种方法不断完善，在 DS 等染色体疾病的产前诊断中应用日趋广泛。

（4）比较基因组杂交（CGH）技术：该技术是在 FISH 技术基础上发展起来的新的染色体病诊断技术，它不需要对待测细胞进行培养，也不必制备特异区域探针，一次实验即可检测单个或极少量细胞全部待测基因组 DNA 拷贝数改变，因而在胚胎植入前诊断（preimplantation genetic diagnosis，PGD）及母外周血中的胎儿细胞遗传学诊断等方面尤具优势。最近又发展了微阵 CGH（array-based CGH）技术，它有机结合了芯片技术和 CGH 技术两者的优势，在保留了 CGH 技术样本要求低、全基因组快速扫描等特点的同时，解决了敏感性差、自动化程度低、操作复杂等技术问题，但缺点是芯片成本昂贵，也不能完全解决假阳性、假阴性等问题。

（5）光谱染色体组型技术（spectral karyotyping，SKY）：Schrock 等在 1996 年介绍了多色光谱染色体组型方法，一次杂交即可分辨人类所有的 23 条染色体。其与传统显带技术和荧光原位杂交比较，可以较方便、准确且全面的分析鉴定染色体的异常。

（6）PCR 及相关技术：应用 PCR 技术能从微量混合的 DNA 样品中特异大量扩增靶 DNA，具有快速、敏感、特异及易自动化等优点，是遗传性疾病产前诊断的一种重要手段。根据设计方法的不同，又发展出巢式 PCR、多重 PCR、STR-PCR、PCR-AFLP 等各种改良方法。目前在国外应用得最多的是实时荧光定量 PCR（FQ-PCR）。它通过测定 PCR 循环中报道染料荧光的量对不同时间段的 PCR 产物定量，具有特异性强、产物污染少、自动化程度高等特点。

（二）遗传性疾病产前诊断的发展趋势

传统的产前诊断是通过侵入性方法获取胎儿遗传物质，如羊水、绒毛、脐血后提取胎儿细胞或 DNA，对其进行染色体或基因分析，获得产前诊断结果，判断胎儿预后。随着分子细胞遗传学的进展迅速以及新技术的应用，产前诊断技术不断地朝着早期、快速、准确、无创伤的方向发展，使得越来越多的出生缺陷能够在胚胎发育的较早期，安全、准确地诊断出来。

1. 胚胎植入前诊断（preimplantation genetic diagnosis，PGD） PGD 指在胚胎植入之前的阶段对配子或胚胎进行遗传学的检测，将诊断为无遗传性疾病表型的胚胎移植入子宫后建立妊娠，从而防止遗传病患儿的妊娠和出生。PGD 的概念最早于 1967 年由 Edward 和 Gardner 提出。但直到 1990 年才分别由 Handyside 和 Verlinsky 首次报道 PGD 妊娠成功。PGD 是产前诊断的一种补充措施。在 PGD 技术出现之前，极早孕期的产前诊断无法实现，因而只能采取临床终止妊娠。

PGD 技术过程主要包括极体或卵裂球或滋养外胚层细胞的活检和单或数个细胞的遗传学诊断。以卵裂球活检为例，在胚胎 6~8 细胞阶段，使用激光、机械或化学消化等方法在透明带上打孔，再使用平口针吸出胚胎内的细胞。对获得的单或数个细胞的遗传学诊断技术主要包括单细胞 PCR 和荧光原位杂交（FISH）及其由 PCR 和 FISH 衍生的一系列技术。PCR 技术主要用于单基因疾病的诊断如地中海贫血、进行性肌营养不良、囊性纤维病等。由于模板量少，存在等位基因缺失、扩增失败以及污染等问题。针对这些问题，目前认为活检 2 个细胞，应用荧光 PCR、双重或多重 PCR 以及 PCR 扩增时增加等位基因的标记物如与扩增基因相连的 Linked Short Tandem Repeat（STR）或扩增位点内的 Single Nucleotide Polymorphisms（SNPs）以降低等位基因缺失率。而 FISH 主要用于染色体疾病的诊断，能进行特异染色体的检测，不易受污染的影响，但存在杂交失败或信号过弱的可能。生物芯片或微阵列（microarray）技术也开始应用于染色体异常的 PGD 中。如 array-CGH，首先应用激光对分裂中期的染色体进行微切割，然后用 DOP-PCR 扩增、纯化和固定整条染色体，最后进行定量分析。另外，利用微阵列进行 RNA 扩增在单个卵子和胚胎中可检测超过 8000 个基因，从而可用于研究不同基因表达在胚胎不同发育阶段的变化，而最后达到诊断和治疗疾病的目的。由于植入后的胚胎在发育过程中可能受有害的外环境影响，仍可以发生染色体镶嵌体异常，故对作过植入前诊断的病例，目前仍建议进行产前有关筛查。

还没有足够的资料说明 PGD 的安全性，如是否会导致先天异常的发生。

PGD 技术还有待发展，但其在优生优育中蕴含的巨大潜力是不可低估的。随着人类对疾病基因的深入了解以及诊断技术的提高，PGD 的应用将更为广泛，经过长期的努力将某些遗传病从人类中筛选出去的希望依然存在。

2. 无创性产前诊断 长期以来，人们一直梦想着可以找到一种简便安全且为孕妇容易接受的非创伤性产前诊断方法。近年来随着分子生物学和遗传学技术的迅猛发展和科学家们的不懈努力，上述梦想正逐渐变为现实。许多研究发现，在妊娠过程中，少量的胎儿细胞（如滋养细胞、胎儿有核红细胞（FNRBCs）和淋巴细胞等），特别是 FNRBCs 和血浆中的游离 DNA 可通过胎盘，进入母体循环系统。如果能够从孕妇外周血中分离出足够的胎儿细胞或 DNA，有可能实现无创性产前诊断的目的。目前发展了很多技术从母血中分离胎儿细胞和游离 DNA，如密度梯度或蛋白分离技术（density gradient or protein separation）、荧光激活细胞分选术（flourescence-activated cell sorting）、磁珠激活细胞分选法（magnetic-activated cell sorting, MACS）等。这些技术都是通过利用胎儿源性遗传物质与母体本身的遗传物质之间的不同方面的性质差异，从而达到区分和分离的目的。如 MACS 原理为在外加磁场的作用下，将结合磁性微粒的特异性单克隆抗体标记的胎儿细胞和母体细胞相互分离出来；生物素凝集法利用大豆凝集素（soybean agglutinin, SBA）与血细胞膜表面糖链的特异性结合力来特异性分离和富集母体外周血 FNRBCs。采用何种技术或方法对母体外周血中的 FNRBCs 进行高效和快速的分离与富集成为能否将无创产前诊断在临床上推广应用的关键所在。但是目前不管采用何种技术或方法，都远远不能满足临床诊断工作的需要。其可能原因主要包括以下几点：

1）母外周血中所包含的胎儿源性细胞或 DNA 量都是极其微小，每毫升母外周血中所含有的 FNRBCs 数目大约只有 1~2 个左右，如此之少的胎儿细胞数量是导致后续分析诊断失败的主要原因。

2）容易受母体细胞的污染，据估计 FNRBCs 与孕妇外周血中有核红细胞的数目之比约为 $1:1 \times 10^7 \sim 1:1 \times 10^8$。

3）目前所用的分离富集技术均无法获得全部的胎儿源性物质，且容易导致胎儿源性物质的操作性丢失。

4）目前的诊断技术尚不能令人满意地对微量胎儿源性遗传物质进行有效的分析。

随着无创性产前诊断技术的不断走向成熟，将来完全有可能取代传统的侵入性产前诊断技术，并大大降低目前产前筛查的必要性，这是十分鼓舞人心的前景。目前的无创产前诊断技术均以孕妇外周血为样本来源，并都成功地应用于孕早期，有效降低了取样的风险及减轻了终止妊娠的痛苦。尽管已经取得可喜的进展，但现阶段的所有的研究均在小量样本背景下完成，结论具有一定的局限性，其临床应用能力还有待大规模样本和多机构的联合验证。今后的发展方向是：

1）寻找新的更高效的无创性的产前诊断途径，并容易为广大孕妇所接受。

2）寻找更经济更有效的产前诊断技术，并容易在广大发展中国家和地区推广。

3）寻找高度特异、敏感、全面、经济、高通量的快速产前诊断方法，并适用于微量遗传物质的检测。

4）寻找简便高效且普遍适用的母外周血胎儿细胞或核酸的富集和纯化方法。

第五节 产 前 干 预

一、产前干预概述

随着产前筛查和诊断技术的不断提高和普及，在妊娠期筛查出很多胎儿畸形。然而，产前诊断仅仅完成了出生缺陷二级预防的第一步，出生缺陷在诊断后如何及时地获得有效干预更为重要。

根据胎儿医学发展趋势，产前干预主要有以下几种方法：

1. 选择性流产 诊断明确的致死性畸形，建议选择性流产或引产，放弃胎儿，必要时行尸解。包括以下疾病：

1）无脑儿、积水性无脑儿等致命性的神经系统疾病。

2）严重的染色体异常，并引起严重的并发症，如染色体 13-三体易导致严重的贫血。

3）严重的泌尿系统缺陷。如两侧肾脏发育不全，小儿多囊肾等。

4）严重的遗传性代谢性疾病（如家族性黑蒙性白痴）。

5）致命性的骨发育异常（如致死性发育不全，隐性骨生成缺陷）。

2. 选择分娩方式 胎儿经阴道分娩困难、可能加重病情或导致胎儿窘迫者，需要剖宫产终止妊娠。包括以下疾病：

1）联体双胎。

2）大的脐疝，破裂的脐疝，腹壁疝。

3）严重的脑积水，大的或破裂的脑脊膜突出。

4）大的骶尾部畸胎瘤，颈部囊性水囊瘤。

5）胎儿畸形引起胎儿窘迫，需要提前终止妊娠的胎儿畸形。

3. 提前终止妊娠 继续妊娠可能加重疾病或导致并发症者，需要提前终止妊娠。包括以下疾病：

1）阻塞性肾积水。

2）阻塞性脑积水。

3）腹壁疝或破裂的脐疝。

4）由于肠扭转引起的小肠缺血坏死,胎粪梗阻等。

5）免疫性胎儿水肿。

6）胎儿宫内发育迟缓。

7）羊膜束带综合征。

8）心律失常(如室上性心动过速伴心衰)。

4. 孕期随访 围产儿出生后有存活可能,目前尚无宫内治疗的方法,产后经及时手术等处理后预后较好者,可期待治疗并告知围产儿预后,出生后及时到新生儿科诊治。包括以下疾病:

1）食管、十二指肠、空回肠或直肠肛门闭锁。

2）胎粪梗阻(囊性纤维化)。

3）肠囊肿和折叠。

4）小的完全性脐疝。

5）小的完全性脑脊膜突出,脊髓脊膜突出和脊柱裂。

6）单侧多囊性肾发育不良,肾盂积水。

7）头颅、四肢和胸壁畸形。

8）小的囊性水囊瘤。

9）小的骶尾部畸胎瘤,中胚层肾瘤,等等。

10）良性囊肿:卵巢、肠系膜、胆总管等。

5. 胎儿内科治疗 在妊娠期如果处理及时、经胎儿内科治疗可改善围产儿预后的患者,制定妊娠期宫内介入性治疗方案,并与新生儿科联系,共同完成围产期的处理(表3-1)。

表3-1 胎儿疾病的内科治疗

胎儿疾病	治疗
成红细胞增多症或免疫性胎儿水肿	经胎儿腹腔或静脉输血
胎儿肺不成熟(表面活性物质缺乏)	经胎盘应用糖皮质激素
代谢障碍	
甲基丙二酸血症	维生素 B_{12}
聚酸酶缺乏症	生物素
心律失常	经胎盘应用:
室上性心动过速	洋地黄
	心得安
	普鲁卡因酰胺
内分泌异常	
甲状腺功能减退	经羊膜腔应用甲状腺素
肾上腺增生症	糖皮质激素-经胎盘
营养缺乏	
胎儿宫内发育迟缓	蛋白或糖-经羊膜腔或经静脉

6. 胎儿外科干预 胎儿外科手术治疗必须符合以下几点:第一,诊断明确。第二,对母体的危险性极低。第三,如果不及时干预,胎儿缺陷会继续加重,危及胎儿的生命;如果及时干预,能改变疾病的病理生理过程。第四,虽然胎儿缺陷不是致命性的,但胎儿期处理有独特的优点。如唇裂不危及围产儿的生命,但如果能在胎儿期矫正,可以少留瘢痕或不留瘢痕。需要宫内外科干预的疾病包括:先天性膈疝、脑积水、肾积水、胎儿畸胎瘤、胎儿大量胸水或腹水等。

7. 分娩时子宫外产时处理(exutero intrapartum treatment,EXIT) 对于一些主要影响胎儿通气功能的先天畸形,可以在剖宫产过程中暂时性保持胎儿胎盘循环的同时,进行胎儿手术解除气道阻塞。主要包括以下疾病:先天性膈疝、颈部巨大肿块、先天性高气道阻塞征、胸部异常等。

8. 新生儿外科治疗 围产儿出生后有存活可能,但易导致严重并发症,产后需尽快手术治疗;或产后经及时手术等处理后预后较好,但越早治疗益处越大者,可由妇产科、儿外科、新生儿科医师共同制定方案,在产后 2~4 小时内行产房外科手术治疗。主要包括以下疾病:

1）腹裂、脐膨出。

2）肠穿孔、胎粪性腹膜炎。

3）肠闭锁。

4）多指(趾)、耳前赘生物、唇裂等小畸形。

二、问题与对策

应该说,对出生缺陷进行及时有效的产前干预可以减少或避免绝大多数先天畸形儿的出生,或者减轻其病情,改善其预后。然而,虽然出生缺陷的产前干预,尤其是胎儿宫内治疗方面,在国外早已开展并取得了较为显著的成果和丰富的经验,但是在国内目前还处于临床研究的起步阶段。目前主要存在以下问题:

(1) 对于常见的、可产前诊断的胎儿疾病,尚未建立以疾病为单位的干预策略。

(2) 在获得诊断后,缺乏判别病情严重程度的方式。

(3) 缺乏分析各种常见出生缺陷患儿的预后判别方式。

(4) 尚未建立各种可能的产前、产时、产后的干预模式的效果判定模式。

(5) 十分缺乏胎儿宫内治疗的专业人才和技术,这一点尤为突出。问题的解决需要我们大力发展以出生缺陷胎儿的产前干预为主体的胎儿医学,规范以疾病为单位的产前干预策略及效果、预后判断模式,依托相应的学术组织制定相关指南、培训胎儿宫内治疗的专业人才,并完善胎儿医学技术的管理制度和规范,以利胎儿医学的持续发展。

(李笑天 顾蔚蓉)

参 考 文 献

1. Service, H. Healthy People 2000: Nationa Health Promotion and Disease prevention objectives—full report, with commentary. US Department of Health and Human Service. Washington, DC: Public Health Service, 1990

2. Cunningham FG, et al., Williams Obstetrics. 21st Edition. Dallas: McGraw-Hill, 2001

3. Moos, K., Preconceptional health promotion: progress in changing a prevention paradigm. J Perinat Neonatal Nurs, 2004. 18(1): 2-13

4. Moos, K.. Preconceptional wellness as a routine objective for women's health care: an integrative strategy. J Obstet Gynecol Neonatal Nurs, 2003., 32(4): 550-556

5. Hobbins, D, Every Woman, Every Time: 2006 perception: state-of-the-science, state-of-the-art. J Perinat Neonatal Nurs, 2006, 20(1): 43-45

6. 中华人民共和国卫生部令 第33号《产前诊断技术管理办法》. 卫基妇〔2002〕307号: 附件6 超声产前诊断技术规范

第四章 分娩

第一节 产程管理

产程管理通常是指在阴道试产的过程中,从临产开始到胎儿胎盘全部从母体娩出的整个产程阶段,通过实时产程观察及对母儿的多种监护,最大程度保证母儿健康。其中,最重要的是产程时限的判断、难产的早期识别和胎儿监护。

一、产程时限

1. 产程时限的历史沿革与争议 产程处理是每一个产科医务工作者在每天的临床工作中都要面对的问题。正常产程时限的判断和处理对早期识别难产高危因素、减少不必要的干预、降低手术产率、确保母儿安全具有重要意义。

早在1954年,Friedman就根据100例美国单胎足月初产妇产程时限的特点,提出了"Friedman产程曲线"的概念,首次阐明了健康初产妇产程时限。以出现规律宫缩作为临产标志,以纵坐标表示宫口扩张,横坐标表示产程持续时间得出潜伏期1.7~15.0小时(7.3±5.5小时);从宫口扩张2~2.5cm进入活跃期为标志,得出活跃期时限为1.8~9.5小时(4.4±1.9小时)。1955年,Friedman再次报道了500例美国单胎足月初产妇产程时限特点,以临产开始到宫口扩张速率出现变化的这一阶段定义为潜伏期,平均8.6小时;以从宫口扩张速率出现变化的时间点到宫口开全这一阶段定义为活跃期,平均4.9小时;潜伏期和活跃期最长时限则分别为20.6小时和11.7小时(均数+2标准差)。从20世纪50年代以来,Friedman的产程曲线成为当今全球大多数产科工作者管理产程的"金标准"。1972年,Philpott等学者为了使欠发达和医疗资源相对短缺地区的助产士们能够很好地观察和处理产程,建议在Friedman产程曲线图上增加警戒线和处理线。随后的近30年间,我国学者相继多次报道了中国妇女的产程时限。近二十多年来,无论是五年制本科生,还是七年制或八年制医学生,我国教科书一直将产程潜伏期定义为从临产发作至宫口开大3cm,平均约需8小时,最长时限为16小时。活跃期定义为从宫口开大3cm到宫口开全,平均约需4小时,最长时限为8小时;同时,又将活跃期划分为3个阶段,即加速期(宫颈扩张3cm至4cm),约需1.5小时;最大加速期(宫颈扩张4cm至9cm),约需2小时;减速期(宫颈扩张9cm至10cm),约需30分钟。第二产程初产妇不超过2小时,经产妇不超过1小时;当应用分娩麻醉镇痛后,第二产程可延长至3小时。目前,国内绝大多数医疗机构均以教科书的标准作为临床处理的依据。

但是,在Friedman产程曲线应用了近60年的今天,当今的分娩人群和产程干预与60年前相比,已经发生了显著变化,具体体现在:①初产妇分娩年龄普遍增大,孕妇的营养状况明显改善致使孕前及孕期体重指数偏高,新生儿平均出生体重偏重,广泛应用的以硬膜外麻醉为主的分娩镇痛,产程中缩宫素的广泛应用以促进产程进展,以及产程中胎儿监护手段的不断改进和完善等,使得众多学者对既往的产程时限提出了质疑。②由于产程起点(即临产的标志或临产的诊断)的判定带有一定的主观性和不一致性,潜伏期的延长不易客观评价,且对母儿的影响相对较小,因而有学者建议不应过多关注产程的潜伏期,而应重点关注产程的活跃期和第二产程。③近60年来,临床研究和统计学方法的不断发展和完善,使人们逐步认识到既往临床研究和统计学方法的局限性,如临床基线资料缺乏可比性,统计学方法存在偏倚等等。此外,产程图的应用对降低母儿患病率和死亡率的价值也受到了一定的质疑。国外2012年的一篇系统评价显示,从对母儿患病率和死亡率的影响角度分析,使用或不使用产程图,对母儿的患病率和死亡率的影响均无统计学差异,因此,不推荐常规使用产程图来处理产程。最近(2013年6月)美国加州大学的Tekoa King医生在由该校主办的一场围分娩期管理会议上报道称,以宫颈扩张到6cm作为判断产妇进入产程活跃期的阈值,比传统的4cm更加准确,这势必可延迟或减少硬膜外麻醉的使用,而且有助于降低剖宫产率。国内2013年出版的最新医学生教材也已推荐将宫口扩张4cm作为活跃期的起点,且不主张在宫口扩张6cm前过多干预产程。因此,重新评价既往的产程时限是否适应目前分娩人群及产程干预的新特点和建立新的产程时限标准势在必行。

2. 基于循证证据及大样本多中心研究的产程时限 由于经产妇和初产妇的产程时限有明显不同,为了避免过多的混杂因素对产程时限的影响,目前的研究大多集中于对健康足月单胎头位初产妇的研究。国内杨玲等荟萃分析了1990年1月—2011年8月有关产程时限的文献,结果发现在观察研究期间,正常单胎头位初产妇第一产程活跃期持续时间比Friedman产程曲线平均延长1.61小时,最长延长2.83小时;第二产程比Friedman产程曲线平均缩短12分钟,最大缩短18.6分钟。在他们纳入的文献中,有三项研究有部分分娩镇痛的产妇,如果将这三项研究剔除后,所观察的第二产程时限比Friedman第二产程时限仍缩短了10.2分钟。作者指出近20年来,健康单胎头位初产妇第一产程活跃期和第二产程均较Friedman产程曲线有明显变化,重新评定正常产程时限标准,对指导产程处理,减少不必要的干预有重要意义。但是,仔细研究该篇荟萃分析,不难看出,目前的研究仍然存在一些不足之处:一是研究样本参差不齐,最小的样本例数仅56例,最大的样本例数为1595例,且样本例数小于150例的占半数以上;二是随机对照试验不足一半,多为观察性研究;三是研究中混杂因素的影响,如分娩镇痛、待产过程中因难产等原因中转为剖宫产;四是活跃期划分起点的不同,缺乏统一的标准(Friedman曲线的活跃期是从宫口开大2cm计算,而荟萃分析研究期间的活跃期均从宫口开大3cm或4cm计算)。

2010年,美国发表了一篇多中心、大样本关于初产妇和经产妇产程时限的回顾性研究报道。在全美19家医院,共纳入62 415例单胎、足月、自然临产、头位、阴道分娩且新生儿结局良好的初产妇或经产妇。结果发现与60多年前Friedman提出的产程时限相比较,目前的产程时限具有以下特点:一是较多的初产妇没有连贯的活跃期,但最终仍能经阴道分娩;二是无论是初产妇还是经产妇,宫颈扩张从4cm到5cm需要时间超过6小时,从5cm扩张到6cm需时超过3小时。在宫颈扩张到6cm之前,初产妇和经产妇所需时间基本相同。但是,在宫颈扩张6cm后,产程加速经产妇明显快于初产

妇,而宫口从4cm扩张到6cm所需时限远远长于Friedman所描述的时限;三是初产妇的第二产程在麻醉镇痛或无麻醉镇痛时,其产程时限的第95百分位数分别为3.6小时和2.8小时(前者最短时限为1.1小时,后者最短时限为0.6小时)。作者认为应允许产程在宫颈扩张6cm之前有较长的时限;分娩镇痛不仅使第一产程延长,还将影响第二产程的进展;对产程停滞的定义应做出修改,这对减少产时干预和降低剖宫产率有一定的益处。

然而,在我国,目前尚缺乏有关产程时限的研究报道。因此,从目前现状分析,需要进行大样本、多中心、随机对照试验来评定现阶段健康单胎头位初产妇的正常产程时限。

二、难产的早期识别及处理

1. 分娩因素的可变性与不可变性 众所周知,决定分娩有四大因素,即产力、产道(骨产道及软产道)、胎儿和精神心理因素。其中,产力和精神心理因素是可变的因素。产力受头盆大小的影响,受体力、心理因素的影响,以及各种药物(如分娩镇痛)的影响;家人的安慰、医务人员的鼓励和温馨的待产环境等对产妇的精神起到莫大的支撑作用;而产道在产程中基本是不变的(受孕期松弛素的影响,孕晚期骨盆各条径线一般均比孕早期增大);此外,胎儿的大小、胎位在产程中是不变的因素,但胎儿的胎方位在产程中是可变的。因此,牢记决定分娩的四大因素,明确可变及不可变的因素,对早期识别难产,意义重大。

2. 难产的高危因素 目前认为,某些孕妇孕期(即临产前)就存在发生难产的高危因素,如身材矮小(身高<140cm)、体重过轻(<45kg)或过大、年龄过小(青少年或青春前期妊娠)、年龄过大(高龄初产妇,特别是>40岁的初产妇);子宫张力过大、子宫肌纤维过度膨胀(胎儿过大、多胎妊娠、羊水过多等);骨盆外伤后、佝偻病、骨盆结核等疾病影响骨盆径线;阴道、宫颈或子宫发育异常、盆腔肿瘤等影响软产道;胎先露异常、胎位异常或胎盘位置异常(前置胎盘,特别是中央型前置胎盘);以及怀孕后从未考虑阴道分娩、只想剖宫产、不能耐受宫缩疼痛等。此外,前次分娩是否发生难产也是本次分娩应该考虑的因素。Sandström等报道,前次分娩发生难产者,在后来的再次分娩中,发生难产的风险明显增加。他认为在评估再次分娩是否发生难产时,应考虑前次分娩发生难产的因素以及母儿双方的特点。

近年来,全球剖宫产率呈上升趋势。剖宫产后再次阴道分娩(vaginal birth after cesarean, VBAC)成为关注的焦点。目前认为,剖宫产后再次阴道分娩的最大风险是子宫破裂。Mwenda 报道剖宫产后阴道分娩发生子宫破裂,最常发生于剖宫产后首次阴道分娩者,其发生率约为 0.5%~9%,其破裂的发生率与瘢痕类型、瘢痕数目、母亲年龄、胎儿体重以及两次分娩间隔时间少于 18~24 个月等因素有关。而 Kjaergaard 等则认为,体育锻炼及每周至少 4 小时的劳作可以有效预防难产的发生。因此,对临产前存在高危因素者,一旦临产,应高度警惕难产的发生。

3. 难产的识别及处理 一般而言,产程中常常通过临床表现结合产程图(partogram)来早期识别难产。当产程中出现胎膜早破、过早屏气、肠胀气、尿储留、子宫下段压痛、血尿、腹部出现病理性缩复环、宫颈水肿等情况时,高度提示已有发生难产的征象,此时应结合产程图进行判断。

产程图即是通过产程时限(宫口扩张)和胎先露下降来判断产程进展。为了减少主观误差,建议应保持检查人员的连贯性;其次,应在产程早期(特别是在潜伏期晚期和活跃期早期)就开始进行宫口检查。临床上是进行肛门检查或阴道检查来判断宫口扩张或先露下降情况,目前尚有争议。传统意义上,多是采用肛门检查,其理由是可以避免阴道检查可能造成的母儿感染,只有当肛门检查宫口或先露情况不明确时,建议阴道检查。Friedman 在 1954 年首次报道产程时限时,多是采用的肛门检查,只有在宫颈很薄、很软、宫口扩张情况不明确时,消毒后进行阴道检查。然而,2013 年的一篇系统评价详细对比了产程中阴道检查和肛门检查对母儿的影响,结果发现在产妇及新生儿感染需用抗生素、剖宫产率、阴道分娩率、阴道助产率、围产儿死亡率和新生儿入住新生儿重症监护病房(neonatal intensive care unit, NICU)等方面,阴道检查和肛门检查均无显著差异。但从产妇的接受程度来看,似乎更容易接受阴道检查。这就为产程中进行阴道检查提供了循证支持。

在产程中根据患者的临床表现结合产程图的时限,就可诊断难产。一旦诊断难产,其处理可以归纳为以下几点:

(1)在潜伏期出现难产的临床表现时,首先应在排除头盆不称的前提下,给予产妇能量补充和镇静休息。能量补充可给予 10% 葡萄糖液 500ml+维生素 C 3g,静脉给药(对有妊娠期糖尿病或糖尿病合并妊娠的患者,应监测血糖,在补充能量时给予胰岛素,见相关章节),必要时可重复;镇静休息可给予杜冷丁 100mg+非那根 25mg,肌肉给药。经过上述处理,绝大部分的产妇能够顺利进入活跃期,产程得以继续进行。

(2)在潜伏期已经休息 4 小时或者活跃期有异常趋势时,应积极进行阴道检查,此时检查的内容,重点包括内骨盆的大小,胎头有无变形、颅骨有无重叠,胎方位,胎头位置的高低以及宫颈是否水肿等。

1)对在此期检查发现的胎头有变形、颅骨有重叠,或前不均倾位、额位、高直后位等胎方位,建议剖宫产终止妊娠。

2)对枕横位或枕后位,嘱产妇侧卧位(使胎头枕部凭借重力作用转向母体前方),并在严密观察下继续待产,观察产程进展。

3)对宫颈水肿者,可进行多点宫颈注射普鲁卡因或阿托品(根据产妇心率选择用药),以消除宫颈水肿。

4)对此阶段尚未破膜者,在排除头盆不称后,可行人工破膜,一方面使胎头直接与宫颈接触,刺激宫缩促进产程进展;另一方面,观察羊水性状,有助于早期诊断是否存在胎儿宫内窘迫。对人工破膜 1 小时后,宫缩仍乏力者(并排除头盆不称),给予缩宫素静脉点滴,切忌缩宫素穴位注射、肌肉注射或鼻腔给药,以避免宫缩过强诱发羊水栓塞。

关于缩宫素的用量,长期以来,国内教科书均推荐从小剂量开始,2.5U 缩宫素+5% 葡萄糖液 500ml,开始滴速为 8 滴/分钟,缩宫素浓度控制在 2.5mU/min。在确定无过敏反应后,15 分钟内调整到有效剂量,使宫缩达到 40s/2~3min,宫腔压力<60mmHg。国外则对小剂量(初始剂量和增加剂量均<4mU/min)和大剂量(初始剂量及增加剂量均>4mU/min)缩宫素对母儿的影响进行了系统评价,结果显示尚无足够证据表明大剂量的缩宫素可以缩短产程、降低剖宫产率和增加阴道分娩率,也没有足够证据表明大剂量缩宫素对母儿结局的影响。虽然目前循证医学的证据并未指出大剂量缩宫素对母儿有明显的不良影响,但为了避免宫缩过强所带来的不良后果,建议临床仍然使用小剂量缩宫素。

(3)在第二产程出现产程停滞或延长的趋势时,应积极进行阴道检查,重点检查胎头位置的高低及胎方位。如胎先露达坐骨棘 3cm 以下,可阴道分娩或阴道助产分娩;如未达坐骨棘 3cm 以下,建议剖宫产终止妊娠。如胎方位正常，可阴道分娩；如胎方位为持续性枕后位或枕横位，徒手转为枕前位后可经阴道分娩；如徒手转胎方位困难，则剖宫产。

临床对是否进行徒手转胎方位目前仍有争议，但形成共识的是如果要徒手转胎方位，一定是由有丰富经验的助产人员进行，以有效避免操作过程中发生不良后果，如损伤（软产道撕伤、胎儿头皮损伤等）、脐带脱垂等。

三、胎儿监护

1. 产程中胎儿监护的认知、演变和启迪　产程中的宫缩会减少子宫胎盘血供导致胎儿宫内氧供减少。随着产程进展，宫缩持续时间逐渐延长、间歇时间逐渐缩短，宫腔压力也逐渐增高，使胎儿在宫内的氧供也越来越少，并非所有胎儿能够耐受这种氧供的减少。因此，监测胎儿在宫内是否安全成为产程处理中极为重要的环节。为达到早期发现胎儿宫内缺氧以便及时进行有效干预，最大程度减少对胎儿或新生儿的影响，最大限度减少不必要的干预，降低剖宫产率的目的，产时胎儿监护应运而生。

从20世纪50年代以来，相继研发了多种产程中胎儿监护的方法和手段，其中，有代表性的主要包括间断胎心听诊、胎心宫缩监护、胎儿头皮刺激试验、胎儿头皮血样检查、胎儿脉冲血氧测量法以及胎儿心电图ST段分析等。

最早应用于产时胎儿监护的是间断胎心听诊（intermittent auscultation）。它是在既定时间内用人工方法来听诊胎心次数。依靠此种监测手段，可以较准确地评估宫缩时及宫缩后的胎心率、胎心节律以及胎心的变化情况（如加速或减速），但该种方法不能反映胎心的基线变异情况或胎心减速的类型；其次，关于在产程的不同阶段胎心听诊的间隔时间及听诊的持续时间国内外尚未统一，但大多数学者推荐在活跃期每15分钟、第二产程每5分钟在宫缩时及宫缩后的短时间内听诊30~60秒；第三，由于间断胎心听诊需要大量的医务人员实行一对一监测，在患者多、医疗资源相对匮乏的地区，这种间断胎心听诊的应用受到极大限制。

20世纪60年代出现的胎儿电子监护（electronic fetal monitoring，EFM），即胎心宫缩监护（cardiotocography，CTG）开始应用于临床。从广义的定义来说，EFM包括无应激试验（non-stress test，NST）和宫缩应激试验（contraction stress test，CST）。前者主要

用于临产前，后者主要用于临产后，即产程中的胎儿监护。CST包括了临产后自然宫缩所进行的胎儿监护，以及应用缩宫素诱发的缩宫素激惹试验（oxytocin challenge test，OCT）。OCT也可用于产前胎儿监护评价胎盘功能。从狭义的定义来说，EFM就是指的产时CTG，它是在产程中对于胎心变化和宫缩情况进行同步持续记录。CTG能够准确记录胎心基线及其变异、胎动时胎心的变化以及宫缩对胎心的影响，弥补了间断胎心听诊不能反映胎心基线变异情况或胎心减速类型的不足。CTG以其具有的简单、易行、无创的优势，受到广大医务工作者的信赖，成为当今临床广泛应用、特别是在发展中和医疗资源不足的国家和地区的产时胎儿监护手段。但是，五十多年以来，CTG由于其存在假阳性或假阴性，以及CTG的判读结果（特别是在评价变异、减速等方面）受人为因素的影响，其临床应用价值也越来越受到质疑。

与CTG同时用于临床胎儿产时监护的还有诞生于20世纪60年代的胎儿头皮血样检查（fetal scalp blood sampling）。该方法在胎膜已破、宫口开大的前提下，通过适当地采集胎儿头皮毛细血管的血样测定pH，可有助于诊断胎儿是否存在宫内窘迫。但该检查为有创性，一次检查只能反映采集样本时的情况，不能预测以后的变化，多次检查必将增加母儿感染、胎儿头皮血肿的风险，因此，该检查的临床应用受到极大限制。

20世纪80年代，国外开始使用胎儿头皮刺激试验（fetal scalp stimulation test）来评价胎儿产时宫内状况。由于该方法不能反映宫缩与胎心的关系，因此，临床上极少单独应用该方法来评价胎儿宫内情况。此外，胎儿脉冲血氧测量法（fetal pulse oximetry，FPO）及20世纪80年代出现的胎儿心电图（fetal electrocardiography，FECG）ST段分析也在临床应用中占有一席之地。前者主要是在产程中连续监测胎儿血氧饱和度，以达到减少CTG假阳性率的目的，但其临床应用指征目前仍有争议，当产程中出现异常CTG图形时，应用FPO是否可降低剖宫产率也有不同观点；后者则被认为是比CTG更敏感的胎儿监护措施，一般认为，在CTG出现异常前，FECG的形态已经发生改变。但由于FPO和FECG所要求的技术性高，在现阶段尚未广泛应用于产程监护中。

2. 产时EFM（CTG）的分级管理及处理　诞生于20世纪60年代的产时EFM（即CTG），因其可以同步、直观监测宫缩与胎心的关系、无

创、方便易行受到临床工作者的极大欢迎。2007年加拿大妇产科医师协会(Society of Obstetricians and Gynaecologists of Canada, SOGC)和英国皇家妇产科医师协会(Royal College of Obstetricians and Gynaecologists, RCOG)颁布了产时EFM分级管理及处理指南;2009年美国妇产科

医师协会(American College of Obstetricians and Gynecologists, ACOG)对产时EFM给出了最新的权威定义,并提出了EFM分类、结果判读及根据EFM分类进行分级管理或处理的指南(表4-1、表4-2、图4-1),为规范临床诊治、有效保证母儿安全提供了依据。

表4-1 EFM基本术语的定义

基线(baseline)	正常FHR基线:110~160bpm;胎心过速:FHR基线>160bpm;胎心过缓:FHR基线<110bpm。FHR基线是指在10min的阶段内,至少观察2min,并且除外了胎心周期性或一过性变化以及显著变异的平均FHR水平
基线变异(baseline variability)	FHR基线存在振幅及频率波动。基线变异分为:消失型(变异范围无法监测)、小变异(变异幅度≤5bpm)、中等变异(即正常型,变异幅度6~25bpm)和显著变异(变异幅度>25bpm)
加速(acceleration)	FHR突然显著增加(从开始加速-达到峰值<30s)。不同孕周加速的标准不同:≥32周,加速>15bpm,15s<持续时间≤2min;<32周,加速>10bpm,10s<持续时间≤2min。延长加速:2min≤加速持续时间<10min。如果加速持续时间≥10min,则考虑基线变化
早期减速(early deceleration)	伴随宫缩的FHR对称性、渐进性减缓和恢复。FHR渐进性减缓定义为从开始减速-胎心最低点的时间≥30s。FHR的减缓程度是从开始减速-FHR的最低点。FHR早期减速的最低点与宫缩峰值一致。大多数FHR早期减速的开始、最低点及恢复与宫缩的开始、峰值及结束一致
晚期减速(late deceleration)	伴随宫缩的FHR对称性、渐进性减缓和恢复。FHR渐进性减缓定义为从开始减速-胎心最低点的时间≥30s。FHR的减缓程度是从开始减速-FHR的最低点。FHR的晚期减速的最低点落后于宫缩峰值。大多数的FHR晚期减速开始、最低点及恢复落后于宫缩的开始、峰值及结束
变异减速(variable deceleration)	FHR突然显著减缓。FHR从开始减缓-最低点的时间<30s。FHR减缓程度是从开始-FHR的最低点。变异减速程度≥15bpm,15s≤持续时间<2min。变异减速与宫缩无固定关系
延长减速(prolonged deceleration)	FHR显著减慢。程度≥15bpm,2min≤持续时间<10min。如持续时间>10min,则考虑FHR基线变化
正弦波(sinusoidal)	FHR基线呈平滑正弦波摆动,3~5个周期/min,持续时间≥20min

表4-2 EFM的分类及结果判断

第一类EFM	满足以下所有条件:FHR基线110~160bpm,FHR基线变异为中等变异,无晚期或变异减速,有或无早期减速,有或无加速
第二类EFM	除第一类和第三类EFM外的其他所有情况。①基线率:胎心过缓但不伴基线变异消失,胎心过速;②FHR基线变异:小的基线变异,基线变异缺乏但不伴复发性晚期减速,明显的基线变异;③加速:刺激胎儿后缺乏胎心加速;④周期性或阶段性减速:复发性的变异减速伴小或中等程度的基线变异;胎心延长减速超过2min但少于10min;复发性晚期减速伴中等变异减速;变异减速伴其他特征,如胎心非常缓慢回到基线等
第三类EFM	无FHR基线变异,并且存在以下情况中的任何一种:复发性晚期减速,复发性变异减速,胎心过缓,正弦波

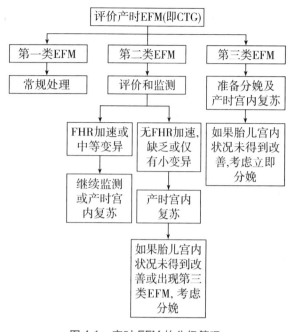

图 4-1 产时 EFM 的分级管理

值得注意的是,美国 ACOG 对 EFM 的基本术语与目前国内的传统概念有所不同,具体体现在:①胎心基线范围不同:国内的胎心基线,无论孕周大小,一律定为正常 120 ~ 160bpm;而 ACOG 为 110 ~ 160bpm;②胎心基线变异幅度不同:国内的胎心基线变异幅度为 10 ~ 25bpm,而 ACOG 为 6 ~ 25bpm;③胎心加速幅度不同:无论孕周大小,国内胎心加速一律定为 15bpm,而 ACOG 根据不同的孕周,胎心加速的幅度不同:孕周≥32 周,胎心加速>15bpm,15 秒<持续时间≤2 分钟;孕周<32 周,胎心加速>10bpm,10 秒<持续时间≤2 分钟。因此,美国 ACOG 的标准是否完全适用于国内,需要得到临床实践的进一步验证。

为了临床更规范处理,ACOG 提出了根据不同类型 EFM 进行不同管理或处理的概念,即 EFM 的分级管理(表 4-3)。

对于产时宫内复苏的目的、FHR 异常类型及其干预措施,ACOG 也给出了详细建议(表 4-3)。

表4-3 针对第二类及第三类 EFM 的产时复苏

目的	FHR 异常类型	干预措施
改善胎儿氧供和提高子宫胎盘血供	复发性晚期减速,延长减速或胎心过缓,小的或缺乏胎心变异	产妇侧卧位(左或右),吸氧,输液,抑制子宫收缩
抑制子宫收缩	胎心过速伴第二类或第三类 EFM	停用缩宫素或促宫颈成熟药物,给予血管活性药物(如肾上腺素)
减轻脐带受压	复发性延长减速,延长减速或胎心过缓	产妇体位重新调整,羊膜腔灌注,如果脐带受压诊断明确,在准备手术分娩期间抬高胎先露部

同时,ACOG 指出,上述产时 EFM 分级管理及处理是基于循证医学证据:①证据 A 级(推荐和结论是基于好的、始终一致的科学证据):第一类 EFM,不存在胎儿酸碱失衡,可按常规监测,即第一产程每 30 分钟、第二产程每 15 分钟评价一次。第三类 EFM 提示胎监异常及胎儿酸碱失衡风险增加。羊膜腔灌注可降低复发性变异减速和剖宫产率。②证据 B 级(推荐和结论是基于有限的或不一致的证据):静脉输液、侧卧位及吸氧的联合应用,可以改善产程中胎儿氧供。无论产程是自然临产或诱发,产程中出现胎心过速并伴发第二类或第三类 EFM,均需评价胎儿宫内状况并给予恰当处理。当出现第二类 EFM 时,需持续监测胎儿宫内状况并给予恰当处理,必要时重新评价胎儿宫内状况;当存在 FHR 加速(自然临产或诱发)或中等变异或同时存在上述两种情况时,高度提示胎儿酸碱平衡异常,这对临床处理很有帮助。③证据 C 级(结论是基于大多数人的意见和专家观点):目前尚未建立当出现第三类 EFM 时最佳处理时间范围对分娩的影响。

由此可以看出,产时 EFM 的分级管理及处理已得到国外学者的大力推荐。但目前国内仍然缺乏有关产时 EFM 分级管理及处理的相应规范。因此,建立中国人自己的产时 EFM 分级管理及处理规范、并将其应用于临床实践以检验其有效性及安全性,最大程度保障母儿安全,是所有产科工作者的责任和义务。

3. 产时单用或联合应用胎儿监护值得商榷目前,国内外大多数学者均推崇以产时 EFM(即 CTG)为主要监护手段的产时监护联合应用,这种产时监护对判断胎儿是否缺氧,以及缺氧程度的准确性优于单一监护;但过多依赖 CTG,则可能出现高的假阳性。

早在 2006 年,Craham 等对近 40 年来 CTG 对预

防围产儿脑损伤和围产儿死亡的价值进行了 Meta 分析,结果显示,与间断胎心听诊相比,CTG组的剖宫产率明显增加,新生儿惊厥明显降低,但脑瘫和围产儿死亡却无明显下降。2009年,Alfirevic的系统评价结果也显示,与间断胎心听诊比较,CTG虽然降低了新生儿惊厥的发生,但脑瘫、新生儿死亡及其他衡量新生儿健康的指标均无明显改变,并且CTG与剖宫产及阴道助产的增加有关。2013年,Alfirevic等最新的系统评价仍然支持上述观点。因此,就预测围产儿脑损伤及死亡,CTG并未显示出其优势;相反,增加了阴道助产及剖宫产率。从这一点分析,CTG并未达到实现减少产时干预、降低围产儿病率的目的。

更新的研究结果也显示,在低危人群中应用CTG,可能增加剖宫产率,而对其他重要的妊娠结局没有影响;CTG的预测性及可靠性在低危人群中是不确定的,因此,目前尚无证据表明在低危人群中应用CTG有益。

2002年,Skupski研究发现,当出现非典型CTG(即第二类EFM)时,可联合应用胎儿头皮刺激试验来减少产时监护的假阳性。近年来,有研究发现,在产程中联合应用CTG和胎儿头皮血pH测定,可避免CTG的假阳性,提高胎儿宫内窘迫诊断的准确性和降低不必要的手术干预。

此外,产程中CTG联合应用胎儿脉冲血氧测量(FPO)是否可降低剖宫产率、改善新生儿结局尚有争议。研究显示,与单用CTG比较,联合应用CTG和FPO的剖宫产率明显降低,而新生儿结局并无差异。但也有研究发现,与单用CTG相比,联合应用CTG和FPO并未降低剖宫产率。因此,从目前研究分析,CGT联合FPO的应用价值尚需进一步评价。

有研究表明,从20世纪80年代应用于临床的胎儿心电图ST段分析,是比CTG更敏感的产时胎儿监护手段,在CTG出现异常前,FECG的形态就已发生改变,因此,主张在高危人群中应用FECG以期早期发现胎儿宫内缺氧。但是,最新的研究结果并未如人们所预期。研究发现,与单用CTG相比,没有足够证据表明联合应用CTG和FECG的ST段分析,能够降低胎儿酸中毒的发生率以及因胎儿宫内窘迫剖宫产率和阴道助产率,但可降低胎儿头皮血样采集率。Schuit最新的研究结果也显示,虽然CTG联合应用ST段分析并不能降低胎儿的代谢性酸中毒,但却能降低阴道助产率和胎儿头皮血样采集率。上述结果均支持产程中联合应用CTG和FECG的ST段分析。

纵观目前应用于产程中胎儿宫内状况的监护手段,各种方法均存在假阳性及假阴性,其准确性均存在争议,但CTG仍占有主导地位。因此,进一步探索各种产时监护方法的有效性、安全性或联合应用多种方法以提高监护的准确性,成为目前的研究方向。

(周 容)

参 考 文 献

1. Friedman A. The graphic analysis of labor. Am J Obstet Gynecol,1954,68(6):1568-1575
2. Friedman A. Primigravid labor;a graphicostatistical analysis. Obstet Gynecol,1955,6(6):567-589
3. Philpott H,Castle M. Cervicographs in the management of labour in primigravidae. I. The alter line for detecting abnormal labour. J Obstet Gynecol Br Commonw,1972,79(7):592-598
4. Lavender T,Hart A,Smyth M. Effect of partogram use on outcomes for women in spontaneous labour at term. Cochrane Database Syst Rev,2012,15;8:CD005461. doi:10.1002/14651858. CD005461. pub3
5. 杨玲,许碧云,胡娅莉.产程时限变化的荟萃分析.中华妇产科杂志,2012,47(6):431-435
6. Zhang J,Landy J,Branch W,et al. Contemporary patterns of spontaneous labor with normal neonatal outcomes. Obstet Gynecol,2010,116(6):1281-1287
7. Magann F,Doherty A,Sandlin T,et al. The effects of an increasing gradient of maternal obesity on pregnancy outcomes. Aust N Z J Obstet Gynaecol,2013,53(3):250-257
8. Malabarey T,Balayla J,Abenhaim A. The effect of pelvic size on cesarean delivery rates;using adolescent maternal age as an unbiased proxy for pelvic size. J Pediatr Adolesc Gynecol,2012,25(3):190-194
9. El Fekih C,Mourali M,Ouerdiane N,et al. Maternal and fetal outcomes of large fetus delivery;a comparative study. Tunis Med,2011,89(6):553-556
10. Sandström A,Cnattingius S,Wikström AK,et al. Labour dystocia—risk of recurrence and instrumental delivery in following labour—a population-based cohort study. BJOG,2012,119(13):1648-1656
11. Mwenda S. 4th stage transvaginal omental herniation during VBAC complicated by shoulder dystocia;a unique presentation of uterine rupture. BMC Pregnancy Childbirth,2013,23(13):76
12. Kjaergaard H,Dykes K,Ottesen B,et al. Risk indicators for dystocia in low-risk nulliparous women;a study on li-

festyle and anthropometrical factors. J Obstet Gynaecol, 2010,30(1):25-29

13. Downe S,Gyte M,Dahlen G,et al. Routine vaginal examinations for assessing progress of labour to improve outcomes for women and babies at term. Cochrane Database Syst Rev,2013,15;7:CD010088

14. Mori R,Tokumasu H,Pledge D,et al. High dose versus low dose oxytocin for augmentation of delayed labour. Cochrane Database Syst Rev,2011,5;(10):CD007201

15. Rahman H,Renjhen P,Dutta S. Reliability of admission cardiotocography for intrapartum monitoring in low resource setting. Niger Med J,2012,53(3):145-149

16. Santo S,Ayres-de-Campos D. Human factors affecting the interpretation of fetal heart rate tracings:an update. Curr Opin Obstet Gynecol,2012,24(2):84-88

17. The American College of Obstetricians and Gynecologists (ACOG) Practice Bulletin:Management of Intrapartum Fetal Heart Rate Tracings. Obstetrics Gynecology,2010, 116(5):1232-1240

18. Alfirevic Z,Devane D,Gyte M. Continuous cardiotocography (CTG) as a form of electronic fetal monitoring (EFM) for fetal assessment during labour. Cochrane Database Syst Rev,2013,31;5:CD006066

19. Blix E. The admission CTG:is there any evidence for still using the test? Acta Obstet Gynecol Scand, 2013, 92 (6):613-619

20. Mahendru A,Lees C. Is intrapartum fetal blood sampling a gold standard diagnostic tool for fetal distress? Eur J Obstet Gynecol Reprod Biol,2011,156(2):137-139

21. Salmelin A,Wiklund I,Bottinga R,et al. Fetal monitoring with computerized ST analysis during labor:a systematic review and meta-analysis. Acta Obstet Gynecol Scand,2013,92(1):28-39

22. Schuit E,Amer-Wahlin I,Ojala K,et al. Effectiveness of electronic fetal monitoring with additional ST analysis in vertex singleton pregnancies at>36 weeks of gestation:an individual participant data meta analysis. Am J Obstet Gynecol,2013,208(3):187. e1-187. e13

第二节 阴道助产分娩

一、阴道助产分娩的发展历程及现状

阴道助产分娩是指在第二产程宫口开全后,对于不能自然分娩的产妇,运用器械协助其胎儿从阴道娩出。它包括产钳助产和胎头吸引器助产。

产钳助产是应用产钳直接牵引或旋转胎头完成,最初于公元 1600 年左右由 Chamberlin 家族首先发明并独享了一个世纪之久,在这期间产钳只能

由其家族使用,直到 1728 年家族中最后一位成员死前的几年,才公开了这门技术。1733 年,埃德蒙·查普曼发表了第一例有关产钳可助产的文章。产钳的结构经历了多次演变,最初的产钳只有头弯。1751 年 Smellie 对产钳的结构进行了改造,加入了盆弯。1848 年英国产科医师 Simpson 首次介绍了产钳的构造及其使用方法。由于胎头位置较高时产钳操作难度大,并发症多,且当时剖宫产技术不成熟,Tarniar 随后在钳匙与钳胫交界处加入杆及牵引柄,方便在胎头位置较高时使用。后 Piper 又发明一种长柄型产钳,专用于协助臀位后出头娩出。1916 年发明的 Kielland 产钳没有盆弯,可用于枕横位时旋转及牵引胎头。随着近年来剖宫产手术的增多,产钳的应用不仅仅局限于阴道助产,我国的杨振芸等 1997 年发明了剖宫产产钳,用于剖宫产时协助胎头娩出。产钳由金属材料制成,目前所使用的产钳基本上均属不锈钢制品器械。

胎头吸引器助产是根据负压吸引的原理,将特制的吸引器置于胎头,直接牵引胎儿头皮完成。早在 17 世纪中叶就有一些学者开始研究用负压器进行阴道助产。1848 年 James Simpson 首次提出了真空吸引器的设想,设计了一种杯连接活塞气泵。最初的吸引器操作复杂,负压形成不稳定,易滑脱,随后胎儿吸引器被多次改进,至 1954 年 Tage Malstrom 设计了一个金属帽,在帽内产生一个人为的产瘤,借此可以牢牢地把持胎头并牵引,由此胎头吸引器得以推广。后其材质也经历了玻璃杯、木杯、金属杯、软材料杯到硅胶杯。硅胶杯由于软硬适中、负压吸引可控,如掌握操作规程则不易滑脱,还可进行一定程度的旋转,牵引成功率大大提高,现广泛应用于临床。

阴道助产不仅在硬件方面不断得到改进,而且在应用适应证、技巧、禁忌证等"软科学"方面也不断取得进步。在过去相对简陋的医疗条件下,阴道助产术解决了无数难产、胎儿窘迫等危机,但同时上述操作也造成了一些胎儿、母体的损伤,近年来,由于剖宫产技术日渐成熟,其在临床助产中的应用比例也不断下降,国内外不时有取消阴道助产的建议,但临床资料不断证实,阴道助产器械还是有其用武之地,仅靠自然力量或剖宫产是不行的。尤其对于胎儿窘迫需立即结束分娩者,出口产钳比胎头吸引器助产更安全可靠,比剖宫产术更能缩短胎儿娩出的时间,同时它也是胎头吸引器助产失败后的补救措施。因此阴道助产在产科处理难产中仍有举足轻重的作用。

二、产钳助产术

产钳术的主要作用是牵引或旋转胎头以娩出胎儿，是解决难产的重要产科手术之一。在产妇进入第二产程后，借助产钳对胎头牵引力帮助胎儿娩出，它是积极缩短第二产程的重要手段，对于避免胎头在盆底过度挤压造成缺氧、颅内出血及新生儿窒息等严重并发症有重要意义。

（一）产钳助产术的分类

据胎头双顶径及胎头先露骨质最低部位置分类，可分出口产钳术、低位产钳术、低中位产钳术、中位产钳术、中高位产钳术、高位产钳术，分别适用于不同的胎头位置（表4-4）（图4-2）。随着剖宫产技术的改进，较高位的产钳如中、高位产钳所适用的胎位、产位已被剖宫产所取代，目前国内产钳助产仅限于低位及出口产钳术。

表4-4　产钳助产术的类型

类型	胎头位置
出口产钳术	双顶径达骨盆底，先露部在阴道口
低位产钳术	双顶径达坐骨棘水平以下，先露部达骨盆底
低中位产钳术	双顶径达坐骨棘水平，先露部达坐骨棘水平以下
中位产钳术	双顶径已入盆，先露部达坐骨棘水平
中高位产钳术	双顶径已入盆，先露部未达坐骨棘水平
高位产钳术	双顶径未入盆，先露部已入盆或否

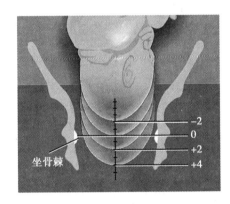

图4-2　胎头衔接程度

（二）产钳的种类

产钳的种类较多，不同的产钳其构造有所区别，各种产钳均由左、右两叶组成，每叶又分为钳匙、钳胫（钳颈）、钳锁（钳扣）及钳柄四部分。钳匙为抱胎头的部分，内面凹，外面凸，两匙面之间为椭圆形空隙，可使所夹胎儿头部稍有伸展余地。钳匙有两个弯曲，向两侧凸者为头弯，向前弯曲者为盆弯。两匙合拢时中间空隙中部最宽处约为9cm，胎头的双顶径恰好位于两钳匙最宽处。盆弯适合于产道的弯曲度，在左叶产钳的钳锁形成一个"["形，其下部连接钳柄，右叶产钳的锁扣也形成一个"]"形，共上部连接于钳柄。当两匙在钳锁处合拢时，钳柄根部锁扣相互嵌入对方凹槽内。

临床常用的有 Simpson 产钳、Kielland 产钳和 Piper 产钳及剖宫产产钳。Simpson 产钳有头弯、盆弯及英式锁扣，分左右两叶。右钳扣在左钳之上，操作时，先放钳的左叶，后放右叶，才能扣合。Kielland 产钳只有头弯而无向上盆弯，钳叶瘦长而薄，对胎儿与母体骨盆软组织损伤小，且可用于旋转胎头。Piper 产钳适合臀位后出头困难时使用（图4-3）。

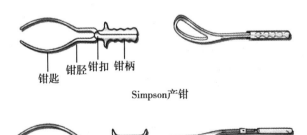

Simpson产钳

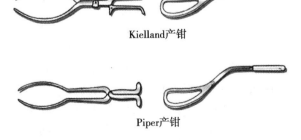

Kielland产钳

Piper产钳

图4-3　常用的产钳类型

（三）产钳助产术的适应证是什么？

1. 宫缩乏力，持续性枕后位或枕横位而第二产程延长者。

2. 胎儿窘迫,或产妇有明显衰竭者需缩短第二产程者。

3. 产妇患有各种产科合并症和并发症,如心脏病、高血压、妊娠高血压疾病、肺部疾患等产时不宜过分用力者或需要缩短第二产程者。

4. 吸引器助产失败,确认为无明显头盆不称者。

5. 臀位后出头困难须产钳助产。

6. 剖宫产胎头娩出有困难时,可用产钳协助。

（四）产钳助产术的禁忌证

1. 不具备产钳术条件者。

2. 胎儿窘迫,不能在短时间内阴道分娩。

3. 异常胎方位,如颏后位、额先露、高直位等,如较早发现额面位也应改为剖宫产术。

（五）产钳助产术应具备的先决条件

1. 无明显头盆不称。

2. 宫口必须开全。

3. 胎膜已破。

4. 胎头必须已衔接。

5. 必须是顶先露或颏前位的面先露。

6. 胎方位清楚,才能准确放置产钳。

7. 必须为活胎,死胎可等待自产或穿颅。

（六）掌握低位产钳助产术的手术步骤及操作要点

1. 术前准备

1）取膀胱截石位,消毒外阴、铺巾,导尿排空膀胱。

2）阴道检查:右手伸入阴道检查确定宫口已开全,查胎头方位（通过手指触摸胎头大小囟门,或伸手触摸胎儿耳郭）。

3）初产妇应行会阴切开术。

4）做好抢救新生儿的准备。

2. 手术步骤和操作要点

1）放置产钳:置入前先检查器械。术者左手执笔式持左钳柄,钳匙凹面朝胎头,开始置入时,钳与地面垂直,右手自骶骨凹伸入阴道壁作引导,将左钳匙沿右手掌缓缓送入阴道,钳柄亦由垂直渐向下的同时,左手改握钳柄逆时针旋转,将左钳匙放置在胎头约左耳前的面颊部,使产钳的纵轴与胎头的顶颏径相平行,钳叶的尖端最好在上下颌间的咬肌前。然后以同样方法,用右手握产钳的右叶,在左手的引导下慢慢送入阴道,置于儿头的右侧面。

2）合拢钳柄:如两叶产钳位置适当,钳锁容易扣合,钳柄可顺利靠拢,左右钳柄内面自然对合。如锁扣前后稍错开时,可移动钳柄使锁口合拢。如

钳锁不能扣合,则提示产钳位置不当,可先用左手中、示指调整右钳匙,使钳锁合拢,如扣合仍有困难或胎心有改变,则应取出产钳,重新详细检查。

3）旋转胎头（该步骤仅适用于 Kielland 产钳）:必须在产钳放置正确的前提下才能旋转,拇指推产钳前胫,示、中指钩产钳后胫,使胎头向所需方向旋转90°,一般一次完成。旋转动作要轻柔,使阴道壁有机会自产钳和胎头表面滑移,否则易造成阴道壁撕裂。

4）牵引:应在宫缩时进行,用力应随宫缩而逐渐加强,再渐渐减弱。阵缩间歇期间应松开产钳,以减少胎头受压,并注意听胎心音,牵引方向随胎头的下降而改变。开始时握钳柄向外向下用力,当胎头拨露时,将钳柄向上旋转用力使胎头仰伸而娩出胎头。如遇紧急情况,上好产钳后可立即牵引,不必等待宫缩。

5）取出产钳:胎头牵出后,先取右叶产钳,后取左叶产钳。注意不要在胎头额露后即取下产钳。然后用手助胎头娩出。要注意保护会阴。

（七）产钳助产术的并发症

1. 母体 软产道损伤(包括阴道壁裂伤、宫颈裂伤和子宫下段裂伤)、膀胱尿道和肛门括约肌损伤、血肿、感染、产后出血及远期并发症:如膀胱、直肠膨出或子宫脱垂;膀胱尿道和肛门括约肌损伤致大小便失禁;生殖道瘘以及耻骨联合分离等。

2. 婴儿 面神经或臂丛神经损伤;颅骨骨折或颅内出血;新生儿头面部擦伤等。

（八）产钳助产术并发症的对策及思考

产钳助产术的成败与放置产钳时胎先露的高低、骨盆大小及技术熟练程度密切相关。产钳助产术造成的各种损害,几乎都是由于术前判断不准确而不是技术原因引起的。因此,预防并发症的发生,应该注意以下几点:

1. 掌握产钳助产术的适应证及先决条件

1）判定骨盆径线有无异常:如坐骨棘是否突出,骶骨的弧度和骶尾关节的活动度,耻骨弓的角度等,结合胎头的大小排除头盆不称,特别要充分估计相对头盆不称。

2）明确胎方位:根据矢状缝和大小囟门的位置来确定胎方位。如有胎头水肿或颅骨重叠影响判断时,应以胎儿的耳廓方向为标记。可用 B 超帮助判定。胎方位不明确时切不可随意上产钳,可试用吸引器或剖宫产,以免造成母婴严重并发症。

3）确定胎先露的高低:根据胎先露骨质部分与坐骨棘的关系来判断。注意有时胎头变形明显,

在坐骨棘下触到的是产瘤而非胎头骨质部分。

4）确定宫口已开全，胎膜已破。

2. 提高产钳助产术的技巧

1）初产妇应行会阴切开，枕后位时切口应适当延长。

2）准确放置钳叶：先将胎头转正后再放置，使钳叶和钳柄在一个水平上。若放置产钳失败，应及时寻找原因：如放置困难或不易合拢，应排除是否存在胎头位置不正、头盆不称、头手复合先露等。如发现牵引困难，则考虑是否有头盆不称、放置位置不对、牵引方向错误、产力不够等问题。如产钳滑脱，应寻找是否有头盆不称、放置深度不够、产钳和胎头不配等原因。如未发现异常者，可重新放置，一旦发现未具备产钳术条件者，应及时改行剖宫产。

3）适时牵引：若宫口已开全，但胎先露足够低之前过早放置产钳，易失败或造成损伤。

4）正确牵引：循产轴方向，与宫缩同步间歇牵引，力度缓慢均匀平稳，切忌左右摇摆，否则易致母儿损伤。

5）胎头娩出时需注意保护会阴，并缓慢娩出胎头。

3. 及时发现及处理并发症　产后进行详细的阴道检查，阴道壁裂伤主要为切口延伸或阴道血肿，有时阴道裂伤达穹隆，应以阴道拉钩暴露助手协助缝合。宫颈裂伤，术后常规以阴道拉钩暴露宫颈，或两把卵圆钳交替检查宫颈裂伤情况，如有较大的裂伤或伴有活动性出血，应予缝合。

三、胎头吸引器助产术

胎头吸引术就是利用胎头吸引器的负压吸引的原理，通过牵引协助胎头娩出的阴道助产技术。其操作简单，易于掌握，并较安全，能迅速缩短第二产程，是目前使用较多的一种助产方法。

（一）胎头吸引器的种类

胎头吸引器由吸引器、橡皮导管及抽气装置三部分组成。常用的胎头吸引器有三种类型：①圆锥形，适用于胎头位置较低者；②牛角形，适用于胎头位置较高者；③硅胶直柄胎头吸引器，胎头位置高低均可使用，为目前多数医院使用（图4-4）。

（二）胎头吸引器助产术的适应证

1. 宫缩乏力，持续性枕后位或枕横位而第二产程延长者。

2. 胎儿窘迫，或产妇有明显衰竭者需缩短第二产程者。

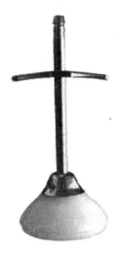

图4-4　胎头吸引器

3. 产妇患有各种产科合并症和并发症，如心脏病、高血压、妊娠高血压疾病、肺部疾患等产时不宜过分用力者或需要缩短第二产程者。

4. 轻度头盆不称，胎头内旋转受阻者。

5. 除外重度胎儿窘迫，需要立即结束分娩者。

（三）胎头吸引器助产术的禁忌证

1. 不具备胎头吸引器助产术条件者。

2. 异常胎位：颜面位、额位、横位等禁用；枕后位慎用。

3. 胎儿窘迫，不能在短时间内阴道分娩者。

4. 胎儿凝血功能障碍。

5. 巨大儿。

6. 早产者慎用。

7. 最近进行头皮采血者不宜采用。

（四）胎头吸引器助产术应具备的先决条件

1. 无明显头盆不称。

2. 宫口必须开全。

3. 胎膜已破。

4. 胎头必须已衔接。

5. 只用于枕先露或顶先露。

6. 胎头双顶径已达坐骨棘平面，先露骨质部已达≥+3cm或以下。

（五）胎头吸引器助产术的手术步骤及操作要点

1. 术前准备

1）检查吸引器有无损坏、漏气，橡皮套有无松动，并把橡皮接管接在吸引器空心管柄上。

2）取膀胱截石位，消毒外阴、铺巾，导尿排空膀胱。

3）阴道检查：确定宫口已开全，确定胎头为顶先露，其胎头骨质部分已达坐骨棘水平以下

（S≥+3cm）。未破膜者予以破膜。

4）做好抢救新生儿的准备。

2. 手术步骤及操作要点

1）放置吸引器：将吸引杯胎头端涂以润滑油。左手分开两侧小阴唇，显露阴道口，中食指掌侧向下，撑开阴道后壁。右手持吸引器将杯下缘送入阴道内，抵着胎头下部，再用中指挑开右阴道侧壁，使吸杯滑入阴道内，继而向上提拉前阴道壁，将吸杯上缘滑入阴道，最后以食指拉开左侧阴道壁使吸引器杯完全滑入阴道内并紧贴胎头。

2）检查吸引器：一手支撑吸引器，另一手食、中指伸入阴道，沿吸引杯缘与胎头衔接处触摸一周以排除阴道壁或宫颈组织嵌入，如果有阴道壁、宫颈等组织嵌于胎头和吸引器杯之间，必须将其推出，否则重置吸引器杯。调整牵引柄与胎头矢状缝垂直，作为旋转的标志。

3）形成吸引器内负压：助手连接负压吸引泵，使负压达到300～400mmHg，或用50ml空针接橡皮管，逐渐缓慢抽出空气150ml（硅胶喇叭型吸引器抽出60～80ml即可），使吸引器杯内产生负压牢附于胎头上，胎头软组织在负压作用下形成人工产瘤或假髻。听胎心，如无异常，稍作等候，使得胎儿头皮与吸引杯边缘更紧密连接而不易滑脱，急于牵拉常导致滑脱而失败。

4）牵引与旋转吸引器：牵引前缓慢适当牵拉，避免漏气。在阵缩时以均衡的力量持续牵引，宫缩间歇期停止牵引，但可保持吸引器不随胎头回缩而回缩。注意整个牵拉过程应当沿产轴方向，开始稍向下向外牵引，随胎头的下降、会阴部有些膨隆时转为平牵，当会阴部明显膨隆，胎头着冠，枕部露于耻骨弓下时，渐渐向上提牵。如果胎头为枕横位，可在牵拉下降的同时试向枕前位方向旋转。牵引的同时可由助手在宫底部施以持续而缓和的压力，协助下降。

5）取下吸引器，娩出胎头：在胎头双顶间径平面即将娩出时，放开夹橡皮管的血管钳，解除负压，取下吸引器，用手助胎头娩出，同时注意保护会阴。

（六）胎头吸引器助产术的并发症

1. 母体 产道损伤、血肿及感染等。

2. 婴儿 头皮撕裂和擦伤、头皮下血肿、颅内出血、视网膜出血、新生儿黄疸。

（七）胎头吸引器助产术并发症的对策及思考

尽管胎头吸引器助产术较易掌握，损伤小，但若使用不当，反复牵引，仍可对母儿造成严重损害。

使用时应该注意以下几点：

1. 正确安放吸引器杯 安放不当会导致牵引失败。胎头最佳俯屈点是后囟前方3cm左右，如能在该点牵引，胎头将以最小的枕下前囟径俯屈。而前囟与俯屈点的距离约为6cm，因此可将直径5～6cm的负压杯放置在距离前囟3cm处为最佳。如果这个距离有偏差也可通过牵引力的方向调整。但是应当注意，最好不要将吸引杯放置在偏离矢状缝的位置，因为这种旁正中牵拉会引起不均倾而增加胎头通过骨盆的径线，或将导致无效牵拉及滑脱。放置满意且真空维持良好出现滑脱，应警惕相对或绝对头盆不称或不均倾位，需要更大牵引力。

2. 人工产瘤的形成 胎头吸引术的机制是人工缓慢形成负压，其内部分头皮下静脉受阻造成头皮水肿，从而形成人工产瘤，使吸引器与头皮紧密衔接。如果负压刚刚达到400mmHg就开始牵拉，吸引器与头皮之间尚未形成紧密的衔接，极易滑脱，但注意负压以400mmHg为宜，不宜超过800mmHg。

3. 牵引 在阵缩时以均衡的力量持续牵引（牵引力应不超过3～4kg），宫缩间歇期停止牵引。注意整个牵拉过程应当沿产轴方向。

4. 牵引的时间 牵引最多不应超过20分钟，宫缩不超过5次，否则，头皮及脑损伤等并发症发生率增高。牵引困难或反复滑脱3次以上以及牵引超过10分钟未能成功者改产钳或者剖宫产结束分娩。

四、阴道助产术的选择及展望

临床上在面临阴道助产时，我们究竟是选择产钳助产还是胎头吸引器助产，需要充分评估两者的优势及不足。产钳助产术与胎头吸引器助产术的适应证相仿，但不完全一致。

产钳助产术可用于顶先露、面先露的颏前位和臀位后出头，而胎头吸引器助产术只能用于枕顶先露。胎头吸引器助产术操作简便，容易掌握，放置时不需越过胎头而伸入产道深处，因而不易造成产道软组织损伤，减少了感染机会。胎头吸引器不占据骨盆侧壁空间位置，旋转不受限制，较适用于枕后位或者是枕横位。胎头吸引器娩出胎头速度较慢，需要产力配合。而产钳助产术要求高，术者必须检查判断正确、产钳放置牵引恰当，才能减少母儿的危害，但产钳对胎头的压力和牵引力大，娩出胎头快，对胎儿窘迫等需及时娩出胎儿者，应首选产钳助产，胎头吸引器助产失败者亦可再试用产钳。一旦产钳失败要果断采用剖宫产结束分娩,不能反复试用,以免贻误抢救胎儿的时机。

国内外有许多研究比较了产钳助产术与胎头吸引器助产术所致的母儿损伤。产钳助产术的母体损伤,包括宫颈裂伤、会阴Ⅲ~Ⅳ度裂伤以及产时出血量高于胎头吸引助产术。而胎头吸引器助产术的新生儿头皮血肿及新生儿黄疸的发病率高于产钳。总之,低位及出口产钳与胎头吸引器助产对产妇和新生儿的影响与自然分娩并无大的差异,且手术时间短。在阴道助产指征明确和条件具备的情况下,可以从表4-5中列举的几个方面考虑权衡选择。

表4-5 产钳助产术与胎头吸引器助产术的优缺点比较

	产钳助产术	胎头吸引器助产术
适应证	可用于顶先露、面先露的骶前位和臀位后出头	仅用于顶先露
牵拉力	牵拉力大,着力点稳	牵拉力小,易滑脱
旋转胎头	仅 Kielland 产钳	可旋转
产力配合	不需	需
手术时间	短	长(需等待人工产瘤形成及配合宫缩)
操作程序	复杂	简便
技术难度	高	低
助产成功率	高	低
并发症	宫颈裂伤、会阴Ⅲ~Ⅳ度裂伤以及产后出血发生率高	新生儿头皮血肿、视网膜出血、新生儿黄疸的发病率较高
失败后处理	剖宫产	可再试用产钳或剖宫产

总之,在阴道助产指征明确和条件具备的情况下,选用胎头吸引助产术或者产钳助产术应结合各种情况考虑。胎头吸引器助产术更适合于基层或产钳经验不足的医师使用,安全性较高。产钳助产术适用范围广,且手术时间短,因此是良好的阴道助产手段,但掌握较困难。

近年来,由于巨大的社会压力和医疗纠纷增多,使产科医生惧怕承担分娩过程中可能出现的风险,越来越倾向于手术干预,阴道助产技术反而不如剖宫产技术熟练,特别是越来越多的年轻医生未能掌握阴道助产技术。然而剖宫产并不能完全取代阴道助产分娩,特别是对第二产程中的突发事件,如胎儿窘迫等,因此,产钳术和胎头吸引器助产术仍然是解决产科急症的有效方法,阴道助产技术仍是产科医生的必备技能。

阴道助产的最大优势在其时效性,其最大劣势就是其对母儿的损伤。因此如何改进阴道助产方法及减少并发症的发生是产科医生亟待解决的问题,除了更好地把握指征及提高助产技巧外,改善助产器械也是很多学者关注的问题,但现今对于助产器械的改进多数停留在对现有器械的形状及材质的改进,新的助产器械的发明鲜见。最近一名阿根廷的机械师 Jorge Odón 发明了一种新的助产器械-"Odón device"(图4-5),为助产器械开辟一个新的方向。该设备主要由一个具有润滑性的塑料充气袋和一个置入器构成,使用时用置入器将塑料充气袋套于胎头上帮助胎头娩出。我们期待更多更好的助产器械出现,有效降低剖宫产率,更好地保障母儿健康。

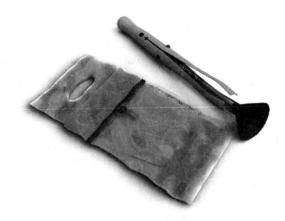

图4-5 Odón device

(丁依玲)

第三节 剖宫产的相关问题

一、剖宫产的命名

剖宫产术(cesarean section)是医学发展史上最古老的外科手术。在现代产科临床上,剖宫产术已成为解决难产的重要手段之一。但它的名词来历却无从确定,主要有下列三种说法:

1. 传说凯撒是通过这种方法出生的,所以称作"Cesarean 手术",但这个说法并不让人信服。17世纪前,这种手术肯定是致死的,而凯撒是在公元前100多年出生的,他的母亲在生他之后还存活了很多年。有关细节的部分,可以从 pickrell 1935 年的专著中查到。

2. 公元前 8 世纪,罗马的法律规定给在妊娠最后几个星期死亡的产妇进行这种手术以抢救婴儿,这条命令最开始被称为王法(lex regia),后来称为凯撒(lex caesarea),因此这个手术也被称为凯撒手术。德语中的 Kaiserscbnitt(Kaiser cut)反映了这个意思。

3. Caesarean 是由拉丁动词"切"Caeder 的过去分词 Caesum(to cut)衍生而来,美国现用 Cesarean,而英国仍用 Caesarean。

我国习惯将 Cesarean section 译为"剖腹产术",现在临床上仍有很多人沿用此名,但这个手术实际上是指剖开子宫取出胎儿,因此 20 世纪 80 年代后期山东大学齐鲁医院江森教授建议更名为"剖宫产术",以与"剖腹取胎术"相区别。凡妊娠≥28周,经剖腹、切开子宫取出胎儿及附属物的手术,称为剖宫产术。妊娠不足 28 周者称为剖宫取胎术。

二、剖宫产的演变历史及评价

在古希腊神话中,医神阿斯克勒庇俄斯就是由他的父亲太阳神阿波罗通过剖腹从他的母亲的尸体中取出的。然而,这仅仅是传说而已,迄今为止,并没有真正可靠的资料显示剖腹产由何人何时开创。世界上第一个有关剖腹产的记载出自公元前2400年的中国,史记楚世家第十卷中道:"吴四生陆终,陆终生子六人,坼剖而产焉","坼剖而产"即剖腹产。诗经中也有"不坼不副,无灾无害"的记载,可见中国古代的确有过剖腹产。

(一)尸体剖宫产术

西方关于剖宫产的记载可追溯到古罗马时期。据传,公元前715年—前672年,古罗马的天主教曾颁布《剖宫产律》,规定死亡的临产妇或孕妇,必须剖腹取出胎儿方可埋葬。这可能就是尸体剖宫产术的起源。这一法令维持了两千余年,1749 年,西西里岛仍有一位医生因未将胎儿从孕妇遗体中取出而获极刑。《剖宫产律》规定了医生的行为,但当时剖腹产的对象仅限于死亡或濒死的孕产妇。母亲死后,胎儿在子宫内只能存活 5~20 分钟,此时取出胎儿,存活的可能性微乎其微。尽管如此,这种剖宫产仍具有进步意义,即使胎儿的存活率再低,也有挽救生命的希望。

(二)不缝合子宫的剖宫产术

由 Trautmann 和 Gush 两位外科医生于 1610 年4 月 21 日完成,产妇于产后 25 天死亡。由于当时的剖宫产术不缝合子宫切口,仅依赖于子宫的自然收缩力止血,也无控制感染的措施,受术者大多死于出血、感染或败血症,剖宫产术的死亡率接近100%。

(三)Porro 剖宫产子宫切除术

1876 年意大利医生 Porro 实施剖宫产同时行部分子宫切除术,在子宫下段缠绕线圈,然后在宫颈内口上方约 2cm 处将子宫切除,并将宫颈残端缝合固定于腹膜外,使病死率下降到 50%~85%,也使剖宫产子宫切除术成为处理难产的一大进展。该术式现用于子宫破裂、子宫卒中、多发性子宫肌瘤以及无法控制的子宫出血或宫腔严重感染的病例。

(四)古典式剖宫产术

1882 年,德国莱比锡的医生 Max Saumlnger 首创子宫体部纵切口剖宫产(古典式剖宫产),并对子宫切口予以仔细缝合,有效地控制了出血和感染,该术式保留了子宫,预后较好,安全性也明显提高。Max 对剖宫产术式的改进做出了革命性的贡献,使剖宫产术的临床应用成为现实,至今仍可用于特殊的产科目的,但该术式对术后感染的控制仍不够理想。

(五)腹膜外剖宫产术

1907 年,Frank 提出腹式腹膜外剖宫产,在耻骨联合上方横形切开腹壁,然后在膀胱上方将腹膜横形切开,并横形剪开子宫膀胱返折腹膜,将壁层腹膜切口上缘与膀胱子宫返折腹膜切口地上缘缝合,关闭腹腔,以防止宫腔内感染物溢入腹腔,选择子宫下段切口,取出胎儿及附属物,即所谓的经腹腔的腹膜外剖宫产术,此术式对防止感染起到了一定的作用。1908 年,Latzko 设计了从膀胱侧窝进入子宫下段的途径,后经 Norton 等改进为侧入式腹膜外剖宫产术。1940 年 Waters 又提出从膀胱顶部进入子宫下段，即顶入式腹膜外剖宫产术。这些术式对防止腹腔内感染有一定作用，但存在操作复杂的缺点。

（六）子宫下段剖宫产术及改良式式

1912 年，Kronig 发明了子宫下段剖宫产术，即切开膀胱返折暴露子宫下段，剖开子宫取出胎儿的术式。但是他当时取的是子宫下段纵行切口，直到 1926 年 Kerr 发明了子宫下段横切口剖宫产术，被现代产科广泛应用。此后，苏格兰的 Murroken 对此进行改进，将下腹壁横切口用于剖宫产术。这种切口不易出现腹壁疝，且较为美观，很快被发达国家接受。子宫下段剖宫产术的发明是剖宫产发展史上的又一大进步。

1988 年，以色列医生 Stark 改进了下腹壁横切口子宫下段剖宫产术，采用 Joel-Cohen 的开腹方法及独具风格的关腹方法。开腹时对皮下脂肪采取撕拉的方法，使走行其中的血管、神经借助其本身弹性完整地保留下来。减少了出血及因结扎血管或电凝止血造成的局部组织缺血，缩短了开腹到胎儿娩出的时间；子宫肌层一层缝合，不缝合脏、壁层腹膜；关腹时皮肤、皮下脂肪全层宽针距缝合，整个切口仅缝合 2~3 针。该术式简单省时，利于愈合，瘢痕形成少，且具有手术时间短、损伤小、出血少、术后疼痛轻、恢复快、拆线时间短等优点。

1990 年中国香港医生周基杰提出周式剖宫产术，上拉下腹部皮肤后，在耻骨联合上 1cm 处，阴毛上缘下横行切开皮肤约 13cm，撕拉法分离皮下组织，拉开两侧腹直肌至 23cm，切口呈倒扣的碗状，较美观。取子宫下段高位切口，在子宫下段浆膜界限下 2cm 处，传统切口之上 6~8cm。该术式省去打开膀胱返折腹膜的步骤，减少膀胱损伤，因切口位置较高，两侧远离宫旁血管故不易损伤。

我国有关剖宫产术史早有记载，但在西方医学传入我国以前的描述，均带有神话色彩。真正有据可查的国内第一例西医剖腹产，是 1892 年由一个叫斯万的外国人在广东省施行的，当年七月初六日出版的《申报》副刊《点石斋画报》中曾有标题为"剖腹出儿"的社会新闻以图文形式，但该产妇最终死于盆腔脓肿。中华人民共和国成立后剖宫产手术才开始发展。

综上所述，剖宫产术历经几个世纪的探索，现已成为一种成熟的手术，各种术式日趋完善，因其在解决难产和某些产科合并症，挽救产妇和围产儿生命方面不可替代的作用，已成为产科领域的重要手术之一。

三、剖宫产的适应证和禁忌证

（一）剖宫产的适应证

剖宫产适用于不能经阴道分娩，或阴道分娩危及孕妇或胎儿的安全时。临床有以下三种分类方法：

1. 按程度分类

（1）绝对指征：即无阴道分娩可能，一旦确诊，必须剖宫产结束分娩。如中央性前置胎盘、脐带脱垂、横位等。

（2）相对指征：指剖宫产比经阴道分娩对母子更为安全。如妊娠高血压疾病、前置胎盘、过期妊娠、引产失败、有剖宫产史、妊娠合并心脏病、糖尿病、肾病等母体因素，再如胎儿窘迫、臀位、多胎妊娠等胎儿因素。

2. 按时间分类

（1）永久性指征：指孕妇有骨盆严重狭窄或畸形等终身不变的情况。

（2）非永久性指征：此次妊娠因母儿并发症或合并症需行剖宫产，不然继续妊娠或经阴道分娩可能导致母儿不良结局，下次妊娠该指征不一定存在，如宫缩乏力、巨大儿、胎儿窘迫等。

3. 按来源分类

（1）母体指征。

（2）胎儿指征。

（3）母儿指征。

剖宫产的指征可以是单独存在的，也可以是多因素的，如母体指征可以是永久性的，也可以是绝对指征。有些单个因素不能构成择期剖宫产的指征，如胎儿生长受限、羊水过少、脐带绕颈或不良孕产史等。若有两个或两个以上不利因素同时存在时，可适当放宽剖宫产指征。现归纳如下：

1. 骨产道异常（头盆不称） 包括重度骨盆狭窄、骨盆严重畸形、轻度骨盆狭窄试产失败、相对过大胎儿、过期妊娠胎头大、颅骨硬、可塑性差等。

2. 软产道异常

1）外阴因素：Ⅲ度会阴裂伤修补术后、严重的外阴水肿不能消除者、严重的外阴阴道静脉曲张。

2）阴道因素：高位阴道完全性横膈、阴道纵隔伴胎位异常、阴道创伤、感染以及手术后瘢痕挛缩引起的阴道狭窄，生殖道瘘修补术后、后天阴道成形术后。

3）宫颈因素：子宫颈纤维化不扩张、宫颈瘢痕、妊娠合并宫颈癌、宫颈严重水肿、宫颈痉挛性狭窄环经处理不能纠正者。

4）子宫因素：双子宫未孕之子宫阻塞产道、双子宫妊娠子宫扭转、双子宫畸形成形术后、子宫肌瘤剥除术后、病理性缩复环或子宫先兆破裂。

5）软产道相关疾病：广泛尖锐湿疣、盆腔肿瘤（如卵巢、直肠肿瘤或子宫下段和宫颈部肌瘤）使分娩受阻者者。

3. 试产或引产失败 宫缩乏力致滞产，经处理无效；宫缩不协调或强直性子宫收缩致先兆子宫破裂；阴道助产失败，胎儿仍存活；多种引产方式失败者。

4. 胎儿因素

1）胎位异常：如横位、臀位、额先露、面先露、前不均倾、高直后位、高直前位。

2）胎儿异常：如多胎妊娠、胎儿窘迫、胎儿生长受限、巨大儿等。

3）脐带因素：脐带脱垂、脐带先露、脐带绕颈≥3周、脐带过短致胎儿窘迫者。

5. 母体因素

1）异常生产史：瘢痕子宫、多次难产或死产史。

2）妊娠并发症：妊娠高血压疾病、妊娠肝内胆汁淤积症、胎盘早剥、前置胎盘、羊水过少、过期妊娠等。

3）较严重的妊娠合并症，如合并心脏病、糖尿病、慢性肾炎等。

（二）剖宫产的禁忌证

剖宫产术的禁忌证多属于相对性的。

1. 母体方面

1）孕妇一般情况极差或合并严重的内、外科疾患，不能耐受手术。

2）不能保持剖宫产体位者。

3）过度肥胖者。

4）宫腔或腹壁严重感染，且已具有阴道分娩条件者。

2. 胎儿方面

1）估计胎儿生后不能存活者，如胎龄过小、体重过低等。

2）严重的无法矫正的畸形胎儿，应争取以阴道娩出。但以下两种情况除外：第一，联体双胎或其他无法经阴道碎胎取出的畸胎；第二，合并严重的产道异常、胎盘早剥或前置胎盘。

3）死胎不需立即娩出胎儿者。

四、剖宫产时机选择的思考

（一）临产后剖宫产时机选择的探讨

难产是剖宫产的常见手术指征之一，约占初次剖宫产手术指征的三分之一。部分产妇在临产前并无手术指征，临产后产程中出现头盆不称、产程延长、胎儿窘迫等。最常见的临床表现是产程异常，包括活跃期停滞和活跃期延长。还有部分产妇临产后因疼痛或害怕而不愿继续试产，不论有无指征均强烈要求剖宫产，同时产科医生担心在分娩过程中万一发生意外将受到家属的指责，迫于压力而放宽剖宫产指征。以上多种因素造成了急诊剖宫产术。在产程进展过程中决定是否继续阴道试产，及时恰当地选择剖宫产的时机，对降低剖宫产并发症以及围产儿病死率有着至关重要的作用，也是产科医生临床工作中面临的一大挑战。

1. 临产后剖宫产对母儿的影响 第一产程分为潜伏期和活跃期，因临产起点的确定带有明显的主观性，潜伏期延长不容易客观评价。且潜伏期延长一般与产妇精神紧张所致的原发性宫缩乏力有关，对产妇和胎儿的影响相对较小，而活跃期则不同，产妇多已经历相当长一段产程，对母体而言，体力消耗较大，产道损伤及分娩期并发症发生率增加，大多数难产都在此期逐步表现出来；对胎儿而言，活跃期延长预示着胎儿宫内缺氧风险增大，且在剖宫产指征基本相同的情况下，活跃晚期及第二产程剖宫产母儿并发症的发生均明显高于活跃早、中期。产程延长可导致切口感染，子宫下段拉长菲薄易造成术中切口撕裂，子宫肌纤维长期处于拉伸状态、产妇体力的消耗以及精神状态的影响易导致产后出血。对胎儿而言，胎头长时间受挤压已造成胎头过度重叠、水肿产瘤形成，频繁宫缩又可导致脐带受压造成胎儿缺氧，胎头深嵌入盆术中取头困难往往采取阴道内上推胎头等处理方法，增加了新生儿窒息的发生，严重时可导致颅内出血、新生儿缺氧缺血性脑病、脑瘫的发生。

2. 临产后剖宫产的时间选择 在第一产程要严密观察，如宫口开大在3cm以上，产程未能按预期进展或胎头下降不理想，应常规进行全面仔细的阴道检查，掌握有无骨盆狭窄、头盆不称，结合超声检查羊水有无混浊，胎方位是否异常等，充分评估阴道分娩的可能性。如发现：①严重胎头位置异常，如高直后位、前不均倾位、额位及颏后位，常在宫口开大3～5cm时阴道检查证实；②临产后产程异常，子宫收缩乏力，经积极处理后仍无进展；③宫口始终未开全者；④胎头始终未衔接者，应考虑剖宫产。对于阴道分娩有较大风险者，应及时行剖宫产术，并尽可能在活跃早中期（宫口开大<7cm）以前做出剖宫产的决定。

尽管第二产程剖宫产无法避免,我们还是要尽量减少。第二产程剖宫产一般仅用于阴道助产有困难者。有如下情况者,可考虑行剖宫产术:①宫口近开全或开全后胎先露骨质部分仍在坐骨棘+1或以上,且旋转胎头困难者;②胎头与骶骨之间空虚,腹部检查胎头在耻骨联合上有较多剩余部分;③胎头颅骨重叠明显或产瘤较大,胎儿估重≥3800g以上。同时医师更应迅速做好术前准备,缩短手术时间,以保证母婴安全。

3. 对产程时限的探讨 目前国内仍按照50年前的标准诊断产程异常:活跃期停滞指宫口扩张3~4cm后,持续2小时以上宫口不再扩张;活跃期延长指从宫口扩张3cm至宫口扩张10cm,时间超过8小时。近年来,国内外的多项研究结果显示,宫口从扩张4cm到扩张6cm所需时间比过去认为的要长,产程进展的加速期在宫口扩张6cm以后。且随着分娩镇痛技术的广泛应用,产程时间进一步延长,目前主张分娩镇痛的产妇第二产程可延长至3小时。因此,如果母儿状态良好,经充分评估可经阴道分娩者,可适当延长观察时间,以避免过早干预.进而增加阴道分娩的机会,减少不必要的手术,降低剖宫产率。

(二)施行择期剖宫产前必须考虑的几个问题

1. **择期剖宫产的时机** 择期剖宫产常用于处理某些妊娠并发症和合并症,如妊娠高血压疾病、中央性前置胎盘,妊娠合并心脏病、妊娠合并肝病等。在积极治疗原发病,严密监护胎儿的同时,平衡好继续妊娠和终止妊娠的利弊,尽可能选择适宜的手术时机,在人力、物力等条件准备充分的情况下终止妊娠,能有效地降低孕产妇的病死率和围产儿的病死率,尤其是减少围术期手术并发症及产褥感染发生率。

随着人们生活水平的提高,越来越多的孕妇由于惧怕疼痛、家人关心等因素而自主选择剖宫产形式进行生产,称为选择性剖宫产(selective cesarean section)。妊娠39周以前的选择性剖宫产主要与新生儿呼吸系统疾病有关,增加了新生儿转入新生儿重症监护病房(NICU)的可能,同时增加医疗费用以及母儿分离带来的心理问题。而39周后,新生儿呼吸窘迫综合征的发生率可以降低到1/10 000。多个国家已经以指南或建议的形式提出:除非有胎儿肺成熟的证据,孕39周前不宜行母亲要求的剖宫产。

2. **选择性剖宫产的缺点** 主要是对新生儿的影响,包括:医源性早产发生率增加、剖宫产儿综合征、对体液免疫系统的影响及感觉的影响等。

1)剖宫产儿综合征:剖宫产儿综合征是指足月剖宫产娩出的新生儿生后不久即出现的一组严重呼吸系统并发症的总称,如湿肺、窒息、羊水吸入、肺不张和肺透明膜病等。与缺乏肺表面活性物质所致的新生儿呼吸窘迫综合征不同,剖宫产的新生儿由于潴留在肺泡和终末细小支气管内的过多液体吸收蒸发后,在肺泡和终末细小支气管表面形成嗜伊红透明膜,继而出现肺泡萎缩和(或)肺不张,渗出性肺水肿,肺顺应性下降。

阴道分娩时由于产妇的阵痛,可使胎儿血中儿茶酚胺增加,儿茶酚胺可抑制肺泡细胞氯离子的活性,使肺液分泌停止,并促使其吸收;加之胎儿通过产道时胸部受到挤压,约有20~40ml肺泡液经气管排出,为出生后气体顺利进入气道减少气道的阻力作充分的准备。择期剖宫产儿没有宫缩压迫及经产道内胎头受压致头颅充血和受阻后的一过性缺氧所致的反射性呼吸中枢兴奋状态,使胎儿中枢神经处于功能低下状态,正常呼吸反射建立延迟。剖宫产儿血中儿茶酚胺低,肺液吸收延迟,缺乏产道挤压,易发生湿肺。

2)免疫功能低下:剖宫产儿体内免疫因子(IgG、IgA、IgM、C3、C4及备解因子B)的含量明显低于阴道分娩者。所以剖宫产娩出的新生儿对感染的抵抗力较产道分娩的新生儿更为低下,易患感染性疾病,而且死亡率高,更增加了剖宫产儿的病死率。

3)感觉统合失调:阴道分娩过程是在神经、体液的调节下,胎儿受到宫缩产道适度的物理性张力改变,身体胸部、胎头有节奏的挤压,这种刺激信号被外周神经传递到中枢神经系统,形成有效的组合和反馈处理,使胎儿以最佳的姿势、最小的径线、最小的阻力,在限定的时间内顺势通过产道的各个平面,最终娩出。剖宫产儿缺乏胎儿的主动参与,被动地在短时间内被迅速娩出,而没有适应这些必要的刺激和考验,有的就表现为本体感和本位感差,依此推论,个别剖宫产儿日后有可能定位差、注意力不集中、多动及阅读困难。

五、剖宫产的麻醉的几个问题

剖宫产麻醉在技术上并不复杂,但风险很大,在临床麻醉中具有显著的特殊性。

(一)剖宫产麻醉的要求

1. 无痛。

2. 不或较少影响胎儿娩出后的子宫收缩。

3. 保证母子安全。关键是不降低胎盘血流量,必要时可静脉快速输入平衡盐液 500～1000ml。胎儿娩出前不用可能抑制新生儿呼吸的药物。

4. 母体吸氧至胎儿娩出后,可增加胎盘血氧分压。

5. 做好新生儿的抢救准备。

(二)麻醉前应做何准备?

由于产妇的病理生理发生了一系列改变,麻醉前的准备特别重要。不管实施何种麻醉,术前应重点考虑麻醉相关的血流动力学改变、胃内容物反流误吸、气道阻塞及术中出血等问题。

1. **术前禁食** 由于产妇胃排空延迟、不完全,对于择期剖宫产产妇必须禁食 6～8 小时。但是由于产妇糖耐量下降,同时还得考虑胎儿的糖供应,因此,术前可补充适量 5% 葡萄糖液。急诊剖宫产者也应尽可能争取较长的禁食时间,以预防术中误吸。

2. **预防性扩容** 为了减少椎管内麻醉所致的低血压的发生,可在麻醉前预防性静脉输注 500～2000ml 液体。另外选择胶体液可以达到事半功倍的效果,特别是急诊剖宫产者更应选择胶体液。

3. **围麻醉期胎心监护** 胎儿的健康对产科医生和麻醉医生来说都是至关重要的,围麻醉期的胎心监护可以减少胎儿、新生儿的并发症,但连续监测并无必要,而且在麻醉时也难以实施,一般在麻醉前及手术开始前都需要监测胎心,必要时需请新生儿科医生参加新生儿的抢救工作。

(三)剖宫产麻醉方法的选择及评价

剖宫产的麻醉选择遵循个体化,取决于许多因素,包括手术指征、紧急程度、患者和产科医生的选择倾向以及麻醉医师的技术等。

1. **局部浸润麻醉** 局部浸润麻醉是在切口范围行扇形的皮下、筋膜及腹膜的浸润麻醉。局麻药包括利多卡因、布比卡因、罗哌卡因、普鲁卡因等。常用的为利多卡因和普鲁卡因。利多卡因心脏毒性小,对母婴影响小,能较安全地应用于产科麻醉。利多卡因应稀释为 0.5% 的溶液,总量不超过 80ml。普鲁卡因使用前应做皮试,0.5% 的普鲁卡因一般使用 100～150ml,总量不超过 350ml。其优点是方便快捷,但缺点是不能完全无痛,肌松欠满意,局麻药用量大易中毒,不适用于腹壁横切口的剖宫产。如术中镇痛不良,还可在胎儿娩出后,给产妇肌注度哌替啶(杜冷丁)50～100mg。现已较少应用于临床,仅在紧急状况如产妇不宜移动、胎儿窘迫、产妇大出血等急需抢救或硬膜外穿刺禁忌

又不具备全麻条件时进行。

2. **蛛网膜下腔神经阻滞(腰麻)** 区域阻滞麻醉目前是剖宫产常规及首选的麻醉方法。局麻药可选择布比卡因或丁卡因。布比卡因具有较高的蛋白结合率,胎盘的转运率较低,从硬膜外进入母血的布比卡因只有极少量进入胎儿,临床常用的低浓度布比卡因对胎儿没有影响,布比卡因主要的不良反应是心脏毒性。腰麻的优点是阻滞起效迅速,阻滞效果良好,并且由于局麻药所用剂量小,发生局麻药中毒的几率小。缺点为麻醉维持时间受限,有效时间为 1.5～2 小时,并发症相对较多,产妇术中易发生低血压,术后易头痛。最近几年来剖宫产术中对腰麻的使用也在逐渐减少。对于未纠正的低血容量、伴有休克者;凝血机制紊乱;脊柱疾病;背部有感染存在;颅内占位性病变;严重高血压;精神异常者禁忌使用腰麻。

3. **硬膜外麻醉** 常用的局麻药有利多卡因、布比卡因、新型局麻药左旋布比卡因、罗哌卡因在产科应用也较为广泛。其优点为麻醉效果好,麻醉平面和血压较易控制,安全性高,无麻醉时间的限制,阻滞区域血管扩张减轻心脏前后负荷,对于产后回心血量的增加起到缓冲的作用,适用于心功能不全的患者;对胎儿呼吸无抑制。缺点有起效时间长,肌松欠满意,局麻药剂量较大,可能引起不必要的运动神经阻滞及中毒反应;神经阻滞不全或者麻醉失败的发生率相对较高,局麻药如注入蛛网膜下腔可造成全脊麻。禁忌证同腰麻。

4. **腰麻-硬膜外联合阻滞(combined spinal-epidural block,CSE)** CSE 具有硬膜外麻醉和腰麻的共同优点,这种方法既有腰麻起效迅速可靠,阻滞完善的特点,又有一根可灵活应用的硬膜外导管,通过导管能随意延长麻醉时间和进行术后镇痛,是一种较为理想的麻醉方法,近些年来在产科中的应用越来越广泛。

5. **全身麻醉** 在剖宫产麻醉中,区域阻滞是一种较常用且被广泛认可的麻醉方式。但是,在某些特殊情况下需要实施全麻醉,如产妇具有腰背部疼痛、受伤或感染史,凝血功能障碍(血小板减少、血友病、再生障碍性贫血、阵发性睡眠血红蛋白尿等),区域阻滞失败。另外,合并严重神经系统疾病(颅脑肿瘤、颅脑外伤)及心血管系统疾病(子痫、心脏瓣膜病变、艾森曼格综合征、主动脉狭窄)的高危产妇也应首选全身麻醉。全麻药物包括镇静安眠药及肌肉松弛剂。常用的镇静安眠药有硫喷妥钠、氯胺酮、异丙酚等,均可通过胎盘,大剂量可引

起新生儿呼吸抑制。常用的肌肉松弛剂如阿曲库铵、维库溴铵和罗库溴铵等具有高度的水溶性和高离解度，不易通过胎盘，在临床剂量下可安全地应用于产科麻醉。全身麻醉的优点包括：诱导迅速，心血管功能稳定，良好的气道控制。剖宫产全身麻醉最大的优点是便于产妇气道和循环的管理。其次，全身麻醉效果确切、能完全消除产妇的紧张恐惧、产生理想的肌松等都是区域麻醉无法比拟的。缺点是可能出现气管插管失败和返流误吸，其中困难插管是导致全麻产妇死亡的主要原因，其他的问题如新生儿抑制，子宫收缩的抑制等，可通过良好的麻醉管理来有效地预防。

六、剖宫产术式的选择及评价

目前，常采用的剖宫产术式为：子宫下段剖宫产、Stark 剖宫产、腹膜外剖宫产及古典式剖宫产，各种剖宫产术式的区别主要在于：腹壁切口、子宫切口的不同及是否进入腹腔和是否缝合腹膜。

（一）腹壁切口的种类及选择

1. 下腹正中切口及旁正中切口 优点：操作简单，进腹时间短，手术野暴露充分，出血也较少；术中需要检查上腹部时，易扩大切口；再次开腹相对简单；适于局部浸润麻醉、可能发生产后出血及需要尽快娩出胎儿的剖宫产。缺点：较横切口术后伤口疼痛重、不美观，腹壁肥厚者可能影响愈合。

2. 下腹横切口 有 Pfannenstiel 和 Joe-Cohen 两种方法。腹壁切口长度一般在 10～12cm，可根据腹壁厚薄、腹壁的松紧度以及胎儿大小及位置相应调整。

1）Pfannentiel 切口：沿皮肤自然皱纹切开皮肤，切开皮肤及皮下脂肪，在切口两端切断腹壁浅动静脉分支，横切开腹直肌鞘后，将腹直肌肌束、锥状肌从中线分离，将腹直肌向左右两侧拉开，暴露腹膜，纵剪开腹膜后进入腹腔。优点：切口位置低，美观；术后切口张力小，愈合较好，不易发生切口裂开及切口疝，适合腹壁肥厚者。缺点：术中暴露稍差，胎头高浮者可能发生出头困难，再次开腹相对困难。

2）Joel-Cohen 切口：位于双侧髂前上棘连线下，Pfannentiel 切口上方 2～3cm，仅切开皮肤钝性分离皮下脂肪、腹直肌，撕开腹膜进入腹腔，实际上腹膜是横向撕开的，可以避免膀胱损伤。优点：开腹方法主要采用钝性分离法，对组织损伤小，走行在皮下脂肪中的腹壁浅层血管被完整保留，术后切口愈合好，瘢痕形成不明显，相对于 Pfannentiel 切

口出头困难者少。缺点：切口位置较高，不如 Pfannentiel 切口美观。

（二）如何选择子宫切口？

1. 子宫下段切口 是目前剖宫产术最广泛采用的子宫切口。进腹腔后，探查子宫下段形成情况和子宫旋转程度、胎先露的高低等。打开膀胱腹膜返折，分离下推膀胱，暴露出子宫下段肌层。

（1）子宫下段横切口：横切口的水平应根据胎先露的高低而定，一般在胎头枕骨结节或耳部水平为宜。分两层缝合子宫肌层切口，在第一层连续缝线外面再褥式缝合第二层，将第一层缝线包埋加固。再连续缝合膀胱腹膜返折，逐层缝合腹壁。优点：此处肌肉组织薄，血管分布少，术中切口出血少，容易进入宫腔，切口很少延至子宫体部，易缝合，愈合好，再次妊娠发生子宫破裂率较低。缺点：切口长度与子宫下段形成的情况有关，下段形成不良时，切口易延至两侧宫旁静脉丛，切口两侧缘易出血或形成难以缝合的血肿，切口有时延裂至阔韧带。

（2）子宫下段纵切口：目前已很少应用。优点：当孕周较短需要延长时不至于损伤子宫旁阔韧带内大血管，如为前置胎盘，胎盘偏于一侧时，下段纵切口可以避开损伤胎盘，减少术时胎儿的出血。缺点：切口向上延及子宫体部下方，术中出血增多，组织厚薄不一而使缝合时不易对合，再次妊娠时子宫破裂机会增加；向下延至宫颈、阴道或膀胱，且膀胱剥离面积较大。

2. 子宫体部切口 优点：前壁前置胎盘可能避免胎盘打洞，切口可以扩大。适于估计经子宫下段切口难以娩出胎儿的情况（如子宫下段前壁肌瘤、联体双胎等）。缺点：出血多，再次妊娠子宫破裂的可能性大。

（三）各种剖宫产术式

1. 子宫体部剖宫产（古典式剖宫产） 现部分医院对中央性前置胎盘患者、胎盘偏于前壁附着者使用此方法。优点为操作简易迅速。缺点：宫体部宫壁肌组织厚，血管丰富，切口损伤肌肉多，出血多，子宫切口愈合较差，再次妊娠分娩时较易发生子宫破裂易发生大网膜肠管腹壁粘连，术后肠胀气、肠麻痹的发病率较高。

2. 子宫下段剖宫产术 目前应用最广泛且较理想的剖宫产术式。适用于绝大多数需经剖宫产结束妊娠的患者，子宫切口主要为子宫下段横切口。

3. 腹膜外剖宫产 腹膜外剖宫产术是通过腹

膜外途径进行的。目的是在腹膜外切开子宫,娩出胎儿,防止腹腔感染。近十几年来,因为手术方法改进,对分离膀胱顶部的腹膜技术的提高,手术时间也缩短,同时该术式术后肠管功能恢复较腹膜内剖宫产术快,疼痛也减轻,故国内部分医院行腹膜外剖宫产术呈上升趋势。根据游离膀胱、暴露子宫下段的径路不同有3种基本术式:侧入式、顶入式、顶-侧联合式。优点:对腹腔脏器干扰少,术后胃肠道功能恢复快;术后不必禁食、水,全身反应轻,术后病率少;宫内感染不易累及腹腔;术后合并症少,不易引起肠麻痹和肠粘连。缺点:手术开始至胎儿取出的时限较长,操作较复杂,不适用于紧急情况下的剖宫产术;膀胱输尿管损伤机会增多;子宫下段暴露不充分,胎儿娩出较困难,不便于子宫切口延长,子宫切口裂伤的修补;遇有剖宫产史、前置胎盘、子宫附件疾病患者不宜应用。此手术不宜作为剖宫产的常用或首选术式,对有感染可能性或已感染者,或对多种抗生素过敏并具有潜在感染者可考虑选择该手术。

4. Stark剖宫产术(新式剖宫产术) 该手术具有时间短、胎儿娩出快等优点,现已在国内外许多医院开展。手术方法及特点:腹壁切口选择Joel-Cohen切口;进腹腔后,切开子宫下段,胎儿娩出同子宫下段横切口剖宫产术;胎儿娩出后立即手取胎盘,缩短手术时间,减少产后出血;将子宫全部取出腹腔外,按摩子宫以促进子宫收缩,在直视下缝合;没有临产的孕妇,用宫颈扩张器从宫腔向下扩张宫颈,以减少因宫口未开造成的宫腔积血;连续单层缝合子宫下段肌层全层;不缝合膀胱腹膜返折与腹膜,连续缝合腹横筋膜;皮肤与皮下脂肪一起缝合,整个切口仅缝合2~3针。优点:与传统下腹横切口剖宫产术式比较,平均手术时间缩短,胎儿娩出快,术后疼痛减轻,术后排气时间较早。缺点:腹壁切口位置较高,胎头位置过低时,可能会致胎头娩出困难;因不关闭脏层及壁层腹膜,如发生宫内感染易引起腹膜腔内扩散。

七、剖宫产并发症及防治探究

剖宫产术并发症的防治,预防胜于治疗。尽管剖宫产技术不断成熟,在处理高危妊娠和解决难产、挽救孕产妇和围生儿生命方面发挥了变革性的作用,但剖宫产率上升到一定水平后,围生儿病死率并没有继续下降,同时与阴道分娩相比,剖宫产产妇死亡的相对危险性回升。因此充分了解剖宫产各种并发症,对于临床医生合理地选择分娩方式,提高手术质量及手术技巧有指导作用。只有如此,才可能使剖宫产这一技术,应用得高效而必要,达到最大限度保障母婴的安全,最大限度减少母婴各种并发症的发生。

(一)术中并发症

1. 仰卧位低血压综合征 孕妇仰卧位时,增大的子宫压迫下腔静脉,使回心血量减少,导致有效血容量不足,导致孕妇血压下降。特别是当剖宫产硬膜外麻醉时,腰脊胸低位交感神经被阻断,下肢血管扩张,更易发生仰卧位低血压综合征。可直接影响子宫胎盘血液供应,使子宫胎盘血流明显下降,影响胎儿的血氧供给,造成急性胎儿窘迫。

因此手术麻醉前应对脱水、失血者应尽量补足血容量,并建立静脉通道,防止麻醉平面过高,麻醉后取左侧15°~30°卧位,再进行消毒铺巾。若术时仰卧位出现血压下降,采取以下措施:①立即改左侧卧位,吸氧;②加快输液,如果系下肢输液者,立即改经上肢静脉输液,以加强上腔静脉回流;③当产妇血压低于100mmHg或下降原值的20%时,胎儿可发生缺氧,此时应进行必要的升压处理,可予麻黄碱静脉注射,但不宜选用与催产素有协同作用的甲氧胺或新福林;④进入腹腔后操作应轻巧,避免牵拉刺激;⑤尽早取出胎儿,以解除对下腔静脉的压迫;⑥做好新生儿的抢救工作。

2. 子宫异常出血

(1)子宫收缩乏力:常发生于巨大儿、双胎等引起的子宫过度膨胀,术前产程时间长等,子宫平滑肌细胞失去正常的收缩及缩复作用,使子宫切口及胎盘剥离面大量出血。由于近年来对该因素的重视,术前、术中预防及处理,特别是前列腺素制剂的应用,引起产后出血率已大大减少。处理时可依次采取以下措施:使用宫缩剂;刺激子宫;填塞宫腔;缝扎大血管(子宫动脉上行支结扎术、骨盆漏斗韧带结扎术、髂内动脉结扎术);B-Lynch缝合,子宫切除。

(2)切口撕裂:常见于子宫下段横切口剖宫产术,因胎位不正、胎儿过大、切口位置低、切口弧度过大、胎头深嵌,加之术中可能手法不正确,暴力娩出胎头可引起切口撕裂,向两侧可延伸至阔韧带,向下可至宫颈、阴道穹隆或阴道上1/3,累及宫旁、宫颈旁甚至阴道壁的血管丛,造成严重后果。故对于滞产、胎头嵌顿盆腔者应在术前做好外阴消毒,剖宫产时必要时从阴道上推胎头,减少术者娩头困难;另外,娩头时将胎头转成枕前或枕后位以缩小胎头娩出径线,也可使用产钳帮助娩头,避免暴力造成损伤。已有撕裂损伤者处理方法:迅速用卵圆钳钳夹切口,辨清撕裂部位,恢复原来的解剖位置,肠线或可吸收缝线快速缝合子宫肌层,关闭血窦,达到止血目的。当裂伤延及阔韧带时,为避免缝扎输尿管,应先打开阔韧带,暴露输尿管及出血点,再行缝扎。对多种方法均不能止血、病情严重者应行子宫切除。

(3)胎盘粘连或植入出血:子宫黏膜缺乏或缺陷是胎盘植入的病理基础,包括子宫黏膜下肌瘤、子宫瘢痕、子宫肌瘤剔除术或残角子宫切除术及有刮宫、徒手剥离胎盘、子宫内膜炎病史等。胎盘小叶可植入蜕膜的基底层或肌层,出血发生在将胎盘从肌层剥离时或从已剥离的胎盘间撕裂出血,或植入部位的子宫收缩不良,导致出血。部分性或局部性植入胎盘,则尽量迅速而轻巧地徒手剥离或行楔形切除缝合,有时即使宫缩良好,宫腔内胎盘剥离面仍出血处,可采取"8"字缝合,同时应用宫缩剂或填塞宫纱条压迫;如果是穿透性植入胎盘,应迅速切除子宫。

(4)凝血机制障碍性出血:发生原因有合并全身出血倾向性疾病,如血液病及肝病;与本次妊娠有关的病理情况如胎盘早剥、前置胎盘、妊娠高血压疾病、羊水栓塞、严重感染等,另外术中大出血时仅输注晶体溶液、库存血也可导致血小板和可溶性凝血因子缺乏而造成大出血。主要表现为出血及血不凝、休克、栓塞症状和溶血性贫血,实验室检查可协助诊断。处理方法:迅速补充有效血容量,有利于清除体内纤维蛋白降解产物,补充缺乏的凝血因子,最好输新鲜全血,给氧。妊高征引起的DIC,在积极处理下仍出血不止的,则考虑子宫切除。

3. 邻近器官脏器损伤 包括膀胱、输尿管损伤和肠管损伤。多发生在有开腹手术史盆腹腔粘连、有解剖变异或急诊手术时,尤其常在手术医师是新手时发生。预防则需要术前常规留置导尿,如有盆腹腔手术史,进腹、分离时应谨慎;遇有撕裂避免盲目钳夹、缝扎,如发生膀胱或输尿管损伤应立即修补,并留置导尿管或输尿管支架。发现肠管损伤,应立即进行修补或肠造瘘术。

(1)膀胱损伤:多见于盆腔手术史、上次剖宫产史,严重粘连导致膀胱异位或膀胱发育、解剖异常,导致切开壁层腹膜时或分离膀胱腹膜返折时误伤膀胱;腹膜外剖宫产分离膀胱筋膜时损伤膀胱;娩出胎头时子宫切口撕裂而累及膀胱。

首先要查清损伤的部位及范围后作不同的处理,对难以辨认的损伤,以亚甲蓝生理盐水200ml,将膀胱充盈后仔细检查。膀胱挫伤,表现为血尿,可保留导尿管长期开放至尿液清亮48小时拔管。膀胱肌层不全损伤,以3个0肠线或4号丝线间断缝合肌层,再间断或连续缝合浆肌层,包埋肌层伤口。膀胱肌层完全损伤,应充分游离破口周围膀胱壁,损伤口修齐,用3个0肠线间断缝合肌层,再缝合浆膜层,缝合后使周围无张力,便于愈合。损伤在膀胱三角区附近或输尿管附近,应将膀胱前壁切开,或插入输尿管导管,防止误缝输尿管或误扎输尿管。膀胱损伤波及输尿管,应做输尿管膀胱吻合术或输尿管膀胱再植术。

导尿管的保留:损伤不严重者保留导尿管7~10天拔除;膀胱损伤的裂口位于膀胱底>2cm者,应做耻骨上造瘘,膀胱内放置蘑菇头导尿管,术后2周拔出尿道内导尿管,夹紧耻上尿管,试尿成功再拔蘑菇头导尿管。

(2)输尿管损伤:妊娠期子宫常常右旋,术时若不注意,出现子宫切口偏左、向左撕裂累及输尿管,或在撕裂缝合时容易损伤到输尿管,甚至误扎输尿管。完全或部分结扎、钳夹,发现后立刻拆除,若输尿管局部蠕动,血运良好,无损伤可不作处理;严重者需放置输尿管导管以引流尿液,同时行输尿管损伤修补术,术后持续导尿15天。

4. 羊水栓塞 剖宫产术中羊水栓塞的原因有:宫腔内压力过高,子宫血管异常开放,如子宫破裂、前置胎盘、胎盘早剥等。剖宫产中羊水栓塞的发病率高于自然分娩,是由于剖宫产时切开子宫,羊水易通过开放的血窦直接进入子宫循环继而进入母体循环。表现为突然出现的呼吸困难、发绀、出血、迅速进入休克、昏迷等。

预防:剖宫产术切开宫壁时,勿同时切破胎膜,力争将胎膜破一小口,吸引器探头对着破口将羊水基本吸净后再扩大胎膜娩出胎儿;将余下羊水吸净后再娩出胎盘;避免过分挤压子宫;宫缩剂等胎盘娩出后再应用,避免使用强宫缩剂,如欣母沛等;对有羊水栓塞高危因素的产妇如前置胎盘、胎盘早剥、子宫破裂等子宫血窦异常开放者,应提高警惕,可予纱块保护子宫切口,防止羊水进入开放的血窦。出现不典型症状体征时,尽早使用抗过敏药物。

治疗原则:羊水栓塞抢救成功的关键在于早诊断、早处理,以及早用肝素和及早处理妊娠子宫。

1)抗过敏:应用大剂量皮质激素,常选用氢化可的松等。

2）正压持续给氧：至少用面罩给氧，有条件时可使用人工呼吸机。

3）解除肺动脉高压：常用药物有罂粟碱、阿托品、氨茶碱、酚妥拉明等。

4）抗休克：羊水栓塞引起的休克比较复杂，与过敏、肺源性、心源性及DIC等多种因素有关。故处理时必须综合考虑。应尽早、尽快扩充血容量，纠正酸中毒，可选用血管活性药物，常用多巴胺，保证重要脏器血供。

5）防治DIC：羊水栓塞诊断一旦确立，就应开始抗凝治疗，尽早使用肝素，并输新鲜血，补充纤维蛋白原及凝血因子。

6）预防心力衰竭：可用洋地黄制剂如西地兰，辅以呋塞米，对提高抢救成功率具有重要意义。

7）防治肾功能衰竭，当血容量补足后，血压回升而每小时尿量仍少于17ml时，应给予利尿药物治疗。

8）预防性应用抗生素。

9）术中若出现难以控制的出血，经保守措施治疗无效，可行子宫切除术。

5. 新生儿损伤

1）皮肤切伤：皮肤损伤多见于头皮、脸部及臀部，发生的原因主要有：胎膜早破致羊水流尽或羊水过少；胎儿枕后位或臀位；子宫下段肌壁过薄或不完全破裂；切开子宫的手法拙劣，或剪开子宫时粗心。切开子宫肌壁时应注意选用锋利、钝头的刀片；切开过程中可予组织钳钳夹已切开的子宫肌层，充分暴露未切开的部分；最好不要切开子宫肌壁全层，保留一薄层组织。

2）取头困难：剖宫产术中娩头困难屡有发生，造成娩头困难的原因主要为胎头高浮、胎头深嵌骨盆、麻醉效果不满意、腹壁切口或子宫切口过小、术者与助手配合不协调、腹壁及子宫切口位置选择不当等。胎头高浮者以及临产后胎头位置较低者均不利于胎头娩出。

处理：术中注意选择合适子宫切口：子宫下段横切口的位置应选择在位于胎头枕骨结节或胎耳上方最为恰当，胎头高浮时则子宫切口位置应高些，胎头位置低者则切口位置相应低些。如子宫下段形成不充分或相对过窄时，可在切口两端向上弧形延长，既可避免损伤子宫两侧血管，又可充分增加手术的空间。胎头高浮者也可选择弧形延长两侧子宫切口后行倒转臀牵引术娩出胎儿，术者将手进入宫腔，沿胎背方向，右手握住胎儿双足或单足，使胎儿体内旋转至胎背向前的同时向母体足侧徐

徐牵引，最后采取臀牵引术娩出。娩头前提示胎头深陷盆腔者，应先由助手从阴道充分上推胎头，推时使胎头俯屈后以较小的径线退出骨盆腔，注意不可直接推压囟门，以免损伤胎儿，术者与助手需密切配合以协助胎头娩出。但此法有引起胎儿大脑幕撕裂、颅内出血和颅骨骨折的危险，且对胎头嵌入过紧者效果不佳。

剖宫产产钳助娩胎头是术中一种安全而有效的助娩胎头的方法，可有效缩短胎头娩出时间，并减少子宫切口撕裂的发生。它模仿阴道助娩的产钳制成（图4-6），其基本特征是钳径短小，轻便，操作灵活。上产钳的方法与阴道产钳一样，将钳叶置于胎头两侧，扣合后向产妇足端牵引，使胎儿于枕前位娩出。若胎头入盆较深，则产钳要掉转方向，钳弯部朝产妇的腹面，以枕后位上钳，术者双手握住产钳钳柄，向产妇头端牵引，当胎儿颈部暴露于子宫切口时，术者将产钳钳柄徐徐转向产妇足端，使胎头娩出。也可使用单叶产钳或压肠板利用杠杆原理和提拉作用配合加压滑出胎头，枕后位时可直接上钳，枕前位或枕横位时需先将胎头转成枕后位。

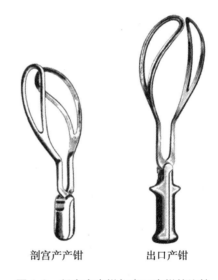

剖宫产产钳　　　　出口产钳

图4-6 剖宫产产钳与出口产钳的比较

3）臀位剖宫产：臀位剖宫产由于特殊的分娩机制，处理不当极易造成子宫切口的撕裂、出血以及新生儿窒息、后出头困难致颅内出血、内脏损伤和对新生儿骨折如肱骨、股骨、锁骨等。臀位剖宫产胎儿娩出时，也必须严格按分娩机制进行，切勿使用暴力牵拉，从胎儿脐部娩出到胎头娩出时间应严格控制在2分钟以内。臀位剖宫产子宫切口最好选择行凹面向上的弧形切口，切口长度应大于

10cm。胎儿娩出时如果是双足先露，应伸手入宫腔，握持单足或双足牵出。如胎儿为单臀先露，可用双手勾住胎儿腹股沟，边旋转边用力向上牵引娩出胎臀，注意着力点一定在腹股沟，若着力点错误的放在股骨并施加暴力，则有发生股骨干中段骨折的可能。如勾臀失败，可用手伸入宫腔，沿一侧股部按压腘窝使下肢屈曲，握住胎足向上牵引，臀部及另一下肢便随之被牵出。注意开始应牵引位于前方的胎足，以保持胎位呈骶前位。如果位于前方的下肢屈曲困难，亦可先牵引后方的胎足，但随之即取另一足，然后牵双足向下，并在牵引过程中旋转成骶前位。处理臀先露后举的上肢时，应采取向两侧方向旋转胎体，如胎儿左上肢后上举时，应将胎儿向产妇的左侧顺时针旋转，顺利娩出左上肢。若着力点错误地放在肱骨并施加暴力则可能致肱骨干中断骨折。胎体娩出后，术者将胎体骑跨在右前臂上，同时术者右手中指伸入胎儿口中，先向上牵拉，同时助手在子宫底施以适当压力，使胎儿保持俯屈。当胎儿枕部低于子宫切口上缘时，逐渐将胎体上举，以枕部为支点，使胎儿下颌、口、鼻、眼、额相继娩出，避免将着力点放在胎儿锁骨上，以免造成锁骨干骨折。

（二）产褥期并发症

1. 产褥感染 此是剖宫产最常见的并发症。剖宫产分娩的产褥病率是阴道分娩的5～10倍，国内20世纪80年代报道为2%～8%，国外报道为13%～30%。术后发病率与剖宫产术式、手术次数、产程长短、破膜时间长短及有无宫内感染和抗生素应用有关。

术后感染多以盆腔急性炎症出现，如未能控制，感染可扩散发生腹膜炎和盆腔血栓性静脉炎，严重者可发生败血症及中毒性休克。提高机体抗病能力，做好围手术期准备，及时纠正贫血及低蛋白血症，围手术期合理应用抗生素，术中加强无菌操作，有助于减少产褥期感染的发生。

2. 子宫切口愈合不良 影响子宫切口愈合的因素有：①全身因素：如患者营养状况、是否存在引起子宫切口感染的高危因素、是否合并影响切口愈合的慢性全身性疾病等；②切口类型：子宫下段横切口优于子宫体部各类切口，但如在子宫下段与体部交界处切开也妨碍切口愈合；③操作：缝合过紧过密影响子宫局部血运；④缝线：目前子宫切口已采用可吸收缝合线进行缝合，可吸收缝合线由是一种由聚糖乳酸组成的人工合成可吸收编织手术缝合线，与以往使用的铬制肠线相比，它具有组织反应少、强度保留时间长、吸收速率快等优点，某些有些含抗菌成分的可吸收缝线可保护缝线处不受细菌定植；⑤手术时机：过早子宫下段过厚，过迟则过薄，均不利于切口愈合。防治：加强孕妇围手术期管理，纠正贫血及低蛋白血症；缝合不宜过紧过密；注意手术时机的把握。

3. 晚期产后出血 一般发生在术后2～6周，多数在术后10～19天内。原因：①胎盘附着部位复旧不全，多因感染而影响胎盘附着部位复旧，局部蜕膜脱落出血；②子宫切口愈合不良或感染裂开；③胎盘、胎膜残留出血；④子宫内膜炎常因术中子宫切口出血，缝合过紧过密，影响局部血运，影响愈合，引起晚期产后出血。处理原则是加强宫缩，控制感染，可施行子宫动脉栓塞术，如无效则行子宫切除。因此关键在预防。

4. 肠梗阻 见于术后动力性（麻痹性）肠梗阻和非动力性（机械性）肠梗阻，前者由于手术麻醉及镇痛影响肠蠕动恢复或进食过少发生低钾血症所致；后者则为增大的子宫影响肠管正常排列位置或术后粘连所致。剖宫产术前肠胀气会增加肠梗阻的发生几率。术中操作注意防止肠粘连，术后早期活动及饮食，促进肠蠕动，是减少肠粘连的有效方法。治疗应静脉补液、纠正电解质紊乱和酸碱失衡，控制炎症和胃肠减压。保守治疗无效或病情加重，应尽早剖腹探查，解除机械性肠梗阻的原因。

5. 盆腔、下肢静脉血栓栓塞 妊娠期血液高凝状态、术后长期卧床、麻醉致静脉壁平滑肌松弛，使盆腔及下腔静脉血流缓慢，易形成静脉血栓。临床表现为产后3～5天下床活动时，自觉下肢疼痛；患肢肿胀压痛，皮温增高，行彩超检查可辅助诊断。术后早期下床活动，增加下肢、盆腔血液循环，对于高危人群合理使用肝素类药物抗凝，均有利于防止血栓形成。治疗原则为抗凝、溶栓、祛聚、降粘、手术治疗等。

6. 围生期子宫切除发生率增加 剖宫产术后子宫切除发生率，为阴道分娩后子宫切除的23倍。主要原因包括产后出血、晚期产后出血保守治疗无效，子宫切口愈合不良及感染。对于有产后出血高危因素的患者，术前应详细制订救治措施，术前发现凝血功能异常，提早纠正，尽可能减少子宫切除的几率。

（三）远期并发症

1. 盆腔粘连 盆腔粘连是剖宫产术后常见的并发症。粘连的形成与腹膜纤维蛋白沉积和纤维蛋白溶解能力之间的不平衡有关,腹膜的炎性反应、异物反应、对腹膜的剥离、缝合等,均可使纤维蛋白溶解能力下降,导致粘连。术中减少组织损伤,缩短手术时间,避免组织干燥;关腹前吸净腹腔积血,以防血液中纤维蛋白析出引起粘连。手术切口部位应用透明质酸,术后加强抗炎、抗感染可减少盆腔粘连的发生。保守治疗无效可考虑手术松解粘连。

2. **子宫内膜异位症** 包括腹壁切口子宫内膜异位症和盆腔子宫内膜异位症。剖宫产术后子宫内膜异位症常见于腹壁切口瘢痕处,其他部位如泌尿道、盆腔少少见。临床多见于早产剖宫产、子宫体部剖宫产,妊娠早、中期的子宫内膜较晚期的子宫内膜再生能力强,子宫体部的子宫内膜较子宫下段的内膜发育好,临床上腹壁切口子宫内膜异位症多发生于中期妊娠剖宫取胎、早产剖宫产和子宫体部剖宫产,剖宫产时将微小的子宫内膜碎片遗留种植于腹壁切口,继续生长而成。主要症状为与月经相关的周期性进行性加重的腹壁病灶疼痛,出现逐渐增大的触痛结节或包块,月经后疼痛缓解,肿块缩小。局部穿刺,可抽出巧克力样液体。预防则需在剖宫产手术时保护切口,缝合子宫时,不要穿透子宫内膜。术后哺乳以推迟月经,对预防腹壁切口瘢痕内膜异位症有益。腹壁切口子宫内膜异位症主要是手术治疗,彻底切除病灶,有时病灶与腹直肌筋膜甚至腹膜有紧密和广泛粘连,需切除部分筋膜及腹膜。防止遗留微小病灶日后复发,可在手术后服用药物治疗3个月。

3. **再次妊娠时子宫破裂** 再次妊娠时子宫破裂是剖宫产术后潜伏存在的严重并发症。现在有剖宫产史的妇女再次妊娠的比率呈上升趋势,对于这部分妇女,当再次妊娠时经阴道分娩是其发生子宫破裂的独立危险因素。因此需要选择合适的病例试产,严密观察产程,避免宫缩剂的应用,注意子宫下段有无固定压痛,做好输血和手术准备,适时终止试产,有助于防止再次妊娠时子宫破裂等严重并发症的发生。

4. **再次妊娠时前置胎盘、胎盘植入** 剖宫产后子宫内膜有退行性变,再次受孕后底蜕膜往往发育不良、血供减少,使胎盘面积扩大,前置胎盘发生率增高。因剖宫产后子宫瘢痕处内膜局部常有缺损,受精卵在缺损处着床,绒毛侵入肌层造成胎盘植入。前置胎盘、胎盘植入的发生对妊娠及分娩全过程,均可能造成较大影响。

5. **剖宫产瘢痕妊娠** 剖宫产瘢痕妊娠是指孕卵种植于剖宫产后子宫瘢痕处的妊娠。是一种特殊的异位妊娠。目前认为剖宫产造成的子宫内膜及肌层的损伤和瘢痕形成是主要原因。受精卵在此着床时,原剖宫产切口处内膜间质蜕膜缺乏或有缺陷,滋养细胞可直接侵入肌层并不断生长,绒毛植入甚至穿透子宫壁,发生子宫破裂出血。剖宫产子宫瘢痕部位妊娠临床上很难诊断。当有剖宫产史的妇女再次妊娠要求人工流产时,应先作超声检查了解孕囊位置是否在剖宫产切口处,其血流是否丰富。若考虑有可能子宫瘢痕部位妊娠时,术前采用甲氨蝶呤等药物治疗或子宫动脉栓塞术,根据情况选择宫腔镜下清宫术或开腹及腹腔镜病灶切除术,如大出血必要时行子宫切除术。

6. **剖宫产后子宫切口憩室** 随着剖宫产率的上升,子宫切口憩室的病例逐渐增多。子宫切口憩室主要表现为月经淋漓不净、不孕,部分患者可有慢性下腹痛或经期腹痛。有些患者会引起孕期或分娩期子宫破裂,危及母婴生命。子宫切口憩室还可引起憩室妊娠。子宫切口憩室发生的可能原因有:①剖宫产切口感染对合不良,缺血,出血等原因形成于薄弱处,导致子宫内膜呈疝状向肌层突出;②子宫内膜切口异位,经反复的经期内膜剥脱,出血压力增加向宫腔内破裂形成憩室;③宫腔内容物排出受阻,宫内压增加,使切口愈合不良处向外膨出,形成憩室。临床表现为月经淋漓不净及不孕,部分患者可有慢性下腹痛或经期腹痛。有些患者会引起孕期或分娩期子宫破裂,危及母婴生命。治疗方法使用口服避孕药可以在用药期间缓解月经淋漓不净的症状。药物无效或不能耐受者可行宫腔镜术,于憩室电灼病灶组织。较大的憩室也可选择切除部分憩室后缝合。预防:注意剖宫产术式特别是子宫切口的处理,改进子宫切口缝合技巧,注意缝合的间距、松紧,以降低剖宫产术后子宫切口憩室的发生率。

八、剖宫产后再次分娩方式的探讨

(一)剖宫产后再次妊娠能否阴道分娩

随着现代医学的不断进步,当今剖宫产大多采用子宫下段横切口,再次妊娠发生子宫破裂的概率较低,新近的研究显示剖宫产后阴道试产的产妇,发生子宫破裂的比例仅为0～1.05%。虽然再次剖宫产能减少子宫破裂的风险,但是剖宫产不但存在麻醉意外、感染、肺栓塞等近期并发症,并且剖宫产妇出血多,恢复较慢,因此近年来认为剖宫产术后再次妊娠分娩,阴道试产与剖宫产相比利多弊少。对于剖宫产后再次妊娠拟阴道分娩的孕妇需具有以下条件：①本次妊娠距前次手术三年或以上，仅有一次剖宫产史；②产前B超测量子宫下段切口部位厚度，其切口连续性良好且瘢痕厚度达3mm以上；③前次手术指征本次妊娠已不存在；④前次术式为子宫下段剖宫产，且术后无产褥感染及切口愈合不良者；⑤本次妊娠无严重内科合并症及产科并发症；⑥产妇及家属愿意接受试产，随时做好剖宫产的准备。不能满足上述要求的，以剖宫产终止妊娠为宜。

（二）再次剖宫产的几个问题

剖宫产率近几年来逐年上升，再次剖宫产率也逐年上升，更有甚者还会再行第三次、第四次剖宫产，虽重复剖宫产与首次剖宫产在术式上并无原则不同，但是由于前次手术所形成的腹壁、子宫瘢痕，甚至腹腔、盆腔粘连，都会给再次手术时在操作、出血及胎儿娩出等方面带来一定困难。因此，施行再次剖宫产要注意以下几个问题：

1. **充分做好术前评估**　了解既往剖宫产史，详细了解既往剖宫产指征、术式、医院、施术者技术水平、手术经过、术后恢复情况、新生儿出生体重、有无窒息、是否存活、智力与健康状况，以便对本次手术做充分估计，总的来说，重复剖宫产难度提高，需安排有经验的医生担任术者。

2. **原腹壁切口瘢痕处理**　原则上应将切口瘢痕剔除干净，若伤口曾感染、延期愈合，估计经原瘢痕进入腹腔困难，可另行腹壁切口，新旧切口间隔至少1.5cm，否则血运不良的旧瘢痕影响新切口的缝合和愈合。楔形剔除瘢痕至筋膜，切开筋膜应与原筋膜切口错开1cm，可减少腹壁瘢痕粘连对切口缝合的影响。但如果此次术前估计手术风险大，如术中可能大出血，手术野难以暴露等，即便上次腹壁切口为横切口，此次也可不选择原切口，改用下腹正中切口。

3. **避免损伤**　再次开腹时，除腹壁瘢痕粘连外，腹膜、大网膜、子宫、膀胱与子宫下段往往有粘连。开腹时特别小心，避免损伤临近脏器，打开腹膜时，一定要看清楚，确系腹膜未夹膀胱和肠管，再切开，开腹后应将影响子宫切口粘连分离，若粘连远离切口，可不必分离，否则粘连分离后，新鲜粗糙可引起更加严重的粘连。

4. **子宫切口的选择**　尽量避开前次剖宫产手术切口，如上次为子宫下段横切口，这次可选择原切口稍上，新旧切口相距约1.5cm，否则新切口两侧缘，一边厚，一边薄，伤口不易缝合及愈合。切开

子宫肌层时，原则上以剪开为宜，上次为横切口时，剪刀应向上向两侧弧形上翘延长切口，否则手取胎头时，可能沿着原瘢痕向子宫下段撕裂，引起术中大出血，甚至损伤膀胱。上次手术为纵切口，本次改横切口，更不能撕开，否则原切口瘢痕裂开，使新旧两口形成十字形危险。

5. **术式选择**　腹膜内剖宫产术后，尤其行古典式剖宫产者，再次手术，可选择腹膜外剖宫产术式，而既往曾行腹膜外剖宫产术式者，应选择经腹腔手术的途径。若选择重复腹膜外剖宫产术式，由于前次腹膜外剖宫产术时对膀胱的剥离，术后膀胱与子宫下段形成粘连，再次重复剖宫产术常常失败，易损伤膀胱。

九、剖宫产率上升的问题

世界卫生组织对剖宫产率设置的警戒线为15%，目前，美英等国的剖宫产率均在警戒线以下，日本仅为7%。我国剖宫产率从20世纪60年代的5%左右上升到90年代初的20%。2011年世界卫生组织的调查报道指出，中国总剖宫产率高达46.5%，为世界第一。根据著名医学杂志《柳叶刀》2010年的数据，中国25%的剖宫产并不是出于医疗需要，即每年有500万例的剖宫产其实可以自然分娩。剖宫产率急速上升，给社会和家庭带来沉重的经济负担，浪费了极大的卫生资源。

（一）剖宫产率居高不下带给我们的思考

1. **医疗条件的改善和医疗技术的进步**　现代社会医疗条件较前有明显改善，胎儿电子监护系统，彩色多普勒超声等手段的应用，使医生能及早发现异常情况而选择剖宫产，但同时假阳性结果的增加也导致了不必要的剖宫产手术。许多以胎儿窘迫为指征行剖宫产的胎儿娩出时1分钟Apgar评分8分，甚至10分，另外如羊水过少、脐带绕颈等诊断在产前主要依靠超声结果，但超声本身的局限性使其不可能给出精确的结论，从而导致剖宫产的盲目增加。

孕妇对母婴安全的要求提高，一些易引起新生儿颅内出血、新生儿窒息的阴道助产方式如：胎头吸引、产钳已被拒用或停止使用，代替它们的是孕妇认为新生儿头不受挤压，能确保新生儿安全的剖宫产术，扩大了剖宫产指征。

随工作压力的增大和追求事业的意愿增高，导致晚婚晚育，使高龄初产的比例明显增加。生殖医学的迅猛发展与成熟，导致"试管婴儿"的比例上升。不论是高龄初产还是试管婴儿的孕妇，都认为

胎儿来之不易,就出现了"珍贵儿"的概念,孕妇和家庭为了胎儿的安全而首选剖宫产。

产科住院分娩条件优良,手术麻醉技术提高,医护人员剖宫产技术熟练,使手术操作时间明显缩短,为孕妇及家属所接受,更让很多仅仅有剖宫产相对指征的人坚定了剖宫产的信念。

2. 社会因素 目前剖宫产指征已不是单纯医学指征的范围,社会经济文化背景和医生的行医模式影响着对分娩方式的合理选择。由于计划生育,优生优育的观念已深入人心,人们愿望不仅要求围生儿存在,还要保证今后身体、智力发育正常,很多产妇与家属错误认为剖宫产较阴道分娩对胎儿安全而要求剖宫产。部分孕妇担心或不能忍受漫长的宫缩阵痛,对阴道分娩失去了信心和耐心,不论有无指征,强烈要求手术。受入学政策及假期的影响,每年的8月下旬和农历新年前后,都会有大量孕妇实施"择日"的剖宫产,更有甚者为了选择"良辰吉时"而要求剖宫产。

3. 医院方面 阴道分娩的影响因素复杂,过程千变万化,很难保证分娩的顺利与安全,在目前的社会背景下,提倡阴道分娩,降低剖宫产率使医师左右为难,对于要求手术者费尽心机劝其阴道试产,一旦成功,分娩者自然欢天喜地;一旦失败,家属对医生则是怨声载道,从而产生了医患矛盾及各种医疗纠纷。随着医疗纠纷的逐年增多给医生带来困扰,医院、社会和家庭不分担责任,使产科医生不得不对孕妇及其家属的要求采取妥协态度。部分产科医生及助产士为避免承担阴道分娩风险和医疗纠纷,也愿意选择剖宫产,这与产妇的意愿不谋而合。

(二)如何降低剖宫产率

1. 避免剖宫产指征的盲目扩大,创造阴道分娩条件 以胎儿窘迫为例,仅靠一时的胎心率异常或胎儿电子监护结果可能造成"过度诊断",应根据胎儿、胎盘、羊水、脐带、母体等多种因素的综合分析。对于一些较轻的妊娠合并症和并发症应给予充分试产,避免随意放宽手术产指征,过早手术终止妊娠。

2. 降低社会因素及不必要的剖宫产 加强产前宣教,进行心理调控,让孕产妇及家属了解自然分娩的生理过程和特点,客观分析阴道分娩和剖宫产利弊,争取家庭和社会的理解和支持。同时加强产时监护及沟通,提高助产技术,最大限度地保证母儿安全,才能消除孕产妇及家属对自然分娩的顾虑,得到理解和配合,以减少社会因素及不必要的

剖宫产。

3. 使用镇痛方法倡导阴道分娩 分娩镇痛的广泛应用是利国、利民、利己的好事。开展陪伴分娩和无痛分娩,缩短产程,能减少孕产妇对阴道分娩的恐惧感,增强产妇阴道分娩的信心,使孕产妇能舒适安静地完成分娩过程。同时对于医院来说,高层次的医疗服务提高了医院的竞争力,有利于妇产科医师助产技术的提高,为医院的可持续性发展注入了新鲜活力。

(丁依玲)

参 考 文 献

1. 苟文丽. 分娩学. 北京:人民卫生出版社,2003
2. 刘新民. 妇产科手术学. 第2版. 北京:人民卫生出版社,2004
3. Cunningham G, Levenol J, Bloom SI, et al. Williams Obstetries, 23rd Edition. New York:MaGraw-Hill, 2010
4. American Society of Anesthesiologists Task Force on Obstetric Anesthesia. Practice guidelines for obstetric anesthesia:an updated report by the American Society of Anesthesiologists Task Force on Obstetric Anesthesia. Anesthesiology, 2007, 106(4):843-863
5. Lumbiganon P, Laopaiboon M, Gulmezoglu AM, et al. Method of delivery and pregnancy outcomes in Asia:the WHO global survey on maternal and perinatal health 2007-2008. lancet, 2010, 375(9713):490-499
6. Nominato NS, Prates LF, Lauar I, et al. Caesarean section greatly increases risk of scar endometriosis. European, 2010, 152(1):83-85
7. Weimar CH, Lim AC, Bots ML, et al. Risk factors for uterine rupture during a vaginal birth after one previous caesarean section:a case-control study. Eur J Obstet Gynecol Reprod Biol, 2010, 151(1):41-45
8. Q Long, R Klemetti, Y Wang. Social Science and Medicine, 2010, 75(4):733-737
9. Guise JM, Denman MA, Emeis C, et al. Vaginal birth after cesarean:new insights on maternal and neonatal outcomes. Obstet Gynecol, 2010, 115(6):1267-1278
10. Gurol-Urganci I, Cromwell DA, Edozien L C, et al. The timing of elective caesarean delivery between 2000 and 2009 in England. BMC Pregnancy Child birth, 2011, 11:43
11. Larsson C, Saltvedt S, Wiklund I. Planned vaginal delivery versus planned caesarean section:short-term medical outcome analyzed according to intended mode of delivery. J Obstet Gynaecol Can, 2011, 33(8):796-802
12. T Tzur, AY Weintraub, E Sheiner. Timing of elective repeat caesarean section:maternal and neonatal morbidity

and mortality. J Matern-fetal Neo M,2011,24(1):58-64

13. Edgar DC,Baskett TF,Young DC,et al. Neonatal Outcome Following Failed Kiwi OmniCup Vacuum Extraction. J Obstet Gynaecol Can,2012,34(7):620-625

14. Mark Rollins,Jennifer Lucero. Overview of anesthetic considerations for Cesarean delivery. Br Med Bull,2012, 101(1):105-112

15. 朱逸博,李宏田,张亚黎. 1993 至 2010 年中国部分地区单胎初产妇剖宫产和孕妇要求剖宫产率变化趋势. 中华医学杂志,2012,92(25):1734-173

16. 中华医学会计划生育学分会. 剖宫产瘢痕妊娠诊断与治疗共识. 中华医学杂志,2012,92(25):1731-1733

17. Huma Naz,Muntiha Sarosh,Shabana Parveen. Fetomaternal morbidity associated with vacuum versus forceps delivery. Pak J Surg,2012,28(2):126-129

18. Timor-Tritsch IE,Monteagudo A. Unforeseen consequences of the increasing rate of cesarean deliveries:early placenta accreta and cesarean scar pregnancy. AJOG, 2012,207(1):14-29

19. T Taguchi,S Mabuchi,T Kimura. Cesarean scar abscess: A case report and a review of the literature. OJOG, 2012,2:244-246

20. Hobbs A,Cockerham R. Managing hypotension during anaesthesia for caesarean section. Anaesthesia and Intensive Care. Medicine,2013,14(7):280-282

21. C Wloch,J Wilson,T Lamagni. Risk factors for surgical site infection following caesarean section in England. BJOG-Int J Obstet Gy,2013,120(4):509-510

22. World Health Organization Odon Device Research Group. Feasibility and safety study of a new device (Odón device) for assisted vaginal deliveries:study protocol. Reprod Health,2013,7(10):33.

第四节 分娩镇痛

一、概述

分娩镇痛(labor analesia)即指产妇在自然分娩过程中接受的镇痛技术。分娩镇痛技术的发展至今已有160多年历史,一直伴随着现代麻醉技术的不断更新而发展。1846 年 10 月 16 日,美国 Morton 医师最先演示了应用乙醚吸入实施外科手术麻醉,这一天成为近代麻醉学历史的开端。而分娩镇痛历史只比现代麻醉学开端晚了一年,即 1847 年 10 月,Simpson 医师将氯仿进行分娩镇痛的观察结果发表在《柳叶刀》杂志上,此标志着分娩镇痛历史的开端。1946年腰麻用于分娩镇痛。1938 年美国的 Graffagnino 和 Seyler 医生行腰部硬膜外阻滞实施于分娩镇痛。

1961 年 Bromage 证明了分娩时产痛的脊髓传入通路,推动了腰部硬膜外镇痛技术的应用。

二、分娩疼痛的特点

(一) 分娩痛的产生机制(图 4-7)

分娩痛是生理性疼痛,有别于其他任何病理性疼痛。它的特点是随着子宫收缩开始而疼痛开始并逐渐加剧,随着分娩完成疼痛自行缓解。

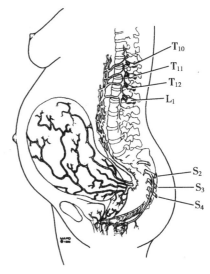

图 4-7 分娩疼痛的神经传导及支配

(二) 分娩痛的程度和部位

1. 分娩痛的程度 大多数初产妇和经产妇在阴道分娩时都会感到不同程度的疼痛。大约有50% 的产妇分娩时感受到剧烈疼痛,认为难以忍受(其中 20% 的产妇感到极其严重的疼痛,甚至可达"痛不欲生"的地步);35% 的产妇感受到中等程度的疼痛,认为可以忍受;仅 15% 的产妇分娩时有轻微的疼痛感觉。但初产妇和经产妇的疼痛比率有所不同,10% 的初产妇和 24% 的经产妇分娩时经历轻度或中等程度的疼痛;30% 的初产妇和经产妇均感到严重的疼痛;38% 的初产妇和 35% 的经产妇会感到非常严重的疼痛;22% 的初产妇和 11% 的经产妇可达"痛不欲生"的地步,表明初产妇比经产妇在阴道分娩时要经历更大程度和更长时间的分娩疼痛。

2. 分娩痛的部位 绝大多数产妇分娩痛的部位在腹部和背部。Melzack 和 Schaffelberg 为了弄清具体疼痛部位,对 46 位产妇进行了研究,结果表明,46 位全部腹部疼痛,其中 44 位(96%)在子宫收缩时最痛,31 位(74%)疼痛部位在后背下部,19位(41%)只有在宫缩时才感到背痛。

（三）影响分娩痛的因素

1. **身体因素** 产妇的年龄、产次和身体条件等身体因素,与分娩时宫颈口的大小、胎儿大小和产道条件等因素相互作用,决定着分娩痛的程度和持续时间。

年轻产妇经历产痛时表现出更多的忧虑,而40岁以上的产妇经历更长和更严重的产痛。在分娩早期,初产妇比经产妇经历更严重的分娩痛,而分娩晚期正相反。

2. **生理生化反应因素** 大量研究表明,分娩痛可使母体内血浆 β-内啡肽、β-促脂素和促肾上腺皮质激素(ACTH)水平升高,这些数值在分娩时和产后短时间内达到高峰,往往是分娩前或非产妇的 4～10 倍。β-内啡肽在产程中成为了母体中内在的镇痛剂。另外,体内阿片物质也可提高痛阈。有研究表明,子宫内的羊水也可产生镇痛作用。

3. **心理因素** 产妇在分娩时的心理状态、对分娩方式选择的态度和情绪均影响着分娩痛的程度。产时的恐惧、忧虑和担心均可增加产痛程度并影响产痛行为。因此,产程中由产妇的丈夫陪产,可有效缓解产痛,并给予妻子精神上的安慰与支持。同样,加强产前教育,发放分娩知识的教育材料均可起到产妇分娩时分散疼痛注意力的作用。

4. **文化和种族因素** 由史以来,文化和种族因素被认为是影响分娩痛忍受力和疼痛行为的重要因素。比如,意大利人、有拉丁文化背景的人或地中海地区的犹太人在分娩痛时表现非常情绪化,往往夸大疼痛程度;而英国人、斯堪的纳维亚人、亚洲人、美国印地安人和爱斯基摩人对疼痛反应有较强的克制力,表现出较少的疼痛行为。

（四）分娩痛对母婴的影响

大量临床观察发现,分娩时的剧烈疼痛除了有助于产科医师判断产程进展外,对产妇和胎儿无任何益处。其所产生的一系列体内的神经内分泌反应可引起胎儿和母体的一系列病理生理变化,见表4-6。

表4-6 分娩痛对母婴的影响

生理作用	对产妇的影响	对胎儿的影响
基础代谢率增加	氧需增加	胎儿氧合减少
氧需增加、过度通气	呼吸性中毒、脱水、间隙性呼吸停顿和低氧血症	氧合减少
心动过速、血压升高	有严重心血管疾病者可致心血管失代偿（尤其在高龄产妇）	胎盘血流减少,胎儿酸中毒
高糖血症、血脂肪酸增加	酮体增加、酸中毒	胎儿酸中毒
儿茶酚胺增加（以及ACTH、ADH）	血管收缩和心血管负荷过大、氧耗增加、子宫收缩受影响	胎盘血流减少、胎儿酸中毒
代谢性酸中毒加剧（低氧血症、脱水）	代谢性酸中毒	胎儿酸中毒
儿茶酚胺引起胃泌素增加	胃内容物滞留、胃内酸性增加导致恶心呕吐	
心理影响	焦虑、恐惧、喊叫、不合作、产后抑郁症	

（五）缓解分娩疼痛的益处

有研究表明,硬膜外镇痛通过阻断伤害刺激的传入和交感神经的传出,可有效减少儿茶酚胺、β-内啡肽、ACTH 和皮质醇的释放,从而降低产妇的应激反应,并减少由疼痛引起的心输出量增加和血压升高,减少产妇不必要的耗氧量和能量消耗,防止母婴代谢性酸中毒的发生。有效的分娩镇痛可避免子宫胎盘的血流量减少,改善胎儿的氧合供应,还可增加顺产的几率。

三、分娩镇痛方法

理想的分娩镇痛方法必须具备五个特征:

1. 对母婴影响小。

2. 易于给药,起效快,作用可靠,满足整个产程的需求。

3. 避免运动阻滞,不影响宫缩和产妇运动。

4. 产妇清醒,可参与生产过程。

5. 必要时可满足手术需要。但迄今为止尚未遴选出任何一种完全满足以上要求的镇痛方法。

分娩镇痛方法分为两大类:非药物性分娩镇痛法和药物性镇痛法。

(一)非药物性分娩镇痛法

非药物性镇痛法主要有:①精神预防性镇痛法;②针刺镇痛;③经皮电神经刺激仪;④水中分娩。

(二)药物性镇痛方法

1. 吸入性镇痛法

(1) 氧化亚氮(N₂O)。

(1) 氧化亚氮(N_2O)。

(2) 安氟烷(enflurane)和异氟烷(isoflurane)。

2. 全身使用阿片类药物 最常用的分娩镇痛的阿片类药物有哌替啶(methidine)、芬太尼(fentanyl)、阿芬太尼(alfentanil)、舒芬太尼(sufentanil)及瑞芬太尼(remifentanil)。瑞芬太尼是分娩镇痛中最具有良好应用前景的全身阿片类药物,尤其适用于有椎管内阻滞禁忌的产妇。

3. 局部神经阻滞法 此种镇痛方法由产科医师实施,主要包括宫颈旁阻滞(paracervical block)和会阴神经阻滞(pudendal nerve block)或会阴浸润阻滞。

4. 椎管内神经阻滞法 椎管内阻滞含硬膜外阻滞、腰麻-硬膜外联合阻滞分娩镇痛术和连续蛛网膜下腔阻滞三种方法,硬膜外阻滞还包括骶管阻滞。硬膜外阻滞麻醉自全球广泛应用已有100年历史,仍为手术区域阻滞麻醉的主要方法。同样,它也是国内外麻醉界公认的镇痛效果最可靠、使用最广泛的药物性的分娩镇痛方法,镇痛有效率达95%以上。但硬膜外阻滞的"无痛分娩"技术所要求产生的效果是"镇痛",而不是"麻醉"。"镇痛"与"麻醉"概念的本质区别在于"镇痛"应没有意识消失和没有运动神经阻滞,即达到"可行走的硬膜外分娩镇痛"(walking epidural analgesia)。其优点是镇痛效果好,可做到完全无痛,尤其适合于重度产痛的产妇;产妇清醒,可进食进水,可参与产程的全过程;几乎无运动神经阻滞,产妇可下地行走;还可灵活地满足产钳和剖宫产的麻醉需要,为及早结束产程争取了时间;随着新的给药方式——腰麻硬膜外

联合阻滞镇痛(combined spinal-epidural analgesia, CSEA)和产妇自控硬膜外镇痛(patient controlled epidural analgesia, PCEA)技术及新的药物——罗哌卡因(Ropivacaine)的出现,提高了分娩镇痛技术的质量,对母婴和产程几乎无任何影响。但缺点为技术含量高,需要由掌握麻醉专业技能的麻醉科医师来操作,也就是说给药不简便;有技术风险,仍有3%的镇痛失败率;若镇痛药物剂量和浓度选择不当时,对运动阻滞、产程及母婴产生不良影响。

(1) 连续硬膜外镇痛技术:即"可行走的硬膜外镇痛"(walking epidural analgesia),是指运动阻滞最小的硬膜外镇痛。它可减轻运动阻滞的程度,使产妇在产程早期能够下床活动,提高产妇的满意程度并减少器械助产的机会。其优点在于:更自然,提高了产妇的自控能力和自信心,产妇可活动下肢,减少了置入尿管的机会及护理的负担。直立位可缓解疼痛,缩短产程,自然分娩率增高。但由于担心低血压、头晕而致产妇摔倒,因此直立行走时注意检查产妇的下肢活动能力,产妇行走应有人陪伴。要达到仅有镇痛而没有麻醉或运动阻滞作用而需采取的方法有:①选用感觉运动阻滞分离特性明显的局麻药物,以罗哌卡因(ropivacaine)为分娩镇痛的首选药物;②使用单位时间内最少药量和最低的药物浓度;③利用局麻药和阿片类药物的协同作用,可减少局麻药的用量,以达到最小运动阻滞的目的;④采用患者自控镇痛(PCEA)的给药方式可将局麻药的用量减少25%～65%;⑤将首次剂量的镇痛药注入蛛网膜下腔(即采用腰麻-硬膜外联合阻滞技术)可将整个产程所需的镇痛药量减少一半。

(2) 腰麻硬膜外麻醉联合镇痛(CSEA)

1) 操作技术:宫口开至大于1cm时,产妇取侧卧位,采用腰麻硬膜外联合麻醉包,严格按无菌操作。通常选择$L_{2\sim3}$或$L_{3\sim4}$椎间隙穿刺。

2) 给药方法:蛛网膜下腔可注射以布比卡因和罗哌卡因为代表的局麻药物,也可注射以芬太尼或舒芬太尼为代表的阿片类药物,还可注射局麻药和阿片类药物的混合液。布比卡因单次剂量不超过2.5mg,罗哌卡因单次剂量不超过3mg,芬太尼单次剂量不超过25μg,舒芬太尼单次剂量不超过10μg。布比卡因和罗哌卡因由于蛛网膜下腔给予的药物剂量非常小,仅为剖宫产腰麻药量的1/4～1/5,因此无需考虑药物的比重问题,只需稍加稀释操作时容易推注即可(表4-7)。

表4-7 蛛网膜下腔注射常用药物及其作用时间

药名	常用剂量	常用浓度	维持时间(min)
F	10~25μg	10~25μg/ml	60~90
S	5~10μg	5μg/ml	60~90
B	1.25~2.5mg	0.125%~0.2%	30~60
R	2~3mg	0.125%~0.2%	30~60
B+F	2.5mg B+25μg F	25μg/ml F+0.125% B	60~90
R+F	3mg R+25μg F	25μg/ml F+0.125% R	60~90
B+S	2.5mg B+10μg S	10μg/ml S+0.125% B	60~90
R+S	3mg R+10μg S	10μg/ml S+0.125% R	60~90

注:F:芬太尼;S:舒芬太尼;B:布比卡因;R:罗哌卡因

四、并发症防治

硬膜外镇痛在产科仍保持着较高的安全纪录。英国1970年至1984年的15年间,因硬膜外麻醉造成产妇死亡的仅9例,而同期由全身麻醉造成产妇死亡的有127例。1990年Scott医师报道了505 000例接受硬膜外麻醉或镇痛的产妇中,108例(1/4676)有神经并发症,其中58例(1/8707)与麻醉技术有关,其中5例(1/101 000)遗留永久性神经伤害。

(一)椎管内阻滞的副作用

产科椎管内阻滞镇痛的常见副作用(表4-8)为血压下降,尤其在蛛网膜下腔注射布比卡因或罗哌卡因后更为常见。预防及治疗措施为:镇痛前预先静脉输入等张无糖晶体液500~1000ml;蛛网膜下腔注射镇痛药物后,让产妇左侧卧位或平卧位时将右髋部用一软质楔形垫垫高,使体位稍向左侧倾斜;若血压尚未回升,静脉给予麻黄素。椎管内阻滞分娩镇痛的产妇体温常升到38℃以上,初产妇发生率为19%,经产妇发生率为1%。发生原因不清,推测可能原因为接受了分娩镇痛的产妇出现产程延长,导致宫内感染的可能性增加;另外,镇痛引起的应激内分泌-免疫网络平衡被打破,从而导致发热。这就需要产科医师密切观察产程及胎心变化,若发现产妇体温升高或怀疑宫内感染时,应采取相应措施加以解决。

产程中硬膜外镇痛可有10%的镇痛效果不足,而另需从硬膜外导管额外追加镇痛药物。

(二)椎管内分娩阻滞镇痛的并发症

1. 穿破硬脊膜 实施硬膜外间隙穿刺时,穿破硬脊膜并不少见。20世纪50年代开始推广单次法时,穿破率在10%以上;60年代以后普遍采用连续法,穿破率下降到2%~3%,随着经验的积累,目前国内穿破率已下降到0.27%~0.60%。自2001年8月以来的12年间,共计实施硬膜外或腰麻硬膜外联合镇痛技术13 000例分娩镇痛,穿破率为0.20%。

表4-8 椎管内阻滞分娩镇痛的副作用

副作用	发生率(%)
低血压	
腰麻或腰麻硬膜外联合阻滞	4.70
硬膜外	1.0
发热(T>38℃)	
初产妇	19.0
经产妇	1.0
穿刺后头痛	
腰麻或腰麻硬膜外联合阻滞	1.00~2.77
硬膜外	2.0
短暂胎心率减慢	8.0
皮肤瘙痒(单纯用阿片类药物)	
硬膜外	1.3~26.0
腰麻或腰麻硬膜外阻滞	41.0~85.0
恶心呕吐	0.6~40.0
产后尿潴留	0.6~11.7
镇痛效果欠佳(硬膜外)	9.0~15.0

(1)原因:硬膜外阻滞穿破硬膜的原因有操作因素及产妇因素两方面。操作因素是由于麻醉科医师换了一个新的操作环境——产房,对操作台及周围环境会产生不适应的感觉;操作技术不过硬,穿刺时麻痹大意,由于图快而进针过猛及偶然失误等。产妇因素为由于腹部膨隆,脊柱不易弯曲或过度肥胖,体位不理想使穿刺间隙摸不清而造成穿刺困难。

（2）预防：预防的首要措施在于思想上重视，每次硬膜外穿刺操作都应谨慎从事；对于硬膜外穿刺的初学者不要安排在产房从事分娩镇痛工作；每次必须严格按正规操作规程实施，其中更重要的是第一次试验量。

（3）穿破后处理：一旦硬脊膜被穿破，最好更换间隙（在原间隙的上一间隙）重新进行硬膜外间隙操作，并向头侧置管4cm。硬膜外导管中注入胶体溶液（贺斯、万汶或低分子右旋糖酐）20～30ml。并静脉加快输液量，产后嘱咐产妇平卧并多饮水，数日头痛即可缓解。

2. 穿刺针或硬膜外导管误入血管 硬膜外有丰富的血管丛，穿刺针或导管误入血管并不罕见，发生率据文献报道在0.2%～2.8%之间，尤以足月妊娠者，硬膜外间隙静脉怒张，更容易刺入血管。误入血管会因鲜血滴出或硬膜外导管中有鲜血流出而被发现。若局麻药直接注入血管而有可能发生毒性反应。可将硬膜外导管稍稍往外拔直至回抽无鲜血为止，若硬膜外导管已几乎全部拔出仍有回血时，可在原间隙或更改间隙进行重新穿刺。

3. 硬膜外导管折断 这是连续硬膜外阻滞常见并发症之一，发生率约为0.057%～0.2%。导管折断原因为：

（1）遇导管尖端越过穿刺针斜面后不能继续进入时，正确的处理方法是将穿刺针连同导管一并拔出，然后再穿刺，若错误地仅将导管拔出，已进入硬膜外间隙的部分可被锐利的斜面切断。

（2）若导管质地不良而易变硬变脆，现在经常使用聚四氟乙烯材料的一次性硬膜外导管可防止折断事故，但还应在皮肤固定时，用棉纤维衬垫，避免导管在穿出皮肤处呈锐角弯曲。

（3）极少数产妇产后拔除硬膜外导管时出现拔管困难，可能由于椎板或脊椎韧带将导管夹住，若强力拔出会拉断导管，此时应让产妇再处于原先穿刺时相同的体位，慢慢外拔，或用热敷或在导管周围注射局麻药，这些措施都有利于导管拔出。

4. 注药液误入硬膜外间隙或蛛网膜下腔 误注药液入硬膜外腔或蛛网膜下腔是严重的医疗差错，有时后果会很严重。发生错误的原因：一是药液混放，二是核对药物制度不严格，而粗心大意是主要原因。椎管内分娩镇痛技术是有创操作，是医疗性服务项目，必须和其他麻醉工作一样，不应发生的合并症必须坚决杜绝，否则这种错误的性质及其严重后果难以取得产妇及其家属的谅解，甚至受到法律的追究，因此，麻醉医师必须充分认识其严重性。

5. 腰麻后头痛（postdural puncture headache，PDPH）

（1）临床症状：PDPH的典型症状为由平卧位转为坐位或直立位时出现剧烈头痛，尤其在咳嗽或突然活动时疼痛加剧，在平卧位时疼痛缓解。疼痛性质为钝痛，并感觉头部发沉。疼痛部位为枕部向头顶放射甚至达前额部及颈部。四肢伴有轻度无力，并主诉以前从未有过此种头痛症状。PDPH可穿刺后立即发生，也可发生在数日后，据统计，最常见是在48小时内。头痛持续时间数小时至几个月不等（若不治疗的情况下）。但大多数头痛在4日后即可缓解。伴随症状有恶心、呕吐、情绪低沉、视觉改变（发生率0.4%）和听觉失衡（发生率0.4%）。

（2）PDPH的原因：PDPH的病因复杂。最常见的原因是脑脊液从刺破的硬脊膜不断流出造成脑脊液的压力降低所致。正常人体水平位时脑脊液压力为7～20cmH$_2$O，直立位时压力升至54cmH$_2$O以上，而硬膜外腔隙又是闭合的，所以在直立位时蛛网膜下腔内的脑脊液压力为54～68cmH$_2$O，就很容易使脑脊液随着压力梯度漏入到硬膜外腔。研究发现，往硬膜外腔注射生理盐水或血液可补充硬膜外腔的压力以达到缓解头痛的目的。

其次，引起PDPH的另一个原因可能是颅内血管扩张。颅内压由颅内三个组成部分所决定：脑组织（85%），脑血容量（5%～8%）和脑脊液（7%～10%）。脑脊液的丢失使脑血管收缩以增加脑血容量，血管收缩刺激了血管周围的张力感受器导致头痛的发生。

（3）PDPH的发生率：发生PDPH的高危人群包括：年轻患者、女性患者、孕产妇和产后妇女。老年人尤其60岁以上的头痛发生率明显下降，尽管原因尚不清楚，但与老年人的脑脊液压力偏低有关。产妇的PDPH的发生率是非产妇的两倍。

（4）预防措施

1）腰穿针的直径：研究表明，腰穿针的直径与术后头痛有密切关联（表4-10）。腰穿针的直径与PDPH发生率成正比关系，腰穿针越粗，PDPH发生率越高。常用的国产腰穿针为22G，头痛发生率为5.4%～26.0%，而腰硬联合套件中的腰穿针为25G或27G，更细化，头痛发生率大大降低。北京大学第一医院做过的80 000余例腰硬联合麻醉与镇痛，除硬膜外针刺破硬脊膜而导致的术后头痛外，使用腰硬联合套件中的25G腰穿针所致的PDPH

发生率为 0.4%。即使头痛发生,出现症状也较轻,无需特殊处置,可自行缓解。

表4-10 腰穿针的号数与头痛的关系

针的号数(G)	头痛发生率(%)
22	14.0
23	9.5
24	6.0
25/26	3.5

2)针尖斜面的方向:1926年Green就推测,若在进行蛛网膜下腔穿刺时,穿刺针尖的斜面平行于硬脊膜的纤维时,缺损更小而减少脑脊液的外漏;若穿刺针尖的斜面垂直于硬脊膜时,切割了纤维,导致解剖缺损加大而使脑脊液外漏增多。

3)针尖的设计:腰穿针的针尖形状决定着PDPH的发生率。传统的腰穿针为斜面式针尖,穿破硬脊膜时是切割纤维,因此损伤大;而腰硬联合套件中的Whitacre腰穿针为笔尖式的,穿破硬脊膜时是挤开纤维,因此脑脊液的渗漏明显减少,从而有效降低PDPH的发生率。

4)腰穿针的穿刺角度:腰穿针的穿刺角度也可能会影响硬脊膜破口的大小。1977年Hatfalvi报道600余位用20G腰麻针行腰麻未出现术后头痛,而这些患者全部接受侧入法穿刺。并发现若与硬脊膜呈30°角度进针,则脑脊液渗漏比60°和90°进针明显减少。这是由于侧入时,相邻膜组织使硬脊膜上的破口不能相互重叠,而产生"封口"效应。

5)患者体位:患者在接受腰穿刺操作时,经常处于弯曲的体位,易使腰穿针正中刺入蛛网膜下腔,此体位使硬脊膜伸紧,易使穿刺破口扩大。因此,有学者建议,采取俯卧位或松弛体位进行腰穿,但在实际操作工作中有一定困难。

6)所用药物:蛛网膜下腔注射药物尤其是局麻药物对术后头痛发生率有影响。PDPH发生率依次为蛛网膜下腔注射利多卡因>布比卡因>丁卡因-普鲁卡因复合物,注射药液中加入葡萄糖会增加PDPH发生率,而加入肾上腺素或芬太尼可减低PDPH发生率。

五、分娩镇痛运作难点及解决办法

分娩镇痛技术本身对麻醉医师来讲并无难度。其广泛推广实施(公立医院为甚)的桎梏不是技术问题,而是涉及医疗体制、价格体系及就医环境等多方面因素。要建立适合中国国情的分娩镇痛的医疗服务体系。该体系由工作场所-产房、人力资源-麻醉科医师和助产士、政策和医疗制度所组成。应由如下方法解决:

(一)合理的产房布局及完善的监护配备

产房内由待产室、分娩室、麻醉操作室、产科重症监护室、护士办公室、麻醉科医生办公室和产科麻醉办公室等重要部门所组成。

1. **待产室** 待产室主要收留第一产程的产妇,可以由其丈夫及家属陪待产。由于待产室不具备消毒隔离的条件,因此最好不要作为麻醉操作的场所。

2. **分娩室** 分娩室是为已进入第二产程的产妇准备的,是新生命诞生的地方。大多数非新建医院均未设置麻醉操作室,分娩室也可兼做麻醉操作的场所。因此必须具有为阴道分娩或剖宫产所需的麻醉装备,这些装备在质量上应与普通手术室相同。此外,还必须配备心电监护仪(有心电图、血压、氧饱和度和呼吸监测)、胎心监测仪和麻醉抢救设备。

(二)高素质的分娩镇痛医疗服务团队

椎管内阻滞的分娩镇痛技术是镇痛效果最好的分娩镇痛方法,也是西方发达国家普遍采用的分娩镇痛方法,国外早已将分娩镇痛列入常规的医疗服务项目。我们国家分娩镇痛刚刚处于起步阶段,各种制度和人力资源组成尚未形成雏形,因此,亟需我们摸索并建立一个适合中国国情的分娩镇痛的医疗服务体系。分娩镇痛医疗服务团队最基本的组成是产科和麻醉科的全体医护人员,其中最直接参与此工作的医务人员是专职产科麻醉医师、产科医师及助产士。

分娩镇痛是麻醉科医师责无旁贷的工作职责。因分娩镇痛要求24小时值班,而人手不足是绝大多数医院面临的问题。

助产士在分娩镇痛的工作中起着不可估量的作用。在产房的护理工作中,助产士在获取产妇有关疼痛信息方面起了极其重要的作用。创造一个有信任感的环境,增强了产妇接受镇痛及其相关治疗信息的愿望,更有助于帮助麻醉科医师调整疼痛治疗方案。在帮助产妇控制疼痛之前,助产士应掌握有关疼痛的心理、分娩镇痛方法及新技术患者自控镇痛技术(PCA)治疗等方面的知识。此外,助产士在原有工作范畴之外还增加了宣传分娩镇痛技术、选择分娩镇痛时机、配合麻醉医师操作、监护母儿生命体征等工作内容。

（三）建立完善的规章管理制度

1. 产房中的分娩室需配备的抢救用品及监护设备

（1）氧气、麻醉机（可加压给氧）、吸引器、心电监护仪（包括 ECG，BP，SaPO₂）、CTG（胎心宫缩描记仪）。

（2）麻醉抢救设备：喉镜、气管导管、牙垫、加压呼吸囊、吸痰管等。

（3）麻醉药物及常用抢救药物。

（4）麻醉器械（穿刺包、镇痛泵、手套、固定胶布等）。

（5）所有麻醉穿刺操作均在分娩室或麻醉操作室中进行，分娩室或麻醉操作室的空气消毒参照手术室标准。

（6）待产室的布置应温馨、舒适，家属可陪待产。

2. 严格执行分娩镇痛（椎管内阻滞技术）的适应证。

3. 分娩镇痛的操作常规及具体工作程序。

4. 麻醉科医师及助产士的分工职责。

5. 麻醉药品的管理制度。

6. 24 小时交接班制度及病历书写制度。

7. 分娩镇痛的业务培训制度。

8. 对孕产妇的产前教育培训及分娩镇痛的宣传工作。

六、相关问题探讨

（一）对产妇子宫收缩、产程进展及分娩方式的影响

准确地评估椎管内阻滞镇痛对产程和剖宫产率的影响尚存在一定难度，因为产科四要素（产力、产道、胎儿和精神心理因素）中，分娩镇痛只影响了其中一个因素——精神心理因素，而其他三个产科因素相互交叉作用，均可干扰研究结果的一致性。Leighton 认为，硬膜外分娩镇痛对剖宫产率、器械助产率和第一产程均无影响，但可延长第二产程，增加缩宫素的用量。国内研究表明，硬膜外分娩镇痛术可引起子宫收缩力的一过性下降，但与子宫收缩激素无关，对整个分娩过程无不良影响。其他资料则表明，硬膜外或腰麻硬膜外联合镇痛的分娩镇痛可使缩宫素使用比率增加，并导致第一产程和第二产程延长，器械助产率增加，但可有效降低剖宫产率，不增加产后出血及新生儿窒息的发生率。其中联合镇痛组和硬膜外组产妇镇痛后活跃期分别延长 84 分钟和 116 分钟，第二产程分别延长 13 分钟

和 14 分钟，而镇痛后产钳助产率增加的主要原因为胎心异常。这与 Sharma 等荟萃分析结果的结论一致。Sharma 的研究结果显示椎管内阻滞分娩镇痛可增加缩宫素用量，延长产程，增加助产率，但不增加剖宫产率。我们与国外在硬膜外或联合镇痛行分娩镇痛时的镇痛药物配方及镇痛时机几乎无差别，甚至在单位时间内所使用的药量要比国外少，因此没有理由放弃椎管内阻滞的分娩镇痛技术，只要新生儿有良好的结局，就已经达到分娩镇痛的预期目的了，毕竟"鱼"和"熊掌"不可兼得。但对麻醉科医师和产科医师仍有更高的要求，需要我们不断努力探索与研究，力争将分娩镇痛对产程及分娩方式的不利影响因素降至最低。

（二）分娩镇痛方法的选择及镇痛效果评价

理想的分娩镇痛模式应为，医院应提供尽可能多样的分娩镇痛技术（包括各种非药物性和药物性的分娩镇痛方法），产妇可根据对分娩镇痛知识的了解程度、自身产痛的感觉程度、产程进展程度及经济承受程度等因素来自主选择分娩镇痛方法。因为分娩镇痛是产妇的权利，选择何种分娩镇痛方法，同样也是产妇的权利。因此，建议在产程中可采取两种或两种以上的分娩镇痛模式，潜伏期产痛较轻微，应以非药物性镇痛（导乐式分娩或韩氏镇痛法）为主；进入活跃期后，产痛加剧，应以椎管内阻滞镇痛方法为主。笑气吸入镇痛法适用于各个产程，使用方法较简便，更适于在基层医院推广应用，但要求必须由麻醉科医师参与，按麻醉常规实施，并配备必要的抢救监护设备，以策安全。

（三）腰硬联合阻滞技术的利弊

CSEA 已成为产科较普遍使用的麻醉与镇痛方法。罗哌卡因 2～3mg 或布比卡因 1.25～2.5mg 可作为蛛网膜下腔给予的局麻类药物，其优点为起效快，镇痛效果极佳，几乎无运动阻滞。缺点为镇痛时效短，仅为 30～50 分钟。而产程中后续的镇痛作用依赖的是硬膜外间断或持续给药。CSEA 分娩镇痛通常还使用速效的脂溶性麻醉药物鞘内注射，例如芬太尼 10～25μg 或舒芬太尼 2.5～10μg，可维持大约 2～3 小时。有研究表明，舒芬太尼用于国人分娩镇痛的合适剂量为 5～6μg，期间产妇可以行走。舒芬太尼 2.5μg 和布比卡因 2.5mg 复合用药能迅速产生镇痛作用，时效比单独使用舒芬太尼要长。

CSEA 与普通硬膜外麻醉技术同样安全，但可能在少数产妇发生的副作用及并发症包括：皮肤瘙痒、恶心呕吐、低血压、尿潴留、胎心过缓、

产妇呼吸抑制和腰麻后头痛等。蛛网膜下腔使用阿片类药物使子宫张力增加并可导致胎儿心动过缓，这可能与阿片类药物能降低母体儿茶酚胺浓度有关。但国外新近文献报道，在行 CSEA 后发生胎儿心动过缓及紧急剖宫产等并发症的几率并未增加。在使用腰硬联合套件进行分娩镇痛的前提下，传统的腰麻后需去枕平卧的体位与降低 PDPH 无关。舒芬太尼和芬太尼引起的中枢性呼吸抑制的实际发生率很低，仅偶有报道，但在 CSEA 中要引起足够的重视。这种呼吸抑制一般出现迅速，因此，任何接受 CSEA 的患者在蛛网膜下腔给予阿片类药物后，均需监测其呼吸功能 20 分钟以上。

（四）腰部硬膜外患者自控镇痛注药法（patient controlled epidural analgesia，PCEA）

PCEA 是将设定好数据的镇痛泵与硬膜外导管连接，由产妇根据宫缩疼痛的程度而自行控制给药达到镇痛的方法。有研究表明局麻药在产妇中有效剂量变化很大，这与产妇在分娩疼痛上具有较大的个体差异有关。

PCEA 的优点：①最大限度地减少了药物的使用剂量；②改善了患者的满意度；③维护了患者的自尊；④减少了患者的焦虑；⑤由于患者自控镇痛，对药物剂量过大或不足的抱怨减少；⑥分娩过程中可灵活掌握感觉阻滞的平面；⑦减轻了医务人员的工作负担。

PCEA 的缺点：①对不愿接受或不理解此技术的患者镇痛往往失败；②医务人员不熟悉此技术或不熟悉镇痛泵的设定，也可使镇痛失败；③镇痛泵故障，如程序错误可使镇痛失败或产生毒性反应；④感觉平面阻滞不足或过广；⑤容易忽略对患者的观察，临床应用中多种因素可影响 PCEA 的成败，其中所用药物及浓度、单次剂量、锁定时间及持续背景输注速度尤为重要，如设定不好可导致 PCEA

镇痛效果失败；⑥泵的使用价格较高。

多数研究者在间断或持续硬膜外给药时均采用低浓度的局麻药与阿片类药物混合液，以达到最佳镇痛效果和最大限度的安全，减少副作用的发生。

（曲　元）

参考文献

1. Findley I, Chamberlain G. ABC of labour care-relief of pain. BMJ,1999,318(7188):927-930
2. Freeman M, Kitty M, Franssen T, et al. Remifentanil patient controlled analgesia versus epidural analgesia in labour. A multicentre randomized controlled trial, BMC Pregnancy and Childbirth,2012,12:63
3. Silva M, Halpern SH. Epidural analgesia for labor:Current techniques. Local and Regional Anesthesia,2010,3,143-153
4. 曲元,吴新民,赵国立,等. 规模化分娩镇痛的可行性. 中华麻醉杂志,2003,23(4):268-271
5. 吴新民,陈倩. 分娩镇痛. 北京:人民军医出版社,2006
6. 曲元,黄宇光. 临床麻醉系列丛书——妇产科麻醉分册. 北京:北京大学医学出版社,2011
7. Leighton L, Halpern H. The effects of epidural analgesia on labor, maternal, and neonatal outcomes:a systematic review. Am J Obstet Gynecol,2002,186(5):S69-77
8. 刘玉洁,曲元,张小松,等. 蛛网膜下腔阻滞加硬膜外阻滞对母儿预后及分娩方式的影响. 中华妇产科杂志,2005,40(6):372-375
9. Sharma K, McIntire D, Wiley J, et al. Labor analgesia and cesarean delivery:an individual patient meta-analysis of nulliparous women. Anesthesiology,2004,100(1):142-148
10. 胡祖荣,曹培如,佘守章等. 鞘内不同剂量舒芬太尼在腰硬联合阻滞分娩镇痛中应用. 中国疼痛医学杂志,2006,12(6):338-340

第五章 产褥期相关疾病

产褥期相关疾病是发生在产后 6 周内的疾病，一般包括产褥感染，晚期产后出血，产后抑郁症（部分源于产前抑郁），其中在临床中较为常见的为产褥感染，病情往往比较凶险的为晚期产后出血，产后抑郁症近年有发病率增多的趋势，并日益受到重视。上述产褥期疾病的发生与产前及产时妊娠合并症，并发症和所接受的医疗干预均密切相关，积极预防是减少和控制产褥期疾病的关键。

第一节 产 褥 感 染

产褥感染指分娩及产褥期生殖道受病原体感染引起局部或全身的炎症变化。发病率为 1% ~ 7.2%，是产妇死亡的主要原因之一。严重的子宫内膜炎或子宫肌炎经治疗无效有可能切除子宫，导致患者丧失生育能力。

（一）产褥感染的病因变迁

产褥感染的病因包括产妇营养不良、卫生条件差、孕期贫血、妊娠晚期性生活、胎膜早破、羊膜腔感染、慢性疾病、产科手术操作、产程延长、产前产后出血过多等，机体抵抗力下降，均可成为产褥感染的诱因。

近年来，随着生活质量的提高，营养不良，卫生条件差导致的产褥感染逐渐减少，而随着人们对生育结局要求的提高，以及医疗环境的改变，有些国家，包括我国，随着麻醉技术及手术技能和胎儿监护水平提高及多种社会因素影响，剖宫产率不断上升，剖宫产手术引起的产褥感染，主要为子宫内膜炎，逐年上升。但剖宫产是否为产褥感染的危险因素，国内外研究观点不一致，Eugene 等对 1998—2003 年马萨诸塞州计划剖宫产和计划阴道分娩患者的结局进行了研究，发现前者在产后 30 天内的再次住院率较后者高 2.3 倍，主要是产褥感染和手术切口并发症。剖宫产术是产褥感染的独立危险因素，而自然分娩不是。而国内的学者邹杰及张立英等认为产褥感染的发生与分娩方式不相关。在医疗行为中，应保证无菌操作，减少阴道检查，避免医源性感染以及手术必须严格无菌操作，增加手术技巧，都是预防产后感染的关键因素。

（二）产褥感染的抗生素治疗

产褥感染的治疗包括：

1. 支持疗法　加强营养，增强全身抵抗力，纠正水、电解质失衡，病情严重或贫血者多次少量输血或血浆。

2. 清除宫腔残留物　脓肿切开引流，半卧位以利于引流。

3. 抗生素的应用　应按药敏试验选用广谱高效抗生素，注意需氧菌、厌氧菌及耐药菌株问题。其中抗生素应用是治疗的重点。剖宫产术后预防性使用抗菌药物能大大减少发生子宫内膜炎、切口感染和尿路感染的概率。

抗生素的合理选用与及时的病原学诊断有很大关系，为寻找病原菌需作病灶分泌物（主要是宫腔）细菌培养及药物敏感性试验。然而治疗往往需在得到细菌培养结果之前开始，因此必须根据临床症状及临床经验选用抗生素。由于产褥感染多为混合菌感染，因此应联合使用抗生素，根据不同程度的感染选择不同级别的抗生素。

第二节 晚期产后出血

分娩 24 小时后在产褥期内发生的子宫大量出血称为晚期产后出血。以产后 1 ~ 2 周期间发病者居多。可表现为持续或间断的少量或中等量子宫出血，也可表现为一次性急骤大量出血，同时有凝血块排出。常伴低热。因失血过多导致贫血，甚至发生失血性休克。晚期产后出血的出血量至今尚无统一规定，也缺乏统一标准。晚期产后出血的发生率各家报道不一，但多在 0.3% 左右。

（一）晚期产后出血的病因变迁

晚期产后出血的病因：①胎盘稽留、部分胎盘残留、胎膜残留，是引起晚期产后出血最常见的原因；②蜕膜残留，蜕膜长时间残留在子宫腔内继发子宫内膜炎症，容易引起晚期产后出血；③子宫胎盘附着部位感染、复旧不全;④剖宫产手术切口感染,切口裂开。一般认为阴道分娩所致晚期产后出血则多是胎盘胎膜残留所致,剖宫产术后的晚期产后出血多为子宫切口裂开所致。

近年来随着医学技术的发展及医疗行为中社会因素的介入,孕妇在选择分娩方式上发生转变,导致剖宫产率逐年上升。剖宫产术后子宫切口感染和裂开引起的晚期产后出血的几率也相应增加。剖宫产术后子宫切口裂开原因为:①子宫切口感染;子宫切口感染所致的晚期产后出血发生率可达0.4%左右,目前术式几乎均采取子宫下段横切口,此种子宫切口裂开出血多发生在术后2~4周。②切口过高或过低:若切口过高,相当于解剖学内口水平,当胎儿娩出后,由于子宫体下部收缩及缩复作用相对强,使切口上缘变厚且短缩,而子宫下段收缩及缩复作用弱,使切口下缘薄且较长,造成缝合切口时极难按解剖层次对齐,以致创面接触不良而影响愈合。若切口过低,相当于组织学内口水平,胎儿娩出后,切口下缘局部血运不良,组织愈合能力差,导致切口不易愈合。③切口偏向左侧:妊娠末期子宫常呈不同程度右旋,切开子宫前若未先复位,易使切口偏向左侧,容易损伤子宫左侧血管或该部位血管被缝扎,致使局部血运不良,并发感染,发生晚期子宫切缘出血。

(二)晚期产后出血传统治疗方法的延伸与新的尝试

晚期产后出血的治疗主要根据病因对症治疗:

1. 一般支持治疗 包括大量补液、输血以纠正失血性贫血或休克,应用广谱抗生素预防和治疗感染,应用止血和补血药物。

2. 子宫收缩药物

(1)缩宫素:适用于因子宫复旧不全引起的产后出血。早在20世纪80年代,已有RCT试验证实第3产程应用缩宫素,对治疗产后出血及预防远期产后出血的有效性。但缩宫素半衰期短(为4分钟左右),到达饱和点后,剂量不影响疗效。卡贝缩宫素是近年来临床中治疗产后出血的常用药物,它是一种长效缩宫素受体激动剂,它的药理作用与垂体后叶释放的缩宫素相似,半衰期较长,单次注射后,能持续起效。剖宫产术后,静脉注射一次卡贝缩宫素可使子宫持续性收缩,出血量减少,其效果可与持续使用缩宫素相比。

(2)麦角新碱:麦角新碱为麦角成分中作用最强,毒性反应最小的一种,能明显增加子宫活动。小剂量时其收缩频率或强度增加,然后正常放松;

剂量加大则宫缩加强并延长,静止张力提高,甚至形成持续收缩。下段与宫体肌肉同时收缩,不利于胎儿娩出,故只能用于产后。麦角新碱直接作用于子宫平滑肌,增加节律收缩的张力、频率与幅度,故作用迅速、强而持久,可使子宫肌发生强直性收缩,常用剂量0.2~0.4mg肌肉注射或静脉推注。麦角新碱同时也使血管平滑肌收缩,以致血压升高,故合并子痫前期、高血压、心脏病患者禁用。由于某种原因,近年来麦角新碱在临床上消失,近期出现名为甲麦角新碱的麦角新碱半合成衍生物,用药的适应证和作用同麦角新碱,但对周围血管的效应较麦角新碱弱,血压极少升高。与麦角新碱比较更安全。

(3)前列腺素衍生物:前列腺素衍生物被证实对子宫有收缩作用,因此近年来被广泛应用于宫缩乏力性产后出血的治疗,其中主要以PGE、PGF$_2$及其衍生物具有重要意义。它们引起子宫收缩的特性与生理性阵痛相似。不良反应主要为恶心、呕吐、腹痛等胃肠道兴奋现象,不宜用于支气管哮喘患者和青光眼患者。

1)米索前列醇:米索前列醇是PGE$_1$的衍生物,可有效解决因宫缩乏力而导致的产后出血。由于米索前列醇与缩宫素有协同作用,故可与缩宫素联合使用。应用米索前列醇治疗宫缩乏力性产后出血效果报道结果不一,国际产科联盟和国际助产士联盟认为对此药仍需进一步评估。

2)卡前列甲酯(卡孕栓):卡孕栓是PGF$_2$衍生物。用法是每次2~3mg经阴道或直肠给药,吸收快,代谢快。近年的临床研究认为,在治疗剂量下,对神经、心血管、呼吸系统均无明显影响其用于治疗宫缩乏力性产后出血具有与米索前列醇类似的效果,两种药物可替代或交换使用。

3)卡列前素氨丁三醇:是含有天然PGF$_2$的(15s)-15甲基衍生物的氨丁三醇溶液,与传统的前列腺素类物质比较,它的半衰期更长,作用更持久有效,可达3h。且其生物活性强,肌内注射作用时间15分钟可达药物动力学高峰,使用剂量明显减少,胃肠道不良反应显著减轻,具有强而持久的刺激子宫平滑肌收缩的作用。国外有学者对应用卡列前素氨丁三醇的情况进行了统计,其有效率为84.0%~96.0%。目前,已在临床中广泛应用于产后出血。

3. 清宫术 疑有胎盘、胎膜、蜕膜残留或子宫胎盘附着部位复旧不全者,多见于自然分娩患者,清宫术不但可以诊断,还可以治疗晚期产后出血,多能奏效。因为此类患者常继发感染,为防止子宫穿孔及炎症扩散,清宫时应以卵圆钳夹取宫腔内残留组织,尽量轻柔操作,根据具体情况决定抗炎同时清宫,还是抗炎治疗以后再清宫。

4. 经皮子宫动脉造影和栓塞术　盆腔器官有丰富的血管网,子宫可通过血管网从侧支循环获得部分血供而不致缺血、坏死,这为选择性动脉栓塞治疗子宫出血提供了解剖基础,并逐渐成为盆腔出血的重要治疗方法。子宫动脉呈螺旋状,容易辨认,通过注射栓塞剂选择性地进行血管栓塞,成功率高,尤其对年轻患者,能避免子宫切除,保留生育功能,又可避免开腹手术带来的恐惧和痛苦。用于晚期产后大出血的救治取得了一定成效。经皮子宫动脉造影和栓塞术适用于患者生命体征尚稳定并可搬动时。生命体征不稳定、不宜搬动的患者,DIC晚期的患者及造影剂过敏患者,不适合介入手术治疗。

栓塞治疗的全过程是在放射线下操作完成,而产后出血又多为生育期妇女,故是否影响患者的卵巢功能,是医患双方共同关心的问题。研究证明,当辐照量为200~300cGy时,卵巢可出现损伤。而当辐射量大于400cGy时卵巢损伤为不可逆性。在子宫动脉栓塞治疗中,卵巢对射线平均吸收剂量是22.34cGy,该剂量不会对患者造成急性或长期的放射性损伤。卵巢的血供除来自子宫动脉卵巢支外,还有其自身的卵巢动脉。因此,当子宫动脉被栓塞后,虽然卵巢的血供减少,但其自身的卵巢动脉供血并没有中断,而且盆腔内有大量交通支,在子宫动脉被栓塞后24小时其交通支又恢复向卵巢供血。陈春林研究证明子宫动脉栓塞治疗产后出血对卵巢功能的影响轻微,仅引起一过性排卵功能障碍,不会引起早衰或继发性闭经现象。

5. 开腹手术　对出血量多、出血急,疑为子宫切口再裂开者,可开腹手术探查。如炎性反应不重,可行清创缝合或结扎子宫动脉或髂内动脉,进而保留子宫,否则需切除子宫。术后给予足够量广谱抗生素,并纠正贫血。

6. 雌激素在产后出血中的应用　有研究对剖宫产术切口愈合不良致晚期产后出血患者,在常规使用缩宫素、抗感染药物治疗同时加用大剂量戊酸雌二醇后能明显改善子宫收缩,减少出血,治疗效果显著。孙芳林等报道运用苯甲酸雌二醇治疗剖腹产后子宫切口愈合不良的产褥期出血有效。雌激素与催产素协同作用治疗产后出血的原理如下:

(1)雌激素可作用于子宫平滑肌组织,增加平滑肌细胞内收缩蛋白含量,促进子宫平滑肌细胞收缩,同时兴奋子宫肌层,使其对催产素的敏感性增加。雌激素还可以增加催产素受体的表达,增加子宫对催产素的敏感性。

(2)雌激素能增加血浆纤维蛋白原,增强凝血因子作用,促进血小板凝聚、血管收缩、微血栓形成达到止血目的。

(3)雌激素可以刺激位于子宫内膜和基层交界处的子宫内膜内皮素,使内膜螺旋动脉强烈收缩止血。

(4)外源性大剂量雌激素应用可以使子宫内膜增生、子宫肌细胞增殖、血运增加,促进子宫内膜修复,加快子宫切口愈合。

值得注意的是,一部分晚期产后出血是早期出血的延缓在处理一部分早期产后出血的患者时,虽然在紧急情况下制止了出血,但如果后续医疗处理不当,很容易再次出血,引起晚期产后出血。如病例报道因前置胎盘合并胎盘植入发生的产后出血,应用子宫压迫缝合的方式止血,术后37天因宫腔积血,导致继发性子宫收缩乏力引起晚期产后出血。

第三节　妊娠期和产后抑郁症

孕产妇在经历妊娠,分娩,产后恢复等生理过程的同时,心理上也会发生一系列的应激反应。部分孕产妇不能适应特殊时期这些变化,发生妊娠期及产褥期抑郁症。近年来,有关妊娠期和产后抑郁的发病情况及影响因素的研究越来越受到重视,这不仅严重影响孕产妇的身心健康,而且对将来婴儿的心理、行为及智力发育有重要影响,焦虑和抑郁情绪是妊娠期常见的心理问题。

(一)妊娠期抑郁不断变化的诱因

1. 不适的早孕反应　孕妇主要表现为情绪不稳定,容易接受暗示,依赖性增强,容易发生情绪障碍。

2. 腹痛　阴道流血等先兆流产易导致焦虑抑郁,这种焦虑甚至抑郁的情绪可能通过中枢神经系统导致交感神经的兴奋性增高,易使子宫收缩引起流产。

3. 性格不稳定、情绪控制差、敏感、多疑、易激惹、压抑、神精质的妇女在孕期较易出现妊娠期抑郁。

4. 羊膜腔穿刺史,自然流产史,此次妊娠孕妇出现焦虑、抑郁等症状情况多见。

5. 孕晚期，孕妇的各器官功能负荷接近最高值，活动不便，随之的心理负担加重，情绪不稳定。

6. 临近预产期，对即将面临的分娩感到不确定、恐惧、紧张、焦虑甚至抑郁。未来生活的期望与恐惧并存，也容易造成焦虑情绪。

7. 妊娠期并发症　妊娠期糖尿病孕妇焦虑和抑郁的产生与应激、患者对疾病的认知产生的心理压力等均有密切关系；妊娠期肝内胆汁淤积综合征对孕妇主要影响症状是皮肤瘙痒，严重的瘙痒甚至影响睡眠，同时妊娠期肝内胆汁淤积综合征可引起胎儿不可预知的死亡，因此，孕妇常出现焦虑和抑郁情绪。

8. 随着社会晚育妇女比例的增加，职业女性比例的增多，往往生育与生计兼顾，且丈夫大多数为独生子，每个家庭只有一次生育机会，妊娠及分娩成为全家的重大事件，妇女来自于工作与家庭的压力均不可忽视，容易产成焦虑和抑郁情绪。

(二) 妊娠期抑郁的心理干预

1. **孕早期心理知识健康宣教和关怀**　在孕早期对孕妇加强心理知识的健康教育，不仅提高孕妇自身的素质，提高应激能力，而且能预防、缓解孕妇对外部的压力。通过对孕妇有计划有组织的系统教育，使孕妇提前了解分娩后可能发生的变化，产后能以良好的心态去面对。同时重视社会支持系统的作用，尤其对其丈夫进行教育和指导，改善夫妻关系和家庭生活氛围，使孕妇丈夫及家属给予其更多关爱与呵护，创造一个良好的育儿氛围，能有效地预防和降低产妇产后抑郁症的发生。

2. **认知行为疗法**　从20世纪60年代初就被用于焦虑、抑郁症的治疗，经过多年的发展，已经在治疗技能种类上丰富发展，其核心强调认知过程在决定情绪和行为中的重要作用，是诸多心理治疗中被研究得最多、疗效最为确切的治疗手段。抑郁症的认知行为治疗效果已经被基于循证医学的研究所证实。认知行为疗法的具体步骤如下：

（1）开始治疗时用晤谈法采集病史，作出诊断，列出患者当前最为突出的非理性疑虑观念，概括地解释本病的病因及其表现，向患者说明一个人的态度和对疾病的看法会影响其心理和行为。

（2）帮助患者自己去发现他所持有对己或周围环境的非理性看法，从中去发掘跟患者所主诉的问题有密切关系的一切看法与态度。

（3）协助患者去重新审视这些观念、态度，找出与一般现实的差距，指出这些非理性观念的病态

性。

（4）督促患者在实践中反复去练习，通过练习和实践来改变这些不良的态度、观念，建立合理和健康的看法与态度，以便借此产生新的、合理的认知观念，学会把自己的体验与其他事物区别开来，消除灾害观，消除焦虑症状，治愈疾病。

(三) 随"社会进步"产后抑郁日益增多

产后抑郁的发生受到社会因素、心理因素、躯体因素、生物学因素及遗传因素等的影响。产前抑郁是产后抑郁的最强预测因子之一。产前抑郁越严重，产后抑郁也越重，随着产前抑郁发生率的升高，产后抑郁的发生率会随之升高。因此在产前对孕妇进行心理状况的筛查和治疗对预防产后抑郁的发生将起到一定的作用。

产后抑郁发生率增加的原因：

1. 随着社会发展和医学的进步，剖宫产率逐渐上升，有许多孕妇及家属以分娩时间过长、怕分娩方式造成孩子的损伤及智力障碍等理由，盲目要求以剖宫产结束妊娠。而剖宫产比自然分娩更易有产后抑郁倾向，剖宫产术后行动不便，哺乳困难，无法正常饮食等一系列手术所带来的问题均增加产后抑郁的发生。

2. **早产**　随着新生儿学科的发展，早产儿存活率升高，但早产儿各种合并症并未减少，早产产妇由于担心早产儿所处的环境及将要进行的治疗和护理等问题，易致产后抑郁的发生；国外有研究表明，若产后得不到充足的社会支持，加之由于担心出院后如何照顾早产儿增加产妇的压力，早产产妇产后抑郁远高于足月产妇。

3. **日益升高的生育年龄**　年龄大于35岁的孕妇人群中，产后抑郁的发率高，高龄妇女机体条件相对较差，妊娠并发症较多，易增加产后抑郁的易感性。

4. **计划生育**　计划生育政策，使大部分家庭一生只有一到二次生育的机会，这使孕妇及整个家庭普遍重视人生中的这一到二次生育机会，造成心情紧张，容易产生情绪波动，发生抑郁倾向。

(四) 产后抑郁诊断量表使用现状

产后抑郁症的诊断需要测量量表完成，目前有四种筛查量表，特点各不相同，应用情况也有较大差异。

1. **爱丁堡产后抑郁量表（EPDS）**　是一个在西方广泛应用的心理量表，其英文原版是Cox等1978年编制成的，1987年重新修订。1998年香港中文大学的Lee等编译成中文版的EPDS表。EP-

DS 共 10 个条目,分别涉及心境、乐趣、自责、焦虑、恐惧、失眠、应付能力、悲伤、哭泣和自伤等。每个条目的描述也分为 4 级,按其所显示的症状严重程度从无到极重,分别赋值 0～3 分,即:0 分(从未)、1 分(偶尔)、2 分(经常)、3 分(总是)。EPDS 简洁易懂、操作方便、具有良好的平行效度、结构效度,是目前国内研究和应用较为广泛的量表,分界值存在争论。

2.**抑郁自评量表(SDS)**　主要衡量抑郁状态的轻重度及治疗中的变化,随后增加了检查用本,改为抑郁状态问卷(DSI),有 20 个陈述句和相应问题条目组成,每个条目分 4 级。此表操作方便,易掌握,能有效反映抑郁状态的有关症状及其严重程度和变化,操作方便,易掌握,特别适合综合医院发现抑郁症患者,但特异性较低。此表不受年龄、性别和经济状况等因素的影响,因此可以应用于各类人群。

3.**综合医院焦虑/抑郁量表(HAD)**　局限于综合医院患者。综合医院焦虑/抑郁量表(HAD)是用于测量综合医院患者中焦虑与抑郁情绪的筛查表,对阳性患者需进一步检查方能确诊,不能作为流行病学筛查或学术研究的诊断工具。

4.**汉密尔顿抑郁量表(HAMD)**　是重要的他评工具,由 Hamilton 于 1960 年编制,是临床上评定抑郁状态时应用最为普遍的量表。该量表有 17 项,21 项和 24 项等 3 种版本。HAMD 大部分项目采用五级评分法,各级的标准为:无,轻度,中度,重度,极重度。少数项目采用三级评分法,其分级的标准为:无,轻-中度,重度。

仅在产后选择一种量表进行筛查的方式已不适应于目前需要,在不同时期应选择不同量表进行筛查,综合使用量表,寻求最佳组合。例如抑郁自评量表不受年龄、性别和经济状况等因素的影响,特异性较低,因此,可以用于孕期监测,由孕产妇进行自评,及时掌握其心理状态的变化情况;汉密尔顿抑郁量表是主要的他评工具,则可应用于自评时出现异常者的评估;爱丁堡产后抑郁量表则可用于对产后抑郁进行筛查。可见,如何更好地将不同筛查量表综合使用,形成最佳的组合方式才能更加科学与严谨地评估和诊断妊娠期和产后抑郁症。

(蔺莉　陈瑛)

参 考 文 献

1. Guimarães R, Chianca M, Oliveira C. puerperal infection from the perspective of humanized delivery care at a public maternity hospital. Rev Latino-am Enfermagem, 2007, 15(4):536-542

2. 邹杰,高志英,卢彦平等.产褥感染相关因素分析.中华医院感染学杂志,2012,22(3):525-527

3. 张丽英.产褥感染相关因素分析.吉林医学,2012,33(6):7988

4. 罗文英,胡娟,查露.剖宫产术后抗菌药物使用与产褥感染的关系分析.中华医院感染学杂志,2012,22(23):5364-5366

5. Cynthia G. Brumfield, John C, et al. Puerperal infection after cesarean delivery: Evaluation of a standardized protocol. Am J Obstet Gynecol, 2000, 182(5):1147-1151

6. 陈惠池,张惠丹.抗生素在产褥感染的应用.中国实用妇科与产科杂志,2003,19(9):522-524

7. 高航,金镇.晚期产后出血的诊治.中国实用妇科与产科杂志,2009,25(2):114-116

8. 谭明捷.晚期产后出血 76 例临床探讨.临床和实验医学杂志,2008,7(6):82-83

9. Didy, Gary A. Postpartum Hemorrhage: New Management Options. J Clin Obstet Gynecol, 2002, 45(2):330-344

10. 严宇,孙江川,常淑芳.宫缩乏力性产后出血治疗现状.中国实用妇科与产科杂志,2010,26(2):149-151

11. Lalonde A, Daviss A, Acosta A, et al. Postpartum hemorrhage today: ICM/FIGO initiative 2004-2006. Int J Obstet Gynecol, 2006, 94(3):243-253

12. 孙忠实,史亦丽.新药新制剂总览.北京:化学工业出版社,2002

13. Soncini E, Pelicelli A, Larini P, et al. Uterine artery embolization in the treatment and prevention of postpartum hemorrhage. Int J Gynaecol Obstet, 2007, 96(3):181-185

14. Ikolic B, Sriier B, Lundsent J, et al. Patient radiation dose associated with uterine arteries embolization. Radiology, 2009, 214(1):121-124

15. 王远菊,李晓东.导管动脉栓塞术治疗产后出血对卵巢功能的影响研究.中国医学工程,2012,20(9):140-141

16. 陈春林.放射性介入治疗在异位妊娠中的应用.实用妇产科杂志,2006,22(4):200-202

17. 黎显瑞.动脉栓塞治疗晚期产后出血的进展.微创医学,2013,8(1):86-88

18. 孙芳林,林斌,孙敏文.大剂量苯甲酸雌二醇治疗剖宫

产晚期产后出血.安徽医学,2001,22(2):24-25

19. 周沫,王海英,杨春艳.雌激素在引产患者中预防产后出血及缩短产程的价值.南方医科大学学报,2007,27(1):92-93

20. 张静,张宁芝,陈洁.大剂量雌激素在剖宫产术后晚期产后出血治疗中的作用.临床医学,2012,32(7):22-23

21. Chen CY,Wang G. Late postpartum hemorrhage after hemostatic square suturing technique:a case report. J Reprod Med,2009,54(7):454-456

22. 向洁.妊娠期抑郁研究进展.全国妇产科新技术、新理论进展研讨会论文汇编,2012,5:385-389

23. 李丽.孕产妇焦虑抑郁的相关因素及干预干预效果研究.长春:吉林大学,2009

24. 张玲,潘润德,陈强等.认知行为和抗焦虑药治疗焦虑障碍的随机对照研究.中国神经精神疾病杂志,2007,33(12):758-760

25. 张巍,安力彬,刘媛.产后抑郁研究进展.中国妇幼保健,2011,26(14):2227-2229

26. 张要珍.性格,妊娠时限,分娩方式对产后抑郁影响的研究.太原:山西医科大学,2010

27. 胡娟,王玉琼.成都市孕产妇产前抑郁与产后抑郁关系的研究.中华护理杂志,2009,44(11):984

28. 胡娟,王玉琼.产前产后抑郁的相关危险因素研究.护理研究,2010,24(3):765-767

29. 顾玮,汤月芬,黄咏梅,等.产后抑郁的发生率及其影响因素分析.上海医学,2004,27(10):756-758

30. 赵瑞,吕军,郝模,等.我国产后抑郁评估与诊断方法应用现状分析.医学与哲学(临床决策论坛版),2009,30(4):63-65

第六章 自然流产

第一节 概　　述

在我国，妊娠不足 28 周、胎儿体重不足 1000g 而终止者称为流产（abortion）。根据发生时间不同，发生在 12 周前者称为早期流产，而发生在 12 周或之后者称为晚期流产；根据流产原因不同，人为目的造成的流产称为人工流产（artificial abortion），而非人为目的造成的称为自然流产（spontaneous abortion）。

自然流产是影响育龄妇女生殖健康的一种常见疾病。以往文献报道自然流产发生率约 15% 左右，但这个发病率仅涵盖了临床确诊部分，实际上其发病率远不止该数。近年采用敏感的 β-HCG 测定法于月经周期的后半期对已婚妇女进行检测，发现约有 30%～40% 的受精卵在着床后月经前发生流产，临床表现仅为月经稍延迟、经量稍增多，这些妇女往往不知道自己已经妊娠而且发生流产，临床上称之为生化妊娠（chemical pregnancy）或隐性流产（clinically silent miscarriages）。

在自然流产中，80% 以上为早期流产，而且其复发风险随着流产次数的增加而上升。数据显示，既往有 1 次自然流产史者再次流产率约为 13%～17%，2 次自然流产后，流产的复发风险约为第一次的 3 倍，发生率可达 38%，有 4 次以上流产史者，如未接受适当治疗，则再次妊娠流产高达 60% 以上。目前，我们将与同一性伴侣连续发生 3 次及 3 次以上的自然流产称为复发性流产（recurrent spontaneous abortion，RSA），其发病原因及机制复杂，加之临床治疗难度大，因此一直是临床医生及科研工作者研究的重点和热点。

第二节 自然流产发病原因研究进展

一、异常胚胎的"自然淘汰"与自然流产

研究发现，在早期自然流产中约有 50%～60% 的妊娠有胚胎染色体异常，因此人们将自然流产视为异常胚胎"自然淘汰"的一种临床现象。胚胎染色体异常多是由环境中的致畸胎因素如放射线、病毒或药物等作用于生殖细胞或发育早期的胚胎所导致，包括染色体数目异常和结构异常。染色体数目异常以三体居首位，常见的有 13、16、18、21、和 22- 三体，其次为 X 单体。三倍体及四倍体少见。染色体结构异常引起流产并不常见，主要有平衡易位、倒位、缺失和重叠及嵌合体等。夫妇双方或一方染色体异常亦可导致自然流产，如平衡易位或倒位等，但不是自然流产的主要原因。

临床实际工作中发现，随着妊娠周数增加，胚胎染色体异常的发生率下降：在早期妊娠流产中胚胎染色体异常占 50%～60%；在中期妊娠流产中约占 30%；而在晚期妊娠胎儿丢失中仅占 5%。此外，随着流产次数的增加，胚胎染色体异常逐渐减少：一次流产约 50%～60% 胚胎染色体异常，两次流产胚胎染色体异常只有 30%～40%，而三次流产也就是复发性流产，胚胎染色体异常仅有 10%～20%。因此，不能单用"自然淘汰"解释自然流产的发生。自然流产是一个病因十分复杂的疾病，除了遗传因素之外，研究比较成熟的病因还包括：内分泌因素、解剖因素、感染因素、母体的全身性疾病、环境因素及心理因素等。近年来，随着分子生物技术及生殖免疫科学的发展，国内外学者普遍认为"免疫功能异常"及"血栓前状态"是自然流产，特别是复发性自然流产的重要原因。

二、免疫功能异常与自然流产

20 世纪 50 年代，移植免疫学家 Peter Medawar 根据他自己的观察，提出了著名的假说：胚胎由于携带一半的父系抗原，因此对于母体而言，是半同种异体移植物，母体与胚胎之间必然存在特殊免疫调节机制，使得胚胎逃避了母体免疫系统的攻击，使妊娠得以维持。在之后的时间，不断有关于母胎免疫耐受的研究证实了 Medawar 的假说。鉴于妊娠本身就是一个特殊免疫机制调节的结果，自然流

产的发生也必然与免疫紊乱息息相关。随着人类对微观免疫系统认识的不断深入，特别是母-胎界面免疫耐受机制的构建，使得研究者得以从分子角度理解自然流产的免疫机制。

根据免疫类型，目前将免疫紊乱导致的自然流产分为自身免疫型和同种免疫型两大类。

1. 自身免疫紊乱与自然流产 Gleicher 和 Roeiy 于 1988 年首次提出自身免疫性失败综合征（reproductive autoimmune failure syndrome，RAFS）的概念，即一组临床表现为不孕或流产或子宫内膜异位症，血清中存在一种或以上自身抗体的综合征。这也是首次人们系统理解这类自然流产是因自身免疫紊乱的发病机制。目前已知的自身抗体包括组织非特异性抗体及组织特异性抗体：

（1）组织非特异性抗体：包括抗心磷脂抗体（ACA）、抗 β2 糖蛋白 1 抗体、狼疮抗凝因子（LAC）等。它们通过引起胎盘微循环血栓导致自然流产，其胎盘的病理变化为蜕膜血管炎、蜕膜血管栓塞；此外还有抗核抗体（ANA）、抗 DNA 抗体等，它们可损害胎儿和胎盘 DNA，引起胎盘炎症，表现为绒毛炎、绒毛间质炎和蜕膜炎。

（2）组织特异性抗体：例如抗精子抗体（ASA）、抗子宫内膜抗体（EMAb）、抗卵巢抗体（AOA）、抗甲状腺抗体（ATA）和抗激素抗体等。虽然目前这些抗体导致自然流产的具体机制并不完全明确，但是在对复发性自然流产患者的病因筛查中，这些抗体阳性率比正常人群高，这说明流产与这些自身抗体的产生密切相关。

2. 同种免疫紊乱与自然流产 最新研究认为该种免疫紊乱主要是：

（1）保护性抗体-封闭抗体（APLA）缺陷：包括抗温 B 细胞抗体（抗 HLA-DR 抗体）、抗 TLX 抗体、抗 FC（即抗体 FC 段）受体抗体、抗基因抗体、抗冷 B 细胞抗体等缺陷。其病理变化特点为滋养细胞浅着床、血管重铸障碍、滋养细胞的合体层形成不足以及在种植部位有针对滋养细胞的免疫攻击征象。

（2）淋巴细胞紊乱：NK 细胞［CD56+ 和（或）CD19+］数量增加或活性升高。其中前者损害蜕膜细胞和滋养细胞，后者破坏滋养细胞产生的激素如雌激素、孕激素和 HCG。病理变化主要是蜕膜炎症坏死、纤维蛋白沉着和纤维蛋白样物质形成以及滋养细胞形态学异常。

三、血栓前状态与自然流产

妊娠之后，为了避免产后出血，正常的孕妇血液的凝血因子逐渐增多使得血液呈高凝状态，这是一种正常的保护机制，有利产后胎盘剥离之后止血。正常情况下，孕妇体内凝血、抗凝和纤溶系统在高水平保持平衡，因而不会发生血栓性疾病。然而，多种因素引起的体内凝血、抗凝和纤溶系统平衡失调，使血液呈现病理性高凝，可能导致子宫胎盘部位血流状态改变，局部组织易形成微血栓，导致胎盘纤维沉着、胎盘梗死灶形成，从而引起胚胎缺血缺氧，最终导致胚胎发育不良或流产，这种情况称为易栓症（thrombophilia）也称血栓前状态（prethrombotic state，PTS）。

综合动物实验结果和临床诊疗经验，血栓前状态可分为获得性和先天性两大类。获得性血栓前状态如：抗磷脂抗体综合征（antiphospholipid antibody syndrome，APS）、获得性高半胱氨酸血症（acquired hyperhomocysteinemia）等，有的报道指出抗磷脂抗体阳性的妇女胎儿丢失率达 50%～70%；先天性血栓前状态多由凝血、抗凝和纤溶相关基因突变所致，如凝血因子 V Leiden 突变，活化蛋白 C 抵抗（APCR），凝血酶原基因突变，抗凝血酶缺陷、蛋白 C 缺陷症、蛋白 S 缺陷症，高同型半胱氨酸血症及亚甲基四氢叶酸还原酶基因突变等。

第三节 自然流产诊治中的复杂性及对策

正如前文所述，自然流产的病因及相关因素十分复杂，而且不同原因导致的流产，尤其是早期流产在临床表现上缺乏特异性，难以仅凭借临床症状和体征对其病因做出准确的推测，并且较多患者同时存在多种致病因素，因此，对自然流产特别是复发性流产的诊治应该是一个全面的综合性的诊治过程。

一、系统的诊断及病因筛查

1. 遗传因素检查 包括进行夫妇染色体核型分析，或在发生自然流产时刮出物行绒毛染色体核型分析。

2. 内分泌紊乱的筛查 常用的检查有女性激素包括月经第 3 天检测催乳素、促卵泡生成素、促黄体生成素、雌激素、雄激素分类，排卵后第 12 天检测孕酮。另外还需检测甲状腺功能、OGTT、胰岛素功能等排除全身性内分泌疾病。

3. 生殖器官解剖异常的筛查 通过超声波、宫腔镜、腹腔镜检查等手段，了解是否存在子宫畸形(如单角子宫,纵隔子宫等)、宫颈功能不全、子宫肌瘤、子宫腺肌症、宫腔粘连等。

4. 感染因素筛查 女性生殖道局部感染项目,包括白带常规、支原体(UU)、衣原体(CT)、细菌性阴道病(BV)。外周感染项目包括致畸五项——弓形虫、巨细胞病毒、风疹病毒、单纯疱疹病毒、B19微小病毒等。

5. 血栓前状态的筛查 常用检测项目有凝血常规四项,包括TT、APTT、PT及Fg;血栓前状态分子标志物,包括凝血酶原片段(F_{1+2})、血栓调节蛋白(TM)、凝血酶-抗凝血酶复合物(TAT)、抗凝血酶-Ⅲ(AT-Ⅲ)、血小板颗粒糖蛋白140(GMP140)、血栓烷B_2(TXB$_2$)、D二聚体(D-Ⅱ)、纤溶酶原激活物抑制物(PAI)。

6. 免疫性因素的筛查 自身免疫紊乱最重要的是抗磷脂抗体所致的流产,实际上属于抗磷脂抗体综合征范畴。抗磷脂抗体综合征的诊断标准至少有以下一项临床症状(复发性流产或血栓栓塞)和一项抗磷脂抗体阳性实验室指标。目前常用的抗磷脂抗体检测指标为:抗心磷脂抗体(ACL);抗β2GP-1抗体;狼疮抗凝因子(LAC)。阳性诊断标准是指间隔时间12周出现2次以上抗磷脂抗体如ACA IgG、ACA IgM等阳性、抗β2糖蛋白抗体大于20RU/ml。另外自身抗体还有抗核抗体(ANA)、抗精子抗体(ASA)、抗卵巢抗体(AOA)、抗内膜抗体(AEA)、抗透明带抗体、抗HCG抗体、抗雌激素抗体、抗孕激素抗体、抗甲状腺抗体(ATA)、ABO血型抗体、Rh血型抗体等。此外,对不明原因复发性流产,尚需进行同种免疫紊乱的检查:保护性抗体-封闭抗体,流式细胞术检测NK细胞类型与数量,细胞混合培养法检测NK细胞杀伤毒性等。

二、综合的治疗方案

对于有复发性流产的患者在孕前应完善上述病因筛查,针对相应结果尽早在孕前开始处理:染色体异常夫妇,应于孕前进行遗传咨询,确定是否可以妊娠。夫妇一方或双方有染色体结构异常,仍有可能分娩健康的婴儿,其胎儿有可能遗传异常的染色体,必须在孕中期行产前诊断。甲状腺功能低下者应在孕前及整个孕期补充甲状腺素;血糖异常者孕前应控制血糖;黄体功能不全者,应在孕期肌注黄体酮20~40mg/d,也可考虑口服黄体酮,或使用黄体酮阴道制剂,用药至孕12周。黏膜下肌瘤应在孕前宫腔镜下行摘除术,有影响的壁间肌瘤可考虑行剔除术。子宫纵隔、宫腔粘连应该在宫腔镜下行纵隔切除、粘连松解术。

有血栓前状态及抗磷脂抗体阳性的患者抗凝治疗被公认为有效的治疗方法,可在确定妊娠前使用小剂量阿司匹林(50~75mg/d),妊娠后可改用低分子肝素(5000iu,1~2次/d,皮下注射)。值得注意的是,复发性流产患者不必严格追求标准的磷脂抗体综合征诊断才予抗凝治疗。相反,这些患者如磷脂抗体阴性必须相隔3~4周复查1~2次,而且最好采用不同的检测方法,只要有一次阳性即可考虑抗凝治疗。

免疫性流产患者,应通过细致而全面的检查了解其免疫紊乱的类型,给以针对性治疗,例如:对于封闭抗体产生不足的同种免疫紊乱患者可用淋巴细胞注射主动免疫治疗(LIT),以刺激封闭抗体的产生;对于抗磷脂抗体阳性的患者则应采用必要的抗凝、抗血小板处理;对于存在组织非特异性抗体的患者,例如抗核抗体阳性、抗dsDNA阳性者可应用小剂量强的松,必要时可酌情使用其他种类的免疫抑制剂类药物;对于自然杀伤细胞(NK细胞)数量增加或活性升高者给予大剂量静脉注射免疫球蛋白(IVIG)被动免疫治疗,即利用其中的抗胎盘滋养层抗原的独特型抗体及抗独特型抗体,弥补RSA患者保护性抗体的不足,同时与NK细胞受体结合,封闭其杀伤功能,维持母胎免疫耐受。

第四节 自然流产诊治中的热点与争议

一、免疫治疗的研究热点及争议

免疫治疗临床应用至今已取得瞩目的成效,但其安全性及有效性是仍目前研究及讨论的热点。

1. 主动免疫治疗(LIT) 早在1981年,Taylor报道对4例封闭抗体阴性的RSA患者进行LIT治疗后,3例成功分娩,引起了广泛关注。1994年John Collins等进行META分析,结果显示经LIT治疗后RSA患者再次妊娠,活产率提高了10%。Pandey等认为LIT治疗后封闭抗体产生与否可作为判断妊娠结局的重要因素。虽然目前LIT治疗RSA的疗效已得到多数临床工作者的认可,但其临床机制仍有待进一步深入探讨。并且随着临床广泛开展,也发现主动免疫疗法也存在一些副作用,如血源性感染、过敏反应等,国外有少数报道主动免疫治疗导致新生儿同种免疫性血小板减少症、颅内出血和GVH样皮肤反应等。所以如何选择适当的治疗剂量与频数成为主动免疫治疗的研究热点。

2. 被动免疫治疗（IVIG） 1989 年 Mueller 等最先应用 IVIG 治疗 RSA，随后各地对 IVIG 的有效性及安全性进行较广泛的研究。尽管目前 IVIG 治疗 RSA 的疗效已得到多数科研及临床工作者认可，但各地的治疗方案不尽相同，丙种球蛋白输注的最佳时间，最佳有效剂量等问题还在探讨中。此外，由于 IVIG 费用昂贵，且为血液制品，临床应用存在一定副作用及相关风险，如发热、头痛、过敏及血液传播性疾病等，因此，近年有学者提出，寻找更为廉价及更为安全的替代品是目前最为迫切的问题。

二、PTS 的研究热点及争议

国内外研究认为复发性自然流产的妇女具有血栓形成倾向，抗凝治疗对复发性流产患者的妊娠结局有明显改善。Rariela 等的资料发现部分 RSA 患者底蜕膜、胎盘绒毛及脐带血管内有血栓形成。Brenner B 报道 50 名由血栓前状态引起的反复妊娠丢失的患者使用低分子肝素抗凝治疗，治疗成功率为 75%。Tzafettas J 等对 51 名（其中包括 24 名合并血栓前状态者，27 名原因未明者）RSA 孕妇进行 LMWH 治疗，成功率为 84.3%。然而，凝血、抗凝、纤溶既是相互对抗又相互依存的复杂体系，各种因素引起了凝血因子含量增高或被活化和抗凝因子含量减少或结构异常，会导致凝血和抗凝机制紊乱，使得机体存在血液高凝状态，继而发生继发性的纤溶亢进。显然，凝血、抗凝及纤溶指标的单独检测不能全面反映机体高凝状态。目前国内外研究者对于 PTS 的实验室筛查指标已做了广泛的研究，但临床上仍缺乏统一的诊断标准，有待于进一步更大样本的随机对照研究。

三、男性因素在复发性流产中的作用

目前对复发性流产病因学的研究主要集中在女性因素，而对男性因素研究相对匮乏。近年来越来越多资料显示，男性因素在复发性流产中亦有重要作用。目前对于男性因素与复发性自然流产相关的研究工作，主要包括了染色体异常、精子因素、男性的年龄及其他因素等。有学者认为，精子的完整性对精卵结合、受精、早期胚胎的发育及着床等都很重要；父本基因的表达对胚胎植入，胎盘的增殖，胎盘血管化，胎盘的质量都有重要的影响，这些作用可能对复发性流产产生重要影响。然而关于男性因素如何影响胚胎植入、胎盘发育、出生缺陷及复发性流产等的许多研究只是初步的，男性因素如何影响胚胎质量而导致自然流产，还需要进一步深入研究其机制。

自然流产特别是复发性自然流产是严重影响女性生殖健康的一种疾病，经过科学家们多年对其病因及治疗方法的研究，结合系统病因筛查及综合的治疗，目前安胎成功率已较前大大提高。但关于其病因及治疗仍存在争议及仍未明确的环节；临床上仍有一部分患者病因不明，治疗效果欠佳，有待今后更深入的研究。

（张建平 祝丽琼）

参 考 文 献

1. Cunningham G, Leveno J, Bloom L, et al. Williams Obstetrics. 22nd Edition, Dallas: McGraw-Hill Medical, 2005
2. 曹泽毅. 中华妇产科学. 第 2 版. 北京: 人民卫生出版社, 2005
3. 张建平. 流产基础与临床. 北京: 人民卫生出版社, 2012
4. Medawar P. Some immunological and endocrinological problems raised by the evolution of viviparity in vertebrates. Symp Soc Exp Biol, 1952, 7: 320-338
5. Rey E, Kahn R, David M, et al. Thrombophilic disorders and fetal loss. Ameta—analysis. Lancet, 2003, 361(9361): 901-908
6. Tzafettasa J, Petropoμlosb P, et al. Early antiplatelet and antithrombotic therapy in patients with a history of recurrent miscarriages of known and unknown aetiology. Eur J Obstet Gynecol Reprod Biol., 2005, 120(1): 22-26
7. 张建平, 吴晓霞. 血栓前状态与复发性流产. 中国实用妇科与产科杂志, 2007, 23(12): 917-920
8. 张建平. 复发性流产的诊断与治疗. 现代妇产科进展, 2006, 15(7): 481-491
9. Tesarik J, Greco E, Mendoza C, et al. Late, but not early, paternal effect on human embryo development is related to sperm DNA fragmentation. Hum Reprod, 2004, 19: 611-615

第七章 早产

第一节 概 述

1961年世界卫生组织规定将妊娠周数不足37周分娩者定义为早产(preterm birth),但并未对早产孕周设立下限,国内外对早产的低限仍存在差异。在发达国家,不少25～26周的胎儿由于产前孕妇得到充分治疗,产后新生儿得到精心及科学的治疗及护理,新生儿有了存活的机会,因此这些国家将早产下限定在孕25周,更有国家将早产下限提前至24周甚至20周。在我国,目前早产的定义仍是妊娠满28周至不足妊娠37周间分娩。近年来国内围产医学水平有了很大的提高,特别是在综合诊治水平较高的三级医院,其对新生儿治疗护理技术有了很大的进步,不少28周前分娩的超低体重儿也得以存活,因此,最近国内有专家学者提出,修改我国早产的定义势在必行。

根据目前定义我国早产的发生率约为6%～7%。早产儿各器官发育不够成熟,新生儿发病率、死亡率高,NICU住院费用明显较足月新生儿高,同时,早产儿的远期并发症,如脑瘫、进行性发育落后、慢性肺部疾病、视觉及听觉缺陷也将会增加。因此,早产是影响生殖健康的一大公共问题。如何预防早产、延长先兆早产到分娩的时间和在妊娠终止前尽量改善胎儿宫内情况,提高新生儿存活率,降低新生儿发病率,成为产科领域内具有挑战性的问题。

第二节 早产发病原因及高危因素的探讨

早产的原因十分复杂,要预防早产,首先是要认识早产的原因及识别早产高危因素。

一、下生殖道及泌尿道感染与早产

感染是早产的一个十分重要的原因。Hillier等报道了一系列阴道及宫颈微生物的亚临床感染可导致早产,它们包括细菌性阴道病、滴虫性阴道炎、外阴阴道假丝酵母菌病、沙眼衣原体和支原体感染等。生殖道的感染可致使巨噬细胞、中性粒细胞及其他潜在的能释放炎性因子如前列腺素、IL-1β、IL-8的细胞的浸润,产生的炎症因子可诱发宫缩。另外这些细胞含有大量的胶原酶、蛋白酶和弹性蛋白酶,并促进基质金属蛋白酶(matrix metallo-proteinases,MMPS)的产生,使胶原纤维束松解,胶原降解,可致宫颈软化成熟。因此,孕期应注重阴道分泌物的筛查。最近有一篇相关的系统评价,纳入了13个设计较好的随机对照实验,共5300例,属于一级证据。其结论是没有足够的证据显示对所有无阴道炎症状孕妇进行筛查及治疗会降低早产发生率。但对于有阴道炎症状或有早产高危因素者常规做阴道分泌物细菌、真菌、支原体衣原体的检查,针对感染类型进行治疗,可降低早产发生率及低出生体重儿比例。

二、宫颈功能不全与早产

宫颈功能不全(cervical incompetence)是早产的又一重要原因。宫颈功能不全症是指由于宫颈内口形态、结构和功能异常而引起的非分娩状态下宫颈病理性松弛和扩张,不能维持妊娠至足月的现象。典型的临床表现为妊娠中晚期,在没有宫缩的情况下,宫颈过早地缩短甚至扩张,伴有妊娠囊膨出,随后发生胎膜破裂,不成熟的胎儿过早娩出。其原因包括先天因素及后天因素:先天性因素主要包括先天性宫颈发育不良、苗勒氏管发育异常(如单角子宫,双子宫及纵隔子宫)、孕妇在胎儿期的雌激素暴露等,上述因素可能是由于宫颈组织学构造缺陷而导致宫颈功能不全,如胶原纤维减少、胶原/平滑肌的比率降低,致使宫颈维持宫内妊娠物的能力减弱。文献报道约有1/3的宫颈功能不全是由先天性因素导致;后天性因素主要有宫颈机械性损伤或局部感染。机械损伤如人工流产时暴力扩张宫颈、宫颈锥形切除术及环形电切术等。而宫颈局部感染致使宫颈组织炎性细胞过早浸润,如巨噬细胞、中性粒细胞和其他潜在的能释放炎性因子的细胞,这些细胞的胞浆及溶酶体内含有大量的胶原酶、蛋白酶和弹性蛋白酶,可促进基质金属蛋白酶的产生,使胶原纤维束松解,胶原降解,导致宫颈提早成熟,而发生宫颈功能不全。

目前,妊娠妇女宫颈功能不全的发生率约为0.05%~1.8%,而在晚期流产及早产患者中宫颈功能不全发生率高达8%~15%。宫颈功能不全是引起中期妊娠流产、早产的重要原因,但如能及时诊断,正确处理可使晚期流产及早产的发生率明显降低。

三、早产的其他高危因素

以往早产及晚期流产史;子宫过度膨胀(如多胎妊娠、羊水过多);生殖系统发育畸形、子宫肌瘤;孕母年龄<16岁,体重指数<19岁;不良生活习惯(每日吸烟≥10支,酗酒);社会经济地位低下缺乏围生保健;助孕技术后妊娠等均为早产的高危因素。

四、治疗性早产

由于母体或胎儿的健康原因不允许继续妊娠,在未足37周采取引产或剖宫产终止妊娠,即为治疗性早产。常见原因包括:产科并发症,如重度子痫前期、胎盘早剥、前置胎盘、胎儿生长受限和发育异常等;妊娠合并症,如慢性高血压、糖尿病、心脏病、肾病、肝病、妊娠合并系统性红斑狼疮、急性阑尾炎等。

第三节 早产的预测

虽然存在高危因素的孕妇更容易发生早产,但仍有约一半的早产发生并不存在已知的高危因素;即使在存在高危因素的人群中也仅1/3患者将发展成早产。并且在治疗上,我国长期以来对早产的干预处理多数基于患者的临床主诉:部分孕妇子宫敏感,在缺乏客观评价指标的情况下就启动了早产的治疗,常导致临床上过度诊断和过度治疗的情况发生;相反,在宫颈功能不全患者宫口开大时往往缺乏明显的临床症状,导致部分患者失去最佳治疗时间。因此,对患者早产风险的早期预测可有助于指导医学干预及治疗,既可使先兆早产得以及时诊治又避免不必要或某些昂贵的医学介入,改善妊娠结局的同时可节约医疗成本。

宫颈长度测定及阴道后穹隆分泌物中胎儿纤维连接蛋白(fFN)的测定是早产预测最有效的方法,而两者联合检测能明显提高早产预测的敏感性。目前临床上建议早产预测的对象有:妊娠20周以后但不足34周且宫缩异常频繁的孕妇;另外对有自发性早产高危因素的孕妇在24周以后亦应定期预测。

一、纤维连接蛋白(fFN)检查

fFN是绒毛滋养层细胞分泌产生的,是存在于绒毛膜和羊膜之间的细胞外基质蛋白,孕20周前羊膜和绒毛膜连接尚不紧密,阴道后穹隆分泌物中可检测到fFN,20周之后羊膜与绒毛膜逐渐融合,在阴道后穹隆检测不到fFN。先兆早产患者其绒毛膜与羊膜分离,fFN经宫颈渗入阴道内,因此阴道后穹隆分泌物可检查出fFN可预测早产的发生。

二、经阴道超声(transvaginal ultra-sound,TVU)检查

患者排空膀胱,插入清洁、避孕套包裹的超声探头,轻轻将探头放入患者的阴道前穹隆,获取宫颈矢状影像,并显示宫颈黏膜的长轴回声,通过测量宫颈长度及宫颈管内口的形状变化可用于早产预测。

1. 宫颈长度 宫颈长度是指宫颈内口到宫颈外口的距离,经阴道超声测量正常妊娠22周前的平均宫颈长度是40mm,妊娠22~32周平均宫颈长度是35mm,32周以后平均宫颈长度是30mm,妊娠及分娩次数对其的影响不大。在妊娠22~30周平均宫颈长度第10个百分位数是25mm,研究证明,宫颈长度<25mm与早产明显相关,如在14~18周宫颈短于25mm,小于35周早产的风险是70%,而在19~24周是40%。故通常制订的临界宫颈长度为25mm。

2. 宫颈内口形态 经阴道超声下宫颈内口形态的变化可由"T、Y、V、U"四种字形来形象描述(图7-1)。Logistic回归分析提示,漏斗形成、漏斗长度、宽度均与早产密切相关,其预测早产的敏感性为100%,特异性为74%。

宫颈指数[(宫颈漏斗长度+1)/宫颈管长度]是预测早产的最佳指标,指数≥0.52预测早产的敏感性为76%,特异性为94%,阳性预测值和阴性预测值分别是89%和86%。

三、早产预测的困惑与不足

尽管fFN及宫颈长度测定作为早产预测的方

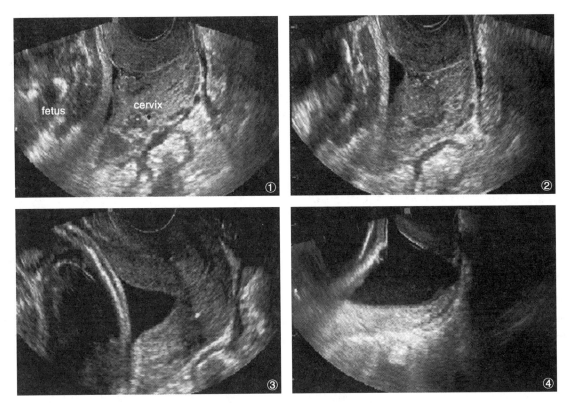

图 7-1　宫颈内口形态变化
①T 形；②Y 形；③V 形；④U 形

法已在临床上广泛应用，然而目前对以下问题仍存在困惑：首先，fFN 虽然有非常高的阴性预测值（fFN 阴性者，1 周内部不分娩的阴性预测值为 98%，2 周内不分娩为 95%），但其假阳性率较高，阳性预测值不足 50%，如何判读阳性结果，如何降低其假阳性率是目前仍在探讨的问题；其次，宫颈长度缩短及内口变化可能存在渐进式发展，因此建议对宫颈长度进定期次重复测量。但目前关于宫颈长度测量的时机及频率尚存在争议，反复经阴道 B 超检测是否会增加感染率，如何避免反复阴道操作带来的副作用等问题仍需进一步探讨。

第四节　治疗的热点及争议

早产的处理首要任务就是尽量延长孕周，使胎儿进一步生长和成熟，降低与早产成熟度有关的发病率和死亡率，其治疗原则是：积极寻找病因、卧床休息、抑制宫缩、促进胎肺成熟、控制感染、严格掌握终止早产治疗的指征。然而目前在早产的处理过程中，仍有一些处理措施处于探讨阶段。

一、孕酮在早产治疗中的作用

早在 20 世纪 50 年代，孕酮已用于改善妊娠结局，但主要用于早期先兆流产时黄体功能的支持。至 20 世纪 70 年代，Meis 首次将孕酮用于预防早产，此后，越来越多 RCT 试验证实有早产史的孕妇孕期使用孕酮可以降低早产的风险。孕酮预防早产的机制可能与以下因素有关：首先，它可以通过影响子宫平滑肌细胞膜通透性，使细胞内钾离子浓度降低，钠离子浓度升高，使平滑肌纤维松弛，兴奋性降低；孕酮还通过降低透明质酸合成酶的活性，从而使宫颈组织中透明质酸的浓度保持低水平，另外通过抑制宫颈组织中炎症因子如 TNF-α，IL-1，IL-6 等发挥抗炎作用，防止宫颈过早软化成熟，从而预防早产。2011 年 FDA 及 ACOG 都推荐对既往有早产病史的患者应用孕酮治疗，预防早产的发生。虽然孕酮在反复早产中的应用已达成共识，但其给药途径、剂量等仍有待于进一步的大样本的研究。

二、糖皮质激素促胎肺成熟治疗的研究及争议

新生儿呼吸窘迫综合征（NRDS）是早产儿最常见的并发症之一，是早产儿主要的死因。1972 年 Liggins 和 Howie 首次报道对于妊娠 35 周前早产者

应用糖皮质激素能促进胎肺成熟可减少 NRDS 及围产儿死亡。研究发现糖皮质激素促进胎肺成熟的机制是它能与肺 Ⅱ 型细胞的特异性受体结合，产生多种糖皮质相关性蛋白，然后作用于肺泡 Ⅱ 型细胞，促进肺表面活性物质的合成与释放并贮存在肺泡 Ⅱ 型细胞的板层体中，降低肺内毛细血管渗透压，减少肺水肿，从而降低 NRDS 发生。

目前我国使用糖皮质激素促胎肺成熟最常用的方案是：地塞米松每次 6mg 每 12 小时 1 次共 4 次；国外也有使用倍他米松 12mg 每天 1 次共 2 次；紧急情况下还可经羊膜腔穿刺术向羊膜腔内注射地塞米松 10mg；有学者提出 28 ~ 29 周前给药者，如一周内未发生早产但 34 周前发生早产者需要在分娩前重复使用糖皮质激素。多个前瞻性随机研究表明：单个疗程产前用药临床效果肯定，长期随访未见任何副作用。但对糖皮质激素重复使用的安全性及有效性仍存在争议：通过对婴幼儿的长期随访也发现，临床上反复大量应用糖皮质激素也会导致母婴不良结局的发生：如降低新生儿头围、出生体重，增加母儿感染率等副作用。因此国内外就糖皮质激素促胎肺成熟的剂量、用药途径、疗程等方面尚有争议。

三、宫颈环扎术的争议

宫颈环扎术（cervical cerclage）是治疗宫颈功能不全的主要手段，手术旨在修复建立正常宫颈结构、形态和宫颈内口的括约功能，维持妊娠至足月或尽可能延长孕周。早在 1950 年，Lash 等最早报道，通过切除宫颈组织的薄弱部分来治疗宫颈功能不全。1955 年印度的 Shirodkar 成功的通过黏膜下缝合治疗宫颈功能不全，但是该法拆线困难，导致大多数患者需要通过剖宫产结束分娩。1957 年，澳大利亚的 Mcdonald 提出了一种更为简便的手术方式，不需要剥离宫颈，避免损伤膀胱及直肠，而且便于拆线。自 20 世纪 60 年代即有关于经腹宫颈缝合术的相关描述，而近年来继 AL-Fadhli 等之后国外相继有关于腹腔镜下行宫颈缝扎术的病例报道，此术式创伤小，手术痛苦小，无需住院，恢复快，且疗效与经腹手术相同甚至更好，但目前国内开展此种手术的尚占少数。

虽然宫颈环扎术沿用发展至今已有 50 多年历史，然而其在早产中的作用和对围产结局的影响报道不尽相同，国内外学者对此仍存在争议。鉴于国外对早产儿医疗救治水平，以及医疗消费的支持力度，2004 年 ACOG（美国妇产科学会）认为，对胎儿已经有存活能力的晚孕期通常不推荐宫颈环扎术；而国内多数学者认为：宫颈环扎术可延长孕周，为促胎肺成熟治疗赢取时间，能明显改善新生儿预后，减少医疗花费。因此对于宫颈环扎术的效果、手术时机及适应证等问题仍需要进行更多的随机对照试验研究。

四、未足月胎膜早破（preterm premature rupture of membranes，PPROM）治疗难点及进展

未足月胎膜早破是指妊娠 28 ~ 37 周，胎膜在临产前自然破裂。发病率近年有增加的趋势，由于其对母婴的危害，使临床处理变得复杂化而成为目前国内外较有争议的问题。PPROM 的治疗是难点，一方面要延长孕周减少新生儿因不成熟而产生的严重并发症甚至死亡；另一方面随着破膜后时间延长，上行性感染将不可避免，同样可造成母儿预后不良。因此，PPROM 的处理问题应引起产科工作者的高度重视。

有学者根据胎儿成熟度、产后生存能力、相应孕周将未足月胎膜早破分为：无生机的 PPROM（< 23 孕周）、远离足月的 PPROM（23 ~ 32 孕周）及接近足月的 PPROM（32 ~ 36 孕周）。①接近足月的 PPROM 患者如证实胎肺已成熟，可考虑终止妊娠。如胎肺没有成熟，应积极予宫缩抑制剂延长孕周，联合糖皮质激素和抗生素治疗 48h 或 34 周后分娩。②妊娠<32 周的早产儿出现严重并发症和病死率仍很高，故应积极期待治疗。包括：一般治疗（卧床休息和抬高臀部等），抗生素，宫缩抑制剂，糖皮质激素等；连续监测中出现临产、绒毛膜羊膜炎、胎盘早剥、胎儿窘迫的征象，无论孕周大小，均应终止妊娠。③对于<23 孕周的胎膜早破，期待治疗过程中母儿并发症多，感染几率大，远期并发症多，目前医疗条件不足，费用巨大，故不宜继续妊娠，建议引产终止妊娠。

羊水是维持胎儿生长，保护胎儿内环境稳定的重要物质，PPROM 患者在期待治疗过程中，如何保持羊水量是延长胎龄的另一难点。羊膜腔内输液治疗（amnioinfusion，AI）是近年开展的处理未足月胎膜早破羊水过少的治疗方法，采用自产前至产时的持续输注方案，有效地延长了胎龄，显著提高早产儿存活率。此外，羊膜腔内封闭疗法是目前治疗 PPROM 的新方法，羊膜腔封闭材料主要有纤维蛋白胶、羊膜补片、胶原栓及明胶海绵、生物基质补片等。

五、抗生素在早产中的使用问题

对于未足月胎膜早破患者是否预防性使用抗生素,有相关系统评价纳入 14 个随机对照研究指出,给予未足月胎膜早破患者预防性使用抗生素,能延迟分娩,减少绒毛膜羊膜炎的发生,并降低感染以及胎龄相关新生儿并发症的发生率。然而对于未破膜的早产患者是否应常规预防性应用抗生素问题,近年来一直存在不同的意见。有学者认为,感染是早产的重要诱因,故常规预防性使用抗生素可降低早产发生率。但近期有系统评价结果显示对于胎膜完整、无明确感染证据者应用抗生素并不能延长孕周和改善新生儿的预后,反而可以产生耐药。因此,目前临床实践提示:对胎膜早破的先兆早产孕妇建议常规应用抗生素预防感染;但对胎膜完整的先兆早产患者,若无明显感染征象,不建议常规预防性使用抗生素。

早产是导致围产儿死亡以及新生儿严重并发症的最常见和最主要的原因。近年来,随着产科对早产产前预测和处理的进步及新生儿治疗护理技术的改进,早产儿生存率明显提高。然而,目前临床上对早产防治措施尚存在争议,仍需继续进行更深入的研究及探讨。

(张建平 祝丽琼)

参 考 文 献

1. Cunningham G,Leveno J,Bloom L,et al. Williams Obstetrics. 22nd Edition,Dallas:McGraw-Hill Medical,2005
2. 曹泽毅. 中华妇产科学. 第 2 版. 北京:人民卫生出版社,2005
3. 张建平. 流产基础与临床. 北京:人民卫生出版社,2012
4. McDonald H,Brocklehurst P. Parsons J. Antibiotics for treating bacterial vaginosis in pregnancy. Coehrane Database of Systematic Reviews,2005:CD000262
5. Jorgensen L,Alfirevic Z,Tudur C,et al. Cervical stitch (cerclage) for preventing pregnancy loss:individual patient data meta-analysis. BJOG,2007,114(12):1460-1476
6. 刘玉芳,万红芳,王利民. 早产防治的循证评价. 现代妇产科进展,2007,16(3):228-230
7. 中华医学会妇产科学分会产科学组. 早产的临床诊断与治疗推荐指南(草案). 中华妇产科杂志,2007,42(7):498-500
8. Kenyon S,Boulvain M,Neilson J. Antibiotics for preterm rupture of the membranes:a systematic review. Obstet Gynecol,2004,104(5 Pt 1):1051-1057

第八章 胎儿窘迫

第一节 概 论

胎儿窘迫(fetal distress)传统定义为胎儿在子宫内因缺氧、酸中毒危及其健康和生命的状态,严重者可遗留神经系统后遗症或发生胎死宫内。孕期发生的胎儿窘迫多为慢性缺氧,常因妊娠合并症和(或)并发症所致胎盘功能不全引起。产时发生的胎儿窘迫多为急性缺氧,如脐带意外等,也可在慢性缺氧的基础上因宫缩发生急性缺氧导致酸中毒。本病是目前国内剖宫产的首位原因,也是围产儿死亡、新生儿患病的重要原因。由于本病的定义模糊,诊断常受主观判断影响,因此过度诊断比较普遍;也有因不能及时识别窘迫征象导致不良结局。

2005年美国妇产科医师协会(ACOG)就目前广泛使用"胎儿窘迫"作为产前、产时诊断术语发表了其观点,重申了"胎儿窘迫"一词的不准确性及非特异性,认为即使在高危人群中,其阳性预测值也不高,而且往往将出生时Apgar评分或脐血血气分析结果均正常的新生儿也诊断为胎儿窘迫。因此建议产科、新生儿科医师最好使用"胎儿状况不良(nonreassuring fetal status)"一词代替"胎儿窘迫",并描述其不良表现为反复出现胎心变异减速、胎儿心动过速或心动过缓、晚期减速、低生物物理评分。目前诊断胎儿该类情况的术语尚未统一,多数文献仍在使用"胎儿窘迫"这一概念,故本章节沿用此术语。

胎儿窘迫的基本病理是缺血缺氧引起的一系列变化。母体血氧量含量不足、母胎间血氧运输及交换障碍、胎儿自身因素异常均可导致胎儿宫内缺氧。缺氧早期,二氧化碳蓄积及呼吸性酸中毒使交感神经兴奋,肾上腺儿茶酚胺及肾上腺素分泌增多,致血压升高、胎心率加快。进一步缺氧转为迷走神经兴奋,心功能失代偿,心率由快变慢。无氧糖酵解增加,丙酮酸及乳酸堆积,胎儿pH下降,出现混合性酸中毒。缺氧使肠蠕动亢进,肛门括约肌松弛,胎粪排出污染羊水,呼吸运动加深,羊水吸

入,出生后可出现新生儿吸入性肺炎。缺氧使肾血管收缩,血流量减少,胎尿形成减少而致羊水量减少。妊娠期慢性缺氧使胎儿生长受限,分娩期急性缺氧可导致缺血缺氧性脑病及脑瘫等终生残疾。

第二节 诊断方法

胎儿窘迫发生的原因不同、发展阶段不同,表现亦有不同。临床上缺少直接并且连续了解胎儿宫内状况的监测手段,如何在不同阶段利用不同监测手段仍是目前迫切需要解决的课题。国际疾病编码分类第9版,临床修订码中胎儿窘迫的诊断基于胎儿代谢性酸中毒,排除了胎心率异常或节律异常、胎儿心动过速、胎儿心动过缓以及羊水胎粪污染。根据胎儿窘迫的定义,即时胎儿动脉血血气分析及pH测定是诊断胎儿窘迫的金标准,但是胎儿动脉血进行血气分析、pH测定及血生化指标的检查为有创性检查,技术较为复杂,仅反映检查当时的胎儿状况,并且无法用于产前患者,多数医疗中心未开展此项技术。

目前临床诊断胎儿窘迫的常用指标包括:胎动计数、羊水量及性状、电子胎儿监护、胎儿生物物理评分、脐动脉血流测定等。这些指标并非胎儿窘迫的特异性指标,各项指标均有其诊断价值,亦有其局限性。

一、胎动计数

胎动是胎儿存活的良好标志,孕妇于妊娠16~20周开始自觉胎动,随着孕龄增加胎动逐渐变强,次数增多。妊娠29~38周到达高峰,分娩前2周胎头入盆胎动减少。胎儿窘迫初期表现为胎动过频,继而转弱、次数减少,最终消失。监测胎动可预测胎儿安危。胎动计数方法国内多采用每日3次,每次计数1小时,每小时胎动不小于3次,或每2小时胎动不小于6次。胎动是一种主观感受,会受孕妇敏感程度、工作性质、羊水量、腹壁厚度、胎盘位置、药物、胎儿活动量以及孕妇是否认真对待等

因素影响,个体差异较大。有研究报道,孕妇主观感受的胎动与仪器检测的记录比较,仅有 80% 相符。近年来有学者提出胎动的规律及方式比胎动次数更有意义。尽管如此,胎动计数仍是一种简便的方法。

二、羊水粪染

正常羊水是无色或白色半透明液体。胎粪是胎儿的肠道分泌物、胆汁、咽下羊水中胎毛、胎脂及脱落的皮肤上皮细胞的混合物,呈墨绿色。胎粪的出现不一定是病理情况,有时生理性蠕动或偶尔脐带受压也可使胎粪出现,另外还有相当一部分病例不能找到明确的病因。因此不能仅凭羊水粪染即诊断胎儿窘迫,还应考虑孕妇临床高危因素和其他监测结果综合分析,如果胎心监护正常,不需要进行特殊处理;如果胎心监护异常,存在胎儿宫内缺氧,则易引起胎粪吸入综合征,造成胎儿不良结局。

三、电子胎儿监护

电子胎儿监护(electronic fetal monitoring,EFM)也称胎心宫缩描记图(cardiotocography,CTG),是指应用胎心率电子监护仪将胎心率曲线与宫缩压力波形、胎动时胎心率变化记录供临床分析的图形,是正确评估胎儿宫内状况的主要检测手段。包括无应激试验(non-stress test,NST)及宫缩应激试验(contraction stress test,CST)。CST 包括临产后自然宫缩所做的 CST 及运用缩宫素诱发宫缩的缩宫素激惹试验(oxytocin challenge test,OCT)。NST 用于产前监护,CST 用于产时监护,OCT 可用于产前监护评价胎盘功能。目前我国尚缺乏统一的相关指南及行业规范,其结果判定多参考国外相关指南。

(一)无应激试验(non-stress test,NST)

NST 是指在缺乏规律宫缩的情况下,记录胎心率的变化及其与胎动后的关系并进行分析,以了解胎儿宫内状况。通常 NST 多用于孕 34 周以上胎儿,但对孕 28 周及以上的高危妊娠也可行 NST 了解胎儿宫内状况。对于正常妊娠,每周行一次 NST 即可,但是对于高危妊娠目前尚无统一标准,可酌情增加监护频率。根据 2007 年加拿大妇产科医师协会(SOGC)指南将 NST 分为正常、不典型及异常三类,其分类、结果判读、处理原则见表 8-1:

表 8-1　NST 的分类、结果判读、处理原则(SOGC,2007)

参数	正常 NST (先前的"有反应型")	不典型 NST (先前的"无反应型")	异常 NST (先前的"无反应型")
基线	110~160 次/分	• 100~110 次/分 • >160 次/分<30 分 • 基线上升	• 胎心过缓<100 次/分 • 胎心过速>160 次/分超过 30 分钟 • 基线不确定
变异	• 6~25 次/分(中等变异) • ≤5 次/分(无变异及最小变异)小于 40 分钟	≤5 次/分(无变异及最小变异)持续 40~80 分钟	• ≤5 次/分≥80 分钟 • ≥25 次/分>10 分钟 • 正弦型
减速	• 无减速或者偶发变异减速持续小于 30 秒	变异减速持续 30~60 秒	• 变异减速持续时间超过 60 秒 • 晚期减速
加速(足月胎儿)	40 分钟内出现两次或者两次以上加速超过 15 次/分,持续 15 秒	40~80 分钟内仅有两次以下加速超过 15 次/分,持续 15 秒	大于 80 分钟出现两次以下加速超过 15 次/分,持续 15 秒
小于孕 32 周的胎儿	40 分钟内出现两次或者两次以上加速超过 10 次/分,持续 10 秒	40~80 分钟内仅有两次以下加速超过 10 次/分,持续 10 秒	大于 80 分钟出现两次以下加速超过 10 次/分,持续 10 秒
处理	观察或者进一步评估	需要进一步评估	采取行动: • 全面评估胎儿状况 • BPP 评分 • 及时终止妊娠

（二）宫缩应激试验（contraction stress test, CST）

CST 是通过分析规律宫缩时胎心率的变化，评价胎盘功能及胎儿的储备能力。按照 2009 年 ACOG 指南，将 CST 结果分为三类：

1. 第一类胎监　满足下列条件：胎心率基线 110～160 次/分；基线变异为中等变异；没有晚期减速及变异减速；存在或者缺乏早期减速；存在或者缺乏加速。此类胎监结果提示观察时胎儿酸碱平衡正常，可常规监护，不需采取特殊措施。

2. 第二类胎监　在临床上包括一大类，除了第一类和第三类胎监的其他情况均划为第二类。该类胎监结果尚不能说明存在胎儿酸碱平衡紊乱，但是应该综合考虑临床情况、持续胎儿监护、采取其他评估方法来判定胎儿有无缺氧，可能需要宫内复苏措施来改善胎儿状况。

3. 第三类胎监　包括有两种情况：第一种情况是胎心率基线无变异并且存在下面任何一种情况：复发性晚期减速、复发性变异减速或胎心过缓；第二种情况是正弦波型。第三类胎监提示在观察时胎儿存在酸碱平衡失调即胎儿缺氧，应立即采取宫内复苏措施，如果这些措施均不奏效，应该紧急终止妊娠。

电子胎儿监护假阳性率高、增加了不必要的干预，导致了阴道助产及剖宫产率的增加，此外电子胎儿监护存在人工判读的个体间及个体内误差。因此多数专家认为单凭电子胎儿监护出现的某些异常图形作为胎儿窘迫的诊断是不恰当的。

四、胎儿生物物理评分（biophysical profile，BPP）

BPP 最早在 1980 年由 Manning 提出，是在 30 分钟内对胎儿呼吸运动、胎动、肌张力、羊水量做出评价的监护手段，结合 NST 共 5 项指标，每项满分为 2 分，共 10 分，如评分 ≤4 分提示胎儿窘迫，6 分为胎儿可疑缺氧。BPP 目的在于发现胎儿在宫内可能发生不良结局的风险，以决定是否需要进一步评价、引产或行急诊剖宫产以挽救胎儿生命。BPP 将电子胎儿监护和 B 超监测下的 4 项胎儿生物物理特点结合起来评价，可以降低由单纯电子胎儿监护评价所致的较高的假阳性率。因 BPP 评价所需时间相对较长，随后提出了改良 BPP（modified BPP，MBPP），只进行电子胎儿监护及超声羊水量测定，如 NST 正常，羊水指数>5cm，可视为正常。目前认为 MBPP 可用于初步筛查，如有异常，再做

BBP。

五、脐动脉多普勒血流测定

正常妊娠时随着孕龄的增加，子宫胎盘血流随之增加，三级绒毛及其中的细小动脉数目逐渐增多，致使胎盘血管阻抗逐渐降低，脐动脉收缩期与舒张期血流速度比值（S/D 值）和脐动脉阻抗指数（RI）也随之下降。当脐血管阻力异常升高时，提示胎盘循环阻力大，胎儿供血不足，处于慢性缺氧状态，S/D 值越高，胎儿危险越大，甚至发生胎死宫内。一般认为妊娠 30～32 周后 S/D 值<3，有研究表明 S/D 值 ≥3 时，胎儿慢性宫内缺氧的发生率明显增高。

脐动脉多普勒不能作为低危孕妇的筛查手段，但在评估合并有胎儿生长受限和（或）妊娠期高血压疾病的孕妇中具有一定作用。在预测胎儿状况不良时，脐动脉多普勒的敏感性为 50%，将 MBPP 和脐动脉多普勒联合使用，其敏感性可达 70%。

六、胎儿头皮血 pH 测定

20 世纪 60 年代开始应用于临床，产时通过适当方式采集胎儿头皮血测定 pH 值，若 pH≥7.25 为正常，pH 7.21～7.24 为可疑，pH≤7.20 为异常，提示胎儿存在缺氧及酸中毒。产程中联合应用 CST 及胎儿头皮血 pH 值测定，可避免 CST 的假阳性，提高胎儿窘迫诊断的正确率，降低不必要的手术干预。

总之，目前对胎儿在宫内是否发生缺氧及酸中毒的判断在产前、产时尚无统一指标，需要产科医师遵循循证证据，借鉴国外相关指南，结合产前、产时监护手段做出综合判断，在减少不必要的产科干预同时，尽可能预防和降低围产儿病率、死亡率及远期致残率。

第三节　临床处理

目前胎儿窘迫的临床处理中仍存在许多困惑与不足，由于胎儿头皮血 pH 测定为有创性操作，技术较复杂，很难推广于临床，而其他单一检查手段尚难做出明确诊断，存在一定的假阳性及假阴性率。对胎儿窘迫过度诊断，可导致临床中的过度干预，导致阴道助产率及剖宫产率升高。而诊断不足则会导致对疾病认识程度不够，延误处理时机。鉴于临床处理中的困惑，在处理上应注意以下问题：对于诊断较确切的病例，应快速处理；对于可疑病

例,应结合多种诊断手段做出综合判断;对于慢性缺氧的病例,则宫内转运到有新生儿抢救条件的医院分娩;此外,应进行良好的医患沟通,充分尊重孕妇及家属的选择权,尽量挽救围产儿。

一、急性胎儿窘迫

应果断采取宫内复苏措施,改善胎儿缺氧状态。

常用的宫内复苏措施包括以下几点:①减慢或者停止缩宫素静滴,必要时使用宫缩抑制剂缓解宫缩;②改变产妇体位为侧卧位或者膝胸卧位;③加快输液滴速纠正产妇低血压;④行阴道检查解除先露对脐带的压迫;⑤面罩给氧或者鼻导管给氧;⑥缓解产妇焦虑情绪,训练产妇调整呼吸及屏气技术。

如果上述宫内复苏措施在短期内不奏效,则应该尽快终止妊娠,可根据产妇情况采取阴道助产或者急诊剖宫产。无论阴道分娩或剖宫产均应做好新生儿窒息抢救准备。

二、慢性胎儿窘迫

应针对病因,根据孕周、胎儿成熟度及胎儿缺氧程度决定处理。

(1) 一般处理:提倡孕妇左侧卧位,改善营养状况,积极治疗妊娠合并症及并发症。

(2) 期待疗法:若孕周小,估计胎儿娩出后存活可能性小,应该尽量期待治疗以期延长孕周,同时促胎肺成熟,争取胎儿成熟后终止妊娠。

(3) 终止妊娠:若妊娠近足月者,胎肺已成熟,出现胎儿窘迫则应该及时采取剖宫产术终止妊娠。

第四节　胎儿窘迫与新生儿脑损伤的关系

新生儿缺氧缺血性脑病(hypoxic ischemic encephalopathy,HIE)是指因围生期发生窒息引起的部分或完全缺氧、脑血流减少或暂停而导致的新生儿脑损伤。HIE 主要根据围生期窒息史和神经系统表现,结合影像学检查可做出诊断。并非所有的窒息新生儿都会发生 HIE,应避免将低 Apgar 评分或窒息等同于 HIE。HIE 的诊断必须具有明确的围生期严重窒息史和新生儿早期神经系统症状(抑制或惊厥等),并排除由于电解质紊乱、颅内出血和产伤等原因引起的惊厥和由于宫内感染、遗传代谢性疾病和其他先天性疾病引起的脑损伤。

缺氧缺血性脑损伤是胎儿和新生儿死亡或远期运动、智力障碍的常见原因。围生期脑损伤存活的早产儿中有超过 10% 会发展为脑瘫,25% ~ 50% 有认知、行为及注意力等缺陷。大量研究显示,缺血缺氧性脑损伤是由缺血缺氧事件所启动并在缺血缺氧后继续进展和演变的病理过程。绝大多数的神经元死亡并不是在缺血缺氧发生时,而是发生在缺血缺氧后的继发阶段中,是一系列生化级联反应。孕周不同,损伤部位亦不同。过去认为,早产儿脑损伤的主要部位是脑白质。近年来越来越多证据表明灰质损伤也是早产儿脑损伤的重要部分。足月儿脑损伤部位以灰质为主。

美国妇产科医师协会分别于 1998 年及 2004 年指出在评估围生期窒息和新生儿神经损害间关系时必须具备以下标准才能做出可能性决定:①脐动脉血气显示严重的代谢性酸中毒或混合性酸中毒(pH<7.0);②Apgar 0 ~ 3 分持续>5 分钟;③新生儿期有神经症状(抽搐、昏迷或张力低下),出现一个或多个脏器功能障碍(心血管、胃肠道、血液、肺、肾)。

围生期胎儿窘迫可能会影响胎儿神经系统发育甚至导致脑损伤发生,无论何种病因所致,都会对胎儿和新生儿产生不利的影响,应加强孕期及产程监护,尽早诊断,适时干预以改善围生儿预后。

(刘兴会)

参 考 文 献

1. American College of Obstetricians and Gynecologists. ACOG Committee Opinion. Number 326: Inappropriate use of the terms fetal distress and birth asphyxia. Obstet Gynecol,2005,106(6):1469-1470

2. Liston R, Sawchuck D, Young D. Fetal health surveillance:antepartum and intrapartum consensus guideline. J Obstet Gynaecol Can,2007,29(9 Suppl 4):S3-S56

3. American College of Obstetricians and Gynecologists. ACOG practice bulletin No. 106: Intrapartum fetal heart rate monitoring:nomenclature,interpretation,and general management principles. Obstet Gynecol,2009,114(1):192-202

4. National Institute for Health and Clinical Excellence(NICE). Intrapartum care:Care of healthy women and

their babies during childbirth. London（UK）：RCOG Press，2007

5. Roggensack A，Jefferies L，Farine D，et al. Management of meconium at birth. J Obstet Gynaecol Can，2009，31（4）：353-354

6. Cunninggham G，Leveno J，Bloom L，et al. 威廉姆斯产科学. 第 23 版，北京：科学出版社，2009

7. 曹泽毅. 中华妇产科学. 第 2 版，北京：人民卫生出版社，2005

8. 余海燕，刘兴会. 胎儿窘迫诊断标准的国外指南解读. 中国实用妇科与产科杂志，2011，20（10）：764-767

第九章 胎膜早破的认识新观念

胎膜早破（premature rupture of membrane，PROM）是指胎膜在临产前发生自发性破裂，依据孕周分为足月胎膜早破（妊娠≥37周）和未足月胎膜早破（preterm premature rupture of membrane，PPROM）（妊娠<37周）。足月胎膜早破的发生率为8%，单胎妊娠PPROM发生率为2%~4%，双胎妊娠PPROM发生率为7%~20%，是早产的主要原因之一。

一直以来PROM的处理是产科临床比较棘手的问题，若处理不当可能并发羊膜腔感染（IAI）、早产、新生儿呼吸窘迫综合征（NRDS）、胎盘早剥、羊水过少和胎儿窘迫等，导致孕产妇感染率和围产儿病率及死亡率显著升高。

目前国内对于不同孕周PPROM处理原则尚缺乏共识；对于足月胎膜早破引产指征、方法等问题尚有争议；对于PPROM的期待治疗的处理、期限、如何预防感染、终止妊娠方式等问题无统一的规范。中华医学会妇产科分会产科学组正在制定"胎膜早破的诊断与处理指南"，这将会引导国内产科医生规范处理胎膜早破。

回顾PROM 10年来全球的研究，无非集中在以下领域：

（1）PROM的发病机制。

（2）如何准确诊断PROM。

（3）PPROM发生后如何检测。

（4）PROM如何处理，重点是引产的时机和引产的方式。

（5）PPROM如何处理。重点是PPROM的处理原则，如何规范使用预防性抗生素？糖皮质激素使用的问题？使用宫缩抑制剂的争议，PPROM分娩的最佳时机和分娩方式？

一、PROM的发病机制值得深入研究

PROM的发病机制还未完全明确，一般认为是多因素造成的。从20世纪50年代以来，人们开始探讨PROM的发病机制，并且已经从单纯的机械力学研究转至对胎膜本身结构的改变和感染的研究。近年来通过研究酶、细胞因子及细胞凋亡与胎膜早破的关系，PROM的发病机制研究已经进入分子水平。

最近10多年来对基质金属蛋白酶（matrix metalloproteinases，MMPs）及金属蛋白酶组织抑制剂（tissue inhibitors of matrix metalloproteinase，TIMPs）与PROM关系研究较多。许多因素如感染、松弛素H_2升高、血浆纤原蛋白酶、细胞因子等均可诱导胎膜产生MMPs，使胎膜细胞外基（ECM）的降解增多，导致胎膜破裂。PROM胎膜的MMPs尤其是MMP-8、MMP-9水平升高，而TIMPs无明显变化，说明MMPs/TIMPs失衡是PROM的重要机制，是多种因素引起PPROM的共同途径。

众所周知，感染是PROM发生的主要原因，与PROM互为因果。在PROM中70%有绒毛膜羊膜炎的组织学证据，16~26周的PPROM的孕妇，羊水培养感染阳性率为30%。

感染引起PROM可通过多种途径实现：

（1）许多微生物可产生内毒素和磷酯酶A_2，诱发胎膜上的磷脂分解，花生四烯酸增加，从而使前列腺素（PG）合成增多；此外，感染的胎膜可激活细胞因子，如IL-1、IL-6、IL-8和肿瘤坏死因子（TNF-α）的释放，刺激羊膜和蜕膜产生PG，刺激子宫收缩，导致胎膜破裂。

（2）宫颈与阴道穹隆部的微生物可产生大量的过氧化物酶和蛋白水解酶，降解胎膜ECM，导致胎膜破裂。

（3）研究证实绒毛膜羊膜炎孕妇的子宫下段IL-1、IL-6、IL-8和TNF-α显著升高。这些细胞因子可以诱导胎膜MMP-8和MMP-9的产生，减少TIMP的合成，从而降解ECM及各种类型胶原，加之胶原酶及弹性蛋白酶的释放引起宫颈软化和扩张，导致胎膜破裂。

（4）诱导胎膜细胞的凋亡。

PROM的胎膜破口附近可见到大量凋亡的羊膜细胞。凋亡过度可导致成纤维细胞减少，胶原合成障碍，局部胎膜变薄引起胎膜破裂。细胞凋亡可激活MMPs而减低TIMP的合成。PROM胎膜的促凋

亡基因 *P53*、*Bax* 和 *MMP-2* 表达水平上调而 Bcl-2 表达水平下降,说明细胞凋亡加快是 PROM 的一个重要机制,但是启动凋亡的具体机制尚有待研究。

二、重视探讨 PROM 的危险因素

了解 PROM 的危险因素有助于预测发生 PROM 的风险,针对这些危险因素进行干预,则可预防 PROM 的发生。

这些危险因素包括:①羊膜穿刺术;②宫颈过短(<25mm)、宫颈机能不全;③宫颈环扎术后、宫颈锥形切除术包括 LEEP 电切术后;④胎盘早剥;⑤社会经济地位低下;⑥既往早产史或 PPROM 史;⑦STD病史;⑧宫内压增加,包括多胎妊娠、羊水过多、巨大儿等;⑨孕期阴道出血;⑩孕期紧张工作;⑪吸烟;⑫孕妇年龄<18 岁或>35 岁;⑬体重指数(BMI)<19.8kg/m²;⑭膳食中维生素 C、铜和锌的缺乏。

临床研究时,重视分析 PROM 的危险因素,特别是国内有关 PROM 危险因素的研究,尚缺乏大样本、多中心的研究报道。

三、胎膜早破的辅助诊断手段现状

及时确诊 PROM,有助于选择恰当的处理方案。倘若孕妇已经发生 PROM,又没有及时诊断,可能导致羊绒炎和早产的发生。而误诊 PROM 的情况也时有发生,导致不必要的产科干预,如抗生素、糖皮质激素的使用和医源性早产等。

孕妇主诉突然出现较多阴道流液,窥阴器检查见羊水自宫颈口流出,诊断不难做出。但破膜 1 小时后准确性降低,特别是孕妇主诉阴道流液量不多,窥阴器检查未见羊水自宫颈口流出时,应与阴道炎、尿失禁等鉴别。这时,可以借助于一些实验室检查。

1. 阴道酸碱度测定 正常阴道液 pH 为 4.5 ~ 5.5,羊水 pH 为 7.0 ~ 7.5。胎膜破裂后,阴道液 pH 升高。通常采用硝嗪或石蕊试纸测试。值得注意的是,宫颈炎、阴道炎、血液、肥皂、尿液、精液或防腐剂可能会造成 pH 试纸测定的假阳性。其诊断 PROM 的敏感性为 90% ~ 97%,特异性为 16% ~ 70%,阳性预测值为 63% ~ 75%,阴性预测值为 80% ~ 93%。

2. 宫颈分泌物涂片 取阴道液涂于玻片上,干燥后显微镜下观察,出现羊齿状结晶为羊水。精液和宫颈黏液可造成假阳性。其诊断 PROM 的敏感性为 51% ~ 98%,特异性为 70% ~ 88%,阳性预测值为 84% ~ 93%,阴性预测值为 87% ~ 97%。

3. 生化检测 采集宫颈阴道分泌物,检测一些生化指标,用于可疑 PROM 的诊断,是最近几年的进展。这些生化指标包括:胰岛素生长因子结合蛋白 1(IGFBP-1),可溶性细胞间粘附分子-1(sICAM-1),α 微球蛋白 1(PAMG-1),甲胎蛋白(AFP),胎儿纤维结合素(fFN),催乳素,β-hCG,肌酐,尿素,乳酸盐,AST 等(表 9-1)。其中最获得临床认可的指标是 IGFBP-1、SICAM-1 和 PAMG-1。目前开发用于临床检测的试纸条一般都是针对这 3 种标志物进行检测。

表 9-1 ROM 辅助诊断方法

检测项目	阈值	敏感性(%)	特异性(%)	阳性预测值(%)	阴性预测值(%)
硝嗪试验	阳性/阴性	90 ~ 97	16 ~ 70	63 ~ 75	80 ~ 93
羊齿状结晶	阳性/阴性	51 ~ 98	70 ~ 88	84 ~ 93	87 ~ 97
AFI	10cm	89.2	88.5	72.2	96
IGFBP-1	3μg/L	74 ~ 97	74 ~ 97	72 ~ 92	56 ~ 87
PAMG-1	5ng/mL	98 ~ 99	88 ~ 100	98 ~ 100	91 ~ 99
sICAM-1	2ng/mL	97 ~ 99	93 ~ 99	94 ~ 99	98 ~ 100
AFP	30μg/L	90 ~ 94	95 ~ 100	94 ~ 100	91 ~ 94
fFN	50ng/mL	97 ~ 98	70 ~ 97	74 ~ 93	98 ~ 100
PRL	30 ~ 50μIU/mL	70 ~ 95	76 ~ 78	72 ~ 84	75 ~ 93
β-HCG	40 ~ 65μIU/mL	68 ~ 95	70 ~ 95	73 ~ 91	78 ~ 97
尿素及肌酐	0.12 ~ 0.6mg/dL	90 ~ 100	87 ~ 100	94 ~ 100	91 ~ 100
乳酸盐	4.5mmol/L	79 ~ 86	88 ~ 92	88 ~ 92	78 ~ 87
AST	3IU/L	91	83	80	93

sICAM-1 在羊水中的浓度为（74.53±41.36）ng/ml，在胎膜完整孕妇阴道液中的浓度为（0.88±1.18）ng/ml。当胎膜破裂时，羊水外漏至阴道内，导致阴道液中 sICAM-1 浓度显著增加，比胎膜完整孕妇阴道液中 sICAM-1 浓度高 8.9 倍。2ng/mL 作为临界值时，sICAM-1 诊断胎膜早破的灵敏度为 96.4%，特异度为 92.7%。该检测试纸条已经获得中国 SFDA 的审批。

PAMG-1 是 34kD 的胎盘分泌的糖蛋白，在羊水中含量较丰富（2000~25000ng/ml），母体血清中水平为 5~25ng/ml。未发生胎膜破裂时，宫颈阴道分泌物中含量仅为 0.05~0.2ng/ml。AmninSure ® 试验（安母宁）采用免疫色谱技术，检测宫颈阴道分泌物中的 PAMG-1，能快速（5~10 分钟）、无创性诊断 PROM，且不受精液、尿素、血液或阴道炎的影响，已获得 FDA 批准临床。最近正在中国两家产科中心进行临床前试验，预计即将应用在临床。

4. **羊水染色试验**　羊水染色试验是诊断 PROM 的金标准，一般使用靛胭脂，注射后 20 分钟，如阴道内棉球着色，即可确诊 PROM。但是这是一项有创性诊断方法，有潜在的出血、感染、医源性 PROM 以及流产等风险。

5. **超声检查**　超声动态测定羊水量减少提示可能出现 PROM，但是不能单凭超声检查就诊断 PROM。

四、PROM 发生后，应该做哪些监测

1. **监测有无临床绒毛膜羊膜炎**　绒毛膜羊膜炎是 PPROM 发生后的主要并发症。PPROM 期待治疗必须建立在排除临床绒毛膜羊膜炎以后，因此监测有无绒毛膜羊膜炎是 PPROM 期待治疗期间的重点内容。临床绒毛膜羊膜炎的产前诊断主要依靠临床的表现，包括：母体心动过速≥100 次/分、胎儿心动过速≥160 次/分、母体发热≥38℃、子宫激惹、羊水恶臭、母体白细胞计数≥15×10⁹/L、中性粒细胞≥90%。出现上述任何一项表现应考虑有临床绒毛膜羊膜炎。

浏览迄今为止发表的文献，有关母体白细胞增多和 C 反应蛋白升高预测绒毛膜羊膜炎的价值说法不一。白细胞增多预测临床绒毛膜羊膜炎的灵敏度和假阳性率分别为 29%~47% 和 5%~18%，C 反应蛋白的特异性为 38%~55%。

但是，多数绒毛膜羊膜炎呈亚临床表现，症状不典型，给早期诊断带来困难。B 超引导下羊膜腔穿刺抽取羊水检查是产前辅助诊断绒毛膜羊膜炎的方法，可行羊水细胞革兰氏染色、培养、白细胞计数、羊水血糖和 LDH 水平测定。羊水培养是诊断羊绒炎的金标准，但培养时间较长。胎膜病理学检查需要终止妊娠后方可进行，不能用于产前诊断。

已发表的文献提到了非侵入性产前监测包括胎心监测和脐动脉 S/D，用于监测绒毛膜羊膜炎。胎儿心动过速预测临床绒毛膜羊膜炎的真阳性率和假阳性率分别为预测的 20%~40% 和 3%，胎儿心动过速通常是宫内感染的征兆，在研究中这一点经常被用于确诊临床绒毛膜羊膜炎，但是需要注意的是排除孕妇是否正在使用 β-受体兴奋剂抑制子宫收缩，β-受体兴奋剂也会导致胎心增快。脐动脉 S/D 异常预测临床绒毛膜羊膜炎的真阳性率和假阳性率分别为 30%~80% 和 2%~9%。目前没有 RCT 研究支持经常进行脐动脉 S/D 检查能够改善妊娠结局。

2. **有关 PPROM 潜伏期影响因素的研究**　PPROM 潜伏期是指胎膜破裂到分娩启动的时间。潜伏期长短关系到 PPROM 期待治疗的最终结局，是近年来 PPROM 期待治疗关注的问题。影响潜伏期长短的因素有：

（1）孕周。

（2）剩余羊水量。

（3）子宫底部肌层厚度。

（4）单胎或双胎妊娠。胎膜破裂时的孕周越小，潜伏期越长。

在没有产科干预的情况下，足月胎膜早破 50% 在 12h 内自然临产，70% 在 24 小时内，85% 在 48 小时内，95% 在 72 小时内。24~28 周的 PPROM，在没有产科干预的情况下，50% 在 24~48 小时内临产，70%~90% 在 7 天内临产。因此，远离足月的胎膜早破，如果给予恰当的产科干预（如预防感染、宫缩抑制等），潜伏期可以延长更长的时间。这一规律给远离足月的 PPROM 提供了期待治疗的机会和时间。

剩余的羊水量越少，提示潜伏期越短。未临产时子宫底部肌层厚度<12mm，提示潜伏期缩短。双胎妊娠 PPROM 潜伏期较单胎明显缩短。预计潜伏期较短的 PPROM，应抓紧时间及时使用糖皮质激素促进胎肺成熟。

3. **监测 PPROM 剩余羊水量**　剩余羊水量多少与 PPROM 母儿预后的关系，近来引起关注，PPROM 后羊水过少发生率为 29%。羊水减少的程度取决于破口的大小和有无胎儿缺氧。羊水过少（AFI<5cm）提示胎膜破口较大或者胎儿缺氧而排

尿减少。已有的研究发现 PPROM 剩余羊水过少时,容易出现绒毛膜羊膜炎和胎儿窘迫。如果羊水过少持续 10 ~ 14 天,胎儿骨骼发育异常、胎体粘连、胎肺发育不全、机械损伤和新生儿死亡的发生率明显增加。

剩余羊水过少时,需警惕潜伏期时间较短的问题,期待治疗的时限可能不会太久,由于宫缩很快就会启动,应抓紧有限的时间,使用糖皮质激素促进胎肺成熟,从而减少围产儿病率。

剩余羊水过少和绒毛膜羊膜炎互为因果,一方面,羊水剩余量的减少可能诱发宫内感染。羊水中存在多种细胞因子,具有抗感染能力,羊水过少患者中细胞因子丢失,导致羊水的抗感染能力降低,加重宫内感染。另一方面,PPROM 患者继发宫内感染时,处于应激状态下的胎儿神经兴奋,血流再分布,引起尿量减少导致羊水生成减少。

五、足月胎膜早破的处理

足月胎膜早破对母儿的危害主要是感染,且感染的风险会随着破膜时间的延长而升高。但足月胎膜早破不是手术指征,在明确诊断后应首先评价母儿状况,有明确剖宫产指征者可剖宫产终止妊娠,进行阴道试产者应严密监测母胎情况,2 ~ 12 小时内未临产者应积极引产。积极引产不增加剖宫产率和其他不良结局,并且显著降低母体感染和新生感染风险。

目前用于引产和促进宫颈成熟的药物主要有缩宫素、米索前列醇、前列腺素 E_2(prostaglandin E_2,PGE_2)阴道栓剂等。对于胎膜早破宫颈成熟者缩宫素静滴是首选的方法。对于宫颈条件不成熟者可以使用米索前列醇或 PGE_2 制剂促进宫颈成熟,之后如有必要则再使用缩宫素点滴。PROM 的孕妇宫颈不成熟时,使用小剂量的米索前列醇(25μg)是安全有效的。PGE_2 阴道栓剂软化宫颈促宫颈成熟,已经被广泛地应用于宫颈条件不成熟的有引产指征的足月孕妇,足月胎膜早破孕妇使用 PGE_2 阴道栓剂引产,可以提高 24h 内阴道分娩率,降低缩宫素的使用率及羊水粪染的发生率,对新生儿的结局没有影响。使用前列腺素类药物引产时应注意监测宫缩情况,防止发生宫缩过频。

足月胎膜早破发生后需预防和监测绒毛膜羊膜炎。每 4 ~ 8h 监测母亲的体温、脉搏和胎心率,同时严密观察羊水性状、子宫有无压痛等绒毛膜羊膜炎征象,及早发现和处理绒毛膜羊膜炎。临产前应尽量避免反复阴道检查,频繁阴道检查可造成阴道内细菌的上行性感染,增加了绒毛膜羊膜炎及产后子宫内膜炎、胎儿感染及新生儿感染的风险。胎膜早破是 B 族溶血性链球菌(group B streptococcus,GBS)上行性感染的高危因素,是导致母体产时及产褥感染、胎儿感染及新生儿感染的重要致病菌,应重视 GBS 感染的诊治。妊娠 35 ~ 37 周可进行肛周和阴道下 1/3 分泌物的 GBS 培养,阳性者分娩期或胎膜破裂后常规使用抗菌素预防治疗,若未做 GBS 培养,破膜时间 18 小时以上也应启动 GBS 感染的预防性治疗,青霉素为首选药物,如果青霉素过敏则用红霉素或头孢类抗菌素。

六、未足月胎膜早破的处理

应把握 PPROM 处理的总体原则,即一旦感染的风险超过早产并发症的风险,应考虑终止妊娠。具体流程是:"CVDD",确定诊断(confirming the diagnosis);确定孕周(validating gestational age);确定胎儿宫内状况(documenting fetal wellbeing);确定分娩方式(deciding on the mode of delivery)。其中孕周大小是选择 PPROM 处理方案的决定性因素。根据孕周大小可将 PPROM 分为无生机 PPROM(previable PPROM,<23^{+0} 孕周),远离足月 PPROM(PPROM remote from term,23^{+0} ~ 31^{+6} 周),近足月 PPROM(PPROM near term,32^{+0} ~ 36^{+6} 周),近足月的 PPROM 又分为 32^{+0} ~ 33^{+6} 和 34^{+0} ~ 36^{+6} 周。根据这一孕周分类制订不同的处理策略。需要注意的是由于国内各地区的早产儿救治水平,特别是 NICU 水平差异较大,PPROM 发生后,产科医生应根据孕周大小、有无羊膜腔感染和胎肺成熟度等母儿情况,结合当地 NICU 水平,权衡期待治疗的利弊,制订对母儿最佳的处理方案。

对无生机 PPROM,由于需期待数周才能获得生存可能,花费巨大,且母儿感染风险大,多主张不宜继续妊娠,以引产为宜。远离足月的 PPROM 在没有感染、胎儿窘迫、胎盘早剥等情况下,可行保守治疗。保守治疗时抬高臀位卧床休息,避免肛查和阴道指检,动态监测羊水量、胎儿情况、有无早剥及感染征象。予以抗菌素、糖皮质激素、宫缩抑制剂等治疗。卧床期间应注意孕妇卧床过久可能导致的一些并发症,如血栓形成等。若保守治疗中出现感染、胎儿窘迫、胎盘早剥、羊水持续过少时,应考虑终止妊娠,而病情稳定者可期待到妊娠 34^{+0} 周后终止妊娠。妊娠 32^{+0} ~ 33^{+6} 周的 PPROM,可给予糖皮质激素和抗菌素治疗,期待至妊娠 34^{+0} 周后即可终止妊娠。妊娠 $34^{+0} \sim 36^{+6}$ 周的 PPROM,胎肺已成熟,期待治疗可能增加母儿感染的发生,应考虑尽快终止妊娠,除非有胎肺不成熟的证据。PPROM 处理流程见图 9-1。

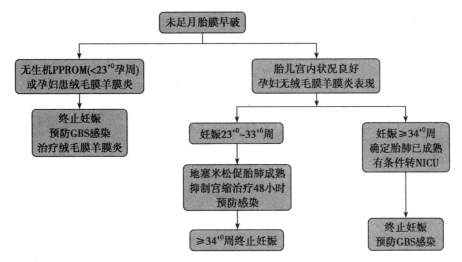

图 9-1　PPROM 处理流程

1. 促胎肺成熟　早在 1972 年 Liggins 等就报道了产前糖皮质激素(antenatal corticosteroid therapy,ACT)治疗可促进胎肺成熟,减少 RDS 的发生。以后的研究表明产前使用糖皮质激素促胎肺成熟能减少新生儿呼吸窘迫综合征(NRDS)、脑室内出血(IVH)和坏死性小肠结肠炎(NEC)的发生,且不会增加母儿感染的风险,具体用法为地塞米松 6mg 肌内注射,每 12 小时 1 次,共 4 次或倍他米松 12mg 肌内注射,每天 1 次,共 2 次。首剂给予后,24 ~ 48 小时内起效并能持续发挥作用达至少 7 天。若治疗后不到 24 小时即分娩仍可减少 NRDS 的发生。治疗后 7 天仍未分娩者,是否仍有治疗作用目前尚不清楚。70 年代多数学者都认为胎膜早破本身有促胎肺成熟作用,但随后的研究发现这种说法没有理论依据。

ACOG 和 ROCG 均建议妊娠 24 ~ 34 周可能发生早产者,应给予糖皮质激素治疗。2011 年 ACOG 糖皮质激素促胎肺成熟指南建议 $<32^{+0}$ 孕周者常规应用糖皮质激素促胎肺成熟,32^{+0} 孕周 ~ 33^{+6} 孕周如果有条件可检测胎肺成熟度,若胎肺不成熟给予糖皮质激素促胎肺成熟,否则不用。鉴于以上争议以及我国当前围产医学状况,国内绝大多数产科专家都推荐妊娠 $32^{+0} \sim 33^{+6}$ 周的 PPROM 常规使用糖皮质激素。孕周超过 34 周的极少发生 NRDS,因而不宜常规使用糖皮质激素,除非有胎肺不成熟的证据。妊娠 28 ~ 32 周前使用了单疗程糖皮质激素治疗,产妇又没有分娩,≥32 周后可再次使用一个疗程,但总疗程不能超过 2 次。

单疗程 ACT 用药临床效果较好,长期随访未见有任何副作用,不增加新生儿感染和导致肾上腺抑制,对新生儿出生后连续 12 年的追踪显示,体格及神经行为发育、认知能力和肺功能未受影响。有研究发现与单疗程 ACT 相比,多疗程 ACT 能显著降低早产儿 RDS 及 PDA 的发生率,产前每周一次的多疗程法曾广泛采用,但发现多疗程 ACT 可能抑制胎盘功能、早产儿体格生长、神经系统发育及肾上腺功能,对母体的主要危害是增加子宫内膜炎及 IAI 的发生率,抑制母体肾上腺功能和升高血糖。

2000 年,NIH 建议 ACT 应用原则和规范为:

(1) ACT 对胎儿的益多于弊,不仅减少 RDS 发生,而且围生儿的死亡率和 IVH 减少。

(2) 孕 24 ~ 34 周可能发生早产者均应接受单疗程 ACT 的治疗。

(3) 不受胎儿种族、性别、是否应用肺表面活性物质(PS)的影响。

2. 抗菌素的使用　导致 PPROM 的主要原因是感染,约 30% ~ 50% PPROM 可以找到感染的证据。PPROM 预防性应用抗菌素的价值是肯定的,可有效延长 PPROM 的潜伏期,减少绒毛膜羊膜炎的发生率,降低破膜后 48h 内和 7 天内分娩率,降低新生儿感染率以及新生儿头颅超声异常率。

抗菌素的具体使用方法为:氨苄青霉素联合红霉素或阿奇霉素静脉滴注 48h 后,改为口服阿莫西林联合肠溶红霉素或阿奇霉素 5 天。青霉素过敏的孕妇,可单独口服红霉素或阿奇霉素

10 天。应避免使用氨苄青霉素+克拉维酸钾类抗菌素,因其有增加新生儿发生坏死性小肠结肠炎的风险。

PPROM 孕妇,建议行会阴或肛门 GBS 培养。GBS 培养阳性,即使之前已经使用了广谱抗菌素,一旦临产,应给予抗菌素重新治疗,预防 GBS 垂直传播。

3. 宫缩抑制剂的使用　使用宫缩抑制剂的目的是延长孕周,前提条件是:

（1）对药物无禁忌。

（2）无延长妊娠的禁忌。

（3）胎儿健康并可继续妊娠。

（4）孕周应在 24 ~ 34 周。

由于 PPROM 发生后早产常不可避免,应立即使用宫缩抑制剂,而不应等到出现宫缩后才用。目前通常把宫缩抑制剂分为 6 大类:

（1）β-受体兴奋剂,代表药物为羟苄羟麻黄碱（盐酸利托君）和沙丁胺醇。

（2）硫酸镁。

（3）前列腺素合成酶抑制剂,代表药物为吲哚美辛（消炎痛）。

（4）钙离子通道阻滞剂,代表药物为硝苯地平（心痛定）。

（5）催产素受体拮抗剂,代表药物为 Atosiban（阿托西班）。

（6）一氧化氮供体,如硝酸甘油。

近年通过循证医学（EBM）的原则评价宫缩抑制剂,对宫缩抑制剂的疗效有了一些新的认识。宫缩抑制剂只能暂时抑制了宫缩 48 小时 ~ 10 天,并不能很好地起到延迟分娩的作用,因此不能显著降低围产儿病率和围产儿死亡率,同时应注意对孕妇及胎儿带来的副作用。使用宫缩抑制剂的最大益处可能在于能够延长妊娠时间 48 ~ 72 小时以上,应抓紧利用这一时间,及时给予糖皮质激素促进胎儿肺成熟,减少 RDS 的发生,从而降低新生儿病率和死亡率。因此促胎肺成熟治疗是改善 PPROM 围产儿预后的关键,而宫缩抑制剂则是为这种治疗提供时间。使用宫缩抑制剂过分延长孕周会增加母胎并发症,因此应根据具体情况来决定宫缩抑制剂的疗程,包括有无感染征象、胎儿宫内安危情况、胎儿发育及胎儿存活的可能性等。使用过程中,应密切监护母胎情况,权衡利弊,选择最适时机终止妊娠,提高新生儿存活率,同时减少并发症。

4. 羊膜腔封闭治疗　PPROM 孕妇中只有

7.7% ~ 9.7% 的胎膜破口能够自然愈合,妊娠可能继续,其围生儿预后较好,如果胎膜破口能够愈合或封闭,则可能恢复羊膜腔的内环境,从而延长孕周,同时使羊水量逐渐恢复正常,减少羊水过少导致的胎肺和骨骼发育不全。国外学者对重新封闭胎膜破口进行了许多体内及体外实验,取得了令人欣喜的成果,极有可能成为 PPROM 最有潜力的治疗方法。1996 年 Quintero 等将血小板及冷沉淀物经羊膜腔滴注治愈了 1 例 PPROM 孕妇,因而推测血小板及冷沉淀物在胎膜破口处形成的纤维蛋白凝块封闭了胎膜破口,使胎膜的完整性恢复。Sciscione 等经宫颈注入冷沉淀物和凝血酶治疗 12 例妊娠 24 周前的 PPROM 孕妇,延长孕期 4 ~ 105 天,平均 53 天,7 例获健康活婴,推测胎膜破口处的纤维蛋白凝块能够促进胎膜生长和修复,达到胎膜完全愈合。除羊膜补片（血小板及冷沉淀物）外,封闭材料还可以采用纤维蛋白胶、明胶海绵和胶原补片。

羊膜腔封闭治疗尚有一些亟待解决的问题:

（1）胎膜破口被纤维蛋白封闭后是否能够促进羊膜破口处细胞生长和羊膜的愈合?

（2）应用细胞生长因子 bFGF、EGF 等是否加速胎膜破口处羊膜细胞的再生?

（3）最佳封闭及修复效果的纤维蛋白成分的筛选。

（4）副作用及并发症的防治。

（5）羊膜腔封闭的途径。

待这些问题的解决后,羊膜腔封闭治疗在临床的广泛应用则为时不远。

5. 羊膜腔灌注（amnioinfusion, AI）　20 世纪 80 年代以来,AI 开始应用于产时胎膜早破的新治疗,通过向羊膜腔内滴注生理盐水或林格氏液,起到补充羊水量,解除对脐带的压迫作用。随机对照试验纳入了 66 例 26 ~ 35 周胎膜早破并在分娩时接受了羊膜腔灌注。结果显示灌注组和未灌注组在剖宫产率、阿普加评分以及新生儿死亡率没有显著差异。因此,不推荐 PPROM 产妇在分娩时行羊膜腔灌注。

羊膜腔灌注用于预防 PPROM 的胎儿肺发育不全,有没有价值? 一项孕 24 ~ 33 周 PPROM 的 65 例患者,随机分为羊膜腔灌注组和保守治疗组,结果显示两组因肺发育不全导致的新生儿死亡率相近。另有一项 24 例 PPROM 患者的病例对照研究,发现灌注组和对照组胎儿肺发育不全的发病率没有差异。还有一项纳入了 71 例 <26 周 PPROM 的

研究,证实灌注组的胎儿存活率高于对照组。目前关于中孕期发生 PPROM 行期待治疗或连续羊膜腔灌注的 RCT 研究正在进行。因此,尚没有足够证据支持对远离足月的 PPROM 患者行羊膜腔灌注,以防止胎儿肺发育不全。

6. 分娩方式　PPROM 选择何种分娩方式,需综合考虑孕周、早产儿存活率、是否存在羊水过少或绒毛膜羊膜炎,胎儿能否耐受宫缩等因素。分娩方式应遵循通常的产科常规,在无明确的剖宫产指征时应选择阴道试产,产程中进行电子胎心监护,有异常情况时放宽剖宫产指征。阴道分娩时应常规作会阴切开,以缩短第二产程和胎头受压时间,减少颅内出血的发生,但不主张预防性产钳助产。有剖宫产指征或母胎感染征象时,应选择剖宫产为宜,破膜时间长、疑有羊膜腔感染的患者,最好行腹膜外剖宫产,以减少感染的机会。臀位分娩时,应首选剖宫产。

七、未来值得研究的问题

回顾最近 10 年来胎膜早破的研究以及存在的问题,应当着眼于以下研究方向:

(1) 34～37 周的 PPROM 的处理,是立即终止妊娠还是期待治疗。

(2) ≥34 周 PPROM,使用糖皮质激素的利弊研究。

(3) PPROM 预防性抗生素使用的最佳时限及用药方案。

(4) 探索监测绒毛膜羊膜炎的生化指标。

(5) 羊膜腔封闭在 PPROM 的应用。

(6) 羊膜腔灌注用于预防 PPROM 的胎肺发育不全的临床价值等。

以上研究正是国际 PPROM 的研究热点,我们应当密切关注。

(漆洪波)

参 考 文 献

1. Royal College of Obstetricians and Gynaecologists (RCOG). Preterm prelabour rupture of membranes. London (UK): RCOG,2010

2. ACOG Committee on Practice Bulletins-Obstetrics. ACOG Practice Bulletin No. 80: premature rupture of membranes. Clinical management guidelines for obstetrician-gynecologists. Obstet Gynecol,2007,109(4):1007-1019

3. 漆洪波,吴昧辛. 重视未足月胎膜早破的研究. 中华妇产科杂志,2006,41(1):3-6

4. Gaucherand P, Salle B, Sergeant P, et al. Comparative study of three vaginal markers of the premature rupture of membranes. Insulin like growth factor binding protein,1 diamineoxidase, and pH. Acta Obstet Gynecol Scand,1997,76(6):536-540

5. Erdemoğlu E, Mungan T. Significance of detecting insulin-like growth factor binding protein-1 in cervicovaginal secretions:comparison with nitrazine test and amniotic fluid volume assessment. Acta Obstet Gynecol Scand,2004;83(7):622-626

6. Aaron C, Julian R, Errol M. Contemporary Diagnosis and Management of Preterm Premature Rupture of Membranes. Rev Obstet Gynecol,2008,1(1):11-22

7. Wang T, Zhou R, Xiong W, et al. Clinical evaluation of soluble intercellular adhesion molecule-1 and insulin like growth factor-binding protein-1-based rapid immunoassays for the diagnosis of prelabor rupture of membranes,2013,41(2):181-185

8. Cousins M, Smok P, Lovett M, et al. Amnisure placental alpha macroglobulin-1 rapid immunoassay versus standard diagnostic methods for detection of rupture of membranes. Am J Perinatol,2005,22(6):317-320

9. Lee E, Park S, Norwitz R, et al. Measurement of placental alpha-microglobulin-1 in cervicovaginal discharge to diagnose rupture of membranes. Obstet Gynecol,2007,109(3):634-640

10. 余昕烊,漆洪波,李莉,等. 未足月胎膜早破期待时间的影响因素. 中国实用妇科与产科杂志,2010,26(12):946-949

11. 黄帅,漆洪波. 未足月胎膜早破孕妇剩余羊水量与母儿结局. 中华妇产科杂志,2009,44(10):726-729

12. Buhimschi S, Buhimschi A, Norwitz R, et al. Sonographic myometrial thickness predicts the latency interval of women with preterm premature rupture of the membranes and oligohydramnios. Am J Obstet Gynecol,2005,193(3 Pt 1):762-770

13. Mozurkewich E. Meta review:Indications for induction of labour:a best-evidence review. BJOG,2009;116(5):626-636

14. Lin G, Nuthalapaty S, Carver R, et al. Misoprostol for labor induction of labor in women with term premature rupture of membranes:A meta-analysis, Obstet Gynecol 2005;106(3):593-601

15. ACOG Committee on Practice Bulletins-Obstetrics. ACOG Practice Bulletin No.107:Induction of labor. Ob-

stet Gynecol,2009,114(2 Pt 1):386-397

16. Centers for Disease Control and Prevention:Prevention of perinatal group B streptococcal disease:Revised guidelines from CDC,MMWR (Morbidity and Mortality weekly Report). 2010;59,No,RR-10

17. Caughey B,Robinson N,Norwitz R. Contemporary Diagnosis and Management of Preterm Premature Rupture of Membranes. Rev obstet Gynecol,2008,1(1):11-22

18. National Institutes of Health. Effect of corticosteroids for fetal maturation on perinatal outcomes. NIH Consensus Development Panel on the Effect of Corticosteroids for Fetal Maturation on Perinatal Outcomes. JAMA,1995,273(5):413-418

19. American College of Obstetricians and Gynecologists. Committee Opinion No. 475:Antenatal corticosteroid therapy for fetal maturation. Obstet Gynecol,2011;117(2 Pt 1):422-424

20. Bonanno C,Fuchs K,Wapner J. Single versus repeat courses of antenatal steroids to improve neonatal outcomes:risks and benefits. Obstet Gynecol Surv,2007,62(4):261-271

21. Wapner J,Sorokin Y,Thom A,et al. National Institute of Child Health and Human Development Maternal Fetal Medicine Units Network. Single versus weekly courses of antenatal corticosteroids:evaluation of safety and efficacy. Am J Obstet Gynecol,2006,195(3):633-642

22. Kenyon S. Antibiotics for preterm rupture of membranes. Cochr Database Syst Rev,2010,8:CD001058

23. Mercer M,Miodovnik M,Thurnau R,et al. Antibiotic therapy for reduction of infant morbidity after preterm premature rupture of the membranes. A randomized controlled trial. National Institute of Child Health and Human Development Maternal-Fetal Medicine Units Network. JAMA,1997;278(12):989-995

24. Mercer M. Is there a role for tocolytic therapy during conservative management of preterm premature rupture of the membranes? Clincal Obstet & Gynecol 2007;50(2):487-496

25. Wolfensberger A,Zimmermann R,von Mandach U. Neonatal mortality and morbidity after aggressive long term tocolysis for preterm premature rupture of the membranes. Fetal Diagn Ther 2006;21(4):366-373

26. Quintero A,Morales J,Allen M,et al. Treatment of iatrogenic previable premature rupture of membranes with intra-amniotic infection of platelets and cryoprecipitate (amniopatch):a preliminar y exper ience. Am J Obstet Gynecol 1999;181(3):744-749

27. Sciscione C,Manle y S,Pollock M,et al. Intracer vical fibr in sealants:a potential treatment for early preterm premature r upture of the membranes. Am J Obstet Gynecol 2001;184(3):368-373

28. 杨霞,漆洪波. 组织封闭剂修复未足月胎膜早破破口的研究现状. 实用妇产科杂志,2010,26(4):262-265

29. Bottoms F,Paul H,Iams D,et al. Obstetric determinants of neonatal survival:influence of willingness to perform cesarean delivery on survival of extremely low-birthweight infants. National Institute of Child Health and Human Development Network of Maternal-Fetal Medicine Units. Am J Obstet Gynecol,1997;176(5):960-966

第十章　异位妊娠的诊疗现状

一、流行病学的演变

早在 1884 年前,异位妊娠的死亡率接近 70%,随着 Lawson Tait 引入输卵管切除术治疗方法后,死亡率跌至 5%。在以后的 100 多年里,麻醉和血库的建立使其死亡率更进一步下降。目前我国因异位妊娠造成孕产妇死亡的比例为 5.1%～10%,位居孕产妇总体死亡原因第 5 位。异位妊娠占美国的孕产妇死亡比例约为 9%。近 15 年来由于吸烟、盆腔感染、辅助生殖技术应用等原因,异位妊娠发病率从 1.92% 增加至 2.62%。我国异位妊娠的发病率由 20 世纪 80 年代的 7.5/1000 例妊娠上升至 90 年代的 17.5/1000 例妊娠。支原体感染、口服避孕药、宫内节育器或进行辅助生殖技术可能是异位妊娠病率升高的高危因素。有过异位妊娠病史的妇女 1 年后再次发生异位妊娠比例为 14%～15%,2 年后再次发生为 23%～30%。

异位妊娠的死亡率明显下降归功于 HCG 放免检测、高精度超声和腹腔镜,以早期诊断异位妊娠。过去几十年中,异位妊娠的诊断和治疗发生了革命性进展,我们已鲜有遇见在急诊室中因尿 HCG 阳性、低血容量性休克而被诊断异位妊娠的妇女。被诊断异位妊娠的患者往往是那些在门诊常规检查,无明显症状的。

二、诊断指标的变迁与思考

由于异位妊娠所致的输卵管破裂出血可致孕妇死亡,是一种十分凶险的妇科急腹症,所以及时、准确的诊断至关重要。异位妊娠一旦破裂或流产,多数有典型的临床表现,根据停经史、腹痛、不规则阴道流血等可以诊断。早期异位妊娠往往无典型临床表现,需要辅助检查协助诊断。

(一) 辅助检查

1. 人绒毛膜促性腺激素(HCG)水平检测　异位妊娠的诊断首先必须明确患者是否妊娠,尿 HCG 检测是急诊最为简单、方便和无创的方法。对于生育年龄妇女,一旦出现腹痛或是月经紊乱,必须检测尿 HCG,以筛查其是否妊娠。当然,对于尿 HCG 阳性,但临床高度怀疑异位妊娠的患者,可行血清 HCG 检测。正常妊娠时血清水平大约每 48 小时翻倍(2.24 倍),一旦翻倍间隔时间过长或是 HCG 水平过低,就应考虑异位妊娠可能。单次 HCG 检测只能明确患者是否妊娠,而无法鉴别妊娠部位,因此有时连续的血清 HCG 监测是必需的。

2. 血清孕酮水平的测定　正常宫内妊娠时血清孕酮水平>50ng/ml,而宫内妊娠失败者则<10ng/ml。目前把 10.75ng/ml 作为诊断异位妊娠的截断值,其敏感性、特异性、阳性和阴性预测值均为 85%。

3. 经阴道超声　目前对于血流动力学指标稳定的患者来说,经阴道超声检查(transvaginal ultrasound scan,TVS)是首选的影像学检查手段,大约 87%～93% 的患者术前可经 TVS 确诊。最近研究推荐其诊断标准:

(1) 附件区不均质包块(Blob 征)。

(2) 宫腔外可见空虚的妊娠囊伴高回声环(Bagel 征)。

(3) 宫腔外见卵黄囊或胎芽伴/不伴胎心博动。

需要注意的是,B 超诊断异位妊娠应依靠见到附件区包块,而不是宫内未见妊娠囊。Brown DL 等对 10 组研究的荟萃分析中指出:诊断异位妊娠最佳的超声学标准为附件区见到非囊性或不均质包块,其敏感性、阳性预测值、特异性和阴性预测值分别为 98.9%,96.3%,84.4% 和 94.8%。另外,如果阴式 B 超示宫内未见妊娠囊,β-hCG 大于等于 1500IU/L,或腹部 B 超示宫内未见妊娠囊,β-hCG 大于等于 6500IU/L,应警惕异位妊娠的可能。

大约 10%～20% 异位妊娠由于子宫内膜有蜕膜变化,宫腔内有积血,超声图像上亦可见椭圆形的液性暗区,称为假孕囊。假孕囊一定位于宫腔中央,若宫腔内有小血块,还可能误认为是胚芽,但若仔细检查,假孕囊和早期宫内妊娠的双囊征还是有区别的。5%～20% 在子宫外可见孕囊、胚芽及胎心搏动。

4. 腹腔镜检查 腹腔镜检查可在直视下观察输卵管形态,且创伤较小,恢复较快,适用于输卵管妊娠未流产未破裂时的早期诊断。但在极早期受累的部位尚无形态学变化前、或盆腔粘连等影响观察时,腹腔镜诊断也不能达到100%的准确。虽然腹腔镜的诊断价值最高,但毕竟是一创伤性的检查,不能列为常规的检查方法,在部分诊断比较困难的病例或异位包块较大等,估计药物治疗困难,决定同时行腹腔镜下手术时应用。

5. 诊断性刮宫 诊断性刮宫曾被认为是帮助诊断早期未破裂型异位妊娠一个很重要的方法,诊刮若无绒毛,诊刮后24小时血 hCG 继续升高,可以推断为宫外孕。但 Condous G 的研究表明:1003 例妊娠位置不明的病例,即宫内宫外均未见妊娠囊或异常包块者,诊刮将损失 0.5% ~ 12.3% 的宫内可存活妊娠,而临床上超过50%的患者并不希望行诊刮。完全可以用无创的检查方法如经阴道超声结合血清 hCG、孕酮来代替诊刮,达到相似的诊断效果。而等待的过程并不会延误患者的诊治,更不会增加相关危险,还能避免损失宫内可存活的妊娠。因此,不建议将诊刮作为确定宫内或宫外妊娠的常规手段。

6. 后穹隆穿刺 过去,后穹隆穿刺常用于诊断异位妊娠,如果其穿刺结果为阳性,即有剖腹探查的指征。但现在研究表明,后穹隆穿刺结果和妊娠的状态并不总相符。虽然 70% ~83% 的异位妊娠患者后穹隆穿刺能抽出不凝血,但有 50% ~ 62% 后穹隆穿刺阳性患者经证实并未发生输卵管破裂。且当患者有盆腔粘连时,即使抽不出血液也不能排除异位妊娠。因此,目前并不提倡以后穹隆穿刺作为常规的诊断方法。

(二)异位妊娠诊断进展

目前研究认为,将经阴道超声检查与连续测定的血清 HCG 水平相结合,是诊断输卵管妊娠最经济有效的方法。随着血、尿 HCG 定量测定和 TVS 技术的提高,越来越多的异位妊娠患者得到了早期诊断,国内外对异位妊娠的治疗要求也从抢救休克变为保留输卵管功能。但仍有一部分妇女既不能被肯定为宫内早孕也不能排除异位妊娠,被称为"未知部位的妊娠(pregnancy of unknown location, PUL)"。此种情况多数发生在孕 4 ~6 周,有学者称这段时期为"妊娠盲区",也称为早早孕阶段。"未知部位的妊娠"的结局分为以下四类:宫内妊娠(34% ~40%),生化流产(44% ~69%),异位妊娠

(8% ~14%)和持续未知部位妊娠(2%)。有研究提出将血清 HCG 比值(48-h/0-h)在 0.79 和 1.66 之间的这部分 PUL 妇女归类为高风险人群,应严密随访 TVS。

无法早期诊断异位妊娠的主要问题在于:目前仍没有像 HCG 判定是否妊娠那样有效的外周血标志物来早期鉴别宫内妊娠或异位妊娠。近年来,随着生殖分子生物学的发展,发现了一些与妊娠密切相关的细胞因子和激素,包括胎儿纤维连接蛋白、肌酸激酶、抑制素-A、白细胞抑制素、整合素、血管内皮生长因子。立足于异位妊娠和宫内妊娠的胚胎发育情况和发育环境的不同,一些学者对这些细胞因子和激素在异位妊娠的早期诊断中的价值进行了探讨。但迄今为止,现有的新型标志物均存在诊断不准确或是诊断延迟,在临床早期诊断异位妊娠中并没有表现出太大的应用价值。如果将寻找外周与异位妊娠相关的单一标志物改为从患者整体角度出发研究异位妊娠疾病特征谱,进而筛选出一个或一组标志物,可能会对异位妊娠的早期诊断研究带来突破。

三、治疗方案的选择与评价

1. 期待疗法(expectant management) 是指异位妊娠无需特殊治疗,仅严密观察至血 β-HCG 降至正常值为止。期待疗法的适应证为:①无临床症状或症状轻微;②异位妊娠包块直径<3cm;③血 β-HCG<1000IU/L 并持续下降;④腹腔内无游离液体或<100ml。

观察期间,应密切注意临床表现、生命体征,连续测定血 β-HCG、血细胞比容及 TVS。血 β-HCG 是监测滋养细胞消退的一个很好指标。观察中,若发现患者血 β-HCG 水平下降不明显或又升高者,或患者出现内出血症状及时改行药物治疗或手术治疗。临床上适合期待疗法的患者约占 15% ~ 20%,其成功率约为 69.2% ~88%。

2. 药物治疗 早期准确的诊断和严格掌握适应证是药物治疗成功的关键。药物治疗途径有经全身(静脉、肌注或口服)也有经腹腔镜、超声波引导下的局部治疗。药物包括氨甲蝶呤(MTX)、前列腺素(PG)、米非司酮(RU486)、氯化钾、高渗葡萄糖及中药天花粉等。MTX 为最常用、最有效的药物。MTX 为一种抗代谢类药物,在细胞周期中抑制二氢叶酸还原酶,干扰嘌呤核苷酸的合成,从而抑制 DNA 的合成及细胞复制。妊娠期滋养细胞增生活跃,对 MTX 的抑制作用较正常细胞敏感,对用 MTX 治疗妊

娠滋养细胞疾病的患者长期随访中表明化疗后生殖道畸形、自然流产或继发肿瘤并无增加。

药物治疗异位妊娠的适应证为:①患者无明显腹痛;②异位妊娠包块最大直径<3.5~5.0cm;③血β-HCG<5000~6000IU/L;④患者生命体征平稳,无活跃腹腔内出血的体征;⑤无严重肝肾疾患或凝血机制障碍。MTX治疗异位妊娠现多采取单次肌肉注射方法,剂量为MTX 50mg/m²体表面积。用药后4~7天血β-HCG下降<15%或继续升高,第7天给予第二次MTX肌注(50mg/m²)。血β-HCG降至正常所需要的时间与用药前血β-HCG水平相关,血β-HCG水平越高,所需要的时间越长。药物治疗安全、成功的关键于早期诊断和严格选择患者。

吉非替尼,是一种选择性表皮生长因子受体(EGFR)酪氨酸激酶抑制剂,运用于治疗既往接受过化学治疗或不适于化疗的局部晚期或转移性非小细胞肺癌和乳腺癌。在正常人体组织中,胎盘表达EGF量最高。有学者假设并证实吉非替尼可能是治疗异位妊娠的有效药物,但其真正运用临床还需开展大规模的临床研究。

3. 手术治疗 手术治疗认为是目前大多数异位妊娠患者的最佳选择。手术指征包括:

(1) 不适合MTX治疗,包括拒绝使用或使用药物禁忌者和药物治疗失败。

(2) β-hCG大于5000IU/L并持续升高或呈平台。

(3) 血流动力学状态不稳定。

(4) 附件区包块大于4cm。

(5) 经阴超声发现盆腔游离性液性暗区。

(6) 无密切随诊条件。

手术方式分为:开腹手术和腹腔镜手术。近期大部分文献报道,对于手术方式的选择,多倾向于使用腹腔镜手术。腹腔镜不仅适用于那些未破裂或者已破裂但血流动力学状态稳定的患者,而且对有经验的手术大夫而言,如果有合适的麻醉和严密的心电监护及必要的支持治疗,即使对于血流动力学有变化的患者,仍可以用腹腔镜手术。三项随机研究显示与开腹手术相比,腹腔镜手术具有创伤

小、出血少、手术时间短、术后疼痛小、术后恢复快、住院时间短,粘连发生少。

对异位妊娠的保守手术和根治性手术的选择意见,目前基本达成一致。保持手术创伤较小,但术后8%~9%患者有持续异位妊娠。对于育龄期,特别是对有生育要求妇女输卵管开窗术更佳。但有部分输卵管开窗术后,残余滋养叶细胞有可能继续生长,再次发生出血,引起腹痛等,称为持续性输卵管妊娠(persistent ectopic pregnancy,PEP)。因此对所有保守治疗者术后均应密切监测HCG水平,如术后HCG升高、术后3天HCG下降小于20%或术后2周HCG下降小于10%,即可诊断为PEP,及时给予MTX治疗常可治愈,很少需要再次手术。

而术中见输卵管有难以控制的出血,一侧输卵管严重损伤,同侧输卵管反复发生异位妊娠,异位妊娠包块>5cm,或者没有生育要求的患者适合输卵管切除。输卵管切除不会减少其宫内妊娠率,还可以防止同侧输卵管发生持续性或再次异位妊娠的可能。

四、再次妊娠结局

大约30%的异位妊娠患者在治疗后难以怀孕,其总怀孕大约为77%,与选择何种治疗方式无关。研究显示期待治疗与手术治疗有相似的宫内妊娠率(63% vs 51%),而且因期待治疗失败行手术治疗的患者和初始就用手术治疗的患者宫内妊娠率也相似。Bouyer将药物治疗、输卵管切除术和输卵管开窗术进行比较发现:若患者存在不孕因素(前次异位妊娠史,不孕史或卵管手术史,多次流产史)且年龄大于35岁,3种方法治疗后宫内妊娠率明显不同,药物治疗后的最高,输卵管开窗术者次之,输卵管切除术者最低;若患者无不孕因素且年龄小于35岁则三种治疗后的宫内妊娠率相似。2年后总体异位妊娠率为27%,3种治疗方法间无明显差异。总之,异位妊娠治疗后再次妊娠结局与治疗方法、手术方式无关,主要影响因素为年龄,既往生育史和输卵管的状态。

(万小平)

参 考 文 献

1. Nama V,Manyonda I. Tubal ectopic pregnancy:diagnosis and management. 2009,279(4):443-453

2. Trabert B,Holt VL,Yu O,et al. Population-based ectopic

pregnancy trends,1993-2007. Am J Prev Med,2011,40(5):556-560

3. Visconti K,Zite N. HCG in ectopic pregnancy. Clin Obstet

Gynecol,2012,55(2):410-417

4. Lipscomb H. Medical management of ectopic pregnancy. Clin Obstet Gynecol,2012,55(2):424-432

5. Stock L,Milad M. Surgical management of ectopic pregnancy. Clin Obstet Gynecol,2012,55(2):448-454

6. 许华,朱瑾. 异位妊娠的诊治进展. 现代妇产科进展, 2006,15(8):627-629

7. Maxwell D,Baird R. Single incision laparoscopic surgery for the treatment of ruptured ectopic pregnancy. Am Surg, 2012,78(3):E123-E124

8. Marion L,Meeks R. Ectopic pregnancy:History, incidence,epidemiology,and risk factors. Clin Obstet Gynecol,2012,55(2):376-386

9. van Mello M,Mol F,Ankum M,et al. Ectopic pregnancy: how the diagnostic and therapeutic management has changed. Fertil Steril,2012,98(5):1066-1073

10. 梁娟,李维敏,王艳萍,等. 1996-2000 年全国孕产妇死亡率变化趋势分析. 中华妇产科杂志,2003,38(5): 257-260

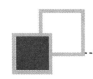

第十一章 产前出血

第一节 概 述

一、流行病学

全世界产前出血（antepartum hemorrhage，APH）发病率约3%～5%，产前出血两大主要原因为前置胎盘和胎盘早剥。其中前置胎盘在国内发病率约0.3%～0.5%，国外前置胎盘的发病率约0.26%～5%。由于胎盘早剥诊断较困难，国内外报道的胎盘早剥发病率差异较大，通常为3.4‰～10‰，美国纽约市Mount Sinai医院1986～1996年胎盘早剥的发病率为10‰，首都医科大学附属妇产科医院1982～1994年胎盘早剥发病率为6.8‰，芬兰1980～2005年胎盘早剥发病率为4‰，上海市1993～2002年胎盘早剥发病率为2.31‰。

产科出血是全世界孕产妇死亡的主要原因之一，居我国死亡原因首位，国内报道产科出血死亡率为20.8/10万（2000年），其中产后出血占84.6%～89.2%，产前出血占10.8%～15.4%。

二、病因

1. 胎盘因素　胎盘早剥、前置胎盘、前置血管。
2. 宫颈因素　宫颈柱状上皮外翻、宫颈息肉等。
3. 不明原因产前出血（unexplained APH）。

三、出血量分类

1. 少量　出血量小于或等于50ml。
2. 中量　出血量50～1000ml，不伴有休克征象。
3. 大量　出血量>1000ml，或出现休克征象。

四、围生儿预后

产前出血围产儿预后与严重程度及发生孕周密切相关。产前出血围产期不良预后包括：早产、低出生体重、窒息、死产及围产期死亡等，据统计约1/5早期早产的发生与产前出血相关。远期不良预后多与早产相关，如神经系统缺陷、脑瘫等。

前置胎盘和胎盘早剥产前出血量≥400ml者，围产儿窒息、缺氧缺血性损害、失血和凝血功能障碍的发生率显著高于产前出血量<400ml者。胎盘早剥面积超过50%发生围产儿死亡的风险增大。美国一项大样本研究表明围产儿死亡率与胎盘早剥发生孕周密切相关，发生孕周越小死亡率越高，胎盘早剥发生在孕28周以前围产儿死亡率为46.7%，发生在孕28～31周、孕32～33周、孕34～36周围产儿死亡率分别为20.6%、16.1%、13.5%。国内研究表明围产儿窒息率与胎盘早剥发生孕周密切相关，发生孕周越小围产儿窒息率越高。

第二节 胎 盘 早 剥

一、定义与分级

妊娠20周后或分娩期正常位置胎盘在胎儿娩出前，部分或全部从子宫壁剥离，称胎盘早剥。胎盘早剥是妊娠中晚期阴道出血的重要原因之一，起病急，发展快，围产儿死亡率高。特别是部分胎盘早剥孕妇失血量与阴道出血量不符，病情往往被掩盖，延误诊治，母儿预后更差。国内外报道的胎盘早剥发病率差异较大，通常为3.4‰～10‰，胎盘早剥围产儿死亡率国内报道为200‰～428‰，国外报道约150‰。

在临床上推荐使用胎盘早剥的分级标准作为对病情的判断和评估（摘自我国2012年胎盘早剥的临床诊断与处理规范）：

0级：胎盘后有小凝血块，但无临床症状。

Ⅰ级：阴道出血；可有子宫压痛和子宫强直性收缩；产妇无休克发生，无胎儿窘迫发生。

Ⅱ级:可能有阴道出血;产妇无休克;有胎儿窘迫发生。

Ⅲ级:可能有外出血;子宫强直性收缩明显,触诊呈板状;持续性腹痛,产妇发生失血性休克,胎儿死亡;30%的产妇有凝血功能指标异常。

二、病因

胎盘早剥发病机制尚不明确,可能与以下因素有关:

1. **子宫胎盘血管病变** 子痫前期、妊娠合并慢性高血压、胎儿宫内生长发育受限等疾病都存在子宫胎盘血管病变,胎盘滋养叶细胞数量减少,侵入母体蜕膜组织及血管系统程度减弱,使胎盘组织处于缺氧状态,胎盘蜕膜之间小血管痉挛,远端毛细血管缺血坏死致破裂出血,造成胎盘早剥。

2. **机械因素** 腹部外伤、性交或外倒转术等都可诱发胎盘早剥。多胎妊娠和羊水过多子宫压力较高,当发生破膜或一胎分娩时,子宫压力骤减,子宫突然收缩易形成胎盘早剥。其他如脐带过短分娩过程中牵拉胎盘也可造成胎盘早剥。

3. **宫内感染** 许多研究发现胎盘早剥与胎膜早破宫内感染有关,在这些孕妇胎盘内发现金属基质蛋白酶和炎症细胞因子增加,它们可引起细胞外基质和细胞之间连接破坏,组织坏死,致胎盘剥离。

4. **胎盘早剥史** 有一次胎盘早剥史的孕妇再次发生胎盘早剥的风险为4.4%,有两次胎盘早剥史的孕妇再发生胎盘早剥的风险为19%~25%。胎盘早剥与妊娠高血压疾病、胎膜早破早产、胎儿宫内生长发育受限等有关,这些疾病发生存在共同的胎盘病理改变即胎盘血管缺血性改变,因此胎盘早剥的再发可能与这些疾病的复发有着相似的机理。

5. **血栓形成倾向** 许多病例回顾性研究发现血栓形成倾向与胎盘早剥有关系,可使胎盘血流发生栓塞,继而发生胎盘早剥。

6. **其他** 高龄、经产妇易发生胎盘早剥。不良生活习惯如吸烟、酗酒及吸食可卡因也报道与胎盘早剥存在相关性。

三、诊断要点

1. **胎盘早剥的高危因素** 包括:既往有胎盘早剥史、高血压(包括妊娠期高血压、子痫前期及慢性原发性高血压)、胎儿宫内生长受限、非顶先露、羊水过多、高龄产妇、多胎妊娠、低体重指数、辅助生殖技术得孕、宫内感染、胎膜早破、腹部外伤(包括意外伤害和家庭暴力)、子宫肌瘤、孕妇有血栓形成倾向、妊娠期间吸烟或滥用药物等,其中既往胎盘早剥史居高位因素首位。

2. **临床表现** 临床症状和体征是诊断胎盘早剥的重要依据。胎盘早剥可有多种临床表现,轻型胎盘早剥仅表现为少量阴道出血而没有其他不适主述,通常剥离面积不超过1/3,无明显腹部体征,有宫缩间隙,胎心率正常,症状与临产后见红相似,往往在分娩后检查胎盘时才作出诊断。重型胎盘早剥可有典型的表现,多量阴道出血伴持续性腹痛,胎盘剥离面积超过1/3,如为后壁胎盘可表现持续性背痛。当胎盘内出血为隐性出血时阴道出血量不多,但有明显的贫血貌及失血性休克表现,因此不能把阴道出血量作为病情严重程度的指标。腹部检查可有子宫压痛,张力增高,没有宫缩间隙,宫底随胎盘后血肿增大而上升。但若后壁胎盘则腹部体征不明显。胎盘剥离面积大于1/2时,多存在胎儿窘迫,甚至胎儿死亡。重症胎盘早剥血液渗入子宫肌层致使肌纤维分裂、坏死形成血肿深达浆膜层称子宫胎盘卒中。

3. **B超** B超诊断胎盘早剥的准确性远不如它对胎盘定位的诊断。从某种意义上讲,胎盘早剥的诊断主要是临床诊断为主,超声检查的准确性取决于胎盘剥离的面积、出血的部位、剥离距超声检查的时间长短。当胎盘剥离面积较小、后壁胎盘、胎盘剥离显性出血、胎盘剥离距超声检查时间较长时,超声诊断准确率下降,这是需结合临床表现作出诊断,而不能轻信超声检查的结果。B超提示胎盘早剥的典型表现有胎盘后血肿、绒毛膜板下血肿、胎盘边缘血肿、胎盘厚度增加、羊膜腔内血肿、羊水内由于血液渗入出现流动的点状回声等表现。但仍有50%的胎盘早剥超声无法诊断,如果B超能够明确诊断胎盘早剥,可能病情已经很严重了。因此胎盘早剥还要靠临床诊断和病史询问,超声只是辅助手段。但是超声随访还是比较有意义的,因为胎盘早剥可能在短时间加重,因此及时超声检查可观察疾病的发展变化。

四、处理

1. **稳定母儿生命体征,纠正休克,补充凝血因子** 非常重要,因为重型胎盘早剥可引起凝血功能障碍导致大量出血,输血和纠正凝血功能是决定下一步处理方案的基础。

2. **终止妊娠时机和方式** 取决于胎盘剥离的严重程度、孕妇生命体征,胎儿宫内状况、胎位、孕周、能否短期内阴道分娩。

(1) 严重胎盘早剥致胎儿死亡,无论孕周,只要孕妇病情无明显加重、生命体征平稳无其他产科禁忌证,产程发动可经阴道试产。当产程没有很快发动或存在头盆不称、胎位异常、瘢痕子宫时宜剖宫产终止妊娠。

(2) 当胎盘早剥发生在妊娠近足月或足月时,胎儿存活,需立即终止妊娠。终止方式取决于母儿状况,如出现胎儿窘迫、不能立即阴道分娩的需剖宫产终止妊娠;如胎盘剥离程度较轻母儿状况稳定,可予保守治疗经阴道分娩,若未临产,需引产。产程中需严密监测胎心情况和孕妇生命体征,因随时可能出现胎盘剥离加重致母儿状况不良,需立即剖宫产终止妊娠。

(3) 当胎盘早剥发生在妊娠 34 周以前,如母儿状况稳定病情无明显加重可予保守治疗,延长孕周,促胎肺治疗。需严密监测胎心情况和孕妇生命体征,且与家属谈话,告知可能存在的风险。在观察过程中若母儿状况不良仍需随时终止妊娠。

3. **产后处理** 注意产妇生命体征,阴道出血量。胎盘早剥,尤其是发生子宫胎盘卒中的产妇可能出现宫缩乏力,因此需加强宫缩,预防产后出血。

4. **严重并发症处理** 强调多学科联合治疗,在 DIC 处理方面应重点补充血容量及凝血因子,应在改善休克状态的同时及时终止妊娠,以阻止凝血物质继续进入血管内而发生消耗性凝血。对肾功能不全的处理,在改善休克后仍少尿者(尿量 <17ml/h)则给予利尿剂(呋塞米、甘露醇等)处理。注意监测肾功能,维持电解质及酸碱平衡,必要时行血液透析治疗。

五、临床困惑

1. **未足月胎盘早剥? 保还是不保? 怎么保?** 未足月胎盘早剥终止妊娠时机取决于胎盘剥离的严重程度、孕妇生命体征、胎儿宫内状况、所在医院新生儿抢救的力量。当母儿状况均稳定时可保守治疗延长孕周,降低早产儿死亡率。保守治疗过程中,应密切行超声检查,监测胎盘早剥情况。一旦出现明显阴道出血、子宫张力高、凝血功能障碍及

胎儿窘迫时,应立即终止妊娠。

我国 2012 年《胎盘早剥的临床诊断与处理规范》中指出:对于孕 32～34 周 0～1 级胎盘早剥者,可予以保守治疗。孕 28～32 周以及 <28 孕周的极早产产妇,如为显性阴道出血、子宫松弛,产妇及胎儿状态稳定时,可考虑保守治疗。

RCOG 指南推荐孕 34 周前有早产风险的孕妇均应预防使用糖皮质激素,因为产前糖皮质激素的应用对降低新生儿死亡、呼吸窘迫综合征和颅内出血有明确作用。未足月胎盘早剥有早产风险,需产前使用糖皮质激素。

胎盘早剥能否使用保胎药尚存在争议。2011年 RCOG 指南指出胎盘早剥是使用保胎药的禁忌证,不推荐使用保胎药延长孕周治疗。如胎盘早剥发生在早期早产孕妇、胎盘早剥孕妇需争取时间转运到有新生儿抢救能力的医院、尚未完成产前糖皮质激素使用的情况下可酌情使用保胎药物。Towers等研究发现胎盘早剥保胎治疗组(95 例)与对照组(36 例)中,保胎药对母儿没有明显不良预后,但需要前瞻性的临床随机试验证明保胎药对胎盘早剥孕妇有益。如果使用保胎药需选择对孕妇心血管系统副作用较小的药物,通常选用硫酸镁,β 受体激动剂可使孕妇心率加快,与失血性休克临床表现混淆,钙拮抗剂可使孕妇低血压,应避免使用。

2. **如何预防胎盘早剥的发生?** 目前要做到预防胎盘早剥发生还比较困难,因为它的病因还不能完全明确而且发病前可无明显征兆。但可根据已知的高危因素评估孕妇,对高危孕妇予以更多的支持和帮助,帮助高危孕妇改变可改变的高危因素,如吸烟和滥用药物。控制高危因素可以降低胎盘早剥的发生率,如妊娠高血压疾病给予解痉降压治疗、预防宫内感染等。挪威一项观察性研究发现孕期服用叶酸和复合维生素片的孕妇发生胎盘早剥的风险较未服用者低。有血栓形成倾向的孕妇预防性抗栓治疗(低剂量阿司匹林+低分子量肝素)对预防胎盘早剥发生的作用仍不确切,但 Gris等发现有胎盘早剥史的孕妇抗栓治疗可降低胎盘血管疾病(如胎盘早剥、子痫前期、低出生体重等)的发生率。

3. **胎盘早剥发病机制研究新进展** 目前已有大量研究发现了许多胎盘早剥的高危因素,近年来研究发现早孕期产科出血可增加随后胎盘早剥的发生率,丹麦的一项回顾性分析(2010 年)发现先

兆流产可增加胎盘早剥的发生率(从1%增加至1.4%),另一项研究(2009年)发现早孕期B超发现宫内血肿可增加随后胎盘早剥的发生率(RR 5.6)。Rasmussen等(2009年)分析了挪威378 000对姐妹的妊娠结局,研究发现如果一孕妇发生重度胎盘早剥,她的亲姐妹发生胎盘早剥的风险为双倍,她的无血缘关系的姐妹胎盘早剥的风险并不增加,提示胎盘早剥与遗传因素相关。

胎盘早剥的主要病理变化是底蜕膜出血,研究认为出血的原因是子宫胎盘交界面血管内皮的病理损伤。以前普遍认为胎盘早剥是一个急性过程。但是,对底蜕膜出血处的血管进行组织学研究后发现此处血管损伤是慢性病变过程。与慢性底蜕膜出血相关的最常见的病理损伤为蜕膜炎绒毛膜炎、血管过少、梗塞、胎盘坏死或纤维变性、血管存在异常变化、血管血栓形成及循环有核红细胞增多。另外,最近一项研究发现绒毛膜羊膜炎和脐带炎急性损伤孕期随后出现组织学胎盘早剥(血肿、纤维蛋白沉积、绒毛受压及铁血红素组织)。Ananth等回顾性分析了1959~1966年46 364例单胎孕妇,发现在早中孕期有阴道流血史的孕妇随后发生胎盘早剥的风险较高,研究证实风险增高与胎盘病变特别是慢性炎性损伤有关,提示胎盘早剥的发生与胎盘、脐带及胎膜组织长期炎症有关。因此,胎盘早剥可能是与子宫血管慢性病变及母胎界面长期炎症相关的一个慢性过程。

第三节　前置胎盘

一、定义与分类

1. **定义**　正常的胎盘附着于子宫体部的前壁、后壁或侧壁,远离宫颈内口。妊娠28周后,胎盘仍附着于子宫下段,其下缘达到或覆盖宫颈内口,位置低于胎儿先露部,称为前置胎盘。前置胎盘是孕晚期阴道出血的主要原因,是危及母儿生命的常见疾病之一。前置胎盘的发生率国内报道为0.24%~1.57%,国外报道0.3%~0.5%。

2. **分类**　按胎盘边缘与宫颈内口的关系,将前置胎盘分为4种类型:完全性前置胎盘、部分性前置胎盘、边缘性前置胎盘、低置胎盘。妊娠中期超声检查发现胎盘接近或覆盖宫颈内口时,称为胎盘前置状态。

(1)完全性前置胎盘:胎盘组织完全覆盖宫颈内口。

(2)部分性前置胎盘:胎盘组织部分覆盖宫颈内口。

(3)边缘性前置胎盘:胎盘附着于子宫下段,边缘达到但未超越宫颈内口。

(4)低置胎盘:胎盘附着于子宫下段,边缘距宫颈内口的距离<20mm(国际上尚未统一,多数定义为距离<20mm),此距离对临床分娩方式的选择有指导意义。也有文献认为,当胎盘边缘距离宫颈内口20~35mm时称为低置胎盘。由于低置胎盘可导致临床上的胎位异常、产前产后出血,对母儿造成危害,临床上应予重视。

前置胎盘的程度可随妊娠及产程的进展而发生变化。诊断时期不同,分类也不同。建议以临床处理前的最后1次检查来确定其分类。

二、诊断要点

1. **高危因素**

(1)子宫内膜损伤:多次刮宫、分娩、产褥感染、子宫瘢痕可损伤内膜,使子宫内膜血管缺陷,为摄取足够营养,胎盘延伸到子宫下段。如前次剖宫产此次妊娠发生前置胎盘相对危险性增加(RR 4.5),而如前面有4次剖宫产史则发生前置胎盘危险性明显上升(RR 44.9)。

(2)胎盘异常:胎盘面积过大延伸到子宫下段如多胎妊娠、副胎盘、膜状胎盘。

(3)受精卵滋养层发育迟缓:由于受精卵尚未发育到能着床的阶段而继续下移至子宫下段,形成前置胎盘。

(4)高年产妇:35岁以上孕妇前置胎盘发生率3倍于25岁的年轻孕妇。可能与高年产妇子宫内膜血供不良有关。

(5)吸烟、毒品影响子宫胎盘血供,与前置胎盘的发生也有密切关系。

(6)辅助生育技术:随着辅助生育技术的发展,流行病学调查发现在这些孕妇中发生前置胎盘危险性上升(RR 6.0)。除了孕妇本身的因素以外,辅助生育技术使前置胎盘发生率增加可能与受精卵体外培养和人工植入宫腔有关。因为它可使受精卵的发育和着床不同步,而且受精卵人工植入时可诱发宫缩致使它着床于子宫下段。

2. **症状**　主要特点是孕晚期无痛性反复阴道

出血。20 周以后出现阴道出血应该怀疑是否存在胎盘前置状态。阴道流血发生时间早晚、发生次数、出血量多少与前置胎盘类型有关。完全性前置胎盘往往出血时间早、发生次数较频繁、量也较大。而边缘性前置胎盘则出血时间相对较晚,量也相对较少。然而对于无产前出血的前置胎盘,更要考虑胎盘植入的可能性,不能放松对前置胎盘凶险性的警惕。

3. 体征

(1) 患者全身情况与出血量及出血速度密切相关。反复出血可呈贫血貌,急性大量出血可致失血性休克。

(2) 腹部检查:子宫软,无压痛,轮廓清楚,子宫大小符合妊娠周数。胎位清楚,胎先露高浮或伴有胎位异常。

(3) 阴道检查:应采用超声检查确定胎盘位置,如前置胎盘诊断明确,不必再行阴道检查。如必须通过阴道检查以明确诊断或选择分娩方式,可在输液、备血及可立即行剖宫产手术的条件下进行。禁止肛查。

4. 辅助检查

(1) B 超:B 超是公认的诊断前置胎盘的最佳方法。以前一般都是经腹 B 超检查,但后来发现经腹 B 超有一定误诊率。例如若膀胱过度充盈,可将前壁胎盘压向宫颈内口,造成胎盘前置的假象。后壁胎盘由于胎先露部遮盖,经腹 B 超易造成漏诊。经过大量的研究目前认为经阴道 B 超比经腹 B 超更准确,且安全(II A)。因为经阴道 B 超探头更接近宫颈和胎盘边缘,不受膀胱充盈和胎先露的影响。经阴道 B 超探头并不触及宫颈口及胎盘,故不会引起大出血。所以如果经腹 B 超发现胎盘位置较低时,特别是对于后壁胎盘,有必要经阴道超声确诊。B 超检查除了胎盘定位以外,对于边缘性前置胎盘还需排除血管前置问题,如存在血管前置,分娩时机及分娩方式的选择、阴道出血量对于胎儿的影响将完全不同,少量阴道出血也可能致胎儿死亡。

(2) 磁共振:虽然有文献报道可用于诊断前置胎盘,但磁共振费用昂贵不能作为常规检查手段。但在诊断前置胎盘合并胎盘粘连时 B 超存在一定的误诊率,此时 B 超结合磁共振可提高胎盘粘连的诊断准确率(III C)。

5. 孕期随访

妊娠中期胎盘前置状态常因胎盘"移行"而发生变化,最终的诊断取决于妊娠周数、胎盘边缘与宫颈内口的关系。妊娠中期超声检查发现胎盘前置状态者建议经阴道超声随访。并根据情况增加超声随访次数。妊娠 18～24 周时胎盘边缘达到或覆盖宫颈内口,需要孕晚期 B 超进一步随访胎盘位置。如覆盖宫颈内口范围超过 15mm,前置胎盘的可能性增加(II 2A)。至孕晚期胎盘边缘覆盖子宫内口超过 20mm 以上,剖宫产分娩的几率大大增加(III B)。

三、处理

1. **期待治疗**　前置胎盘期待疗法适用于阴道出血不多,孕妇一般情况良好,胎儿未成熟的前置胎盘患者。主要原则是确保母儿安全的前提下,延长孕龄,降低围产儿死亡率。反复出血的患者一旦胎儿成熟,应终止妊娠(A)。对于一些病情稳定无阴道出血的孕妇可门诊随访,但需要保证居住地距离医院较近、转运孕妇容易、且保证及时联系(II 2C)。一旦出血需快速入院。

(1) 严密观察阴道出血,积极纠正贫血:孕晚期血红蛋白应保持在 110g/L 以上,血红蛋白压积维持 30% 以上。

(2) 卧床休息:虽然大多数医疗机构都这样建议,但目前没有明确的证据证实卧床休息的必要性。

(3) 安胎治疗:在期待治疗过程中,常伴发早产。对于有早产风险的患者可酌情给予宫缩抑制剂,防止因宫缩引起的进一步出血,赢得促胎肺成熟的时间,适用于孕妇阴道出血量不多伴有宫缩时。抑制宫缩的药物包括:常用药物有硫酸镁、β 受体激动剂、钙通道阻滞剂、非甾体类抗炎药、缩宫素受体抑制剂等。

(4) 促胎肺成熟:孕 28～34 周前置胎盘孕妇需予促胎肺成熟治疗,降低围产儿死亡率(A)。

(5) 超声随访监测胎儿宫内状况和胎盘位置变化:对于诊断前置胎盘的孕妇,孕末期 B 超再次确诊是十分必要的,因为一部分前置胎盘可随子宫下段延伸而上升,这对于分娩方式的决定有重要意义(A)。

(6) 反复阴道出血需预防宫内感染的发生。

2. **分娩时机与分娩方式选择**

(1) 紧急剖宫产时机:任何情况下阴道大量出血危急母儿生命安全者均应行紧急剖宫产术终止

妊娠;36 周以上,出现阴道出血;34 周以上不足 36 周,反复出现多量阴道出血,胎肺成熟者;大于 32 周但不足 34 周,出现多量阴道出血,积极保胎已经完成促胎肺成熟者。正确估计阴道出血量对于前置胎盘终止妊娠时机十分重要,但实践中有许多不确定性,有些孕妇在家里已有大量阴道出血,所以精确估计出血量有一定困难,这时可根据孕妇的临床表现来大致估计,如出现心悸、头晕、脸色苍白、血压下降等表现则出血量可能大于 1000ml。除了上述临床表现外尿量是监测出血患者最重要的参数,是评估循环血量充足与否的指标。若出血量多或伴有失血性休克,随时有可能危及孕妇生命时不论孕周大小,均应立即终止妊娠。

（2）择期剖宫产时机:无产前出血或出血不多的患者,可等待胎儿成熟再择期终止妊娠。一般完全性前置胎盘在妊娠达 36 周,边缘性前置胎盘在妊娠 37 周时考虑终止妊娠。择期剖宫产,为目前处理前置胎盘的首选。35 周以后任何胎盘边缘覆盖宫颈内口大于 0mm 均为择期剖宫产终止妊娠的适应证。RCOG 推荐对于可疑的前置胎盘合并胎盘植入者可于妊娠 36 ~ 37 周左右终止妊娠。无症状的完全性前置胎盘,妊娠达 37 周,可考虑终止妊娠;边缘性前置胎盘可以等待至 38 ~ 39 周终止妊娠;部分性前置胎盘应根据胎盘遮盖宫颈内口情况适时终止妊娠。应该强调的一点是,应该充分权衡所在医院对于这类紧急剖宫产的应对能力,因为推迟孕周意味着紧急剖宫产的几率及风险均增加。子宫切口的选择原则上应尽量避开胎盘,以免增加孕妇和胎儿失血。对于前壁胎盘,根据产前超声胎盘定位及胎位,剖宫产切口应尽量避开胎盘,灵活选择子宫切口。胎儿娩出后,立即子宫肌壁注射宫缩剂,如缩宫素、前列腺素制剂等,待子宫收缩后徒手剥离胎盘。也可用止血带将子宫下段血管扎紧数分钟,以减少胎盘剥离时的止血,但需警惕结扎部位以下的出血。若剥离面出血多,应参照产后出血的处理。若采取各项措施均无效,应向家属交待病情,果断切除子宫。

（3）阴道分娩:边缘性前置胎盘、低置胎盘,出血少,枕先露,在有条件的医疗机构,备足血源的同时可在严密监测下行阴道试产（Ⅱ2A）。胎盘边缘距子宫内口 20 ~ 30mm,虽然可以阴道试产,但剖宫产的几率增加（Ⅱ2A）。宫口开大后,人工破膜,使胎先露下降压迫胎盘,既可减少出血又能加强宫缩,加速产程进展。经阴道分娩而发生产后出血,胎盘剥离面的止血方法参考剖宫产时的处理。产程进展不顺利或出血增多应立即行剖宫产。完全性前置胎盘和部分性前置胎盘或者边缘性前置胎盘临产后出血量多而短时间内不能结束分娩,或者有其他产科指征等均应选择剖宫产。

四、临床困惑

1. 早期胎盘位置对于预测前置胎盘的价值 前置胎盘是导致产前出血、产后出血、孕产妇凝血功能障碍、全子宫切除甚至孕产妇死亡的重要产科疾病,因此对于前置胎盘的早期预测及预警非常重要。目前很多医院从中孕早期就开始报道胎盘下缘据子宫内口的距离,然而实际上胎盘随着子宫下段的伸展其在子宫中的位置会发生变化。了解这一变化可以给予患者警示的同时减轻患者的焦虑心理。研究发现:孕 11 ~ 14 周胎盘下缘盖过内口超过 23mm,孕 20 ~ 23 周胎盘下缘盖过内口超过 25mm,孕 26 周胎盘下缘盖过内口 20mm,阴道分娩的几率不大。有剖宫产史增加前置胎盘的发生率。对于中孕早期绝大部分胎盘下缘达宫颈内口者均可阴道分娩。

2. 如何预防前置胎盘引起的产前出血? 宫缩抑制剂? 宫颈环扎? 近年来,国内外已有报道利用宫颈环扎术治疗中央性前置胎盘。以前宫颈环扎主要应用于宫颈功能不全的患者,可降低子宫肌纤维张力及子宫下段负荷,阻止子宫下段的延伸及宫颈口的扩张。而前置胎盘出血主要是由于孕晚期子宫下段逐渐延伸,导致前置部分的胎盘自附着处剥离而出血,宫颈环扎使胎盘与宫壁之间不易发生错位,减少胎盘剥离出血的发生,延长孕周、减少产前大出血的风险、提高围产儿存活率。目前国外只有 3 个临床实验报道,其中一个实验发现宫颈环扎并没有带来明显的益处,所以目前宫颈环扎术尚不能作为一种公认的治疗方法,还需进一步研究。对于阴道流血多、胎儿尚存活、孕周尚小（24 ~ 30 周）的孕妇,在进行抑制宫缩的同时可以考虑宫颈环扎术,但临床依据不足。前置胎盘出血的另一个原因可能是无痛性子宫收缩,因此宫缩抑制剂也作为治疗前置胎盘产前出血的一种方法。多项研究表明对于存在子宫收缩的孕妇给予宫缩抑制剂（如利托君 10mg q6h po）可以延长孕龄,增加新生儿体重,没有发现不良反应。

3. 如何预测与评估前置胎盘产后出血的风险?

(1) 宫颈管长度:妊娠34周前经阴道超声测量宫颈管长度,如宫颈管长度<3cm大出血而急诊剖宫产手术的风险增加。如覆盖宫颈内口的胎盘较厚(>1cm),产前出血、胎盘粘连、植入及手术风险增加。

(2) 胎盘边缘出现无回声区:覆盖宫颈内口的胎盘边缘出现无回声区,出现突然大出血的风险是其他类型前置胎盘的10倍。

(3) 位于前次剖宫产子宫切口瘢痕处的前置胎盘即"凶险型前置胎盘"常伴发胎盘植入、产后严重出血,子宫切除率明显增高。

五、前置胎盘并发胎盘粘连、胎盘植入的诊断与临床处理原则

(1) 前置胎盘合并胎盘粘连、植入的产前诊断:前置胎盘中约5%～15%合并胎盘粘连、植入,剖宫产术史合并前置胎盘的粘连发生率高达67%。前置胎盘合并粘连可引起致命性的大出血,约30%～50%需行全子宫切除。胎盘粘连通常在分娩中临床诊断或产后病理诊断,如果能产前诊断胎盘粘连则手术前可做好充分准备,减少孕产妇死亡。

目前产前诊断胎盘粘连、植入的方法有三种,其一,母血中AFP升高,胎盘植入时胎儿血中AFP可直接进入母血。这种方法简便,但其他疾病如胎儿畸形、绒毛出血、胎盘内出血也可引起母血AFP升高,故特异性不高。其二,彩色多普勒超声,彩超对于前置胎盘的定位诊断准确率很高可达95%以上。但预测胎盘粘连、植入准确性则远不如定位诊断。各地文献报道不一致,最高约85%。对于前置胎盘、特别是中央性前置胎盘,产前未发生或只有少量出血者应警惕胎盘植入。不同程度胎盘植入在彩色多普勒超声下可表现为:胎盘与子宫肌层接触的地方有异常血流;胎盘腔隙血流,胎盘声像上出现回声暗区厚度>1cm,内含多个小暗区,伴有湍流或脉冲式灌注即所谓的"干酪样胎盘表现";胎盘后间隙低回声区完全缺如;子宫浆膜面与膀胱界面变薄或消失;胎盘组织向膀胱异常膨出,膀胱壁内有弓形动脉。其中胎盘后间隙消失和"干酪样胎盘"的表现,结合前置胎盘的高危因素是产前诊断前置胎盘合并粘连的重要指标。其三,MRI,具有无

损伤性、组织分辨率高等特点,但费用贵限制其临床应用,目前主要用于B超无法确诊的胎盘粘连的诊断。

(2) 前置胎盘合并胎盘粘连、植入的处理:胎盘粘连处理以前的观点是行根治性手术,即全子宫切除或胎盘从子宫上根治性切除。对于一些年轻需保留生育功能的妇女来说,无疑是巨大打击。近年来越来越多的研究表明,保守治疗的结果是令人欣慰的。有报道原来胎盘粘连孕妇58%需子宫切除,而保守治疗后下降为19.3%。保守治疗指剥除部分胎盘而将粘连无法剥除的胎盘留在宫腔里,同时结合其他治疗方法如子宫血管结扎或栓塞减少产后出血、予MTX或息隐使滋养层细胞进一步坏死脱落等。保守治疗适用于生命体征稳定出血不多,年轻需再次生育的妇女,产后随访的过程需关注出血和感染的问题,对于一些产妇大出血危及生命或严重宫腔感染无法控制时仍需全子宫切除。目前保守治疗的方法还处于摸索阶段,尚不能作为公认的治疗手段,而且一部分病例保守治疗失败仍需子宫切除。所以前置胎盘合并胎盘粘连、植入的处理仍是一个棘手的问题。

六、凶险性前置胎盘的诊断与处理原则

凶险型前置胎盘指继发于剖宫产后覆盖子宫瘢痕的前置胎盘。因其胎盘植入发生率高,诊断及处理具有特殊性。凶险型前置胎盘的产前诊断主要依靠超声及磁共振(MRI)等影像学检查,而胎盘植入需要病理检查证实。

(1) 凶险型前置胎盘的产前诊断:凶险型前置胎盘的产前诊断包括临床表现及辅助检查两方面。

1) 凶险型前置胎盘的临床表现为既往有剖宫产史的孕妇在孕中晚期出现无痛性阴道流血、先露高浮、异常胎产式等,应该警惕前置胎盘的发生。前置胎盘患者发生产前出血的早晚及出血量多少往往与前置胎盘类型相关,通常中央型前置胎盘产前出血早、出血量多,但是中央型前置胎盘患者孕晚期若无异常阴道流血应警惕完全性胎盘植入。

2) 凶险型前置胎盘的辅助检查手段包括超声、磁共振检查及生化指标,临床运用较多的是超声检查。目前运用较广的是黑白超声及彩色多普勒超声。有文献报道三维多普勒超声敏感度可达100%,特异度可达85%,阳性预测值达88%,阴性

预测值则达100%,认为三维超声的诊断效果较黑白超声及彩色多普勒超声更好。虽然超声检查是简单易行的检查手段,但也具有一定的局限性,超声检查不能明确胎盘组织侵入子宫肌层的程度。近年来国外产科学界尝试运用磁共振成像(MRI)检查来诊断前置胎盘及胎盘植入。2006年Warshak等回顾性分析了453例病例资料,总结超声诊断前置胎盘敏感度为77%,特异度为96%,而MRI诊断前置胎盘敏感度为88%,特异度为100%。因此,他们建议对于怀疑胎盘植入患者可采取两步法提高诊断准确性,即首先使用超声诊断,如果诊断不明确则采用MRI诊断。目前尚无明确生物化学手段来诊断凶险型前置胎盘但是可检测孕妇血清甲胎蛋白(AFP)筛查凶险型前置胎盘患者是否合并胎盘植入。孕妇血清AFP明显升高,在排除胎儿畸形、胎盘内出血等后,应考虑胎盘植入,但此种方法特异度不高,仅可作为筛查手段。

（2）凶险型前置胎盘的处理原则:凶险型前置胎盘的规范处理包括早期明确诊断、优化转诊流程、合理期待治疗、重视围术期处理、产后出血抢救等多个环节。凶险型前置胎盘的处理需要产科、影像、检验、血库甚至ICU等多学科协作,应根据患者阴道流血量、有无休克、妊娠周数、胎儿是否存活,是否临产等因素综合判定,应该遵循个体化原则。其处理包括期待疗法及终止妊娠两方面,应注意平衡孕妇及胎儿两方面的利益。

（段涛 刘铭）

参 考 文 献

1. 丰有吉,沈铿. 妇产科学. 北京:人民卫生出版社,2005
2. Iyasu S, Saftlas K, Rowley L, et al. The epidemiology of placenta previa in the United States, 1979 through 1987. Am J Obstet Gynecol, 1993, 168 (5) : 1424-1429
3. Ananth V, Wilcox J, Savitz A, et al. Effect of maternal age and parity on the risk of uteroplacental bleeding disorders in pregnancy. Obstet Gynecol, 1996; 88 (4 Pt 1) : 511-516
4. Shevell T, Malone D, Vidaver J, et al. Assisted reproductive technology andpregnancy outcome. Obstet Gynecol 2005; 106 (5 Pt 1) : 1039-1045
5. RCOG Placenta praevia, placenta praevia accrete and vasa praevia: diagnosis and management. 2010
6. Oppenheimer L. Diagnosis and management of placenta previa. J Obstet Gynaecol Can, 2007, 29 (3) : 261-273
7. Carri R. Warshak, et al. Accuracy of Ultrasonography and Magnetic Resonance Imaging in the Diagnosis of Placenta Accreta. Obstet Gynecol, 2006; 108 (3 Pt 1) : 573-581
8. James DK, Steer PJ, Weiner CP, et al. 高危妊娠. 段涛, 杨慧霞译. 第3版. 北京:人民卫生出版社, 2008
9. Crowley P. Prophylactic corticosteroids for preterm birth. Cochrane Database Syst Rev, 2000 (2) : CD000065
10. Faiz S, Ananth V. Etiology and risk factors for placenta previa: an overview and meta-analysis of observational studies. J Matern Fetal Neonatal Med, 2003, 13 (3) : 175-190
11. Jaswal A, Manaktala U, Sharma B. Cervical Cerclage in Expectant Management of Placenta Previa. Obstetrical & Gynecological Survey, 2006, 61 (9) : 559-560
12. Arias, F. Cervical Cerclage for the Temporary Treatment of Patients With Placenta Previa. Obstet Gynecol, 1988, 71 (4) : 545-548
13. Cobo E, Conde-Agudelo A, Delgado J, et al. Cervical cerclage: an alternative for the management of placenta previa? Am J Obstet Gynecol, 1998, 179 (1) : 122-125
14. Mustafá A, Brizot L, Carvalho H, et al. Transvaginal ultrasonography in predicting placenta previa at delivery: a longitudinal study. Ultrasound Obstet Gynecol, 2002, 20 (4) : 356-359
15. Becker H, Vonk R, Mende C, et al. The relevance of placental location at 20 ~ 23 gestational weeks for prediction of placenta previa at delivery: evaluation of 8650 cases. Ultrasound Obstet Gynecol, 2001, 17 (6) : 496-501
16. Oppenheimer L, Holmes P, Simpson N, et al. Diagnosis of low-lying placenta: can migration in the third trimester predict outcome? Ultrasound Obstet Gynecol, 2001, 18 (2) : 100-102
17. Dashe S, McIntire D, Ramus M, et al. Persistence of placenta previa according to gestational age at ultrasound detection. Obstet Gynecol, 2002, 99 (5 Pt 1) : 692-697
18. Stafford A, Dashe S, Sbivvers A, et al. Uhrasonographic cervical length and risk of hemorrhage in pregnancies with placenta previa. Obstet Gynecol, 2010, 116 (3) : 595-600
19. Ohira S, Kikuchi N, Kobara H, et al. Predicting the route of delivery in women with low—lying placenta using transvaginal trasonography: significance of placental migration and marginal sinus. Gynecol Obstet Invest, 2012,

73(3):217-222

20. Oyelese Y. Placenta previa: the evolving role of ultrasound, Ultrasound Obstet Gynecol, 2009, 34 (2): 123-126

21. Marshall E, Fu R, Guise M. Impact of multiple cesarean deliveries on maternalmorhidity: a systematic review. Am j Obstet Gynecol, 2011, 205 (3):262

22. Finberg J, Williams W. Placenta accreta: prospective sonographic diagnosis in patients with placenta previa and prior cesarean section. J Ultrasound Med, 1992, 11 (7):333-343

23. Bretelle F, Courbière B, Mazouni C, et al. Management of placenta accreta: Morbidity and outcome. Eur J Obstet Gynecol Reprod Biol, 2007, 133(1):34-39

24. Shih C, Palacios M, Su N, et al. Role of three-dimensional power Doppler in the antenatal diagnosis of placenta accreta: comparison with gray-scale and color Doppler techniques. Ultrasound Obstet Gynecol, 2009, 33 (2): 193-203

25. Warshak R, Eskander R, Hull D, et al. Accuracy of ultrasonography and magnetic resonance imaging in the diagnosis of placenta accreta. Obstet Gynecol, 2006, 108 (3 Pt 1):573-581

26. Kupferminc J, Tamura K, Wigton R, et al. Placenta accrete is associated with elevated maternal serum alpha-fetoprotein. Obstet Gynecol, 1993, 82(2):266-269

第十二章 多胎妊娠

第一节 概 述

一、辅助生育技术及相关治疗在多胎妊娠发生中的作用

多胎妊娠的自然发生率并不高,约为$1/89^{n-1}$(n为胎数)。但近30多年来,随着辅助生殖技术的飞速发展,促排卵方案、卵子的优选、胚胎培养以及优选技术、子宫内膜准备等方面均取得重大突破,体外受精-胚胎移植的着床率已经由30多年前的不到10%提高到30%,甚至更高,妊娠率也随之提高,与之相伴的是医源性多胎妊娠率的明显升高。几乎所有的资料都显示采取辅助生殖技术后的妊娠中多胎妊娠率较自然妊娠明显增高。FiVnat等报道了1886—1990年法国体外受精-胚胎移植(in-vitrofertilization embryo transfer,IVF-ET)后妊娠分娩产妇中有26.8%为多胎妊娠,44% IVF-ET所获婴儿为多胎妊娠分娩,而法国自然受孕妊娠只有2.3%婴儿为多胎妊娠分娩。1995年De Mouzon和Lancaster等的关于IVF-ET的全球协作报道显示接受IVF-ET治疗后妊娠的病例中双胎妊娠发生率为24.7%,三胎妊娠发生率为4.1%,四胎妊娠发生率为0.2%。美国辅助生殖技术年度报道显示:1997年度美国共有73 069个辅助生殖技术周期,17 311

例分娩,共出生25 059个婴儿,其中10 732例单胎(62.0%),5491例双胎(31.7%),1010例为三胎(5.8%),78例为四胎或以上(0.5%)。美国疾病控制中心(center fo rdisease control,CDC)最新(2011年)发布的美国2009年度全国ART统计资料也显示:ART子代虽仅占美国出生人口的1%,但是ART多胎出生率为30.5%,其中双胎出生率28.9%,三胎或三胎以上出生率1.6%。国内而言,北京大学医学部附属第三医院在1998年的统计数据也显示,IVF-ET术后单胎妊娠率约79.7%,双胎妊娠率14.8%,三胎妊娠率5.5%,是自然妊娠中多胎妊娠发生率的10倍及以上。

当然,随着我国辅助生育技术的广泛应用,多胎妊娠带来的产科质量影响是多方面的。

辅助生殖技术中多胎妊娠的发生与向宫腔移植多个胚胎有直接的关系。早在1984年Wood C总结IVF并发症时就已指出,IVF妊娠率随移植胚胎数的增多而升高,而多胎妊娠率亦上升。Nico Boilen报道在IVF-ET中,移植3个胚胎有28.4%的临床妊娠率,其中多胎妊娠占33%。表12-1资料十分清楚地显示,随着宫腔移植胚胎数目的增加,妊娠率虽有所上升,但随之而来的也伴有多胎妊娠率的升高。根据现有资料,多胎妊娠的发生与移植胚胎数目间的这种关系已成定论。

表12-1 移植胚胎数目与多胎妊娠发生率(%)的关系

移植胚胎数	移植周期	妊娠率(%)	单胎率(%)	双胎率(%)	三胎率(%)	四胎率(%)
1	46	9.0	100.0	–	–	–
2	96	20.0	79.0	21.0	–	–
3	436	35.0	68.4	23.0	8.0	0.6
4	989	40.0	68.0	21.0	9.0	2.0
5	384	41.0	75.0	22.0	2.0	1.2
6	89	30.0	86.0	7.0	7.0	–

但必须强调的是在近年的研究中发现,其实囊胚移植的胚胎个数并不改变妊娠结局,正如2008

年Styer等所报道,单个囊胚移植(活产率53.8%)与双囊胚移植(活产率54.4%)并无差异,而两者

的双胎妊娠率则差异悬殊，分别为 3.1% 和 51.0%，这可能成为我们控制囊胚移植个数的依据，从而为控制辅助生育带来的医源性多胎提供有利的契机。

二、多胎妊娠衍生的各种问题值得关注

众所周知，多胎妊娠不但给孕妇及其家庭带来一系列的心理、社会和经济问题，而且，多胎妊娠显著增加母儿并发症发生率及预后风险，如孕产妇发生妊娠高血压疾病、子痫前期、子痫、妊娠期糖耐量异常、妊娠期胆汁淤积症、分娩中宫缩乏力、胎盘早剥、前置胎盘、手术产及产后出血、羊水栓塞等的危险性增加，胎儿并发症如流产、早产、胎儿宫内发育迟缓、胎儿缺陷（包括单胎可能发生的出生缺陷和双胎固有的出生缺陷）、双胎输血综合征、胎死宫内、双胎一死一活、胎儿宫内发育不均衡、低体重儿、新生儿窒息等发生率亦显著升高。最值得重视的是，多胎妊娠极严重早产儿的发生明显增加，低体重儿并发症及由此带来的后遗症如眼科异常、呼吸窘迫综合征、小肠坏死及脑瘫等也相应增加，新生儿围生期死亡率双胎妊娠可比单胎高 3 倍，三胎妊娠可比单胎高 5 倍。此外，多胎妊娠的胎儿畸形率也较单胎妊娠更高，尤其是与辅助生育相关的多胎妊娠。多胎组与对照人群相比，新生儿先天畸形发生风险增加 2.3 倍，而在畸形 IVF 新生儿中，双胎或高序多胎子代占 70%。因此，多胎妊娠是围产工作管理的重点之一，属于高危妊娠的范畴；由辅助生育技术应用而引起的相关多胎妊娠率的增加也应被视为辅助生殖治疗的不良结局或并发症之一，是每位从事辅助生殖技术的医务人员必须重视的问题。目前尽管许多国家及医疗机构已经设立有关的法规或指南，并努力通过胚胎减灭术、胚胎植入前诊断等相关技术的发展来弥补辅助生育技术所带来一系列问题，但仍然不能避免多胎妊娠的发生及其相关副效应。因此，多胎妊娠率的上升所衍伸出来的一系列母儿相关问题是辅助生育科与产科临床管理中需共同合作解决的实际课题。

第二节　多胎妊娠孕期管理的重点和难点

一、关注常见的孕期母胎并发症

多胎妊娠较单胎妊娠更易并发多种孕产妇并发症，根据拉美围产与人口疾病中心的记录，多胎

妊娠的孕妇重症发病率与死亡率均明显高于单胎妊娠（表 12-2）。同时，由于多胎妊娠是一种高危的妊娠状态，很多常见的妊娠期并发症在多胎妊娠的孕妇常表现得更早、更重，也会对母亲和胎儿的安全造成更大的威胁。因此在妊娠期正确和及时地发现并处理各种并发症是改善多胎妊娠母儿预后的关键，因此，现提倡对多胎妊娠的宣传教育和孕期管理应该在早孕期就开始，并密切贯穿于整个孕期中。

表 12-2　多胎妊娠与单胎妊娠之母体并发症比较

妊娠结局	单胎妊娠 （n=869 854）	多胎妊娠 （n=15 484）	相对危险度 （95% CI）
先兆子痫	4.4	10.3	2.2
子痫	0.2	0.7	3.0
早产	12.3	43.1	3.8
贫血	6.8	11.3	1.7
产后出血	4.7	9.1	2.0
剖宫产	17.7	48.7	2.5
母体死亡	0.0	0.1	1.7

（一）多胎妊娠常见的母体并发症包括：

1. 早产　是多胎妊娠最常见的并发症，其发生率随着胎儿数目的增加而上升。大约 50% 的双胎和几乎全部的三胎以上妊娠均在 37 周前分娩，25% 的三胎及 50% 的四胎孕周低于 32 周。尤其是辅助生育者，IVF/ICSI 子代在 37 孕周之前早产风险增加 10 倍，32 孕周之前早产风险增加 7.4 倍。关于多胎妊娠的早产并发症及其处理将在以下的内容中详细讲述。

2. 妊娠期高血压疾病　多胎妊娠尤其是初产妇易发生妊娠期高血压疾病，单胎、双胎及三胎妊娠该病的发病率分别为 6% ~ 8%、6% ~ 37%、5% ~46%。多胎妊娠与单胎妊娠相比，发生妊娠期高血压疾病、子痫前期及子痫的相对危险度分别为 1.2 ~2.7、2.8 ~ 4.4、3.4 ~ 5.1，说明多胎妊娠是妊娠期高血压疾病发生的高风险因素。故而，在妊娠期应对多胎妊娠孕妇进行该疾病的筛查和风险评估，及时给予诊断和处理。曾有学者提出可采用血清尿酸或与体重指数、翻身实验两者相联合的方法来预测子痫前期及其并发症，目前预测评估标准与单胎妊娠的评估基本相似，但多胎妊娠孕妇在评估时客观指标的切割值等方面是否应与单胎妊娠孕妇有所差别，在既往的研究中并无涉猎，值得进

一步观察。多胎妊娠合并妊娠期高血压疾病的治疗原则也与单胎妊娠基本相同，但需注意的是，多胎孕妇体内水、钠潴留更严重，血容量增加更多，子宫容积及张力更大，也更易发生心力衰竭、肺水肿、胎盘早剥等妊娠高血压疾病的并发症，在治疗过程中也要控制输液速度和输液量，慎用扩容治疗。

3. 妊娠期肝内胆汁淤积症（ICP） 研究认为，双胎妊娠 ICP 发生率是单胎妊娠的 2 倍，这可能是由于多胎妊娠的胎盘较大，分泌更多的雌激素所致。更令人关注的是多胎 ICP 时更易并发妊娠期高血压疾病，也更与产后出血、胎儿窘迫甚至胎儿猝死关系密切。对单胎而言，ICP 的高发孕周为妊娠 32～35 周，而多胎妊娠 ICP 发病孕周会更早，此外，对多胎妊娠患者、尤其是三胎及以上的多胎妊娠而言，通常这一时期已经是临产或手术分娩的关键时期，子宫的异常增大会诱发越来越频繁的宫缩，一旦发生 ICP 可能对胎儿的安全影响更大。因此，在国内最近版的《ICP 诊断和治疗指南》中提出，似乎有必要将对多胎妊娠孕妇进行血胆酸和血清总胆汁酸筛查的时间适当提前 2 周，以更及时地发现这一并发症。

4. 胎膜早破 多胎妊娠由于子宫异常增大、压力增高及胎位异常使胎膜早破发生率明显增加，而胎膜早破又会增加感染、早产、羊水过少、脐带脱垂等严重并发症的发生，增加多胎妊娠危险性。34 周前破膜而又无早产征象时临床处理较为棘手，应予预防感染、促胎肺成熟及抑制宫缩等处理，同时监测母儿健康状况，一旦保守治疗过程中出现临产、绒毛膜羊膜炎、胎盘早剥、胎儿窘迫等征象时应立即终止妊娠。

5. 胎盘早剥与前置胎盘 胎盘早剥和前置胎盘是双胎妊娠产前出血的主要原因。胎盘早剥可能与宫内压力高、妊娠期高血压疾病发病增加有关，此外在分娩期，第一个胎儿娩出后宫腔容积骤然缩小，胎盘附着面突然变少，也易发生早剥。而前置胎盘的比例增加往往被认为是由于多胎妊娠胎盘面积较大或多个胎盘，有时可扩展到子宫下段甚至宫颈内口而形成前置胎盘。值得注意的是，由于多胎妊娠的多个胎儿肢体遮挡、胎盘位置较大等因素存在，超声对胎盘位置诊断的敏感度也相对降低，因此对多胎妊娠孕妇的产前出血应注意考虑这些胎盘病理状态，更应注意不典型胎盘早剥的发生和前置胎盘的漏诊。

6. 妊娠期糖尿病 多胎妊娠孕妇的糖耐量异常和妊娠期糖尿病发生率较单胎者增高，尤其是辅助生育人群，有部分本身存在胰岛素抵抗和代谢异常，妊娠期表现可进一步加重。妊娠期糖尿病及血糖控制不良同时增加子代风险。因此，对于多胎妊娠孕妇应作为妊娠期糖尿病的高危人群进行筛查，第一次筛查阴性者，建议 3～4 周后再次检查，以及早发现糖耐量异常，及时进行干预和管理。

7. 贫血 多胎妊娠孕妇在妊娠期对铁及叶酸等的需要量较单胎妊娠增加，且由于血容量的进一步增加，更易引起"稀释性贫血"。据统计双胎、三胎及四胎以上妊娠孕妇贫血发生率分别为 40%、70%、75% 以上。妊娠期贫血不仅会引起孕妇多系统损害，而且可引起胎儿生长发育障碍及婴幼儿长期的神经行为异常，还增加产后出血、产褥感染、产后抑郁症等疾病的发生，对母儿均可造成不同影响。因此对多胎妊娠孕妇应尽早补充铁剂、叶酸以及多种维生素、微量元素等营养物质，增加蛋白质的摄入量，保证母儿的营养供应。

8. 羊水过多 双胎中有 10% 合并羊水过多，单卵双胎比双卵双胎高 4 倍。单卵单绒毛膜双胎容易发生双胎输血综合征，受血胎儿血容量过多，多尿，从而导致羊水过多；而供血胎儿血容量少，导致羊水过少。但对羊水过多者仍应注意首先排除胎儿畸形，尤其是消化道畸形，再视孕周及羊水过多程度决定治疗方案。

此外，不容忽视的是，多胎妊娠者常常可同时并发多种母体并发症如妊娠期高血压疾病、妊娠期糖尿病、ICP 等，并互相影响和加重，对其临床处理和预后可谓雪上加霜。因此，在管理多胎妊娠时应具备更多元化的临床思维和更整体化的诊疗思路。

（二）多胎妊娠的胎儿并发症包括

1. 双胎输血综合征（twin-twin transfusion syndrome, TTTS） TTTS 是双胎妊娠常见的并发症之一，最多见于单卵单绒毛膜双胎，其发生率约 10%～20%。有关 TTTS 的诊断和处理将在下面的内容中进行详细阐述。

2. 多胎妊娠一胎丢失 多胎妊娠中胎儿丢失率较单胎高。大部分胎儿丢失发生于孕早期，在辅助生育的孕妇更为常见，一般无明显临床表现或者仅有少许阴道点滴状流血，对母体或存活胎儿几乎无不良影响，可不予处理。若发生在孕中晚期，死胎释放的毒性物质可导致母体凝血功能异常，一般发生在胎儿死亡 4～5 周后，所以必须严密监测母体凝血功能及纤溶状态，及时发现异常而给予处理。三胎及以上妊娠在妊娠中晚期发生一胎宫内丢失后而发生母体 DIC 并不常见，这可能与多胎妊娠孕妇多为早产,常在一胎丢失后4周内分娩有关。但双胎妊娠在妊娠中晚期发生一胎死亡的情况的处理则有所不同,将在以下内容中另行讲述。

3. 胎儿生长受限(fetal growth restriction, FGR) 多胎妊娠的 FGR 诊断较困难,目前的诊断标准为任何一个胎儿的体重小于平均体重的2个标准差或低于其胎龄平均体重第10个百分位并伴有胎儿异常(常常有羊水过少或不正常的脐动脉多普勒血流图像)。妊娠早期和中期双胎胎儿的生长与单胎相比并无明显差异,但在妊娠30~32周后,由于胎盘的因素,双胎胎儿的生长速度会下降。FGR 发生后,可增加多胎妊娠围生儿的发病率和死亡率。一项对1062个双卵双胎、354个单卵双胎、59 873个单胎的研究发现,单卵双胎的围生期死亡率明显大于单胎。另一项研究表明,当两个胎儿均为 FGR 时围生期结局最差,而两个胎儿均无生长受限时有良好的结局。50%的 FGR 新生儿具有胎粪吸入综合征、低血糖症、红细胞增多症及肺出血。FGR 的治疗原则包括积极寻找病因,治疗母亲的并发症,早期产前诊断,定期胎儿监护,适时终止妊娠。

4. 胎儿发育不平衡 胎儿发育不平衡通常是指同一妊娠的胎儿间生长发育的差距较大,体重差异≥15%。但有学者认为20%更为合适。胎儿发育不平衡可使围生期的发病率和死亡率增加8倍。双胎妊娠中发育不平衡的发生率为5%~15%,3胎妊娠发生率为30%。发生胎儿间发育不平衡的危险因素包括:单卵双胎的胎盘因素(胎盘小、胎盘绒毛结构不正常)、脐带帆状附着、脐带过度扭曲、染色体异常、子痫前期、产前出血、TTTS 等。大约4%的胎儿发育不平衡可能与胎儿性别的差异有关,同时胎儿在宫内位置的不同也影响其生长速度。治疗原则为治疗母亲的并发症,治疗 TTTS,加强胎儿的监护和产前检查,系统评价胎儿的生长发育,选择性的减胎,适时终止妊娠。

5. 胎儿畸形 多胎妊娠的胎儿畸形发生率较单胎妊娠为高,神经管缺陷、肠道闭锁和心脏畸形等先天畸形在多胎妊娠的发生率约为2%,且有些畸形为多胎妊娠所特有,如联体畸形、无心畸形、胎内胎等。其中联体畸形的发生率为1/50 000,但大约有60%死于宫内。虽然部分在出生后有可能进行分离手术,但手术风险大,并发症多,故一旦在孕期诊断联体双胎,应详细地向孕妇及家人解释其风险,由他们决定是否终止或继续妊娠。无心畸胎的

发生率为1/35 000,单卵双胎中的无心畸胎可达1%。无心胎儿通过胎盘之间的动脉-动脉和静脉-静脉之间的交通支获得血液而生存,导致有心胎儿心脏负担明显加重,而引起有心胎儿的继发死亡,其围生期死亡率可达55%。B 超和彩色多普勒超声检查是产前诊断无心畸胎的主要方法。孕早期发现无心畸胎应立即终止妊娠。在妊娠中期发现一胎为无心畸胎者可进行选择性手术,在胎儿镜下闭塞无心胎儿的脐带血流以减轻供养胎儿的心脏负担,在羊膜腔内注入洋地黄制剂或在胎儿镜下给予洋地黄药物有助于纠正有心胎儿的心力衰竭,提高有心胎儿的存活机会。其他的胎儿畸形包括寄生胎、遗传综合征所致畸形、双胎中一胎染色体异常等。但由于多胎妊娠的产前筛查和胎儿核型分析存在一定的操作困难,目前较难对多胎妊娠的染色体异常做出明确的诊断;即使诊断一胎染色体异常,也无法简单套用单胎妊娠的处理方法予以终止妊娠。如何处置另一正常胎儿是涉及医学伦理的重大课题,应谨慎对待。

6. 新生儿神经系统损伤、呼吸窘迫综合征(respiratory distress syndrome, RDS)等新生儿并发症 多胎妊娠早产率高,尤其是<34周早产的发生率高,低出生体重儿多见,新生儿发育多不成熟,使新生儿中枢神经损伤及 RDS 等的发病率也明显升高,且经出生后随访发现其在体格发育、智商等远期预后方面亦可能低于单胎儿。最常见的神经系统异常是脑瘫,该病的发生风险比率 RR 在 IVF 子代增高至3.7(95%可信区间:2.0~6.6),其风险比率在 IVF 单胎子代为2.8(95%可信区间:1.3~5.8)。IVF 子代生长发育迟缓的风险也是对照组的4倍。胎数与脑瘫发病率成正相关。因此多胎妊娠时应加强孕期保健,治疗母亲并发症,预防宫内感染,尽量延长孕周,防止早产的发生,对可能发生早产的孕妇应用倍他米松或地塞米松;产时严密监测产程,缩短产程,避免胎头的长期受压,减少新生儿窒息的发生。

二、多胎妊娠并发症的临床管理要点

(一) 早产的防治

1. 早产的预测 早产是多胎妊娠最常见的并发症。由于其发生率高,低出生体重儿多见,直接影响胎儿的预后,所以预测早产的发生并及时处理显得尤为重要。目前临床上预测早产主要有如下的方法:

(1) 指诊基础上行宫颈评分:在指诊基础上采

用 Bishop 宫颈成熟度评分是临床最常用的方法,但这种方法受主观影响较大,且一旦宫口扩张时一般早已出现较难抑制的宫缩,所以局限性较大。

(2)经阴道超声(TVS)监测:虽经过超声检查宫颈长度的途径很多,但无疑经阴道是最为正确的。目前研究证实,TVS 可通过监测宫颈长度、内口是否漏斗状扩张、是否有羊膜囊突出等指标来准确客观地预测早产(以宫颈长度最有意义),其敏感性可达到73%～100%,特异性为44%～94%,并具有无创性、可重复性等优点,可作为早产的早期筛查手段。最近的研究认为,24 周时宫颈长度≤25mm是预测早产的最佳分界点,特别是当宫颈长度低于20mm 时,应考虑给予卧床休息、宫缩抑制剂和适时糖皮质激素单疗程治疗。

(3)胎儿纤维连接蛋白:90 年代初开始,胎儿纤维连接蛋白(fibronectin,fFN)被应用于预测早产并取得了肯定的效果。1993 年 Morrison 发现在双胎妊娠中 fFN 也能预测早产:fFN 阳性提示在未来两周发生早产的可能性约20%。而其阴性预测作用更为重要,fFN 阴性提示未来两周内发生早产的可能性<1%。结合超声检测和 fFN 两项检查可明显地提高预测价值。

(4)监测宫缩:可用人工计数方法,或用置于孕妇腹部的电极记录子宫的肌电活动,以作为预测早产的无创方法,但是其可靠性尚无定论,尤其多胎妊娠患者常在妊娠中期即开始出现强度较弱而频繁的宫缩,患者常难以察觉,最终却导致了不可逆转的宫口扩张、胎膜早破等早产进程。因此不可单一凭借宫缩这一点来进行临床评估,必须结合其他手段给予综合诊断。

2. 多胎妊娠早产的防治:

(1)一般措施:①在应用辅助生殖技术时应注意促排卵的限度,适度控制移植胚胎的数量。②在早期诊断多胎后行选择性胚胎减灭(muhifetal pregnancy reduction,MFPR),使其成为双胎,从而减少母儿并发症,延长孕周,降低围生期发病率和死亡率。③加强孕期监护和产前保健,筛查和治疗生殖道感染,孕期避免烟酒和可卡因等药物的影响,并合理补充各种营养元素,保证营养供应。④卧床休息:效果尚缺乏证据,既往的研究认为对减少母儿并发症并无显著作用。但对于有先兆早产的多胎妊娠实行卧床休息,还是有益的。

(2)预防性宫颈环扎:最近的循证医学系统回顾认为,缺乏证据支持预防性宫颈环扎可减少早产发生、降低早产儿并发症发病率。并且,预防性宫颈环扎存在较大的手术风险,可增加胎膜早破、早产、绒毛膜羊膜炎等并发症的潜在危险,所以对高危孕妇注意加强阴道超声检查随访,不需要过多地干预。在治疗高危早产(宫颈漏斗形成,长度≤25mm,fFN 阳性甚至从阴道可见胎膜)时,可考虑行治疗性宫颈环扎术,但其效果也尚缺乏充分的临床证据支持,实施操作后还要注意给予广谱抗生素预防上行感染。

(3)药物治疗:①孕酮:一项对459 例有早产史的孕妇的研究证实,每周肌内注射黄体酮可预防早产,但是其用药剂量和疗程以及作用机制还需进一步研究,且没有专门针对双胎或多胎的研究。②宫缩抑制剂:包括:硫酸镁;肾上腺素能受体激动剂,如沙丁胺醇;前列腺素合成酶抑制剂;钙拮抗剂等。对已有宫缩的先兆早产,可使用这些药物抑制宫缩,以延长孕龄,争取时间使用肾上腺皮质激素促进胎肺成熟。尤其是近年来硫酸镁对早产儿神经系统发育的保护作用逐渐受到关注,因此,虽然无循证医学证据证明使用硫酸镁对延长孕周有效,但考虑到其神经保护效应,仍可作为宫缩抑制剂的首选药物。但是,由于多胎妊娠的孕妇血容量和心输出量增加较单胎多,所以使用此类宫缩抑制剂时,要特别注意观察其副作用,如心悸、孕妇或胎儿心动过速、心律失常、胸痛、恶心、呼吸困难、血糖增高、血钾改变等,定期进行心肺功能监护和实验室检查。上腺皮质激素:应用肾上腺皮质激素可以明显改善早产儿的预后早已成为公认的观点,但是单疗程还是多疗程使用肾上腺皮质激素一度存在争议。2000 年的 NIHCD(National Institutes of Health Consensus Development)会议认为,该类药品的产前多疗程使用的安全性和有效性尚待考证。目前越来越多的循证医学证据表明多疗程皮质激素对子代脑发育等可产生不可逆的不良影响,因此大力肯定单疗程、至多两疗程的产前糖皮质激素应用,这已经成为共识。

(二)预防妊娠贫血与妊娠期高血压疾病

妊娠期贫血是多胎妊娠的常见并发症。由于胎儿生长发育所需,从母体中摄取的铁、叶酸等营养物质的量多,易引起缺铁性贫血和巨幼红细胞性贫血。另外,由于孕妇血容量明显增多,使血液稀释,故贫血发生率高且程度严重。贫血不仅影响胎儿发育,致胎儿宫内窘迫,而且母体可并发贫血性心脏病。孕期及时补充铁剂和叶酸是预防妊娠贫血的有效方法。有人主张孕妇一旦确诊为多胎妊娠,应每天补充铁60～100mg、叶酸1mg。但尚缺乏有力的循证医学的证据来证明这样做的意义。此外,三胎及三胎以上妊娠发生妊娠期高血压疾病的发病率也明显增高,且直接影响新生儿预后。故孕期应密切注意血压、尿蛋白情况,及时发现妊高征并及时处理。同时建议自孕 20 周开始按常规予以补钙,可预防和减少妊娠期高血压疾病的发生。

(三)加强胎儿宫内监护

三胎及三胎以上妊娠胎儿宫内发育迟缓的发生率高,部分资料显示可高达 70%。但根据宫高和腹围难以准确估计胎儿大小,故孕期应定期予 B 超检查以了解胎儿发育情况,尽早发现胎儿宫内发育迟缓,推荐 2~3 周一次,及早治疗,以增加新生儿出生体重,提高生存率。胎心监护可准确地反映胎儿的胎心基线、变异、加速等,但目前尚无三胎及以上的同步监护仪,只能通过相对粗糙的定时听胎心来评估胎儿宫内的安全情况,这是多胎妊娠孕期监护中较薄弱的一环。因此,寻找一种简易有效的宫内监护方法是我们未来研究的方向之一。

(四)分娩时机的选择

双胎妊娠分娩时机一般认为,在 38 周左右为宜,理由是此时胎儿完全成熟,而超过 38 周相对并发症会越来越多的,且胎儿安全性检测日益困难。至于对三胎及三胎以上的多胎妊娠孕妇,孕期管理的终极目标在于选择一个最恰当的、对母儿均有利的时机来终止妊娠,以保证母儿的安全。围产医学工作者们一直在摸索,但至今仍无法拟定一个客观的、可量化的标准来作为选择终止妊娠的时机的依据。有学者主张三胎妊娠孕 34 周或胎儿体重>2000g 即可决定终止妊娠,但实际情况复杂多变,临床实践中很难单纯地依据孕周和胎儿体重估计来进行判断,母亲的并发症情况、不同等级医疗机构对新生儿的救治能力等势必会影响最终的决定。因此,分娩时机的选择应根据孕妇的情况及当地的围产医疗水平,在预防并发症及促胎肺成熟的情况下尽可能延长孕周,必要时进行胎儿宫内转运,可有效地提高围产儿预后。但有宫内环境不宜继续妊娠者需及时终止妊娠,以防胎死宫内。终止妊娠的分娩方式问题,三胎或三胎以上妊娠,估计胎儿能存活者,应选择剖宫产为宜。

第三节 多胎妊娠的产前诊断

一、复杂性双胎的诊断与鉴别

双胎妊娠在临床上具有特殊并发症及特殊类型,如选择性胎儿生长受限(selective intrauterine growth restriction,sIUGR),双胎输血综合征(twin-twin transfusion syndrome,TTTS),双胎贫血-红细胞增多序列征(twin anemia-polycythemia sequence,TAPS),双胎之一宫内死亡、双胎之一畸形、单羊膜囊双胎、联体双胎等。这些双胎妊娠异常,常被临床称为复杂性双胎,对其处理方案具体阐述如下。

(一)选择性胎儿生长受限

双胎妊娠时,2 个胎儿的发育可出现差异。其发生原因包括母体、胎儿及胎儿附属物(脐带、胎盘)3 个方面的因素。若母体存在营养不良、罹患内科疾病、感染性疾病、各种妊娠并发症等,均可影响胎儿生长,推测此类影响对二个胎儿的影响是同步且一致的。而胎儿自身疾病及异常,如非整倍体、结构畸形等,可致受影响胎儿出现生长受限,表现为两胎儿间出现差异性生长。脐带、胎盘因素也是胎儿生长受限的常见因素,早孕期双胎中绒毛膜性的诊断对寻找胎儿差异生长原因非常重要,这关系到中孕期二个胎儿有生长发育异常时的正确判断。对于单绒毛膜双胎而言,除考虑分裂不均衡的先天因素外,尚应考虑胎儿间胎盘分配、血管吻合等因素。当符合以下标准时,可确诊为选择性胎儿生长受限。①双胎之一的估计体重(estimated fetal weight,EFW)为相同胎龄正常双胎胎儿的第 10 百分位数以下;②双胎中,(较大胎儿体重−较小胎儿体重)÷较大胎儿体重>20%;③双胎中,2 个胎儿的腹围相差>20mm。双胎中生长受限胎儿随着妊娠进展,可能逐渐加重,导致围生儿死亡率及新生儿病率明显升高,因此孕期应定期进行超声检查评估胎儿生长发育状况。通常从 16 孕周开始采取超声检查方式监测胎儿状况,对于双绒毛膜双胎可每 3~4 周进行 1 次超声检查,而对于单绒毛膜双胎,则建议每 2 周进行 1 次超声检查。目前对选择性胎儿生长受限尚无公认的有效治疗方法,需密切关注有无死胎或是否伴发 TTTS。值得注意的是,TTTS 中受血胎儿可出现羊水过多,供血胎儿可因羊水过少"黏附"于宫壁,而单纯胎儿差异生长则表现为生长正常胎儿的羊水量正常,生长受限胎儿则可伴发羊水过少、出现"黏附"现象,这是区别 TTTS 的主要标准。

(二)双胎输血综合征

双胎输血综合征几乎是单卵单绒毛膜双胎特有的表现,大约 4%~17% 的单卵单绒毛膜的双胎存在胎盘血管吻合而出现血液分流。一个胎儿可表现为过度的循环血量,而另一个则表现为循环血液减少。其临床表现与双胎之间血液分流的发生时间、分流量有关、动脉与动脉还是动脉与静脉吻合有关。发生时间越早、分流量越大、动脉与动脉则临床表现越严重,甚至相继发生死胎。供血胎儿特征为少尿、羊水过少、生长受限、体重轻、不正常的脐动脉多普勒血流图像;而受血胎儿表现为多尿、羊水过多、心脏扩大或心衰,甚至积液、呼吸暂停、不正常的脐静脉多普勒血流、体重较重。如果不进行有效干预的话,严重双胎输血综合征的死亡率可达80%～100%。目前对TTTS还没有统一的诊断标准,超声可以协助诊断。Quintero根据不同时期超声表现的不同提出了TTTS的分期系统:Ⅰ期:受血胎儿羊水过多,供血胎儿严重的羊水过少,但在膀胱内可以看到尿液;Ⅱ期:受血胎儿羊水过多,供血胎儿干枯,膀胱内看不到尿液;Ⅲ期:两胎分别呈羊水过多和羊水过少同时伴有不正常的脐血管多普勒血流图像;Ⅳ期:供血或受血胎儿中有腹水;Ⅴ期:任何一个胎儿死亡。关于TTTS的治疗方案较多,包括:选择性杀胎、脐血管凝固或结扎、应用洋地黄和吲哚美辛药物、连续的羊膜腔穿刺羊水抽吸术、在羊膜中间行微隔膜

造口术、胎儿镜激光凝固术等。目前选择性的胎儿镜下胎盘吻合血管激光凝固术被广泛地接受,该法创伤小,可以延长TTTS胎儿的孕周,提高TTTS胎儿的存活率和平均体重,具有良好的应用前景。

(三)双胎贫血-红细胞增多序列征

双胎贫血-红细胞增多序列征(twin anemia-polycythemia sequence,TAPS)是单绒毛膜双胎特有并发症之一,发生率为3%～5%,病情进展相对缓慢。TAPS的特点是双胎之间出现血红蛋白差异,但羊水量无差异,发生原因是单绒毛膜双胎胎盘存在双胎间较小的血管吻合支,可自然发生,也可因TTTS激光手术所致。TAPS的孕期诊断主要依据胎儿大脑中动脉收缩期峰值血流速率(middle cerebral artery peak systolic velocity,MCA-PSV)(表12-3);出生后诊断则依据新生儿Hb差值、胎盘血管吻合情况。TAPS病程进展缓慢,主要采用宫内治疗,包括宫内输血、激光凝固胎盘血管吻合支、减胎术等。生后对TAPs的治疗包括供血新生儿对症治疗,受血新生儿换血。孕期需密切观察TAPS有无伴发TTTS。

表 12-3　胎儿大脑中动脉收缩期峰值血流速率诊断分期

分期	产前超声检查结果	产后 Hb 差值(g/L)
Ⅰ	供血胎儿 MCA-PSV>1.5Mom 受血胎儿 MCA-PSV<1.0Mom	>80
Ⅱ	供血胎儿 MCA-PSV>1.7Mom 受血胎儿 MCA-PSV<0.8Mom	>110
Ⅲ	除上述表现外,供血胎儿心脏危象(脐动脉舒张期血流缺失或反流,脐静脉搏动,静脉导管搏动指数增加或反流)	>140
Ⅳ	供血胎儿因贫血导致水肿	>170
Ⅴ	双胎中,1胎或2胎死亡	>200

(四)双胎之一宫内死亡

在双胎妊娠中两个胎儿同时死亡的发病率为1.1%,一个胎儿死亡的发生率则为1.5%。常见的胎儿死亡原因为脐带因素(脐带绕颈、脐带过短、脐带帆状附着)、胎儿畸形、TTTS、胎盘早剥、胎盘发育不良、胎儿染色体异常、羊膜腔内感染等。存活胎儿的预后与多胎种类、一个胎儿死亡的原因、孕周、有无绒毛膜炎、胎儿死亡距存活胎儿分娩时间的长短等有关。双卵双胎的一个胎儿死亡对于另一个胎儿的存活影响较小,死亡的胎儿可以完全被吸收或变成纸样儿。而单卵单绒毛膜双胎,一个胎儿的

死亡可严重影响另一个存活胎儿的生存,使其发生胎死宫内、多器官系统的衰竭、血栓形成、远端肢体坏死、胎盘早剥和早产,有报道20%～40%存活胎儿的神经系统会发生损伤(多囊脑软化征)。故临床上应尽早发现IUFD,重视高危因素,严密监测存活胎儿的宫内生长发育、羊水量、大脑和肾脏发育情况,主张每2周超声检测成活胎儿生长发育积极治疗并发症,适当延长胎龄,系统评价存活胎儿的情况,促胎儿肺成熟后,适时终止妊娠;对一胎死亡后超过4周不终止妊娠者,还需定期检测母亲凝血功能,严密检测母亲血液变化,主要是纤维蛋白原的含量。

二、双胎妊娠产前筛查与诊断的模式

双胎妊娠非整倍体的筛查与诊断一直是一个临床难题。双胎非整倍体的发生风险与其合子性质有关。双卵双胎中，每个胎儿的发病风险是相互独立的；而单卵双胎，则由于其遗传性质相同，发病风险是2个胎儿风险的平均值。双胎中至少1胎为染色体异常的发生率较同胎龄组单胎妊娠高1.5倍，而单卵双胎中胎儿畸形的发生率则为双卵双胎的2～3倍。双胎妊娠的唐氏综合征早期筛查意义最大，应于11～13孕周进行，联合试验包括NT值、NB值，人绒毛膜促性腺激素（human chorionic gonadotrophin，hCG），妊娠相关性血浆蛋白A（pregnancy-associated plasma protein，PAPP-A）检测。如果孕妇错过早孕筛查，或由于胎方位或体重指数过高无法行胎儿NT测定，可于15～20孕周进行孕妇血清学三联或四联筛查。双胎妊娠唐氏综合征筛查较单胎妊娠的假阳性率更高，进一步进行侵袭性产前诊断的可能性更大。双胎妊娠的侵袭性产前诊断包括绒毛活检、羊膜腔穿刺和脐血采样。其中，绒毛活检导致的流产率为3.0%～4.5%，羊膜腔穿刺则为0.3%～2.2%，均高于单胎妊娠。相对而言，羊膜腔穿刺安全性较高，宜于15孕周后进行，需在双胎妊娠的2个羊膜囊内分别采取羊水样本。脐血采样很少用于双胎的产前诊断。但35岁双胎妊娠孕妇并非行侵袭性诊断的指征。

三、超声诊断在多胎妊娠产前诊断中的困难和局限性

多胎妊娠胎儿先天畸形的发病率比单胎妊娠明显增高，除了可能合并单胎所有的畸形以外，双胎妊娠还可发生其特有的畸形，如一胎无心畸形、联体双胎等。超声扫描对筛查和诊断胎儿结构畸形具有重要价值，不仅可用于评估多胎妊娠胎儿的生长发育情况，还可用于诊断胎儿畸形，以及TTTS时胎儿镜下胎盘吻合血管激光凝固术前后的疗效评估和随访，具有无创性、可重复性等优点，因而得到广泛应用。无心畸形发生率在所有妊娠中约为1/34 600，在单卵双胎中约为1/100，死亡率达50%。超声显示无心畸形多为发育不完全的胎儿，也可以是一个模糊不定形的包块。一胎无心畸形常伴发TTTs，作为受血胎儿的无心畸形为致死畸形不能存活，并可进一步影响有心胎儿最终导致其死亡，因此早孕期发现一胎无心畸形可给予及时终止妊娠。联体双胎只发生在单绒毛膜囊单羊膜囊双胎，发生率占所有分娩的1/5万（1/2.5万～1/8万），死亡率高，因此要利用高分辨率的阴道超声在妊娠早期就诊断出联体双胎，如果看到单羊膜囊内两个胚胎、一个卵黄囊或两个胚胎之间不能显示分隔膜时应高度怀疑。三维超声仅助于更准确的分类，可显示联体双胎的连接范围和程度，并可提供清晰的图像，给产前咨询和产后外科手术提供详细信息，而对妊娠的处理和预后没有影响。

但不可否认的是，超声诊断在多胎妊娠中具有比单胎妊娠更大的局限性和困难。孕周、母体腹壁的厚度、胎儿的位置、宫腔内胎儿及其附属物的增加导致各胎儿间互相遮挡等因素，均可造成超声检查的困难而影响其报道质量。相对而言，妊娠20～24周超声的诊断能力较妊娠24～34周高，这很大程度上决定于胎儿大小与羊膜腔内空间的比例。

四、磁共振和胎儿镜在多胎妊娠产前诊断中的应用前景

1. 胎儿磁共振（FMRI）　是近年来新兴的两项产前诊断技术。FMRI在无创的前提下却能够较精确地显示胎儿的情况甚至具体的解剖结构，尤其在多胎妊娠的胎儿显像方面不受胎儿位置的限制，与超声相比具有不可比拟的优越性，特别是随着快速成像技术和水成像技术等的发展，消除了既往困扰的胎动对MRI成像的影响，对胎儿肢体情况的显示也是超声所力不能及的，具有极广阔的应用前景。

2. 胎儿镜技术　作为一种能够最直观、最近距离地观察胎儿的新技术，同时又具备治疗的功能，创伤又小，一直受到临床工作者的关注和青睐。它对胎儿体表异常的观察和诊断，远远超过了超声的诊断能力，也可用于TTTS等先天异常的宫内手术治疗，是非常具有发展潜力的一项新兴的产前诊断技术。

（贺　晶）

参 考 文 献

1. 2009 Assisted Reproductive Technology Success Rates. National Summary and Fertility Clinic Reports. National Center for Chronic Disease Prevention and Health Promotion Division of Reproductive Health，2011：11

2. 张丽珠. 辅助生育技术进展及存在的问题. 中国实用妇科与产科杂志,2001,17(1):1-3

3. Schnorr A,Doviak J,Muasher J,et al. Impact of a cryopreservation program on the multiple pregnancy rate associated with assited reproductive technologies. Fertil Steril,2001,75(1):147-151

4. Styer K,Wright L,Wolkovich M,et al. Single-blastocyst transfer decreases twin gestation without affectiong pregnancy outcome. Fertil Steril,2008,89(6):1702-1708

5. Merlob P,Sapir O,Sulkes J,et al. The prevalence of major congenital malformations during two periods of time,1986-1994 and 1995-2002 in newborns conceived by assisted reproduction technology. Eur J Med Genet,2005,48(1):5-11

6. Hajdu J,Beke A,Marton T,et al. Congenital heart diseases in twin pregnancies. Feta Diagn Ther,2006,21(2):198-200

7. Conde-A,Belizan M,Lindmark G. Maternal morbidity and mortality associated with multiple gestations. Obstet Gynecol,2000,95(6):899-904

8. 中华医学会妇产科学分会产科学组. 妊娠期肝内胆汁淤积症诊疗指南. 中华妇产科杂志,2011,46(5):391-395

9. 张德生,肖敏,何淑敏等. 多胎早产儿危险因素分析及体格智能发育随访. 中国新生儿科杂志,2006,21(6):360-362

10. Stromberg B,Dahlquist G,Ericson A,et al. Neurological sequelae in children bom after invitro fertilization:a population-based study. Lancet,2002,359:461-465

11. Gregory D,Jan D,Sharon E. Perinatal characteristics and outcomes of pregnancies complicated by twin-twin transfusion syndrome. Obstet Gynecol,2003,101(6):1190-1196

12. Quintero A,Bornick W,Allen H,et al. Selective laser photocoagulation of communicating vessels in severe twin-twin transfusion syndrome in women with an anterior placanta. Obstet Gynecol,2001,97(3):477-481

13. Audibert F,Gagnon A. Sogc Clinical Practice Guideline. Prenatal screening for and diagnosis of aneuploidy in twin pregnancies. J Obstet Gynaecol Can,2011,33(7):754-767

14. Ishii H,Martinez M,Nakata M,et al. Ultrasound assessment of venous blood flow before and after laser therapy:approach to understanding the pathophysiology of twin-twin transfusion syndrome. Ultra Obstet Gynecol,2004,24(2):164-168

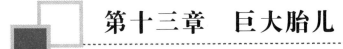

第十三章 巨大胎儿

第一节 定义及危险因素

一、定义

巨大胎儿（fetal macrosomia）的定义国内外尚无统一标准。在当代文献中，新生儿出生体重大于4000g、4100g、4250g均曾被提出用于定义巨大儿。2000年美国妇产科医师学会提出，巨大儿是指不论孕周大小，出生体重达到或超过4500g的胎儿或新生儿，若超过该体重则孕妇及围产儿并发症的发生率明显增高。但国内现仍定义为胎儿或新生儿体重达到或超过4000g者即为巨大儿。近年来，随着孕妇肥胖及糖尿病发生率增加，无论是在发达国家还是发展中国家，巨大儿发生率均呈现增长趋势。

二、危险因素

母亲糖尿病和肥胖是导致巨大儿最主要的危险因素。此外，还包括遗传因素、过期妊娠、经产妇、既往巨大儿分娩史等。

1. 孕妇糖代谢异常及孕妇肥胖　在妊娠中晚期，胎儿发育很大程度上与母亲的营养摄入和代谢状态有关。国内外诸多研究表明，妊娠期糖尿病是导致巨大儿发生的主要危险因素之一。孕妇患糖尿病时，母亲高血糖可导致胎儿的血糖浓度升高，胎儿胰岛素分泌反应性升高，胎儿高血糖和高胰岛素血症使得胎儿合成代谢增加，最终导致巨大儿的发生。妊娠期糖尿病患者中巨大儿发生率为30%～50%，明显高于正常孕妇。2013年Ai Koyanag报道糖尿病孕妇发生巨大儿的风险增加了2倍，Hod等报道空腹血糖未设定控制水平组、血糖≤5.8mmol/L组和血糖≤5.3mmol/L组巨大儿的发生率分别为13.9%、14.9%、8.8%（$P<0.01$）。有循证医学证据显示，血糖控制良好可有效降低巨大儿的发生风险。

孕妇肥胖是导致巨大儿的另一重要危险因素。肥胖程度主要用体重指数（BMI）来衡量，有研究显示孕妇的孕前BMI、孕期体重增幅与胎儿出生体重呈明显正相关，肥胖孕妇发生巨大儿的风险增加2～3倍，且随着BMI增加，风险亦相应增大。

2. 过期妊娠　是导致巨大儿的因素之一，大约60%的过期妊娠为生理性过期妊娠，其胎盘功能正常，故胎儿在妊娠过期后仍继续生长，体重增加。过期妊娠与巨大儿有明显的相关性，孕40～42周时，巨大儿发生率为20%，孕42～44周时发生率升高至43%。Heiskanen等报道过期妊娠孕妇巨大儿发生率增加了3倍。

3. 遗传因素　是决定胎儿生长的前提条件，不同种族巨大儿的发生率各不相同。影响胎儿体重的遗传因素中，基因型占15%，这些因素包括胎儿性别、种族及民族特征、父亲及母亲的遗传因素。约2%出生体重差异与性染色体有关。一个足月男婴出生体重平均比女婴重150～200g。这种体重的增加可能因为雄激素的作用，或者是由于男胎与母亲之间显著的抗原差别。在胎儿大小方面，母体因素影响约占20%。目前研究认为，从分子和基因水平上来说，类胰岛素样生长因子（IGFs）以及其相应的结合蛋白和瘦素（leptin）的分泌量与胎儿的出生体重有关。遗传因子主要在早期影响胎儿生长发育，而后期主要是遗传因素与生长抑制因素相互作用，外源的因素影响更为重要。

4. 其他　环境因素、产次、羊水过多也是影响巨大儿发生的因素。有研究认为，高原地区由于空气中氧分压低，巨大儿的发生率较平原地区低。经产妇由于腹壁及子宫壁松弛，缺乏合理的营养指导，使孕期体重增加明显，胎儿体重亦随分娩次数的增多而增加。据统计胎儿体重随着孕期胎次增多、孕龄增大而有所增加。经产妇、曾经分娩过大于胎龄儿（LGA）或巨大儿的母亲再次分娩LGA、巨大儿的机会增加。近期爱尔兰一项研究显示：既往分娩过巨大儿（新生儿体重>4500g）的非糖尿病孕妇，再次分娩巨大儿的发生率为43%；如既往有≥2次分娩巨大儿的历史，则巨大儿发生率高达70%。Heiskanen等的研究亦提示：既往有巨大儿分娩史的孕妇再次分娩巨大儿的风险增加 3 倍。

此外，许多严重的遗传性和先天性综合征也会增加巨大儿的发生率，如 Beckwith-Wiedemann 综合征患儿平均出生体重 4000g；此外，X 染色体连锁遗传病 Simpson-Golabi-Behmel 综合征、常染色体遗传病 Sotos 综合征、Weaver、Nevo、Ruvalcaba-Myhshall 综合征等均能增加巨大儿的发生率。

第二节 临床诊断手段及可行性

巨大儿对母儿影响较大，手术助产率、剖宫产率高，阴道试产过程中易发生肩难产、新生儿窒息等严重并发症。因此，对巨大儿的产前预测一直是产科医师探讨的课题，对指导产科医生临产处理、提高母婴安全具有重要意义。然而，迄今为止，尚无在宫内准确估计胎儿体重的方法，临床应用的产前预测方法均不能对巨大儿作出准确诊断，大多数巨大儿在出生后确诊。目前临床上常用的估计胎儿体重的方法主要是根据宫高、腹围和超声测量值来预测。

一、宫高、腹围预测胎儿体重

宫高、腹围是临床常规监测的指标，临床上常根据宫高和腹围估计胎儿的体重。目前常用以下几种公式估计胎儿体重：

（1）宫高>35cm，宫高+腹围>140cm，先露浮动不易衔接，提示巨大儿，其符合率在 57.3。

（2）胎儿体重（g）=（宫高−n）×155，其中 n 为常数，胎先露位于坐骨棘平面以下时 n=11，胎先露到达坐骨棘水平或棘上 1cm 时 n=12，胎先露位于坐骨棘上 2cm 以上时 n=13；其准确率在 78.12% 左右。

（3）宫高×腹围+200，其准确率仅在 50% 左右。

宫高腹围测量法是粗略估计胎儿体重简单易行的方法，它的精确性虽不及 B 超，但对于 B 超条件及水平有限的基层医院，宫高腹围测量法不失为一种简便易行的好方法。

二、超声预测胎儿体重

产前利用二维超声测量胎儿各种生长径线，通过单参数回归公式或多参数回归公式预测胎儿体重，是目前使用最为广泛的方法。用于预测巨大儿的常用参数包括：双顶径（biparietal diameter, BPD）、头围（head circumference, HC）、小脑横径（transverse cerebellar diameter, TCD）、腹围（abdominal circumference, AC）、腹径（abdominal diameter, AD）、肝脏长度（liver length, LL）、肝脏面积（fetal liver area, FLA）、肾脏体积（kidney volume, KV）、股骨长度（femur length, FL）、股骨皮下软组织厚度（femoral soft tissue thickness, FSTT）、肱骨皮下软组织厚度（humeral soft tissue thickness, HSTT）等。其中，临床应用较多的是双顶径、股骨长及腹围。此外，还有一些三维超声估计胎儿体重的指标，包括肢体周径、上臂容积、大腿容积、腹部容积等。

（1）双顶径（BPD）：是胎头的最大横径，最早用于预测胎儿大小的指标。近年来有更多的研究认为，双顶径在妊娠晚期受胎头入盆、胎头位置影响，测量的准确性较差，而且妊娠晚期胎儿双顶径增加不明显，预测巨大儿的准确性差。国内有许多相关研究，以胎儿双顶径 9.8cm 为截点时，预测巨大儿的特异度为 90.1%，敏感度为 80.0%；以胎儿双顶径 9.7cm 为截点时，预测巨大儿发生的特异度为 90.74%，敏感度为 46.67%。

（2）腹围（AC）：AC 是目前公认的与巨大儿体重相关性较密切的指标，其大小直接反映了胎儿内脏器官的发育情况，尤其是肝脏的发育情况，代表了胎儿的营养状况。有学者提出，妊娠晚期胎儿体重的增加主要与脂肪堆积及肝糖原储存有关，胎儿 BPD 为骨性标志，而 AC 测量则包括皮下组织，能更加客观的反映妊娠晚期胎儿脂肪堆积情况。Janayeri 等认为，AC 是巨大儿最优的独立性预测因子，取 AC≥35cm 作为预测巨大儿的截断点，灵敏度为 89%、特异度为 94%。国内亦有多项研究，以 AC≥35cm 作为预测巨大儿的截断点，灵敏度为 98.1%，特异度为 83.3%，当 AC 在 36~37cm 时其预测巨大儿的特异度达 91.8%；并提出 AC>36cm 可作为预测巨大儿的单一指标。超声测量胎儿腹围虽然是预测胎儿体重的有效参数，但是胎儿腹围的准确测量也受到很多因素的影响，如胎方位、胎儿的呼吸运动、膀胱及胃泡的充盈程度、宫内羊水量的多少、胎盘位置的影响，使标准平面的测量出现一定的误差。

（3）股骨长（FL）：FL 反映了胎儿四肢生长情况，胎儿 15 周后，多数骨骼可被显示，妊娠晚期胎儿股骨生长速度减慢，削弱了股骨长与胎儿体重的相关性。有报道认为双顶径结合股骨长才能有效预测巨大儿体重。国外研究估计胎儿体重（EFW）的公式较多，如：$Log10EFW = 1.2508 + 0.166 \times BPD +$

$0.046 \times AC + 0.002646 \times AC \times BPD$；$Log10EFW = 1.599 + 0.144 \times BPD + 0.032 \times AC - 0.111 \times BPD \times AC/1000$；$Log10EFW = 1.304 + 0.05281 \times AC + 0.1938 \times FL - 0.004 \times AC \times FL$，上述方法其准确率达80%左右。

（4）胎儿肝脏测量：肝脏是胎儿物质转化及代谢的中心，当胎儿营养过剩时，糖原储存过多，肝细胞体积增大，肝脏也相应增大，因而用超声测量胎儿肝脏的大小已成为预测胎儿体重的一种方法。国内研究报道肝脏长度（LL）与肝脏面积（LA）与胎儿体重密切相关，LA预测胎儿体重的准确性高于LL，以LA作为预测胎儿体重的指标，取27cm^{2}为临界值诊断巨大儿的敏感性和特异性可达93.3%和93.8%。Landy等也认为，LA与出生体重具有很好的相关性，r=0.806，可作为独立指标预测巨大儿。

（5）软组织厚度测量：巨大儿过度增加的体重主要来自于对胰岛素敏感的脂肪、肌肉和肝脏等组织器官，而不是骨骼和脑，所以有不少学者研究测量胎儿不同部位的软组织厚度包括皮肤、皮下脂肪和肌肉来识别巨大儿。常用的有肱骨软组织厚度（HSTT）：与出生体重呈显著正相关，以13mm作为截断点预测巨大儿的敏感性为88%，特异性为75%；股骨皮下组织厚度（FSTT）：国内有研究认为，FTSS与出生体重相关系数为0.860，以20mm为标准预测巨大儿敏感性、特异性分别为91%、94%，对巨大儿的预测显示了优越性。

三、根据测量指标公式估算胎儿体重

随着计算机技术的发展和普及，通过二维或三维超声测量，根据胎儿双顶径、股骨长、腹围等多项指标综合预测胎儿体重，可提高诊断巨大儿的准确性，选用的公式有：

公式1：所有胎儿：估计胎儿体重（g）= 22×双顶径（mm）+7.9×腹围（mm）+7×上臂周径（mm）+12×股骨长度（mm）+37×妊娠周数-4389；

公式2：小于胎龄儿：估计胎儿体重（g）= 10.1×大腿周径（mm）+53.2×股骨长度（mm）-2518；

公式3：适于胎龄儿：估计胎儿体重（g）= 34×双顶径（mm）+5.6×腹围（mm）+6.1×上臂周径（mm）+63.7×妊娠周数-4865；

公式4：大于胎龄儿：估计胎儿体重（g）= 3.2×股骨长度（mm）+97.3×妊娠周数-2163。

随着超声技术的普及及不断进步，超声检查已成为评价胎儿生长发育的简便、有效、无创的方法之一，也提出了多种利用B超测量参数预测胎儿体重的公式。单项指标预测胎儿体重，虽然操作简单，但准确性差；采用多参数预测胎儿体重相对较准确，且参数输入电脑，方便B超估算胎儿体重，在临床中广泛应用。

四、应用人工神经网络方法预测胎儿体重

人工神经网络（artificial neural net work，ANN）是最近几年国内外发展起来的一项新技术，是模仿生物神经系统中神经元的一种数学处理方法，ANN具有自学习和自适应的能力，可以通过预先提供的一批相互对应的输入-输出数据，分析掌握两者之间的潜在规律，最终根据这些规律，用新的输入数据来推算输出结果。它是由大量处理单位组成的非线性、自适应信息处理系统。输入输出数据之间的映射规则由神经网络在学习阶段自动抽取并分布式存储在网络的所有连接中。神经网络不需要建立数学模型，只要把已有的样本数据交给网络，网络将选择自己的模型，可以实现对任何复杂函数的映射，从而适应环境的变化。研究表明ANN在巨大儿的体重预测上比传统的回归方程预测准确性高，在未来有很好的应用前景。

总之，关于胎儿体重的预测，临床上较常使用的是宫高腹围测量法，同时联合双顶径、胎儿腹围等B超参数综合预测胎儿体重，其操作性及准确性都较高。

第三节 尚有争议的临床处理

一、预防性引产

对于产前考虑巨大儿可能的产妇，是否需要预防性引产，仍是一个尚有争议的临床问题。有临床学者认为，对非糖尿病孕妇巨大儿进行预防性引产可以阻止胎儿进一步过大而产生随后的并发症。关于此问题的研究较多，Gonen（1997）对273例超声诊断胎儿体重在4000～4500g胎儿随机选择行引产或期待处理，发现选择性引产并不能降低剖宫产率和肩难产率。Luis（2002）一个纳入11项研究（关于预防性引产及期待处理的比较）的系统评价显示：该研究中预防性引产1051例，期待处理2700例，在其中9项病例研究中，与期待处理相比较（OR 2.07,95% CI 1.34～3.19），预防性引产组（OR 0.39,95% CI 0.30～0.50）剖宫产率较低，具有统计学意义；然而，在另两项随机对照研

究中,两组的剖宫产率无差异。此外,在比较肩难产及异常 Apgar 评分中,所有研究均提示两者之间无差异。Chauhan(2005)研究认为,对于可疑巨大儿且无并发症的孕妇,没有证据表明可以行预防性引产。

目前,搜索关于巨大儿相关的指南,仅找到2000 年美国妇产科医师学会发表的一篇关于巨大儿相关问题的指南,该指南认为:没有证据说明对可疑巨大儿进行预防性引产有益,并建议产前怀疑巨大儿并不是预防性引产的指征,预防性引产并不能改变母儿结局。该指南中提到:有研究表明,预防性引产增加了 2 倍剖宫产率,同时并未降低肩难产及新生儿病率的发生;此外,另一项 RCT 研究显示,预防性引产组与期待组剖宫产率分别为19.4%、21.6%,引产组发生 5 例肩难产,期待组发生 6 例肩难产,两组间差别无统计学意义。

在我国,关于此问题尚无统一定论,临床上根据患者有无合并症、并发症,患者骨盆条件,既往病史等情况综合评价,灵活处理。我们尚需进一步探索研究该问题。

二、选择性剖宫产

Chauhan(2005)研究认为,对于可疑巨大儿且无并发症的孕妇,没有证据表明可以行选择性剖宫产;对于可疑巨大儿且合并糖尿病的孕妇,前次分娩方式为剖宫产或者肩难产,巨大儿的分娩会增加母儿并发症的发生,但是关于胎儿估计体重在什么水平才考虑选择性剖宫产仍缺乏有力的证据。Suzanne(2007)提到,推荐使用选择性剖宫产是为了降低母儿并发症的发生。但研究显示:该措施并没有带来益处,并且根据成本效益分析,在非糖尿病孕妇,每 2345 例(可能多达 3695 例)剖宫产,可防止一例臂丛神经损伤发生。Rouse 等认为,对非糖尿病孕妇的巨大儿,选择性剖宫产从医学和经济学两方面考虑都缺少依据,但对糖尿病孕妇和对估计体重达到或超过 4250g 者,有必要选择剖宫产终止妊娠。Conway 和 Langer 报道,对超声估计胎儿体重超过 4250g 的糖尿病孕妇选择剖宫产可将肩难产率从 2.4% 降至 1.1%。

2000 年美国妇产科学会巨大儿相关指南中提到:随着胎儿体重增加,经阴道分娩发生产伤的风险增加,剖宫产虽能降低产伤发生,但却不能完全避免,因此,对于可疑巨大儿,剖宫产的作用尚存争议,值得进一步探讨。此外,RCT 研究亦未提示预防性剖宫产有益;大量的队列研究及病例对照研究也表明对于估计胎儿体重 >4000g 的孕妇,经阴道分娩是安全的。该指南提出建议:尽管产前巨大儿的诊断不准确,但是对于无糖尿病且可疑巨大胎儿(>5000g)的孕妇,或者合并糖尿病且可疑巨大胎儿(>4500g)的孕妇,可考虑选择性剖宫产。

在我国,考虑到种族的差异,目前比较普遍认同的是:估计非糖尿病孕妇胎儿体重 ≥4500g,糖尿病孕妇胎儿体重 ≥4000g,正常女性骨盆,为防止母儿产时损伤应行剖宫产结束分娩。

(刘兴会)

参 考 文 献

1. American College of Obstetricians and Gynaecologists. Fetal macrosomia. Practice Bulletin No. 22 Washington, DC: ACOG, 2000

2. Chauhan P, Grobman A, Gherman A, et al. Suspicion and treatment of the macrosomic fetus: a review. Am J Obstet Gynecol 2005; 193(2): 332-346

3. Iriion O, Bouvlain M. Induction of labour for suspected fetal macrosomia. Cochrane Database Syst Rev. 2000; (2): CD000938

4. Sanchez L, Bernstein S, Kaunitz M. Expectant management versus labor induction for suspected fetal macrosomia: a systematic review. Obstet Gynecol, 2002, 100 (5 Pt 1): 997-1002

5. Koyanagi A, Zhang J, Dagvadorj A, etal. Macrosomia in 23 developing countries: an analysis of a multicountry, facility-based, cross-sectional survey. Lancet 2013; 381 (9865): 476-483

6. 时春艳,张萧萧,金燕志,等. 超声测量胎儿腹围预测新生儿出生体重的研究. 中华妇产科杂志, 2005, 40 (11): 732-734

7. 曹泽毅. 中华妇产科学. 第 2 版. 北京:人民卫生出版社,2005

第十四章　肩难产

第一节　流行病学

肩难产(shoulder dystocia,SD)是指胎肩娩出困难,包括前肩、后肩或双侧肩部的娩出困难,其发生是由于胎肩与骨盆入口绝对或相对不相称(胎位异常)导致。当胎儿胸围较双顶径大(如巨大儿),胎儿皮肤与阴道壁间的阻力不断增加,胎体不能正常旋转(如急产)时,胎肩的前后径就被嵌顿在骨盆腔;胎儿后肩被母体骶骨岬嵌顿时也可发生肩难产。肩难产是分娩前难以预测的产科急症,也是导致产科医疗纠纷增加的一个重要原因。

传统 SD 的定义:胎头娩出后,前肩被嵌顿在耻骨联合上方,用常规的助产方法不能娩出胎儿,而需采用旋肩法、改变母体体位等辅助手法或需增大对胎头的牵引力。此定义在一定程度上存在主观性。早在 1995 年 Spong 就提出,胎头娩出至胎体娩出的时间间隔大于 60 秒或需要助产技术娩出胎肩可作为诊断 SD 的客观标准(在该研究中,正常分娩胎头娩出至胎体娩出的平均时间间隔为 24 秒,加 2 个标准差仍小于 60 秒),ACOG(2002)、RCOG(2012)关于肩难产指南中也采用此定义,目前国内亦以此作为诊断标准。

肩难产的发生率低,文献报道经阴道分娩者肩难产的发生率为 0.2% ~3.0%,跨度如此大的原因包括:临床医生对肩难产主观性定义不同;被研究人群不同,如被研究人群中巨大儿、糖尿病的发生率高,则 SD 的发生率相应上升;以及病历资料记录的不完整,从医学记录中回顾性获取相关信息存在困难等。当使用客观标准诊断肩难产时(胎头娩出至胎体娩出的时间间隔大于 60 秒)其发生率达 10%,其中仅有 25% ~40% 的病例被临床医生主观诊断为肩难产。进一步的研究显示:非糖尿病孕妇随着胎儿体重增加,肩难产的发生率增加,4000 ~4250g 胎儿肩难产的发生率为 5.2%,4750 ~5000g 胎儿肩难产的发生率达 21.1%。对于初产妇和经

产妇来说,肩难产的发生率无明显差异,而糖尿病孕妇发生率则相应增加;此外,胎吸与产钳助产也与肩难产的发生相关。需使用助产技术(胎吸或产钳)的糖尿病孕妇,分娩新生儿 4750 ~5000g,肩难产的发生率高达 34.8%。

第二节　危害及并发症

尽管在发生肩难产时正确使用助娩手法,仍有可能发生母亲及新生儿损伤。与肩难产相关的并发症可分为两类:母体并发症及新生儿并发症。

肩难产最常见的母体并发症为产后出血和会阴裂伤(切口的延裂或会阴Ⅳ度裂伤),在 Gherman 的研究中,肩难产时这两种并发症的发生率分别为 11% 和 3.8%,其发生率与助娩手法及类型关系不大。其他报道的并发症包括阴道裂伤(19.3%)、宫颈裂伤(2%)、膀胱麻痹、子宫破裂、直肠阴道瘘及大便失禁等。此外,产妇的耻骨联合分离、股外侧皮神经病变与分娩时产妇下肢的过度屈曲有关。

新生儿并发症包括:新生儿缺氧、代谢性酸中毒、锁骨骨折、肱骨骨折、臂丛神经损伤、脑损伤甚至新生儿死亡等。臂丛神经损伤、锁骨骨折、肱骨骨折较为常见,其中以臂丛神经损伤最为常见。由于肩难产的病例并没有全面的报道,且缺乏关于臂丛神经麻痹等的长期随访资料,所以关于新生儿损伤的确切发生率尚难确定。一项 285 例肩难产的大型回顾性研究显示:肩难产胎儿的损伤概率为 24.9%,其中包括:臂丛神经麻痹 48 例(16.8%),锁骨骨折 27 例(9.5%),肱骨骨折 12 例(4.2%)。单侧臂丛神经损伤可能是新生儿最常见的神经损伤,其中右侧臂丛神经损伤发生概率更大(64.6%)。RCOG(2012)肩难产指南中提到臂丛神经的损伤发生占肩难产的 2.3% ~16%。多数(80%)臂丛神经损伤位于 C_5、C_6 神经根(Erb 麻痹),其中 90% 以上在 1 年内恢复,仅有 5% ~8% 发生持续性神经损伤;其他类型的臂丛神经损伤包

括 Klumpke 麻痹（$C_8 \sim T_1$），即臂丛中干麻痹和整个臂丛神经的完全麻痹，40%需要 1 年时间恢复。大约 1/3 的臂丛神经麻痹伴有骨折，其中最常见的是锁骨骨折（94%）。新生儿桡骨骨折也与肩难产或为处理肩难产所使用的方法有关。近十几年来，已有研究发现，臂丛神经损伤并不完全与 SD 有关。Buljina 等研究显示：25.77% 的臂丛神经损伤无肩难产的证据，臂丛神经损伤可见于非肩难产者经阴道分娩、SD 新生儿的后臂及剖宫产儿，推测这些新生儿臂丛神经损伤与分娩前的宫内受压或分娩中后肩遇到来自骶骨岬的阻力有关。

在新生儿并发症中，缺血缺氧性脑病及死亡是新生儿最严重的并发症，可能的病因包括脐带受压、胎儿颈动脉受压、胎盘早剥（发生于持续时间较长的难产）。Hope 等研究 56 例 SD 新生儿窒息及死亡，发现胎头娩出至胎体娩出的平均间隔时间为 5 分钟，胎肩娩出时间延迟与致命的新生儿结局有关。幸运的是，常用的 SD 处理方法大多数均能在有效时间内分娩，因此，肩难产导致的新生儿死亡罕见。一项 200 例肩难产的回顾性研究显示，脐血 pH 随分娩时间间隔（胎头娩出至胎体娩出）延长相应降低。当发生肩难产时，若胎头娩出至胎体娩出间隔时间小于 5 分钟，则胎儿酸中毒、缺血缺氧性脑病及死亡的总体发生率较低，因此建议在 5 分钟内娩出胎体。

第三节　临床处理

由于预测肩难产困难，因此产科医生及助产人员应熟练掌握肩难产处理方法，随时做好应对肩难产的准备。一旦发生肩难产时，应尽量缩短从胎头娩出到胎体娩出的时间，降低肩难产导致的母婴并发症。出现肩难产时，立即组织多名人员参与抢救，同时做好抢救新生儿的准备。处理应该按照肩难产的处理步骤有序进行，考虑从增大骨盆的空间和减小双肩径这两个方面解除嵌顿的胎肩，不可忙乱地按压宫底及粗暴牵拉胎头。发生肩难产时，应立即告知产妇停止屏气用力，因屏气用力及宫底加压可加重前肩的嵌顿。是否需要会阴切开尚存争论，因为肩难产不是会阴软组织阻碍了分娩，但若盆底软组织较紧，有必要行大的会阴侧切或扩大已有的会阴切口，为助娩手法提供操作空间。经产妇会阴软组织往往较松，可直接进行助娩手法处理。

常用的临床处理方法如下：

1. McRoberts 法　又称屈大腿法，是将孕妇两腿向腹部屈曲，并尽可能贴近腹部，使腹部和骨盆轴线变直，虽然本法不能使骨盆平面增大，但因耻骨联合上提，入盆角度调整，使填塞在骨盆内的胎肩部易于娩出。应用此法可成功处理 40% ~ 80% 的肩难产，McRoberts 法和其他方法联用，可成功处理 90% 以上的肩难产。此法 1983 年由 Gonic 等首先报道，因操作简单，并发症少有效性高，是处理肩难产的首选方法。

2. 耻骨联合上加压法　是指适度在耻骨联合上加压，受压部位为胎儿前肩，使双肩径缩小，同时向下牵拉胎头，有助于胎儿前肩娩出。此方法常与其他助娩法合用。

3. 旋肩法　是指操作者将手伸入阴道，放在最易触及的胎肩上，向前胸方向旋转胎肩，这样使双肩径相对缩短，并位于骨盆斜径上，使嵌入的前肩从耻骨联合下松解，继而娩出双肩，这一方法由 Rubin 等 1964 年提出。另一种旋肩法为旋后肩法，由 Woods 等 1943 年首先报道，以一手的两指或一手伸入阴道，紧贴胎儿的后肩背面，将后肩向侧上旋转，助手协同将胎头向同侧旋转，当后肩逐渐旋转至前肩位置时娩出。

4. 娩后臂后肩法　操作者手沿胎儿后臂肱骨伸入阴道，胎背在左侧用右手，胎背在右侧用左手，保持胎儿肘部屈曲的同时，上抬肘关节，使其轻轻滑至胸前，然后抓住胎儿手，沿胸部侧面滑过，伸展手臂，娩出后臂，随后双肩径转至骨盆斜径上，前肩松动，最后娩出前肩。

5. Gaskin 法　又称手膝位或四足体位，是新近描述的一种肩难产处理手法。当采用以上手法无效时，协助患者转身后双手、双膝着力，跪在产床上，利用胎儿的重力协助胎后肩通过骶骨岬，此时骨盆前后径增加。此体位联合 Woods 法或 Rubin 法操作简单易行。但是保护会阴比较难操作。

6. Zavanelli 法　该手法是将胎头还原至枕前位或枕后位，然后使胎头俯屈，并缓慢将其推入阴道，最后是紧急剖宫产娩出胎儿。此法最早由 Zavanelli 提出，1985 年由 Sandber 重作介绍。但该方法失败母儿有严重的并发症，因此对该方法评价不一。

7. **切开子宫旋转胎肩阴道助产术**　此方法是从腹部及阴道联合紧急营救胎儿，即让产妇取屈腿仰卧位,横行切开子宫,直视下旋转胎儿前肩至骨盆斜径,从阴道内牵拉并娩出后肩,直视下压前肩使之下降,胎儿经阴道娩出。旋肩的手放在前肩的背侧,向腹侧用力,可使双肩内收,缩短双肩径。O. Leary 和 Cuva 于 1992 年首次提出切开子宫旋转胎肩阴道助产术,此方法也是通过解除前肩的嵌顿完成分娩的。

8. 锁骨切断法　是指用剪刀或其他利器将胎儿锁骨切断,直接在胎儿锁骨中央向上施压。此法主要用于死胎及濒临死亡胎儿的肩难产分娩,因为它在技术上很难操作,并且可能会严重损伤胎儿锁骨下面的血管及肺组织,因此在最近的文献中已无报道。

9. 耻骨联合切开法　适用于传统手法无效的情况下,耻骨联合切开后骨盆腔明显增大,胎肩的嵌顿被解除,入盆娩出。术后耻骨联合可较快愈合,但尿道的损伤却是常见的并发症,给产妇造成较大痛苦,此方法母亲并发症多,临床很少应用。

RCOG(2012)推荐以下处理步骤:

(1) 求助:寻求助产士、有经验的产科医生、新生儿科医生及麻醉师等;同时避免加压及嘱患者平躺、将臀部移至床边。

(2) 使用 McRoberts 手法(一线处理)。

(3) 使用耻骨联合上加压法(一线处理)。

(4) 会阴侧切术:如果可以使助娩法更易于操作,可考虑行会阴侧切术。

(5) 选择旋肩法或者娩后臂后肩法:这两种方法均可选择不分先后,主要依赖于临床情况及操作者的经验而定(二线处理)。

(6) 当上述方法失败时,如条件允许可考虑行 Gaskin 法或者再次重复上述操作。

(7) 如上述方法失败,考虑行锁骨切开、Zavanelli 手法、耻骨联合切开等(三线处理)。

为方便记忆,以上步骤可以记为 HELPERR:

H:call for help(求助)

E:evaluate episiotomy(评估会阴侧切)

L:legs(McRoberts 法)

P:suprapubic pressure(耻骨联合上加压)

E:enter the vagina(旋肩法)

R:remove the posterior arm(娩后臂后肩法)

R:roll the patient(all-fours position)(Gaskin 法)

同时,肩难产时应详细记录相关信息,主要包括:

(1) 胎头娩出至胎体娩出的时间间隔。

(2) 发生肩难产时胎儿的前肩是哪侧胎肩。

(3) 助娩手法使用的时间及顺序。

(4) 产后母体会阴及阴道检查情况。

(5) 估计失血量。

(6) 参与人员及其到达现场的时间。

(7) 新生儿的一般情况(Apgar 评分)。

(8) 脐血酸碱度检查。

(9) 检查及评估新生儿情况。

总之,肩难产虽然发病率低,但情况紧急,分娩常处于进退两难的局面,往往来不及请上级医师指导或处理,因此,迫切需要产科医生及助产士熟悉肩难产的一系列处理方法,头脑中有一个清晰的处理计划,镇定地处理这一急症。对于肩难产时采取的方法,应进行医患沟通,各种方法均有发生新生儿损伤的可能性。国外 Gherman 对肩难产时使用胎儿助娩手法(Woods 手法、前上肢牵引或 Zavanelli 还纳法)和不使用胎儿助娩手法进行了对照研究,结果显示:两组的新生儿骨折发生率(16.5% vs. 11.4%,$P=0.21$)和臂丛神经麻痹发生率(21.3% vs. 13.3%,$P=0.1$)均无显著性差异。Nocon 在以往的研究中,把一些处理肩难产的手法做了分组研究,也得出相似的研究结果,各组的新生儿损伤率都没有显著性差异,McRoberts 法、旋肩法、后上肢助娩法及耻骨上加压法的损伤几率分别为 14.9%、14.3%、37.9% 和 20%。因此,RCOG 2012 年肩难产指南中亦提到,产科人员至少每年参加一次肩难产的培训,熟悉肩难产的处理,当遇到肩难产时能正确应对。

(刘兴会)

参 考 文 献

1. American College of Obstetricians and Gynecologists. Shoulder dystocia. ACOG Practice bulletin clinical management guidelines for obstetrician-gynecologists. Obstet Gynecol,2002;100(5Pt1):1045-1050

2. Gherman B, Chauhan S, Ouzounian G, et al. Shoulder dystocia: the unpreventable obstetric emergency with empiric management guidelines. Am J Obstet Gynecol, 2006; 195 (3): 657-672

3. Royal College of Obstetricians and Gynaecologists. RCOG Guideline No. 42, Dec. 2005

4. Royal College of Obstetricians and Gynaecologists. RCOG Guideline No. 42, Mar. 2012

5. Gobbo R, Baxley G. Shoulder dystocia. In: ALSO: advanced life support in obstetrics provider coursesyllabus. Leawood, Kan.: American Academy of Family Physicians, 2000

6. Cunninggham G, Leveno J, Bloom L, et al. 威廉姆斯产科学. 第23版. 北京:科学出版社, 2009

7. 曹泽毅. 中华妇产科学. 第2版. 北京:人民卫生出版社, 2005

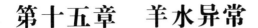

第十五章　羊水异常

第一节　概　述

一、羊水异常是一种现象还是一种疾病诊断

广义而言,羊水异常应包括羊水量异常和羊水性状异常,那么,妊娠期或分娩期的羊水混浊、即胎儿窘迫羊水性状表现,也可归入羊水异常的诊断。但产科临床所说的羊水异常,通常是指羊水量的异常。正常妊娠时的羊水量随孕周增加而增多,最后2~4周开始逐渐减少,妊娠足月时羊水量约为1000ml(800~1200ml),凡在妊娠任何时期内羊水量超过2000ml者,称为羊水过多;妊娠晚期羊水量少于300ml者则定义为羊水过少。临床上根据临床表现、体征及超声等辅助检查进行羊水量异常的诊断并不困难,但更重要的是羊水量异常的现象背后常潜藏着许多更深层的疾病信息,如妊娠期糖尿病、妊娠期高血压疾病、胎盘发育异常、胎儿畸形等,这也是更迫切需要处理的问题。因此,我们在临床诊断羊水量异常时应注意查找相关的母胎病因。从这种意义而言,羊水量异常其实只是一种现象,类似于内科疾病中的"发热",它提示着临床工作者们去寻找真正的疾病和问题。

二、羊水异常折射的相关母儿异常

引起羊水异常的病因异常复杂,简单地归纳可以分为三类原因:母体疾病、胎儿异常、胎盘脐带因素。

(一) 母体因素

1. 妊娠期糖尿病　妊娠期糖尿病羊水过多的发病率高达18%~20%。其原因可能与高糖、高渗透性利尿致胎儿尿量增多有关。同时糖尿病孕妇的抗胰岛素物质贫乏,胎盘屏障对葡萄糖缺乏阻力,羊水中含糖量增加,渗透压增加使大量水分向羊膜腔渗入。

2. 妊娠期高血压疾病　凡是在妊娠晚期可以导致胎儿缺氧的疾病都容易伴发羊水过少,并常可同时影响胎儿生长发育及预后。妊娠期高血压疾病、尤其是重度子痫患者其子宫胎盘血管等均存在不同程度的痉挛和缩窄,导致子宫胎盘血流灌注低下,胎儿血容量不足,引起体内血液重新分布,肾血流减少,导致羊水减少。

3. 妊娠期肝内胆汁淤积症　妊娠期肝内胆汁淤积症(ICP)常合并羊水过少。这可能是因为ICP患者胎盘绒毛膜板及羊膜上皮处多有胆盐沉积,并存在绒毛间质水肿,间隙狭窄等病理改变,另一方面绒毛小叶间的新绒毛又互相粘连,使绒毛间隙更加狭窄,造成绒毛间质血流减少,胎盘血流下降,再加上合体细胞血管膜减少,更影响氧及物质的交换、吸收。胎盘血流减少,胎儿血容量不足肾血流减少,导致羊水减少。

4. 胎膜早破　破膜后羊水外溢可导致继发性的羊水过少,虽然临床上通常并不这样进行诊断,但其对胎儿的影响是相似的。孕中期发生胎膜早破者,可能出现羊水过少四联综合征,即:①肺发育不全;②特殊面容;③四肢畸形;④生长发育迟缓,胎儿预后差。据1992年的资料报道,中期妊娠胎膜早破围产儿病死率为660.2‰~796.0‰,≤36W胎膜早破的围产儿病死率为170.0‰。重度羊水过少,围产儿病死率可为正常者的47倍。Hadi曾报道在>孕25W的胎膜早破中,羊水量正常者,新生儿存活率为89.4%,而羊水过少者仅有30.80%,两者具有显著性差异,说明了羊水量的减少对胎儿的危害是巨大的。此外,胎膜早破继发羊水过少还可增加宫内感染的风险。在孕26~34W胎膜早破中,羊水过少者胎膜炎的发生率要高出3倍。Winn等(2000年)对163例在15~28W胎膜早破后引起羊水过少的病例进行了前瞻性队列研究,发现其中约13%的胎儿发展成肺发育不良,孕周越小,这种情况愈严重。

5. 严重ABO血型不合或Rh血型不合　严重ABO血型不合或Rh血型不合情况下,多存在胎儿贫血,肝脾肿大,肝功能受损,胶体渗透压降低,胎儿水肿,尿量增加,加以胎盘增大,均可能是羊水过多的原因。

6. 高龄、经产状况 研究发现,35 岁及以上的妇女较 20~30 岁的妇女发生羊水过多的危险性增加,羊水过多的危险随分娩次数的增多而增加。生育过一胎的妇女羊水过多的危险率略有增长。生育过三胎或更多的妇女比那些没有生育过的妇女,发生羊水过多的危险前者是后者的两倍。

7. 母亲吸烟 妊娠期间母亲吸烟与羊水过多有关。吸烟者胎盘中催乳素减少,同时可能由于吸烟提高了血管紧张素转换酶(ACE)的含量,增强了血管紧张素系统的活性,导致胎盘膜重吸收羊水量减少,故易出现羊水过多。

8. 药物因素 多种药物可能导致羊水量异常。Holmes 等发现 1 例怀有双胎的孕妇在中孕期行宫颈环扎术后常规使用尼美舒利预防早产,3 周后双胎均出现严重的羊水过少,同时监测胎儿生长、肾脏大小、脐动脉及肾动脉血流速均正常,停止使用尼美舒利 2 周后测胎儿羊水指数正常,说明尼美舒利属于前列腺合成酶抑制剂,具有增强抗利尿激素作用,使胎儿尿液减少而致羊水过少。Alwan 等研究认为:孕 3 个月以后使用血管紧张素 II 受体拮抗剂(如氯沙坦、坎地沙坦)可引起以羊水过少为主的各种并发症,如胎儿生长受限、肾损伤、肺发育不全甚至死亡,推测可能是由于药物作用,胎儿血管过于舒张而影响胎儿血流分配和肾功能。Gersak 等亦报道 5 例孕妇在早、中孕期分别使用氯沙坦和伊贝沙坦,结果 2 例孕妇羊水过少和早产,1 例孕妇分娩多指儿,可见孕期各个时期使用抗高血压药物都对胎儿造成影响,建议计划怀孕前或确诊怀孕时即停止使用血管紧张素 II 受体拮抗剂,并定时行 B 超检测胎儿情况。甲醛具有肾毒性和致畸性,Dorairajan 报道 1 例甲醛经胎盘引发胎儿肾损伤的病例,该孕妇在孕中期经呼吸道接触大剂量甲醛,6 周后即出现严重的羊水过少、胎儿肾发育不良和胎儿腹水,考虑是甲醛引发胎肾病变导致羊水过少。

9. 滥用毒品 母亲吸毒和羊水过多有关,其原因是妊娠期吸毒使中枢神经系统(CNS)受抑制,使胎儿吞咽减少,导致羊水过多;且毒品导致胎儿缺氧,从而影响羊水量的调控。

(二) 胎儿异常

随着产前诊断深入进展,羊水异常与胎儿先天异常的相关性逐渐得到关注和了解。羊水过多和胎儿异常显著正相关,其中约 12%~30% 的羊水过多合并胎儿畸形。在妊娠早中期即发生的羊水过少中,也约有 15%~25% 的病例合并有胎儿先天性发育畸形。

羊水过多常见相关的胎儿异常包括:

1. 消化道畸形 该畸形最常见,主要是上消化道闭锁、十二指肠闭锁、十二指肠狭窄,由于吞咽后其通道的闭锁和狭窄,羊水不能吸收或吸收缓慢,出现羊水过多。

2. 神经管缺陷 其中又以无脑儿、脊柱及脑脊膜膨出多见。由于脑脊膜裸露于羊膜腔内,脑脊膜裸露,脉络膜组织增殖,渗出液增加,导致羊水过多。即使吞咽功能正常,但脑-脊髓中枢不断受到刺激而发生排尿过多,抗利尿激素缺乏,从而导致羊水过多。在无脑儿和严重脑积水患儿,由于还缺乏中枢调控吞咽功能,无吞咽反射及缺乏抗利尿激素致尿量增多,共同导致羊水过多。

3. 腹壁缺陷 主要是胎儿发育过程中腹壁未完全合拢,中间存在裂隙,发生脐膨出,腹膜与羊膜层直接相贴,腹腔内脏突出于这两层极为菲薄而柔软的组织所形成的囊腔内。因为腹腔的裸露,囊腔血管的液体可渗出于羊膜腔内而造成羊水过多。

4. 胎儿血液系统疾病 血型不合(尤其是 Rh 血型)、胎儿血液失衡、髓外造血异常、先天性白血病等均可导致胎儿贫血。胎儿中重度贫血会导致羊水增加,而胎儿轻微贫血与羊水量的增加无关,因为红细胞压积从正常的 32% 降到 25% 时羊水量几乎没有增加,红细胞压积大约降到 25% 以下才出现明显的羊水量增加。贫血时羊水中乳酸浓度增加可能是羊水增加的原因,羊水中乳酸浓度增加,羊膜腔中的羊水渗透性增加,起了保水作用,使羊膜吸收羊水进入胎儿循环的量减少。

5. 胎儿吞咽功能减退 胎儿运动功能减退、肌营养不良、重症肌无力、软骨发育不全等,导致胎吞咽功能减退,可出现羊水过多。

6. 胎儿宫内感染 许多宫内感染能够引起羊水过多,尤其是人微小病毒 B19。微小病毒 B19 使幼红细胞增多,多余的铁沉积在肝脏,红细胞核生成障碍,引起严重贫血,出现羊水过多。梅毒引起贫血和肝损,胎儿感染梅毒约 6% 出现羊水过多。弓形体、柯萨其病毒、单纯疱疹病毒、风疹、巨细胞病毒等也能引起羊水过多。

7. 其他胎儿畸形 膈疝以及先天性甲状腺囊肿或巨大的颈淋巴囊肿引起颈部中隔受压,亦可影响羊水的吞咽和吸收而发生羊水过多。颌面部结构异常是一种少见的常染色体显性遗传疾病,因无吞咽动作而发生羊水过多。遗传性假性低醛固酮症是一种遗传性低钠综合征。胎儿肾小管对醛固酮的反应减退,导致低钠血症、高钾血症、脱水、生长差、胎尿增加。除以上可以导致羊水过多的胎儿畸形外,尚有先天性脑血管畸形、先天性心脏病、先天性多囊肾、先天性肺囊状腺瘤样异常、先天性胎儿肝钙化等均可发生羊水过多。

8. 双胎 双胎合并羊水异常明显高于单胎,约是单胎妊娠的 10 倍。在双胎中又以单绒毛膜双胎的发生率最高,与两个胎盘间的血管吻合有关,单绒毛膜单卵双胎胎盘间的血管吻合率高达 85% ~ 100%。如果吻合支过多,有较大量的血液从一个胎儿流向另一胎儿,即双胎输血综合征,可导致血循环间的不平衡,受血胎儿呈高血容量,多尿而发生羊水过多;而羊水过多,羊膜伸展,羊膜中的压力增加也可能上调脑利尿钠肽,进一步使羊水产生增加。而受血儿则由于血容量不足、尿量减少而出现羊水过少。

9. 巨大儿 羊水过多者巨大儿发生率明显高于羊水正常者。巨大胎儿的胎盘重量通常比正常体重儿的大,胎盘功能良好,胎儿血供丰富,肾血流量多,使尿量增多,从而使羊水量增多。其发生羊水过多的时间均在孕晚期(孕 30 周以后),与此时胎尿逐渐成为羊水主要组成部分的时间相符合,而且绝大多数羊水暗区在 7 ~ 10cm 之间,与胎儿畸形多发生在 30 周以前和羊水暗区多大于 10cm 有所区别,即巨大儿的羊水过多往往是偏多。临床上常观察到此类孕妇均能忍受庞大的子宫。

羊水过少常见相关的胎儿异常包括:

1. 胎儿畸形 妊娠早中期发生的羊水过少与胎儿畸形有显著的相关性。其中较著名的当属 1965 年 Potter 首先报道一组畸形,其主要表现为羊水过少,新生儿双侧肾缺如,肺发育不良并伴有特殊面容和其他畸形的病征,现被命名 Potte 综合征,又名先天性肾缺如综合征。合并羊水过少的胎儿畸形以肾发育异常、输尿管梗阻、胎儿会阴部平滑、无肛门、无阴茎、无尿道或无阴道等泌尿生殖系统发育异常较为常见。肺发育不全,染色体异常也并不罕见。Shipp 等(1996)曾报道 250 例 13 ~ 42 孕周严重羊水过少者中,染色体检查非整倍体达 4.4%;Mittal 等(1998)也报道三倍体的胎儿伴有羊水过少者达 60%。除此之外,心、膈、中枢神经系统发育异常,甲状腺功能减低,骨骼系统发育异常、双

胎输血综合征等均可并发羊水过少。因此,常规的思考是妊娠晚期以后发生的羊水过少常与胎盘功能减退有关,但也需注意是否存在一些进展性的胎儿先天异常,如胎儿肾积水等,其可随着孕周增加病情逐渐加重,最终累及双侧肾脏而导致羊水过少。

2. 胎儿生长受限 羊水过少与胎儿宫内生长受限(IUGR)有十分密切的关系,大多数 IUGR 合并有羊水过少。这可能是由于绒毛本身的病变及绒毛周围血管的发育不良及病变,胎儿营养障碍,生长迟缓;而胎儿供血不足又导致了胎儿血液循环量重新分布,使肺、肾血流量减少,胎尿生成及肺内液体减少,最终导致羊水减少。也就是说,羊水过少和 IUGR 是胎盘功能不良的不同表现形式。Manning(1980)报道正常羊水量的孕妇中 93.4% 的胎儿发育正常,而羊水过少组 84.4% 为 IUGR,可见羊水过少与 IUGR 的关联性之密切。羊水量减少常是 B 超早期发现 IUGR 的征兆。Wanning 等(1983)报道超声检查发现羊水最大暗区垂直深度为 1 ~ 2cm 时有 20% 为 IUGR,而 <1cm 时约 39% 为 IUGR,国内文献也报道羊水过少病例中 IUGR 占 20.40%。IUGR 患儿本身的发育滞后,存活能力差,羊水过少的宫内环境可进一步阻碍胎儿的正常生长发育,因此患儿预后常较差。

(三)胎盘脐带病变

胎盘绒毛血管瘤、脐带帆状附着有时也可引起羊水过多。胎盘绒毛血管瘤是胎盘常见的良性肿瘤,羊水过多是其最常见的并发症,其原因不明,可能由于肿瘤为脐血管支流而致循环障碍或由于肿瘤血管渗出液体造成。而胎盘微血栓形成可导致胎盘灌注不良,如绒毛间血栓、绒毛间纤维蛋白样物质沉积等。胎盘功能异常等引起胎盘血流量减少或血氧含量降低,导致胎儿缺氧,血液循环量重新分配以供心脑为主,而肾肺等血流量减少使胎儿尿生成及肺内液体减少,从而导致羊水生成减少。羊膜病变后若失去正常的透析作用,可引起水分及溶质渗透作用发生障碍,羊水形成减少。Hao 等发现羊水过少者其胎盘和胎膜上水通道 1mRNA 的表达明显低于羊水正常者,推测胎盘和胎膜上水通道 1mRNA 的低表达可导致母婴液体交换平衡失调。胎盘母体面大面积梗死和胎盘损伤亦可引起胎儿血栓性血管病变、羊水过少及胎儿生长受限等。过期妊娠中,羊水过少发生率亦较高,其胎盘过度成熟、老化,选择性渗透功能下降,羊水通过胎盘进入母体量增多,导致羊膜囊内羊水量降低。一般认为

发生于晚期和过期妊娠的羊水过少病例中,在临床上几乎都已排除胎儿畸形因素的存在,若可排除母体因素和药物影响,则多考虑为胎盘功能减退所致。Zhu 等对比羊水过少和羊水正常组,前者水通道蛋白 1 在羊膜上的表达明显减少,在胎盘和绒毛膜上的表达无显著差别,而水通道蛋白 3 在羊膜和绒毛膜表达明显减少,在胎盘的表达增加。由此认为,水通道蛋白 1 和水通道蛋白 3 在羊水过少的病理生理学上有一定作用。Shioji 等用前列腺素 F 受体缺陷小鼠制造羊水过少模型,将孕 14 ~ 21 天的小鼠处死来测量羊水指数,发现羊水随着孕龄增大而减少时胎膜上的水通道蛋白 8 含量也减少,推测胎膜上的水通道蛋白 8 可调节羊水量,因其数量减少而导致羊水过少。韩平等发现,随着羊水量的增加胎膜组织中的血管内皮生长因子的表达量有所增高,认为血管内皮生长因子在胎膜的表达降低可影响羊水的跨膜转运,导致羊水过少。另外,Srini-vasan 等发现 1 例孕妇因胎儿宫内窘迫终止妊娠,有 4 个脐带真结,其孕期伴有胎儿生长受限和羊水过少。据此推测各种引起脐带狭窄的原因,如细脐带、脐带畸形等都可导致胎儿营养、氧分获取不足而引发羊水过少。Wang 等研究脐血中血栓素 A、依前列醇在羊水过少发病中的作用,测得羊水过少组脐血血栓素 A 浓度、血栓素 A/依前列醇明显高于对照组,胎盘绒毛血管内皮细胞血栓素 A 受体强阳性表达。Izumi 等报道 41 例伴有羊水过少的先天泌尿系异常的胎儿中,31 例胎儿的脐带比正常脐带长度短,另 10 例又长于正常脐带长度,推测脐带长度与胎儿先天尿路发育异常的发病机制有一定关系,从而与羊水过少的发生存在一定关联。

第二节　面临的临床难题

一、呼唤统一的诊断标准

产前诊断羊水异常常通过 B 超测量羊水暗区深度或羊水指数来进行羊水量的评估。Manning 于 1980 首先提出了用测量最大羊水暗区的垂直径(MVP)的方法来评估羊水量,超过 7cm 即可考虑为羊水过多,小于 2cm 考虑羊水过少。Chamberl-ain 等研究了 7562 例孕晚期妇女的羊水情况,建议将最大垂直羊水池(MVP)8cm 者诊断为羊水过多,MVP 介于 2cm 至 8cm 之间者为正常,MVP 1 ~ 2cm 为羊水过少临界值,MVP<1cm 为羊水过少。现国内外则多以 MVP<3cm 为羊水过少,MVP>7cm 为羊水过多。此后 Phelan 又于 1987 年提出可以脐为中心,将羊水划分为四个象限,将四个象限区的最大羊水暗区垂直径相加,称为羊水指数(AFI);并首次报道了羊水指数(AFI)的标准,≤5cm 为羊水过少,5.0 ~ 8.0cm 为羊水偏少,8.1 ~ 18.0cm 为羊水量正常,>18cm 为羊水过多。但对于羊水量异常的诊断标准仍存在一定的争议。国内资料多以>18cm 为羊水过多,而国外有学者则认为>20cm 方可诊断,此外也有将羊水指数>22cm 或 25cm 作为诊断标准的,诊断标准的紊乱不仅造成诊断上的不一致,也对临床处理的量化带来困难。因此,我们迫切需要制定一个统一的诊断标准。但需注意的是,这一诊断标准应该是建立在广泛的临床调查的基础上的,应具有较高的敏感度和特异性,能成为临床处理的依据并用以指导临床处理。这是围产医学者应努力的方向。此外,国外研究者认为,重复评估羊水量并据之进行谨慎处理有助于改善新生儿预后,反对仅根据单次超声检查结果进行处理,这也许对我们的临床工作也有一定的借鉴意义。

二、羊水异常的监测

对羊水异常者,一经诊断,除了着力查找其病因外,对于无明确原因的羊水量异常,更重要的是动态评估羊水量的变化及其可能造成的胎儿的风险。因此一经诊断为羊水异常,尤其是对于羊水过少者,由于胎儿宫内环境不良,应加强监测,如缩短 B 超监测的时间间隔(每 3 ~ 4 天一次)或加用其他监护手段(胎儿监护、生物物理相评分等)。B 超显像除可用于测定 MVP 或 AFI,动态监测病情变化和治疗效果外,也可进行脐动脉血流 S/D 值测定来作为另一项围产儿监护手段。脐动脉 S/D 值是反映胎盘血流情况的一个重要客观指标,可作为羊水过少患者不良妊娠结局的预测指标,并对临床决定有重要意义。有学者研究发现羊水过少患者中 S/D 值正常组的妊娠并发症发生率、新生儿窒息率及难产率均明显低于 S/D 值异常组,特别是 S/D 值>4.0 者中,围产儿死亡率可达 41.7%。这说明了脐动脉 S/D 值与围产儿结局间存在明显的相关性。胎儿生物物理评分的方法也是由 Manning 等首先报道的,它是采用 NST 结合 B 超测定 4 项生物物理评分(胎动、胎儿呼吸样运动、羊水量、胎儿肌张力)的方法来评估胎儿宫内情况的,为多指标的生物物理评分(BPS)。BPS 综合评分如在 6 分以下,特别是羊水量减少时,胎儿窘迫增加,围产儿死亡率也急剧增加。有学者认为其中胎心率、羊水量和胎儿呼吸样运动是最重要的指标,特别是羊水量可反映胎儿慢性缺氧,即羊水过少组与正常组相比,围产儿死亡率增高(37.3‰ ~ 10.4‰:1.9‰)。即使 NST 正常,羊水量减少时,围产儿死亡率增加。此外,胎儿电子监护也是目前常用的胎儿监护手段,能够早期发现胎儿宫内缺氧征象。羊水过少者胎儿电子监护图像常显示为 NST 图像中胎心基线变异静止型和无反应型明显增多($P<0.01$);减速图像则以延长减速多见。焦英华等曾用 NST 和 AFI 联合检测来预测围产儿的情况,结果发现:NST 和 AFI 均正常的围产儿情况良好,NST 有反应型而 AFI 异常的围产儿情况较好,NST 无反应型而 AFI 正常的围产儿情况较差,NST 和 AFI 均异常的围产儿情况极差。在产前胎儿监护的众多方法中,因 NST 和 AFI 测定快速、简便、安全及准确率高,现已成为胎儿监护最常用的首选方法。

三、羊水异常的治疗

羊水异常的治疗取决于其病因。对于明确存在母体疾病或胎儿异常者,进行对因处理并不困难。但对于无明确病因的羊水量异常目前仍缺乏特异的治疗药物或手段。用于治疗羊水过多的药物主要是前列腺素合成酶抑制剂,常用药物是吲哚美辛(消炎痛)。消炎痛能降低胎儿肾功能,减少胎尿的排出和促进羊水经由肺部重吸收,从而起到治疗羊水过多的作用。大量临床研究表明消炎痛治疗羊水过多确实有效。但消炎痛最大的问题是可引起胎儿动脉导管收缩,使其提前关闭,因此应用受到明显限制,使用需特别谨慎,目前临床使用逐渐减少。由于其引起动脉导管收缩多发生在妊娠32周以后,故主张羊水过多患者如确需应用消炎痛应尽量在妊娠32周以前应用。应用过程中还应密切随访羊水量(每周2次 AFI)、胎儿超声心动图(用药后24小时1次,此后每周1次),一旦发现羊水量明显减少或动脉导管狭窄,立即停药。而对于羊水过少,目前更缺乏特异性药物,多只能通过宫缩抑制剂松弛子宫、改善胎盘循环等进行治疗。有观点认为,每天大量饮水有助于改善羊水量,但尚缺乏定论。对于羊水异常的手术治疗更为局限,主要有羊膜腔穿刺放液术、羊膜腔灌注、胎儿镜下胎盘吻合血管激光凝固术治疗 TTTS、宫内输血用于贫血胎儿的治疗等。但这些方法都有一定的感染

风险及副作用,术后仍可能复发羊水量异常等,故而应用受到明显限制。

第三节 解决问题的临床思路

羊水异常更多地只是一个表象,若不针对病因进行处理则很难取得治疗效果。故而对羊水异常进行处理的前提是找到其真正的病因,进行对因治疗。

(一)病因诊断的方法

1. B 超 羊水量异常的诊断一旦成立,尤其是在妊娠早中孕期诊断者,需再行 B 超检查检测胎儿是否结构畸形,是否存在胎儿水肿及双胎输血综合征,尤其要注意发现胎儿消化道和中枢神经系统的解剖异常。

2. 检测胎儿是否贫血及其程度 羊膜腔穿刺和脐静脉穿刺直接检测胎儿血液指标的方法已应用多年,它们能够较直观地反映胎儿的状况,但具有一定的母儿并发症和导致胎儿出血的风险。现也常采用非侵入性方法,如用彩色多普勒检测 δ-OD 450 或大脑动脉-心脏收缩峰值(MCA-PSV)来间接评估胎儿贫血程度。

3. 筛查母亲抗体及 Kleihauer Betke 试验 如 Rh 血型抗体检测及母亲抗 D、C、Kell、Duffy、Kidd 的抗体检测等,阳性多提示存在红细胞同种异体免疫,说明可能存在母儿血型不合。Kleihauer Betke 试验则主要用于排除母婴自发出血。

4. 羊水诊断 羊水中漂浮的细胞主要来源于胎儿皮肤、口腔黏膜、胃肠道及羊膜层脱落细胞。应用荧光原位杂交技术(FISH)能对羊水细胞的染色体进行分析,筛选染色体病。此外,对羊水和羊水细胞中酶和蛋白质的定性、定量分析可诊断某些单基因病。应用羊水和羊水细胞可对血红蛋白病、糖代谢异常、氨基酸代谢异常、脂代谢异常、溶酶体聚集病等分子进行诊断。若为无脑儿或脊柱裂,羊水中的甲胎蛋白(AFP)可比正常值高 10 倍。胎儿的血型物质也可随胎儿尿液和肺泡液进入羊水,故可测定羊水中胎儿血型,用于预测胎儿有无溶血性疾病。

5. 筛查宫内感染 运用 PCR 技术检测胎儿是否感染微小病毒 B_{19}、梅毒、弓形体、单纯疱疹病毒、风疹、巨细胞病毒等。

（二）对因治疗的方法

1. 羊水异常合并胎儿畸形 若为致死性畸形，处理原则为及时终止妊娠。而对于 TTTS、胎儿膈疝等可进行宫内治疗的疾病，也可在与孕妇和家属充分沟通其风险后进行胎儿期宫内治疗。

2. 治疗孕妇疾病 如促使孕妇戒除吸烟和毒品，停用有影响的药物；解痉治疗妊娠期高血压疾病；控制饮食或应用胰岛素治疗妊娠期糖尿病；降低血清胆酸水平以减少胎盘部位的胆盐沉积；补充铁剂、叶酸等营养元素治疗孕妇贫血等。

（三）适时终止妊娠

广义上说，适时终止妊娠可视为对因治疗的一部分。羊水异常是妊娠期特有的并发症，因此其终止妊娠的时机和方式取决于引起羊水异常的原因。通常而言，对于明确胎儿畸形和先天异常者，多采取及时引产的方式。若为母体疾病或病理状态引起者，则治疗的重心在于治疗母体原发疾病，羊水量变化多仅作为疾病发展过程中的评估指标之一。

而原因不明的羊水异常常是临床处理的难点所在。对于特发性羊水过多，如出现胎膜早破或母体无法耐受的相关症状时应考虑终止妊娠。而羊水过少者却相对复杂。由于羊水过少最大的危害在于其对胎儿生长环境的不良影响，因此对羊水过少患者终止妊娠的决定更多地取决于对胎儿宫内情况的评估结果。对胎儿的全面评估包括孕周、是否存在胎儿畸形、胎儿的肺成熟情况、是否存在胎儿宫内窘迫等，其中胎儿宫内生产速度，胎儿孕周是最值得考量的。一般而言，对于妊娠早中期即出现羊水过少者要注意排除胎儿畸形，一旦确诊胎儿畸形者，无疑应及时终止妊娠，而未发现明显的胎儿畸形者，则可予以药物或羊膜腔灌注等治疗，若治疗效果良好，可在严密监护下继续妊娠至足月；即使治疗效果不佳，也应尽量延长孕周至胎儿基本成熟。而对于孕晚期出现的羊水过少，重点检测胎儿宫内安危，一旦确诊羊水过少伴胎儿窘迫，即需终止妊娠。

（贺　晶）

参 考 文 献

1. Volante E, Gramellini D, Moretti S, et al. Alteration of the amniotic fluid and neonatal outcome. Acta Biomed Ateneo Parmense, 2004, 75 (Suppl 1) : 71-75

2. Holmes P. Stone PR. Severe oligohydramnios induced by cycloxygenase-2 inhibitor nimesulide. Obstet Gynecol, 2000, 96 (5 Pt2) : 810-811

3. Alwan S. Polifka E, Friedman JM. Angiotensin Ⅱ receptor antagonist treatment during pregnancy. Birth Defects Res A Clin Mol Teratol, 2005, 73 (2) : 123-130

4. Gersak K, Cviiic M, Cerar K. Angiotensin Ⅱ receptor blockers in pregnancy : a report of five cases. Reprod Toxicol, 2009, 28 (1) : 109-112

5. Dorairajan G. Formalin : nephrotoxic teratogen. J Obstet Gynaecol Res, 2010, 36 (6) : 1256-1260

6. Queisser A, Stolez G, Wiesel A, et al. Malformation in newborn : results based on 30940 infants and fetuses from the Mainz congenital birth defect monitoring system (1990-1998). Arch Gynecol Obstet, 2002, 266 (3) : 163-167

7. Segata M, Mari G. Fetal anemia : new technologies. Curr Opin Obstet Gynecol, 2004, 16 (2) : 153-158

8. Volante E, Gramellini D, Moretti S, et al. Alteration of the amniotic fluid and neonatal outcome. Acta Biomed Ateneo Parmense, 2004, 75 (Suppl 1) : 71-75

9. Hao Z, Liu S, Xiong F, et al. Expression of aquaporin-1 Tn

human oligohydramnios placenta and fetal membranes. Nan Fang Yi Ke Da Xue Xue Ban, 2009, 29 (6) : 1130-1132

10. Zhu Q, Jiang S, Zhu J, et al. Expression of aquaporin 1 and aquaporin 3 in letal membranes and placenta in human term pregnancies with oligohydramnios. Placenta, 2009, 30 (8) : 670-676

11. Shioji M, Fukuda H, Kanzaki T, et al. Reduction of aquaporln-8 on fetal membranes under oligohydramnios in mice lacking prostaglandin F2 alpha receptor. J Obstet Gynaecol Res, 2006, 32 (4) : 373-378

12. 韩平, 余广彤, 孙丽洲. 血管内皮生长因子与羊水量关系研究. 实用妇产科杂志, 2010, 26 (7) : 534-536

13. Srinivasan A, Graves L. Four ture umbilieal cord knots. J Obstet Gynaecol Can, 2006, 28 (1) : 32-35

14. Wang J, Yu H, Chen J, et al. Correlation between oligohydramnios and abnorm al expressions of TXA2, PGI2 and TXA2R in the umbilical arterial blood and placenta. Nan FangYi Ke DaXue Xue Bao, 2009, 29 (9) : 1917-1918

15. Izumi K, Jones L, Kosaki K, et al. Umb ilical cord length in urinary tract abnorm alities associated with oligohydramnios : evidence regarding developmental pathogenesis. Fetal Pediatr Pathol, 2006, 25 (5) : 233-240

16. Kemp P, Nguyen T, Castro L. Substance abuse and poly-

hdramnios. Am J Obstet Gynecol, 2002, 187 (3): 602-605

17. Ghafarnejad M, Tehrani B, Anaraki B, et al. Oral hydration therapy in oligohydramnios. J Obstet Gynaecol Res,2009,35(5):895-900

18. Brizot L,Liao W,Nomura M,et al. Changes in amniotic fluid index after maternal oral hydration in pregnancies with fetal gastroschisis:initial observationsb. Fetal Diagn Ther,2010,28(2):87-91

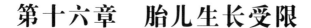

第十六章 胎儿生长受限

第一节 概　述

一、胎儿生长受限病名的由来

胎儿生长发育是指细胞、组织、器官生发长大、分化完善与功能成熟的连续过程。不同孕龄胎儿的发育情况可以根据胎儿体重、身长、头围和腹围等指标来判断。20世纪50年代后，儿科与产科医师们注意到一些出生体重低于2500g的新生儿，其孕龄并非早产，而是已经足月或过期，这提示了体重与孕龄并不符合，后经研究了解到这组婴儿不仅在体格外表上与早产儿和正常足月儿不同，且其内在生理变化亦有独特之处。1963年，Lubehenco等对正常新生儿孕龄与出生体重作了详细研究，以此作为不同孕周胎儿预期体重及生长情况的标准，并首先提出了胎儿宫内发育迟缓（intrauterine growth retardation，IUGR）的概念，随后，Lubehenco与Battaglia又于1967年提出了小于胎龄儿（small for gestation age，SGA）的概念，当时这两个概念的意义是相同的：均指出生体重低于同胎龄应有体重第10百分位数以下或低于其平均体重2个标准差的新生儿。这类胎儿的新生儿死亡率较同孕龄出生的正常体重儿死亡率高（例如孕38周出生的小于胎龄儿的新生儿死亡率为1%，而适于胎龄儿出生体重的新生儿死亡仅为0.2%），因此引起产科及儿科医生的高度重视。

然而，并非所有出生体重小于同孕龄体重第10百分位数者均为病理性生长受限。部分SGA是因种族或产次或父母身高体重等因素而造成的"健康小样儿"。这部分胎儿除了体重及体格发育较小外，各器官无功能障碍，无宫内缺氧表现。随后，人们将由于病理原因造成的胎儿体重低于其胎龄平均体重第10百分位数或低于其平均体重2个标准差定义为"胎儿发育迟缓"。这部分胎儿不但生长发育受到影响，还会影响到儿童期和青春期的发育。由于"迟缓"二字有描述智力功能落后之嫌，近

年已弃用，改称为"胎儿生长受限（fetal growth restriction，FGR）"。此后又有人提出以将FGR定义为：胎儿体重低于同胎龄平均体重的第5个百分位数甚至第3个百分位数，但我国传统仍沿用"低于同胎龄平均体重的第10百分位数"这个定义。

胎儿发育受限和小于胎龄儿两个概念通常被互换使用，虽然在足月后两者有重叠的范畴，却不是完全等同。SGA定义为出生体重小于同孕龄体重第10百分位数，SGA不是指胎儿生长，而是婴儿出生大小，这一概念只是用于出生后的诊断。而FGR是指胎儿受各种不利因素影响，未能达到其潜在所应有的生长速率，指的是胎儿由于各种因素所致在宫内生长受到抑制的病理状态，表现为胎儿体重低于同孕龄平均体重的两个标准差或同孕龄正常体重的第10百分位数，或足月胎儿出生体重小于2500g。并非所有的小于胎龄儿在孕期都存在病理性的生长受限，同样，并非所有的未达到他们生长潜质的胎儿在短时间内都呈现小于他们理想体重的第10百分位点。FGR的定义意在可以在孕期发现这一类高危胎儿，并试图通过适当干预措施，改变他们的不良预后。

二、胎儿生长受限的分类

1977年Campbell等根据头围和腹围将SGA分为匀称型和非匀称型。在Brar和Lin等的综述中也都认为匀称型SGA的病因发生在妊娠早期，与遗传学异常和孕早期宫内感染关系密切。出生时其头围、腹围和体重成比例减少，均小于同龄胎儿的第10百分位；非匀称型SGA的病因一般发生在妊娠后期，与妊高征、胎盘功能不全和贫血关系密切。出生时其头围、腹围不成比例，体重低于该胎龄儿的第10百分位。目前将FGR分为以下三类：

1. 内因性匀称型胎儿生长受限　在妊娠开始或妊娠早期，危害的决定因素已发生作用，其特点为新生儿的体重、头径、身高相称，但和孕期不相称；各器官的细胞数减少、脑重量低；半数新生儿有畸形，能危及生存；主要病因为先天性或染色体病

变、病毒或弓形虫感染等。此型的新生儿预后最不理想。

2. 外因性不匀称型胎儿生长受限　危害因素在妊娠晚期才发生作用,胎儿内部器官基本正常,仅营养缺乏,故体重减轻而头围与身长不受影响,其特点为新生儿发育不匀称,头围和身体与孕期相符合而体重偏低;外表呈营养不良或过熟状态;基本病因为胎盘功能不良或失调,常伴有妊高征、慢性肾炎、过期妊娠等病因。

3. 外因性匀称型胎儿生长受限　是一种混合型,由于营养不良,缺乏重要营养物质如叶酸、氨基酸等引起。致病因素是外因,但是在整个妊娠期都发生影响,所以后果类似内因性 FGR。其特点为新生儿体重、身长与头径均减少,同时有营养不良状态;各器官体积均小,肝脾更严重,细胞数能减少 15%~20%,有些细胞体积也缩小。

根据不同标准,FGR 的发病率 2.75%~15.5% 不等。我国的发病率平均 6.39%。该病不但影响胎儿期的生长发育,其围生儿死亡率较同期正常围生儿高,而且对儿童期和青春期的智能发育及身体发育也有一定的影响。Low 1992 年研究表明 FGR 与儿童期学习障碍关系密切。Phipps 甚至报道某些成年期的疾病如心血管疾病、糖尿病等的发生也与之有一定关系。因此 FGR 受到医学界的广泛重视。但目前临床上对 FGR 缺乏早期诊断的指标,治疗上常用的输液疗法效果欠佳。因此,寻找早期诊断及有效的治疗方法,降低围产儿死亡率提高生存质量,仍是今后研究的重点。

第二节　诊断的难点及目前诊断技术

一、诊断难点

孕期准确诊断 FGR 并不容易,根据定义,低于其胎龄平均体重第 10 百分位数或低于其平均体重 2 个标准差为 FGR。但现有技术还难以做到在出生前得到十分准确的胎儿体重,密切关注胎儿发育情况是提高 FGR 诊断率及准确率的关键,应根据各项衡量胎儿生长发育指标及其动态情况,及早诊断 FGR。另外,近年来,有学者提出用出生体重百分比描述胎儿生长受限的局限性:胎儿生长发育由基因调控,胎儿发育均有其内在生长潜能。部分胎儿虽然出生体重低于同孕龄体重的第 10 个百分位数,但因已达到其生长潜能,不能认为其存在生长

受限;相反,虽然胎儿出生体重已达或已超过同孕龄体重的第 10 个百分位数,但是未达到其生长潜能,则认为存在生长受限。由于胎儿生长遗传潜能的标准很难确定,因此 FGR 的诊断一直是产科比较棘手的问题,绝大多数 FGR 均为出生后诊断。

二、筛查与诊断技术

FGR 出生前诊断困难,但是其围生期病死率较正常高 4~6 倍,是妊娠主要并发症之一,因此人们提出一些临床常用的孕期筛查方法及更加复杂的技术希望能用于早期诊断胎儿生长受限。有些已被广泛应用,另一些尚未普及。

(一) 孕妇体重及子宫底高度的测定

早期确定孕龄,连续监测孕妇体重及测量宫底高度是一种简单、安全、方便的筛查胎儿生长受限的方法。正常情况下,从孕 13 周起,孕妇体重以平均每周增加 350g 的速度直至足月。在孕 13~28 周期间孕妇因妊娠所致的全身改变,以自身的体重增加为主,孕 28 周后如孕妇体重连续 3 周未增加,要注意胎儿生长受限。子宫底高度与孕周有一定的相关性,如果其值低于正常第 10 个百分位数时,就应注意是否有胎儿生长受限的可能。另外临床上亦有运用胎儿生长发育指数粗略推断胎儿宫内发育情况:胎儿生长发育指数 = 子宫底高度(cm) − 3 ×(孕月 + 1)。如果此指数小于 −3,表明胎儿发育不良;−3 与 +3 之间表示发育正常;大于 +3 则可能为巨大儿、多胎妊娠或羊水过多等情况。因此孕期的定期产前检查对发现胎儿生长受限有重要的意义。

(二) 超声诊断

1. B 型超声监测评估胎儿生长发育情况　应用 B 型超声仪测定胎儿不同解剖部位参数值作为生长指标,可以评估胎龄及胎儿生长情况。并可根据多项超声参数预测胎儿体重。

(1) 头臀径(CRL):反映孕早期胎儿生长发育的敏感指标。孕 12 周以后由于胎头俯屈,脊柱向前弯曲,准确性受到影响,应改为测量双顶径。

(2) 双顶径(BPD):正常妊娠 24 周前,双顶径每周增加约 3mm,25~32 周每周增加约 2mm,33~38 周至足月每周增加约 1mm。38 周后胎头生长速度明显减慢,甚至可能停止生长。连续测定动态观察其变化,以期及早发现 FGR。

(3) 股骨长度(FL):有报道股骨长度低值仅能评价是否存在匀称型 FGR。

(4) 腹围(AC):有学者认为腹围测量是预测胎儿大小的最可靠指标,且新生儿腹围是判断新生

儿发育的重要解剖指标。通过测量腹围计算胎儿体重与实际出生体重的误差在 10% 以内。

（5）腹围（AC）和头围（HC）比值（AC/HC）：妊娠 36 周以前腹围值小于头围值，36 周时两者相等，此后腹围值大于头围值。计算 AC/HC，若比值小于同孕周平均值的第 10 百分位数，即有 FGR 的可能，同时可判断 FGR 的类型。

2. 多普勒超声 多普勒超声测定子宫动脉、脐动脉及胎儿大脑中动脉 S/D 比值和阻力指数（RI），若妊娠晚期 S/D、RI 升高提示可能有 FGR。多普勒超声显示其他血流图异常，如脐动脉、子宫动脉舒张期反流、胎儿静脉导管反流、主动脉流量降低等，也提示 FGR。

3. 胎儿宫内情况的评估

（1）羊水量：可采用 B 型超声测定羊水量。30% 的 FGR 伴羊水量减少。当胎儿血流重分布以保障重要脏器血液灌注时，肾脏血流量不足，肾功能减退，胎尿生成减少导致羊水量减少。

（2）胎儿生物物理评分：胎儿生物物理评分即应用 B 型超声监测胎儿呼吸运动、肌张力、胎动、羊水量及胎儿电子监护 NST 结果进行综合评分，满分为 10 分。FGR 时可出现异常。

（3）胎盘成熟度及胎盘功能检查：B 型超声检查可观察胎盘结构变化，35 周前出现 Ⅲ 级胎盘，为病理性成熟图像，应警惕有无 FGR。测定孕妇尿 E3 和 E/C 比值、血清胎盘生乳素值判断胎盘功能，若胎盘功能下降，亦有 FGR 可能。

（三）抗心磷脂抗体（ACA）的测定

近年来，有关自身抗体与不良妊娠的关系已越来越多地被人们所关注。研究表明，抗心磷脂抗体（ACA）与 FGR 的发生有关。ACA 阳性者 FGR 的发生率高于 ACA 阴性者。孕期检测 ACA 水平的高低，结合超声、胎盘功能测定等辅助检查有望早期诊断 FGR 的发生。

（四）多种生长因子及激素的测定

近年来，有关孕妇体内一些生长因子与激素的改变对 FGR 发病的作用越来越受到人们的重视，也希望能作为产前诊断 FGR 的新途径。

1. 表皮生长因子（EGF） 表皮生长因子主要作用是与特异性表皮生长因子受体（EGFR）结合，促进多种上皮向间质细胞增生和分化，促进器官成熟。妊娠期间，孕妇尿液中的 EGF 的浓度随着孕龄增加而逐渐升高，至妊娠 19～22 周达高峰，此后逐渐下降。羊水中 EGF 的浓度与母尿中浓度呈正相关。孕周脐血中 EGF 的浓度也随着孕龄的增加

而逐渐增加，且其浓度与胎儿出生体重及胎盘的重量密切相关。研究发现 FGR 胎盘 EGF 蛋白浓度及其 mRNA 的表达明显低于正常妊娠者。因此测量 EGF 有助于诊断 FGR。

2. 胰岛素样生长因子-I（IGF-I） 胰岛素样生长因子（IGFs）是一类能刺激糖原、脂质、蛋白质合成及碳水化合物代谢，抑制脂肪降解，促进细胞增殖和分化的单肽，近年来的研究发现，IGF-I 减少或缺乏，会导致 FGR 发生，FGR 的孕妇 IGF-I 降低。

3. 瘦素（leptin） 瘦素是肥胖基因编码的蛋白质产物，由脂肪组织产生并分泌入血，到达下丘脑传递体内脂肪含量的信息给中枢神经系统，从而抑制摄食，增加能量消耗，减轻体重，控制能量平衡。近年来的研究，发现瘦素不仅可调节体内的能量代谢和脂肪沉积，还与胎儿生长发育有着密切的关系。当胎儿体重较低时，leptin 产生减少，有利胎儿脂肪组织的增长；而当胎儿体重增加时，leptin 水平亦升高，以控制体重的过度增长，避免巨大儿的发生。FGR 的孕妇，多有瘦素增高。

4. 胎盘催乳素（HPL）与 FGR 的关系 HPL 可以调节胚胎发育，主要是刺激 IGFs、胰岛素、肾上腺皮质样激素和肺表面活性物质的产生。研究发现孕妇 HPL 水平异常与 FGR 有关，妊娠中期母血 HPL 高者 FGR 发生率低。

（五）脐带血染色体检查

胎儿生长发育的全过程都是由基因控制的，如果基因控制失调，细胞分化紊乱，胚胎的生长发育必然出现缺陷。有统计数据显示，有 17% 的 FGR 儿伴染色体异常。此外，FGR 母血及脐血中姐妹染色单体的互换频率（SCE）均升高，可用于早期筛查 FGR。姐妹染色单体的互换是指一条染色体的两条染色单体在同等片段上基因对等互换，是一种反映 DNA 损伤修复能力的细胞遗传学指标。

第三节 有效的治疗方法仍有待发展

一般认为，FGR 的治疗原则是：积极寻找病因、促进胎儿生长发育、加强胎儿监测及适时终止妊娠。其中补充营养、改善胎盘微循环是促进胎儿生长发育的重要手段，而常用的改善胎盘微循环方法有多种，如卧床休息、扩容、抗凝、应用子宫松弛剂和血管活性药物等，但治疗效果欠佳，近年来也有高压氧、药物改善微循环、羊膜腔灌注加强营养等治疗方法应用于临床。

一、卧床休息

卧床休息可减少外周血管床的血流量,增加子宫胎盘的血液供应,有助于改善胎儿的生长。临床上一些病例单纯卧位休息 1~2 周后,FGR 可以得到很好的纠正。但这种方法在对称性 FGR 中未得到证实。

二、母体静脉营养

氨基酸是胎儿蛋白质合成的主要来源,为胎儿生长发育的物质基础,以主动运输方式通过胎盘到达胎儿;能量合剂有助于氨基酸的主动转运;葡萄糖是胎儿热能的来源。故理论上给予母体补充氨基酸、能量合剂及葡萄糖有利于胎儿生长。但临床单纯应用母体静脉营养,其治疗效果并不明显。可能的原因是,在胎儿生长受限时,胎盘功能减退,胎盘绒毛内血管床减少,间质纤维增加,出现绒毛间血栓、胎盘梗死等一系列胎盘老化现象,子宫-胎盘供血不足,导致物质转换能力下降。

三、高压氧治疗

给予孕妇面罩吸氧每日 2~3 次,每次 20~30 分钟,以增加血氧浓度,可改善围产儿结局,但胎儿生长模式不能纠正。高压氧(HBO)可迅速提高氧分压,增加血氧含量,降低血液黏稠度有利于改善胎盘脐带氧供应及胎盘脐带内血管淤阻的解除。高压氧结合常规静脉营养治疗能达到有效治疗 FGR 的目的。但高压氧对未成熟胎儿的视网膜血管有害,临床上早产儿长时间高浓度直接吸氧可导致视网膜病变。因此 HBO 治疗对胎儿的安全问题一直受到产科医生关注。有学者认为,孕期应用 HBO 是通过在高压下吸氧使孕妇血液物理溶解氧量增加,提高血氧张力和组织氧含量。然而进入胎儿的氧必须经过胎盘进行气体交换,再由胎儿红细胞携带进入胎儿循环,理论上说经过母体及胎盘屏障的保护作用,胎儿血氧分压难以超过中毒水平。并且有研究对 FGR 行 HBO 治疗的新生儿进行了定期跟踪随访,暂未发生一例视网膜病变。因此认为 HBO 治疗是安全的。

四、低分子肝素治疗

研究发现,FGR 的胎盘螺旋小动脉可表现为血管硬化、纤维蛋白原沉着及血栓形成,造成血管部分或完全阻塞,胎盘绒毛内血管床减少,胎盘绒毛直径变小,胎盘梗死,绒毛间质血管间物质转运受阻,导致供给胎儿的营养物质减少,影响胎儿发育生长。而低分子肝素降低血液黏稠度,抑制血小板凝聚,可以降低血流阻力,增加胎盘血流灌注,使供给胎儿的营养物质增加,还可阻断纤维蛋白原转变成纤维蛋白,防止其在胎盘血管基底膜上的沉积,促进血液循环,改善胎盘功能,从而调节宫内微环境,促进胎儿生长,且不透过胎儿屏障。

五、羊膜腔内营养补充

Jansson 等研究亮氨酸及赖氨酸在合体滋养层微绒毛及基底膜囊泡中的转运进一步证明了胎儿生长受限孕母的胎盘对氨基酸的转运活性下降影响氨基酸向胎儿的转运。随着围产医学的发展,20 世纪 80 年代初美国已提出了羊膜腔内注药治疗方法。通过胎儿吞咽,使氨基酸经消化道进入胎儿血循环而增加胎儿营养物质的摄取,使胎儿生长发育。卢海英等研究经羊膜腔内直接注入胎儿需求的营养物质小儿氨基酸,通过比较实验组与对照组治疗前后宫高、腹围,胎儿双顶径、股骨长,新生儿出生体重,结果两组间有显著性差异。这是治疗胎儿生长受限的新途径,有望在临床上推广应用。

胎儿生长受限其围生儿患病率和死亡率均高于正常体重儿,远期还能影响儿童和青春期体能和智力的发育,早期诊断早期治疗能使 FGR 儿围产期死亡率下降。目前的早期诊断治疗技术和有效的治疗方法仍有待发展。

(周红林　张建平)

参 考 文 献

1. Lubchenco O, Hansman C, Dressler M, et al. Intrauterine growth as estimated from liveborn birth-weight date at 24 to 42weeks of gestation. Pediatrics. 1963, Nov; 32: 793-800

2. Battaglia C, Lubchenco O. A practical classification of newborn infants by weight and gestational age. J Pediatr. 1967, 71(2):159-163

3. Campbell S, Thoms A. Ultrasound measurement of the fetal head to abdomen circumference ratio in the assessment of growth retardation. Br J Obstet Gynaecol. 1977, 84(3):

165-174

4. Brar S, Rutherford E. Classification of intrauterine growth retardation. Semin Perinatol,1988,12(1):2-10

5. Lin C, Santolaya-Forgas J. Current concepts of fetal growth restriction:part I. Causes,classification,and pathophysiology. Obstet Gynecol,1998,92(6):1044-1055

6. Baschat A. Fetal responses to placental insufficiency:an update. Br J Obstet Gynaecol,2004,111(10):1031-1041

7. 曹泽毅. 中华妇产科学. 第 2 版. 北京:人民卫生出版社,2005

8. Cunningham G, Leveno J, Steven B. Williams Obstetrics. 22nd Edition. Dallas:McGraw-Hill Medical,2009

9. 苏敏,卓琼兰,张晓辉等. 高压氧综合治疗胎儿生长受限的效果. 实用医学杂志,2008,24(8):1360-1362

10. 周永进,茅红卫,凡利俊. 胎儿宫内发育迟缓孕妇经高压氧治疗出生后新生儿 1 年随访结果分析. 河北医学,2001,7(3):228-229

11. Jansson T, Scholtbach V, Powe L. Placental transport of leucine and lysine is reduced in intrauterine growth restriction. Pediatr Res,1998,44(4):532-537

12. 卢海英,郭晓玲. 羊膜腔内注射氨基酸治疗胎儿生长受限的研究. 中国优生与遗传杂志,2005,13(4):62-63

第十七章　妊娠剧吐

第一节　概　述

大约 50%～90% 的妊娠妇女会出现恶心和呕吐,这种情形通常呈自限性,一般在妊娠 9 周以后达到高峰,妊娠 20 周自然消失;此外,大约 20% 的病例,恶心呕吐症状可一直持续到分娩。这种情形被称为妊娠恶心和呕吐(nausea and vomiting during pregnancy,NVP)或孕吐。只要出现症状的妇女没有不适感或生活受到限制,并不能认为有何病理意义。然而,NVP 的程度有所不同,从一般的早孕反应到剧烈的、整天持续的呕吐均有可能,最严重的 NVP 常常导致妊娠剧吐(hyperemesis gravidarum,HG)。HG 定义为妊娠早期出现严重的恶心、呕吐以致引起脱水及酸中毒者,需要入院静脉输液治疗。HG 是一种排除性诊断,诊断之前必须首先考虑其他原因引起的呕吐。通常只有 0.3%～1.5% 的患者发展为妊娠剧吐,典型患者在孕 5～10 周间起病,其特点为持续性呕吐、体重减轻 3kg 或 5% 以上、尿酮阳性、电解质异常(低钾血症)以及脱水,大部分在孕 20 周自然缓解;然而,孕 8 周以后妊娠剧吐的住院治疗率明显下降。

第二节　发病机制的认知、演变及启示

尽管与妊娠剧吐相关的病因(表 17-1)均有报道,但没有一种理论被证明适用于所有妇女,这表明妊娠剧吐病因复杂,理论上认为激素、感染、解剖和心理因素均可诱发,HG 的危险因素包括多胎妊娠、初产妇、肥胖、代谢紊乱、既往妊娠有 HG 病史、滋养细胞疾病以及心理疾病(如进食障碍疾患、神经性厌食症或食欲过盛)。

(一)内分泌因素

1. 绒毛膜促性腺激素(HCG)水平增高　如今认为妊娠剧吐与孕妇血中 HCG 水平急剧上升有关。一方面,早孕反应的发生和消失过程与孕妇血

表 17-1　妊娠剧吐相关母体高危因素

病　因	作　用
种族	英国的亚裔女性、美国的亚裔和非洲裔女性以及新西兰的太平洋岛居民高发
体质指数	BMI 低于正常范围与妊娠剧吐有关
母亲年龄	母亲年龄越小越容易发生
产次	多见于初产妇
胎儿性别	多见于女性胎儿
胎儿数量	多胎妊娠高发
既往妊娠剧吐病史	15% 的复发率
家族史	可增加发病风险
妊娠滋养细胞疾病(GTD)	更容易发生妊娠剧吐,但妊娠剧吐并不是 GTD 的诊断依据,GTD 的早期诊断往往依赖于孕早期的阴道超声检查
内科合并症	合并甲状腺功能亢进症,精神疾病、既往糖尿病,胃肠疾病和哮喘
心理因素	妊娠剧吐与心理压力或怀孕的矛盾心理有关
吸烟	母亲吸烟与发病率降低有关

HCG 升高时间相符,而且多胎妊娠、葡萄胎患者 HCG 值显著增高,发生妊娠剧吐的比率也增高,而妊娠终止后呕吐即可消失。然而,病情轻重与血 HCG 水平并不一定呈正相关,人绒毛膜促性腺激素理论并不能解释 HCG 水平下降以后为什么有些妇女在整个孕期仍然持续呕吐;而某些妊娠妇女尽管 HCG 水平也升高,但并不会出现恶心和呕吐,如罹患绒癌的患者通常不会出现呕吐。这些争议产生的原因可能是由于不同的 HCG 亚型生物活性不同所致,并且个体对 HCG 催吐刺激的敏感性也有所不同。此外,激素-受体相互作用可能对 HCG 诱发的剧吐有一定修饰效应,因此 HCG 对某些病例就

不具有催吐剂的作用。

2. 甲状腺功能改变　60%的妊娠剧吐患者有短暂的甲状腺功能亢进,甲状腺激素升高是由于 β-HCG 浓度的亚单位结构与促甲状腺素相似,孕期可以刺激甲状腺分泌活性,患者呕吐的严重程度与游离甲状腺激素和促甲状腺素水平明显相关。fT$_3$ 和 fT$_4$ 水平正常而促甲状腺素水平降低的甲状腺功能亢进可能与 HG 有关。妊娠剧吐性甲亢(hyperthyroidism of hyperemesis gravidarum,THHG)呈暂时的自限性病程,一般持续到孕 18 周且不需要治疗。THHG 根据下列条件诊断:

(1) 有剧吐导致的病理血清学改变。

(2) 无孕前甲状腺功能亢进病史。

(3) 甲状腺抗体检测阴性。

3. 孕酮　剧吐患者血浆孕酮水平显著升高,由此提出 HCG 的催吐活性可受孕酮水平的调节。妊娠期孕酮能够减少胃肠道蠕动胃肠蠕动;此外,胃节律障碍(胃动过速、胃动过缓)也可能诱发剧吐。

4. 雌二醇　严重的恶心和呕吐与女胎妊娠有关,这一现象通常认为是子宫内雌二醇水平升高所致。这与雌二醇治疗可引起恶心是一致的。吸烟者通常呈现较低的雌二醇和 HCG 水平,同样的在吸烟妇女中 HG 的发生率也较低。

(二) 精神及社会因素

恐惧妊娠、精神紧张、情绪不稳、依赖性较强以及社会地位低下、经济条件差的孕妇易患妊娠剧吐。很多 HG 患者需要心理疏导,因此多年前就有理论认为精神心理因素的改变是 HG 的主要诱因,但缺乏直接证据说明其中的病理生理机制。现在普遍接受的观点是心理上严重的痛苦是持续呕吐的结果而并非其原因;两项心理因素与 HG 发生的循证研究显示剧吐的女性对她们的母亲都表现出一种极端的个性,她们的主要人格类型属于歇斯底里和幼稚型。在一项 11 000 多例妊娠妇女参与的病例对照因素研究显示,孕前检查出的精神疾病(如抑郁、焦虑或药物滥用)与 HG 的发生有关联。

(三) 慢性幽门螺旋杆菌感染

与无症状的孕妇相比,妊娠剧吐患者血清抗幽门螺旋杆菌的 IgG 浓度升高;在一些研究中使用对幽门螺旋杆菌敏感的抗生素则可以使妊娠剧吐症状缓解,如乙琥红霉素。因此,尽管幽门螺旋杆菌可能不是诱发 HG 的唯一因素,但在治疗过程中仍需考虑它在发病中起到的贡献。

第三节　妊娠剧吐的严重并发症

1. 维生素 B$_1$ 严重缺乏诱发 Wernick 脑病,约10%的恶性呕吐患者并发该病,主要特征为眼肌麻痹、躯干共济失调和遗忘性精神症状。临床表现为眼球震颤、视力障碍、步态和站立姿势受影响,个别发生木僵或昏迷。该病患者经治疗后死亡率为 10%,未治疗者死亡率高达 50%,常死于肺水肿及呼吸肌麻痹。

2. 肝、肾功能损害,视网膜出血等。

3. 常并发暂时性甲状腺功能亢进,病情严重时可产生危及生命的并发症。

4. 严重呕吐致食管破裂,食管与胃交界处黏膜裂伤出血(Mamory-Weiss 综合征),多数在呕吐时或呕吐后发生严重上腹部剧痛,位置较固定,镇痛药不能缓解,深吸气或吞咽时加剧;呕血量多少主要取决于黏膜裂伤的大小及损伤血管之大小,并可出现黑便,严重者可致失血性休克,甚至死亡。

5. 对胎儿则可导致胎儿生长受限甚至自然流产。

第四节　诊断指标的变迁与思考

(一) 病史

对已确诊妊娠者,病史询问应旨在排除可能引起呕吐的其他疾病症状,如尿路感染(是否有排尿困难或腰部疼痛)、胃肠道感染(如腹泻)、胰腺炎(如腹痛)或孕前疾病(如糖尿病引起的呕吐症状,Addison 病)。应特别询问是否有上腹疼痛及呕血,这些可能是长期呕吐的结果(Mallory-Weiss 综合征),或提示其他病变(如胃溃疡)引起的症状。呕吐持续的时间对评估并发症风险尤为重要,特别是 Wernicke 脑病,作为硫胺素缺乏的后遗症,一般要在起病后 3 周方出现症状。

(二) 典型临床表现

妊娠剧吐的诊断基于持续性呕吐,无法进食和酮尿阳性。有学者提出用"妊娠呕吐量表"(表 17-2)量化评估整个早孕期恶心和呕吐的程度。该问卷对日常呕吐事件、每天恶心时间的长短和干呕的次数进行量化评估,累计得分<6 分表明轻度妊娠呕吐,7 ~ 12 分为中度妊娠呕吐,≥13 分为严重妊娠呕吐。修正 PUQE 评分系统显示与生活质量评分有良好的相关性,它可以更为有效的评估一段较长时间内症状的严重程度。

表 17-2　修正妊娠呕吐量表（修正 PUQE 评分系统）

1. 每天你感到恶心或胃不舒服的症状持续多长时间？				
没有	<1h	2~3h	4~~6h	>6h
（1）	（2）	（3）	（4）	（5）
2. 你平均每天呕吐几次？				
>7 次	5~6 次	3~4 次	1~2 次	我没有呕吐
（5）	（4）	（3）	（2）	（1）
3. 你平均每天干呕几次？				
没有干呕	1~2 次	3~4 次	5~6 次	>7 次
（1）	（2）	（3）	（4）	（5）

总分（1、2、3 相累计）：<6 分为轻度妊娠呕吐；7~12 分为中度妊娠呕吐；≥13 分为严重妊娠呕吐

（三）体格检查

应测定心率和血压（卧位和站立位），并对黏膜和皮肤进行脱水程度评估。腹部检查包括有无上腹部压痛、脏器肿大、肾区压痛及子宫大小。

（四）实验室检查

缺乏特异性，电解质紊乱和肝功能异常可能提示病情严重，某些病例还需安排特殊检查进行鉴别诊断，常用检查见表 17-3。

表 17-3　妊娠剧吐患者的常用实验室检查

检　查	结　果
全部患者	
尿常规	尿酮体阳性即可诊断为妊娠剧吐
中段尿培养	如果尿常规提示 Nit（+）或白细胞（+）
全血常规	血液浓缩致 Hb>150g/L，HCT>0.45 贫血（Vit B_6 和 B_{12} 缺乏）
肾功和电解质	低钾血症 低钠血症 血清尿素氮降低 如果发生肾功能不全则出现尿素氮和肌酐升高 代谢性低氯性碱中毒（呕吐结果）
肝功能	大约 67% 的病例出现 AST 或 ALT 升高，<正常值上限的 4 倍，并发于脱水、营养不良和乳酸中毒 通常在纠正脱水和能够进食后缓解
某些患者	
甲状腺功能	66% 的妊娠剧吐患者出现 T_4 升高和 TSH 下降
复查肝功	经治疗后肝功仍无改善的患者通常需要查肝脏 B 超和肝炎病原学检查
淀粉酶	剧吐患者淀粉酶升高是由于唾液淀粉酶分泌增多，而不是胰淀粉酶的合成增加

（五）超声检查

主要用以排除多胎妊娠、滋养细胞疾病和肿瘤形成。

（六）如果怀疑有潜在的精神心理疾病，应该进行有针对的心理对话

这种心理对话常常透露出患者压抑、不堪忍受的社会环境，她无法逃离或避免，于是这种令人痛苦的心理压力转化为躯体症状。在持续性呕吐的患者中，明显的心理症状鉴别诊断应排除依赖防御和心理冲突。

第五节　鉴别诊断

妊娠剧吐的临床症状通常是非特异性的，除了疲倦、虚脱和不适，NVP 通常很少有伴随症状。发热、胃痛、头痛或神经系统体征提示存在其他病因，尽管后者可能是一些少见病例，仍可导致严重和迁延的 NVP。因此，鉴别诊断是非常重要的，特别对于病史不典型或对初期治疗没有效果的患者，应考虑其他严重和潜在威胁生命的疾病（表 17-4）。

表 17-4　妊娠剧吐与妊娠期恶心呕吐
相关疾病的鉴别诊断

胃肠道疾病	阑尾炎
	膈疝
	胃肠炎
	肝脏或胆囊疾病
	肝炎
	肠梗阻
	胰腺炎
	胃癌
	胃溃疡或十二指肠溃疡
代谢性疾病	艾迪生病
	糖尿病酮症酸中毒
	甲状腺功能亢进症
	卟啉病
	甲状腺毒症

续表

神经系统疾病	(Korsakoff's psychosis) 遗忘虚构综合征 偏头痛 前庭病症 Wernicke 脑病
妊娠相关疾病	脂肪肝 多胎妊娠 子痫前期 早产宫缩
泌尿生殖道疾病	子宫平滑肌瘤变性 肾绞痛 肾盂肾炎 尿毒症
其他疾病	药物中毒 食物中毒 摄入铁剂

第六节 治疗方案的选择与评价

对于初步治疗,调整饮食和生活方式足以改善症状和生活质量。妊娠呕吐的妇女应尽量避免接触到容易诱发呕吐的气味、食品或添加剂。轻微的恶心呕吐通常遵循一般营养建议即可,如每天少量多餐摄入流质饮食而不是每餐摄入大量食物;食物宜富含碳水化合物、低脂肪和低酸性物质。生活方式的调整包括减压、注意休息。

如果仅通过调整饮食和生活方式不能改善症状,持续性恶心、呕吐和酮症的妊娠剧吐患者需要住院治疗,原则包括静脉补液,补充多种维生素,纠正脱水、酮症酸中毒及电解质紊乱,酌情使用镇吐剂,防治并发症。

对于严重脱水和酮症的患者,最重要的干预措施是维持水化,要尽快、足量补液。

主要通过外周静脉补液,每天应静脉滴注葡萄糖液、葡萄糖盐水、生理盐水、平衡液共 3000ml 左右,其中加入维生素 B_6 100mg、维生素 C 2~3g,并给予维生素 B_1 肌内注射;维持每天尿量 ≥1000ml,以纠正潜在的电解质紊乱;并摄入足够的维生素、碳水化合物和氨基酸(建议热卡达到 8400~10 500kJ/d);恶性呕吐者可考虑胃肠外营养。

大多数妊娠呕吐的妇女的采取保守治疗的方法,但仍有 10%~15% 的患者最终需要接受药物治疗。

(一)药物治疗

药物疗法包括维生素 B_6、抗组胺药、促动力剂和其他药物(表 17-5),所有药物治疗的前提是安全、有效和经济。

表 17-5 妊娠恶心呕吐的药物治疗

口服制剂	剂 量	副作用	FDA 分类[†]	评 论
维生素 B_6(吡哆醇)	10~25mg q8h		A	建议维生素 B_6 或维生素 B_6-抗组胺复合制剂作为一线用药
维生素 B_6-多西拉敏复合制剂	维生素 B_6 10~25mg q8h;多西拉敏:25mg qn,12.5mg qm,必要时下午加服 12.5mg	镇静	A	有效
抗组胺药		镇静		
多西拉敏(镇静催眠药)	12.5~25mg q8h		A	可能有效
苯海拉明(Benadryl)	25~50mg q8h		B	可能有效
氯苯甲嗪(盐酸美克洛嗪)	25mg q6h		B	可能有效
酚噻嗪系		锥体外系症状,镇静		
异丙嗪(非那根)	25mg q4-6h		C	有效;尚未发现致畸性,可能会引起锥体外系(帕金森病)反应、血压升高、镇静;口服,直肠,或肌肉注射为佳;静脉使用可能造成严重的组织损伤

续表

口服制剂	剂 量	副作用	FDA 分类[†]	评 论
甲哌氯丙嗪（Compazine）	5～10mg q6h		C	也可作为含片；可能有效；尚未发现致畸性
多巴胺拮抗剂		镇静、抗胆碱能作用		
甲氧氯普胺，胃复安（Reglan）	10mg q6h	可能出现迟发性运动障碍	B	有效；潜在的致畸作用尚未在人类身上得到很好的证实；用药超过12周可能增加迟发性运动障碍风险
5-羟色胺 3 受体拮抗剂		便秘，腹泻，头痛，疲倦		
恩丹西酮，枢复宁（Zofran）	4～8mg q6h	轻度的镇静和头痛	B	口含片比口服片贵
糖皮质激素				
甲基氢化泼尼松（Medrol）	16mg q6h×3d，然后再逐渐减量，减量时间不得少于2周	如果妊娠10周前使用可轻微增加唇裂风险	C	避免在妊娠10周前使用，最长治疗期限不超过6周，以避免母亲出现严重副作用

[†] FDA 的类别如下：A，对照研究表明没有风险；B，没有发现人类风险的证据；C，风险不能排除；D，有肯定性证据确定人类风险；X，孕期禁用

1. 如果用维生素 B$_6$ 或一种抗组胺剂治疗无效，下一步建议使用甲氧氯普胺，甲氧氯普胺是在妊娠期最常用的处方药物之一，近期一项在丹麦进行的、涉及28 486 例早孕期使用胃复安的全国性研究显示，与早孕期未使用胃复安的妇女相比，早孕期使用胃复安与主要先天畸形、自然流产以及死胎的风险增加无相关性，这些数据可能有助于告知患者孕期使用胃复安治疗的安全性。

2. 如果是顽固性剧吐，还可以考虑使用肾上腺皮质激素（如氢化可的松），静脉给药优于口服给药。

3. 对于幽门螺旋杆菌感染的阳性病例可以加用 H2 阻滞剂（如西米替丁）或者质子泵抑制剂（如奥美拉唑）。

（二）心理支持治疗

心身疗法包括大夫与患者的对话，给予情绪支持和心理疏导，激发个人信心为接受妊娠提供支持。大约90%住院治疗的妊娠剧吐患者未经任何治疗性的干预即可以得到症状改善，这可能归咎于住院的护理支持使患者过度紧张的心理得以放松，注意力从矛盾的环境中转移开。

（三）对于症状迁延的患者，应排除其他疾病

治疗应持续到呕吐停止或者每天发作不到3次为止，随后逐渐缓慢恢复正常饮食。终止妊娠指征包括：体温持续高于38℃；卧床休息时心率>120次/分钟；持续黄疸或蛋白尿；出现多发性神经炎及神经性体征；有颅内或眼底出血经治疗不好转者；出现 Wernicke 脑病。

第七节 预 后

对于大部分病例，妊娠期恶心呕吐是自限性的，通常在孕20周左右缓解，并且，它始终和流产、IUGR、早产的发生率较低有关，大部分胎儿的结局是极好的。妊娠剧吐是妊娠期恶心、呕吐发展到严重程度的小部分患者，如果处理不当或者不予治疗，甚至可以死亡；而经过住院治疗，包括静脉输液、电解质补充，维生素和止吐药等治疗后，绝大多数患者病情很快改善并随着妊娠进展而自然消退，且无远期后遗症。

针对纷繁复杂的 HG 病因，治疗也应多元化，从调节饮食和生活方式入手，辅以心理疏导治疗，必要时给予止吐剂及静脉补液。对于患者而言，这种疾病常常伴随明显的生活质量下降和高昂的医疗费用支出，因此产科医生应与患者充分沟通病情，以便他们能够有效地为患者提供建议、咨询和治疗，防止病情恶化。

（马润玫　陈卓）

参 考 文 献

1. Jueckstock K,Kaestner R,Mylonas I. Managing hyperemesis gravidarum:a multimodal challenge. BMC Med,2010,15 (8):46

2. Bottomley C, Bourne T. Management strategies for hyperemesis. Best Pract Res Clin Obstet Gynaecol,2009,23 (4):549-564

3. Schiff A,Reed D,Daling R. The sex ratio of pregnancies complicated by hospitalisation for hyperemesis gravidarum. BJOG,2004,111(1):27-30

4. Sheehan P. Hyperemesis gravidarum—assessment and management. Aust Fam Physician,2007,36(9):698-701

5. Seng S,Schrot A, van De Ven C, at al. Service use data analysis of pre-pregnancy psychiatric and somatic diagnoses in women with hyperemesis gravidarum. J Psychosom Obstet Gynaecol,2007,28(4):209-217

6. Lacasse A,Rey E,Ferreira E,et al. Validity of a modified Pregnancy-Unique Quantification of Emesis and Nausea (PUQE) scoring index to assess severity of nausea and vomiting of pregnancy. Am J Obstet Gynecol,2008,198 (1):71-77

7. Niebyl R. Clinical practice. Nausea and vomiting in pregnancy. N Engl J Med,2010,363(16):1544-1550

8. Pasternak B,Svanström H,Mølgaard-Nielsen D,et al. Metoclopramide in pregnancy and risk of major congenital malformations and fetal death. JAMA, 2013, 310 (15): 1601-1611

9. Gill K,O'Brien L, Koren G. The safety of histamine 2 (H2) blockers in pregnancy:a meta-analysis. Dig Dis Sci,2009,54(9):1835-1838

10. Gill K,O'Brien L,Einarson R,et al. The safety of proton pump inhibitors (PPIs) in pregnancy:a meta-analysis. Am J Gastroenterol,2009,104(6):1541-1545

第十八章 妊娠期肝内胆汁淤积症

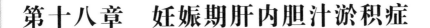

妊娠期肝内胆汁淤积症(Intrahepatic cholestasis of pregnancy,ICP)是妊娠晚期特有的肝脏疾病。以皮肤瘙痒,血中肝酶、胆汁酸水平升高为其主要临床表现;偶有患者可伴黄疸、脂肪痢、恶心、呕吐、厌食、肝脾肿大。ICP对多数母亲是一个良性过程,妊娠终止后瘙痒及肝功能损害迅速恢复正常。ICP最大的危害是明显增加了早产、羊水粪染、胎儿宫内窘迫、死胎、新生儿窒息的风险。

第一节 命名和流行病学的变迁

该病曾有过许多命名,反映出不同阶段对疾病某些特征的认识。1883年Ahlfeld首次报道一种妊娠复发性黄疸并在妊娠终止后消失的妊娠并发症,曾先后被命名为妊娠黄疸(jaundice in pregnancy)、妊娠期复发性黄疸(recurrent jaundice of pregnancy)、特发性妊娠期黄疸(idiopathic jaundice of pregnancy);20世纪50年代发现这类疾病往往有明显的瘙痒,伴或不伴黄疸,被称为妊娠瘙痒(pruritus in pregnancy)。基于该病主要为母亲的肝功能异常,又被称为产科肝病(obstetric hepatosis,hepatosis gestationalis)。妊娠期肝内胆汁淤积症(ICP)和产科胆汁淤积症(obstetrics cholestasis)是目前公认的命名。前者符合该病肝脏的病理改变:肝细胞无损害,以毛细胆管扩张、胆汁淤积为主。随着对该病研究的深入,发现胎盘胆汁酸转运障碍、胎儿体内胆汁淤积是其重要的病理生理改变,产科胆汁淤积症应该更能全面反映疾病的本质。我国教科书、指南及国际上多数文献均采用ICP这一命名,英国,澳大利亚等采用产科胆汁淤积症这一命名。

ICP发病具有明显的区域性、复发性及家族聚集倾向。16% ICP孕妇有家族史,其复发率为45%~70%。不同国家、地区ICP的发病率差异很大。几十年前智利、玻利维亚是高发地区,分别为15.6%和13.8%(1975年前),特别是Araucanos印第安人的ICP发生率最高达27.6%;但近年报道ICP在智利的发病率下降为1.5%~4%,可能与智利人血清硒水平较前明显升高有关。北欧的瑞典、芬兰发病率居中,为1%~1.5%。北美ICP的发病率小于1%;但随着移民的增多,这些地区ICP患者也逐渐增加,有研究报道美国的拉丁籍孕妇ICP发病率为5.6%,10~100倍于全美的发病率。英国报道的ICP发生率为0.7%,但亚洲血统(印度、巴基斯坦)人群中发病率达1.2~1.5%。我国无确切的ICP流行病学资料,长江流域包括四川、重庆、上海、安徽、江西、江苏等地也为ICP高发区,报道的ICP发生率约为1%~4%。以上流行病学特点提示此病的发生与种族遗传及环境因素有关。

第二节 发病机制的认知、演变及启示

ICP的病因复杂,至今尚未十分明确。遗传、激素、免疫以及环境因素均与ICP的发生密切相关,也是多年来ICP病因及发病机制研究的切入点。ICP发病的流行病学特点支持遗传因素在其中的先决作用,寻找ICP的易感基因成为多年来ICP病因学研究的重点。而围产儿不良妊娠结局的病理机制是制约ICP诊治的关键,是近年来基础与临床研究的热点。

一、从家系中寻找遗传易感基因

胆汁淤积是ICP最基本的病理改变。胆汁酸转运蛋白的分子遗传学变化成为许多研究的焦点。借鉴非妊娠期胆汁淤积症——进行性家族性胆汁淤积症(progressive familial intrahepatic cholestasis,PFIC)相关基因的研究成果,有关ICP相关基因突变和多态性的研究很多。PFIC是一种常染色体隐性遗传性胆汁淤积性肝脏疾病,研究已经证实ATP8B1(FIC1)、ABCB11(BSEP)和ABCB4(MDR3)的基因缺陷可分别导致PFIC Ⅰ型、Ⅱ型和Ⅲ型的发生。ABCB4是ICP遗传病因学研究中涉及最多的基因。De Vree等报道其多药耐药基因3(MDR3)

突变所致的 PFIC3 与 ICP 同时存在于一个家系中，是最早涉及 ICP 与 ABCB4 基因相关性的研究报道；此后多项研究均发现 MDR3 多种基因突变与 ICP 患者的发病有关。有关 ICP 胆盐输出泵（BSEP）基因变化的研究结果不一致。一个芬兰进行的研究认为 BSEP 是 ICP 的易感基因。Mullenbach 等发现少数病例的 ICP 患者为 FIC1 基因突变的杂合子携带者，提示 FIC1 也可能为 ICP 的易感基因。FXR 是核受体超家族成员之一，也是多种胆汁酸的受体；FXR 对胆汁酸代谢的多种酶、胆盐载体进行着精密的调控，最近 Van Mil SW 等发现 ICP 患者存在 FXR 四种基因变异，其中 3 个与 ICP 的易感性关系密切。尽管不少的研究支持胆汁酸转运载体相关基因缺陷与 ICP 发病的相关性，但一个同样在芬兰进行的样本量更大。种族背景更多样化的研究未证实上述结果，说明 ICP 的病因学具有基于家系或群体的遗传异质性，应采取不同的病因学研究策略。

二、胎儿不良妊娠结局的关键因素——一个临床研究给我们的启示

ICP 的最大危害是围产儿发病率和死亡率增加。只有认清 ICP 胎儿病理机制，即导致胎儿不良妊娠结局的关键因素，才是解决临床诊治中困惑的关键。尽管研究还不够完善、还缺乏临床的循证证据，越来越多的基础研究，特别是以 2004 年瑞典人 Glantz A 的一项大样本前瞻性研究为代表的一些临床研究提示，胎儿体内胆汁酸淤积是 ICP 胎儿不良妊娠结局的关键因素，胆汁酸可能为 ICP 胎儿风险的相关指标。

离体胎盘滋养细胞的研究显示，ICP 胎儿胆汁酸经胎盘向母体的转运功能障碍，胆汁酸由母体循环向胎儿循环的逆流增加，引起胆汁酸在胎儿体内蓄积。ICP 患者羊水、胎粪、脐血中胆汁酸水平均明显增加。

（一）基础研究提示胆汁酸可能与 ICP 围产儿的不良结局有关

1. 胆汁酸与胎儿宫内缺氧、死胎　离体实验表明，胆汁酸对培养的肝细胞、红细胞和心血管内皮细胞等均具有浓度依赖性细胞毒作用。高水平的胆汁酸，尤其是胆酸可使人离体胎盘绒毛表面血管痉挛，绒毛静脉阻力增加，推测可导致胎儿血流灌注急剧下降。近年来研究发现胆汁酸对心肌的毒性在 ICP 胎儿猝死过程中可能起重要的作用。研究发现不同浓度的牛磺胆酸作用于离体新生鼠的心肌细胞后，其收缩率减少，并丧失了同步收缩

性；ICP 大鼠模型中记录到胎鼠死亡前出现短暂的心律失常阶段。这些研究表明，胆汁酸对心脏有直接毒性作用，可能诱发胎儿心律失常，进而突然死亡。

2. 胆汁酸与早产　研究发现胆酸可增加正常子宫肌纤维对催产素的敏感性以及催产素受体的表达，ICP 子宫肌纤维对催产素刺激的反应性高于正常子宫肌纤维；臼齿类动物实验还显示胆酸可剂量相关性增加子宫肌纤维的收缩性以及羊水胎粪污染和早产的几率；Campos GA 等发现给羊注射胆酸可增加自然早产率；这些都是升高的胆汁酸可诱发早产的证据。

3. 胆汁酸与羊水粪染　ICP 羊水中胆汁酸浓度明显增高，ICP 死胎病例几乎 85% ～100% 有羊水胎粪污染。动物实验显示，羊注射胆酸后胎羊出生时 100% 伴有羊水粪染，提示胆汁酸与羊水粪染的发生密切相关，其可能的机制为胆汁酸可刺激胎儿肠运动增加致使羊水胎粪污染；羊水中胆汁酸弥散到胎盘表面收缩脐带血管和胎盘绒毛血管，进一步导致胎儿宫内缺氧及促进羊水胎粪污染。

（二）临床研究报道提供了一些胆汁酸与 ICP 不良围产儿结局的直接证据

Zecca E 等于 2004 年首次报道 ICP 近足月新生儿（36～37 周）发生难以解释的 RDS。进一步的系列研究发现 ICP 新生儿 RDS 发生率为 28.6%，在 10 例患 RDS 的 ICP 新生儿肺泡灌洗液中都有高水平的胆汁酸，其中 2 例新生儿气管内给予表面活性物质后改善了症状；推测胆汁酸可能对抗磷脂酶 A_2，减少肺泡表面活性物质；由此提出"胆汁性肺炎"的诊断。

Glantz A 等于 1999—2002 年在 45 485 名瑞典孕妇中筛查出 693 例 ICP 患者进行前瞻性队列研究，通过简单 logistic 回归分析，发现当母血中总胆汁酸 ≥40μmol/L 时，每 1μmol/L 总胆汁酸增加 1% ～2% 胎儿并发症（早产、胎儿窒息、羊水胎盘粪染）的发生率；总胆汁酸 <40μmol/L 不增加 ICP 胎儿的并发症。作者建议将 ICP 分为轻度（胆汁酸 <40μmol/L）和重度（胆汁酸 ≥40μmol/L），轻度 ICP 可采取期待治疗。尽管非随机对照研究，这是一个大样本量的前瞻性研究，也是首个运用相关性统计分析直接寻找与 ICP 不良妊娠结局相关指标的研究。而此之前的临床报道均为回顾性资料，几乎无相关性统计分析，一些报道对 ICP 进行的临床分度也是作者自己根据临床经验进行的分度，并无统计学依据。从某中意义上讲，Glantz A 的研究可

谓一个"里程碑",它使之前的一系列基础研究及小样本临床研究的结果广为接受,该研究报道也是被相关研究引用最多的文章。2008 年 Lee 等的一项回顾性分析,运用该分级标准并未证实发生胎儿并发症的差别。2009 年的一项样本量 187 例的回顾性研究,运用二元多变量回归性分析,发现总胆汁酸水平及胎儿高胆汁酸暴露时间分别为预测胎儿窒息(新生儿 5 分钟 Apgar 评分<7)的独立参数;2012 年 Book 等的一项 101 例回顾性分析结果显示,当总胆汁酸水平>100μmol/L 时与胎儿并发症的发生相关,且例数极少(3 例)。因此,临床上仍然期待大样本、前瞻性、随机对照试验。

第三节 现行诊、治的要点及面临的困惑

随着近几年 ICP 研究的迅猛进展,有关其诊断及治疗达成的共识越来越多。2011 年英国皇家妇产科医师协会(Royal College of Obstetricians and Gynaecologists,RCOG)更新了 ICP 指南,同年中华医学会妇产科学分会产科学组公布了我国第一版 ICP 指南。由于 ICP 发病机制和死胎的原因目前仍不确切,目前尚缺乏足够的临床循证证据,使这些指南在一些细节的指导上尚有一定的局限性。

一、诊断的要点及争议

(一) 妊娠中、晚期出现的瘙痒

瘙痒往往是 ICP 的首发症状。无皮疹性瘙痒,有时有抓痕,常见部位在手掌和脚掌为其主要特征。妊娠瘙痒中仅约 28% ~60% 确诊为 ICP。因此,妊娠中、晚期出现的瘙痒仅为筛查 ICP 的指征。

(二) 血清转氨酶和(或)胆汁酸水平升高

不能用其他原因解释的肝功能异常是 ICP 最重要的诊断依据。多数 ICP 患者的转氨酶 2 ~10 倍增高,以 ALT 及 AST 升高为主,一般不超过 1000U/L。妊娠晚期碱性磷酸酶增高为胎盘源性,不具有诊断价值。血清胆汁酸水平目前被认为是 ICP 重要的诊断及监测指标。虽然胆酸或胆酸:鹅去氧胆酸(CA:CDCA)早期诊断的敏感性更高,临床上仍多以总胆汁酸(TBA)>10μmol/L 为诊断标准。

胆汁酸正常水平不能排除 ICP 的诊断,需要定期复查肝功能。仅有胆汁酸的升高能否诊断 ICP 尚有争议。最近,有学者提出无症状高胆汁酸血症(asymptomatic hypercholanemia of pregnancy,AHP),即无临床症状,肝酶正常,仅胆汁酸升高者。据报道 10% 妊娠可诊断为 AHP,仅 2% ~3% 在妊娠晚期发展为 ICP;轻度 AHP 者妊娠结局同正常妊娠。但此类的报道较少,尚需更多的临床资料。

(三) 排除其他原因导致的瘙痒及肝功能异常

ICP 是一个排除性诊断。诊断前需筛查甲、乙、丙肝炎病毒及 EB、巨细胞病毒,行肝胆 B 超检查,以排除其他疾病(如病毒性肝炎、原发性胆汁淤积性肝硬化、胆道疾病、子痫前期、妊娠期急性脂肪肝)所致的肝功能异常。

在我国无症状的乙型肝炎病毒感染者(乙肝病毒携带者)妊娠的人群较多。临床上该类孕妇出现孕期的瘙痒,肝酶轻度升高,胆汁酸水平升高,无明显消化道症状,分娩后肝功能恢复正常,对这类患者能否诊断为 ICP 存在争议。英国 RCOG 指南认为丙肝携带者及胆囊结石为 ICP 的高危因素,国外不少临床研究资料也将上述两类患者列入 ICP 进行分析。我们认为其临床经过及预后同 ICP,可作为 ICP 进行诊断及管理。

(四) 分娩后 2 ~4 周内症状消失及血液生化改变恢复正常

所有诊断为 ICP 的孕妇需进行产后随访。有报道正常产褥期 10 天内肝酶可生理性升高,因此 ICP 肝功能复查应在产后 10 天以上。产后持续存在的胆汁瘀积应排除 ICP 的诊断。

二、药物治疗的要点及胎儿监测的困惑

ICP 治疗的要点为:①药物治疗:以期减轻母亲的症状,延长孕周;②ICP 的监护:每周复查肝功能,加强胎儿监护;③适时终止妊娠。

(一) 药物治疗的要点

1. 表面润滑剂 尽管没有系统研究确定表面润滑剂的疗效,但孕期使用炉甘石液、薄荷醇水乳等润肤剂是安全的。临床经验也表明它们可短暂地改善孕妇瘙痒症状。

2. 熊去氧胆酸 尽管目前尚缺乏熊去氧胆酸预防死胎以及对胎儿、新生儿安全性的有力证据,但能改善母亲瘙痒症状及肝脏生化指标,目前为广泛接受的治疗 ICP 的一线药物。常用剂量为 15mg/(kg·d)或 1g/d。常规剂量疗效不佳,又无明显的副作用时,可加大剂量为每日 1.5 ~2.0g。

3. S-腺苷蛋氨酸 目前尚无足够的证据显示 S-腺苷蛋氨酸改善母体症状及胎儿结局的有效性,RCOG 指南不推荐使用;我国指南推荐为 ICP 的二

线药物,或与熊去氧胆酸联合用药。

4. 维生素 K ICP 患者食物中脂肪的吸收减少,可影响脂溶性维生素 K 的吸收。既往常规建议 ICP 患者每日口服水溶性维生素 K 10mg,以预防产后出血及胎儿和新生儿出血。但英国国家处方集建议妊娠晚期及分娩期慎用维生素 K,以避免增加新生儿溶血性贫血及核黄疸的风险。新版的 RCOG 指南建议 ICP 患者凝血酶原时间延长或有明显脂肪泻者,可每日口服水溶性维生素 K 10mg。

(二)亟待解决的问题——缺乏监测病情的有效手段

1. ICP 的临床分度问题 尽管不少的研究提示胆汁酸是 ICP 胎儿不良结局的相关指标,该结果在临床运用中还存在不少的困惑,如母血中总胆汁酸、不同的胆汁酸成分或胎儿的胆汁酸水平,哪个是与围产儿结局最密切的关键指标?胆汁酸是否为预测 ICP 预后的唯一或重要的指标?总胆汁酸 $40\mu mol/L$ 是否就是分级的标准?只有这些问题得到满意的答复后,才能对 ICP 进行临床分度,并根据病情进行分级管理。

2. 缺乏有效预防胎儿宫内死亡的监护措施 ICP 最大的危害是突然发生的死胎。临床观察 ICP 往往无胎盘功能不良的证据(如胎儿宫内生长受限、羊水过少、脐带血流异常),提示 ICP 胎儿宫内缺氧是一个急性过程。常规的胎儿监护手段:胎儿电子监护、B 型超声检查、胎儿生物物理评分以及孕妇自数胎动均不能有效预测胎儿宫内急性缺氧。在目前缺乏有效胎儿监护手段的条件下,每周监测肝酶、胆汁酸水平的变化,每周 1～2 次胎心电子监护,必要时行胎儿生物物理评分仍是临床常用的 ICP 监护手段。多胎妊娠、阳性家族史、既往 ICP 死胎史及高总胆汁酸水平(如 $\geq 40\mu mol/L$)可作为估计 ICP 胎儿高风险的参考。

三、分娩方式及时机——避免过度治疗

(一)ICP 死胎的风险有多大

由于缺乏有效预测 ICP 胎儿宫内缺氧/死胎的手段,对 ICP 死胎的担心是临床的焦点。RCOG 指南指出,与正常妊娠相比,经过医院治疗后,ICP 增加了多少死胎几率尚无报道,但应该较少。以英文文献报道的数据统计,70 年代的 ICP 围产儿死亡率约为 10.6‰,80 年代约为 9.0‰。2001—2011 年报道为 5.7‰。随着医疗水平的进步,总的围产儿死亡率也呈下降趋势。也许,随着我们对 ICP 的早期

发现,积极药物治疗及加强监护,其死胎的风险将趋于一般人群。期待相关的文献报道。

(二)什么样的分娩时机合适

ICP 发生早产的风险几率增加,包括自然早产及医源性早产。文献报道,ICP 早产多为医源性(7%～25%),而自然早产率(4%～12%)仅较一般人群轻度增加。医源性早产中医生、助产士及患者的担心占了一定比例。我国临床上普遍存在对 ICP 分娩时机及方式的过度干预,ICP 剖宫产率极高。既往曾有学者建议对"重度 ICP"于 34～35 周积极终止妊娠。这种医源性早产对新生儿的危害不容忽略。

ICP 死胎可发生在整个妊娠期,但多发生在妊娠晚期,多数文献报道提示 ICP 死胎常发生 37～39 周;因此,鉴于不能预测死胎的发生,英国 88% 的产科医生和助产士选择在妊娠 37～38 周对 ICP 积极引产,终止妊娠。医源性提前终止妊娠可增加新生儿呼吸系统发病率。研究报道,妊娠 37 周、38 周、39 周择期剖宫产术后新生儿转 NICU 的几率分别为 7%～11%、6% 及 1.5%。这种积极终止妊娠的方式对 ICP 新生儿的影响尚无研究进行评价。有学者认为 ICP 新生儿呼吸系统发病率与其本身引起的"胆汁性肺炎"也有关系。

(三)积极管理

ICP 的积极管理包括一系列的处理方案:有效剂量的熊去氧胆酸治疗,加强胎儿监护及肝功能检测,37～38 周积极引产、终止妊娠。2 项分别为 7 年和 8 年资料的总结显示,通过 ICP 的积极管理,胎儿窒息率及死胎发生率降低,且未增加剖宫产率。一项最新完成的多中心、随机对照研究显示,37～38 周积极终止妊娠未增加剖宫产率。

第四节 解决问题的思路与研究方向

近十年来 ICP 受到国内外学者的关注,有关 ICP 的基础及临床的研究成果使我们越来越接近疾病的本质。但 ICP 胎儿不良结局(死胎、早产、羊水粪染、胎儿宫内窒息)病理机制的不确切以及缺乏有效的临床监测、预测指标仍是制约 ICP 规范化诊治的关键。期待今后更多高质量的基础及临床研究能解疑释惑。

一、多中心的临床科研协作

今后临床研究的目标是寻找 ICP 发病相关的

高危因素、影响 ICP 围产儿不良结局的关键指标以及熊去氧胆酸治疗 ICP 有效性的循证证据。因而需要大样本、前瞻性的研究结果。这些研究应该是：

（一）多中心的临床合作研究

由于 ICP 的发病率较低，特别是围产儿死亡的例数较少，因此需要多中心的科研协作以获取足够的样本和检验效能，以及可靠的结论。

（二）多因素相关分析

选择合理的统计分析方法从大量临床资料总结中获得更多与 ICP 相关的信息（如高危因素、判断病情的指标、治疗方案的选择等）。

（三）随机、双盲、对照研究

是评价治疗方案有效性的基础。

（四）观察指标全面

对于治疗方案有效性的评价应包括母儿两个方面。围产儿结局应是重点观察的指标，新生儿的结局还应包括近期和远期效果。

英国于 2009 年启动了一个 PITCH（Pregnancy Intervention Trial in Cholestasis）计划。这是一个多中心、随机对照研究；包括观察对 ICP 患者熊去氧胆酸和安慰剂治疗的比较（双盲），以及 ICP 患者 37～37^{+6} 周积极终止妊娠和期待自然分娩发作的比较（非双盲）；期望探索 ICP 胎儿的危险因素以及上述干预措施的效果和可能的风险。2012 年该计划的初步试点研究结果显示，熊去氧胆酸治疗 ICP 可改善瘙痒及羊水粪染，但进一步改善胎儿结局的证据尚需扩大样本量研究；积极终止妊娠未增加剖宫产率，但此干预措施对新生儿的影响观察需更大样本量的研究，且可行性差。

二、切入问题实质的基础研究

医学基础研究的目的是能为进一步解决临床难题奠定基础。如从分子遗传学角度探索 ICP 发病相关的基因型及其表型，有助于今后筛查出 ICP 的易患人群；研究胎盘胆汁酸转运的调节机制、胎儿体内胆汁酸信号通路的调节以及熊去氧胆酸对上述机制的影响，均有助于 ICP 胎儿病理机制的探讨，并为治疗提供依据。

（邢爱耘）

参 考 文 献

1. Geenes V, Williamson C. Intrahepatic cholestasis of pregnancy. World J Gastroenterol, 2009, 15(17): 2049-2066
2. Glantz A, Marschall U, Mattsson A. Intrahepatic cholestasis of pregnancy: Relationships between bile acid levels and fetal complication rates. Hepatology, 2004, 40(2): 467-474
3. Lee H, Kwok M, Ingles S, et al. Pregnancy outcomes during an era of aggressive management for intrahepatic cholestasis of pregnancy. Am J Perinatol 2008, 25(6): 341-345
4. Oztekin D, Aydal I, Oztekin O, et al. Predicting fetal asphyxia in intrahepatic cholestasis of pregnancy. Arch Gynecol Obstet 2009, 280(6): 975-979
5. Rook M, Vargas J, Caughey A, et al. Fetal outcome in pregnancies complicated by intrahepatic cholestasis of pregnancy in northern California cohort. PLoS ONE, 2012, 7(3): e28343.
6. Obstetric Cholestasis. Green-top Guideline No. 43, RCOG, 2011
7. 中华医学会妇产科学分会产科学组. 妊娠期肝内胆汁淤积症诊疗指南（第一版）. 中华妇产科杂志, 2011, 46(5): 391-395
8. Onathan M. The active management of intrahepatic cholestasis of pregnancy. Current Opinion in Obstetrics and Gynecology, 2010, 22(2): 100-103
9. Gurung V, Williamson C, Chappell L, et al. Pilot study for a trial of ursodeoxycholic acid and/or early delivery for obstetric cholestasis. BMC Pregnancy and Childbirth, 2009, 9: 19
10. Chappell C, Gurung V, Seed L, et al. Ursodeoxycholic acid versus placebo, and early term delivery versus expectant management, in women with intrahepatic cholestasis of pregnancy: semifactorial randomized clinical trial. BMJ 2012, 334: e3799

第十九章 妊娠期高血压疾病

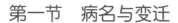

第一节 病名与变迁

妊娠期高血压疾病(hypertensive disorders complicating pregnancy)是一种妊娠期特有的复杂的多器官损害的临床疾病,多见于妊娠20周以后,以高血压、蛋白尿等症状为主,严重者可能发生子痫,对母婴危害极大,可造成胎儿生长受限、胎儿窘迫、产后出血、合并脑心肾疾病等,甚至导致母儿死亡。其发病率在我国为9.4%,国外约7%～12%,孕产妇死亡率可达7.7/10万。

1739年,在妊娠时发生的急性抽搐被Sauvages教授命名为子痫(eclampasia),多年寻找病因无果,十九世纪初,在德国召开的有关妊娠期疾病的专题会议上,有学者提出子痫与血中存在毒素有关,也得到日本学者的共鸣,形成"妊娠毒血症"的假说。1953年后,我国称本病为妊娠毒血症。1970年,国际妇产科联盟及美国妇产科医师协会弃用了妊娠毒血症的名称,世界范围内没有统一的命名,1978年本病更名为"妊娠高血压综合征"。1983年我国第二届妊娠高血压综合征防治科研协作组会议重新修订了诊断标准,将妊娠期高血压综合征分为轻、中、重三度,成为长期以来我国依据的诊断指标,并不能与国际接轨。2000年美国高血压教育规划组推荐妊娠期高血压疾病按发病基础、脏器损害程度的五类分类法,《威廉姆斯产科学》(第21版)以此为章节,并作为诊断标准,2003年人民卫生出版社《妇产科学》6版教材与国际接轨。

Preeclampsia and eclampsia在国际上即为"妊娠期高血压疾病"的替代词。Preeclampsia在我国先译成"先兆子痫"并长期作为诊断标准,临床上预示若不立即处理可能很快发生子痫。但实际上preeclampsia也包含了只需在门诊随访处理而不需住院治疗的轻度"妊高症",将preeclampsia译为"先兆子痫",不仅容易造成孕妇过度紧张,不利于疾病治疗,也影响医生对该病轻重程度的判断和处理,容易导致过度治疗。而且,就preeclampsia的字

面构词来说,pre是"在…之前",并无"先兆"之意,只有impending or imminent eclampsia才有"先兆子痫"的含义。因此,《妇产科学》(第6版)教材中,preeclampsia改译为"子痫前期",这不仅是文言修辞上的修改,更具有十分重要的临床意义。

以往"妊娠高血压综合征"只包括子痫前期和子痫,作为妊娠特有疾病,范围显然较为狭隘,难以涵盖妊娠期高血压的各种情况,但强调重度子痫前期伴有头痛、头晕、眼花、恶心等自觉症状时,应预防子痫的发生。最终与国际接轨,将"妊娠高血压综合征"更名为"妊娠期高血压疾病",强调它是妊娠期所见的一组高血压疾病,共包括五种情况:妊娠期高血压、子痫前期、子痫、慢性高血压并发子痫前期、妊娠合并慢性高血压。

第二节 流行病学

妊娠期高血压疾病发病机制至今未明,仅有的流行病学调查资料十分有限,仅从临床推论妊娠期高血压疾病发病可能与以下因素相关:

1. 精神过分紧张或受刺激致使中枢神经系统功能紊乱时。

2. 寒冷季节或气温变化过大,特别是气压高时。

3. 初产妇年龄<18岁或>40岁,妊娠间隔时间≥10年,妊娠间隔时间<2年。

4. 有慢性高血压、肾炎、孕前血甘油三酯升高、糖尿病,抗磷脂综合征等病史的孕妇。

5. 营养不良,如低蛋白血症者。

6. 体型矮胖即体重指数[体重(kg)/身高(cm)^2×100]>0.24;或初次产检时BMI≥28g/m^2,孕期体重过度增加。

7. 子宫张力过高,如羊水过多、双胎、糖尿病巨大儿及葡萄胎等。

8. 家庭中有高血压史,尤其是孕妇之母或孕妇曾经有妊娠高血压病史者。

9. 孕妇血清学筛查异常,子宫动脉血流速度

异常,孕妇心输出量>7.4L/分,孕妇血尿酸升高。

10. 孕早期收缩压 ≥130mmHg 或舒张压 ≥80mmHg,孕中期血压升高(平均动脉压 ≥85mmHg 或收缩压≥120mmHg)。

其他易发生妊娠期高血压疾病的人群还有:社会经济地位低,药物滥用(可卡因/甲基苯丙胺),辅助生殖技术后妊娠,妊娠滋养细胞疾病等。

第三节　发病机制

妊娠期高血压疾病可能涉及母体、胎盘和胎儿等多种因素,目前没有任何一种单一因素能够解释所有子痫前期发病的病因和机制。

1. 免疫学说　妊娠被认为是成功的自然同种异体移植。正常妊娠的维持,有赖于胎儿与母体间免疫平衡的建立与稳定。胎儿在妊娠期内免受排斥是胎盘免疫屏障作用、胎膜细胞抑制 NK 细胞作用以及母体内免疫抑制细胞和免疫抑制物综合作用的结果,其中以胎盘的免疫屏障作用最重要。一旦屏障作用受损,可导致母胎免疫失衡,发生一系列血管内皮细胞病变,引发妊娠期高血压疾病。主要的免疫学改变如下:

(1) 同种异体抗原超负荷,如滋养叶细胞抗原,可以影响子宫胎盘血管床的发育和重铸过程。

(2) 母体所产生的特殊免疫抗体即"封闭抗体(Ab-I)"不足,使胎盘局部免疫反应与滋养细胞表达的 TCX 抗原形成的保护作用减弱。

(3) 蜕膜细胞对 NK 细胞的抑制作用减弱,防护性免疫反应降低,巨噬细胞被激活释放细胞因子如 TNF-α、IL-1 使血液中血小板源性生长因子、内皮素、纤溶酶原激活物抑制物-1 等含量增加,造成毛细血管高凝状态及毛细血管通透性增加。

(4) HLA-DR4 明显升高,可直接作为免疫基因影响巨噬细胞呈递抗原,并与疾病致病基因连锁不平衡,使母胎间抗原呈递及识别功能降低,导致封闭抗体不足,最终引发妊娠期高血压疾病。

2. 胎盘浅着床学说　该学说基于临床上妊娠期高血压疾病易发生于初孕妇、多胎妊娠、羊水过多,均由于子宫张力增高,影响子宫的血液供应,造成胎盘着床过浅、子宫-胎盘缺血、缺氧。而且,全身血液循环不能适应子宫-胎盘需要的情况,如孕妇有严重贫血、慢性高血压、糖尿病等高危因素亦容易发病。此外,胎盘浅着床可能是由于孕早期母体和胎盘间免疫耐受发生改变,导致子宫螺旋小动脉生理重铸过程障碍、胎盘灌注减少、滋养细胞缺

血,滋养细胞表面黏附分子在表型转换障碍时可致滋养细胞浸润能力受损和胎盘浅着床;胎盘生长因子和胎盘血管内皮生长因子基因的表达下降,可能也是影响胎盘浅着床的因素。但也有学者认为胎盘浅着床和子宫-胎盘缺血并非疾病的原因,而是血管痉挛的结果。尽管先前的许多研究都聚焦于胎盘滋养层的侵入程度,但子痫前期的病因仍不明确。子痫前期患者的胎盘存在滋养层侵入不全这一病理现象。而且,高血压的程度可能与滋养层侵入程度相关。该学说的进一步明确需要更深入的研究支撑。

3. 内皮细胞损伤学说　机体在正常状态下,调控血管舒张的细胞因子,包括血管内皮源性舒张因子(EDRF)、一氧化氮(NO)、前列环素(PGI$_2$)等,和调控血管收缩的细胞因子,包括内皮素、血栓素 A$_2$(TXA$_2$)等保持动态平衡,控制机体的血压与局部血流。妊娠期高血压疾病时,患者体内调节血管收缩的因子增加,而调节血管舒张的因子减少,收缩因子和舒张因子比例失调,使血管收缩与舒张的调节处于失衡状态,导致血管内皮细胞损伤,血压升高,进而发生一系列病理变化。细胞毒性物质和炎性介质如氧自由基、脂质过氧化物、肿瘤坏死因子(如 TNF-α)、IL-6、极低密度脂蛋白等也可引起血管内皮损伤。研究表明,这些毒性因子可能来源于缺血、缺氧的胎盘,因此胎盘血管内皮损伤可能先于全身其他器官。

4. 一氧化氮学说　一氧化氮(nitric oxide,NO)系由血管内皮细胞释放的一种血管舒张因子,而 EDRFs 是 NO 的前体物质。大量的研究表明,血管内皮损伤及其所释放的一系列血管活性物质在妊娠期高血压疾病发病中起重要作用。这些物质主要包括血管舒张相关的 EDRF、NO、PGI$_2$ 和血管收缩相关的内皮素、TXA$_2$,有研究认为 NO 产生减少被认为是影响妊娠期高血压疾病的病理生理变化的关键因素。因此,内源性血管舒张因子 NO 参与妊娠期高血压疾病的发病过程,NO 合成和(或)释放功能障碍可能是妊娠期高血压疾病发病机理中的一个主要环节。

5. 凝血系统与纤溶系统失调学说　正常妊娠时,特别在孕晚期会出现生理性的高凝状态,各种凝血因子及纤维蛋白原均较非孕妇女增多。同时,孕期纤溶系统的活性也增强。因此,正常妊娠期凝血与纤溶之间处于动态平衡。妊娠期高血压疾病时,凝血系统活性包括血小板及各种凝血因子的功能增强,而抗凝因子及抗凝血酶Ⅲ与组织型纤溶酶

原激活物（OPA）、纤溶酶原（PLG）、纤溶酶（PI）等活性降低，纤溶酶原活性抑制因子（pAIs）及纤维结合蛋白（fibrinectin）升高。上述变化导致凝血系统与纤溶系统的动态平衡失调，这种"超高凝状态"，可能成为妊娠期高血压疾病的发病因素之一。

6. 钙缺乏学说　近年认为妊娠期高血压疾病的发生可能与缺钙有关。有资料表明，人类及动物缺钙均可引起血压升高。妊娠易引起母体缺钙，导致妊娠期高血压疾病发生，而孕期补钙可使妊娠期高血压疾病的发生率下降。因此，认为缺钙可能是发生妊娠期高血压疾病的一个重要因素，其发生机理尚不清楚。此外，尿钙排泄量的检测可作为妊娠期高血压疾病的预测试验。

7. 三阶段学说　近年来，多方的研究总结，并逐渐综合形成了 PE 的"三阶段"病因学假说"：

第一阶段：在妊娠极早期（孕 6 周前）母体对于具有基因异源性的胎儿产生不完全免疫耐受，造成母胎免疫的失调，成为后续母胎界面的免疫炎症反应和临床发病的先导。

第二阶段：早孕期（孕 7～12 周）在多种遗传和环境因素的作用下 PE 易感性增加，母胎界面的促炎性微环境受损，组织重塑和血管形成障碍，使早孕滋养细胞侵袭不足、合体滋养层发育不良、胎盘形成异常，导致一些特异性的分子释放入血，为后期发病提供解剖和分子病理基础。

第三阶段：中到晚孕期（孕 13～16 周及以后）母体的胎盘灌注不足、缺血缺氧、代谢障碍，胎盘细胞发生崩解、凋亡，胎盘源性不良因子释放增加，使母胎界面的抗炎性微环境受损、免疫功能失调，导致孕 20 周后血管内皮功能障碍和有症状的多器官（包括肾、肝、肺和中枢神经系统）炎症的发生，最终引发 PE。其中胎盘形成因素是 PE 发病的先导，而血管内皮的损伤是发病的终末通路和中心环节。

8. 其他学说和因素　还有一些与妊娠期高血压疾病发病有关的病因学说，包括肾素-血管紧张素-醛固酮学说、前列腺素系统学说、心钠素学说以及氧自由基学说等。这些与上述所列的学说大多数存在相互关联。

遗传因素：妊娠期高血压疾病的家族多发性提示该病可能存在遗传因素。携带血管紧张素原基因变异 T235 的妇女妊娠期高血压疾病的发生率较高。子痫前期妇女第五凝血因子 Leiden 突变率高。

营养因素：以白蛋白减少为主的低蛋白血症、钙、镁、锌、硒等缺乏与该病的发生发展有关。妊娠期高血压疾病患者细胞内钙离子升高、血清钙离子下降，导致血管平滑肌收缩、血压升高；硒可防止机体受脂质过氧化物损害，提高机体免疫力，维持细胞膜的完整性，避免血管壁损伤。当体内的硒含量下降时，前列环素的合成减少，血栓素增加；锌在核酸和蛋白质合成中有重要作用；维生素 E、维生素 C 为抗氧化剂，可抑制磷脂过氧化作用，减轻内皮细胞损伤尚有争议。有研究提示，自孕 16 周起每日补充维生素 E 0.4g、维生素 C 0.1g，可使妊娠期高血压疾病发生率下降18%。孕 20 周起每日补钙2g可降低妊娠期高血压疾病的发生率。

胰岛素抵抗：妊娠期高血压疾病存在胰岛素抵抗。其主要机制为，高胰岛素血症引起 NO 合成减少及脂质代谢紊乱，影响前列环素 E_2 的合成造成外周血管阻力增加、血压升高。

第四节　对母儿的危害及临床表现

一、对母儿的危害

目前公认全身小动脉痉挛为本病的基本病变。由于小动脉痉挛，造成管腔狭窄，周围阻力增大，血管内皮细胞损伤，通透性增加，体液和蛋白质渗漏。表现出血压升高、蛋白尿、水肿和血液浓缩等。全身各器官组织因缺血和缺氧而受到损害，严重时脑、心、肝、肾及胎盘等的病理组织学变化可导致抽搐、昏迷、脑水肿、脑出血，心肾功能衰竭，肺水肿，肝细胞坏死及包膜下出血，胎盘绒毛退行性变、出血和梗死，胎盘早剥以及凝血功能障碍而导致 DIC 等。

1. 脑部的变化　脑部小动脉痉挛，引起脑组织缺血、缺氧、水肿，脑血管自身调节功能丧失，发生点状或局限性斑块状出血。若痉挛性收缩时间过长，还可发生微血管内血栓形成和局部脑实质组织软化。血管破裂时，则发生大面积脑出血。

2. 心血管系统变化　全身小血管痉挛，血压升高，外周阻力增加，心脏收缩力和射血阻力（后负荷）增高，心输出量下降，心血管系统处于低排高阻状态，心室功能处于高动力状态，加之内皮细胞活化使血管通透性增高，血管内液进入细胞间质；冠状小动脉痉挛时，可引起心肌缺血、间质水肿、心肌点状出血或坏死、肺水肿，严重时发生心衰；偶可发生个别毛细血管内栓塞。

此外，血液浓缩也是导致血管变化的重要因素，子痫前期-子痫孕妇并不出现正常妊娠时的容量过多。这种血管的反应性变化可能由前列腺素介导。血管痉挛和血液浓缩相伴发生,导致血管内空间收缩,血管收缩进一步加重。

3. 肾脏的变化　肾脏是妊娠期高血压疾病较早受累的器官,重症患者肾小球肿胀,体积扩张29%,血管壁内皮细胞胞浆肿胀、体积增大,使管腔狭窄、血流阻滞。肾小球病灶内可有大量成堆的葡萄状脂质(可能为胆固醇或胆固醇酯);肾小球也可能有梗死,内皮下有纤维样物质沉积,使肾小球前小动脉极度狭窄。血浆蛋白漏出形成蛋白尿,蛋白尿多少标志妊娠期高血压疾病的严重程度尚无定论。

妊娠期高血压疾病,特别是重度子痫前期与子痫,并不会出现正常妊娠的肾小球滤过率升高,而是发生肾功能障碍,这主要是由于肾血管痉挛、肾血流量及肾小球滤过率下降,导致血浆尿酸和肌酐水平升高,血肌酐可>176.8~265.2μmol/L;当肾功能严重损害时可进展为少尿及肾功能衰竭,甚至严重肾实质损害,若肾皮质坏死,肾功能损伤无法逆转。因为血管痉挛不会出现正常妊娠相应的肾小球滤过率、肾血流量增多和血清肌酐降低。少尿,通常(尽管武断)定义为24小时尿少于500ml,也可能继发于血液浓缩和肾血流量减少,但很罕见,持续尿少可能反映急性肾小管坏死,并可能导致急性肾脏功能衰竭。

4. 肝脏的变化　子痫前期可发生肝功能异常,血浆中的丙氨酸氨基转移酶、天冬氨酸氨基转移酶和碱性磷酸酶水平升高,磺溴酚酞分泌时间延长。病情严重时,肝内小动脉痉挛后随即扩张,血管内突然充血,使静脉窦内压力骤然升高,门静脉周围可能发生局限性出血,通常表现为肝包膜下血肿形成。严重时门静脉周围坏死。若小动脉痉挛时间持续过久,肝细胞可因缺血缺氧而发生不同程度的坏死。当出现溶血时,可发生高胆红素血症。子痫前期孕妇一旦出现上腹痛,要严密观察,警惕其进展为肝破裂,危及母儿生命。重度子痫前期患者若累及肝脏,可能进展为HELLP综合征。

5. 血液系统的变化　子痫前期尤其是重度子痫前期孕妇可发生多种血液变化,甚至可因血小板减少和溶血发展成为HEELLP综合征。因此,重度子痫前期患者的红细胞压积可能因溶血而非常低,或继发于血液浓缩而非常高,而血清乳酸脱氢酶不成比例升高常提示溶血的发生。

6. 子宫-胎盘的变化　正常妊娠时,子宫血管的生理性改变。表现在蜕膜与子宫肌层的螺旋小

动脉粗大(螺旋动脉直径为500μm)、卷曲,以利增加子宫-胎盘的血液供应。妊娠期高血压疾病时绒毛浅着床且血管痉挛,使螺旋动脉的重塑仅限于蜕膜层的部分血管分支(螺旋动脉直径仅200μm),并伴有内皮损害、血浆成分沉积和脂质蓄积,使子宫肌层与蜕膜其他部分的胎盘血管发生急性动脉粥样硬化,表现为内膜细胞脂肪变和血管壁坏死,血管的管腔狭窄,导致胎盘灌注减少和胎盘梗死,影响母体血流对胎儿的供应,损害胎盘功能,造成羊水过少、胎儿生长受限、胎儿宫内发育迟缓和胎儿宫内窘迫。严重时可发生螺旋动脉栓塞,蜕膜坏死出血,若胎盘床血管破裂,可导致胎盘早剥、早产、胎死宫内、死产,甚至母儿死亡。

7. 内分泌及代谢变化　血浆孕激素转换酶升高、活性增强,妊娠晚期盐皮质激素、去氧皮质酮增加,造成水钠潴留,血浆胶体渗透压下降,细胞外液增多,形成水肿。水肿的严重程度与疾病的严重程度及预后无关。子痫的发生可导致酸中毒(乳酸性酸中毒、呼吸性酸中毒)。

8. 神经系统的变化　以往认为,重度子痫前期和子痫可以导致短暂失明(持续数小时至1周)和一些其他神经系统的异常,如头痛、视物模糊和腱反射亢进等。子痫导致的孕产妇死亡也可能与颅内出血有关。

二、母体临床表现

妊娠期高血压疾病最主要的临床表现为血压升高。除妊娠合并慢性高血压外,孕妇在未孕时或孕20周前的血压(即基础血压)并不高,妊娠20周后血压开始升高至≥140/90mmHg,可伴有蛋白尿和(或)水肿。水肿最初可表现为体重的异常增加(隐性水肿),每周可超过0.5kg;若体内积液过多,则导致临床可见的水肿,多由踝部开始,渐延至小腿、大腿、外阴部、腹部,按之凹陷。

子痫前期可出现感觉迟钝、混乱、头痛、眼花、视力下降、失明、恶心、胃区疼痛、呕吐以及昏迷等症状。

子痫典型发作过程为先表现眼球固定,瞳孔散大,瞬即头扭向一侧,牙关紧闭,继而口角及面部肌颤动,数秒钟后发展为全身及四肢肌强直,双手紧握,双臂屈曲,迅速发生强烈抽动。抽搐时呼吸暂停,面色青紫。持续1分钟左右抽搐强度减弱,全身肌松弛,随即深长吸气,发出鼾声而恢复呼吸。抽搐临发作前及抽搐期间,患者神志丧失。抽搐次数少及间隔长者,抽搐后短期即可苏醒;抽搐频繁

持续时间较长者,往往陷入深昏迷。>50% 子痫患者脑电图异常并可持续一周以上。在抽搐过程中易发生种种创伤。如唇舌咬伤、摔伤甚至骨折,昏迷中呕吐可造成窒息或吸入性肺炎。子痫多发生于妊娠晚期或临产前,称产前子痫;少数发生于分娩过程中,称产时子痫;个别发生于产后 24 小时内,称产后子痫。

第五节 疾病的分类与诊断

一、疾病分类与标准

目前,根据《威廉姆斯产科学》(第 23 版)以及 National High Blood Pressure Education Program (NHBPEP) Working Group Report on High Blood Pressure in Pregnancy 的分类标准,妊娠期高血压疾病共分为 5 类(表 19-1)。

1. 由于正常妊娠、贫血或低蛋白血症也可发生水肿,而妊娠期高血压疾病的水肿无特异性,因此不能作为诊断标准和分类依据。

2. 血压较基础血压升高 30/15mmHg,但低于 140/90mmHg,亦不能作为诊断依据,须严密观察。

3. 血压一直升高,或有明显的蛋白尿、或肾、脑、肝和心血管系统等受累引起的临床症状,其临床症状和体征如下:

1) 收缩压≥160mmHg,舒张压≥110mmHg;

2) 24 小时尿蛋白>5g,随机尿蛋白≥(+++),肾功异常,血清肌酐升高>106μmol/L,少尿,24 小时尿量<400ml(或每小时尿量<17ml);

3) 心力衰竭,肺水肿;

表 19-1 妊娠期高血压的分类及临床特点

分类		临床特点
妊娠期高血压		血压≥140/90mmHg,妊娠期首次出现,于产后 12 周恢复正常;尿蛋白(-)
		可伴有上腹不适或血小板减少,产后方可确诊
子痫前期	轻度	妊娠 20 周以后首次出现血压≥140/90mmHg;尿蛋白≥0.3g/24h 或(+)
		可伴上腹部不适、头痛等症状
	重度	血压≥160/110mmHg;尿蛋白≥5.0g/24h 或(+++);血肌酐>106μmol/L;
		血小板<100×10⁹/L;微血管溶血(血 LDH 升高)
		血清 ALT 或 AST 升高;持续头痛或其他脑神经或视觉障碍;持续上腹不适
子痫		子痫前期孕妇抽搐不能用其他原因解释
慢性高血压合并子痫前期		慢性高血压的孕妇妊娠前无蛋白尿,妊娠后尿蛋白≥0.3g/24h
		高血压孕妇妊娠前有尿蛋白,妊娠后突然增加,血压进一步增高或血小板<100×10⁹/L
妊娠合并慢性高血压		妊娠 20 周前血压≥140/90mmHg(除外滋养细胞疾病),妊娠期无明显加重;或孕 20 周以后首次诊断并持续到产后 12 周以后

4) 血液系统异常,微血管病性溶血,血小板计数减少<100×10⁹/L;

5) 肝细胞功能障碍(血清转氨酶——AST、ALT 升高),持续上腹痛,肝包膜下血肿或肝破裂症状;

6) 胸、腹水,低蛋白血症;

7) 胎儿生长受限或羊水过少;

8) 有显著的末梢器官受累症状(头痛、视觉障碍、上腹部或右上腹部痛);

9) 妊娠 34 周以前发生的早发型子痫前期;

10) 若孕妇出现卧床休息时间隔 6 小时以上测量血压≥160/110mmHg,24 小时尿蛋白定量≥5g,24 小时尿量少于 400ml(少尿),神经系统症状或视觉障碍,肺水肿或发绀,上腹部或右上腹疼痛,肝酶升高,血小板减少,或者胎儿生长受限,也应考虑重度子痫前期。

4. 不断加重的重度子痫前期可以进展为子痫,但子痫也可发生于血压升高不显著、无蛋白尿或水肿病例。若无妊娠滋养细胞疾病,子痫多发生在孕 20 周后。通常产前子痫占 71%,产时子痫与产后子痫占 29%。

5. 子痫抽搐进展迅速,前驱症状短暂,主要表现为全身抽搐、面部充血、口吐白沫、深昏迷;随之深部肌肉僵硬,很快发展成典型的全身高张阵挛惊厥、有节律的肌肉收缩和紧张,持续约 1~1.5 分钟,其间患者无呼吸动作;此后抽搐停止,呼吸恢复,但患者仍昏迷,最后意识恢复,但困倦、易激惹、烦躁。

二、临床诊断

1. 病史 若患者有本病的高危因素及临床表

现,应特别询问有无头痛、视力改变、上腹部不适等。

2. 高血压　除慢性高血压并发子痫前期以及慢性高血压合并妊娠之外,均表现为妊娠 20 周后血压持续升高。

3. 蛋白尿　蛋白尿的定义是在 24 小时内尿液中的蛋白含量>300mg 或在至少相隔 6 小时的两次随机尿液检查中尿蛋白浓度>0.1g/L(定性+),其准确率达 92%。

4. 水肿　体重异常增加是许多患者的首发症状,孕妇体重突然增加>每周 0.9kg,或每月 2.7kg 是子痫前期的信号。患者水肿的特点是自踝部逐渐向上延伸的凹陷性水肿,经休息不能缓解。水肿局限于膝以下为+,延及大腿为++,延及外阴及腹壁为+++,全身水肿或伴有腹水为++++。

5. 辅助检查

(1) 血液检查:血液浓缩,红细胞比容上升。若下降则多合并贫血或红细胞受损或溶血。凝血因子部分缺乏,可发生微血管病性溶血,表现为血小板计数下降,<100 000/mm²,伴有红细胞破坏的表现,即碎片状溶血,凝血机能障碍,纤维蛋白元减少。

(2) 肝肾功能测定:肝功能受损可致 ALT、AST 升高,低蛋白血症。肾功能受损,血肌酐、尿素氮、尿酸升高,血肌酐升高与病情严重程度相平行。

(3) 尿液检查:尿比重、尿常规。当尿比重>1.020 时说明尿液浓缩,尿蛋白(+)时尿蛋白含量 300mg/24h;当尿蛋白(++++)时,尿蛋白含量 5g/24h。尿蛋白检查在重度妊娠期高血压疾病患者应每日两次。

(4) 眼底检查:视网膜小动脉的痉挛程度反映全身小血管痉挛的程度,可反映本病的严重程度。

(5) 其他:如心电图、超声心动图、胎盘功能、胎儿成熟度检查、脑血流图检查等,可视病情而定。

第六节　现有的预测、预防、管理措施及展望

一、预测

预测方法很多,主要在妊娠中期进行,预测为阳性者应密切随诊。但是迄今尚没有单独、可靠、经济的子痫前期的筛查试验。尿酸是较常用的试验,但其阳性预测值仅为 33%,且预测作用未经证实。目前认为,多普勒子宫动脉流速测定并不是筛查高危子痫前期女性的有效试验。

1. 平均动脉压(MAP)和血液流变学是试验测定平均动脉压的方法简单易行,计算公式 MAP=(收缩压+2×舒张压)/3。当 MAP>85mmHg 表示有发生子痫前期的倾向。当 MAP>140mmHg,易发生脑血管意外,导致孕妇昏迷或死亡。低血流量(血细胞比容≥0.35)及血液黏稠度高(全血粘度比值≥3.6)是发生妊娠期高血压病的基础。

2. 翻身试验(ROT)　测定方法:一般在妊娠 26~30 周进行测定,孕妇左侧卧位测血压直至血压稳定后,翻身仰卧 5 分钟再测血压,若仰卧位舒张压较左侧卧位>20mmHg,提示有发生子痫前期倾向,但目前使用极少。

3. 尿钙的测定　妊娠期高血压疾病患者尿钙排泄量明显降低,为正常孕妇的 13%~15%。在妊娠 24~34 周进行,测定尿钙/肌酐(Ca/Scr)比值。若尿 Ca/Scr 比值<0.04 时,则有预测妊娠期高血压疾病价值。测定尿 Ca/Scr 比值可作为预测妊娠期高血压疾病的一种简单、易行、准确的方法。

4. 血清 HSP70 含量监测、sCD40/sCD40L 监测、人绒毛膜促性腺激素(hCG)监测　有研究表明血中 HSP70 含量可能与子痫前期的严重程度相关,sCD40/sCD40L 信号传导系统的改变提示内皮细胞的损伤,而 hCG 升高可能是胎盘缺血,滋养细胞代偿性增加的结果。

5. 胎儿脐动脉及大脑中动脉血流的彩色多普勒监测　子痫前期,尤其是重度子痫前期时,由于血管壁痉挛、管腔狭窄加之胎盘功能低下,胎儿-胎盘循环阻力增加,脐动脉舒张期血流较正常孕妇减少,因此胎儿的脐动脉 S/D 比值升高,大脑中动脉血流减少。

二、预防

做好预防工作,对降低妊娠期高血压疾病的发生、发展有重要作用。

1. 建立健全三级妇幼保健网　各级妇幼保健组织应积极推行孕期健康教育,切实开展产前检查,做好孕期保健工作。坚持孕期定期检查,及时发现异常,给予治疗及纠正,从而减少本病的发生和阻止其发展。对于年龄>35 岁、孕前 BMI>24、文化程度低、既往有高血压史、肾脏疾病、风湿病等慢性疾病,母亲有妊娠高血压疾病史、多胎、情绪不稳定、基础舒张压高的孕妇需加强监测,努力做到"三早、三要、三及时",早期发现早治疗。

2. 加强健康教育使孕妇掌握孕期卫生的基础知识,自觉进行产前检查　通过孕期宣教,使广大

育龄妇女了解妊娠期高血压疾病的知识和对母儿的危害。促使孕妇自觉从妊娠早期开始作产前检查。

3. 指导孕妇合理饮食与休息 孕妇应减少动物脂肪及过量盐的摄入,但不限制盐和液体的摄入。低剂量阿司匹林仅能预防低危孕妇的子痫前期。增加富含蛋白质、铁、钙和其他微量元素的食品,对预防妊娠期高血压疾病有一定作用。有研究认为每天服用 1000mg 维生素 C 和 400mg 维生素 E 的抗氧化治疗可预防子痫前期,但仍需要更大样本量的随机试验证实。保持足够的休息和愉快心情,坚持左侧卧位可以增加胎盘绒毛的血供。

4. 补钙预防妊娠期高血压疾病 大型随机对照试验提示:对有妊娠期高血压疾病高危因素者,补钙对于预防妊娠期高血压疾病的发生发展有益处,可以防止子痫前期发生。此外,妊娠期指导孕妇坚持足够的休息和保持情绪愉快,也有助于抑制妊娠期高血压疾病的发展。

随着现代分子生物学技术的发展和对子痫前期发病机制的进一步明确,必将有更多敏感性高、假阳性率低、简单、微创(无创)、快速、经济的检测方法在临床上投入使用,来检测母儿生物学指标,不断努力实现子痫前期的早筛查、早诊断和早治疗的目标。

三、管理

1. 孕妇和胎儿评估 对孕妇的病情评估主要是明确子痫前期加剧时的检查及其频率。基础检查应当包括评估血小板、肝酶、肾功、24 小时尿蛋白。对于无进展的轻度子痫前期,可每周复查。若病情有进展的可能,则尽快复查。大部分重度子痫前期或子痫患者并不需要有创血流动力监测,但对于合并严重心脏疾病、肾脏疾病、顽固性高血压、肺水肿的子痫前期患者或不能解释的少尿应该有创血流动力监测。

目前尚没有随机试验确定最佳的胎儿评估试验,常用的评估方式为:每周行无应激试验和(或)生物物理评分,并根据孕妇的病情适时复查。若有胎儿宫内生长受限或羊水过少的可能,则每周可行两次。常规每日监测胎动。每 3 周复评估胎儿生长和羊水量。

就国内而言,孕周较小的重度子痫前期患者应尽量到诊治条件较好的三级医院就诊,或咨询经过培训且有能力处理高危妊娠的产科医生。而且,遇病情恶化迅速,有必要每日行实验室检查和胎儿监护。

2. 门诊管理 尽管住院治疗是新发子痫前期孕妇的重要管理措施,并能够迅速干预高血压危象、子痫、胎盘早剥等紧急情况,但许多观察性随机研究认为,依从性好且孕周较早的轻度子痫前期孕妇经过评估,仍然可以选择家中动态管理或者日间病房随诊。若实验室检查的结果、症状、临床体征提示子痫前期病情加重,则应住院治疗。依从性较差者,包括居住地交通不便、病情进展明显及重度子痫前期患者,均应住院。

第七节 主要治疗方法的应用及争议

一、治疗原则

妊娠期高血压疾病治疗的目的和原则是争取母体完全恢复健康,胎儿生后可存活,以对母儿影响最小的方式终止妊娠。由于妊娠期高血压疾病的病因至今未明,故至今仍是根据其好发因素以及病理生理变化特点采取解痉、镇静、降压及适时终止妊娠等原则治疗。决定终止妊娠时必须权衡孕妇和胎儿的风险。若孕妇仅轻度子痫前期可以继续观察。治疗妊娠期高血压疾病的常用药物以解痉、降压为主,扩容利尿需按病情、化验指标决定是否应用。硫酸镁仍为治疗妊娠期高血压疾病的首选药物。降压药物的应用以不影响心排出量、肾血流量与胎盘灌注量,不影响胎儿为原则。仅当肺水肿、心力衰竭者,全身性浮肿者,血容量过高,重度贫血等情况下考虑扩容利尿治疗,并可适当应用镇静剂,重视治疗的个性化。

二、治疗手段

1. 妊娠期高血压 可住院也可在家治疗。

(1)休息:充足睡眠,不少于 10 小时,左侧卧位,可减轻子宫对腹主动脉、下腔静脉的压迫,使回心血量增加,改善子宫胎盘的血供。研究发现左侧卧位 24 小时可使舒张压下降 10mmHg。

(2)镇静:安定 2.5~5mg,每日 3 次,或 5mg睡前口服

(3)密切监护母儿状态:每日测体重、血压,每2 日复查尿常规,定期监测血液、胎儿发育状况和胎盘功能;注意孕妇是否出现头痛、视力改变、上腹不适等症状。

(4)间断吸氧:增加血氧含量,改善全身主要

脏器及胎盘的氧供。

（5）饮食：充足蛋白质、热量，不限盐和液体，全身水肿者适当限盐摄入。

2. **子痫前期**　住院治疗，防止子痫及并发症发生。治疗原则为休息、镇静、解痉、有指征的降压、利尿、密切监测母胎情况、适时终止妊娠。

（1）休息：同妊娠期高血压。

（2）镇静：适当镇静，消除焦虑和精神紧张，达到降低血压。缓解症状及预防子痫发生的作用。

1）安定 2.5～5mg，每日 3 次，口服或 10mg 肌注或静脉缓慢推注，必要时间隔 15 分钟后重复给药，亦可加入葡萄糖注射液中静脉滴注。

2）冬眠药物：可广泛抑制神经系统，有助于解痉降压，控制子痫抽搐。

用法：

①哌替啶（度冷丁）50mg，异丙嗪 25mg 肌肉注射，间隔 12 小时可重复使用，估计 6 小时内分娩则禁用。

②哌替啶 50mg，氯丙嗪 25mg，异丙嗪 25mg 加入 10% 葡萄糖注射液 500ml 静脉滴注；紧急时 1/3 量加 25% 20ml 静推（不小于 5 分钟），余 2/3 量加入 10% 250ml 静滴。

副作用：肾及胎盘血供减少，胎儿缺氧，且对母儿肝脏有损害作用，仅用于硫酸镁治疗效果不佳者。

（3）解痉：首选硫酸镁。

尽管目前关于预防性使用硫酸镁是否能防止轻度子痫前期或妊娠期高血压病患者进展为子痫的意见尚不一致，但一些重要研究已证实硫酸镁对重度子痫前期和子痫孕妇有效。

1）作用机制：镁离子能抑制神经末梢乙酰胆碱的释放，阻断神经肌肉的传导，使骨骼肌松弛；镁离子能血管内皮合成 PG 增多，抑制内皮素合成，降低机体对血管紧张素 II 的反应，缓解血管痉挛状态；镁离子使平滑肌细胞内 Ca 离子降低，导致血管扩张、痉挛解除、血压下降、减少内皮细胞损伤；镁离子可提高孕妇及胎儿血红蛋白的亲和力，改善氧代谢。

2）用药指征：①控制子痫抽搐及防止再抽搐；②预防重度子痫前期发展成为子痫；③子痫前期临产前用药预防抽搐。

3）用药方案：静脉给药结合肌肉注射，25% 硫酸镁 20ml 加 10% 葡萄糖溶液 20ml 缓慢静注或快速静脉点滴（5～10 分钟用完），或 25% 硫酸镁 60ml 加 5% 葡萄糖溶液 1000ml 维持点滴 1～2g/h；根据血压情况，决定是否加用肌肉注射，用法 25% 硫酸镁 20ml+2% 利多卡因 2ml 深部肌肉注射，每日 1 次或每日 2 次，总量：25～30g，用药过程监测镁离子浓度。

4）毒性反应：过量会使呼吸及心肌收缩功能受抑制。表现为膝反射减弱或消失，继之全身肌张力减退、呼吸困难、复视、语言不清，严重者出现呼吸肌麻痹，甚至呼吸、心跳停止，危及生命。

血镁浓度及效应范围如下：

Mg²⁺ 　0.75～1mmol/l　　正常血镁浓度

　　　　1.7～3mmol/l　　治疗有效浓度

　　　　>3mmol/l　　　中毒浓度

使用硫酸镁后的注意事项：①膝反射存在；②呼吸>16 次/分；③尿量>25ml/h，>600ml/24h；④备钙剂，与镁离子竞争神经细胞上的受体，阻断镁离子的作用。产后 24h 停药；肾功能不全时应减量或停用。

（4）降压药物：目的延长孕周或改善围生期结局。

降压药物选择的原则：对胎儿无毒副作用，不影响心每博输出量、肾血浆流量及子宫胎盘灌注量，不致 BP 急剧下降或下降过低。

尽管没有大样本随机临床试验比较安慰剂治疗，通常血压≥160/110mmhg，或舒张压≥110mmhg，或平均动脉压≥140mmhg 时行抗高血压治疗。肼屈嗪和拉贝洛尔是降压最常用的两种试剂。慢性高血压合并妊娠患者若孕前已用降压药者应继续使用。

1）肼苯哒嗪（肼屈嗪 hydralayine）

药理作用：扩张周围动脉，降压作用快，舒张压下降较明显；

副作用：头痛、皮肤潮红、心率增快等；

使用方法：5～10mg，口服，15～20 分钟起效，至出现满意反应（舒张压控制在 90～100mmhg）；10～20mg，口服，每日 2 次或每日 3 次。或 40mg 加入 5% 葡萄糖溶液 500ml 静滴。

注意事项：有妊娠期高血压疾病性心脏病心力衰竭者，不宜应用此药。

2）拉贝洛克（labetalol）

药理作用：α、β 能肾上腺素受体阻断剂，降低血压但不影响肾及胎盘血流量，可对抗血小板凝集，促进胎肺成熟。

使用方法：首剂 20mg，若 10 分钟内无效，可再给予 40mg，10 分钟内仍无效可再给 80mg，总量不超过 240mg/d。

副作用：头皮刺痛及呕吐。

3）硝苯地平(nifedipine,心痛定)

药理作用:钙离子拮抗剂,扩张冠状动脉及全身小动脉。降压迅速,不主张舌下含化。

使用方法:10mg,每日3次,口服,小于60mg/24h;

副作用:心悸、头痛,与硫酸镁有协同作用。

4）尼莫地平(nimoldipine)

药理作用:Ca离子通道阻滞剂,选择性扩张脑血管;

使用方法:20～60mg,每日2次或每日3次;或20～40mg加入5%葡萄糖溶液250ml静脉滴注,1/日,总量不超过360mg/d。

副作用:头痛、恶心、心悸及颜面潮红。

5）甲基多巴(methyldopa)

药理作用:中枢性降压药,抑制外周交感神经而降压,妊娠期使用效果好;

使用方法:250mg,每日3次,口服;

副作用:嗜睡、便秘、口干、心动过缓。

6）硝普钠(nitroprusside sodium)

药理作用:扩张周围血管,导致血压下降;其代谢物(氰化物)对胎婴儿有毒性作用,不宜妊娠期使用。

使用方法:50mg加入到10%葡萄糖溶液1000ml中缓慢静滴,用药不宜超过72h,严密监测血压、心率。分娩期或产后血压过高,应用其他降压药效果不佳时,方考虑使用。

7）肾素血管紧张素类药物:可导致胎儿生长受限、胎儿畸形、新生儿呼吸窘迫综合征、新生儿早发性高血压,妊娠期禁用。产后可用。

(5)扩容:一般不主张用,由于子痫前期患者毛细血管的渗漏和胶体渗透压的降低,积极扩张血管容量可能导致肺毛细血管楔压升高甚至肺水肿。有创血流动力监测子痫前期孕妇的研究发现:积极静脉补液后,患者肺毛细血管楔压较正常水平显著升高。但是合理扩容可改善重要器官血液灌注,纠正缺氧。因此,扩容应在解痉基础上进行,防止肺水肿和心衰发生,但应严格掌握指征。

扩容指征:HCT≥0.35,全血黏度比值≥3.6,血浆黏度比值≥1.6,尿比重>1.020,严重低蛋白血症、贫血;

扩容禁忌:心血管负担过重、肺水肿、全身水肿、肾功能不全及未达上述扩容指征。

扩容剂:胶体、晶体(胶体优于晶体)、白蛋白、血浆、全血、右旋糖酐、平衡液等。

(6)利尿:一般不主张用。

利尿指征:全身水肿、急性心衰、肺水肿、血容量过高伴潜在肺水肿。可加重血液浓缩、电解质紊乱。

速尿(呋塞米,lasix):作用快、强,对脑水肿、无尿或少尿者,效果显著。应注意电解质紊乱和缺氯性酸中毒。用法:20～40mg,静推。

甘露醇(mannitol):适用于肾功不全、少尿、无尿、颅内高压。用法:20% 250ml快速静滴,12～20分钟内滴完。注意事项:电解质,心衰、肺水肿忌用。有反跳,应注意使用中观察。

(7)适时终止妊娠:终止妊娠是治疗妊娠期高血压疾病的有效措施。但目前尚没有随机临床试验评估重度子痫前期或子痫孕妇的分娩方式。对于轻度子痫前期,期待治疗至足月阴道分娩最好。

终止妊娠的指征:①子痫前期积极治疗24～48小时无明显好转;②子痫前期孕龄>34周;③子痫前期,孕龄<34周,胎盘功能减退,胎儿已成熟者;④子痫前期,孕龄<34周,胎盘功能减退,胎儿未成熟,可用地塞米松促胎肺成熟后终止妊娠;⑤子痫控制后2小时考虑终止妊娠。

终止妊娠的方式:①引产:适用于病情控制,宫颈条件较成熟者。对于未足月的重度子痫前期患者,可选择引产,且不影响低体重儿。可行人工破膜,羊水清者加缩宫素静脉滴注引产。第一产程保持安静、充分休息;缩短第二产程,会阴后-侧切、胎头吸引、低位产钳缩短产程;第三产程及时娩出胎盘胎膜,防止产后出血。一旦出现头痛、眼花、恶心、呕吐等症状,病情加重,立即剖宫产结束分娩。②剖宫产:产科指征,宫颈不成熟不能短期阴道分娩者;引产失败;胎盘功能减退,胎儿宫内窘迫。对于重度子痫前期和子痫孕妇应首选局部麻醉。已有研究表明:肺水肿,肾衰竭均与硬膜外麻醉无关,但出血倾向的凝血异常是局部麻醉的禁忌证。全身麻醉比局部麻醉的风险更大。

产后子痫多发生于产后24小时～10天内,故产后不应放松子痫的预防,应继续使用硫酸镁,并监测血压和尿蛋白。血压≥160/110mmHg的患者继续降压治疗。

3. 子痫的处理 子痫是妊娠期高血压疾病最严重的阶段,是母儿死亡的最主要原因,应迅速干预。

(1)急救处理:子痫发作时需要药物镇静,控制抽搐,纠正缺氧和酸中毒,控制血压,抽搐控制后终止妊娠。

1) 控制抽搐:静脉或肌注硫酸镁控制抽搐和防止病情反复非常重要。具体方法为:

①25% 硫酸镁 20ml+25% 葡萄糖溶液 20ml 缓慢静注或快速静脉点滴(5~10 分钟用完),继之以 2g/h 静脉滴注,维持血药浓度,同时有效镇静,控制抽搐;

②20% 甘露醇 250ml 快速静脉滴注降低颅压。

2) 孕妇舒张压≥105~110mmHg 应该给予降血压药。

3) 纠正缺氧和酸中毒:间断吸氧,适当 4% 碳酸氢钠纠正酸中毒。

4) 终止妊娠:子痫发作时常出现胎儿心动过缓,应及时分娩。通常为抽搐控制后 2h 考虑终止妊娠。子痫患者治疗后能缓解,故患者病情平稳后,可根据孕周、胎儿情况和骨盆测量结果等确定分娩方式,并不一定选择剖宫产。对早发性高血压治疗效果较好者,可适当延长孕周,但须严密监护孕妇和胎儿。

(2) 护理:患者应安置于单人暗室,保持室内空气流通,保持环境安静,避免声、光刺激;一切治疗与护理操作尽量轻柔,相对集中,避免干扰。严密监测血压、脉搏、呼吸、体温、神志及尿量(留置导尿管),记录液体出入量。吸氧,防止窒息;防止坠地受伤,加用床档,专人护理;若有义齿应取出,并于上下白齿之间放置一缠以纱布的压舌板,以防咬伤唇舌。

(3) 密切观察病情变化:及早发现心力衰竭、脑出血、肺水肿、HELLP 综合征、肾功能衰竭、DIC 等并发症,并积极处理。

附:HELLP 综合征

HELLP 综合征(hemolysis,elevated liver enzymes and low platelets syndrome,HELLP syndrome)是妊娠期高血压疾病的严重并发症,以溶血、肝酶升高及血小板减少为特点,常危及母儿生命。国内报道重度子痫前期患者 HELLP 综合征的发病率约为 2.7%,国外为 4%~16%,多见于经产妇及 25 岁以上者。重度子痫前期患者 HELLP 综合征的发生率为 20%,且不良妊娠结局的风险增加,重要包括:胎盘早剥、肾脏衰竭、肝包膜下血肿、反复子痫前期、早产,甚至胎儿或孕妇死亡。

(一) 病因与发病机制

主要病理改变与妊娠期高血压疾病相同,如血管痉挛、血管内皮损伤、血小板聚集与消耗、纤维蛋白沉积和终末器官缺血等,但发展为 HELLP 的启动机制不清。目前认为可能的机制如下:

1. 血管内皮损伤后,管腔内纤维蛋白沉积,血小板被激活,释放缩血管物质血栓素 A_2(TXA_2)和内皮素(ET)导致血管收缩,内皮进一步损伤,血小板广泛凝聚,继发性消耗增加,表现出血小板减少。

2. 外周血红细胞通过内皮损伤的血管及纤维蛋白网沉淀物时,发生变形、破裂,导致微血管性溶血。

3. 血管内皮损伤,末梢血管痉挛,门静脉周围和(或)肝实质局灶性肝细胞坏死、出血和玻璃样物质沉积,肝窦内大片纤维样物质沉积导致包囊下或肝实质内出血、肝酶升高和肝区疼痛,偶致肝包膜破裂。

4. HELLP 的发生还可能与自身免疫机制有关。研究表明,血中补体被激活(过敏毒素、C3a、C5a 及终末 C5b-9 补体复合物水平升高),刺激巨噬细胞、白细胞、血小板合成血管活性物质,造成血管痉挛收缩,内皮细胞损伤,又促使血小板凝聚、消耗,最终导致血小板减少、溶血和肝酶水平升高。

(二) 临床表现

常见主诉为右上腹或上腹部疼痛、恶心、呕吐、全身不适等非特异性症状,少数可有轻度黄疸,查体可发现右上腹或上腹肌紧张,体重显著增加、水肿。如凝血功能障碍严重可出现血尿、消化道出血。

多数患者有重度子痫前期的基本特征,如右上腹或上腹肌紧张,体重显著增加、水肿。如 DIC 可出现血尿、消化道出血。约 20% 患者有血压正常或轻度升高,15% 孕妇可既无高血压也无明显的蛋白尿。本病可发生于妊娠中期至产后数日的任何时间,70% 以上发生于产前,产后发生 HELLP 综合征伴肾功能衰竭和肺水肿危险性更大。

(三) 对母儿的影响

1. 对孕产妇的影响　可并发肺水肿、胎盘早剥、体腔积液、产后出血、DIC、肾功能衰竭、肝破裂等,剖宫产率高,死亡率明显增高。

2. 对胎儿的影响:胎盘供血、供氧不足,胎盘功能减退,导致胎儿生长受限、胎儿宫内窘迫、死胎、死产、早产。

(四) 诊断

本病表现多为非特异性症状,诊断的关键是对有右上腹或上腹部疼痛、恶心、呕吐、全身不适的妊娠期高血压疾病患者保持高度警惕,通过实验室检查确诊。

1. 血管内溶血　血红蛋白 60~90g/L,外周血涂片见裂片红细胞、球形红细胞;血清总胆红素>

20.5μmol/L,以间接胆红素为主,HCT<0.30,网织红细胞>0.015,血尿。

2. 肝酶升高　乳酸脱氢酶升高出现最早。

3. 血小板减少　血小板100×10⁹/L。根据血小板减少程度将HELLP综合征分3级:Ⅰ级,血小板<50×10⁹/L;Ⅱ级,血小板>50×10⁹/L,<100×10⁹/L;Ⅲ级,血小板>100×10⁹/L,<150×10⁹/L;

血小板计数与乳酸脱氢酶水平与该病的严重程度度关系密切。

（五）鉴别诊断

HELLP综合征应与重度子痫前期、子痫、溶血性尿毒性综合征、血小板减少性紫癜、妊娠期急性脂肪肝相鉴别。

（六）治疗

目前尚没有大样本的临床研究比较HELLP综合征的保守和积极处理的差别。

1. 积极治疗妊娠期高血压疾病　以解痉、镇静、降压及合理扩容、必要时利尿为治疗原则。

2. 肾上腺皮质激素　应用皮质激素使血小板计数、乳酸脱氢酶、肝功能等各项参数改善,尿量增加,平均动脉压下降,并可促使胎肺成熟,孕期予地塞米松10mg,静脉滴注,每12小时一次,产后继续使用,以免血小板再次减少,肝功恶化、少尿等危险出现。

3. 控制出血、输注血小板　血小板>400×10⁹/L时不易出血,<200×10⁹/L或有出血时输注浓缩血小板、新鲜冻干血浆,但预防性输注血小板并不能防止产后出血。

4. 血浆析出疗法　用新鲜血浆置换患者血浆,去除毒素、免疫复合物、血小板凝聚抑制因子的危害,降低血液黏稠度,补充缺乏的血浆因子等。可用于产后持续性HELLP。但其治疗效果尚不明确。

5. 产科处理

（1）终止妊娠的时机:

1）孕龄≥32周或胎肺成熟、胎儿宫内窘迫、先兆肝破裂及病情恶化者立即终止妊娠;

2）病情稳定,孕龄<32周、胎肺不成熟及胎儿情况良好者,予对症处理,延长孕周,通常在期待治疗4日内终止妊娠。

但是,由于本病的严重性,任何孕周的HRLLP综合征孕妇终止妊娠都是合理的。

（2）分娩方式:HELLP不是剖宫产指征,分娩方式依产科因素而定。

（3）麻醉选择:因血小板减少,有局部出血危险,故阴部阻滞和硬膜外麻醉禁忌,如无凝血功能障碍和进行性血小板计数下降首选区域麻醉,阴道分娩采用局部浸润麻醉,剖宫产采用局部浸润麻醉或全身麻醉。

（李力　韩磊　俞丽丽）

参 考 文 献

1. Young C,Levine J,Karumanchi SA. Pathogenesis of preeclampsia. Annu Rev Pathol,2010,5(1):173-192

2. Valenzuela J,Perez-Sepulveda A,Torres J,et al. Pathogenesis of preeclampsia:the genetic component. J Pregnancy,2012;2012:632-732.

3. Jido TA,Yakasai IA. Preeclampsia:A review of the evidence. Ann Afr Med,2013,12(2):75-85

4. Yeh C,Chao C,Huang J. Innate immunity,decidual cells,and preeclampsia. Reprod Sci,2013,20(4):339-353

5. Erlebacher A. Immunology of the maternal-fetal interface. Annu Rev Immunol,2013,31(2):387-411

6. Ahn H,Park J,Gilman-Sachs A,et al. Immunologic characteristics of preeclampsia,a comprehensive review. Am J Reprod Immunol,2011,65(4):377-394

7. Matthiesen L,Berg G,Ernerudh J,et al. Immunology of preeclampsia. Chem Immunol Allergy,2005;89(1):49-61

8. Silasi M,Cohen B,Karumanchi A,et al. Abnormal placentation,angiogenic factors,and the pathogenesis of preeclampsia. Obstet Gynecol Clin North Am,2010,37(2):239-253

9. Han J,Li L,Hu J,et al. Epidermal Growth Factor Stimulates Human Trophoblast Cell Migration through Rho A and Rho C Activation. Endocrinology,2010,151(4):1732-1742

10. Vitoratos N,Hassiakos D,Iavazzo C. Molecular mechanisms of preeclampsia. J Pregnancy,2012,2012:298-343

11. Germain M,Romanik C,Guerra I,et al. Endothelial dysfunction:a link among preeclampsia,recurrent pregnancy loss,and future cardiovascular events? Hypertension,2007,49(1):90-95

12. Tyldum V,Backe B,Stoylen A,et al. Maternal left ventricular and endothelial functions in preeclampsia. Acta Obstet Gynecol Scand,2012,91(5):566-573

13. Siddiqui A,Jaleel A,Tamimi W,et al. Role of oxidative stress in the pathogenesis of preeclampsia. Arch Gynecol

Obstet,2010,282(5):469-474

14. Matsubara K,Matsubara Y,Hyodo S,et al. Role of nitric oxide and reactive oxygen species in the pathogenesis of preeclampsia. J Obstet Gynaecol Res, 2010, 36 (2): 239-247

15. Li M,Huang J. Innate immunity,coagulation and placenta-related adverse pregnancy outcomes. Thromb Res,2009,124 (6):656-662

16. Pinheiro B, Gomes B, Dusse M. Fibrinolytic system in preeclampsia. Clin Chim Acta,2013,416:67-71

17. Godoi C, Gomes B, Alpoim N, et al. Preeclampsia: the role of tissue factor and tissue factor pathway inhibitor. J Thromb Thrombolysis,2012,34(1):1-6

18. Adamova Z, Ozkan S, Khalil A. Vascular and cellular calcium in normal and hypertensive pregnancy. Curr Clin Pharmacol,2009,4(3):172-190

19. Pal A,Roy D,Adhikary S,et al. A prospective study for the prediction of preeclampsia with urinary calcium level. J Obstet Gynaecol India,2012,62(3):312-316

20. Redman W,Sargent L. Latest advances in understanding preeclampsia. Science,2005,308(5728):1592-1594

21. Staff C,Benton J,von P,et al. Redefining preeclampsia using placenta-derived biomarkers. Hypertension,2013, 61(5):932-942

22. Williams J,Pipkin B. The genetics of pre-eclampsia and other hypertensive disorders of pregnancy. Best Pract Res Clin Obstet Gynaecol,2011,25(4):405-417

23. Yang J,Shang J,Zhang S,et al. The role of the renin-angiotensin-aldosterone system in preeclampsia: genetic polymorphisms and microRNA. J Mol Endocrinol,2013, 50(2):R53-66

24. Xu H,Shatenstein B,Luo ZC,et al. Role of nutrition in the risk of preeclampsia. Nutr Rev, 2009, 67 (11): 639-657

25. Morteza A,Abdollahi A,Bandarian M. Serum nitric oxide syntheses and lipid profile of the mothers with IUGR pregnancies uncomplicated with preeclampsia. Does insulin resistance matter?. Gynecol Endocrinol,2012,28(2):139-142

26. Cole A,Khanlian A,Kohorn I. Evolution of the human brain,chorionic gonadotropin and hemochorial implantation of the placenta: insights into origins of pregnancy failures, preeclampsia and choriocarcinoma. J Reprod Med,2008,53(8):549-557

27. Tomsin K,Mesens T,Molenberghs G,et al. Characteristics of heart,arteries,and veins in low and high cardiac output preeclampsia. Eur J Obstet Gynecol Reprod Biol,2013,169 (2):218-222

28. Lafayette R. The kidney in preeclampsia. Kidney Int, 2005,67(3):1194-1203

29. Karumanchi A,Lindheimer D. Preeclampsia and the kid-

ney:footprints in the urine. Am J Obstet Gynecol,2007, 196(4):287-288

30. Prakash J,Vohra R,Pandey K,et al. Spectrum of kidney diseases in patients with preeclampsia-eclampsia. J Assoc Physicians India,2010,58:543-546

31. Munazza B, Raza N, Naureen A, et al. Liver function tests in preeclampsia. J Ayub Med Coll Abbottabad, 2011,23(4):3-5

32. Miguelote F,Costa V,Vivas J,et al. Postpartum spontaneous rupture of a liver hematoma associated with pre-eclampsia and HELLP syndrome. Arch Gynecol Obstet, 2009,279(6):923-926

33. Kamen B, Karwal A, Yankowitz J. Hemolysis and elevated transaminases imitating severe preeclampsia. Obstet Gynecol,2009,113(2 Pt 2):545-547

34. Lenfant C,National Education Program Working Group on High Blood Pressure in P. Working group report on high blood pressure in pregnancy. J Clin Hypertens (Greenwich),2001,3(2):75-88

35. Cunningham G,Leveno J,Bloom L,et al. Pregnancy Hypertension. Williams Obstetrics. 23rd Edition. Dallas: McGraw-Hill Professional,2009

36. Bulletins—Obstetrics ACoP. ACOG practice bulletin. Diagnosis and management of preeclampsia and eclampsia. Obstet Gynecol,2002,99(1):159-167

37. Kazerooni T,Hamze-Nejadi S. Calcium to creatinine ratio in a spot sample of urine for early prediction of pre-eclampsia. Int J Gynaecol Obstet,2003,80(3):279-283

38. Mathews D, Agarwal V, Shuttleworth P. A randomized controlled trial of complete bed rest versus ambulation in the management of proteinuric hypertension during pregnancy. Br J Obstet Gynaecol,1982,89(2):128-131

39. Oken E,Ning Y,Rifas-Shiman L,et al. Diet during pregnancy and risk of preeclampsia or gestational hypertension. Ann Epidemiol,2007,17(9):663-668

40. Duley L, Gulmezoglu M, Henderson-Smart J. Magnesium sulphate and other anticonvulsants for women with pre-eclampsia. Cochrane Database Syst Rev,2003(2):CD000025

41. McCoy S, Baldwin K. Pharmacotherapeutic options for the treatment of preeclampsia. Am J Health Syst Pharm,2009, 66(4):337-344

42. Ganzevoort W,Rep A,Bonsel J,et al. A randomised controlled trial comparing two temporising management strategies, one with and one without plasma volume expansion, for severe and early onset pre-eclampsia. BJOG,2005,112(10):1358-1368

43. Ascarelli H,Johnson V,McCreary H,et al. Postpartum preeclampsia management with furosemide:a randomized clinical trial. Obstet Gynecol,2005,105(1):29-33

44. Koopmans M,Bijlenga D,Groen H,et al. Induction of la-

bour versus expectant monitoring for gestational hypertension or mild pre-eclampsia after 36 weeks' gestation (HYPITAT): a multicentre, open-label randomised controlled trial. Lancet, 2009, 374(9694): 979-988

45. Berlin M, Briggs G. Drugs and chemicals in human milk. Semin Fetal Neonatal Med, 2005, 10(2): 149-159

46. Chames C, Livingston C, Ivester S, et al. Late postpartum eclampsia: a preventable disease?. Am J Obstet Gynecol, 2002, 186(6): 1174-1177

47. Kirkpatrick A. The HELLP syndrome. Acta Clin Belg, 2010, 65(2): 91-97

48. Jebbink J, Wolters A, Fernando F, et al. Molecular genetics of preeclampsia and HELLP syndrome-a review. Biochim Biophys Acta, 2012, 1822(12): 1960-1969

49. Nguyen C, Stegmayr B, Busund R, et al. Plasma therapies in thrombotic syndromes. Int J Artif Organs, 2005, 28(5): 459-465

50. Vigil-De P, Silva S, Montufar C, et al. Anesthesia in pregnant women with HELLP syndrome. Int J Gynaecol Obstet, 2001, 74(1): 23-27

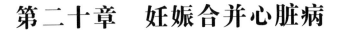

第二十章 妊娠合并心脏病

第一节 概 述

妊娠合并心脏病包括既往有心脏病史的妇女妊娠,如妊娠合并风湿性心脏病、先天性心脏病和心肌炎后遗症伴各种心律失常等,和妇女妊娠期间出现的心脏疾病,如妊娠高血压性心脏病、围产期心肌病等。也可从另一角度对妊娠合并心脏病患者进行分类,即妊娠合并结构异常性心脏病,如先天性心脏病和风湿性心脏病等,和妊娠合并功能异常性心脏病,如各种心律失常、扩张性心肌病等。妊娠合并心脏病发生率为1%,始终是导致孕产妇死亡和围产儿不良结局的重要病因。

一、妊娠合并心脏病的诊断要点

(一) 病史

部分患者孕前有明确的心脏病史,甚至有心脏手术史,常见先天性心脏病和风湿性心脏病等,也可能进行了心脏矫治术或者换瓣术,有严重心律失常者已进行射频消融术,Ⅲ度房室传导阻滞者已安装起搏器等;部分患者既往因无症状和体征而未发现心脏疾病,常规产科检查或孕期疾病严重时方才诊断,多见各种异常心律和少数先天性心脏病患者;也有部分患者无心脏病史,孕期发生,如妊娠高血压心衰或围产期心肌病。部分患者不懂心脏病对妊娠的影响风险而未告诉医生,少数患者会因求子心切而隐瞒病史。因此,产科医生要注重病史的询问。

(二) 症状

心功能Ⅰ级者通常没有不适主诉;随着心功能减退,患者可出现劳动能力下降、活动后气促、乏力、心悸、肢体肿胀;严重心衰者呼吸困难、胸闷、胸痛、咳嗽、咳痰、咯血、不能平卧、端坐呼吸、尿量减少、上腹胀等。

(三) 体征

不同种类的妊娠合并心脏病患者有其不同的临床表现,如紫绀型先天性心脏病患者口唇发绀、杵状指;有血液异常分流的先天性心脏病者有明显的收缩期杂音;风湿性心脏病者可有心脏扩大,瓣膜狭窄或关闭不全有舒张期或收缩期杂音;心律失常者可有各种异常心律(率);换瓣术者有金属换瓣音;妊娠高血压性心脏病有明显的血压升高,而围产期心肌病以心脏扩大和异常心律为主;部分先天性心脏病修补手术史者可以没有任何阳性体征;心衰时心率加快、肝颈静脉逆流征阳性、第三心音、两肺呼吸音减弱、可闻及干湿啰音、肝脏肿大、下肢水肿等。

(四) 辅助检查

1. 十二导联心电图或 24 小时动态心电图 了解电生理变化,可明确心率、各种心律失常,包括快速型和缓慢型心律失常,ST 段改变和 T 波异常等。根据 24 小时的异常心律的发生数量和性质判断疾病的轻重程度。

2. 心脏彩色多普勒超声 可了解心脏形态学改变,明确结构异常性心脏病,能显示心腔扩大、心肌肥厚、瓣膜运动异常、心内结构异常,同时进行心功能的测定,如心排量、每搏输出量和心肌收缩舒张功能的测定等。

3. X 线检查 可了解心界有无扩大及肺部淤血情况,孕早期禁用,孕中晚期慎用,病情严重必须摄片时要铅裙保护孕妇腹部。

4. 病原学检查 柯萨基病毒抗原和抗体测定,抗"O"测定等。

5. 心肌受损程度的测定 如心肌酶学(肌酸激酶,肌酸激酶同工酶,谷草转氨酶、乳酸脱氢酶)、肌钙蛋白测定。

6. 心衰指数 B 型钠尿肽(b-typenatriureticpeptide,BNP),又称脑钠素或脑钠肽,心衰患者无论有无症状,BNP 水平均明显升高,并且随心衰的严重程度而呈一定比例的增高,血浆 BNP 的检测可作为有效的心衰筛选和预后判断指标。

通过全面检查,从病因、病理生理、解剖和心功能四方面明确心脏病诊断,了解疾病的性质,区分疾病的轻重,以便制订进一步的处理方案。

二、妊娠合并心脏病的治疗要点

（一）孕前和孕早期明确心脏病的类型、程度、心功能状态，确定是否可以妊娠

不宜妊娠者包括既往有心衰病史、紫绀型先天性心脏病、风湿性心脏病伴严重二尖瓣或主动脉瓣狭窄、严重心律失常、各种心脏病伴发中-重度肺动脉高压、各种心脏病伴有严重泵功能减退者（如 EF <40%）等。

（二）加强产前检查

允许妊娠的心功能 I 级的患者可以常规产前检查，孕中晚期每次检查时要注重心功能的评估。部分原不宜妊娠的严重心脏病患者来院检查时已是孕中晚期，且心功能 I ~ II 级，则告知妊娠风险，对要求继续妊娠者加强孕期检查，孕 28 周以前，每 2 周产前检查 1 次，孕 28 ~ 30 周以后，每周 1 次。有心功能减退表现者及时住院观察治疗，有心衰征象应立即住院。

（三）预防心衰

1. 减少或者限制体力活动，增加休息时间，保证足够睡眠，保持情绪稳定，减少耗氧。

2. 左侧卧位，以保持回心血量的稳定，增加心输出量。

3. 合理营养，适当控制体重，高蛋白、少脂肪、多维生素、低盐饮食。

4. 积极防治可导致心脏负荷加重、诱发心衰的各种疾病，如贫血、低蛋白血症、上呼吸道感染、妊娠期高血压病、甲亢、心动过速等。

5. 严重心脏病者可给予营养心肌药物，妊娠晚期适当预防性间断性应用利尿剂，注意电解质和酸碱平衡。

（四）药物治疗

1. 利尿剂　降低心脏负荷，降低肺楔压，减轻肺瘀血，改善左室功能，预防和治疗心衰均可应用，并且为首选药物。

2. 血管扩张剂　通过扩张容量血管（静脉）和外周阻力血管（动脉）而减轻心脏前后负荷，减少心肌耗氧量，改善心功能。常用药物为：①静脉扩张剂：如硝酸甘油和硝酸盐类等；②小动脉扩张剂：如肼苯哒嗪；③小动脉和静脉扩张剂：如硝普钠、酚妥拉明等。应注意血管紧张素转换酶抑制剂目前在心内科心衰的治疗中应用有效，但因有严重胎儿致畸作用而产前不宜应用；对有二尖瓣、主动脉瓣狭窄及其他流出道梗阻者不宜应用动脉扩张剂，以静脉扩张为主。

3. 增加心肌收缩力　常用洋地黄类加强心肌收缩药物，如西地兰、地高辛，也可用非洋地黄类正性肌力药物，包括 β-受体激动剂，如多巴酚丁胺和磷酸二酯酶抑制剂，如米力农等。

4. 抗心律失常药物　有明显临床症状的各种快速型心律失常者才需要药物治疗，如心悸、活动后心律失常增加，伴有心绞痛、气短、呼吸困难的心律失常，出现头晕、头痛或暂时性意识丧失，一时性黑朦，伴突然出现栓塞征象的心律失常等。无临床症状但动态心电图上提示恶性心律失常，如频发短阵室速等也需应用抗心律失常药物。常用药物如美西律、普罗帕酮、β-受体阻滞剂等。

5. 抗凝剂　少量心脏病患者需要应用抗凝剂，如心脏换瓣术后，风湿性心脏病伴房颤等患者。孕初 3 月应用华法令对胎儿有致畸作用，并且容易出血，可以改用低分子肝素，孕中晚期再改用华法令，调整 INR 在 2.0 左右，分娩前再停用华法令，恢复使用低分子肝素，减少分娩出血并提高麻醉安全性。

6. 促胎肺成熟药物　严重心脏病孕产妇孕晚期可能因心功能减退而发生医源性早产，因此可以提前促胎肺成熟，如糖皮质激素的应用。

第二节　历史延革和发展

一、心脏病所致孕产妇死亡的流行病学

妊娠期合并心脏病发生率为 1%，其中死亡率为 0.5%。心脏病患者在妊娠、分娩和产褥期均可能因心脏负担加重而发生心力衰竭，甚至危及生命，为孕产妇死亡第三顺位原因，也是产科间接死亡的首位原因。2005 年我国孕产妇死亡率 47.75/10 万，因心脏病而死亡的发生率为城市 1.6/10 万，农村 5.3/10 万，2010 我国孕产妇死亡率下降为 26.93/10 万，因心脏病而死亡的发生率为城市 1.7/10 万，农村 3.7/10 万。城市和农村，不同地区孕产妇死亡率和疾病构成比有明显差异，农村孕产妇死亡率下降，尤其是心脏病孕产妇死亡率明显下降，得益于政府住院分娩补助政策的落实，而城市总孕产妇死亡率下降，但心脏病孕产妇死亡率没有下降，因此，产科医生需要更好地提高综合诊治能力。

二、妊娠合并心脏病疾病谱的改变

国内（1979 年）1432 例妊娠合并心脏病的统

计,风湿性占 70.34%,先心病占 18.08%,高血压性占 5.67%,贫血性占 3.0%。30 多年来,妊娠合并心脏病疾病种类的构成比在发生变化。由于医疗保健覆盖率增加,先天性心脏病的诊断率也随之增加,同时由于心脏外科技术水平的提高,先天性心脏病患者矫正术后正常发育、成长、结婚和生育,因此,妊娠合并先天性心脏病的发病率在增加;抗菌素的应用使风湿热减少,风湿性心脏病的发病率在下降,但城市和农村还是存在比较大的差异,贫困地区仍以风湿性心脏病为主,而城市中妊娠合并先天性心脏病的比例在增加;人群中心肌炎及各种心律失常发生率在增加,相对应,妊娠合并心律失常的发生率也明显提高;妊娠合并高血压包括原发性高血压和继发性高血压,其中妊娠高血压性心衰严重危及母亲生命;围产期心肌病发病率低,但其危险性大,死亡率高。上海仁济医院 2000 年分析 266 例妊娠合并心脏病病例,其中妊娠合并心肌炎、

心肌炎后遗症的发生率高达 42.48%,占首位,其次为不明原因性心律失常,占 24.81%;妊娠合并先天性心脏病的发生率占第三位,为 15.41%;妊娠合并风湿性心脏病的发生率为 10.53%,围产期心肌病为 2.63%,而 2010 年上海仁济医院报道的 1142 例妊娠合并心脏病病例中心律失常 31.44%、先天性心脏病 25.48%、心肌炎和心肌炎后遗症 24.87%、风湿性心脏病 8.67%、妊娠期高血压疾病性心脏病 3.5% 和围产期心肌病 2.01%。由于饮食结构、生活习性等改变,近年来妊娠期甲亢性心脏病在增加,孕期急性心肌梗塞也有报道。

三、不同种类心脏病对妊娠妇女的危险性

心脏病的妊娠风险分类:将不同种类的心脏病划分为低度风险型,中度风险型和高度风险型(表 20-1)。

表 20-1　不同种类心脏病风险分类

低度风险型	中度风险型	高度风险型
1. 小型左向右分流心脏病(ASD,VSD,PDA)	1. 大型左向右分流心脏病(ASD,VSD,PDA)	1. 左右双向分流或左向右分流的心脏病(ASD,VSD,PDA)伴肺动脉高压,右心衰
2. 不伴有心功能不全,已修复病变(例如:纠正的法洛氏四联征)	2. 未修复的发绀型先天性心脏病(例如未修复的法洛氏四联征)	2. 艾森曼格综合征
3. 不伴有关闭不全的二尖瓣脱垂	3. 中度主动脉瓣狭窄	3. 重度肺动脉高压
4. 不伴有狭窄的二叶主动脉瓣	4. 二尖瓣狭窄	4. 重度主动脉瓣狭窄或二尖瓣狭窄
5. 轻度至中度肺动脉瓣狭窄	5. 未纠正的主动脉缩窄	5. 复杂的主动脉缩窄
6. 心室功能正常的瓣膜反流	6. 重度肺动脉瓣狭窄	6. 主动脉根部直径扩大的马方综合征
7. 药物控制良好的心律失常	7. 人工瓣膜	7. 心功能Ⅲ或Ⅳ级未纠正的心脏病
	8. 不伴有心室功能不全的围产期心肌病	8. 伴有心室功能不全的围产期心肌病
		9. 突发致命的心律失常
		10. 急性心肌梗死

四、妊娠指征和禁忌证

心脏病患者在妊娠期间不能承受血液动力学的改变,心脏负荷过重,如果伴有贫血、感染、高血压、双胎、羊水过多等因素,则容易出现急慢性心衰,严重者导致孕产妇死亡。因此产科界明确规定了心脏病患者的妊娠禁忌证,如心功能Ⅲ～Ⅳ级、肺动脉高压、右向左分流型先天性心脏病、严重心律失常、联合瓣膜病、心脏病急性活动性期间,如风湿热、急性心肌炎和细菌性心内膜炎等。提倡心脏病患者孕前咨询,鼓励尽可能孕前进行心脏病矫正手术,如先心修补术、换瓣术、安装起

搏器等;如果不宜妊娠者孕早期来院检查,则要求其终止妊娠。但临床上一些心脏病患者对自身疾病的严重性认识不足,部分患者因没有临床症状而不清楚自己患有严重心脏病,少数患者盼子心切,涉险妊娠,来院时已是妊娠中晚期,对于这类患者是继续妊娠还是及时终止妊娠,应该根据疾病的性质和心功能状态、该类疾病孕产妇死亡率的高低、医院的医疗技术水平和条件、患者家属的意愿和对疾病风险的了解及承受程度、家庭的经济能力等综合判断。可以进一步分析心脏病的性质,如联合瓣膜病的二尖瓣和主动脉瓣中重度狭窄、中重度的肺动脉高压、艾森门格综合征、复杂

心脏大血管错位、心泵功能严重减退(EF<40%),孕期心衰的发生率明显升高,要严格限制其继续妊娠,尽快终止妊娠,而有些心脏病患者可以在严密监测心功能的同时继续妊娠,促胎肺成熟,为可能发生的医源性早产做准备,一旦心功能减退则及时终止妊娠。

Moghbeli N 等将孕期主要的心脏病变、风险评估方法和高危因素进行了归纳,提示下例(表20-2)为妊娠合并心脏病的高危因素应例为妊娠禁忌证。

表20-2 妊娠禁忌证

病变类型	风险评估	高危因素
二尖瓣狭窄	超声评估主动脉瓣狭窄程度、肺动脉压力	二尖瓣瓣口面积<1.5cm^2;伴主动脉病;肺动脉高压
主动脉瓣狭窄	超声评估主动脉瓣狭窄程度、左室功能、是否伴主动脉病变	重度主动脉狭窄(流速>4m/s);伴主动脉病变;射血分数<40%
二尖瓣/三尖瓣反流	超声评估左、右室功能	左室射血分数<40%;二尖瓣病变伴急性腱索断裂
人工瓣膜	超声评估瓣膜功能、跨瓣压差	射血分数<40%;人工瓣膜血栓
左向右分流(ASD,VSD,PDA)	超声评估左、右室大小和功能、肺动脉压力	伴肺动脉高压;右心衰
发绀型复杂先心	超声评估心室功能、瓣膜反流;心肺运动试验评估运动耐受性及紫绀程度;血常规	高水平红细胞比容(>20g/dL);左室射血分数<40%;静息时动脉血氧饱和度<85%;有心衰、TIA、心律失常史;NYHA 分级≥Ⅱ级;重度主动脉狭窄、二尖瓣狭窄、左室流出道梗阻;肺动脉高压
肺动脉高压和艾森曼格综合征	心超评估右室功能和肺动脉压力	肺动脉压力升高;右室功能不全
围产期心肌病	心超评估左室功能、有无血栓;Holter 评估心律失常情况	左室功能<40%;先心或 PPCM 史;心脏血栓
主动脉病	心超或 MRI 评估主动脉根部内经	主动脉内径增加(Marfan 综合征患者>4cm)

五、终止妊娠方法的选择

属于妊娠禁忌证患者,孕早期进行人工流产终止妊娠,实行无痛流产更好,减轻疼痛紧张对心脏的影响,孕中期根据心功能决定引产方法,心功能Ⅱ以上者剖宫取胎较为安全。

围分娩期的管理:心功能Ⅰ~Ⅱ级、功能性心律失常但无器质性心脏病、左向右分流且小缺孔型先天性心脏病、无流出道梗阻者、无肺动脉高压者,无泵功能减退者,原则上可阴道分娩。但临产后要严密注重生命体征的观察和心功能的判断,产程进展缓慢者,有头盆不称趋势者,或有心悸胸闷不适者及时剖宫产术。

剖宫产分娩具有以下优点:

1. 可在较短时间内结束分娩,避免长时间子宫收缩所引起的血流动力学变化,减轻疲劳和疼痛等引起的耗氧增加。

2. 在持续硬膜外麻醉下进行手术过程中,孕妇血压、平均动脉压及心率的波动均较经阴道分娩为小。

3. 麻醉科医生和产科医生共同处理心脏病患者更安全,因此目前主张放宽心脏病患者剖宫产指征。在心功能Ⅰ~Ⅱ级者孕37周后可以终止妊娠;心功能Ⅲ级者促胎肺成熟,估计胎儿能够成活即终止妊娠;以往对于急性心衰往往以药物治疗为主,随着麻醉技术的提高,产科医生的处理方法有所改变,当急性心衰难以控制时应及时终止妊娠,边药物治疗边紧急剖宫产术,终止胎儿胎盘循环,子宫缩小,减轻心脏负担,可提高抢救的成功率。

第三节　面临问题和发展方向

一、孕产妇心功能判断的不准确性

目前临床上妊娠妇女心功能的判断仍然以纽约心脏病协会(NYHA)的分级为标准,依据患者对一般体力活动的耐受情况,根据患者的主诉,将心功能分为四级。该方法优点是简便易学,不依赖任何器件检查,不足之处是主要依据于孕产妇的主观感觉。妊娠妇女孕期有生理性的血容量增加,心率加快;随孕周增加,子宫增大,横膈抬高,胸廓扩张受限,孕妇对其适应性存在个体差异,部分患者出现心悸、气促,有时难以鉴别是生理性改变还是心脏病加重,另外孕产妇体质强弱不同、敏感耐受程度不同、受教育程度不同,主观症状也可不同,因此,孕产妇单独应用纽约心功能分级法欠准确。

近年来,有作者提出根据客观指标来评估心功能,2001年美国心脏病学会(ACC)及美国心脏学会(AHA)颁布心衰分组最新指南,新分类法强调疾病的演变和进展,客观地评价心脏疾病的程度,旨在补充和完善 NYHA 心功能分级,并提高对心衰预防重要性的认识。但其分类描述比较抽象,产科医生难以具体应用。心脏彩色多普勒超声检查,测定心输出量(CO)、射血分数(EF)等指标可以作为客观评价指标,但目前尚缺乏多中心大样本的孕产妇不同孕期的数据,有待研究。BNP 可以预测和判断心衰,但孕产妇和非妊娠心脏病患者有何区别,部分心肌肥厚患者的判断结果有误,尚需进一步研究。

二、心血管疾病诊断治疗技术的发展和产科领域应用的受限

由于科技进步,医学科学和相关学科的技术水平的提高促进了心血管疾病的诊断治疗的发展,为更多的心血管疾病患者带来了希望,但是考虑到胎儿的安全性,妊娠心脏病患者却受到很大程度的应用限制,例如在肺动脉压的测定和急性心衰的诊断和疗效判断中肺毛细血管楔压的测定最为准确,但因是有创的检查方法而不能被推广,同时费用过大也是原因之一;近年来介入治疗有了快速发展,如起搏器的置入、射频消融技术、先心病介入治疗,如经皮房间隔缺损伞堵术和动脉导管未闭伞堵术、风湿性心脏瓣膜病的介入治疗,如导管技术经皮狭窄的二尖瓣、肺动脉瓣和主动脉瓣扩张术等,但涉及射线问题,就阻碍了孕期手术的开展;孕期和分娩初期急性心肌梗死、肺动脉栓塞的溶栓治疗因担心抗凝剂的应用导致出血,如胎盘后出血、产后大出血等而有顾虑。目前还是建议患者尽可能在孕前手术,严重心脏病患者终止妊娠后进行心脏手术以后再妊娠。现阶段国内孕期心脏手术只是在少数医疗条件医疗技术非常好的医院能够开展,有待发展。心律失常已成为妊娠合并心脏病的首位病因,而抗心律失常药物均为FDA C 类或者 D 类药物,权衡母亲的安全性和胎儿的致畸性方能用药,目前缺乏相关循证资料。抗凝药物,如华法林,以往认为会导致胎儿畸形,出现华法林综合征,而临床上真正这类畸形的发生率很少,可能与应用的剂量和时机有关,也可以增加这类研究。

三、妊娠合并心脏病诊治指南的制订

疾病诊治指南或者规范可以更好地指导临床医生。心脏病孕产妇的诊治需要产科知识和心内外科知识的结合,并且不同区域、不同级别的医院,其临床综合诊治能力不同,对于心脏病患者的妊娠指征可以有不同程度的把握和调节;权衡母亲的心脏病治疗、心功能维持和早产儿的救治能力的不同,对于孕周的延续也有所不同,而目前国内缺乏这类指导。可以借助于大样本的临床资料开展多中心的临床研究,制订妊娠合并心脏病的临床分级诊治指南。

(林建华)

参 考 文 献

1. 周远洋,朱军,王艳萍,等.1996-2010 年全国孕产妇死亡变化趋势分析.中国预防医学杂志,2011,45(10):934-935
2. 林建华,林其德,洪素英,等.266 例妊娠合并心脏病患者临床分析.中华妇产科杂志,2000,6:338
3. Liu H, Xu W, Zhao D, et al. Pregnancy outcomes in women with heart disease. Chin Med J (Engl),2010,123 (17):2324-2330
4. Siu C,Sermer M,Colman M,et al. Prospective multicenter study of pregnancy outcomes in women with heart disease. Circulation,2001,104(5):515-521
5. Moghbeli N,Pare E,Webb G. Practical assessment of maternal cardiovascular risk in pregnancy. Congenit Heart Dis,2008,3(5):308-316

第二十一章 妊娠合并糖尿病

妊娠合并糖尿病是妊娠期最常见的内科合并症之一，它包括妊娠前患有糖尿病者妊娠（称为糖尿病合并妊娠），以及妊娠期糖尿病（gestational diabetes mellitus，GDM）。尽管我国妊娠合并糖尿病的研究以及临床诊治起步晚，但是，近年来围绕我国GDM诊断标准和规范化管理等领域的研究均取得一定进展，制订出了适合我国GDM的诊断标准和管理规范。另外，罹患GDM的妇女远期发生2型糖尿病的几率明显增高，同时，暴露于高血糖环境中胎儿青少年期以及成年患2型糖尿病的危险性也明显增加，许多医学中心陆续开展多学科联合GDM母、儿产后远期追访和干预但仍存在许多问题，所以，妊娠合并糖尿病的临床管理与研究方面均值得进一步重视并加以深入探讨。

第一节　妊娠期糖尿病诊断的现状和争议

妊娠前糖尿病患者在孕前大多数有多饮、多食、多尿、消瘦等症状，且血糖明显升高，根据其特征分为1型糖尿病、2型糖尿病以及特殊类型糖尿病。孕前糖尿病的诊断依据空腹血糖升高和（或）口服葡萄糖后血糖升高。另外，介于"正常"与"糖尿病"之间的血糖值定义为糖耐量异常（impaired glucose tolerance，IGT）和空腹血糖异常（impaired fasting glycemia，IFG），见表21-1。

表21-1　WHO糖尿病诊断标准

	空腹血浆葡萄糖（FPG）		2小时葡萄糖
IFG	6.1~6.9mmol/L		
IGT	≤7.0mmol/L	并且	7.8~11.0mmol/L
糖尿病	≥7.0mmol/L	或	≥11.1mmol/L

注：以上血糖浓度均为75g口服葡萄糖耐量试验的静脉血浆血糖

妊娠前未进行过血糖检查妊娠期首次检查时血糖升高，达到下列标准也应诊断为孕前糖尿病，见表21-2。

表21-2　糖尿病合并妊娠的诊断标准

血糖测量	诊断标准
FPG或	≥7.0mmol/l（126mg/dl）
GHbA1C或	≥6.5%（DCCT/UKPDS标化）
随机血糖*	≥11.1mmol/l（200mg/dl），且出现症状

* 随机血糖升高，无自觉症状者，次日复查FPG或者GHbA1c，达到上述标准，即可诊断

尽管，美国已将糖化血红蛋白（GHbA1c）≥6.5%作为糖尿病诊断标准之一。我国由于检测方法很难统一及进行标准化，目前尚未将GHbA1c作为糖尿病诊断标准。因此，不建议孕妇在妊娠期常规进行该项检查。

近年关于GDM诊断方法和诊断标准进行了许多研究，阐述如下。

一、妊娠期糖尿病的诊断标准的变迁

GDM是指妊娠期发生的不同程度的糖代谢异常。1979年WHO将其列为糖尿病的独立类型。GDM的病因尚未完全明确，国内外多项研究表明GDM孕妇以后发生2型糖尿病（T2DM）的危险性明显增加，认为GDM是T2DM的早期阶段。目前认为妊娠期糖尿病的发生机制与2型糖尿病类似主要与胰岛素抵抗以及胰岛B细胞功能缺陷有关。妊娠期间存在不同程度的胰岛素抵抗，近期研究发现，除胎盘分泌多种激素在外周组织中有较强的拮抗胰岛素功能外，胎盘产生的肿瘤坏死因子-α、瘦素、脂联素以及其他细胞因子也增加了孕期胰岛素抵抗。遗传因素与GDM的发生具有一定相关性。

GDM的诊断标准的制订始于1964年O'Sullivan等的研究，几经修改，演变成美国国家糖尿病资料组（National Diabetes Data Group，NDDG）标准和美国糖尿病学会（American Diabetes Association，ADA）标准，此前已沿用多年。然而，一方面，传统的GDM诊断

标准的制订缺乏对于妊娠结局的考虑,另一方面,孕前糖尿病和GDM在诊断、治疗和预后等方面都存在差异,针对以上问题,国际糖尿病与妊娠研究组(International Association of Diabetes and Pregnancy Study Groups,IADPSG)基于对高血糖与妊娠不良结局关系的研究(the hyperglycemia and adverse pregnancy outcome study,HAPO)的分析,2010年建议GDM采用新的诊断模式和诊断标准。ADA自2011年已经推荐采纳IADPSG标准为GDM新的诊断标准。北京大学第一医院对14 593例孕妇的回顾性研究分析结果同样提示:与NDDG标准相比,按照IADPSG标准妊娠期高血糖的发病率将明显增加,按该标准诊断出的高血糖孕妇如果未进行管理其围产期并发症也明显增加。理论上新增加的患者多数可以通过单纯饮食控制达到血糖控制满意,提示在我国采用IADPSG标准是合理的。

二、推荐的GDM诊断标准

WHO自2010年组织全球专家进行GDM诊断标准的修改,经过几次讨论修订,2013年WHO制订的GDM诊断标准如图21-1所示。

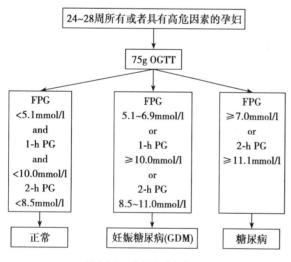

图21-1 GDM诊断标准

我国GDM的卫生部行业标准(2011年)如下:

妊娠期首次检查均应进行FPG检测,FPG≥7.0mmol/l,直接诊断为孕前漏诊的糖尿病,一旦诊断立即启动治疗。GDM诊断标准和方法如下:

(1)有条件的医疗机构,在妊娠24~28周,应对所有尚未被诊断为糖尿病的孕妇,进行75g葡萄糖耐量试验(oral glucose tolerance test,OGTT)。

75g OGTT的诊断标准:空腹及服糖后1、2小时的血糖值分别为5.1mmol/L、10.0mmol/L、8.5mmol/L。任何一点血糖值达到或超过上述标准即诊断为GDM。

(2)孕妇具有GDM高危因素或者医疗资源缺乏地区,建议妊娠24~28周首先检查FPG。FPG≥5.1mmol/L,可以直接诊断为GDM,不必再做75g OGTT。而4.4mmol/L≤FPG<5.1mmol/L者,应尽早做75g OGTT。FPG<4.4mmol/L孕妇发生GDM机会少,也可暂时不行OGTT。

(3)孕妇具有GDM高危因素,首次OGTT结果正常者,必要时在孕晚期重复OGTT。未定期孕期检查者,如果首次就诊时间在孕28周以后,建议初次就诊时进行75g OGTT或FPG。

我国多中心研究数据显示,对于资源匮乏的地区,如果妊娠24周后先进行FPG检查,如果FPG≥5.1mmol/L,直接诊断GDM,FPG<4.4mmol/L,可暂不进行75g OGTT,仅对4.4mmol/L≤FPG<5.1mmol/L者进行75g OGTT,上述GDM诊断策略可以减少将近50%孕妇免于75g OGTT。

第二节 妊娠期高血糖对母、儿的近远期影响

无论妊娠前已经存在的糖尿病或妊娠期发现的血糖增高,如果孕期血糖得到较好的控制,母、儿的严重合并症明显降低,预后可得到明显改善。但不同程度糖代谢异常其对母、儿的影响存在差异,妊娠前患有糖尿病者尤其合并微血管病变者,其孕期并发症如子痫前期、早产发生率仍高,围产儿死亡率仍较高。GDM孕妇近期并发症少,主要导致胎儿宫内过度发育,但GDM母儿远期发生糖尿病风险增加,是目前关注的重点。

一、孕前糖尿病母、儿并发症

妊娠可加速糖尿病并发症如视网膜病变和肾病的进展。妊娠期血糖控制理想可减缓糖尿病并发症的病情发展。孕前糖尿病者其胎儿先天性畸形、流产、不明原因胎死宫内等发生增加。已证实孕前和孕期严格的血糖控制可降低胎儿并发症和围产儿死亡的发生。胎儿先天性畸形仍被认为是糖尿病孕妇围产儿死亡的主要原因之一,妊娠晚期不明原因的胎儿死亡仍然是临床上需要面对的一大难题。

1. **妊娠会加重糖尿病微血管病变吗** 发病早于30岁、病程长达20年的糖尿病者几乎都有视网膜病变,其中一半是增生期视网膜病变。微小或早

期视网膜病变者妊娠期病变进展的可能性极小。大约一半的增生期视网膜病变者妊娠期病情将会发展，妊娠期高血压和子痫前期均会增加视网膜病变进展。对中、重度非增生期视网膜病变者，起初的严格血糖控制也许会导致视网膜病变的发展，应增加眼底检查的次数。

糖尿病肾病的发病率随糖尿病病程延长而增加，病程长达15年以上，约25%糖尿病合并肾病。妊娠对糖尿病肾病的影响取决于妊娠前的肾功能。一般而言，妊娠前肾功能正常的妇女，极少发生妊娠期肾功能恶化。妊娠前肾小球滤过率已明显下降的妇女，妊娠期肾功能进一步下降的风险极高，不适宜妊娠。糖尿病并发肾病者先兆子痫、胎儿发育受限和早产的发生率增加。

2. **妊娠期高血糖与子痫前期** 国、内外资料分析显示：孕前糖尿病者子痫前期发生率达30%以上，糖尿病合并慢性高血压或肾病者，子痫前期发生率高达42%～54%。另外，孕前糖尿病患者的病程长度、孕前血糖控制情况均与子痫前期的发生密切相关，糖尿病者并发肾病或微量蛋白尿均能增加孕期子痫前期的发生。所以，应加强妊娠前患有糖尿病尤其伴有高血压、肾病等微血管病变者的管理。

3. **糖尿病酮症酸中毒（DKA）** DKA是糖尿病孕妇的严重并发症，北京大学第一医院DKA的资料研究显示，妊娠合并DKA围产儿死亡率高达40%，可见DKA仍是目前造成糖尿病孕妇胎儿死亡的重要原因之一。妊娠期DKA主要见于1型糖尿病，偶尔1型糖尿病首次表现是妊娠合并酮症酸中毒。孕期胰岛素抵抗的增强可能是孕期DKA高发的原因，随着孕周的增长，机体对胰岛素抵抗逐渐增加并在孕26～34周达到高峰，易并发DKA，使用胰岛素治疗的糖尿病者，此时需要及时调整胰岛素的用量来控制血糖。其他诱因包括：新发糖尿病、感染、患者依从性差、胰岛素泵失效、应用β受体兴奋剂抑制宫缩和糖皮质激素等。加强孕期管理，尽早诊断糖尿病，孕期严密监测、控制血糖并避免DKA的诱因，能有效防止孕期DKA的发生。

4. **羊水过多** 羊水过多被认为是糖尿病孕妇并发症之一。羊水过多的确切机制尚不十分清楚，可能与胎儿先天性畸形、羊水葡萄糖浓度高致渗透压增加或胎儿多尿有关。羊水轻度过多并不提示是高危妊娠。对40 000多糖尿病妇女数据库中所有羊水过多病例的回顾分析表明羊水过多的发生率是1%。

5. **手术产与产伤** 孕妇患有糖尿病剖宫产分娩的几率增加，约为25%～80%，下列因素与剖宫产率高相关，包括早产、巨大儿和糖尿病并发症如并发肾病。糖尿病孕妇发生肩难产的几率是非糖尿病的6倍。Langer报道糖尿病孕妇胎儿出生体重大于4000g、肩难产的发生率4.9%。另有研究显示：经阴道分娩出生体重超过4500g的婴儿，8%并发严重的产伤（臂丛神经损伤或锁骨骨折）。

6. **胎儿先天性畸形与流产** 孕前糖尿病者胎儿患有先天性畸形率为3%～8%。糖尿病者孕前、早孕期高血糖是胎儿先天性畸形的主要因素。糖尿病母儿的先天性畸形未能构成明确的综合征。神经管缺陷和心脏畸形较非糖尿患者群更常见，尾部退化（或骶骨发育不全）发生率是非糖尿病的200～400倍。大规模的早孕期糖尿病研究（diabetes in early pregnancy study）包括来自妊娠21天内的孕妇，糖尿病者胎儿先天性畸形的发生率高于非糖尿病，但该研究未能发现胎儿先天性畸形发生风险与平均血糖或糖化血红蛋白的关系。随机前瞻糖尿病控制与并发症研究（diabetes control and complications trial）证实及时严格控制血糖组，自然流产和先天性畸形的发生率与非糖尿病患者群相接近。高血糖或由其引发的一些代谢紊乱对发育中的胚胎起主要作用，严格控制受孕和胚胎形成期的血糖，降低了糖尿病母儿先天性畸形的发生率。

糖尿病合并妊娠流产增加，且与血糖控制程度密切相关，早孕期HbA$_{1c}$与流产密切相关。糖尿病控制与并发症研究（diabetes control and complications trial）表明严格的血糖控制可以降低糖尿病孕妇的自然流产率。

7. **胎儿生长发育** 20%到40%的糖尿病母儿出生体重大于90百分位。胎儿异常始于孕20周。在出生体重、身长接近的情况下，糖尿病儿较非糖尿病儿的脂肪明显增多、肩宽、头肩比偏小。主要与孕妇的高血糖导致胎儿高血糖，使胎儿胰腺B细胞增生和胰岛素浓度升高相关。自妊娠20周起，在糖尿病孕妇脐带血和的羊水中均可测得胰岛素水平升高。孕妇餐后高血糖峰值在决定巨大儿发生方面比平均的血糖水平更重要。对于糖尿病和非糖尿病妇女，晚孕期餐后血糖水平并非空腹血糖与胎儿大小和出生体重相关。糖尿病孕妇，平均餐后血糖大于6.7mmol/L，巨大儿发生率是30%。

8. **围产儿死亡** 糖尿病合并妊娠者围产儿死亡率高于一般孕妇的围产儿死亡率。主要因先天性畸形所致。其次是与先天性畸形不相关的胎死宫内。一般来讲,孕期"血糖控制差"与胎儿死亡相关。动物模型中,胎儿高糖血症导致耗氧增加,最终导致缺氧和酸中毒。而且,血糖控制差的孕妇氧和血红蛋白解离曲线左移导致在组织中红细胞运氧能力下降,加重胎儿慢性缺氧。胎儿心动过速,尤其是伴有胎儿肥厚梗阻型心肌病,可能是一些糖尿病孕妇胎儿死亡的原因。目前原因未明的胎死宫内仍然难以预测或预防。

9. **新生儿合并症** 糖尿病合并妊娠可导致许多新生儿并发症。糖尿病控制很好的孕妇,新生儿早期低血糖的发生率仍然很高,尤其糖尿病病程较长的孕妇。低钙血症和低镁血症也较常见。原因尚不清楚。妊娠期严格的血糖控制可减少低钙血症发生。糖尿病母儿脐带血中促红细胞生成素水平较高,造成红细胞增多症。增加的红细胞可导致新生儿高胆红素血症。一般认为,糖尿病母儿易发生呼吸窘迫综合征,但近年较多的资料(主要来自孕期血糖控制好的孕妇)并未显示该并发症增加。对于血糖控制好的足月妊娠,不需要做胎儿肺成熟度试验,因为并发呼吸窘迫的新生儿不到1%,而且,主要见于血糖未控制或未早产分娩。

胎儿高胰岛素血症可造成心肌尤其是室间隔的肥厚。糖尿病母儿心室肥厚是非对称的,只有超声心动图可以发现。据估计,30%的胎儿有心肌肥厚。妊娠期严格的血糖控制可降低心肌肥厚发生率。新生儿这种心肌肥厚是可逆的,通常预后较好,在产后6个月可以逐渐恢复。

二、GDM 的母、儿并发症

GDM 孕妇病情程度相对轻,尤其,采用新的诊断标准后,其对母儿结局的影响倍受关注。GDM者的血糖增高主要发生在妊娠中、后期,如果不进行控制孕妇高血糖主要导致胎儿高胰岛素血症以及胎儿过度发育。研究表明:20%到30%未经治疗的 GDM 孕妇所分娩的新生儿体重大于4000g。大约4%的 GDM 孕妇的胎儿出生体重大于4500g。当然经过孕期治疗 GDM 者胎儿出生体重可得到控制,巨大儿发生率降低。不需要胰岛素治疗血糖控制理想的 GDM 者,其围产儿死亡率极低。病情程度较重的 GDM 其围产儿并发症与孕前糖尿病对围产儿的影响相似。

GDM 者血糖升高程度轻,孕妇并发症少见,GDM 是否增加子痫前期和非蛋白尿高血压的发生存在着争议。北京大学第一医院研究显示,GDM组子痫前期发生率为8.7%,同期所有孕妇子痫前

期的发生率为6.57%。GDM 孕妇分娩后5年2型糖尿病的累加发生率明显增加。曾患 GDM 的妇女通过改变产后生活方式并且通过定期随访可以达到减少或早期识别2型糖尿病的目的。

因此,妊娠期高血糖的管理关乎母婴近、远期的转归,是内分泌科、产科、营养科等临床科室面临的严峻挑战。

第三节 妊娠合并糖尿病处理的循证依据

妊娠合并糖尿病对母儿的影响除与糖代谢异常的程度相关外,孕期血糖的管理对减少母、儿并发症发生起十分重要的作用。近年来,针对轻型糖代谢异常是否增加母儿不良结局的发生以及是否需要进行临床干预提出质疑。澳大利亚学者(2005年)对1000名 GDM 患者,进行了一项前瞻性、随机对照研究(RCT)表明,经过临床干预治疗的 GDM者其巨大儿、剖宫产率等并发症发生率明显低于不进行治疗组。2009年美国一项随机对照研究,针对空腹血糖<5.3mmol/L 的轻型 GDM,经过干预母儿并发症也呈现明显降低。经多次讨论我国妊娠合并糖尿病诊治规范草案已经发表,其中处置原则多数是基于专家经验,尚缺乏国内 RCT 研究结果支持。所以,今后在遵照现有国内妊娠合并糖尿病的诊治规范的同时,应不断组织国内学者进行多中心、大样本前瞻性研究,以便利用来自我国研究结果不断对现有推荐方案加以修改和完善。

一、糖尿病患者的孕前咨询

由于妊娠前患有糖尿病者,其管理主要目标是通过加强孕前咨询、控制孕前血糖接近正常后再妊娠。美国妇产科医师学院(ACOG)明确指出,糖尿病患者孕前咨询具有重要意义,将其孕前及整个孕期血糖控制至正常水平,可以减少自然流产、胎儿畸形、巨大儿、胎死宫内及新生儿并发症。妊娠前患有糖尿病者尤其合并微血管病变,如糖尿病肾病、视网膜病变,如果妊娠前及孕期管理不佳,母、儿预后极差。因此,应在孕前或孕早期对糖尿病患者进行血压、肾功能、眼底检查和糖化血红蛋白(HbA1c)检查,首先确定其是否适合妊娠,并在整个孕期严密监测其发展变化。糖尿病患者已并发严重心血管病变、肾功能减退或有增生性视网膜病变者应避孕,若已妊娠,应尽早终止。糖尿病肾病者,如果24小时尿蛋白定量小于1g,肾功能正常

者,或者增生性视网膜病变已接受治疗者,均可以妊娠。准备妊娠的糖尿病患者,妊娠前最好将血糖调整到正常水平。在孕前使用口服降糖药者,最好在孕前改用胰岛素控制血糖达到或接近正常后再妊娠。40%的1型糖尿病妇女可能合并甲状腺疾病,孕前应常规测定甲状腺功能。

二、妊娠期治疗原则

孕期糖尿病的管理包括饮食、运动和胰岛素治疗,目标将血糖控制到满意水平。孕妇在早、中孕期应每2周产检一次,28~30周后每1~2周进行产检。门诊确诊为GDM者,应立即采取医学营养治疗以及运动干预,并监测FBG及餐后2小时血糖,血糖仍异常者,收入院。随着GDM发生率不断增加,如何在GDM诊断后尽快将其血糖控制达标十分重要。由于我国目前缺乏围产期营养专业人员,针对此临床现状,北京大学第一医院于2011年在国内率先成立GDM一日门诊,并将此管理模式进行推广。通过对新诊断GDM患者集中一天进行糖尿病教育、饮食和运动指导以及自我血糖监测等,使得GDM孕妇尽早得到血糖控制并学会自我血糖监测和合理饮食及运动管理。另外,在世界糖尿病基金(World Diabetes Foundation,WDF)支持下,妊娠期糖尿病规范化诊治项目组自2011年至今,已经在全国近二十个城市进行了妊娠合并糖尿病规范化诊断治疗培训,旨在提高广大医护工作者对GDM的临床诊断和管理能力。

1. 医学营养治疗(medical nutrition therapy, MNT) 妊娠期间MNT原则如下:营养师应针对不同孕妇制订个体化的营养方案。正常体重的孕妇每天需要30~35kcal/kg热量;低于标准体重90%以下的孕妇适量增加热量摄入,每天需要30~40kcal/kg;而达到标准体重120%以上的孕妇应控制热量摄入,每天需要24kcal/kg。单胎妊娠的孕妇妊娠中晚期比非孕期每天所需的热量增加200kcal。在热量组成中,复合高纤维碳水化合物占50%~55%,蛋白质占20%~25%,脂肪占30%左右,以不饱和脂肪为主。在热量分配方面,应实行少量、多餐制,每日分5~6餐,早餐占10%~20%,午餐占20%~30%,晚餐占20%~30%,各种加餐共占30%,特别睡前加餐可减少夜间低血糖的发生。糖尿病孕妇适量摄取人工甜味料如糖精是安全的。应鼓励孕妇每周1~3日饮食摄入情况记录,以有助于饮食、运动、胰岛素剂量的调整。

饮食控制3~5天后测定24小时血糖(血糖轮廓试验):包括0点、三餐前半小时及三餐后2小时血糖水平和相应尿酮体。严格饮食控制后出现尿酮体阳性,应重新调整饮食。

妊娠期高血糖的控制目标:餐前血糖≤5.3mmol/L;餐后1小时血糖≤7.8mmol/L;餐后2小时血糖≤6.7mmol/L;对于孕前已患有1型或2型糖尿病的患者:餐前、睡前和夜间的血糖控制目标为3.3~5.4mmol/L;餐后血糖峰值控制在5.4~7.1mmol/L;HbA$_{1c}$<6.0%;并且要尽量避免低血糖的发生。Parretti等曾对正常孕妇妊娠28~38周的血糖变化进行了研究,结果表明正常孕妇的血糖在28周至38周餐后血糖峰值均低于6.0mmol/L。由此可见,目前推荐的妊娠期高血糖的控制目标合理并不存在制定界值过低的情况。

2. 妊娠期胰岛素应用的指征 经过MNT和适当运动,凡血糖高于上述推荐范围时,应及时加用胰岛素。根据孕妇血糖水平,个体胰岛素的敏感性,合理应用胰岛素。血糖调整到正常后,每周监测血糖变化,孕妇胰岛素的用量随着孕周的增长而逐渐增加,在孕28~34周增加较为明显。胰岛素控制孕妇血糖的治疗目标为尽量把血糖控制在孕期推荐的正常范围,孕期HbA1C≤6%。

常用的胰岛素剂型:人工合成基因重组人胰岛素,孕期应用不易产生抗体。近些年胰岛素的一些新剂型也不断应用于妊娠期,如人胰岛素类似物(超短效胰岛素),该剂型与常规短效胰岛素相比,起效、达高峰时间均较快,维持时间短,餐前即刻给药,应用方便,餐前低血糖发生率减少,使得孕妇依从性和满意度提高。中长效胰岛素限制肝脏葡萄糖合成从而降低空腹及两餐之间的血糖。中效胰岛素可用于睡前单独注射或在早餐前及晚餐前与短效或速效胰岛素同时注射。但一般更倾向于睡前注射,目的是防止发生夜间低血糖。不同剂型胰岛素的起效、达峰及持续作用时间(表21-3)。

表21-3 常用胰岛素剂型的作用特点

剂型	起效时间	高峰时间	持续时间
超短效胰岛素	1~15分钟	1~2小时	4~5小时
普通短效胰岛素	30~60分钟	2~4小时	6~8小时
胰岛素锌混悬液	1~3小时	4~8小时	13~20小时

3. 妊娠期口服降糖药安全性评价 以往口服降糖药一直被列为妊娠期禁用,基于第二代磺脲类口服降糖药中格列苯脲胎盘透过率极低,2000年Langer等进行一项RCT研究,将格列苯脲用于GDM妊娠中、晚期血糖控制。结果显示,格列苯脲

在妊娠期应用既有效又安全。同时，口服格列苯脲使用方便，治疗所需费用也低于胰岛素治疗。美国、欧洲以及日本等许多国家均将该药用于妊娠期控制血糖，证实上述研究结果。尽管该药在国外已经应用于临床长达十年，但国内至今仍未将该药应用于 GDM 的控制，所以，我国应逐渐将此药应用于临床，并不断总结评价其临床应用的效果。如果在不久的将来格列苯脲这种既有效且费用又低的方法广泛应用于妊娠糖尿病的治疗，将能节省一定的医疗资源。

其他口服降糖药如二甲双胍属于 FDA 的 B 类药物，目前国外已经陆续有许多关于该药在妊娠期应用报道，孕前以及孕期应用该药并不增加胎儿畸形等发生，但缺少关于该药对胎儿远期影响的评价。

三、孕期母儿的监测

1. **妊娠期血糖监测** 孕期只需饮食控制者，血糖正常后，应每周至少监测一天中三餐后血糖。需要胰岛素或药物治疗者，每周至少监测一天三餐前、后以及夜间末梢微量血糖。孕妇可以在家进行血糖监测。血糖控制不理想时查尿酮体。

2. **连续动态血糖监测（CGMS）** 主要适用于血糖严重升高以及血糖波动较大的糖尿病患者的血糖监测，不适合临床上广泛孕期血糖监测及血糖控制评价的应用。

GHbA1c：反映取血前 2～3 个月血糖控制的平均水平，糖尿病合并妊娠者，应在早、中、晚孕期分别测定一次。

糖尿病伴有微血管病变合并妊娠者应在妊娠早、中、晚三个阶段进行肾功能、眼底检查和血脂测定。GDM 者在确诊时查血脂，血脂异常者定期复查。

需要应用胰岛素的糖尿病孕妇，自孕 32 周起，每周进行 1 次 NST，孕 36 周后每周 2 次 NST。

3. **B 超检查** 妊娠 20～22 周常规 B 超检查，除外胎儿畸形。妊娠 28 周后应每 4～6 周复查 1 次 B 超，了解胎儿发育、羊水量以及胎儿血流等。

四、分娩时机及方式

（一）分娩时机

1. 无妊娠并发症的单纯饮食控制血糖可达标，胎儿监测无异常的情况下，预产期后再考虑终止妊娠。

2. 应用胰岛素治疗的 GDM 或孕前糖尿病者，

如果血糖控制良好，应密切监测母儿情况，不建议孕 39 周前终止妊娠。

3. 有死胎、死产史；或并发先兆子痫、羊水过多、胎盘功能不全者确定胎儿肺成熟后及时终止妊娠。

4. 糖尿病伴微血管病变者，孕 37 周后入院，促胎儿肺成熟后及时终止妊娠。

（二）分娩方式

糖尿病本身不是剖宫产的指征，应制订分娩计划，产程中密切监测孕妇血糖、宫缩、胎心变化，避免产程过长。

选择性剖宫产手术指征：糖尿病伴微血管病变、合并重度先兆子痫或胎儿生长受限（FGR）、胎儿窘迫、胎位异常、剖宫产史、既往死胎、死产史。孕期血糖控制不好，胎儿偏大者，应适当放宽剖宫产手术指征。

五、产程及产后胰岛素的应用

择期剖宫产或临产后，应停用所有皮下注射的胰岛素，密切监测产程中血糖，每 2 小时测定血糖，维持血糖在 4.4～6.7mmoL/L。血糖升高时检查尿酮体的变化，根据血糖水平，决定静脉点滴胰岛素的用量。

产后胰岛素应用：产后复查 FBG，FBG ≥ 7.0mmol/L（126mg/dl），检查餐后血糖，根据血糖水平决定胰岛素用量。妊娠期需要胰岛素治疗的糖尿病患者产后输液可按每 3～4g 葡萄糖加入 1U 胰岛素比例，输液过程中，动态监测血糖水平。产后应用抗生素预防感染。应鼓励所有糖尿病患者产后母乳喂养。

六、新生儿处理

1. 新生儿生后易出现低血糖，出生后 30 分钟内进行末梢血糖测定。

2. 新生儿均按高危儿处理，注意保暖和吸氧等。

3. 提早喂糖水、开奶，动态监测血糖变化以便及时发现低血糖，必要时 10% 的葡萄糖缓慢静点。

4. 常规检查血红蛋白、血钾、血钙及镁、胆红素。

5. 密切注意新生儿呼吸窘迫综合征的发生。

七、GDM 产后管理

尽管大多数 GDM 患者产后糖代谢异常能够恢复，曾罹患 GDM 者远期发生糖尿病的总的相对危险度是 6.0(95% CI 4.1~8.8)。因此,建议所有 GDM 患者产后 6~12 周应进行血糖检查以重新进行糖尿病的分类。产后 FBG 正常的 GDM 者,进行 OGTT 检查,产后 OGTT 试验方法和诊断标准应与非孕期相同。产后 OGTT 正常者每 2 至 3 年至少检查一次血糖,产后 IFG 或 IGT 者应该每年检查血糖,以便及时发现糖尿病。为提高 GDM 的产后随访率,应加强对 GDM 患者的教育,提高其自身对产后随访的重视,增加其依从性。联合内分泌医师和社区医务人员,加强 GDM 者产后的追访和规范化的管理。对具有 GDM 史者应通过对其生活方式干预主要指合理膳食营养,个体化运动计划,保持体重在正常范围以减少或推迟 GDM 者发展成为 2 型糖尿病。

Vohr 等对 GDM 母亲所分娩胎儿进行的研究结果显示:在胎儿 1 岁时,GDM 母亲所分娩的大于胎龄儿的体重指数、腰围和腹部皮肤褶皱厚度均较其他研究组高;在 4~7 岁时,GDM 母亲所生的大于胎龄儿的体重指数、腰围和腹部皮肤褶皱厚度仍较 GDM 组适于胎龄儿高;后续研究结果显示,当 GDM 组大于胎龄儿成长到 11 岁时,其患代谢综合征的患病率为 15%,远高于 GDM 组适于胎龄儿(5.3%)、非 GDM 组大于胎龄儿(3.0%)、及非 GDM 组适于胎龄儿(4.2%)。所以,也应加强对暴露高血糖后代的随访管理,减少其肥胖和糖尿病的发生。

(杨慧霞 魏玉梅)

参 考 文 献

1. 李楠,杨慧霞,翟桂荣,等.门冬胰岛素与人胰岛素对妊娠合并糖代谢异常患者的有效性及安全性.中华糖尿病杂志,2011,3(5):384-388

2. 苏世萍,张岱,刘春红,等.妊娠期糖尿病一日门诊管理实践与效果.中国护理管理,2012,12(7):66-68

3. 孙伟杰,吴红花,杨慧霞,等,妊娠期高血糖患者产后糖代谢和脂代谢转归及其影响因素.中华围产医学杂志,2011,14(4):204-209

4. 宋依临,杨慧霞.妊娠期糖尿病孕妇不同血糖监测方法的评价.中华妇产科杂志,2012,47(10):797-799

5. 王晶,孙伟杰,杨慧霞.糖化血红蛋白在妊娠合并糖尿病诊治中的应用价值.中华围产医学杂志,2012,15(10):622-625

6. 魏玉梅,杨慧霞.口服降糖药妊娠期应用评价.中国实用妇产科杂志,2007,23(6):414-416

7. 魏玉梅,杨慧霞.妊娠期糖尿病不同诊断标准适宜性的比较.中华妇产科杂志,2011,46(8):578-581

8. 魏玉梅,张静,杨慧霞.糖尿病孕妇胎盘胰岛素生长因子 2 和其交互印迹基因 H19 表达及印迹状态变化,中华糖尿病杂志,2012,7(7):416-420

9. 杨慧霞,张眉花,孙伟杰,等.妊娠期糖代谢异常孕妇并发子痫前期的相关因素探讨.中华妇产科杂志,2005,40(9):577-580

10. 翟桂荣,杨慧霞.新型胰岛素在孕期应用的评价.中国实用妇产科杂志,2008,24:4

11. Cheung N, Population health significance of gestational diabetes. Diabetes Care,2003,26(7):2005-2009

12. Kim C, Newton M, Knopp H. Gestational diabetes and the incidence of type 2 diabetes:a systematice view. Diabetes Care,2002,25(10):1862-1868

13. Cunningham G, Leveno J, Bloom L, et al. Williams Obstetrics. Dallas:McGRAW-Hill,2005

14. Crowther A, Hiller E,. Moss R, et al. Effect of treatment of gestational diabetes mellitus on pregnancy outcomes. N Engl J Med,2005,352(24):2477-2486

15. Fan Z, Yang H, Gao L, et al. Pregnancy outcome in gestational diabetes. International Journal of Gynecology and Obstetrics,2006,94(1),12-16

16. ACOG Practice Bulletin. Pregestational diabetes Mellitus. Obstet Gynecol,2005,105;675-685

17. Langer O, Conway 1, Berkus M, et al. A comparison of glyburide and insulin in women with gestational diabetes mellitus. N Engl J Med,2000,343(16):1134-1138

18. Kahn F, Davies K, Lynch M, et al. Predictors of glyburide failure in the treatment of gestational diabetes. Obstet Gynecol,2006,107(6):1303-1309

19. Lauenborg J, Hansen T. Increasing Incidence of Diabetes After Gestational Diabetes. Diabetes Care,2004,27(5):1194-1199

20. Karen V, Smirnakis, et al. Postpartum diabetes screening in women with a history of gestational diabetes. Obstet & Gynecol,2005,106(6):1297-1303

21. Ontoro N, Myers P, Mestman H, et al. Outcome of pregnancy in diabetic ketoacidosis. Am J Perinatol,1993,10(1):17-20

22. International Association of Diabetes and Pregnancy Study Groups Consensus Panel. International Association of Diabetes and Pregnancy Study Group recommendations on the diagnosis and classification of hyperglycemia in pregnancy. Diabetes Care. 2010.33(3):676-682

23. Yang X, Diagnostic criteria for gestational diabetes mellitus (WS 331-2011), Chinese Medical Journal, 2012, 125(7):1212-1213

24. Wei M, Yang X, Diagnosis and management of gestational diabetes mellitus in China, Chinese Medical Journal, 2012, 125(7):1206-1208

25. Zhu W, Yang X, Wei M, et al, Evaluation of the Value of Fasting Plasma Glucose in First Prenatal Visit to Diagnose Gestational Diabetes Mellitus in China, Diabetes Care, 2013, 36(3):586-590

26. Zhu W, Fan L, Yang X, et al. Fasting Plasma Glucose at 24-28 Weeks to Screen for Gestational Diabetes Mellitus: New evidence from China. Diabetes Care. 2013, 36(9):2038-2040

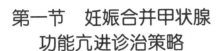

第二十二章 妊娠合并甲状腺疾病

第一节 妊娠合并甲状腺功能亢进诊治策略

妊娠合并甲亢的发生率约为 0.05% ~ 0.1%，其中 95% 为 Graves 病，其余还包括妊娠一过性甲状腺毒症和其他原因导致的甲亢。诊断依据包括心动过速、甲状腺肿、震颤、眼球突出和在摄入充足食物后体重不增长等临床症状，实验室确诊是通过显著的促甲状腺激素(TSH)降低伴随游离 T_4(fT_4)升高。如 TSH 受体刺激性抗体(TRAb)阳性，则考虑 Graves 病。

近几年妊娠合并甲状腺功能减退的新观点较多，而甲亢方面无特殊进展。本章节就妊娠合并甲亢的诊治中常常引起困惑的几个问题进行探讨。

一、妊娠早期 TSH 水平下降是否诊断甲亢

人绒毛膜促性腺激素(hCG)分泌在妊娠 8 ~ 10 周达到高峰，由于 hCG 与 TSH 有相同的 α 亚单位，相似的 β 亚单位和受体亚单位，所以对甲状腺细胞 TSH 受体有轻度刺激作用，血清学表现为 TSH 水平下降，T_4 增加。这种孕早期 hCG 与 TSH 的"镜像关系"，在孕中晚期随 hCG 下降，TSH 水平将逐渐回升。如果临床表现为心悸、焦虑、多汗等甲亢症状，但是无突眼，甲状腺自身抗体阴性，就称为妊娠期一过性甲状腺毒症(gestational transient thyrotoxicosis, GTT)，又称为妊娠甲亢综合征。多发生在早孕期妊娠剧吐的妇女，是由于一过性的大量 hCG 刺激促甲状腺激素受体造成。妊娠剧吐患者中有 2/3 发生 GTT，甲状腺功能检查结果异常，30% TSH 低至测不出，因此孕早期单纯 TSH 下降不能诊断甲亢。至妊娠 14 ~ 18 周 FT_4 恢复正常，因此妊娠期一过性甲状腺毒症多数病例只需对症治疗，不需抗甲状腺药物治疗。

二、妊娠期亚临床甲亢是否需要治疗

亚临床甲亢的特点是血清 TSH 水平异常降低而甲状腺激素在正常参考区间内，发生率 1.7%。持续性亚临床甲状腺毒症的长期影响包括骨质疏松、心血管疾病以及进展为显著的甲状腺毒症或甲状腺衰竭。目前研究表明亚临床甲亢与不良妊娠结局无关。因此，在妊娠期间不必进行治疗，因为抗甲状腺药物会进入胎儿体内。确诊了亚临床甲亢的妇女，只要定期监测即可，将近一半的人最终促甲状腺激素浓度会达到正常。

三、妊娠期甲亢用药的选择及其副作用

妊娠期甲状腺功能亢进几乎都可以用硫脲类药物控制。首选丙硫氧嘧啶(PTU)，尽管缺乏流行病学研究表明 PTU 较其他硫脲类更加安全。PTU 可以减少甲状腺素生成，抑制 T_4 到 T_3 的转化。所有抗甲状腺药物均能透过胎盘，但丙硫氧嘧啶相对比甲巯咪唑更不易通过胎盘，对胎儿影响较小。孕早期应用卡比马唑或甲巯咪唑与少见的胎儿异常有关，如先天性表皮发育不全、鼻后孔和食管闭锁、颜面畸形等。

PTU 通常从每天 50 ~ 300mg 开始给药。有明显的甲状腺毒症的孕妇可推荐更高的剂量。在甲亢治疗的最初 2 ~ 3 个月，血清 fT_4 被认为能比 TSH 更好地反映甲状腺状态。治疗目标为使用最小的剂量，在尽可能短的时间内达到和维持血清 fT_4 在正常非孕期正常值上限或略高于上限，TSH 处于或略低于对应孕期的 95% 可信区间。

PTU 的副作用包括暂时性的白细胞减少症和肝功能损伤等。暂时性的白细胞减少症可见于高达 10% 的应用抗甲状腺药物的妇女，但是不需要终止妊娠治疗。

四、除了药物治疗，妊娠期甲亢是否可选用其他治疗措施

对于极少数不能坚持药物治疗或药物治疗被证实有毒性者可以考虑选择甲状腺切除手术治疗。但这在孕期不做为常规治疗方法。适应证包括：

（1）对抗甲状腺药物过敏。

（2）需要大剂量药物才能控制甲亢。

（3）患者对药物依从性差。

手术的最佳时机是妊娠中期。

术前推荐使用β受体阻滞剂和短期碘化钾溶液。

妊娠期禁用放射性碘治疗，母亲的治疗量就可引起胎儿甲状腺损害。因此，如果意外使用了这类药物，大多数临床医生建议行流产。所有暴露于碘治疗的新生儿都必须仔细进行甲减的评价。胎儿甲状腺功能减退的发生率取决于孕周和放射性碘的剂量。如果无足够的时间使得放射性衰退且妇女甲状腺功能恢复正常，孕前放射性碘治疗会引起胎儿畸形。国际放射防护委员会推荐妇女在接受放射性治疗后6个月内避免妊娠。

五、妊娠期甲亢的胎儿和新生儿甲状腺功能是否受到影响

在大部分妊娠合并甲亢的围产儿甲状腺功能正常。但是在一些病例中会发生甲亢或甲减。患Graves病孕妇生出的新生儿甲亢发生率约为1%，主要因胎盘透过的TRAb而出现伴甲状腺肿的甲亢，这些抗体在孕20周就会对胎儿甲状腺产生影响，严重者表现为非免疫性水肿和胎儿死亡。在一项包括72个患有Graves病孕妇的研究中，发现孕期未使用抗甲状腺药物或无甲状腺自身抗体的31个低危孕妇中，胎儿均未出现甲状腺肿，分娩时甲状腺功能均正常。而在分娩时服用抗甲状腺药或有甲状腺受体抗体的41个孕妇中，11个胎儿（27%）在妊娠32周时有超声证据显示有甲状腺肿大。这11个胎儿中7个被确诊为甲减，其余的是甲亢。如果出现胎儿甲亢，治疗方法是增加母体抗甲状腺药物剂量，如继发性母体出现药物性甲状腺功能减退，可再加用甲状腺素片，而甲状腺素不能通过胎盘。

暴露于母体过高甲状腺激素的新生儿可能出现一系列临床表现，但新生儿甲亢常是暂时的，只持续2~3个月，也需要短期的抗甲状腺药物治疗。

母体抗甲状腺药物的暴露也可能引起胎儿甲状腺肿性甲减。目前证据表明，硫脲类药物引起新生儿甲减的风险极小。239个接受治疗的甲亢妇女中，尽管母体的丙硫氧嘧啶剂量较高，仅有4个新生儿患有甲减。长期研究这些儿童智力和生理发育没有异常。如果确诊了甲减，胎儿可以通过减少母体抗甲状腺药物的使用来治疗，必要时可以进行羊膜腔内注射甲状腺激素。

六、如何诊断胎儿甲状腺功能异常

为了解胎儿有无甲亢，可在早孕期检测母体TRAb，中晚孕期复查。如果抗体持续滴度很高，应考虑胎儿甲亢的发生。建议定期超声检查监测胎儿生长、心率和甲状腺大小。可通过超声测量甲状腺体积判断甲状腺是否肿大。尽管有报道应对服用抗甲状腺药物或TRAb阳性的孕妇中常规进行胎儿甲状腺超声检测，但大部分研究者持反对意见。有人建议仅对进行过[131]I消融的孕妇进行胎儿抗体测定。当以上高危胎儿出现胎儿水肿、生长受限、甲状腺肿或心动过速等症状时，尤其是合并有Graves病的孕妇若在孕期出现以上情况，应当进行胎儿血液检查胎儿甲状腺功能。新生儿出生后第3~4天和7~10天应检测甲状腺功能。

七、甲状腺危象和甲亢性心脏病性心衰的治疗

甲状腺危象是一种急性、威胁生命的高代谢状态，在孕期很少发生。甲状腺危象属内科急症，孕妇死亡率高达25%。临床上表现为甲亢症状突然加重，高热，体温达39℃以上，心率加快140次/分钟以上，以及心律失常、心力衰竭、大汗淋漓、呕吐、腹泻伴有烦躁不安、谵妄、嗜睡、昏迷等精神症状。心衰主因甲状腺激素长期的心肌毒性效应引起的心肌病所导致，甲亢性心肌病的特点是高输出状态导致扩张性心肌病，在孕妇中比较常见。在未进行药物控制的甲亢妇女中，心衰的发生率是8%。有甲状腺功能亢进的孕妇心脏功能储备小，功能失代偿通常是子痫前期、贫血、感染所诱发。甲亢性心肌病变和肺动脉高压常常是可逆的。

甲状腺危象和心衰的治疗很相似，需要重症监护。特异性治疗包括1000mg的PTU口服或碾碎后通过鼻胃管给药。此后继续PTU每6小时200mg治疗。初始PTU给药1个小时后，给予碘剂抑制甲状腺释放T3和T4。方法是每8个小时静脉给500~1000mg的碘化钠；每8小时口服5滴过饱和碘化钾溶液（SSKI）；或每8小时口服10滴卢戈氏溶液。对于碘过敏史者，代以每6小时300mg的碳酸锂。大多数专家建议每6小时静脉给予2mg的地塞米松共四次，进一步阻断外周T4到T3的转化。如果给予β阻滞剂控制心动过速，必须考虑到其对心衰的作用。普萘洛尔，拉贝洛尔和艾司洛尔均已成功应用于分娩期。对于同时存在的重度子

痫前期,感染或贫血应该积极处理。

(孙瑜 杨慧霞)

参 考 文 献

1. Goodwin M, Montoro M, Mestman H. Transient hyperthyroidism and hyperemesis gravidarum: clinical aspects. Am J Obste Gynecol, 1992, 167(3): 648-652

2. Surks I, Ortiz E, Daniels H, et al. Subclinical thyroid disease: Scientific review and guidelines for diagnosis and management. JAMA, 2004, 291(2): 228-238

3. Casey M, Leveno J. Thyroid disease in pregnancy. Obstet 2006, 108(5): 1283-1292

4. Brent A. Clinical practice. Graves' disease. N Eng J Med, 2008, 358(24): 2594-2605

5. Clement M, Di E, Cassina M, et al. Treatment of hyperthyroidism in pregnancy and birth defects. J Clin Endocrinol Metab, 2010, 95(11): e337-341

6. National Academy of Clinical Biochemistry, NACB: Laboratory support for the diagnosis and monitoring of thyroid disease. Washington DC, 2002

7. Berg B, Nystrom H, Jacobsson L, et al. Radioiodine treatment of hyperthyroidism in a pregnant woman. J Nucl Med, 1998, 39(2): 357-361

8. Berlin L. Malpractice issues in radiology: Iodine-131 and the pregnant patient. AJR Am J Roentgenol, 2001, 176(4): 869-871.

9. Garsi P, Schlumberger M, Rubino C, et al. therapeutic administration of 131I for differentiated thyroid cancer: radiation dose to ovaries and outcome of pregnancies. J Nucl Med, 2008, 49(5): 845-852

10. Nachum Z, Rakover Y, Weiner E, et al. Graves' disease in pregnancy: Prospective evaluation of a selective invasive treatment protocol. Am J Obstet Gynecol, 2003, 189(1): 159-165

11. Luton D, Le I, Vuillard E, et al. Management of Graves' disease during pregnancy: The key role of fetal thyroid gland monitoring. J Clin Endocrinol Metab, 2005, 90(1): 6093-6098

12. O'Doherty J, McElhatton R, Thomas L. Treating thyrotoxicosis in pregnant or potentially pregnant women. BMJ, 1999, 318(7175): 5-6

13. Ranzini C, Ananth V, Smulian C, et al. Ultrasonography of the fetal thyroid: Nomograms based on biparietal diameter and gestational age. J Ultrasound Med, 2001, 20(6): 613-617

14. Brand F, Liegeois P, Langer B. One case of fetal and neonatal variable thyroid dysfunction in the context of Graves' disease. Fetal Diagn The, 2005, 20(1): 12-15

15. Sheffield S, Cunningham G. Thyrotoxicosis and heart failure that complicate pregnancy. Am J Obstet Gynecol, 2004, 190(1): 211-217

16. Siu W, Zhang H, Yung C, et al. Hemodynamic changes in hyperthyroidismrelated pulmonary hypertension: A prospective echocardiographic study. J Clin Endocrinol Metab, 2007, 92(5): 1736-1742

第二节 妊娠合并甲状腺功能减退症

妊娠期间,母体及胎儿对甲状腺激素的需求量增加,健康孕妇通过下丘脑-垂体-甲状腺轴的自身调节,可增加内源性甲状腺激素的产生和分泌,TT_4浓度大约增加20%~50%以维持正常甲状腺功能,hCG与TSH具有相似的结构,孕早期hCG的大量分泌也对母体甲状腺功能起重要作用。总之,对于一个正常的甲状腺来说,孕期胎盘绒毛分泌的hCG及垂体分泌的TSH共同刺激T_4及T_3的合成,以保证整个孕期甲状腺功能正常。部分孕妇的甲状腺激素产生不足以满足妊娠及胎儿生长发育的需要时,则表现为甲状腺功能的减退。

妊娠合并甲状腺功能减退症(hypothyroidism),简称甲减,是由于甲状腺激素合成和分泌减少或组织利用不足导致的全身代谢减低综合征。主要包括三种情况:临床甲减(clinical hypothyroidism,CH)、亚临床甲减(subclinical hypothyroidism,SCH)及低甲状腺素血症(hypothyroxinemia)。

在美国,妊娠合并临床甲减的患病率为0.3%~0.5%,国内报道1.0%。2010年8月完成的中国十城市(北京、成都、广州、贵阳、济南、南京、上海、沈阳、武汉、西安)甲状腺疾病和碘营养状况调查结果显示:育龄妇女的临床甲减、亚临床甲减和甲状腺过氧化物酶抗体(thyroid peroxidase antibody,TPOAb)阳性率分别为:0.77%、5.32%和12.96%。

导致妊娠合并甲减的最常见原因是自身免疫甲状腺炎,约占80%,其他还包括甲状腺手术和甲状腺功能亢进症[131]碘治疗后等。

一、妊娠合并甲减的危害

严重的临床甲减的女性生育率减低。未经治疗的甲减女性患者常由于月经迟发、不规则、量多、不排卵等原因而导致不孕,即使妊娠,妊娠合并甲减患者也易并发流产、早产、胎儿生长受限(FGR)、胎儿畸形及死产,围产儿发病率及死亡率很高。孕妇严重的甲减与新生儿呆小症(严重的精神发育迟缓和步态及运动功能受损)的关系已经明确,近期证据表明孕期甲减还可能与神经、精神发育异常相关。因此,及时发现孕妇伴有甲状腺功能异常是孕期保健必不可少的部分。

研究表明,妊娠期临床甲减会增加早产、妊娠期高血压、糖代谢异常、低体重儿和流产等不良妊娠结局的风险。Su 等的研究显示:未经治疗的临床甲减孕妇(孕 20 周前诊断)的胎儿死亡、流产、心血管畸形和低体重儿的发生率显著增加(OR 值分别为 44.24、13.45、10.44 和 9.05)。Abalovich 等研究显示:未能有效治疗的临床甲减孕妇流产的发生率为 60%,而治疗满意的临床甲减的孕妇无一例发生流产。Allan 等则发现孕妇发生死胎的风险随着 TSH 的升高而增加,TSH 分别 <6mU/L、6 ~ 9.99mU/L 及 ≥10mU/L 时死胎的发生率分别为 0.9%、2.9% 和 8.1%。Leung 等报道其发生妊娠期高血压的风险增加 22%。北京大学第一医院研究发现甲减孕妇中糖代谢异常发病率高达 16.1%,明显超过该院近 10 年孕妇糖代谢异常发生率 7.3%。

1999 年,Haddow 等的研究结果使这个领域的研究迅速成为多个学科的研究热点。Haddow 等进行了一项病例对照研究,研究显示:未经治疗的甲减孕妇后代智商评分较正常对照组低 7 分,同时还出现运动、语言和注意力发育迟缓,因此认为:妊娠期临床甲减对胎儿神经智力发育也可能有不良影响,呼吁对所有孕妇进行亚临床甲减的普遍筛查。甲状腺激素影响胎儿的脑发育,妊娠早期是胎儿大脑的快速发育期,而在这个时期,胎儿的甲状腺不能产生甲状腺激素,其脑发育主要依赖来自母体充足的甲状腺激素的供给,所以妊娠早期母亲甲状腺激素不足会影响胎儿的脑发育以及出生后的智力。研究同样显示:妊娠期临床甲减接受有效治疗后,目前没有证据表明会发生妊娠不良结局和危害胎儿智力发育。

未经治疗的亚临床甲减同样会增加不良妊娠结局的风险。Casey 等的回顾性研究共纳入 25 756 例进行过甲状腺筛查和经历过分娩的妇女,其中 404 例(2.3%)为亚临床甲减,研究显示:早产及胎盘早剥的风险分别为正常 TSH 孕妇的 2 倍和 3 倍。

关于低甲状腺素血症对胎儿发育的不良影响尚不清楚。Pop 等曾报道,FT4 水平处于第 10 百分位数以下(TSH 水平是正常)的孕妇后代的智力评分减低。荷兰鹿特丹后代研究发现低甲状腺素血症(血清 FT4 低于第 5 或 10 百分位数)对孕妇后代 3 岁时交流能力产生不良影响,其风险升高 1.5 ~ 2.0 倍。

二、妊娠期甲减的筛查

(一) 筛查人群——全面筛查? 只对高危人群筛查?

甲减,尤其是亚临床甲减往往没有典型的临床表现,通常需要进行甲状腺功能的筛查才可以发现并进行诊断,而妊娠早期胎儿的甲状腺功能尚未建立,胎儿生长发育,尤其是神经系统的发育主要依赖于母体,孕妇在妊娠早期发生甲减对胎儿发育及远期预后均有较大影响,因此,需要在妊娠早期进行甲状腺功能的筛查。关于妊娠期甲减的筛查方法,目前尚未统一。主要的意见有两种:一是对所有人群进行筛查,二是只对高危人群进行筛查。

2011 年美国甲状腺协会(ATA)的“妊娠期和产后甲状腺疾病诊治指南”(以下简称“ATA 指南”)认为:支持或反对在早孕期对所有孕妇进行 TSH 筛查的证据不足(Level I-USPSTF)。同时,因为目前尚无证据表明对于单纯性低 T4 血症治疗的益处,而不推荐对孕妇全面筛查 FT4(Level D-USPSTF)。因此,ATA 指南推荐:所有的孕妇在孕早期初次保健时应询问甲状腺病史,包括:甲状腺功能异常的病史,和(或)是否应用甲状腺素及抗甲状腺药物治疗(level B-USPSTF)。对于有临床甲减高危因素的孕妇应在孕早期筛查 TSH,高危因素包括:甲状腺功能异常病史或甲状腺手术史;年龄大于 30 岁;有甲状腺功能异常的症状或存在甲状腺结节;TPOAb 阳性;患有 1 型糖尿病或其他自身免疫性疾病;流产或早产史;头颈部放射线治疗照射史;甲状腺功能异常家族史;病态肥胖(BMI ≥ kg/m²);胺碘酮或锂制剂,或近期应用含碘造影剂;不孕症;生活在中重度碘缺乏地区(Level B-USPSTF)。

Vaidya 等针对“ATA 指南”推荐的对高危人群进行筛查的方案进行了一项前瞻性研究,以评估目标高危病例(targeted high-risk case finding)筛查策略和普遍筛查(universal screening)策略的效果,结果显示:目标高危病例筛查方法将会漏诊 30% 的临床甲减/亚临床甲减病例。中国医科大学 Wang 等针对中国人群的多中心队列研究发现,若在妊娠早期仅针对甲状腺疾病高危人群进行筛查,将会遗漏81.6%甲状腺功能减退和80.6%甲状腺功能亢进症患者。

因此,2012年中国的"妊娠和产后甲状腺疾病诊治指南"(以下简称"中国指南")中推荐:在高危人群中筛查,有30%~80%的甲亢、亚临床甲亢或者甲减、亚临床甲减漏诊(推荐级别A),成本效益分析显示,筛查整个人群优于不筛查(推荐级别B)。根据我国国情,指南支持国内有条件的医院和妇幼保健部门对妊娠早期妇女开展甲状腺疾病筛查(推荐级别B)。

(二) 筛查时机及筛查指标

妊娠期甲状腺功能异常的最适宜的初期筛查指标尚有争论。TSH是公认的妊娠早期筛查甲状腺疾病的指标,但同时有学者建议将TPOAb和FT$_4$同时作为筛查指标。Negro等的RCT研究显示:单纯性TPOAb阳性(甲功正常)的孕妇其流产率为13.8%,早产率22.4%,高于TPOAb阴性者(流产率为2.4%,早产率8.2%),RR值分别为4.95和12.18。该研究同时显示:甲状腺自身抗体阳性者,TSH随妊娠进展而逐渐增高,19%的女性在分娩时

TSH水平仍有异常。Li等的研究显示:亚临床甲减、低T$_4$血症及单纯TPOAb阳性都可以导致后代的智力评分和运动评分显著降低。以上研究结果提示:在妊娠期甲状腺激素需求增加的情况下,已经受到自身免疫性损伤的甲状腺可能出现亚临床甲减甚至临床甲减,孕期需进行甲状腺功能的监测。因此,"中国指南"推荐:根据我国国情,本指南支持国内有条件的医院和妇幼保健部门对妊娠早期妇女开展甲状腺疾病筛查。筛查指标选择血清TSH、FT$_4$、TPOAb。筛查时机选择在妊娠8周以前。最好是怀孕前筛查(推荐级别B)。

"ATA指南"则认为:是否在孕前对甲减高危人群进行TSH筛查证据不足(level I-USPSTF)。因此,该指南推荐在妊娠后初次产前检查时询问甲状腺疾病的相关病史,包括:甲状腺功能异常病史和是否应用过甲状腺激素(L-T$_4$)及抗甲状腺药物(MMI、carbimazole、PTU)等(Level B-USPSTF)。而对于有临床甲减高危因素的女性,则推荐筛查血清TSH值。

(三) 筛查流程及内容

"中国指南"及"ATA指南"分别推荐了妊娠期筛查甲状腺疾病的流程(图22-1,图22-2)。

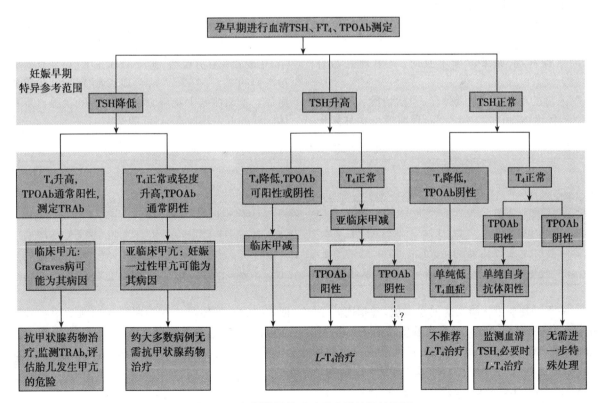

图22-1　妊娠期甲状腺功能紊乱诊治流程图

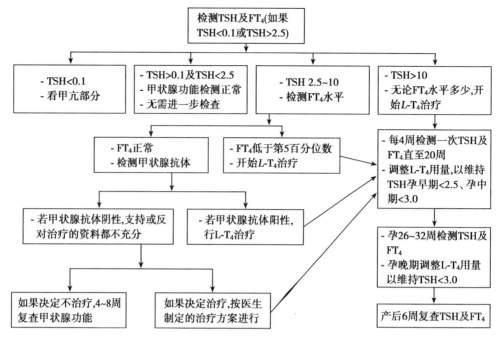

图 22-2 妊娠早期甲状腺功能减退筛查流程

三、妊娠合并甲减的诊断

妊娠合并甲减的诊断主要包括两部分,一是孕前有甲状腺功能减退的病史,包括自身免疫甲状腺炎,或甲状腺手术和甲状腺功能亢进症[131]碘治疗后出现甲减等;二是孕期发现和诊断的甲状腺减退症。前一种情况往往在孕前已经诊断明确并在治疗之中,对妊娠结局的影响不大;后一种情况多为孕期筛查发现,如果诊断不及时,易出现妊娠合并症。

典型的甲减的症状及体征,包括怕冷、浮肿、便秘、乏力、困倦、记忆力减退等,目前极少在妊娠妇女中见到,多数妊娠合并甲减的女性并无明确的症状和体征,因此需要筛查后才能确诊。

"中国指南"中推荐的妊娠合并临床甲减的诊断标准是:TSH>妊娠期参考值的上限(97.5[th]),且FT4<妊娠期参考值下限(2.5[th])。妊娠合并亚临床甲减的诊断标准是:TSH>妊娠期参考值的上限(97.5[th]),血清 FT4 在参考值范围之内(2.5[th] ~ 97.5[th])。血清 FT4 水平低于妊娠期特异参考值的第 10 或者 5 百分位数,血清 TSH 正常(妊娠期特异参考值的 2.5[th] ~ 97.5[th]),可以诊断为低甲状腺素血症。单纯性低甲状腺素血症是指甲状腺自身抗体阴性的低甲状腺素血症(表 22-1)。

表 22-1 中国妇女血清 TSH、FT4 参考值(2.5[th] ~ 97.5[th])

试剂	TSH(mIU/L)			FT4(pmol/L)			方法
	妊娠早期	妊娠中期	妊娠晚期	妊娠早期	妊娠中期	妊娠晚期	
DPC[7]	0.13 ~ 3.93	0.26 ~ 3.50	0.42 ~ 3.85	12.00 ~ 23.34	11.20 ~ 21.46	9.80 ~ 18.20	化学发光免疫分析法
Abbott[a]	0.03 ~ 3.60	0.27 ~ 3.80	0.28 ~ 5.07	11.49 ~ 18.84	9.74 ~ 17.15	9.63 ~ 18.33	化学发光免疫分析法
Roche[a]	0.05 ~ 5.17	0.39 ~ 5.22	0.60 ~ 6.84	12.91 ~ 22.35	9.81 ~ 17.26	9.12 ~ 15.71	电化学免疫分析测定法
Bayer[8]	0.03 ~ 4.51	0.05 ~ 4.50	0.47 ~ 4.54	11.80 ~ 21.00	10.60 ~ 17.60	9.20 ~ 16.70	化学发光免疫分析法

关于妊娠期甲状腺功能的参考值,各指南并不一致,"ATA 指南"推荐,如果实验室没有妊娠期特异的 TSH 正常值,可以采用以下参考值:早孕期 0.1 ~ 2.5mIU/L;中孕期 0.2 ~ 3.0mIU/L;晚孕期 0.3 ~ 3.0mIU/L(Level I-USPSTF)。"中国指南"推荐:诊断妊娠期甲状腺功能异常,本单位或者本地区需要建立妊娠早、中、晚期特异的血清甲状腺功能指标参考值(推荐级别 A)。

四、妊娠合并甲减的治疗及对甲状腺功能的监测

"中国指南"推荐:妊娠期临床甲减选择 L-T4 治

疗。L-T_4的起始剂量:50～100μg/d,根据患者的耐受程度增加剂量,尽快达标。L-T_4治疗剂量设计的基本依据是血清 TSH 升高的程度,基础血清 TSH 为 2.5～5.0mlU/L,给予 L-T_4 50μg/d;基础血清 TSH 为 5.0～8.0mlU/L,给予 L-T_4 75μg/d;基础血清 TSH>8.0mlU/L,给予 L-T_4 100μg/d。合并心脏疾病者需要缓慢增加剂量。对于严重临床甲减的患者,在开始治疗的数天内给予 2 倍替代剂量,使甲状腺外的 T_4 池尽快恢复正常。

而对于孕前已经诊断并正在治疗的甲减孕妇来讲,hCG 及 TSH 无法刺激 T_4 生成,因此必须外源补充。临床研究已证实,T_4(或外源 L-T_4)需要量增加早在孕 4～6 周就开始,之后逐渐增加直到孕 16～20 周,维持平台期直到分娩。因此,建议接受 L-T_4 治疗的甲减患者妊娠后及时调整剂量,使 TSH 达到要求参考范围。"ATA 指南"推荐:孕期维持正常的 TSH 水平所需的 L-T_4 存在很大的个体差异,有些患者只需要增加 10%～20% 的剂量,另一些患者则可能需要增加 80%。母亲甲减的病因、孕前 TSH 水平等都与这些变异有关。临床医生需在患者妊娠后评价这些因素(level A-USPSTF)。与桥本病相比,由于放射性甲状腺切除或手术切除导致甲减的患者,L-T_4 剂量需要增加的可能性更大。接受 L-T_4 治疗的甲减患者如计划妊娠,孕前需将 TSH 控制在<2.5mIU/L。更低的 TSH 水平(在非孕患者正常范围内)可减少孕早期 TSH 升高的风险(level B-USPSTF)。对已经接受 L-T_4 治疗的甲减患者,妊娠前半期常需调整 L-T_4 剂量,应每 4 周检测一次甲状腺功能(level B-USPSTF)。

两个指南在妊娠期临床甲减的血清 TSH 治疗目标是相同的,即:妊娠早期 0.1～2.5mIU/L,妊娠中期 0.2～3.0mIU/L,妊娠晚期 0.3～3.0mIU/L。一旦确定临床甲减,立即开始治疗,尽早达到上述治疗目标。

关于妊娠期临床甲减的监测频度,"中国指南"推荐:临床甲减孕妇妊娠 1～20 周甲状腺功能的监测频度是每 4 周 1 次。妊娠 26～32 周至少应当检测 1 次血清甲状腺功能指标(推荐级别 B)。

如前所述,妊娠期亚临床甲减及单纯低 T_4 血症对妊娠结局的影响研究结果尚存在一定的差异,因此,妊娠期亚临床甲减是否需要治疗,目前存在一定争议。"中国指南"推荐:妊娠期妇女亚临床甲减增加不良妊娠结局和后代神经智力发育损害的风险。但是由于循证医学的证据不足,对于 TPOAb 阴性的亚临床甲减妊娠妇女,本指南既不予反对,

也不予推荐 L-T_4 治疗(推荐级别 I)。对于 TPOAb 阳性的亚临床甲减妊娠妇女,推荐给予 L-T_4 治疗(推荐级别 B)。

妊娠期亚临床甲减的治疗方法、治疗目标和监测频度与临床甲减相同。可以根据 TSH 升高程度,给予不同剂量 L-T_4 治疗(推荐级别 B)。

亚临床甲减的治疗药物、治疗目标和监测频度与临床甲减相同。L-T_4 的起始剂量可以根据 TSH 升高程度选择。TSH>妊娠特异参考值上限且≤8.0mIU/L,L-T_4 的起始剂量 50μg/d;TSH>8.0mIU/L 且≤10.0mIU/L,L-T_4 的起始剂量 75μg/d;TSH>10mIU/L,L-T_4 的起始剂量 100μg/d。根据 TSH 的治疗目标调整 L-T_4 的剂量。

TPOAb 阳性甲状腺功能正常(未应用 L-T_4)的患者孕期应监测甲状腺功能以避免甲减发生。妊娠前半期每 4 周检测一次,孕 26～32 周至少检测一次(level B-USPSTF)。

到目前为止,还没有单纯性低甲状腺素血症的 RCT 报道。单纯性低甲状腺素血症的病因尚未明确,目前认为其主要病因为碘缺乏。所以对妊娠期单纯性低甲状腺素血症是否治疗尚缺乏循证医学的证据,"中国指南"不常规推荐 L-T_4 治疗(推荐级别 C)。

五、胎儿的监护

"ATA 指南"推荐:对已予充分治疗的桥本病孕妇的保健中,除非有其他病理产科的情况,否则无需进行除母亲甲状腺功能之外的检测,如系列的胎儿超声或产前试验和(或)脐带血标本检测等(level A-USPSTF)。

六、围产期处理

妊娠 37 周后收入院,每周检测 NST,甲减孕妇常易合并过期妊娠,妊娠 40 周后开始引产。临产分娩时,给与产妇氧气吸入,鼓励进食,产程中行胎心监护,第二产程时,先天性甲减孕妇多数有腹直肌力量不足,不能很好增加腹压,必要时需助产。做好新生儿复苏准备,产时留脐带血检查甲状腺功能。第三产程后注意产后出血,给予宫缩剂。

七、妊娠合并甲减的产后处理

妊娠期临床甲减的孕妇对甲状腺激素需求量增加是胎儿生长发育的需要,随着胎儿的娩出,甲状腺素的需要量减少。所以,产后 L-T_4 剂量应当相应减少,"中国指南"推荐:临床甲减孕妇产后 L-T_4

剂量应降至孕前水平,并需要在产后6周复查血清TSH水平,调整L-T_4剂量(推荐级别B)。

妊娠期亚临床甲减患者在产后即可停用L-T_4,产后需定期随访甲状腺功能。

产后继续进行甲状腺素治疗,甲状腺素基本不透过乳汁,可以哺乳。

(孙伟杰 杨慧霞)

参 考 文 献

1. Shan Y,ChenY,Teng P,et al. A study for maternal thyroid hormone deficiency during the first half of pregnancy in China. Eur J Clin Invest,2009,39(1):37-42

2. 中华医学会内分泌学分会,中华医学会围产医学分会.妊娠和产后甲状腺疾病诊治指南.中华围产医学杂志,2012,15(7):385-403

3. Su Y,Huang k,Hao H,et al. Maternal thyroid function in the first twenty weeks of pregnancy and subsequent fetal and infant development:A prospective population-based cohort study in China. J ClinEndoclinol Metab,2011,96(10):3234-3241

4. Abalovich M,Gutierrez S,Alcaraz G,et al. Overt and Sub-clinical Hypothyroidism Complicating Pregnancy. Thyroid,2002,12(1):63-68

5. Allan C,Haddow E,Palomaki E,et al. Maternal thyroid deficiency and pregnancy complications:implications for population screening. J Med Screen 2000;7(3):127-130

6. Leung S,Millar K,Koonings P,et al. Perinatal outcome in hypothyroid pregnancies. Obstet Gynecol. 1993,81(3):349-353

7. 王允锋,杨慧霞.妊娠合并甲状腺功能减低患者的临床分析.中华妇产科杂志,2007,42:157-160

8. Haddow E,Palomaki E,Allan C,et al. Maternal thyroid deficiency during pregnancy and subsequent neuropsychological development of the child. N Engl J Med,1999,341(8):549-555

9. Casey M,Dashe S,Wells E,et al. Subclinical hypothyroidism and pregnancy outcomes. Obstet Gynecol,2005,105(2):239-245

10. Pop J,Brouwers P,Vader L,et al. Maternal hypothyroxinaemia during early pregnancy and subsequent child development:a 3-year follow-up study. Clin Endocrinol,2003,59(3):282-288

11. Henrichs J,Bongers-Schokking J,Schenk J,et al. Maternal thyroid function during early pregnancy and cognitive functioning in early childhood:the Generation R Study. J Clin Endocrinol Metab,2010,95(9):4227-4234

12. Stagnaro-Green A,Abalovich M,Alexander E,et al. Guidelines of the American Thyroid Association for the diagnosis and management of thyroid disease during pregnancy and postpartum. Thyroid,2011,21(10):1081-1125

13. Vaidya B,Anthony S,Bilous M,et al. Detection of thyroid dysfunction in early pregnancy:universal screening or targeted high-risk case finding? J Clin Endocrinol Metab,2007,92(1):203-207

14. Wang W,Teng P,Zhong Y,et al. The prevalence of thyroid disorders during early pregnancy in China:the benefits of universal screening in the first trimester of pregnancy. Eur J Endocrinol. 2011,164(2):263-268

15. Negro R,Formoso G,Mangieri T,et al. Levothyroxine treatment in euthyroid pregnancy women with autoimmune thyroid disease:effects on obstetrical complications. J Clin Endocrinol Metab,2006,91(7):2587-2591

16. Li B,Shan Y. Teng P,et al. Abnormalities of maternal thyroid function during pregnancy affect neuropsychological development of their children at 25-30 months. Clin Endocrinol,2010,72(6):825-829

17. 于晓会,王薇薇,滕卫平,等.左旋甲状腺素治疗妊娠期亚临床甲减妇女对后代神经智力发育影响的前瞻性研究.中华内分泌代谢杂志,2010,26(11):921-925

18. 陈彦彦,滕卫平,单忠艳,等.妊娠前半期甲状腺功能减退症的临床流行病学调查.中华内分泌代谢杂志,2006,24(6):597-600

第二十三章 妊娠合并血液系统疾病

第一节 贫 血

一、现行诊断与治疗要点

1. **诊断标准** 贫血的定义为血红蛋白值低于健康人群血红蛋白平均值的两个标准差。世界卫生组织(WHO)的标准为:早孕和晚孕期血红蛋白浓度低于110g/L,中孕期血红蛋白浓度低于105g/L;北京医师协会组织编写的2012年版的妇产科诊疗常规中定义贫血为妊娠期血红蛋白低于110g/L。

2. **贫血的病因诊断**

(1) 缺铁性贫血(iron deficiency anemia, IDA):红细胞容积多低于30%,平均血红蛋白量及平均血红蛋白浓度等也均明显降低,红细胞小而扁、形态不正常、大小不均匀,骨髓涂片可见幼稚红细胞增生。

(2) 巨幼红细胞性贫血(megaloblastic anemia, MA):平均血红蛋白量均较高,红细胞直径增大呈椭圆形,骨髓涂片可见巨幼红细胞增生。

(3) 再生障碍性贫血:临床上主要表现为不明原因的、进行性加重的、不易治愈的贫血,可在孕期的各阶段发病。外周末梢血检查呈现全血细胞减少,主要特点是血小板的减少最为明显。但确诊必须有赖于骨髓穿刺涂片检查(见第三节)。

(4) 骨髓增生异常综合征、白血病(见第三、四节)。

(5) 血红蛋白病:血红蛋白病是因遗传基因突变所致珠蛋白肽链结构异常或合成障碍所引起的一组遗传性溶血性贫血病,它有明显的地区性和民族特性。通过红细胞计数和血红蛋白测定确定是否贫血;经血红蛋白电泳、血红蛋白测定、碱变性、基因突变检测等试验判断是否为血红蛋白病。有多种类型,其中α-地中海贫血和β-地中海贫血是最常见和最重要的两种类型。患者的贫血程度,主要取决于地中海贫血基因缺失的范围和基因点突变的类型。在排除缺铁的情况下,如果 $HbA_2 \leqslant$ 3.5%和抗碱 $Hb \leqslant 3.0\%$,则高度怀疑为α-地中海贫血特征;如果 $HbA_2 \geqslant 3.5\%$ 和抗碱 Hb 正常或增高,则高度怀疑为β-地中海贫血;应用 PCR 技术可做出确诊。

3. **治疗** 对因+对症治疗。

(1) IDA:一般血红蛋白在70g/L以上者,都采用口服铁剂疗法。

(2) MA:可用叶酸及维生素 B_{12} 等,同时给铁剂。

(3) 再生障碍性贫血:病情严重者应避免妊娠;已妊娠者,早孕期应在输血准备、预防感染的情况下行人工流产术;妊娠4个月以上,病情稳定,需要严密监护下继续妊娠。具体处理要点见第三节。

(4) 血红蛋白病:治疗要点包括以下几点:

1) 明确病变类型。

2) 针对患者无特殊治疗,若重度贫血,则应间断、少量输血。

3) 先证者及家系行基因诊断。

4) 血红蛋白病基因携带者或一方为患者的夫妇应在妊娠前行遗传咨询,并在孕期进行产前诊断。

5) 若确诊为重型地贫胎儿,建议终止妊娠。若确诊为中间型地贫胎儿,医生必须向夫妇详细解释病情,让准父母知情了解,自己决定胎儿的取舍。

6) 对胎儿水肿综合征,必要时可考虑宫内输血治疗。

(5) 血红蛋白<70g/L 或红细胞<150 万/ul时,应输血,以少量多次为宜。

二、诊断上的问题

(一) 妊娠期贫血的诊断标准

如前所述,WHO 和我国目前采用的标准稍有不同,事实上,在其他国家采用的诊断贫血的标准亦有差异,但数值差别不大,比如 2007 年瑞士颁布的治疗产前缺铁性贫血的指南则界定贫血为血红蛋白低于 105g/L。上述数据的得出其实也是按照贫血的最初定义即血红蛋白值低于健康人群血红蛋白平均值的两个标准差，并根据不同地区和国家的流调资料获得的。

（二）贫血的严重程度

以血红蛋白（Hb）值区分（2012 年版的妇产科诊疗常规）：Hb<30g/L 为极重度贫血，Hb<60g/L 为重度贫血，Hb 60～80g/L 为中度贫血，Hb 80～109g/L 为轻度贫血。WHO 则定义：轻度贫血 90～109g/L，中度贫血 70g～89g/L，重度贫血低于 70g/L。瑞士的标准则是：轻度-中度的 IDA 为血红蛋白 90～105g/L、严重贫血指血红蛋白<90g/L。

（三）妊娠期贫血的诊断步骤

如果在产前门诊发现孕妇贫血，明确诊断的第一步是获取详尽的病史、查体及实验室检查。对于大多数孕妇，98% 的贫血原因为铁缺乏。若检查结果提示为 IDA，下一步则需评价贫血程度是否与孕妇的饮食状况及有无补充口服铁剂相一致。如果孕妇已经预防性口服补铁但仍出现缺铁性贫血，则需考虑隐性失血或胃肠道吸收障碍。如果缺铁原因被排除，还需进行血清叶酸、维生素 B_{12}、网织红细胞、外周血涂片、Coomb's 试验、血小板抗体、免疫指标、血红蛋白电泳及溶血性贫血的检测，以及必要时的骨髓穿刺或活检。

（四）血红蛋白病的产前诊断问题

建议地贫高发病率地区的孕妇在首次产前检查时进行地贫筛查，有下列情况时应进行产前诊断：

1. 夫妇双方均为同型地贫携带者。

2. 夫妇一方为 α-地贫，另一方为 β-地贫，β-地贫一方需做 α-地贫的基因诊断。

3. 一方为轻型 α-地贫或 HbH 病，另一方基因不明者。

4. 有 α-地贫表型且有缺铁者。可抽取羊水或脐带血做地贫的产前诊断。若确诊为重型地贫胎儿，建议终止妊娠。若确诊为中间型地贫胎儿，医生必须向夫妇详细解释病情，让准父母知情了解，来决定胎儿的去留。

三、治疗上的问题

大量研究表明贫血可对围生期产生不良影响（包括早产、胎膜早破、产妇病死率、剖宫产率增加及流产、小于胎龄儿的发生风险增加），因此积极开展妊娠期贫血的预防和治疗具有重大的意义。

由于最常见的贫血原因是 IDA，补铁是除病因治疗外防治孕期 IDA 的有效措施。随着研究的深入，预防性补铁的负面效应也逐渐被认识：增加孕期体内铁储备的同时，也增加了发生妊娠期糖尿病、妊娠高血压疾病及代谢综合征的风险；铁水平的升高可通过氧化反应产生自由基，导致脂质过氧化及 DNA 损伤，加重妊娠和分娩过程的应激反应；非缺铁性贫血的孕妇补铁后可使部分孕妇血红蛋白>135g/L，导致妊娠期高血压、子痫前期、小于胎龄儿、低出生体质量儿、低 Apgar 评分等发生风险的增加。因而学者对孕期预防性补铁问题又进行重新审视，并再次权衡其中的利弊。鉴于铁剂补充有上述潜在的缺点，也可根据孕妇铁状态评估，采用个体化预防措施：血浆铁蛋白>70μg/L 者不需补充铁剂，铁蛋白 30～70μg/L 者每天需补充 30～40mg 铁，而铁蛋白<30μg/L 者每天需补充 80～100mg 铁。2007 年瑞士颁布的 IDA 的指南中提到：血红蛋白 90～105g/L 者应给予口服铁剂 160～200mg/d，如果血红蛋白水平 2 周内未增至 100g/L，则考虑于中晚孕期使用静脉铁剂；如果血红蛋白<90g/L 者，分次给予 200mg 静脉铁剂，直至血红蛋白>105g/L，之后以口服铁剂维持治疗。妊娠期缺铁性贫血具体的预防和治疗措施，需建立在大规模流行病学调查和大样本随机对照研究的基础上，我国尚需施行多中心、大样本、前瞻性研究，建立适合中国国情结合地区性的妊娠期缺铁性贫血的预防和治疗指南。

95% 孕期 MA 由叶酸缺乏引起。在治疗 MA 时应注意的是 MA 与 IDA 可以并存，形成二相性贫血，此时平均红细胞体积可不发生改变，而红细胞体积分布宽度增高。有报道孕期的 MA 以中重度贫血多见，且进展迅速，因而对于这种可防可治的贫血，尽管孕期患病率逐渐减少，同样应该予以重视。

地贫高发于我国的两广地区、长江流域以及东南亚等地区，随着妊娠期生理性的血液稀释，地贫患者的贫血有所加重。随着内科治疗技术的进步，成功妊娠并分娩的报道日渐增多。但该类患者在达到输血指征之前，目前尚无有效的治疗措施。有学者发现地贫孕妇可合并 IDA，因此对于地贫孕妇是否合并缺铁、需经实验室指标证实有铁缺乏时，方可进行补铁治疗；而不主张盲目的补铁。铁多，甚至需去铁治疗。

（刘国莉　王山米）

参考文献

1. 陈竺，主编. 医学遗传学. 北京：人民卫生出版社，2004

2. 魏丽惠,主编.妇产科诊疗常规.北京:中国医药科技出版社,2012

3. James K,著.段涛,杨慧霞,译.高危妊娠.北京:人民卫生出版社,2008

4. 邱婷,尹春艳.妊娠期贫血相关研究进展.医学综述,2010,16(14):2170-2172

5. 宋英娜,刘俊涛,杨剑秋.妊娠期缺铁性贫血的预防和治疗.协和医学杂志,2011,2(2):159-162

6. Breymann C,Honegger C,Holzgreve W,et al. Diagnosis and treatment of iron-deficiency anemia during pregnancy and postpartum. Arch Gynecol Obstet,2010,282（5）:577-580

7. Bencaiova G,Burkhardt T,Breymann C. Anemia—prevalence and risk factors in pregnancy. Eur J Intern Med,2012,23（6）:529-533

8. Milman N. Iron prophylaxis in pregnancy—general or individual and in which dose? Ann Hematol,2006,85（12）:821-828

第二节　妊娠期血小板减少疾患

血小板减少是妊娠期常见的合并症,包括孕前血小板减少及孕期首次发生的患者。其发病率按欧美国家对血小板减少的诊断标准,即血小板计数<150×10⁹/L,报道约占妊娠总数7%~10%,是仅次于贫血的妊娠合并血液系统疾患。妊娠期血小板减少可由多种病因引起,不同病因对母儿结局影响不同。目前国内尚缺乏对妊娠期血小板减少疾患的诊治规范;缺乏相关前瞻性、大样本的临床研究,对孕期首次出现的患者,缺乏相应的病因检查流程,准确诊断有待提高;治疗上存在不足或过度。如何更好的把握此类患者孕期管理及必要的干预治疗,以期更好的改善母儿结局,以下几方面是临床应关注及需探讨的问题。

一、关于孕期血小板减少程度的分度标准

在非孕期,由于血小板计数>30×10⁹/L时自发出血的风险较低;<20×10⁹/L,特别是<10×10⁹/L时自发出血的风险增加。因此,重症血小板减少被定为血小板计数<30×10⁹/L,在>30×10⁹/L时认为是相对安全的水平。而按照 *Williams Obstetrics* 及国外对血小板减少的程度分度,一直将血小板计数在(100~150)×10⁹/L定为轻度减少;(50~100)×10⁹/L为中度减少;<50×10⁹/L为重度减少。由于孕期血小板减少对母儿的影响及是否需干预治疗主要依据血小板减少的程度及是否有自发出血倾向。因此,重度的界定非常关键。若以血小板计数<50×10⁹/L为重度减少,势必导致过度干预治疗。2009年Dino Veneri提出新的分度,将血小板计数>50×10⁹/L定为轻度;(30~50)×10⁹/L为中度;<30×10⁹/L为重度。从孕期治疗、对母儿的影响角度考虑,此分度应更适合临床。

二、妊娠期血小板减少主要病因诊断方面的问题

各种原因引起血小板生成减少、消耗增多、破坏过多的疾病,均可导致血小板减少。妊娠期最常见的病因为妊娠期血小板减少症,其次为妊娠期高血压疾病、特发性血小板减少性紫癜。其他较为少见的原因,包括系统性红斑狼疮、抗磷脂综合征等免疫系统疾病;血栓性血小板减少性紫癜、再生障碍性贫血、骨髓异常增生综合征、白血病等血液系统疾病;以及弥漫性血管内凝血,HIV等感染性疾病等。其主要病因及相应发病率情况如表23-1。

（一）妊娠期血小板减少的主要病因及相应发病率

表23-1　妊娠期血小板减少的主要病因及相应发病率

病　　因	妊娠总人群中发病率(%)	妊娠期血小板减少中所占比例(%)
妊娠期血小板减少症(GT)	6~7	73~75
妊娠期高血压疾病(子痫前期、子痫)	1.3~1.5	21
HELLP综合征	0.2~0.8	3~13
特发性血小板减少性紫癜(ITP)	0.1~0.2	3
血栓性血小板减少性紫癜及溶血尿毒症综合征	<0.1	<1
妊娠期急性脂肪肝	<0.1	<1
弥漫性血管内凝血	<0.1	<1
结缔组织病(SLE等)	<0.1	<1

续表

病　因	妊娠总人群中 发病率(%)	妊娠期血小板减少 中所占比例(%)
抗磷脂综合征	<0.1	<1
营养缺乏性血小板减少症(巨幼细胞性贫血)	<0.1	<1
骨髓再生障碍(白血病、再生障碍性贫血)	<0.1	<1
感染性疾病(HIV、EBV、CMV感染等)	<0.1	<1
药源性血小板减少	<0.1	<1

其中,对于妊娠期重度血小板减少的病因,目前尚无大样本的研究数据。北京大学人民医院报道,妊娠期血小板减少305例,以血小板计数$<30\times10^9/L$为重度,根据孕期相关检查及产后随访结果,其病因73%为ITP,19%为GT,其次为再生障碍性贫血、骨髓异常增生综合征及系统性红斑狼疮等。血小板计数小于$10\times10^9/L$的26例中,14例为ITP;5例为骨髓异常增生综合征;4例为再生障碍性贫血;1例为系统性红斑狼疮,2例病因不清。因此,ITP可能为妊娠期重度血小板减少的主要病因。对于孕期首次出现血小板减少者,临床应根据其常见疾病的特点、相关检查进行鉴别及诊断。

(二)妊娠期血小板减少症

妊娠期血小板减少症(gestational thrombocytopenia, GT)或称妊娠期偶发性血小板减少(incidental thrombocytopenia of pregnancy, pregnancy associated thrombocytopenia, PAT),约占妊娠期血小板减少总发患者数的75%,发病机制尚不明确。多数学者认为是妊娠的一种正常生理性变化,与妊娠期血容量增加、血液稀释、高凝状态血小板损耗增加、胎盘循环中血小板收集和利用增多等原因,导致血小板相对减少有关,非血小板破坏增加所致。无血小板质的改变及凝血系统紊乱,为良性自限性经过。临床上常具有以下特征:

1. 妊娠前无血小板减少的病史,孕早期血小板计数正常;多于孕中晚期首次出现。

2. 血小板降低程度较轻,一般计数大于$(50\sim70)\times10^9/L$,多数不随妊娠进展而加重,无出血症状,分娩后$2\sim12$周内血小板水平恢复正常,再次妊娠时可重复发生。

3. 凝血功能正常,抗血小板抗体一般阴性,免疫相关抗体阴性,骨髓检查无异常。

4. 一般不引起胎儿血小板减少。但应注意孕期尚不能完全根据血小板水平诊断GT。北京大学人民医院10年资料显示,根据孕期检查及产后随访明确重度的GT中,血小板计数33%$<50\times10^9/L$;8.9%$<30\times10^9/L$。

(三)特发性血小板减少性紫癜

特发性血小板减少性紫癜(idiopathic thrombocytopenia purpura, ITP)近年来取得较大研究进展,证实其发病机制与免疫功能异常相关。故ITP国际工作组与中华医学会血液学分会分别于2007年、2009年将ITP重新命名为免疫性血小板减少症(immune thrombocytopenia),缩写仍为ITP。妊娠合并ITP发生率报道约为1‰～5‰。多数研究认为ITP在妊娠期易加重,其原因可能与免疫改变、雌激素等因素有关。孕期ITP患者中约1/3为孕前无ITP病史、孕期首次出现,在孕期诊断上缺乏特异的症状、体征和诊断性试验。临床需通过病史、血小板减少出现的孕周、程度及相关实验室检查,排除其他引起血小板减少的疾病后诊断;少部分需通过产后随访而确诊。病史中应注意是否存在家族血小板减少、孕前血小板减少、特殊用药、输血及反复自然流产、血栓形成等病史,这些对鉴别遗传性、假性、药物性及免疫疾病导致的血小板减少的病因有很大帮助。相关实验室检查中,免疫指标筛查可排除相关免疫系统疾患;外周血涂片对发现部分血液系统疾患有帮助。对于血小板重度减少伴贫血或三系细胞减少,不能排除恶性疾患时,应行骨髓穿刺、染色体活检,有条件者行细胞遗传学及流式细胞术检测。骨髓穿刺虽为创伤性检查,但对血液疾病诊断意义重大,孕期骨穿对孕妇及胎儿是安全的。孕早期血小板计数$<50\times10^9/L$,程度随妊娠进展而加重;抗血小板抗体(PA-IgG)阳性;骨髓形态学表现为巨核细胞增多或正常,伴有成熟障碍等特点均支持ITP的诊断。但骨穿、抗血小板抗体均不能作为ITP的确诊依据。近年来,血小板膜糖蛋白GPⅡb/Ⅲa及Ⅰb/Ⅸ特异性自身抗体检测(monoclonal antibody immobilization of platelet antigen assay, MAIPA)的特异性较高,对ITP的诊断有较高

的特异性。血小板生成素(thrombopoietin,TPO)仅在诊断困难时帮助鉴别血小板生成减少(TPO升高)和破坏增加(TPO正常),以鉴别ITP与不典型再生障碍性贫血或低增生性骨髓增生异常综合征。

三、治疗中的相关问题

妊娠期血小板减少治疗的目标是预防严重血小板减少引起的出血性相关并发症,与非孕期相比有一定特殊性,即要考虑药物治疗对母体并发症、对胎儿安全性及围产儿远期影响的问题。

(一)治疗指征

目前国内尚缺乏孕期血小板减少治疗的指南,指征不统一,存在过度治疗问题。1997年美国血液学学会提出孕期ITP母体治疗的指征:母体血小板计数≤10×10^9/L;孕中晚期血小板计数≤(10~30)×10^9/L;血小板计数在(10~30)×10^9/L伴出血倾向。2003年英国血液学标准化委员会提出:对于无分娩征兆的妊娠ITP患者,孕期血小板计数维持在>20×10^9/L且无出血倾向即可。2011年美国血液病协会再次提出对于孕期ITP患者,目前尚无足够A类证据证实应该接受治疗的血小板计数的阈值,应综合评估患者出血风险以及药物治疗所带来的风险而作出决策。

(二)药物选择

目前孕期仍以激素及丙种球蛋白为一线治疗药物。

1. 肾上腺皮质激素 可抑制血小板抗体的合成,抑制抗原抗体反应、减少血小板破坏;阻断单核巨噬细胞系统破坏已被抗体结合的血小板,延长血小板的寿命;降低血管壁通透性而减少出血。治疗有效率可达70%~80%,常用醋酸泼尼松,推荐剂量为1~2mg/(kg·d),治疗反应在3~7天,2~3周达高峰,在血小板计数达到可接受水平时,每周减药量10%~20%,直至维持最小有效治疗量。治疗4周后仍无反应者应尽快减量并停药。现有的观点认为孕晚期应用激素对胎儿致畸的风险较低,但可增加妊娠期糖尿病、骨质疏松、妊娠期高血压疾病的发生风险,临床应关注。但在孕期应用安全的最早孕周及持续的时间尚未有共识,需要进一步观察。

2. 免疫球蛋白(IVIgG) 能抑制自身抗体产生,阻断巨噬细胞表面的Fc受体而降低血小板清除率,减少血小板破坏。其安全性好,起效快,副作用较少,优于皮质激素,但药物价格较高。常用剂量为400mg/(kg·d),连续3~5天;也有使用剂量

1g/(kg·d)连续2天,两者疗效相似,治疗有效率可达80%,但IVIgG疗效较短,维持2~4周后血小板计数可降至治疗前水平。

3. 输注血小板 血小板消耗快、作用短暂,且血小板输入能刺激体内产生抗血小板抗体,加快血小板的破坏。因此,只有在血小板计数<10×10^9/L,并有出血倾向,为防止重要器官出血或围分娩期时建议应用。

4. 其他方法 对于一线治疗失败的难治性ITP患者,既往曾把脾切除作为治疗最后手段,但目前临床并不推荐应用。报道可应用大剂量甲基泼尼松龙联合IVIgG或硫唑嘌呤治疗,认为小剂量应用硫唑嘌呤对孕妇及胎儿影响较少。新的共识认为环孢素A在妊娠期也是安全的。

(三)分娩方式

英国血液学标准化委员会观点:血小板计数>50×10^9/L者阴道分娩是安全的,部分学者认为血小板的安全水平可为(30~50)×10^9/L。对剖宫产手术,血小板计数>50×10^9/L也是安全的,但是会限制硬膜外麻醉的应用,硬膜外麻醉要求血小板计数>80×10^9/L。对于分娩方式,美国血液学会免疫性血小板减少症循证实践指南(2011版)观点:ITP女性应根据产科指征确定分娩方式(2C级),无证据支持对于分娩前后均安全的血小板计数阈值。

四、新生儿血小板减少

由于PA-IgG在妊娠期可通过胎盘,因此可引起胎儿或新生儿血小板减少,甚至增加新生儿颅内出血的危险。因此,分娩后应检测新生儿血小板水平并动态监测。一般在出生后第2~5天血小板降至最低。对于血小板计数<50×10^9/L的新生儿,应行头颅B超或CT检查。如血小板计数持续降低、有出血倾向时可给予IVIgG、输注血小板或糖皮质激素治疗。目前认为根据母体血小板计数、血小板抗体水平预测胎儿或新生儿发生血小板减少并不可靠,既往分娩过血小板减少患儿的病史,是预测胎儿或新生儿发生血小板减少的独立因素。

(梁梅英)

参考文献

1. Veneri D,Franchini M,Randon F,et al. Thrombocytopenias:a clinical point of view. Blood Transfus,2009,7(2):75-85
2. Rodeg F,Stasi R,Gernsheimer T,et a1. Standardization of

terminology, definitions and outcome criteria in immune thrombocytopenic purpura of adults and children: report from an international working group. Blood, 2009, 113 (11):2386-2393

3. 侯明. 成人 ITP 诊断和治疗专家共识. 中华血液学杂志, 2009, 30(9):574-575

4. Stavrou E, Mc R. Immune thrombocytopenia in pregnancy. Hematol Oncol Clin North Am. 2009. 23(6):1299-1316

5. Gernsheimer T, James H, Stasi R. How I treat thrombocytopenia in pregnancy. Blood, 2013, 121(1):38-47

6. Neunert C, Lim W, Crowther M, et al. The American Society of Hematology 2011 evidence-based practice guideline for immune thrombocytopenia. Blood, 2011, 117 (16):4190-4207

7. Provan D, Stasi R, Newland C, et al. International consensus report on the investigation and management of primary immune thrombocytopenia. Blood, 2010, 115(2): 168-186

8. Ozkan H, CetinkayaM, KSksal N, et al. Neonatal outcomes of pregnacy complicated by idiopathic thrombocytopenic purpura. J Perinatol, 2010, 30(1):38-44

9. Debouverie O, Roblot P, Roy-Péaud F, et al. Chronic idiopathic thrombocytopenia outcome during pregnancy (62 cases) Rev Med Interne. 2012, 33(8):426-432

10. Gasim T. Immune thrombocytopenic purpura in pregnancy: a reappraisal of obstetric management and outcome. J Reprod Med, 2011, 56(3-4):163-168

第三节 再生障碍性贫血和骨髓增生异常综合征

一、再生障碍性贫血

再生障碍性贫血(aplastic anemia,简称再障)是由多种原因引起的造血干细胞异常,导致全血细胞减少和骨髓增生低下。临床以贫血、出血、感染和骨髓造血衰竭为主要表现,严重者可致死亡。一般认为,妊娠合并再生障碍性贫血发生率较低,但缺乏确切的流行病学研究结果。

(一)对妊娠合并再生障碍性贫血及其预后的认知和演变

妊娠合并再生障碍性贫血(简称再障),最早是在 1888 年由 Ehrlich 报道,患者为一年轻孕妇,因骨髓增生低下出现高热、严重贫血和出血,最终死亡。自 1888 年后至 20 世纪 60 年代,仅有十余篇个案病例报道,且普遍认为妊娠合并再障预后极差,属妊娠禁忌证,一旦意外妊娠,应选择立即终止。20 世纪 70 年代后,随着再障支持治疗的发展,以及针

对再障本身的免疫抑制治疗和骨髓移植的开展,使得多数再障患者的生存期延长,预后改善。同时,由于采取积极输血支持治疗及广谱抗生素的应用,多数非重型再障均获得良好妊娠结局,孕产妇死亡率有明显降低。

但妊娠合并再生障碍性贫血,仍是产科较为严重的合并症。一方面是因为妊娠可使部分患者的再障病情加重,出血和感染的危险增加,甚至发生致命性出血,如消化道出血、颅内出血以及严重感染、脓毒血症、感染中毒性休克等。如合并有阵发性睡眠性血红蛋白尿,可能发生重要器官严重的血栓栓塞。特别是重型再障,孕妇多因在妊娠及分娩期发生致命性出血或败血症而死亡。另一方面,再生障碍性贫血可增加妊娠期各种并发症的发生风险,特别是妊娠期高血压疾病的发生率高,且发病早,病情重,容易发生心衰和胎盘早剥。再障患者若长期严重贫血,在妊娠期间可影响胎盘的血氧运输,胎儿可能出现生长受限、胎儿窘迫甚至胎死宫内。

(二)对妊娠合并再生障碍性贫血的病因认知及思考

妊娠合并再生障碍性贫血,多数患者为孕前已明确诊断的典型再障患者,病因包括遗传性及获得性,详见相关内科章节。但尚有部分患者,是在妊娠期间首次发现及确诊,其中约 1/3 患者在妊娠终止后,病情改善,少数甚至得到缓解,再次妊娠时再发。因此有学者提出,妊娠是其再障发生的原因,并将其称为妊娠相关再障。同时,动物实验也发现雌激素可能导致严重的骨髓抑制,而妊娠期间增高的胎盘生乳素和促红细胞生成素则能刺激骨髓造血,妊娠期间上述三种激素的分泌失衡可能是导致骨髓增生不良的原因。诚然,这也有助于解释为何部分再障患者妊娠期间病情加重,产后则逐渐恢复到孕前状态。值得注意的是,目前认为再生障碍性贫血的病生理机制为某些因素触发了异常的免疫反应介导造血干细胞破坏,导致骨髓造血功能衰竭。而妊娠期间免疫状态的改变是否对再障病情产生影响,以及哪些指标有助于预测再障在妊娠期间的病情转归,应是我们今后的研究方向之一。

(三)妊娠合并再生障碍性贫血的诊断

对于孕前已诊断为再障的患者,诊断标准详见相关内科章节。对于妊娠期间首次发现者,诊断标准可依据 1991 年 Snyder 提出的妊娠相关再生障碍性贫血(pregnancy-associated aplastic anemia)的诊断标准:

1. 妊娠期首次发现。

2. 没有证据显示再障的发生系已知的经典原因（如药物、病毒感染等）造成。

3. 全血细胞减少，包括 WBC<5×10^9/L；Hb<105g/L；PLT<100×10^9/L。

4. 骨髓活检显示增生低下。

（四）妊娠合并再生障碍性贫血的治疗和待研究的问题

妊娠期针对再生障碍性贫血的治疗手段有限。首选为积极的支持治疗，严密监测母儿状况，警惕妊娠并发症特别是子痫前期的发生。对于严重贫血或血小板极重度减少者，适时给予成分输血（一般对于 Hb<70g/L 或血小板<10×10^9/L 或有出血倾向时，输入浓缩红细胞或血小板，为减少血小板抗体产生，可采用单一供者血小板或辐照血小板输入）。

而免疫抑制剂的使用，在妊娠期间尚有较大争议。其中环孢霉素 A（CSA）曾广泛用于器官移植后的长期治疗，在妊娠期间的应用也有相当的病例报道和总结，认为其安全性较好。但针对妊娠期间再障的治疗仍只有少数病例报道，且部分患者疗效不佳，因此难以作为常规治疗选择。其他常用的免疫抑制剂，如抗胸腺细胞球蛋白（ATG）在妊娠期的应用，仅为极少数个案报道，缺乏对胎儿安全性的准确评价。如何预测患者妊娠期间对免疫抑制治疗的反应性，从而有针对性地用药，以及治疗的安全性及对胎儿的远期影响，均值得我们进一步的深入研究。至于骨髓移植因为需要大剂量的免疫抑制治疗，在妊娠期仍属禁忌。而雄激素及糖皮质激素治疗，由于后者疗效尚不确切，前者可能引起女胎男性化，亦不主张应用。

（五）再生障碍性贫血患者妊娠结局的预测

由于妊娠合并再生障碍性贫血多为个案或较少数目的病例报道，目前缺乏对其妊娠结局的较好预测。普遍认为，重型再障患者的妊娠结局不良。也有研究认为，患者血色素严重降低及在孕期诊断者的妊娠结局较差。国内则报道血小板计数<10×10^9/L 和孕期并发重度子痫前期者，母儿结局不良。总之，我们仍需要前瞻性的较大规模的病例研究，以寻找再障患者不良妊娠结局的危险因素。

参考文献

1. Deka D，Malhotra N，Sinha A，et al. Pregnancy associated aplastic anemia：maternal and fetal outcome. J Obstet Gynaecol Res,2003,29(2):67-72

2. Choudhry P，Gupta S，Gupta M，et al. Pregnancy associated aplastic anemia：a series of 10 cases with review of literature. Hematology 2002,7(4):233-238

3. Kwon Y，Lee Y，Shin JC，et al. Supportive management of pregnancy-associated aplastic anemia. Int J Gynecol Obstet. 2006,95(2):115-120

4. Thakral B，Saluja K，Sharma R，et al. Successful management of pregnancy-associated severe aplastic anemia. Eur J Obstet Gynecol Reprod Biol,2007,131(2):244-245

5. Young S，Scheinberg P，Calado T. Aplastic anemia. Curr Opin Hematol,2008,15(3):162-168

6. Brodsky A，Jones J. Aplastic anaemia. Lancet. 2005,365(9471):1647-1656

7. Young S，Bacigalupo A，Marsh C. Aplastic anemia：pathophysiology and treatment. Biol Blood Marrow Transplant,2010,16(1 Suppl):S119-125

二、骨髓增生异常综合征

骨髓增生异常综合征（myelodysplastic syndrome，MDS）是一组异质性疾病，基本病变为克隆性造血干、祖细胞发育异常，导致无效造血及恶性转化危险性增高，临床表现为不同程度的贫血和（或）血小板及中性粒细胞减少。MDS 主要发生于中老年人群，但近年来，其患者群中年轻患者包括生育年龄女性有所增加。

在可检索到的文献中，妊娠合并 MDS 最早是在 1988 年由 Furukawa 报道。截至目前妊娠合并 MDS 国内外报道仅 50 余例，且多为个案报道或少数病例研究，因此缺乏其确切的发生率等流行病学资料。同时，已报道的妊娠合并 MDS，相当部分是在妊娠期发现及确诊，但妊娠并不构成其发病原因。

（一）MDS 的诊断

主要结合临床表现及实验室检查，但需排除其他存在血细胞异常形态改变的疾病。对原始细胞比例不高的 MDS（如难治性贫血 RA 等）及低增生性 MDS，有时难以明确诊断。鉴别诊断主要包括巨幼细胞贫血、骨髓增殖性疾病、阵发性睡眠性血红蛋白尿（PNH）、某些结缔组织病等。低增生性 MDS 则需与再生障碍性贫血相鉴别。

（二）治疗

由于 MDS 的自然临床过程和转归差异极大，目前尚没有统一的治疗方案，其治疗效果亦存在较大异质性。主要包括支持治疗、促进血细胞生成和分化成熟治疗、免疫抑制治疗、化疗以及造血干细胞移植等。而妊娠合并 MDS，则主要以支持治疗为主,免疫抑制治疗一般不在孕期应用,造血干细胞移植在妊娠期亦属禁忌。对发生恶性转化者,在妊娠中晚期可考虑化疗。

(三)对妊娠影响

MDS 对妊娠的影响,与再生障碍性贫血相似,孕妇可在妊娠及分娩期发生致命性出血或败血症,是严重的妊娠并发症。同时少数孕妇可能在妊娠期或产后进展为急性白血病,预后不良。而妊娠对 MDS 病情进展的影响,不同研究尚存有争议。有学者认为 MDS 合并妊娠结局不良,部分患者可于妊娠期或产后进展为急性白血病。但也有研究认为妊娠合并 MDS-RA 经过输血支持治疗,妊娠结局良好,产后病情没有变化和进展。一般而言,MDS 患者的预后与其 WHO 分型及 IPSS(国际预后评分系统,其结合原始细胞百分比、染色体核型分型及血细胞数目)危度评级相关。如何预测 MDS 患者的妊娠结局,如何预测 MDS 患者在妊娠期和产后是否会发生恶性转化及其转归,以便更好地指导临床咨询和诊治,应成为我们今后研究的方向之一。

(张 超)

参考文献

1. Volpicelli P, Latagliata R, Breccia M, et al. Pregnancy in patients with myelodysplastic syndromes (MDS). Leuk Res, 2008, 32(10):1605-1607

2. Steensma P, Tefferi A. Myelodysplastic syndrome and pregnancy: The Mayo Clinic experience. Leukemia and Lymphoma, 2001, 42(6):1229-1234

3. Ikeda Y, Masuzaki H, Nakayama D, et al. Successful management and perinatal outcome of pregnancy complicated with myelodysplastic syndrome. Leuk Res, 2002, 26(3):255-260

4. 刘淳,汪昭葵,钟慧萍.妊娠合并骨髓增生异常综合征11例分析.现代妇产科进展,2007,16(12):927-930

第四节 白 血 病

白血病(leukemia)是最常见的妊娠合并血液系统恶性肿瘤之一。近几十年来,其诊治有了很大的进展,因此合并妊娠的病例逐渐增多。另一方面,白血病也可在妊娠期首次诊断,文献报道的发病率约为 1/75 000 ~ 1/10 000 次妊娠。妊娠合并白血病的发生率较低,国内外相关的研究报道较少,对其孕期特点及临床处理、妊娠结局及预后的评估均

很难进行大规模前瞻性临床研究,因此各项工作均处于探索阶段,尚需不断积累经验和进行深入细致的研究。

一、发病情况

由于病例数目的限制、且缺乏统一的登记管理,因此关于其发病情况只能是大体的估计。北京大学人民医院报道其发生率约为 25/10 万(1996 年)~ 30.6/10 万(2010 年)。在妊娠期诊断的白血病中最多见的是急性白血病(acute leukemia, AL),其中 2/3 为急性髓细胞白血病(简称急粒白血病或急粒, acute myeloid leukemia, AML),1/3 为急性淋巴细胞白血病(简称急淋白血病或急淋, acute lymphoblastic leukemia, ALL)。慢性髓细胞白血病(简称慢粒白血病或慢粒, chronic myeloid leukemia, CML)约占 10%,慢性淋巴细胞白血病(简称慢淋白血病或慢淋, chronic lymphoblastic leukemia, CLL)则非常罕见。

二、孕前诊断白血病患者的妊娠问题

对于 AL 患者,从治疗后完全缓解之日起计算,期间无白血病复发达 3 ~ 5 年者称为白血病持续完全缓解。停止化疗 5 年或是无病生存达 10 年者,即可视为临床治愈。在病情缓解后,AL 患者可以妊娠,甚至足月分娩,但有较高的疾病复发率和母体死亡率。而达到临床治愈后,由于疾病本身复发几率极小,且目前认为妊娠不是引起白血病的原因,也不会改变白血病的自然病程,因此这类患者如有需求,妊娠相对更加安全。即使如此,在孕期及产后仍应动态监测患者的血常规情况,加强随访。

对于 CML,文献的观点一直都认为一般可顺利度过妊娠期,因此在病情完全缓解,无子女的情况下可慎重妊娠,近年来随着对该病发病机制的认识及新的药物在临床的广泛应用,该类患者延续后代的愿望也越来越有可能性。目前广泛应用的酪氨酸激酶抑制剂(tyrosine kinase inhibitors, TKI)能高度特异性地抑制 bcr/abl 编码蛋白的酪氨酸激酶活性,进而抑制 Ph 染色体阳性白血病细胞的增殖和抗凋亡,对 CML 的治疗产生了革命性的影响,改善了 CML 慢性期患者的预后,因此这类患者的妊娠及相关临床问题也将引起更多的关注。Jane 认为在达到主要分子学缓解 24 月后,有生育要求者可考虑停用伊马替尼(第一代 TKI)计划妊娠,但为防止异常基因拷贝数增加,建议停药和受孕的时间间

隔最好在 6 个月内。在服药期间意外妊娠时，目前认为可引起严重的出生缺陷，因此在服用该药期间受孕，不建议继续妊娠。

三、孕期诊断白血病的相关问题

（一）现行诊断与治疗要点

1. 临床表现、血常规、外周血涂片、骨髓穿刺及活检等

（1）最常见的是易疲劳、体重减轻、食欲不振及体内某处疼痛等。而起病急骤者则表现为反复发热、进行性贫血、出血倾向和骨关节疼痛等，易被误诊。

（2）体征：皮肤、黏膜苍白；口、鼻腔出血及全身淤斑；50% 以上的患者有肝脏肿大、淋巴结肿大。急性白血病时还可出现胸骨、胫骨压痛及特异性皮肤损害。

（3）实验室检查：急性白血病的血涂片绝大部分表现为全血细胞减少和外周血涂片中出现原始和早幼细胞，白细胞总数可少至 $(0.2 \sim 0.5) \times 10^9$/L 或多至 $(300 \sim 500) \times 10^9$/L；但是有 10% 的患者仅表现为轻度贫血和中度的血小板减少，而白细胞计数正常，外周血中无原始细胞，此类病例必须行骨髓穿刺。其诊断依据为：骨髓象中至少有 30% 的总有核细胞或非红系细胞成熟障碍（即原始细胞增生 >30%）。

慢性粒细胞白血病：外周血白细胞数为 $(10 \sim 200) \times 10^9$/L，分类中有不同成熟阶段的粒细胞，以中幼粒及成熟粒细胞为多数。红细胞形态正常，血红蛋白正常，血片易见到有核红细胞，血小板正常或升高。加速期和急变期血红蛋白和血小板可明显下降。骨髓象则显示骨髓明显或极度增生，红系、髓系及巨核系普遍增生，以髓系更为突出。粒系与红系比例可达 15∶1 ~ 20∶1。慢性期原始粒细胞与早幼粒细胞总和不超过 10%。

（4）其他辅助检查：包括细胞化学检查、流式细胞学检查、染色体核型分析、原位杂交以及基因检查等。

2. 诊断的难点及对策　妊娠患者的临床表现很不特异，患者即使有乏力、恶心等不适，也常将其归结于孕期反应，而血常规的检测则能帮助发现疾病的蛛丝马迹，性价比高，因此应重视血常规的检查。由于妊娠的影响，孕期白细胞计数会有一定程度的升高，一般认为不超过 15×10^9/L，那到底白细胞高出什么范围就认为是明显的异常？尚需进一步的研究。建议对于无明显诱因发现白细胞计数 > $(20 \sim 30) \times 10^9$/L 或 < $(2 \sim 3) \times 10^9$/L 的，特别是同

时合并贫血或血小板计数的异常时，应及时到血液科做进一步检查。骨髓穿刺及活检对诊断血液系统异常有重要意义，需要时应及时进行，妊娠不是骨穿的禁忌。

此外，对孕期发现有发热、白细胞计数增加的患者还需和感染、免疫系统异常及其他类型的血液系统疾病进行鉴别。

（二）妊娠后诊断白血病，能否继续妊娠及如何治疗

1. 慢性白血病　孕期诊断的 CML 患者绝大多数处于慢性期，因此这类患者，尤其是妊娠中晚期发病的患者可以顺利度过妊娠期。目前国内外常用的治疗包括药物治疗及白细胞单采术等。其各自的作用及特点为：

（1）甲磺酸伊马替尼（imatinib mesylate）：是第一代 TKI。在动物实验中有致畸作用，对人类来说妊娠早期使用会增加流产和胎儿先天性畸形的风险，但妊娠中、晚期使用风险无显著增加。

（2）α-干扰素：分子量大，很少通过胎盘。它能通过影响蛋白合成，降解 RNA 及对免疫系统的调节达到抑制细胞增殖的作用。动物实验中无致畸性，对人类来说是整个孕期都能相对安全使用的药物。

（3）羟基脲：是抑制 DNA 合成的细胞毒药物，分子量小，可通过胎盘，动物实验中有致畸性，早孕期使用增加流产和胎儿畸形的风险，中晚孕期使用相对安全，但母体发生子痫前期的风险增加。

（4）白细胞单采：能在短期内快速降低血液中的白细胞计数，但不能清除恶性的克隆，且需特殊的仪器，使用不方便且费用较高，因此目前并非 CML 患者维持治疗的推荐方法。但对妊娠患者来说，白细胞单采可以避免药物致畸的影响，且没有其他的副作用，从早孕期开始整个孕期都可使用，在临近分娩等紧急情况下使用能使白细胞水平快速下降。

总的来说，对妊娠期诊断的 CML 慢性期患者，孕期（包括早孕期）可选择 α-干扰素和（或）白细胞单采治疗，中孕期以后可选择羟基脲、伊马替尼进行治疗。病情控制标准，应达到白细胞 <100×10^9/L，血小板 <500×10^9/L，血色素 >70g/L。

2. 急性白血病　对 AL 来说，由于其病情进展迅速，自然病程短，对母儿均存在极大的影响，临床医生在处理上常面临很多两难的选择，因此在妊娠合并白血病中也是目前最难处理和存在很多争议的问题。

（1）化疗：对非孕期患者在诊断后应立即开始化疗及后续的骨髓或干细胞移植治疗。但对孕期患者，除考虑化疗的副作用和效果外，还需顾忌妊娠并发症及胎儿的安全。早孕期化疗会增加胎儿畸形的风险，而孕中晚期化疗致畸的风险明显下降，且文献认为化疗的效果同非孕期患者基本相当；但从另一方面来说，即使经过治疗，化疗本身可能引起母体贫血、血小板减少，甚至 DIC 等并发症，也会影响妊娠的结局，增加流产、死胎和围产期母儿死亡的风险。约 40%～50% 的患者会发生 FGR 和自发性早产。因此需在和患者及家属充分交代的基础上，进行个性化处理。

目前认为，如早孕期诊断 AL，应及时终止妊娠后开始化疗；孕中晚期发病者，如患者有意愿，可在孕期开始足量化疗，经过治疗，患者有可能在得到病情缓解的同时获得一个正常的新生儿。中晚孕化疗，药物致胎儿畸形的风险明显下降，但可导致 FGR、低出生体重、早产、死胎及母体和新生儿的骨髓抑制，因此治疗中应严密监测母儿情况。妊娠晚期也可以在妊娠终止获得活婴后再化疗，但有可能会影响母亲的结局。

（2）支持治疗：包括纠正贫血及血小板减少，纠正 DIC，预防及控制感染。

（三）围分娩期的处理

应尽量避免不必要的手术操作，给患者争取尽早开始治疗的时间，除非有手术指征者，应根据产科情况决定分娩方式。围分娩期应在血液科医师指导下积极改善患者一般情况，根据病情配新鲜血、血小板、准备好纤维蛋白原及凝血酶原复合物等凝血因子。产后应用宫缩剂，防止发生产后出血。阴道分娩的特别应注意软产道血肿的问题。应用广谱抗生素防止感染。

（四）新生儿处理

均应按高危新生儿处理，出生后应及时化验血常规，有条件的查染色体。目前认为恶性白血病克隆通常不会通过胎盘传给新生儿，但由于相关研究很少，因此，对此类新生儿，尤其是孕期暴露于化疗药物的新生儿远期神经系统发育、生殖功能，以及发生恶性肿瘤等情况，应加强随访。

（五）预后

目前资料提示妊娠期诊断的 AL 患者预后较差。

总的来说，妊娠期合并白血病或白血病患者妊娠均是一个极度高危的妊娠，应将孕妇转到有救治经验的三级综合医院，在妇产科与血液科医师协同下进行孕期的管理和治疗。

（王大鹏）

参 考 文 献

1. Shapira T, Pereg D, Lishner M. How I treat acute and chronic leukemia in pregnancy. Blood Rev, 2008, 22(5): 247-259

2. 王大鹏, 梁梅英, 张晓红等. 妊娠合并慢性粒细胞性白血病患者的临床处理特点及妊娠结局分析. 中华妇产科杂志, 2010, 45(10): 735-739

3. Rizack T, Mega A, Legare R, et al. Management of hematological malignancies during pregnancy. Am J Hematol, 2009, 84(12): 830-841

4. Azim HA J, Pavlidis N, Peccatori A. Treatment of the pregnant mother with cancer: a systematic review on the use of cytotoxic, endocrine, targeted agents and immunotherapy during pregnancy. Part Ⅱ: Hematological tumors. Cancer Treat Rev, 2010, 36(2): 110-121

5. Apperley J. CML in pregnancy and childhood. Best Pract Res Clin Haematol, 2009, 22(3): 455-474

6. Pye M, Cortes J, Ault P, et al. The effects of imatinib on pregnancy outcome. Blood 2008, 111(12): 5505-5508

7. Chelghoum Y, Vey N, Raffoux E, et al. Acute leukemia during pregnancy: a report on 37 patients and a review of the literature. Cancer 2005, 104(1): 110-117

8. Salomon O, Tohami T, Luba T, et al. BCR-ABL transcripts are not detected in cord blood or the peripheral blood of the new born child whose mother developed chronic myeloid leukemia while pregnant. Leukemia Research 2010, 34(2): e78-e81

第二十四章 妊娠合并性传播疾病

女性生殖道感染是女性常见的一大类疾病,引起炎症的病原体包括多种微生物如细菌、病毒、真菌及原虫等。近年来随着性传播疾病的增加,生殖系统炎症更为复杂。妊娠期的性传播感染还可危害胎儿和新生儿,将严重影响到下一代的健康。

第一节 妊娠合并阴道感染

一、妊娠合并细菌性阴道病(BV)

妊娠期 BV 的发生率远高于滴虫性阴道炎和外阴阴道念珠菌病(VVC),可能与早产、胎膜早破等的发生有关。近两年来,国外文献报道了大量多中心、随机对照的荟萃分析,发现妊娠期筛查及治疗无症状的 BV,并不降低早产的危险性。故不必对所有孕妇进行细菌性阴道病的筛查,但对有症状的细菌性阴道病孕妇及有既往感染性流、早产史的孕妇应进行检查及治疗,因为早期发现进行治疗可改变预后。

1. 临床表现 约40%患者可无临床症状;有症状者主要表现为阴道分泌物增多,呈灰白色,均匀一致,稀薄,有鱼腥臭味。阴道黏膜无炎症表现。

2. 诊断 下列4项中有3项阳性即可临床诊断为细菌性阴道病,但线索细胞阳性是必备的。

(1)匀质、稀薄、白色的阴道分泌物。

(2)阴道 pH>4.5。

(3)胺臭味试验阳性:取阴道分泌物少许放在玻片上,加入10%氢氧化钾1~2滴,产生一种烂鱼肉样腥臭气味,这是由于胺遇碱释放氨气所致。

(4)线索细胞阳性:取少许分泌物放在玻片上,加一滴生理盐水混合,或染色后,高倍显微镜下寻找线索细胞,线索细胞达20%以上。

国内外均已研究及临床开始使用 Nugent 评分方法来诊断 BV,具体介绍如表24-1:

表 24-1 Gram 染色 Nugent 评分标准

每个油镜视野定量		分 值		
菌体数	定量	乳杆菌	阴道加德纳菌/类杆菌	染色不定弯曲小杆菌
>30	4+	0	4	2
6~30	3+	1	3	2
1~5	2+	2	2	1
<1	1+	3	1	1
0	0	4	0	0

注:按每10个油镜视野所观察到的每种细菌的平均数量进行计算和分值分配。总分值是4种细菌分值的总和。评价标准:正常为1~3分;BV 为7~10分

细菌定性培养在诊断中意义不大。因为此病目前认为是阴道中乳杆菌被各种厌氧杂菌取代后产生的症状,而非单一菌治病。现已有细菌性阴道病试剂盒供临床应用,但其意义和准确性还有待临床进一步验证。

3. 治疗

(1)首选口服用药,甲硝唑400mg,每日2次,连服7日;或克林霉素300mg,每日2次,连服7日。

(2)阴道用药的效果略低于口服药:阴道用甲硝唑泡腾片200mg,每日1次,共用7日。

(3)性伴侣不需同时治疗。

二、妊娠合并外阴阴道念珠菌病(VVC)

外阴阴道念珠菌病(VVC)是女性常见阴道炎症,妊娠期妇女的发生率比非妊娠期更高,妊娠期 VVC 的感染率约为9.4%~18.5%。妊娠期 VVC 除可引起孕妇不适外,胎儿经产道分娩时感染,可引起新生儿的真菌感染,如新生儿鹅口疮、尿布疹等。

1. 致病原及好发因素 白念珠菌为条件致病菌,10%~20%非孕妇女及30%孕妇阴道中有此菌寄生,但菌量极少,以酵母相存在,并不引起症状。只有在全身及阴道局部微生态环境改变、或细胞免疫能力下降时,念珠菌大量繁殖,并转变为菌丝相,才出现症状。

妊娠时机体免疫力下降,性激素水平升高,阴道上皮内糖原增加,酸度增高,有利于念珠菌生长及假菌丝形成。

2. 临床表现 主要表现为外阴瘙痒、灼痛,严重时坐卧不宁,异常痛苦,还可伴有尿频、尿痛及性交痛。妇科检查可见外阴水肿,地图样红斑,常伴有抓痕。阴道黏膜水肿、红斑,小阴唇内侧及阴道黏膜上附有白色块状物,擦除后露出红肿黏膜面,急性期还可能见到糜烂及浅表溃疡。

3. 诊断 典型病例不难诊断。分泌物中找到白念珠菌假菌丝即可确诊。取少许凝乳状分泌物,放于盛有10% KOH玻片上,混匀后在显微镜下找到芽孢和假菌丝。由于10% KOH可溶解其他细胞成分,使念珠菌检出率提高,阳性率为70%~80%,高于生理盐水的30%~50%。此外,可用革兰染色检查。若有症状而多次湿片检查为阴性,或为顽固病例,为确诊是否为非白念珠菌感染,可采用培养+药敏试验法。

4. 治疗 无症状者不需要治疗。妊娠期VVC的治疗以阴道用药为主。可选用硝酸咪康唑、克霉唑或制霉菌素等。妊娠期VVC的治疗效果不如非妊娠期VVC。

具体方案:

硝酸咪康唑栓 400mg/d×3d 或

克霉唑栓 500mg/d×1d

制霉菌素泡腾片 10万U/d×14d

症状体征评分≥7分者,应疗程延长。

对于反复发作者,应在分娩前积极用药治疗,一方面可改善阴道炎症情况以避免分娩时的裂伤,另一方面可减少或避免新生儿的真菌感染。

三、妊娠合并滴虫性阴道炎

滴虫性阴道炎由阴道毛滴虫引起,也是常见阴道炎之一,妊娠期滴虫性阴道炎的患病率为1.2%~2.1%。滴虫性阴道炎对阴道黏膜的侵袭力较强常可合并其他感染而致胎膜早破、早产及产褥感染,故应积极治疗。

1. 临床表现 潜伏期为4~28日。25%~50%患者感染初期无症状,症状有无及轻重取决于局部免疫因素、滴虫数量多少及毒力强弱。主要表现为阴道分泌物增多及外阴瘙痒,间或有灼热、疼痛、性交痛等。分泌物典型特点为稀薄脓性、黄绿色、泡沫状、有臭味。若并泌尿系感染,可有尿频、尿痛,有时可见血尿。

检查见阴道黏膜充血,严重者有散在出血点,甚至宫颈有出血斑点,形成"草莓样"宫颈,后穹隆有多量白带,呈灰黄色、黄白色稀薄液体或黄绿色脓性分泌物,常呈泡沫状。

2. 诊断 典型病例容易诊断,阴道分泌物找到滴虫即可确诊,多数pH>4.5,清洁度Ⅲ度。最简便的方法是生理盐水悬滴法,显微镜下见到呈波状运动的滴虫及大量白细胞。在有症状的患者中,其阳性率达80%~90%。对可疑患者,若多次悬滴法未能发现滴虫时,可送培养,准确性达98%左右。

滴虫性阴道炎应与细菌性阴道病、外阴阴道念珠菌病以及需氧菌性阴道炎相鉴别(表24-2)。

3. 治疗 因滴虫性阴道炎可同时有尿道、尿道旁腺、前庭大腺滴虫感染,欲治愈此病,口服比阴道用药效果好。

(1)主要治疗药物为甲硝唑。现已证实妊娠早期应用甲硝唑不增加致畸危险。首选单次口服2g;或400mg,每日2次,共用7日。

(2)性伴侣需同时治疗,也是单次口服2g。

(3)最近多个大样本的荟萃研究分析显示,对妊娠期无症状的滴虫携带者无需治疗,而治疗反而可增加早产的危险性。

表24-2 几种阴道感染的诊断及鉴别诊断

	细菌性阴道病	外阴阴道念珠菌病	滴虫阴道炎	需氧菌性阴道炎
症状	分泌物增多,无或轻度瘙痒	分泌物增多,重度瘙痒,烧灼感	分泌物增多,轻度瘙痒	分泌物增多,轻度瘙痒
分泌物特点	白色,匀质,腥臭味	白色,豆腐渣样	稀薄、脓性、泡沫状	脓性
阴道黏膜	正常	水肿、红斑	充血,散在出血点	充血
阴道pH	>4.5	<4.5	>5(5~6.5)	>6.5
胺试验	阳性	阴性	阴性	阴性
显微镜检查	线索细胞,极少白细胞	芽孢及假菌丝,少量白细胞	找到阴道毛滴虫,多量白细胞	无阴道毛滴虫,多量白细胞

第二节　妊娠合并淋病

淋病是由淋病双球菌引起的主要侵犯泌尿、生殖系统的化脓性炎症，也可造成眼、咽喉、直肠，甚至全身各脏器的损害。淋病是目前世界上最常见的 STD，可在分娩时由母亲传给胎儿，因此治疗妊娠期的淋菌感染对避免新生儿感染有着非常积极的意义。妊娠期淋病的发病率约为 0.5%～7%，其中约有 40% 以上合并有衣原体的感染。

一、传播途径

1. 性接触感染　是主要的感染途径，约占成人淋病的 99%～100%。

2. 间接接触感染　通过淋病分泌物污染的衣物、便盆、毛巾等感染，是幼女感染的主要方式。

3. 产道感染　阴道分娩时胎儿经过被感染的宫颈时可被感染。

二、临床表现

妊娠期淋病的特点：

1. 多数孕妇无症状。

2. 宫颈炎最常见，若不及时治疗，可继续传给性伴侣，分娩时还可传给胎儿。

3. 其他如急性输卵管炎或急性盆腔炎在妊娠期较少见。

4. 播散性淋病比非孕期多见，约占所有淋菌性败血症的 40%～50%。常导致妊娠不良结局，如流产、死产等。

5. 妊娠期生殖道外淋病比非孕期多见，如淋菌性咽炎、直肠炎，可能与妊娠期性行为方式的改变有关。

三、妊娠期淋病的危害性

1. 妊娠早期淋菌性宫颈炎可导致感染性流产与人工流产后感染。

2. 妊娠晚期淋病孕妇早产、胎膜早破、绒毛膜羊膜炎及产后感染的发生率增高。

3. 胎儿在经过感染淋病孕妇的产道时，易患淋菌性结膜炎或败血症。

四、诊断与鉴别诊断

1. 诊断　对所有有高危因素的孕妇（包括<25 岁、未婚先孕、单亲、多个性伴侣、吸毒、卖淫与伴其他 STD）在初次产前检查时及妊娠末期应做宫颈分泌物的淋菌涂片及培养。

（1）分泌物涂片检查：取尿道口、前庭大腺、宫颈管等处的分泌物涂片，行革兰染色查找淋菌，急性期可见多核白细胞内、外均有革兰阴性双球菌。涂片法只能作为一种筛查手段，其敏感性在女性只有 50%～60%。

（2）分泌物培养：是诊断淋病的标准方法，阳性率可达 80%～90%。为培养成功，取材后应注意保温、保湿、立即接种，离体时间越短越好。

（3）有条件应同时检测沙眼衣原体。

2. 鉴别诊断　与生殖道衣原体感染、滴虫性阴道炎、外阴阴道念珠菌病及细菌性阴道病等鉴别。需要特别注意的是临床上生殖道衣原体感染常与淋病同时存在。

五、治疗

1. 治疗目的　防止性传播；防止不良妊娠结局，如早产、胎膜早破等；防止新生儿感染。

2. 以抗生素治疗为主，原则是及时、足量、规范、彻底，同时治疗性伴侣。注意复查，并兼治其他 STD。

（1）对孕妇治疗首选头孢三嗪，250mg，肌注 1 次；或壮观霉素 2g，肌注 1 次。因近半数患者同时合并有衣原体感染，故应同时口服阿奇霉素或红霉素 500mg，每日 4 次，共用 7 日。禁用喹诺酮类药物。

（2）淋病感染的孕妇所生新生儿的处理：为预防新生儿淋菌性结膜炎，应生后首选 1% 硝酸银滴眼。新生儿淋菌性结膜炎，可用头孢三嗪 25～50mg/kg，每日静滴或肌注，至少 7 日，局部治疗无效。可用生理盐水冲洗眼部。

（3）需同时治疗其他 STD，性伴侣也应接受有关 STD 的检查及治疗。

3. 不必因此病作剖宫产。

4. 治愈标准

（1）症状体征全部消失。

（2）尿液常规检查正常。

（3）在治疗结束后一周宫颈分泌物涂片和培养检查两次，均阴性者。

第三节　妊娠期沙眼衣原体感染

妊娠期沙眼衣原体（chlamydia trachomatis，CT）的感染远较淋病多见，感染率各地不很一致，与检测方法有关，约为 11.2%～37%。妊娠期内分泌的改变增加了沙眼衣原体的毒性。最近的研究认为，妊娠期 CT 感染与妊娠不良结局无关。

一、流行病学

1. 沙眼衣原体是必须生活在宿主细胞内的无芽孢杆菌属，只能在活的细胞内生长繁殖。Giemsa 染色不着色，有胞膜，其内外膜间缺乏肽聚糖以固定外形。亲黏膜柱状上皮及移行上皮，而不向深层侵犯。

2. 感染途径以性传播为主；通过污染的手、眼、衣物或医疗器械等间接传播较少，新生儿可在分娩过程中受感染。

二、临床表现

1. 大多数的沙眼衣原体感染者无症状或症状轻微不易被察觉。

2. 有症状宫颈沙眼衣原体感染的孕妇白带呈脓性，阴道分泌物增多、宫颈充血、触血及水肿。

3. 新生儿沙眼衣原体感染　新生儿主要是在阴道分娩时经感染的宫颈而传染。新生儿沙眼衣原体感染主要表现为结膜炎与肺炎。

（1）沙眼衣原体眼结合膜炎：新生儿在产后 1～3 周出现眼部症状，较轻的是眼分泌物增多，及时治疗无后遗症；仅少数新生儿在治疗后结膜上留有瘢痕。

（2）沙眼衣原体肺炎：沙眼衣原体经鼻咽部至下呼吸道，引起婴儿在生后 3～4 个月内患肺炎。表现为断续咳嗽，常无发热，X 线片见灶性或间质性肺炎，一般症状较轻。

三、诊断

1. 细胞学检查　取宫颈管分泌物做涂片经 Giemsa 染色，光镜下观察包涵体，方法简便、诊断迅速，但阳性率低，阴性不能除外衣原体感染。

2. 衣原体培养　方法复杂，时间长，费用高，为金标准，是诊断沙眼衣原体感染最可靠的方法，同时可观察疗效。但由于其技术要求复杂，在临床不能广泛性应用。

3. 酶联免疫抗原抗体法　敏感性 95%，特异性 95%～100%。但目前国内使用的各种药盒的敏感性和特异性不一，应用前应慎重评价。

4. 聚合酶链反应（PCR）　过于敏感，假阳性高，不能用于临床诊治。

5. 连接酶链反应（ligase chain reaction，LCR）　目前被认为是比较准确的一种检测方法。

四、治疗

目的为防止性传播感染、防止分娩期的母婴传播。但不必为此作剖宫产。

1. 首选阿奇霉素，1g，单次口服或 0.5g，每日 2 次，共 3 日。

2. 红霉素 500mg 口服，每日 4 次，共用 7 日；如因恶心等副作用不能坚持，可减量为 250mg，每日 4 次，共用 14 日。

治疗新生儿：红霉素全身治疗，40mg/（Kg.d），分 4 次口服或静滴，共用 10～14 日。可局部用红霉素眼膏治疗，但不能防止沙眼衣原体经咽部致肺部感染。

第四节　妊娠合并梅毒

近年来随着人群梅毒患病率增加，妊娠期梅毒明显增加，可能与吸毒、卖淫、人免疫缺陷病毒（HIV）感染有关，也有可能与缺乏婚检有关。故产科医师应提高警惕。

一、传播途径

人是梅毒的唯一传染源，正常人的皮肤和黏膜对梅毒螺旋体是一屏障，当皮肤黏膜在破损后，梅毒螺旋体才能侵入人体，造成感染。传播方式有：

1. 性传播　占 95% 以上。

2. 血液传播　输入含有梅毒螺旋体的血液或用未消毒的医疗器械等。

3. 母婴传播　梅毒螺旋体可通过母体的胎盘传染给胎儿。

二、分期

根据传染途径的不同分为后天梅毒和先天梅毒。

1. 后天梅毒

（1）早期梅毒：病程在 1 年以内，包括一期梅毒（硬下疳）和二期梅毒及早期潜伏梅毒（潜伏梅毒是指梅毒未经治疗或用药剂量不足，无临床症状而血清反应阳性者。当机体抵抗力下降时可再出现症状。感染期限在 1 年以内者，称为早期潜伏梅毒，有传染性；病程在 1 年以上者，称为晚期潜伏梅毒，一般认为无传染性，但女患者可经胎盘传给胎儿）。

（2）晚期梅毒（三期梅毒）：病程在 1 年以上，包括一般梅毒（皮肤、黏膜、骨、眼等）、内脏梅毒

（心血管、肝脏等）、神经梅毒及晚期潜伏梅毒。

2. 先天性梅毒

（1）早期先天性梅毒：年龄小于 2 岁。

（2）晚期先天性梅毒：年龄大于 2 岁。

三、梅毒对妊娠的影响

梅毒对妊娠与胎儿的危害是严重的。梅毒螺旋体可通过胎盘而感染胎儿引起死胎、早产或 FGR。曾认为梅毒螺旋体只有在孕 16 周胎盘形成以后才感染胎儿，但现已证实在孕 6 周开始就可感染胎儿引起流产。

各期梅毒均可传给胎儿。梅毒期别越早，由于其血中梅毒螺旋体多，先天梅毒发生率越高。妊娠合并早期梅毒，胎儿的感染率几乎达 100%。患晚期潜伏梅毒孕妇，虽性接触已无传染性，仍有 10% 的机会传给胎儿。

孕期治疗及发现越晚，先天梅毒发生率越高。如妊娠 36 周后或距分娩 30 日以内治疗，新生儿先天梅毒的可能性大，新生儿生后需驱梅治疗。

四、实验室检查

1. 暗视野显微镜检查　由一期、二期梅毒患者的皮肤病灶或肿大淋巴结中取标本在暗视野下可见梅毒螺旋体。

2. 血清学检查

（1）非梅毒螺旋体抗原血清试验：有快速血浆反应素试验（RPR）、性病研究实验室试验（VDRL）、不加热血清反应素玻片试验（USR）等。

（2）梅毒螺旋体抗原血清试验：适用于临床疑有梅毒而非梅毒螺旋体抗原血清试验阴性，或后者虽阳性但怀疑为假阳性者。包括荧光螺旋体抗体吸收试验（FTA-ABS）、梅毒螺旋体血凝试验（TPHA）两种。

五、诊断

临床表现及血清学检查为诊断根据。对所有孕妇应在初次检查时做梅毒血清学检查。有高危因素者（单亲、患 STD、贫困、无业、吸毒者、无充分的产前保健或虽做产前保健却未做梅毒血清筛查者）应在妊娠末期或分娩期重复检查。

六、治疗

妊娠期治疗目的：一是治疗孕妇，二可预防或减少先天梅毒的发生。妊娠期梅毒不同病期的治疗基本与非孕期相同。

（1）梅毒是唯一可能在宫内治愈的疾病。

（2）青霉素为首选，规范治疗。其他如红霉素等不通过胎盘，不能治疗胎儿。

对青霉素过敏孕妇，最好的办法仍是脱敏治疗表 24-3，但一定要在有急救措施的医院内进行，而且脱敏是暂时的，日后患者仍对青霉素过敏。

表 24-3　青霉素皮试阳性者的口服青霉素-V 脱敏方案

给药次数	青霉素-V（单位/ml）	剂量		累计剂量（单位）
		ml	单位	
1	1000	0.1	100	100
2	1000	0.2	200	300
3	1000	0.4	400	700
4	1000	0.8	800	1500
5	1000	1.6	1600	3100
6	1000	3.2	3200	6300
7	1000	6.4	6400	12 700
8	10 000	1.2	12 000	24 700
9	10 000	2.4	24 000	48 700
10	10 000	4.8	48 000	96 700
11	80 000	1.0	80 000	176 700
12	80 000	2.0	160 000	336 700
13	80 000	4.0	320 000	656 700
14	80 000	8.0	640 000	1 296 700

说明：口服脱敏剂溶于 30ml 水中口服，每次间隔 15 分钟，整个试验历时 4 小时 45 分钟，累计青霉素-V 剂量 130 万单位，末次试验结束后需观察 30 分钟后才能开始治疗

（3）J-H反应：是由于驱梅治疗后大量梅毒螺旋体溶解释放出的异性蛋白所致，表现为发热、乏力、头痛、关节痛及原有损害暂时性加重，多发生在治疗后24小时内。同时，还可出现宫缩、胎动减少和胎心异常等。治疗前口服泼尼松可减轻反应。

（4）应同时检查并治疗性伴侣，许多孕妇治疗失败与再感染有关。

（5）所有梅毒感染孕妇应同时检查有无HIV感染，因两病常同时存在。当合并有HIV感染时，梅毒的临床表现常有所改变，如侵犯中枢神经系统者增多，治疗失败与复发者增多。

（6）随诊：孕妇治疗后每月应检测RPR或VDRL的滴度直至分娩。如滴度持续升高3个月，或滴度增加4倍，或再现一、二期病灶，则应再行驱梅治疗。

（7）治愈标准 梅毒患者治疗后，必需定期复查，前3个月每月查1次血清非梅毒螺旋体抗原血清试验，如RPR。以后每3个月查1次，共查4次，至少2年，此期间不宜妊娠。血清反应阴性、治疗后数次复查均为阴性、无症状复发，为治愈。若临床及血清检查证实为复发，应重复治疗，同时做脑脊液检查，除外神经梅毒。梅毒螺旋体抗原血清试验可终身阳性。

附：先天性梅毒

新生儿先天性梅毒常为全身性，不一定有皮肤损害，故诊断主要靠临床表现和实验室检查。

1. 临床表现 最常见有骨软骨炎、骨膜炎及黄疸。约95%以上的先天梅毒儿可在生后4周内通过长骨X线片发现干骺端病变而确诊。其他可有肝脾肿大、皮肤紫癜、淋巴结肿大、水肿、腹水、视网膜炎、鼻塞、肺炎、心肌炎、肾炎及假性瘫痪等。

2. 实验室检查 因母血梅毒螺旋体的IgG抗体可经胎盘到胎儿，故脐血或新生儿血中非螺旋体抗原血清学不能确定，需做TPHA以确诊。血清梅毒螺旋体抗体可持续15月之久，若超过18月仍然阳性，则可诊断先天性梅毒。如脐血RPR滴度4倍于母血，可诊断先天梅毒。或脐血19s-IgM阳性，也可诊断。怀疑先天梅毒的新生儿应做腰穿取脑脊液查，如RPR或VDRL阳性、白细胞计数>5/mm³、蛋白>500g/L，可诊断神经梅毒，需按神经梅毒治疗。此外，周围血液检查可发现贫血、高胆红素、低血小板及肝功异常等。

3. 治疗 对有症状或脑脊液异常者，用水剂青霉素G 5万U/kg，每日分2次静滴，共7日，以后5万U/kg，每日3次静滴，共3日；对无症状、梅毒血清学阳性而脑脊液正常者，用苄星青霉素5万U/kg，肌注1次/日，共10日。如母亲妊娠期仅用红霉素治疗者，新生儿生后处理应同先天梅毒儿。

（廖秦平 刘朝晖）

第五节 妊娠期人乳头瘤病毒感染

一、概述

人乳头瘤病毒（human papillomavirus，HPV）是一种双链DNA病毒，人是HPV的唯一宿主，目前已分离鉴定出近200种型别的HPV。HPV具有嗜上皮性，感染人皮肤和黏膜复层上皮，其中仅30~40种HPV可导致临床病变，大部分HPV感染无临床症状。根据HPV所致病变的良恶性，而将其分为低危型（非致癌型）和高危型（致癌型）。低危型HPV，常见的是HPV-6和HPV-11，导致宫颈上皮内瘤变、尖锐湿疣、复发性呼吸道乳头状瘤病、口腔或结膜乳头状瘤等良性病变；高危型HPV，主要有HPV-16、18、33、45、58等，导致宫颈癌、阴道癌、外阴癌、肛周癌、口腔癌、喉癌等恶性肿瘤的发生。

性传播是HPV感染最主要的传播途径，而母婴垂直传播和密切接触传播次之。在发达国家，HPV感染是发病率最高的性传播疾病，约70%的性活跃期人群感染HPV。多数HPV感染处于亚临床状态，并且会在两年内自发消退，但机体免疫功能异常，如妊娠、吸烟，合并HIV感染，长期使用免疫抑制剂，患糖尿病或自身免疫性疾病等，可能加重或造成HPV感染的持续存在。流行病学研究认为各国家或地区的妊娠妇女HPV感染率较非妊娠者高，处于5.5%~65%之间，而妊娠期HPV感染者的临床表现也更加严重。同时，妊娠期HPV感染可能对胎儿造成一定程度的危害或导致新生儿感染。目前，如何处理妊娠期母体的HPV病变？如何确定胎儿宫内HPV感染并进行治疗？如何阻断新生儿在产程中发生的HPV感染？妊娠期能否注射HPV疫苗？等一系列问题至今尚无定论，还需要大量的科学研究来加以证实。

二、妊娠期HPV感染的特点

1. **妊娠期妇女对HPV的易感性增加** 由于人胚胎细胞表达来自父系和母系的人类白细胞抗原，因此，对于母体来说，胚胎细胞在一定程度上相当于外来者，母体免疫系统可能对其发动攻击。事实上，母体免疫系统通过抑制细胞免疫而不是体液免疫，从而对胎儿抗原产生免疫耐受。尽管这种免疫学调节发生在母胎界面，但仍然会削弱整个机体的抗感染能力，使妊娠期妇女对寄生于细胞内的微生物，如病毒和胞内寄生菌具有易感性。

2. 妊娠加重 HPV 感染　妊娠期生殖道的特殊生理改变可能协同免疫系统的抑制状态，促进 HPV 在宫颈上皮细胞的持续感染、增殖和刺激病变进展。研究发现，妊娠期 HPV 感染者体内的 HPV 病毒复制活跃、载量增加，而在产后下降。此外，妊娠期血性激素水平上升，宫颈复层鳞状上皮的基底细胞和旁基底细胞增殖活跃，宫颈管腺体的黏液分泌增加，宫颈鳞-柱上皮交界外移，这些生理性改变均使得宫颈上皮对外界刺激，包括对 HPV 感染的敏感性增加，从而出现 HPV 感染的相关临床表现，或者使原有病变加重，甚至导致妊娠期宫颈癌的发生。

三、妊娠期 HPV 感染的临床表现

1. 妊娠期 HPV 感染在母体的表现　与非妊娠者相似，大部分妊娠期 HPV 感染者无任何临床表现，仅小部分患者表现为宫颈上皮内瘤变、尖锐湿疣或宫颈癌，但又各有其特点。

（1）妊娠合并宫颈上皮内瘤变：妊娠合并宫颈上皮内瘤变（cervical intraepithelial neoplasia，CIN）的临床表现和慢性宫颈炎相似，缺乏特异性。常见症状有阴道分泌物增多，呈淡黄色或血性，性交后出血等。妇科检查可见宫颈有不同程度的糜烂、充血。值得注意的是，妊娠期增高的循环雌激素刺激宫颈管柱状上皮增生，鳞-柱交界外移，使宫颈外口呈"糜烂状"，应与妊娠合并 CIN 鉴别。

（2）妊娠合并尖锐湿疣：尖锐湿疣（condyloma acuminatum）是由 HPV 感染引起的赘生物，常发生在肛门、外生殖器、阴道及宫颈等处。在非妊娠期，尖锐湿疣仅仅发生在有 HPV 感染的一小部分患者。

妊娠期母体的免疫功能处于抑制状态，加上阴道分泌物的量增加及外阴部温暖、湿润。在感染 HPV 后，容易发生尖锐湿疣，表现为病灶大、多发性、形态多样。值得注意的是，妊娠期尖锐湿疣可迅速增大，发展为巨大型尖锐湿疣（Buschke-Lowenstein 瘤），造成产道梗阻，影响分娩方式的选择。另外，妊娠期尖锐湿疣的体积大、质脆且血供丰富，一旦破裂，可能发生大出血。

（3）妊娠合并宫颈癌：约 3% 的宫颈癌于妊娠期诊断。妊娠合并宫颈癌最常见的症状是阴道流血，大约见于 50% 的患者，主要表现为接触性阴道流血，流血量的多少与肿瘤大小、期别及侵犯间质血管的情况相关。此外，可有阴道分泌物增多，色白或呈血性，继发细菌感染时可呈脓性。妊娠合并晚期宫颈癌的症状与非妊娠者类似，根据病灶侵犯的范围不同而症状各异，常见的有下腹坠胀、尿频、尿痛、血尿、便血、里急后重、下肢水肿等。

2. 妊娠期 HPV 感染对胎儿或子代的影响　HPV 病毒在羊水、胎膜、脐血、胎盘滋养细胞以及新生儿口腔、呼吸道和外阴分泌物的检出，提示妊娠期 HPV 感染可垂直传播给胎儿或新生儿，并可能存在宫内感染。垂直传播的主要方式有：经胎盘的血源性途径；经生殖道上行感染，特别是在胎膜早破的患者；阴道分娩时，胎儿通过产道或接触母体分泌物而发生 HPV 感染。研究发现，约 20% 的妊娠期 HPV 感染者可发生垂直传播，那么，妊娠期 HPV 感染对胎儿或子代有哪些具体的危害呢？

（1）宫内 HPV 感染的危害：研究发现，妊娠期宫内 HPV 感染可能导致自然流产、早产或胎儿宫内生长受限。但是，由于多数研究采用刮宫术获取标本，或经阴道分娩时，胎盘组织可能被宫颈管内存在的 HPV DNA 污染，从而容易出现"假阳性"结果。此外，目前研究的样本量较小，尚未得出明确的结论，需开展大样本量，设计更加严谨的临床研究以进一步证实前述研究结果。

（2）新生儿 HPV 感染：一项关于 HPV 垂直传播的系统评价纳入 9 个原始研究，共计 2111 例产妇和 2113 例新生儿，其中，合并 HPV 感染的产妇 513 例，新生儿 HPV 感染 139 例，综合计算出 HPV 感染的垂直传播率为 27%（139/513）。Rombaldi 等报道，在合并生殖道 HPV 感染的 49 例产妇的新生儿中，有 11 例新生儿的 HPV 检测为阳性（口腔黏膜、鼻咽部分泌物、脐血任一种标本检出 HPV DNA 即判断为阳性），其中 8 例新生儿的 HPV 型别与母体生殖道的 HPV 感染一致，HPV 垂直传播率为 22.4%（11/49）。

（3）子代 HPV 感染的临床表现：围产期 HPV 病毒的垂直传播被认为与子代复发性呼吸道乳头状瘤病（recurrent respiratory papillomatosis，RRP）、口腔乳头状瘤（oral papilloma）、皮肤疣（skin warts）等病变的发生相关。其中，复发性呼吸道乳头状瘤病的危害较大，甚至可导致患儿死亡，并有 3%～5% 的恶变率。复发性呼吸道乳头状瘤病是发病率最高的儿童喉部良性肿瘤，同时是导致儿童声嘶的第

二常见原因。近年来,越来越多的产科医生、儿科医生和耳鼻喉科医生开始关注此病。

四、妊娠期 HPV 感染的诊断

妊娠期 HPV 感染的诊断应包括两个方面,第一是母体 HPV 感染的诊断,其次是胎儿宫内 HPV 感染的诊断,从理论上来说,后者的诊断需建立在前者的基础之上。迄今为止,在妇产科临床广泛应用的 HPV 感染检测手段有第二代杂交捕获法(hybrid capture 2,HC-2),其针对的是宫颈管细胞 HPV 感染。此外,还有基于分子生物学和免疫组织化学技术检测病变组织 HPV 的方法,目前在临床实践中也有应用。至于胎儿宫内 HPV 感染的检测,由于取样困难且复杂,并且缺乏对胎儿宫内 HPV 感染的有效治疗措施,现阶段这一领域的进展较缓慢。

1. **母体 HPV 感染的诊断**　绝大多数 HPV 感染是潜伏感染或亚临床感染,患者没有任何临床表现,又由于 HPV 检测不是产前检查的常规项目,因此,HPV 潜伏感染在妊娠期不易得到诊断。根据美国疾病控制与预防中心(Centers for Disease Control and Prevention,CDC)发布的指南,在妊娠期不需要常规检测 HPV。

对于因躯体不适或肉眼可见病变而就医的妊娠期 HPV 感染者来说,诊断方法与非妊娠期相同,诊断也较容易。例如妊娠合并尖锐湿疣,根据典型临床表现和醋酸白试验阳性即可进行临床诊断,取活检或将切除的肿物送病理检查可得到确诊。目前,在临床中尚无检测 HPV 感染的标准方法,我们认为,在妊娠期只要下述任意一项检查提示 HPV 阳性,可诊断妊娠期 HPV 感染。

(1)细胞样本的 HPV 检测:HC-2 是临床中最常使用的检测宫颈管细胞 HPV 感染的方法,针对 13 种高危型 HPV,包括:HPV-16、18、31、33、35、39、45、51、52、56、58、59、68,但可能与某些低危型 HPV 存在交叉反应。HC-2 检测为阳性者,即可判断为 HPV 感染。

(2)病变组织的 HPV 检测:对 HPV 所致病变,如尖锐湿疣、CIN、宫颈癌等组织中 HPV 的检测,主要采用分子生物学技术,包括原位杂交、PCR 和 RT-PCR 检测组织细胞或癌细胞中的 HPV DNA 或 RNA。对于宫颈癌组织中的 HPV,还可以运用免疫组织化学技术去检测癌细胞中的 E6、E7 或 P16 蛋白,也能对 HPV 感染做出诊断。目前在临床中运用最多的是 PCR 技术。

(3)血清 HPV 抗体测定:血清 HPV 抗体的存在不能作为 HPV 感染的确诊依据,仅提示有 HPV 感染可能或既往 HPV 感染。对于 HC-2 检测呈阴性的 CIN Ⅰ～Ⅱ患者,血清 HPV 抗体阳性具有一定的临床意义,提示 CIN 病变在短期内不会进展或有消退的可能,可予以观察。

2. **如何诊断胎儿宫内 HPV 感染**　在分娩前,诊断胎儿宫内 HPV 感染是一件非常复杂的事情,为什么说其复杂呢?第一,诊断宫内感染需要获取的标本是羊水、胎盘或脐血,在这三者之一中检测到 HPV DNA 或 HPV IgM 可诊断宫内 HPV 感染,但是,这三个标本均不易获取;第二,诊断胎儿宫内 HPV 感染的意义何在?如果宫内 HPV 感染不会对胎儿造成严重的伤害,为什么要去诊断?第三,即使能明确诊断,目前也不能进行有效的治疗。那么,诊断胎儿宫内 HPV 感染是否有必要呢?

可能正是由于这三方面的原因,目前很少有研究去关注胎儿宫内 HPV 感染的诊断。但是,Weyn 等进行了这方面的尝试,他们搜集了因细胞遗传学检查而行羊膜腔穿刺的 35 例孕妇的胎盘细胞,并采用 PCR 技术检测到其中 2 例孕妇的胎盘细胞 HPV DNA 呈阳性,分别为 HPV-16 和 HPV-62。Weyn 的研究在标本的获取上给了后来者一些重要的启示。相信随着研究的深入和进展,当对 HPV 有了足够的了解和处理能力时,我们在 HPV 的宫内感染这个领域也能取得重大的进步。

五、妊娠期 HPV 感染的处理策略

妊娠期 HPV 感染的处理应注意从整体的角度,时刻考虑到治疗措施对胎儿的可能影响。通常来说,无症状 HPV 感染可不予任何处理。如果母体病变严重,急需治疗,应选择对胎儿危害最小的治疗方法。

1. **妊娠合并尖锐湿疣的处理**　尖锐湿疣在妊娠期的体积会增大,但在产后通常会逐渐缩小。加拿大人类乳头瘤病毒诊治共识指出,妊娠合并尖锐湿疣可予以期待,在妊娠期通常不需要治疗。在巨大尖锐湿疣可能阻塞产道或导致分娩时大出血时,需要剖宫产终止妊娠。在有不适需缓解症状的情况下,局部应用三氯醋酸是安全的,可于妊娠期使用。

2. **妊娠合并宫颈癌或 CIN 的处理**　妊娠合并宫颈癌的处理主要取决于宫颈癌的期别,诊断宫颈癌的时间(孕早期、孕中期还是孕晚期),以及患者对于持续妊娠的意愿。原位癌和 Ia 期宫颈癌无论

发生在妊娠的哪个时期,可以期待至胎儿肺成熟并分娩后再行治疗,对母体的预后没有显著影响。待胎儿成熟后再行治疗的患者应选择剖宫产结束妊娠。妊娠合并 CIN 均可期待至产后再行处理。

六、妊娠期 HPV 感染的预防

HPV 疫苗是针对 HPV 感染的最好的一级预防方法,这个观点现在已得到公认。那么,妊娠期能否注射 HPV 疫苗呢?

研究发现,妊娠期注射 HPV 疫苗与妊娠不良结局没有相关性,但样本量较小(二价疫苗组 1786 例,四价疫苗组 2085 例),还需要更大样本量的研究来加以证实。作者认为,HPV 疫苗在妊娠期尚不能常规注射,对于因妊娠而中断疫苗注射的妇女,在产后应补打 HPV 疫苗。预防妊娠期 HPV 感染的最好方法可能是在妊娠前完成 HPV 疫苗的接种。

(胡丽娜　何帆)

参 考 文 献

1. Huang W,Chao L,Chen H,et al. Multiple HPV genotypes in cervical carcinomas: improved DNA detection and typing in archival tissues. J Clin Virol, 2004, 29 (4): 271-276

2. Lee M,Park S,Norwitz R,et al. Risk of vertical transmission of human papillomavirus throughout pregnancy: a prospective study. PLoS One,2013,8(6):e66368

3. Troftier H,Franco L. The epidemiology of genital human papillomavirus infection. Vaccine, 2006, 24 (suppl. 1): S1-15

4. Medeiros R,Ethur B,Hilgert B,et al. Vertical transmission of the human papillomavirus: a systematic quantitative review. Cad Saude Publica,2005,21(4):1006-1015

5. Morrison A,Gammon D,Goldberg L,et al. Pregnancy and cervical infection with human papillomaviruses. Int J Gynaecol Obstet,1996,54(2):125-130

6. Weetman P. The immunology of pregnancy. Thyroid, 1999,9(7):643-646

7. Jamieson J,Theiler N,Rasmussen A. Emerging infections and pregnancy. Emerg Infect Dis, 2006, 12 (11): 1638-1643

8. Worda C, Huber A, Hudelist G, et al. Prevalence of cervical and intrauterine human papillomavirus infection in the third trimester in asymptomatic women. J Soc Gynecol Investig,2005,12(6):440-444

9. Zoundi-Ouango O, Morcel K, Classe M, et al. Uterine cervical lesions during pregnancy: diagnosis and management. J Gynecol Obstet Biol Reprod,2006,35(3):227-236

10. Domza G,Gudleviciene Z,Didziapetriene J,et al. Human papillomavirus infection in pregnant women. Arch Gynecol Obstet,2011,284(5):1105-1112

11. McIntyre-Seltman K, Lesnock L. Cervical cancer screening in pregnancy. Obstet Gynecol Clin North Am, 2008,35(4):645-658

12. Eitan R,Abu-Rustum R. Management of cervical carcinoma diagnosed during pregnancy. Primary Care Update for Ob/Gyns,2003,10(4):196-200

13. Syrjanen S. Current concepts on human papillomavirus infections in children. APMIS,2010,118(6-7):494-509

14. Rombaldi L,Serafini P,Mandelli J,et al. Transplacental transmission of human papillomavirus. Virol J, 2008, 5:106

15. Tseng J,Lin Y,Wang L,et al. Possible transplacental transmission of humanpapillomaviruses. Am J Obstet Gynecol,1992,166 (1 Pt 1):35-40

16. Tenti P,Zappatore R,Migliora P,et al. Perinatal transmission of human papillomavirus from gravidas with latent infections. Obstet Gynecol,1999,93(4):475-479

17. Tseng J,Liang C,Soong K,et al. Perinatal transmission of human papillomavirus in infants: relationship between infection rate and mode of delivery. Obstet Gynecol, 1998,91(1):92-96

18. Hermonat L, Han L, Wendel J, et al. Human papillomavirus is more prevalent in first trimester spontaneously aborted products of conception compared to elective specimens. Virus Genes,1997,14(1):13-17

19. Zuo Z,Goel S,Carter E. Association of cervical cytology and HPV DNA status during pregnancy with placental abnormalities and preterm birth. Am J Clin Pathol,2011, 136(2):260-265

20. Karowicz-Bilinska A. The latent infection of human papillomavirus in pregnant woman and colonization of placenta -preliminary report. Ginekol Pol, 2007, 78 (12): 966-970

21. Smith M, Johnson R, Cripe P, et al. Perinatal vertical transmission of human papillomavirus and subsequent development of respiratory tract papillomatosis. Ann Otol Rhinol Laryngol,1991,100:479-483

22. Westra H. Detection of human papillomavirus in clinical samples. Otolaryngol Clin North Am, 2012, 45 (4): 765-777

23. Centers for Disease Control and Prevention (CDC). Special populations. In: Sexually transmitted diseases treatment guidelines, 2010. MMWR Recomm Rep,2010,59 (RR-12):8-14

24. PeytonL,Schiffman M,Lorincz T,et al. Comparison of PCR-and hybrid capture-based human papillomavirus detection systems using multiple cervical specimen col-

lection strategies. J Clin Microbiol, 1998, 36 (11):
3248-3254

25. Weyn C, Thomas D, Jani J, et al. Evidence of human papillomavirus in the placenta. J Infect Dis, 2011, 203 (3):341-343

26. The Society of Obstetricians and Gynaecologists of Canada. Treatment of external genital warts and pre-invasive neoplasia of the lower tract. In: Canadian consensus guidelines on human papillomavirus. J Obstet Gynaecol Can, 2007, 24 (8):S37-41

27. Expert Working Group on Canadian Guidelines for Sexually Transmitted Infections. Genital human papillomavirus (HPV) infections. In: Canadian guidelines on sexually transmitted infections. 2006 ed. Ottawa: Public Health Agency of Canada; 2006. p. 160-173. Available at

28. Beutner R, Ferenczy A. Therapeutic approaches to genital warts. Am J Med, 1997, 102(5A):28-37

29. Forinash B, Yancey M, Pitlick M, et al. Safety of the HPV bivalent and quadrivalent vaccines during pregnancy. Ann Pharmacother, 2011, 45(2):258-262

第六节 妊娠期生殖器疱疹

一、概述

单纯疱疹病毒(herpes simplex virus, HSV)属于疱疹病毒科疱疹病毒属,是双链 DNA 病毒。根据 HSV 病毒抗原和生物学特性的不同,分为 HSV-1 和 HSV-2 两种类型,均可感染人。HSV-1 主要导致口唇疱疹、龈口炎、角膜结膜炎等非生殖器官病变,但也有在生殖道病灶中分离出 HSV-1 的报道;而 HSV-2 大多累及男、女性生殖道,表现为生殖器疱疹(genital herpes)。HSV 感染人体后,可沿外周神经到达神经节,如三叉神经节(HSV-1)、骶神经节(HSV-2)并长期潜伏,当机体抵抗力下降时,病变容易复发。因此,HSV 感染不易治愈且常常反复发作。

据统计,30% ~ 65% 的美国孕妇合并生殖道 HSV-1 或 HSV-2 感染。妊娠期 HSV 感染可能通过胎盘或在阴道分娩时发生母婴垂直传播,造成胎儿宫内感染,引起流产、死胎、胎儿宫内生长受限、胎儿畸形及新生儿感染等,严重危害胎儿安全。此外,有研究报道,妊娠期 HSV-2 感染可能增加胎儿出生后发生精神分裂症的风险。如何治疗妊娠期生殖器疱疹?哪些措施可以减少或阻断 HSV 的母婴传播?已成为妇产科医生关注的焦点。

二、临床表现

1. **妊娠期生殖器疱疹的临床表现** 妊娠期生殖器疱疹与非妊娠期相似,典型临床表现为在外阴、阴唇、肛周、宫颈等处出现的一个或数个红色丘疹,自觉疼痛、痒、灼热等不适,丘疹融合后可形成水疱、溃疡,之后结痂,皮损消退,偶有发热、倦怠、肌痛等全身症状。需要注意的是,有部分患者在感染 HSV 后,不出现任何临床症状或皮损,而处于亚临床的潜伏感染状态。根据是否初次出现临床症状和血清 HSV 抗体检测结果,将 HSV 感染分为下述三种类型。

原发感染(primary infection)是指初次出现生殖器疱疹的临床表现,既往无生殖器疱疹病史,血清 HSV 抗体为阴性。

非原发感染首次发作(non-primary first-episode)也是初次发病,但血清 HSV-1 或 HSV-2 抗体呈阳性,对机体具有保护作用,故临床表现较原发感染轻。

复发感染(recurrent infection)指的是既往有生殖器疱疹病史,再次出现临床症状者,同时血清 HSV 抗体阳性并与既往感染的型别一致。复发前可有前驱症状,如皮肤局部出现瘙痒、灼热或刺痛感。

2. **妊娠期 HSV 感染对胎儿的危害** HSV 可导致胎儿发生先天性感染(congenital infection),是经胎盘传播的宫内感染,虽然比较少见,但可能造成严重后果,如自然流产、先天畸形、死胎等。因此,我国已将 HSV 抗体检测纳入孕前常规体检项目。TORCH 检查中的“H”就是指 HSV。先天性 HSV 感染的患儿在出生时即可能有皮肤疱疹、角膜结膜炎、视网膜脉络膜炎、小眼球、小头畸形、肝脾肿大、脑积水、颅内钙化灶等病变,预后多不良。

3. **新生儿 HSV 感染** 在美国,新生儿 HSV 感染的发生率为 1:3500。新生儿 HSV 感染多由 HSV-2 所致,主要是指在分娩期或分娩后接触母体生殖道分泌物中的 HSV 而获得的感染。此外,也有少部分经医源性或家庭成员间密切接触而传播。妊娠晚期发生的 HSV 原发感染,其新生儿发生 HSV 感染的可能性最高。新生儿出生时无异常,多在出生后数日发病。在产后 48 小时,结合新生儿的临床表现,如能找到 HSV 感染的病原学证据,即可诊断新生儿 HSV 感染。根据 HSV 累及器官及病变广泛程度的不同而分为下述几种类型:

(1) 皮肤、眼、口腔黏膜病变:病变较轻,主要表现为皮肤、黏膜疱疹，角膜结膜炎、视网膜脉络膜炎、白内障等，也有发生视网膜坏死的报道。除前述病变外，约38%的患儿会出现中枢神经系统后遗症。如不能及时诊治，可能发展为全身播散型HSV感染。

（2）中枢神经系统炎症：患儿出现烦躁、嗜睡、昏迷、惊厥等脑膜脑炎的表现，也可合并皮肤、眼、口腔黏膜病变。头颅CT或MRI常提示颞叶局灶病变。

（3）全身播散型：多脏器广泛受累，包括皮肤、肝、肾、肺、脑等，主要表现为皮肤疱疹、发热、惊厥、昏迷、呼吸困难等，预后差。在抗病毒药物应用之前，85%全身播散型和50%中枢神经系统HSV感染的新生儿会在一年以内死亡，而随着抗病毒药物在临床的广泛应用，全身播散型和中枢神经系统HSV感染的新生儿病死率已分别降至29%和4%。

三、诊断与鉴别诊断

1. **临床诊断** 根据生殖器疱疹的典型临床表现，基底呈红色的丘疹样病变，可融合成水疱，形成溃疡，最终结痂，病变消退，不难做出临床诊断。然而，部分患者的临床表现不典型，可能与其他皮肤病相混淆，对于可疑HSV感染者，需要采用实验室技术来确诊。

2. **实验室诊断** 刮取生殖器疱疹基底部组织进行病毒分离培养是诊断的金标准，并且能同时进行HSV的分类和药敏试验，但敏感性较低，所需时间长，因此在临床应用不多。目前，推荐采用PCR技术检测病灶组织中的HSV DNA为首选的诊断方法。此外，也可检测血清中的HSV抗体，包括HSV IgG和IgM，来协助诊断HSV感染。HSV IgG阳性提示既往有HSV感染，而HSV IgM阳性提示新近感染。血清HSV-2抗体阳性支持生殖器疱疹的临床诊断。

四、妊娠期生殖器疱疹的处理及预防

妊娠期生殖器疱疹的处理方式主要有抗病毒和对症支持治疗，与非妊娠期的不同之处在于，尽量选择对胎儿影响小的药物和减少母婴垂直传播的风险。

1. **原发感染的处理** 妊娠期原发生殖器疱疹是否需要抗病毒治疗主要根据母体病变的情况，在妊娠的任何时期都可以应用阿昔洛韦。预计近期内分娩不会发生者，最好采用期待疗法，可不予抗病毒治疗。在妊娠36周以后，给予阿昔洛韦400mg

tid可以预防临近分娩时HSV病变的出现和经剖宫产分娩。

2. **复发感染的处理** 对复发HSV感染者而言，不推荐在妊娠36周前应用抗病毒药物治疗，但症状严重者除外。从妊娠36周起，服用阿昔洛韦400mg tid，以降低分娩时出现HSV病灶和潜伏感染的可能性。

3. **剖宫产指征** 对于孕晚期发生的HSV原发感染，建议剖宫产分娩。无论是原发感染还是复发感染，如临近分娩时出现HSV感染的前驱症状或发现HSV病灶，应采用剖宫产分娩。对于合并胎膜早破的HSV感染者，剖宫产应在破膜后4小时内完成。

4. **配偶HSV感染的处理** 如配偶HSV抗体检测呈阳性，而妊娠妇女血清HSV抗体为阴性，治疗目的在于降低性传播和妊娠期原发HSV感染的发生风险，因此，禁欲是最有效的方法，也可使用安全套或对其配偶采用抗病毒药物治疗。

5. **预防** 在孕前体检时，应常规询问既往是否有生殖器疱疹病史并检测血清HSV，特别是HSV-2抗体。此外，研发HSV疫苗可能是预防HSV感染的最有效策略。近年来，有许多学者致力于HSV疫苗的研究。尽管HSV疫苗在临床前研究阶段显示出明显疗效，但在人体试验中还未得到证实。

（胡丽娜 何帆）

参考文献

1. Steiner I, Kennedy G, Pachner R. The neurotropic herpes viruses: herpes simplex and varicella-zoster. Lancet Neurol, 2007, 6(11): 1015-1028

2. Genital Herpes: CDC Fact Sheet. Centers for Disease Control and Prevention; 2007 [Accessed July 8, 2008]. http://www.cdc.gov/std/herpes/STDFact-herpes.htm

3. Rappersberger K. Infections with herpes simplex and varicella zoster virus in pregnancy: clinical manifestations in mother, fetus and newborn-therapeutic options. Hautarzt, 1999, 50(10): 706-714

4. Khandaker M, Zimbron J, Lewis G, et al. Prenatal maternal infection, neurodevelopment and adult schizophrenia: a systematic review of population-based studies. Psychol Med, 2013, 43(2): 239-257

5. Whitley J, Roizman B. Herpes simplex virus infections. Lancet, 2001, 357(9267): 1513-1518

6. The Society of Obstetricians and Gynaecologists of Canada. Guidelines for the management of herpes simplex

virus in pregnancy. J Obstet Gynaecol Can,2008,30(6):514-519

7. Brown A,Selke S,Zeh J,et al. The acquisition of herpes simplex virus during pregnancy. N Engl J Med,1997,337(8):509-515

8. Koch H,Fisher G,Chen C,et al. Congenital herpes simplex virus infection:two unique cutaneous presentations associated with probable intrauterine transmission. J Am Acad Dermatol,2009,60(2):312-315

9. Brown A,Wald A,Morrow A,et al. Effect of serologic status and cesarean delivery on transmission rates of herpes simplex virus from mother to infant. JAMA,2003,289(2):203-209

10. Silva A,Berrocal M,Moshfeghi M,et al. Herpes simplex virus type 2 mediated acute retinal necrosis in a pediatric population:case series and review. Graefes Arch Clin Exp Ophthalmol,2013,251(2):559-566

11. Whitley J,Corey L,Arvin A,et al. Changing presentation of herpes simplex virus infection in neonates. J Infect Dis,1988,158(1):109-116

12. Shafran D. Herpes simplex encephalitis. N Engl Med,1996,335(3):209

13. Thompson C,Whitley R. Neonatal herpes simplex virus infections:where are we now? Adv Exp Med Biol,2011,697:221-230

14. Kimberlin W. Neonatal herpes simplex infection. Clin Microbiol Rev,2004,17(1):1-13

15. Patel R,Alderson S,Geretti A,et al. European guideline for the management of genital herpes,2010. Int J STD AIDS,2011,22(1):1-10

16. Chung E,Sen J. The ongoing pursuit of a prophylactic HSV vaccine. Rev Med Virol,2012,22(5):285-300

第二十五章 产后出血

产后出血(postpartum hemorrhage,PPH)是分娩期严重的并发症,目前国内以 24 小时内失血量>500ml 作为产后出血的诊断标准,国内发病率为 2%~3%,国外发病率为 5%,但由于分娩时收集和测量失血量较困难,估计失血量偏少,实际发病率更高。发展中国家 1/3 孕产妇死亡系因产后出血造成,每年约 1400 万产妇发生产后出血,死亡率约 1%。因此预防和治疗产科出血一直是产科工作的首要任务。

第一节 产后出血定义探讨及出血量评估

一、产后出血定义探讨

产后出血一直没有很满意的定义,传统的产后出血定义为胎儿娩出后 24 小时内,阴道出血量超过 500ml。然而由于妊娠期血容量增加,使产妇对失血的耐受性增加,分娩时失血 500ml 认为是正常生理量,使孕妇血指标回复到非孕状态。出血量达到 1000ml,患者才出现低血容量的临床表现。故多数学者主张阴道分娩出血量达

500ml,剖宫产失血量可达 1000ml 时定义为产后出血,目前对这一诊断标准的看法仍未达成一致。另外有时产后出血量很难精确评估,有人主张以测定分娩前后红细胞压积来评估产后出血量,若产后红细胞压积减少 10% 以上,或出血后需输血治疗者,定为产后出血,但出血当时的血红蛋白和红细胞压积可能不能及时反映当时的失血情况,所以可能误导临床诊断处理。鉴于不同孕妇对失血的耐受程度不同,从临床角度而言,但凡引起患者血流动力学不稳定的出血量,即可考虑为产后出血。

二、产后出血量评估

产后出血量的正确评估对于产后出血的诊断和进一步处理至关重要,但是在临床上一直没有很好解决。临床上通常根据目测法估计出血量(表 25-1),一般情况下产后出血量被低估约 50%,这就会导致不能及时输血补液,贻误病情。因此要提倡正确估计出血量的方法。估计出血量之前,首先应对孕妇的血容量进行估算。一个简单的估算方法,近足月时,孕妇循环血容量相当于 100ml/kg,即体重 70kg 孕妇血容量约为 7000ml。

表 25-1 临床表现预估出血量

预估出血量(ml)	血容量(%)	心率(次)	收缩压(mmHg)	尿量(ml/h)	症状与体征
500~1000	10~15	<100	正常	>30	无
1000~1500	15~25	100~120	轻度下降	20~30	四肢湿冷
1000~2000	25~35	120~140	80~100	<20	肤色苍白,烦躁,少尿
2000~3000	35~45	>140	60~80	0	嗜睡或昏迷

以下介绍几种估计出血量比较精确的方法,其中称重法和容积法操作简单,应用较多。

1. 称重法 出血量=(物品用后重量-物品用前重量)/1.05。通常用于阴道分娩时出血计量。

2. 容积法 根据刻度测量留于弯盘内的血液。

3. 面积法 根据血液浸润纱布的面积来大致估计出血量,如 10cm×10cm 为 10ml,15cm×15cm 为 15ml。

4. 血和羊水混合液中血量的估计 记录分娩过程中羊水和血的混合总量(负压瓶中事先放入肝素抗凝),测定血液与羊水混合液中血细胞比容

（HCT）含量，通过公式计算血和羊水混合液中的出血量。血羊水中血量=总羊水和血混合液量×羊水中 HCT/产前外周血 HCT。

5. **休克指数** 休克指数=心率/收缩压，正常值为0.5。休克指数为1时，估计失血量为1000ml，休克指数1.5，失血量1500ml，休克指数2.0，失血量约2000ml。

6. **根据产妇一般情况、生命体征、尿量估计失血情况** 近足月时，孕妇血容量增加约30% ~ 60%，正常体型孕妇血容量较非孕时增加1500 ~ 2000ml，故对早期少量失血有较强的耐受能力，但也放松了对严重产后出血的警惕。

第二节 产后出血病因及高危因素

引起产后出血的病因依次为：子宫收缩乏力（70% ~ 90%）、胎盘因素（20%）、软产道损伤（10%）和凝血功能障碍（1%）。为方便记忆，可概括为"4Ts"：Tone（子宫收缩）、Tissue（胎盘因素）、Trauma（软产道裂伤）及 Thrombin（凝血功能障碍）。四大因素可合并存在，亦可互为因果，不同病因引起的产后出血可有不同的临床表现。表25-2 列出产后出血病因及高危因素：

表25-2 产后出血的原因及高危因素

原因	病因	高危因素
宫缩乏力	全身因素	产妇体质虚弱、合并慢性全身性疾病或精神紧张等
	药物	过多使用麻醉剂、镇静剂或宫缩抑制剂等
	产程因素	急产、产程延长或阻滞、试产失败等
	产科并发症	子痫前期等
	羊膜腔内感染	胎膜破裂时间长、发热等
	子宫过度膨胀	羊水过多、多胎妊娠、巨大儿等
	子宫肌壁损伤	多产、剖宫产史、子宫肌瘤剥除术后等
	子宫发育异常	双子宫、双角子宫、残角子宫等
产道损伤	宫颈、阴道或会阴裂伤	急产、手术产、软产道弹性差、水肿或瘢痕等
	剖宫产子宫切口延伸或裂伤	胎位不正、胎头位置过低
	子宫破裂	前次子宫手术史
	子宫内翻	多产次、子宫底部胎盘、第三产程处理不当
胎盘因素	胎盘异常	多次人工流产或分娩、子宫手术史、前置胎盘、胎盘早剥
	胎盘、胎膜残留	产次多、既往有胎盘粘连史
凝血功能障碍	血液系统疾病	遗传性凝血功能疾病、血小板减少症
	肝脏疾病	重症肝炎、妊娠急性脂肪肝
	产科 DIC	羊水栓塞、Ⅱ~Ⅲ度胎盘早剥、死胎滞留时间长、重度子痫前期及休克晚期

第三节 产后出血重在预防

一、重视产前保健

大部分产后出血发生于高危患者，预测存在一定困难，故需尤为重视合并产后出血高危因素的产妇。对于妊娠合并凝血障碍或可能影响凝血功者，孕期应积极处理原发病，不适宜妊娠者及早终止。若存在多胎妊娠、前置胎盘、胎盘早剥、瘢痕子宫、妊娠期高血压疾病等产后出血风险高的患者，应充分评估后决定分娩方式与时机，产前做好产后出血

的抢救准备。

二、积极处理第三产程

积极处理第三产程（active management of the third stage of labor，AMTSL）是预防产后出血行之有效的手段，能减少约60%产后出血的发生率。积极处理第三产程干预措施主要包括：

1. 头位胎儿前肩娩出后、胎位异常胎儿全身娩出后、多胎妊娠最后一个胎儿娩出后，预防性应用缩宫素。具体用药方案为：缩宫素10U 肌肉注射或20~40U 稀释后静脉滴注。

2. 胎儿娩出后（45~90秒）及时钳夹并剪断脐

带,有控制地牵拉脐带协助胎盘娩出。

3. 胎盘娩出后按摩子宫。2011 年,WHO 将米索前列醇列为预防产后出血的一线用药,鉴于其疗效确切、价格低廉、副作用较小、可常温保存,故适合推广应用于医疗资源匮乏的偏远地区或家庭分娩。常用方法:米索前列醇 600mg 口服或舌下含服。此外,产后 2 小时仍是产后出血的高危时段,应严密观察,注意宫缩情况及出血量变化,及时排空膀胱。

第四节 产后出血早期复苏

产后出血强调早诊断,针对病因个体化处理,积极预防并发症。具体措施包括:迅速稳定生命征,寻求病因积极控制出血,大出血抢救过程中强调多学科团队协作。

一、迅速稳定生命征

遵循 ABC 复苏模式。保持呼吸道通畅,高流量吸氧(10~15L/min),开放两静脉通道。足月时,胎盘与子宫之间血量交换可高达 700ml/h,故产后出血常来势凶猛,而产妇多年轻,基础身体好,对出血有一定耐受能力,易掩盖病情,当表现出临床症状时,往往已达中、重度休克,贻误抢救时机。对于休克患者,越早输液,所需复苏液体量越少;一旦到休克中、晚期,机体微血管床开放,尽管输了大量液体,但疗效却不理想。因此,应该及早开始液体复苏,目的是恢复循环血量,以晶体补液为主,补液量至少 3 倍于出血量,补液速度一般最初 20 分钟补液至少 1000ml,1 小时内补液应达 2000ml。

与此同时留置导尿,记录尿量;立即检查血红蛋白、红细胞压积、血小板计数及凝血功能测定,交叉配血。可行简单的试管内凝血试验判断凝血功能:将静脉血 5ml 置 15ml 试管内,隔 5 分钟观察 1 次。在凝血功能正常的情况下,血液一般于 5~6 分钟内凝集,提示纤维蛋白原含量>1.5g/L。如果 30 分钟不凝,提示血液中纤维蛋白原含量<1.0g/L。一般不需要等 30 分钟,如果 15 分钟还不凝,就要高度怀疑 DIC。

二、寻求病因积极控制出血

由于 70%~90% 的产后出血是因宫缩乏力所致,所以加强宫缩应用宫缩剂是首先考虑的方案。一旦发现第三产程大量出血时,先排空膀胱双手压迫和按摩子宫,应用宫缩剂。同时检查胎盘、胎膜是否完整,检查有无软产道撕裂或生殖道血肿,排除其他原因引起的出血。

三、输血宜早不宜迟

液体复苏无效的患者,应及早予以输血。输血的目的应侧重于提高血液携氧能力,改善组织低氧状态,纠正凝血功能障碍,而不应以恢复循环血量为主要目标。故少量产后出血者,可不予输血。然而,对于大量出血者,输血量及输血时机的选择仍无定论,产科医生应综合考虑患者的临床表现及血液指标而决定。出血量>1000ml 时可考虑开始输血。因大量出血后血液浓缩、造血系统代偿性亢进等因素,血红蛋白和红细胞压积常呈"虚高"表现,故万不可单一依靠血液指标来决定输血量。首先输注红细胞悬液提高血红蛋白含量,改善组织低灌注状态;新鲜冰冻血浆几乎包含血液中所有的凝血因子、血浆蛋白、纤维蛋白原。每输注 6 单位红细胞悬应补充 4 单位新鲜冰冻血浆,或大量输血时按 1:1 比例输注红细胞血液与新鲜冰冻血浆,以减少稀释性凝血障碍的发生。纤维蛋白原<1.0g/L 时考虑输注冷沉淀,血小板<50×10⁹/L 时考虑输注单采血小板。输血目标:血红蛋白>80g/L,血小板>75×10⁹/L,凝血酶原时间<1.5 倍正常值,活化部分凝血活酶时间<1.5 倍正常值,纤维蛋白原>1.0g/L。

四、早期预防"死亡三角"

大量产后出血休克患者组织低灌注易导致酸中毒;产妇热量丧失以及大量输注未加温的液体易引起低体温;用晶体和非血液等胶体复苏时易稀释血液和凝血因子,导致凝血功能障碍。代谢性酸中毒、低体温、稀释性凝血障碍组成"死亡三角",三者相互影响,若在早期不加以干预,将使病情走向不可逆的恶化,加速死亡。针对此,补液输血改善组织低灌注的同时,注意患者保暖,输注液体加温,注意输血成分配比,降低稀释性凝血障碍的发生。

五、限制性液体复苏及损伤控制复苏是否适用于非控制性大量产后出血

限制性液体复苏(limited/delayed fluid resuscitation)指对于有活动性出血的失血性休克患者,通过控制补液速度,使机体维持一个可控的低血压范围(permissive hypovolaemia),直至彻底止血。支持限制性液体复苏的学者认为,活动性出血的失血性休克患者通过积极补液升压可加重出血,在于升压后以形成的凝血块被破坏,保护性血管痉挛解除使血管扩张,大量补液稀释凝血因子、降低体温等均不利于止血。限制性液体复苏的目的是寻求一个复苏平衡点,即可适当地恢复组织器官的血流灌

注,又不至于过多地扰乱机体的代偿机制和内环境。然而,随着对严重失血性休克患者进一步研究发现,此类患者由于活动性出血,直接丢失大量血小板及凝血因子;组织破坏、缺氧引起纤溶系统亢进,造成大量凝血因子消耗,故这类患者在创伤早期未复苏前已经出现凝血功能障碍,针对此,早期纠正凝血功能障碍显得尤为重要。故有学者提出控制损伤复苏(damage control resuscitation,DCR)的概念,强调在限制性液体复苏的同时,及时通过输血(红细胞悬液、血浆、血小板等)纠正凝血功能障碍。

DCR提高严重外科创伤患者的抢救成功率,其优势已被创伤外科认可及推广。产后出血常来势凶猛,非控制性大量出血病情往往因患者较强的耐受力而掩盖,一旦发现时,已经处于重度休克状态,此情境类似于严重创伤患者院前复苏阶段,鉴于此,DCR在非控制性大量产后出血是否存在优势?尽管鲜有相关的临床报道,但动物模型中已发现应用DCR能够保护重要脏器免受缺血-再灌注损伤,显现出临床应用前景。值得一提的是,孕妇循环血容量、凝血状态机内分泌水平不同于外科创伤患者,应用于创伤外科的DCR标准如DCR应用时机和时限、临界血压选定等,是否适用于产后出血患者?这些问题有待进一步临床研究来回答。

第五节 以循证证据合理应用宫缩剂

一、不同种类宫缩剂

宫缩剂包括缩宫素、麦角新碱及前列腺素制剂,作用机制在于加强子宫收缩、压迫子宫螺旋动脉及减少子宫血供。

1. 缩宫素 分为短效及长效缩宫素。短效缩宫素为产后出血治疗首选药。缩宫素20~40U加入葡萄糖液体,以250~500ml/h速度持续静脉滴注,给药速度根据患者反应调整,常规速度250ml/h。静脉滴注即刻起效,但半衰期短(1~6分钟),故需持续静脉滴注。缩宫素应用相对较安全,大剂量应用时可引起高血压、水钠潴留和心血管系统副作用;快速静脉注射未稀释的缩宫素,可导致低血压、心动过速和(或)心律失常。因缩宫素有受体饱和现象,无限制地加大用量反而效果不佳,并可出现副作用,故24小时内不超过60U。卡贝缩宫素(商品名:巧特欣®)为长效缩宫素受体激动剂,100μg缓慢静脉推注,作用持续时间约1小时,长效缩宫素的应用可免多次缩宫素给药。

2. 麦角新碱类 马来酸麦角新碱0.2~0.4mg直接肌内注射或静脉推注,按需每隔2~4小时可重复用药。因麦角新碱可引起短暂但明显的血压上升,故禁用于妊娠期高血压疾病以及其他有潜在心血管病变者,如有心绞痛史及脑血管疾病者。

3. 前列腺素制剂 代表药物有米索前列醇和卡前列素氨丁三醇(商品名:欣母沛®)。米索前列醇:能治疗产后出血,但疗效不及缩宫素,作为缩宫素不能获取时的替代药。用法:舌下含服或口服剂量为400~800μg,经直肠给药剂量为800~1000μg。口服途径较直肠给药途径起效快,但药效维持时间短,且更易引起发热。卡前列素氨丁三醇为前列腺素$F_{2\alpha}$衍生物,用于缩宫素治疗无效的产后出血,0.25mg肌肉注射或子宫肌壁注射,每15~90分钟重复用药,总量不超过2mg,一般用药后几分钟起效。哮喘、青光眼和心脏病患者禁用,高血压患者慎用。

2006年ACOG指南中推荐的产后出血的药物治疗见表25-3。

表25-3 产后出血的药物治疗

	剂量/给药方式	给药间隔时间	评论
缩宫素	静脉点滴:10~40U配1L的生理盐水或者林格液,肌注:10U	持续	避免未冲淡时快速静脉点滴,将会造成低血压
甲基麦角新碱	肌注:0.2mg	每隔2~4h	高血压患者禁用
15甲基前列腺素$F_{2\alpha}$	肌注:0.25mg	每隔15~90min,最大量为8次	哮喘患者禁用;相对禁忌证为肝脏、肾脏、心脏疾病,可能会出现腹泻、发热、心动过速
前列腺素E_2	栓剂:阴道或直肠20mg	每隔2h	低血压患者禁用,通常出现发热。冷冻保存,在室温下会融化
胶体次枸橼酸铋(喜克溃,前列腺素e)	800~1000膜包裹颗粒直肠给药		

二、如何合理应用宫缩剂?

宫缩剂的使用方案因每个医师的用药习惯不同而始终没有统一的定论,考虑到药物治疗是产后出血预防与治疗的首要措施,故宫缩剂的合理应用始终是临床工作的重点。对于产后出血,预防远远重于治疗。目前循证证据支持缩宫素成为预防产后出血的首选用药,其次可选用麦角新碱(证据等级 I -A)。对于医疗资源落后的偏远地区,无法获取缩宫素时,米索前列醇可作为一线用药。2009 年加拿大妇产科学会(SOGC)产后出血指南建议,卡贝缩宫素 100μg 静脉注射(>1 分钟)用于选择性剖宫产孕妇的预防性产后出血(证据等级 I -B);该指南还指出对于合并产后出血高危因素阴道产的孕妇,卡贝缩宫素 100μg 肌注的预防作用优于缩宫素多次给药(证据等级 I -B)。对于已经出现产后出血的患者,缩宫素和麦角新碱同为一线用药,卡前列素氨丁三醇、卡贝缩宫素等药物可视为二线用药。一项纳入 17 个临床试验,29 797 名孕妇的荟萃分析显示,相较于传统的缩宫素治疗,口服米索前列醇的孕妇尽管能够减少输血(RR:0.84;95%:0.66 ~ 1.06),但发生严重产后出血的风险更高(RR:1.33;95% CI:1.16 ~ 1.52),故米索前列醇仅作为缺乏缩宫素时的替代用药。一线药物疗效欠佳时,可选用二线药物。2009 年英国皇家妇产科学会(RCOG)产后出血指南建议,发生于剖宫产的产后出血,应使用卡前列素氨丁三醇加强宫缩。出血多时,可联合用药,如缩宫素联合麦角新碱,但米索前列醇联合缩宫素并不能增加疗效,其他宫缩剂的联合使用仍有待于进一步临床研究验证。

应用宫缩剂时,还需考虑到患者的个体情况,如合并妊娠期高血压疾病、心脏病患者禁用麦角新碱;合并哮喘、青光眼的孕妇禁用卡前列素氨丁三醇。同时产科医生应实时评估宫缩剂的有效性,一旦发现无效时,及时诉诸于其他治疗方式,切莫耽误宝贵的抢救时间。

第六节　产后出血手术治疗方式的选择

一、产后出血手术治疗方式

1. 宫腔填塞　子宫腔纱条填塞是一种古老、经典的止血方法。20 世纪 50 年代曾一度否定这种方法,认为可发生隐匿性出血无法及时观察,产褥感染。近代研究认为子宫腔填塞纱条止血法可于产后出血的早期或晚期采用,是一种安全、快速、有效的止血方法,应用于因宫缩乏力、胎盘植入及前置胎盘引起的难治性出血的患者,可使 50% 的严重产后出血的患者避免子宫切除。除外纱条填塞,使用 Foley 导尿管或避孕套等自制的水囊同样可以起到压迫作用。这些方法由于材料和技术的限制往往止血效果并不十分理想,如纱条填塞不当或水囊不贴合宫腔易出现内松外紧,外面没有出血而宫腔内积血的假象;或是填塞后缝合切口时易缝到纱布,造成从阴道抽取时的困难;以及乳胶材料上弹性和张力控制的不足均是造成止血效果不够理想的原因。故商品化的子宫压迫球囊应运而生,如 Bakri® 紧急填塞球囊导管(SOS bakri tamponade balloon catheter)(图 25-1),是一种采用硅胶制造的保守性治疗产后出血的装置,气囊可用于压迫宫壁止血,导管前端有开口,末端引流口接引流袋可监测宫腔内出血,能够在其他保守治疗措施失败的情况下发挥作用,其有效性也获得 RCOG、SOGC 和 ACOG 等指南推荐。放置方法:先大致估计宫腔的容量,将导管的球囊部分插入子宫,注入无菌生理盐水 250 ~ 300ml,末端放入宫颈并固定,球囊最长的放置时间是 24 小时,球囊注入生理盐水的最大量一般建议不超过 500ml。取出时,放出球囊内的液体,轻轻将球囊取出即可,无需很高的技术要求,是简便有效的填塞方法。

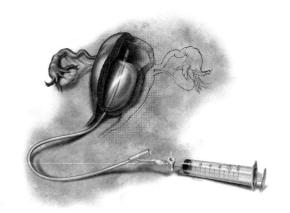

图 25-1　Bakri 宫腔填塞球囊

RCOG 指南建议,一旦药物治疗失败,要尽快采取手术止血方式,如果产后出血的原因主要考虑为子宫收缩乏力者,应当首先进行宫腔填塞试验(tamponade test)以判断是否需要立即手术干预(图 25-2)。

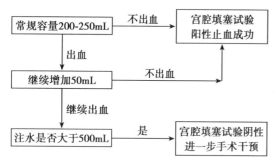

图 25-2 宫腔填塞试验

2. 盆腔血管结扎止血法 包括子宫动脉结扎和髂内动脉结扎。剖宫产术中药物治疗失败时,可直接实施。AbdRabbo 提出五步盆腔血管结扎止血法,逐步选用直至子宫出血停止,特别适用于希望保留生育功能的产妇。方法为:单侧子宫动脉结扎→双侧子宫动脉结扎→子宫动脉下行支结扎→单侧卵巢动脉(骨盆漏斗韧带)结扎→双侧卵巢动脉结扎→髂内动脉结扎术,因髂内动脉结扎操作困难费时且成功率低于二分之一,并可伴有术中输尿管误伤及其他并发症,故大部分产科医生多首选子宫动脉结扎术以达止血目的。

3. 子宫压迫缝合术(uterine compression suture,UCS) 是 20 世纪 90 年代后期兴起的一种治疗产后出血的一系列子宫缝合方法,大大提高了产后出血治疗的成功率,降低严重产后出血的发生率

及子宫切除率,是产后出血治疗里程碑式的进展。最经典同样最常使用的子宫压迫缝合法为 B-Lynch 缝合术,1997 年由英国 B-Lynch 医生首先报道,其止血原理为机械性纵向压迫使子宫处于被动收缩状态以关闭血窦,阻止部分子宫动脉、卵巢动脉的分支由子宫侧缘向子宫中央的血流分布。经典的 B-Lynch 缝合术适用于宫体部及子宫上段收缩乏力的产后出血,但该术式对于有前置胎盘剥离引起的子宫下段收缩乏力却力所不及。针对经典 B-lynch 无法完全解决胎盘剥离面局部活跃出血的问题,有学者对经典术式进行改良,如低位 B-Lynch 术(周健,2007)(图 25-3),也有学者设计了局部缝合压迫法如 Cho 四方形缝合法(Cho,2000)、Hayman 改良法(Hayman,2002),两者均采用子宫前后壁对缝的方式,在出血活跃的局部将前后壁缝扎在一起形成贴合的补丁块。无论何种术式的局部压迫缝合术,其核心要点在于"在需要的地方缝合(suture where need)"。子宫压迫缝合术的安全性同样值得临床关注,近期并发症包括:缝线滑脱及滑脱引起的肠套叠,子宫局部或全层坏死、宫腔粘连等,但是这些近期并发症罕见且容易发生在初学者中。远期并发症主要为对下次妊娠的影响,有限的报道指出,子宫压迫缝合术并不影响再次妊娠,引起子宫破裂等严重妊娠期并发症也少见,但仍有待更多病例的累计。

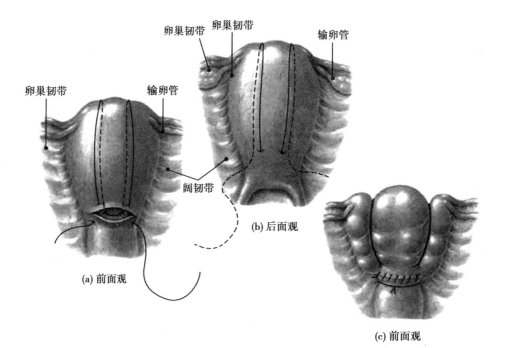

图 25-3 B-Lynch 子宫缝合术

4. 选择性动脉造影栓塞术　近年来随血管造影导管及栓塞物的进一步改善,选择性动脉造影栓塞术广泛应用于严重产科出血。选择性动脉造影栓塞术实际上相当于非手术的子宫血管血流阻断术,适用于持续非大量出血、生命体征稳定;还可用于子宫切除后持续有出血或需保留生育功能的产妇。由于动脉栓塞主要在远端血管,故侧枝循环形成明显减少。主要并发症:栓塞后缺血;盆腔感染及血管造影术本身的并发症。

5. 子宫切除术　为抢救产妇生命,全子宫切除术是治疗致命性产后出血最快、最有效,也是最后的措施。子宫切除关键在于掌握时机,宁早勿晚。近年来,随着强效宫缩剂的应用及保守性手术的开展,单纯由于宫缩乏力而行全子宫切除的比例正在下降,而剖宫产率的上升显著增加了再次妊娠时胎盘异常如前置胎盘和胎盘粘连植入的风险,故围产期全子宫切除术的手术指征在 40 年间发生了很大的变化,因子宫破裂而进行的全子宫切除由 40.5% 降至 9.3%,而胎盘植入由 5.4% 升至 46.5%。

二、产后出血保守性手术方式的选择

当产后出血药物治疗无效时,选择何种保守性手术方式是产科医生经常面临的困惑。目前缺乏关于产后出血保守性手术治疗高质量的随机对照研究,就病例报道总结的系统分析来看,控制产后出血球囊成功率约为 84%,选择性动脉栓塞约为 90.7%,子宫压迫缝合法 91.7%,盆腔动脉结扎术约为 84.6%,这些治疗之间对于控制出血无统计学差异,即没有一种方法优于另一种,国内也报道相似的结论。因此,产后出血的处理根据产妇病情、病因、医疗技术条件等综合考虑,治疗方案个体化,多样化。例如阴道分娩后由于宫缩乏力引起的产后出血,药物治疗无效,可首选球囊压迫宫腔法,因为这种方法对于阴道分娩的产妇简便有效且损伤较小,如仍有多量阴道出血,应及时开腹手术进一步处理。对于剖宫产中的出血,首选子宫动脉结扎术,再根据止血效果进一步决定是否需要行子宫压迫缝合术。又例如凶险性前置胎盘引起的大量产后出血,应考虑联合应用各种保守性手术方式,可先行动脉结扎减少子宫血供,再针对子宫下段收缩不良行改良的低位 B-Lynch 术,以上操作后胎盘剥离创面仍有活动性渗血,可继之放置球囊压迫宫腔,以期全面、彻底地止血。所以究竟选择何种保守性手术方式,一定要根据当时情况决定及产科医生手术对手术方式的熟悉程度决定,没有最好的,只有最合适的方法。

第七节　难治性产后出血,"难"在哪里

一般而言,难治性产后出血(intractable postpartum hemorrhage,IPH)指无法通过子宫按摩、宫缩剂等保守措施,而必须采取外科方式来治疗的严重而致命性产后出血。有报道阴道分娩者 IPH 发生率约为 5% ~ 12%,近年经 WHO 大力推广 AMTSL 后,发生率可能有所下降。既往 IPH 多系宫缩乏力、子宫破裂引起,然而随着剖宫产率上升,胎盘因素逐渐上升为 IPH 最常见病因。

尽管大多数产科医生认识到 IPH 的凶险性,但临床上仍不可避免地发生 IPH,那 IPH 究竟"难"在哪里?

1. 缺少早期诊断的预判性　产后出血要强调重视对患者的临床症状体征的观察,早期诊断,预防其发生,等休克出现再处理就比较被动了。但是在临床实践中,出于种种原因,不少产后出血往往会被忽视,从而导致失血性休克。导致临床判断失误的另一个重要的原因就是过度依赖实验室检查,忽视了最基本的病史询问、体格检查,导致产科医生丧失了正常的判断能力。

2. 是缺乏综合处理的灵活性　针对产后出血,可供产科医生选择的治疗方式包括一线药物治疗,二线保守性手术治疗。鉴于产后出血病因多样,处理亟需体现灵活性,即根据不同病情选择最合适的治疗方法,而不是最全面的治疗方法。

3. 临床决策的主动性　总结产后出血抢救失败的病例时,所有的问题都可以归结为两个原因:"too little(太少)"和"too late(太晚)"。药物和血制品用的太少,叫人和积极干预的太晚。因此,与内科或其他专科不一样,产科处理切记要永远"提早一步"。处理难治性产后出血时,子宫切除往往是万不得已的最后一招,不到山穷水尽,产科医生一般是不会轻易切除产科子宫的。因为切除子宫意味着患者丧失生育能力,也往往意味着没完没了的医疗纠纷。但是主动的子宫切除和被动的子宫切除有着很大的区别,循证医学的证据显示:尤其在胎盘植入与子宫破裂时,早切除子宫比晚切除好!晚切除还是要切除子宫,往往会导致大量的出血,甚至 DIC 和死亡。

4. 缺乏多学科团队的协作性　抢救大量产后出血患者,绝不是产科医生一人单打独斗,多学科的团队协作才是成功的关键。抢救过程中,需要抢救护士输液给药,麻醉医生协助早期复苏,输血科医生临床配血与供血,检验科医生提供实验室检查

结果,抢救争分夺秒,若各环节间衔接拖延、出错势必影响抢救效率。故每个医疗机构应该制订符合自身医疗条件的产后出血抢救流程,明确抢救治疗方案,职责分工明细,提高抢救成功率。

第八节 重组活化Ⅶ因子,最后的"救命稻草"

重组活性因子Ⅶ(recombinant activated factor Ⅶ,rFⅦa),能高效地控制严重活动性出血,但价格高昂,常应用于传统治疗方式失败时,被认为是治疗产后出血最后的"救命稻草"。

rFⅦa最早用于血友病或其他遗传性血液疾病如因子Ⅶ缺乏、血小板机能不全,近年来已经开始逐渐应用于严重创伤和大手术所致的出血,严重的产后出血的治疗。rFⅦa止血有两种不同的作用机制:TF非依赖性和TF依赖性,在临床应用中这两种机制同时发挥作用。所谓TF非依赖性即rFⅦa可以在TF缺乏的情况下与血小板低亲和,从而激活FX为FXa,产生大量凝血酶。TF依赖性是指由于FⅦ可与FⅦa竞争TF受体,大剂量注射rFⅦa后可战胜FⅦ使TF与rFⅦa饱和,通过外源性凝血途径产生凝血酶,加速血小板的活化,为rFⅦa提供磷脂膜表面进一步促进凝血。

目前对于rFⅦa治疗PPH仅见于零星的病例报道,认为其对控制严重产后出血存在确切的疗效。2006年ACOG推荐重组因子FⅦa的用法:每2小时静脉用药50~100mcg/kg直到血止,通常用药后10~40分钟血止。2009年RCOG推荐用法:首剂90mg/kg,15~30分钟内可重复给药。值得一提的是,rFⅦa仅在纤维蛋白原>1g/L,血小板>75×10^9/L时发挥药效,故使用前,务必明确患者的凝血状态。

第九节 大量输血方案在产后出血中的应用

大量输血指在24小时内输血量≥患者血容量,或24小时内输血量≥10U红细胞悬液;亦可指严重创伤或紧急状况下,患者3小时内失血量≥50%血容量或失血速度为150ml/min。鉴于严重失血性休克患者将面临低体温、酸中毒、稀释性凝血障碍组成的"死亡三角",故复苏除外维持循环血量、改善组织低灌注外,另一个重要的目的在于止血(haemostatic resuscitation)。合理的红细胞悬液、冰冻新鲜血浆及血小板输注方案有助于预防早期稀释性凝血障碍,改善患者预后。

大量输血方案(massive transfusion protocol,MTP)正是为避免忙乱抢救中不合理输血而制定。MTP指在需要紧急大量输血时,按预先制定好的输血成分投递方案,以达患者的预后最大化和血液成分管理的系统化。MTP的实施有赖于产科、麻醉科、输血科及检验科等科室团队协作,一个完整的MTP由三部分组成:获得控制出血的早期输血需求,预计进一步输血需求和检验科支持。临床及麻醉科医生评估,认为需要启动MTP后,通知输血科,输血科即刻按照MTP自动投递血液,直至出血控制或患者死亡。每启动一次MTP前,必须进行凝血功能检查,确保输血疗效。

产科领域MTP主要借鉴于创伤外科的经验。在此举例美国斯坦福医学中心针对产科大量出血的MTP方案。

(1)启动MTP:预计红细胞悬液输注量>10U,每个组按6∶4∶1的红细胞悬液∶新鲜冰冻血浆∶单采血小板比例由血库自动发放。

(2)凝血功能检查:每发放一组份血液前同时进行凝血功能检查,根据检查结果,有针对性地增加输血量。若国际标准化比值(INR)>1.5,重复输注4U冰冻新鲜血浆直至INR受控;血小板<50×109/L予单采血小板1U提高血小板计数;纤维蛋白原<1.0g/L时予冷沉淀10U提高纤维蛋白原。

(3)评估MTP疗效:若预测继续出血,则重复MTP,并考虑使用重组活化Ⅶ因子;若出血得到控制,实验室指标正常,可停止MTP。

目前,全球范围内MTP尚未普及,也没有形成统一方案。MTP在我国仍处于起步阶段,可参照国外的MTP经验,结合我国国情,在适宜的医疗机构推行MTP开展。

第十节 晚期产后出血

产后出血发生在产后24小时以后者称为晚期产后出血。一般认为晚期产后出血在产后1~2周发病最为常见,亦有迟至产后6~8周发病者。引起晚期产后出血的原因有:胎盘或蜕膜组织残留、子宫复原不全、胎盘附着部位复原不全,感染、剖宫产术后子宫切口裂开等,其中胎盘或蜕膜组织残留为最常见和最主要的原因。

随着剖宫产率的升高,剖宫产术后晚期出血发生率逐渐增加。这类原因引起的晚期产后出血多发生在术后2~3周,出现大量阴道流血,甚至引起休克,保守治疗失败可能性大,需全子宫切除,已逐渐引起重视。主要原因术中如止血不彻底形成局部血肿或局部组织感染坏死致使伤口不愈合,在肠线溶解后,血管重新开放,引起大量流血;缝扎过多过密影响血供,组织坏死时也可发生阴道出血;切口位置过低,由于宫颈部系以结缔组织为主,也影响伤口愈合。

治疗采取对因处理,少至中等量阴道出血者应用广谱抗生素及宫缩剂;胎盘因素者应行刮宫术;剖宫产术后子宫切口裂开轻者可保守治疗,重者需手术治疗。

（段涛 刘铭）

参 考 文 献

1. 丰有吉. 妇产科学. 第 2 版. 北京:人民卫生出版社,2010

2. Cunningham G. , Leveno J, Bloom L, et al. Williams obstetrics,23rd Edition. New York:McGraw-Hill,2010

3. Khan S,Wojdyla D,Say L,et al. Who analysis of causes of maternal death:A systematic review. Lancet, 2006, 367 (9516):1066-1074

4. 中华医学会妇产科学分会产科学组. 产后出血预防与处理指南(草案). 中华妇产科杂志,2009,44:554-557

5. Royal College of Obstetricians and Gynaecologists. Prevention and management of postpartum haemorrhage. Green-top guideline:no. 52. 2009

6. British Committee for Standards in Haematology,Stainsby D. ,MacLennan S. ,et al. Guidelines on the management of massive blood loss. British journal of haematology, 2006,135(5):634-641

7. Hess R. ,Holcomb B. ,Hoyt B. Damage control resuscitation:The need for specific blood products to treat the coagulopathy of trauma. Transfusion,2006,46(5):685-686

8. Harris T. ,Thomas O. ,Brohi K. Early fluid resuscitation in severe trauma. Bmj,2012,345:e5752

9. Leduc D,Senikas V,Lalonde B,et al. Active management of the third stage of labour:Prevention and treatment of postpartum hemorrhage. Journal of obstetrics and gynaecology Canada:JOGC = Journal d'obstetrique et gynecologie du Canada:JOGC,2009,31(10):980-993

10. Tuncalp O,Hofmeyr J,Gulmezoglu M. Prostaglandins for preventing postpartum haemorrhage. The Cochrane database of systematic reviews,2012,8:CD000494

11. Widmer M,Blum J,Hofmeyr J,et al. Misoprostol as an adjunct to standard uterotonics for treatment of post-partum haemorrhage:A multicentre, double-blind randomised trial. Lancet,2010,375(9728):1808-1813

12. American College of Obstetricians and Gynecologists. Acog practice bulletin:Clinical management guidelines for obstetrician-gynecologists number 76, october 2006: Postpartum hemorrhage. Obstetrics and gynecology, 2006,108(4):1039-1047

13. AbdRabbo A. Stepwise uterine devascularization:A novel technique for management of uncontrolled postpartum hemorrhage with preservation of the uterus. American journal of obstetrics and gynecology, 1994, 171 (3): 694-700

14. Lynch B,Coker A,Lawal H,et al. The b-lynch surgical technique for the control of massive postpartum haemorrhage:An alternative to hysterectomy? Five cases reported. British journal of obstetrics and gynaecology,1997, 104(3):372-375

15. Flood K. M,Said S,Geary M,et al. Changing trends in peripartum hysterectomy over the last 4 decades. American journal of obstetrics and gynecology,2009,200 (632):e631-636

16. Doumouchtsis K,Papageorghiou T,Arulkumaran S. Systematic review of conservative management of postpartum hemorrhage:What to do when medical treatment fails. Obstetrical & gynecological survey, 2007, 62 (8): 540-547

17. 罗方媛 陈锰,张力,等. 难治性产后出血的五种止血手术疗效的比较及止血失败原因分析. 中华妇产科杂志,2012,47(9):641-645

18. Cengiz H,Yasar L,Ekin M,et al. Management of intractable postpartum haemorrhage in a tertiary center:A 5-year experience. Nigerian medical journal:journal of the Nigeria Medical Association,2012,53(2):85-88

19. O'Keeffe T,Refaai M,Tchorz K,et al. A massive transfusion protocol to decrease blood component use and costs. Archives of surgery,2008,143(7):686-690;discussion 690-691

20. Burtelow M, Riley E, Druzin M, et al. How we treat: Management of life-threatening primary postpartum hemorrhage with a standardized massive transfusion protocol. Transfusion,2007,47(9):1564-1572

第二十六章　羊水栓塞

羊水栓塞（amniotic fluid embolism，AFE）这一疾病至今仍然是个谜，是一个发病率很低，但严重地威胁孕产妇和胎儿生命安全的极其凶险的产科并发症。分娩时，羊水进入母体血循环，引起肺栓塞、休克、弥散性血管内凝血（disseminated intravascular coagulation，DIC），导致多脏器功能衰竭或突发死亡，此一系列严重症状的综合征称为羊水栓塞。也有人称为妊娠类过敏样综合征（anaphylactoid syndrome of pregnancy）。

一、定义

在经典的和致死的病例中，羊水栓塞包括：急性缺氧，急性低血压或心脏骤停，大出血和多脏器功能衰竭三种表现，均发生在产程中或分娩时，或分娩后的短时间内。以上三种表现大多依次出现，有些病情过于迅速，仅数分钟即死亡，有些心肺功能衰竭未能得到及时纠正，一些患者死于大出血阶段，故最终仅有少数患者死于多器官衰竭。羊水栓塞的临床表现多种多样，有一些可能缺乏上述急性呼吸循环衰竭期，在分娩后直接进入致命的消耗性凝血障碍，称为迟发型羊水栓塞或部分性羊水栓塞（partial AFE）。

二、发生率

羊水栓塞的发生率报道差异很大，从 1:8000～1:80 000，死亡率报道也不相同。我国尚无有关羊水栓塞发病率的确切报道，上海复旦大学妇产科医院 10 年（1994—2003 年）发生率为 2.18/万；美国报道估计为 1:20 000（加州 1 100 000 例分娩中，1999 年），包括全部或部分性羊水栓塞。2002 年全国统计资料的孕产妇死亡病例中，死于羊水栓塞者占 9.5%。羊水栓塞在孕产妇死因顺位排列中为第三、四位。北京市 90 年代的统计，羊水栓塞占孕产妇死亡的15.5%。美国（1989 年）占孕产妇死亡的 10%～15%；法国报道 13% 的孕产妇死因为羊水栓塞所致，也为产妇死因的第三位。

三、发病机制及病理生理的研究现状和困惑

（一）栓塞学说

1926 年 Meyer 首次报道了 1 例年轻孕妇在分娩中突然死亡，尸检发现肺血管内有羊水内容物。1941 年才被定义为羊水栓塞。20 世纪 40 年代，基本明确羊水栓塞的发病机制为肺小动脉和肺毛细血管内有鳞状上皮、胎脂、黏液、毳毛等有形物质造成的栓塞。早年的动物模型结果显示，试验动物被血管内注射羊水后可出现短暂的肺动脉压升高，肺血管阻力上升，体循环血管阻力下降等一系列变化。

（二）类过敏样反应

但是 1983 年 Plauche，1986 年 Claek 和 Lee 等均分别发现羊水可以经过母体及胎儿之间的正常生理屏障的缺口进入母体循环，胎儿血细胞、上皮细胞、滋养层细胞在母体循环中出现是较常见的，在大多数情况下这些物质并不引起不良反应。1995 年 Clark 等分析此类死亡病例的临床表现，认为它的病理生理学改变与一些趋化因子和细胞因子所引起的过敏性疾病更相似。1993 年 Cary 等用妊娠羊进行羊水栓塞心肺功能变化的详细监测，实验资料显示，在疾病开始阶段出现短暂的肺循环和体循环高压后即有体循环血管张力和左心室搏动指数下降，呈明显的一过性氧饱和度下降。Hankins 等用原状、已过滤的、过滤且被煮沸过的以及混有胎粪的羊水分别给晚孕山羊静脉注射，结果直接证明，羊水栓塞致肺循环病变的原因不完全是羊水中有形成分引起的机械栓塞，羊水入血后引起一些血管活性物质的释放才是引起羊水栓塞心肺病理变化的主要因素。Clark 等还发现，男性胎儿与羊水栓塞的发生有显著相关性，41% 患者有过敏及特异反应的病史。故认为，当子宫血管暴露，与羊水及胎儿组织接触时，个体反应在该病的发生中起着重要作用，引起的一系列病理生理变化。但目前认为 AFE 并不是通常的过敏反应。在此反应中

异体物质既不是抗原,也不是半抗原,羊水物质进入机体后不经过潜伏期,也无抗原抗体结合反应,却迅速诱发肥大细胞脱颗粒,异常的花生四烯酸代谢产物产生,包括白三烯、前列腺素、血栓素等,这些物质进而引起一系列严重的病理生理变化。Michael 等认为可能这是无 IgE 抗体参与的类过敏样反应。因此,很多学者将 AFE 称为"妊娠类过敏样综合征"(anaphylactoid syndrome of pregnancy)。因为临产后羊水中的花生四烯酸、血栓素、白介素、细胞因子等明显增多,这就比较容易解释羊水栓塞为什么多在分娩过程中发生。

(三)全身过度炎症反应综合征——促炎与抗炎反应失衡

但是迄今为止对类过敏样反应的发生机制仍不明确,有些尚不能解释。如羊水栓塞时过敏反应最常见的皮肤、黏膜水肿在羊水栓塞中鲜有报道,极度缺氧是由于肺动脉痉挛、高压造成的循环衰竭所致,而非喉头、支气管黏膜水肿造成的通气困难。而且羊水栓塞病情进展迅速,很快心肺功能衰竭后相继凝血功能障碍及多脏器衰竭。羊水栓塞多数发生在胎儿娩出前,而且大多在发病数分钟至数小时之内死亡,来不及获取血液动力学在早期的血管痉挛、肺动脉高压及低氧血症的临床数据,而尸解常是非特异性的表现,主要是以肺水肿为主的全身器官充血的一般猝死尸体表现。在过去的二十年内始终未能很圆满地解释其发病机制。羊水栓塞至今仍是一个迷。有学者提出羊水栓塞是属于极为罕见的全身炎症反应综合征,是一个由内源性炎症介质的病理释放而致的一系列综合征。羊水中一些物质进入母体血循环后,在大多数情况下是无害的,但极少数这种进入激发了机体一系列、复杂的与过敏相似的生理抗炎防御性反应。机体内各种免疫细胞、内皮细胞和单核吞噬细胞系统被激活后产生大量的细胞因子、炎症介质及其他病理性物质,包括白介素、组胺、花生四烯酸、白三烯等引起炎症反应。这一炎症反应本应是机体的防御机制,起到稳定自身的作用。但是另一方面,这种炎症介质又会有损伤自身的作用,介质作用于靶器官后导致更多级别的介质产生,从而形成炎症介质的"瀑布"样反应,使得原本的炎症反应过度、失控,其结果导致低血压、心肺功能衰竭、血液高凝、微血栓形成、组织缺氧、灌注不足导致多脏器功能障碍、以致衰竭。但是,羊水栓塞这一名称的更改尚需进一步客观证据的支持。

(四)宫缩过强与羊水栓塞发生的因果关系

基于胎盘的生理特点,母亲与胎儿之间并无血管直接相通,但在分娩期,胎膜破裂后,子宫下段和宫颈的血管存在小裂口,或剖宫产时母体血和胎儿组织有充分的机会接触,在某些病例中激发了这种炎症反应。有学者认为子宫肌张力高是羊水栓塞的结果,而并非是原因。在正常情况下,子宫底蜕膜中的绒毛间隙与羊膜腔内的压力相似,约为 0 ~ 15mmHg。在中等强度的宫缩时,宫腔内压力即可达 35 ~ 40mmHg,而宫腔静脉系统的压力仅为 20mmHg,实际上此时子宫静脉的血流已被阻断,母亲和胎儿之间的物质交换就停止了。临产后第一产程时子宫收缩时羊膜腔内的压力上升至 40 ~ 70mmHg,第二产程时,宫缩力更强,宫腔内压力更大。有些学者认为在宫缩时羊水中的有形物质是不可能进入母体血循环的。虽然在羊水栓塞的病例中多有宫缩过强的表现,但可能是过敏反应时的前驱期,子宫处于易激惹状态,方表现子宫收缩过频、过强。一些研究还报道了使用缩宫素与羊水栓塞的发生并无因果关系。

四、羊水栓塞诊断的困惑

1. **病史** 虽然对羊水栓塞的发病机制仍未完全明确,但发生羊水栓塞的条件:羊水和产道及子宫创面存在开放的血管是公认的,所以,羊水栓塞绝大多数发生在产程中,或分娩后极短时间内。

2. **临床表现** 多种多样。Davies 综合了 84 例羊水栓塞病例的临床特征:依次为:低血压、胎儿窘迫、肺水肿或成人呼吸窘迫综合征、心跳骤停、紫绀、凝血功能异常、呼吸困难和抽搐等。Clark 报道 122 例羊水栓塞的临床表现:100% 出现低血压,90% 表现为肺功能衰竭,87% 出现过心脏骤停,48% 出现抽搐,83% 有凝血功能障碍的表现。目前我国报道的羊水栓塞的病例较多,特别是抢救成功的病例,但不难发现因为羊水栓塞大多根据临床表现做出诊断,但实际却是诊断过度。目前大多数临床医生建议参照的诊断标准(1998 年美国)为:①孕产妇出现急性低血压或心脏骤停;②呼吸困难、发绀或呼吸停止的急性缺氧;③凝血功能障碍,无法解释的严重产后出血;④以上症状出现在临产后、分娩中、剖宫产时或分娩后 30 分钟内;⑤对上述症状排除了其他合理的解释。病情发展往往急骤恶化,根据病史及临床表现迅速做出初步诊断,诊断依据的关键是出现无法用其他疾病可解释的呼吸、循环衰竭,或难以控制的产后出血,同时进行相关检查,给予鉴别诊断。

3. 相关的辅助检查

(1)凝血功能检查:实验室检查提示凝血功能障碍。

(2)寻找羊水有形物质:鉴于从血涂片中找羊水有形成分既不敏感又不特异,所以,临床上诊断羊水栓塞主要根据临床症状和体征,对非典型病例,则需通过排除其他原因后确定诊断。

(3)影像学检查:大约90%的患者的胸片出现心力衰竭、肺淤血、肺水肿的表现:双肺有弥散性点片状浸润影,伴右心扩大和轻度肺不张。头颅CT检查提示脑梗塞表现,系由于休克而脑缺氧后的改变。虽然有报道在尸解中肾脏、心、脑组织中也可见到羊水成分的微小栓子,但理论上解释不通,因为这些栓子无法被肺的毛细血管床滤过而进入体循环,

(4)心电图检查:彩色多普勒超声心动图检查有心衰和心肌劳损等表现。

(5)特殊检查 ①检测Sialyl Tn抗原:胎粪及羊水中含有Sialyl-Tn抗原,羊水栓塞时其浓度显著升高,可通过TKH-2检测孕妇血清中的Sialyl-Tn抗原早期诊断羊水栓塞,或尸检时用免疫组化检测肺组织中的Sialyl-Tn抗原。②类胰蛋白酶升高:类胰蛋白酶是肥大细胞分泌颗粒的主要成分。用免疫组化方法检测肺肥大细胞类胰蛋白酶可用于羊水栓塞的诊断。③补体水平降低:有学者认为补体激活在羊水栓塞的发病中起重要作用。但以上检查仅局限于实验室,尚未能用于临床。

(6)尸检:在肺小动脉和毛细血管中可检出含有羊水成分的微小栓子(主要含有鳞状上皮细胞,毳毛及其他来源于胎儿肠道的粘蛋白、胎粪的胆汁碎片等)是金标准。除HE染色外,有报道阿尔辛蓝-荧光桃红-马休黄多重染色可显著提高鳞状上皮细胞和黏液的检出率。但实际上羊水栓塞患者死后的器官表现是非特异性的,大多以肺水肿为主的全身器官水肿、淤血的一般猝死表现。

(7)肺动脉造影术:目前认为,肺动脉造影是诊断肺动脉栓塞最正确、有效、可靠的方法,阳性率高达85% ~90%。但临床所见的羊水栓塞起病急、发展快,多数来不及而且病情也不允许行肺动脉插管诊断。

有些学者认为仅凭临床症状,无须尸解的证实也可诊断羊水栓塞。在目前有关发病机制及临床检测手段尚未明确之前,羊水栓塞的诊断标准很难完全统一。

五、羊水栓塞的鉴别诊断—过度诊断

羊水栓塞对孕产妇及围产儿的生命威胁极大,等待确诊后再救治必然会延误时机。但也不能过度诊断,早在1948年,著名的妇产科学者Eastman就曾提出:"不要让羊水栓塞的诊断成为一个垃圾桶,把所有发生产程中难以解释的死亡,特别是没有尸解证实的病例都向里面扔。"应快速认证,边鉴别边抢救。

1. 子痫(eclampsia) 子痫多发生在妊娠期,少数发生在产时及产后。子痫发作前有妊娠期高血压疾病的临床表现及实验室改变,血压往往很高,早期不会出现休克及DIC。

2. 急性心力衰竭(acute heard failure) 临床特征为首先是存在可以引起心力衰竭的原发疾病,控制心衰后病情好转,不伴有出血及凝血功能异常等。

3. 脑血管意外 临床上往往有用力或情绪波动等诱因,发病突然、急剧。有高血压等原发病史,查体有相应部位的中枢神经系统定位体征,血压突然升高及颅压升高的表现,但多无紫绀,也无凝血功能异常及DIC。

4. 血栓性肺栓塞(pulmonary embolism) 孕妇发生肺栓塞时的临床表现常缺乏特异性,可突然发生意识丧失,呼吸停止,约2/3的肺栓塞患者在发病后2h内死亡,有时临床表现很难与羊水栓塞鉴别。鉴别要点为可有手术创伤,多胎妊娠,高龄、肥胖,长期卧床等诱因;临床表现胸痛明显,一般不会很快发生DIC。实验室检查D-二聚体明显增高,但血小板、纤维蛋白原、凝血酶原时间可正常,抗凝及溶栓治疗有效等可作为鉴别诊断的参考。

5. 癫痫(epilepsy) 患者既往有抽搐病史,有较典型的发作表现,血压正常或可稍高,抽搐停止后生命体征立即恢复。发作时无肺部体征,无凝血功能异常、DIC及其他脏器功能受损等表现。

6. 癔病(hysteria) 发作时无紫绀,血压正常,意识存在,无明显生命体征改变,实验室检查正常。

7. 其他原因引起的产后出血 产后出血大量凝血因子丢失出现消耗性凝血功能障碍的DIC与羊水栓塞早期即出现的DIC不同。其休克程度与失血量相关,羊水栓塞时所致产后出血,很早即出现休克,与失血量不成正比,且难以纠正。

8. 其他疾病

(1)产后寒战现象:产后寒战是一种较常见的现象,出现于产后1 ~30分钟,持续2 ~60分钟不等,表现为强度不同的难以自控的颤抖。产后寒战

有时可以有一过性低血压,甚至有时还可能出现一过性的血小板降低,但经过应用地塞米松等抗过敏治疗后很快即恢复。有学者观察到在母儿血型不合的孕妇中发生率较高,可能是母儿输血反应的一种临床表现。

(2)药物反应:药物过敏反应很少早期出现凝血功能障碍。

(3)空气栓塞:分娩或手术中空气进入血循环阻塞肺动脉引起严重休克,剧烈背痛,但并无异常的子宫出血及 DIC 发生。

六、羊水栓塞治疗的对策与评价

早诊断、早治疗是降低死亡率的关键。但是,目前对羊水栓塞仍知之甚少,往往难以早期诊断,临床症状高度怀疑羊水栓塞时应边进行实验室检查,边组织抢救,因为羊水栓塞的治疗主要采用并非针对原因的支持治疗。

1. 纠正缺氧状态 羊水栓塞初期,严重低氧血症是其主要临床表现,应立即:

(1)有效供氧:改善肺泡毛细血管低氧,预防肺水肿发生,减轻心脏负担。此时患者往往处于昏迷状态,应立即果断行气管插管机械通气,在等待准备的期间应面罩法加压给氧,保持血氧饱和度在90%以上。

(2)解除肺动脉高压:减轻和阻断肺血管及支气管痉挛。常用药物有:①盐酸罂粟碱,为首选药物;②阿托品,但心率在 120bpm 以上时应慎用;③氨茶碱。必要时可重复使用。

2. 维持有效循环 保证脏器有效灌注,尽快开放静脉通道,至少两条。有条件时最好行颈静脉穿刺或锁骨下静脉穿刺,确保用药及输液,同时抽取下腔静脉血用于诊断。心跳骤停者立即心肺复苏。

维持一定的血压才能保证有效的心输出量、重要脏器的血供和维持器官的功能。抗休克治疗是抢救成功的关键,羊水栓塞不同阶段的休克机理不同,故治疗的侧重点也不同。早期主要是增加心输出量维持组织灌注,调整血流的异常分布,用去甲肾上腺素或多巴胺。多巴胺对不同受体兴奋的程度呈明显的剂量依赖性,剂量 10 ~ 15μg/(kg·min)时兴奋 β1 和 α 受体,心肌收缩力加强、血压升高、心输出量增加。最大剂量不宜超过 15μg/(kg·min),否则可引起心率失常,增加心肌耗氧。羊水栓塞发病早期的休克因过敏反应所致,应给予抗过敏治疗。地塞米松 20mg 或氢化考地松 200mg

静脉滴注,尽快阻断介质的释放,减轻或消除其对组织的进一步损害。晚期的休克为心源性及低容量性休克。洋地黄类正性肌力药物由于起效慢,半衰期较长,药物易蓄积,在危重病的急性阶段应慎用。常选用起效迅速、安全可靠、半衰期短、剂量容易掌握的药物,如多巴胺。低血容量性休克时,治疗原则是及时补充血容量,最大限度地缩短组织低灌注的时间。

3. 治疗产后出血 肝素应在发病的早期使用效果才佳,同时用试管法凝血时间作监护。但是肝素在抢救羊水栓塞时的应用始终存在争议。临床上诊断羊水栓塞时主要在以下两种情况:

(1)肺动脉高压期:急性呼吸循环衰竭期,是羊水栓塞时猝死的主要原因。此时应争分夺秒全力进行心肺复苏,来不及应用肝素。

(2)DIC 期:当患者出现无法控制的出血时,应用肝素只能加重出血。羊水栓塞所致的 DIC 的高凝期为时极短,临床上很难做出诊断,当出现大量血不凝时,患者已从高凝状态迅速转变为继发纤溶阶段,故实际上很少能及时在高凝期应用肝素。所以,DIC 的防治应该是迅速补充凝血因子,根据化验结果纠正凝血功能障碍。

4. 预防多脏器功能障碍 以肾功能衰竭最为常见。危重患者应常规留置尿管,记录每 1 ~ 2 小时的尿量;监测尿比重并动态观察血浆中尿素氮和肌酐的变化。血容量已补足,如仍无尿,可进行补液试验,尿量增加说明肾功能良好,相反则是肾功能受损。容量补足后,应用利尿药可防止急性肾功能障碍。如出现急性肾功衰竭,应尽早采取血液透析等急救处理,同时应密切监测电解质。

酌情应用保肝药物。保护胃黏膜,因约 3% 可发生应激性胃肠溃疡,应用法莫替丁 40mg/d,静脉注射;或洛赛克 40mg/d,静脉滴注。

中枢神经系统障碍时首先给予头部物理降温,降低耗氧量及基础代谢率。在提供最大的氧合下可用渗透性利尿剂如:甘露醇及肾上腺皮质激素降低颅内压,减轻脑水肿。还可应用促进脑神经细胞恢复的药物,如胞二磷胆碱。

5. 产科处理 羊水栓塞发生在胎儿娩出前者,应积极改善孕妇呼吸循环功能、病情好转后迅速终止妊娠。宫口未开全者,宜行剖宫产术,盆腔留置引流管,便于观察出血情况。宫口已开全者行产钳助产或胎吸助产。无论何种分娩方式均应作好新生儿窒息的复苏准备。产后密切注意子宫出血情况,羊水栓塞时的产后出血往往用宫缩剂无效。因为此时机体处于休克状态,子宫肌纤维严重缺血缺氧,对缩宫素不敏感,因而使用缩宫剂的效果差。另一方面,强力的宫缩有将羊水继续挤入血循环的危险。因此,对宫缩剂的使用目前尚有争议,要慎重使用。而用宫腔填塞也不能保证有效,徒然耗时增加出血。血管介入治疗不但同样耗时,需要一定的设备、难度高,且止血有效率不足50%。故往往以切除子宫为首选。子宫的血窦及静脉内可能有大量羊水及有形成分,尸检亦证实50%的子宫标本内有羊水的有形成分。及早行全子宫切除术,即可去除致病因子,阻断羊水成分继续进入血循环,又控制胎盘剥离面血窦出血,减少产后发生出血的主要器官。由于手术常在出现休克、凝血功能障碍时或使用肝素等情况下进行,术中止血必须彻底,创面可放置凝血酶,以防术后出血。术后放置腹腔引流管,以观察腹腔内渗血情况。围死亡期剖宫产术(perimortem cesarean delivery,PMCD)是指孕产妇心跳停止而且复苏不能立即奏效时紧急施行的剖宫产术。因胎儿娩出后子宫缩小,瞬间减轻对主动脉和下腔静脉的压迫,而子宫收缩,子宫的血流减少,相当于自家输血,心输出量增加30%～50%,有利于复苏,改善母儿的生存,但临床上鲜有采用。

6. 新生儿的处理 羊水栓塞约有70%是发生在产程中胎儿娩出之前,产程中羊水栓塞围生儿死亡率可高达50%,即便存活,大部分将残留有神经系统后遗症。所以,产前和产时发生羊水栓塞时,应在积极抢救孕产妇的同时兼顾胎儿的安全。羊水栓塞的胎儿多存有宫内缺氧、呼吸中枢抑制或损害,所以新生儿出生后均有窒息。在分娩前必须做好复苏的准备,应有新生儿科医师参加抢救。如果胎儿存活,应在5分钟内结束分娩,因为超过5分钟分娩的新生儿神经系统损伤的比例将显著上升。如果发生心脏骤停而复苏短时不能奏效时,可考虑围死亡期剖宫产术。

七、羊水栓塞的预防

严格地说羊水栓塞不是能预防的疾病,因为母亲与胎儿间营养物质与气体的交换是客观存在的。羊水栓塞发病凶猛,要求产科医护人员熟知羊水栓塞的病理特点及抢救措施。在产程处理中严格掌握医疗指征,不应盲目凭经验干预产程的自然进展,如人工破膜、使用缩宫素或前列腺素等。人工破膜时不要进行剥膜的操作,因为剥膜时容易损伤宫颈内口及胎膜周围的细小血管。在使用缩宫素或前列腺素时,要指派专人监护孕妇的宫缩及胎心率变化情况。严格掌握羊膜腔穿刺指征,选用细穿刺针,技术熟练,避免反复多次操作。

(叶蓉华)

参 考 文 献

1. 周卫卫,张丽君.羊水栓塞的鉴别诊断.中国实用妇科与产科杂志,2005,21(2):70-72
2. 陈龙,贾建长,赵子琴,等,羊水栓塞致死的法医学鉴定—附5例法医病理学报道.复旦学报(医学版),2008,35(5):760-763
3. 陈敦金,张春芳,陈艳红.羊水栓塞的防治.实用妇产科杂志,2010,26(1):7-9
4. 彭巧珍,张卫社.美国妊娠期可疑肺栓塞评估指南解读.现代妇产科进展,2011,21(10):745-747
5. Spiliopoulos M. Amniotic fluid embolism-risk factors, maternal and neonatal outcomes. J Matern Fetal Neonatal Med,2009,22 (5):439-444
6. Knight M,Tuffnell D,Brocklehurst P,et al. Incidence and risk factors for amniotic-fluid embolism. Obstet Gynecol, 2010,115(5):910-917
7. Turillazzi E,Greco P,Neri M,et al. Amniotic fluid embolism:still a diagnostic enigma for obstetrician and pathologist? Acta Obstet Gynecol Scand,2009,88(7):839-841
8. Knight M. Amniotic fluid embolism: active surveillance versus retrospective database review. Am J Obstet Gynecol,2008,199(4):e9
9. Samuelsson E,Hellgren M,Hogberg U. Pregnancy-related deaths due to pulmonary embolism in Sweden. Acta Obstet Gynecol Scand,2007,86(4):435-443
10. Steven L. Clark. Amniotic fluid embolism. Clinical obstetrics and gynecology,2010,53(2):322-328

第二十七章　瘢痕子宫与妊娠、子宫破裂

第一节　子宫破裂危险因素的再认识与对策

子宫破裂是指子宫体部或子宫下段在妊娠期或分娩期发生破裂,是产科严重并发症之一。在发达国家,子宫破裂的发生率约为0.1%,发展中国家为0.1%～1%。虽然,子宫破裂较为罕见,但孕产妇病死率约为9.3%,严重威胁母婴健康。

子宫破裂分为瘢痕子宫破裂和无瘢痕子宫破裂两种,荷兰一项大样本提示两者的发生率分别为0.51%和0.08%。其中两者共同的危险因素包括梗阻性难产(骨盆狭窄头盆不称、胎位异常、巨大胎儿、软产道梗阻等),孕期子宫收缩药物使用不当,胎盘植入等。近年来,随着剖宫产率的上升以及腹腔镜、宫腔镜等妇产科新技术、新设备的推广与应用,瘢痕子宫破裂的特殊危险因素还包括剖宫产术、子宫破裂或穿孔修补术、腹腔镜下子宫肌瘤剔除术等。Seracchioli等对158例腹腔镜下子宫肌瘤剔除术之后再妊娠的孕产妇资料进行回顾性分析,结果显示158例患者无子宫破裂,认为子宫肌瘤患者,当接受熟练的子宫肌瘤剔除的手术操作可降低子宫破裂的风险;但考虑到本组患者由于瘢痕子宫的原因多数病例选择了剖宫产术终止妊娠,减少了分娩中出现子宫破裂的风险。由此可见,涉及子宫切开术、剖宫产术等宫腔操作的手术增加了子宫破裂的风险,解决的途径为降低妊娠前子宫切开手术,子宫切开时应提高手术技巧,尽量减少术中对患者盆腔脏器组织的损伤,妊娠时加强产前检查,监测子宫瘢痕及胎儿情况,必要时采取剖宫产术终止妊娠,避免子宫破裂的发生。

近年来,引产药物与子宫破裂的关系也被大家重新认识。目前认为对瘢痕子宫妊娠患者在严密监测情况下使用缩宫素引产是安全的,其发生子宫破裂的可能性较小。大多数研究资料结果显示前列腺素 E_1 增加了子宫破裂的风险;相比较而言,关于前列腺素 E_2 是否增加子宫破裂的风险尚存争议。

Grossetti等一项2128例患者研究认为,前列腺素 E_2 是增加子宫破裂的危险因素;Cogan等一项798例瘢痕子宫研究认为,前列腺素 E_2 并不增加子宫破裂的风险,意见完全不同。鉴于目前研究结果,加拿大妇产科学会(Society of Obstetricians and Gynaecologists of Canada,SOGC)在综合目前研究结果后,认为瘢痕子宫引产禁用前列腺素 E_1 和前列腺素 E_2,如果宫颈不成熟,可考虑给予foley导管促宫颈成熟相对安全。米非司酮为新型抗孕激素,具有软化和扩张子宫颈的作用,但须慎用于有剖宫产史、以及瘢痕子宫的孕妇,避免发生子宫破裂。

第二节　瘢痕子宫破裂的诊治原则

一、临床表现

子宫破裂多发生在妊娠中、晚期,以剖宫产术后的瘢痕子宫最为常见,一般分为先兆子宫破裂和子宫破裂两个阶段。

1. 先兆子宫破裂的临床表现　①子宫强直收缩,产妇出现烦躁不安,呼吸、心率加快;②出现病理缩腹环,即子宫体部肌肉增厚变短,子宫下段肌肉变薄拉长,两者之间出现凹陷;③膀胱受压导致排尿困难及血尿;④胎心异常、胎儿触诊不清。

2. 子宫破裂包括不完全性子宫破裂和完全性子宫破裂两种情况　前者指子宫肌层破裂,但浆膜层完整,常缺乏先兆子宫破裂的临床表现,仅表现为破裂处腹痛、压痛。后者指子宫壁全层破裂,宫腔与腹腔相通,可发生在先兆子宫破裂症状之后,产妇突然出现下腹部撕裂样疼痛,伴有面色苍白、呼吸急促、脉搏细弱、血压下降等失血性休克的临床表现。

二、瘢痕子宫破裂诊断

1. 有以下情况可考虑瘢痕子宫破裂:①既往有宫腔内操作史及子宫手术史;②孕妇突然出现撕

裂样腹部疼痛,伴有失血性休克前期或休克症状;③腹部检查有明显腹膜刺激症状,腹壁下可触及胎儿。

2. 连续性胎心率监护发现胎心率加快或减慢,特别是晚期减速持续较长时间不恢复者。

3. 阴道检查发现曾扩张的子宫颈口回缩、已下降的胎儿先露上升,有时经宫颈可触及子宫破裂口。

4. 超声检查可协助诊断子宫破裂口的位置及胎儿与子宫的关系。

三、瘢痕子宫破裂治疗

1. 先兆子宫破裂　立即给予子宫收缩抑制剂,肌注哌替啶 100mg,或静脉全身麻醉,即行剖宫产术结束分娩。

2. 瘢痕子宫破裂　治疗原则是保证患者生命、尽可能降低严重产科严重并发症发生率、尽量保留患者生育功能。具体步骤是在输液、输血、吸氧等救治失血性休克的同时,尽快手术治疗,取出胎儿、缝合子宫破裂口,并仔细检查子宫比邻器官如膀胱、输尿管、肠管,以及宫颈和阴道有无损伤。如果破裂口有明显感染、子宫破裂口大而难以修补、或子宫破裂合并难以控制的大出血者,果断行子宫次全切除术或子宫全切除术。

3. 手术时机与出血处理　一般而言,对于子宫收缩乏力、前置胎盘、胎盘植入等引起的产后出血,经过其他保守治疗仍无法控制出血者,应立即行子宫切除术。错过手术的最佳时机,再施行子宫切除术,将增加手术的难度。若为前置胎盘合并胎盘植入者,应切除病灶下方 1cm 处。植入面积不大、没有感染、没有穿孔等严重并发症出现时,可通过迅速徒手剥离胎盘、加强子宫收缩、部分切除植入的胎盘组织、局部“8”字缝合、宫腔填塞及介入栓塞等方法尽量保留子宫。若出现穿透性胎盘植入、子宫穿孔、感染严重、植入面积较大($>1/2$)、药物治疗无效者,则需及时考虑施行子宫切除术。瘢痕子宫破裂往往合并子宫与比邻器官粘连,分离粘连时应仔细辨认、当子宫下段与膀胱粘连紧密时,可采用经子宫后路子宫切除方法,减少子宫切除手术的副损伤。

4. 瘢痕子宫再次妊娠分娩方式选择　近 30 年国内外病例资料研究证实,剖宫产术后再次妊娠阴道分娩是相对安全的,成功率在 50% ~ 85%。所有临床研究结果证实,剖宫产后再次妊娠的孕妇是可以通过阴道试产的,剖宫产史不应该是再次剖宫产的手术指征。美国妇产科学院(American College of Obstetricians and Gynecologists,ACOG)和 SOGC 分别于 2004 年和 2005 年总结大量临床资料后公布了对剖宫产术后再次妊娠阴道分娩(vaginal birth after cesarean,VBAC)的临床治疗指南,剖宫产术后患者再次妊娠阴道试产的条件:①前次手术为子宫下段横切口剖宫产术且无感染;②临床检查显示无明显头盆不称;③无其他子宫瘢痕或子宫破裂既往史;④在阴道试产期间,有严密监护以及进行急诊剖宫产术人员及场地;⑤孕妇愿意试产,且有较好医疗设备条件可供连续监护。

5. 术后管理　综合评估失血量和预计继续失血量,准确计算补液量。严密、动态观察病情,适当复查肝、肾、凝血、电解质等多项功能情况,及时处理异常情况。术后加强医患沟通,医师和家属共同给予患者心理辅导,减少患者产后抑郁等情况发生,尽量避免医疗纠纷。

四、预防

预防瘢痕子宫破裂应注意:①减少不必要的剖宫产术,严格掌握剖宫产术以及其他子宫切开手术(如子宫肌瘤剔除)的指征;②当行剖宫产手术时尽量避免不必要纵切口或 T 形切口剖宫产术;③熟练子宫切口的缝合技术,对齐、止血、松紧适度,提高子宫切口愈合率;④应在剖宫产术后 2 ~ 3 年再考虑妊娠;⑤有子宫破裂高危因素者,应加强产前检查,提前 2 周住院,做好分娩计划;⑥阴道助产术操作应当规范,术后常规检查宫腔,判断是否有子宫破裂、以及检查宫颈是否有损伤。

第三节　研究热点

1. 剖宫产手术后瘢痕处妊娠　剖宫产瘢痕处妊娠(cesarean scar pregnancy,CSP),是指孕卵、绒毛或胚胎着床于既往剖宫产术后子宫瘢痕处妊娠,是一种特殊的子宫肌层妊娠,近年来已将其视为特殊的异位妊娠。CSP 的发生率为 1:1800 ~ 1:2226,近年来有上升趋势,CSP 大多在妊娠前 3 个月发现并终止妊娠。考虑发病机理为子宫内膜与瘢痕之间有微管道相通,使受精卵得以在瘢痕处着床。剖宫产术、子宫肌瘤剔除术、子宫成形术、刮宫术和宫腔镜检查等均可以使子宫瘢痕处组织形成微管道,上述因素是子宫破裂的高危因素。CSP 的诊断主要依靠子宫手术病史和临床症状,如停经后腹痛、不规则性阴道流血,以及辅助检查,如停经后超声检查、彩色多普勒超声、磁共振成像检查。通过影像学检查，根据瘢痕处子宫壁厚度情况进行分类对临床处理有一定参考价值，Ⅰ级瘢痕：子宫前壁下段厚度≥3mm，子宫下段各层次回声连续、均匀；Ⅱ级瘢痕：子宫前壁下段厚度<3mm，其回声层次失去连续性，追踪扫描见局部肌层缺失，加压时羊膜囊无膨出；Ⅲ级瘢痕：子宫前壁下段厚度<3mm，可见局部羊膜囊或胎儿隆起，或见到子宫前壁间羊水中的胎脂强光点或强光斑。当诊断不清时可采用诊断性宫腔镜和腹腔镜检查，并可以同时治疗。治疗原则为及时终止妊娠，尽可能保留患者的生育能力。治疗时强调个性化的治疗，根据多方面的因素综合考虑，可以采用药物保守治疗以及手术治疗，制订治疗方案时应结合患者一般情况如出血量多少、贫血程度、发病部位、孕囊侵入深度、病灶大小等因素综合考虑。当患者一般情况好、停经时间短、孕囊直径<3cm，予甲氨碟呤（methotrexate，MTX）注射、或在超声引导下穿刺孕囊、MTX 局部注射可以起到一定疗效；超声引导下清宫手术虽可采用，但应预防发生子宫大出血或子宫破裂，手术前子宫动脉栓塞术（selective uterine artery embolization，SUAE）治疗可以降低大出血发生率。当停经时间较长、孕囊直径较大且超声检查提示病灶血供丰富，可选择手术治疗，经腹、经阴道以及宫腔镜联合腹腔镜手术切除局部病灶是近年来常用的手术方式。通过阴道彩色多普勒超声检测局部孕囊情况、血清人绒毛膜促性腺激素（human chorionic gonadotrophin，HCG）水平监测可以了解保守治疗效果。CSP 的期待治疗的前提是期待胚胎向正常子宫腔内生长，但此观点仍存在争议。今后研究方向：①剖宫产术方式与 CSP 之间的关系；②剖宫产术时间间隔再次妊娠与 CSP 的关系；③CSP 治疗方法与结局的关系；④预测 CSP 发生子宫破裂的可能性及发生时间。

2. 瘢痕子宫与胎盘植入

（1）剖宫产史与胎盘植入：Armstrong 等在一项 32 例样本的研究中发现 78% 的胎盘植入患者既往有剖宫产史。Gielchinsky 等对 310 例胎盘植入患者进行回顾性分析发现，有剖宫产史孕妇发生胎盘植入的风险是无剖宫产史者的 35 倍。无剖宫产史者再次妊娠发生胎盘植入的风险为 3.3%，而既往有 1 次剖宫产史者发生胎盘植入的风险为 11%，2 次或 2 次以上剖宫产史者其发病率为 39%~60%。

（2）多次刮宫史：无论使用刮宫术或吸宫术等宫腔操作均可能损伤子宫内膜基底层，造成子宫内膜萎缩退化，子宫内膜肌层损伤，子宫内膜感染，引起内膜瘢痕形成等，使子宫蜕膜组织及相应子宫肌层发育不良或缺如，以致再次妊娠时囊胚因寻找好"土壤"而植入至子宫下段；同时，由于子宫内膜不健全，子宫蜕膜血管形成不良，胎盘血液循环障碍，胎盘为获得更多的血供而增大面积，或者胎盘绒毛直接植入底蜕膜基底层，从而导致前置胎盘、胎盘粘连、胎盘植入的发生。国内有学者对 4628 位孕妇进行研究发现，胎盘植入的发生率为 0.1%，在 >2 次的人工流产的孕妇中胎盘植入的发生率为 0.8%。

（3）子宫切开史与胎盘植入：子宫肌瘤、子宫腺肌症等疾病所采取的子宫切开术治疗是导致胎盘植入发生的另一危险因素。由于子宫切开术使子宫内膜和肌层受损，引起子宫蜕膜血管生长不全，当受精卵植入时，血供不足，胎盘面积增大而伸展到子宫下段或胎盘绒毛穿透底蜕膜深入子宫肌层以获取足够的血供，从而导致前置胎盘和胎盘植入的发生。胎盘的种植取决于绒毛组织的侵入力与蜕膜反应间的平衡，当胎膜发育短缺或蜕膜损伤，绒毛侵入子宫肌层，尤其是覆盖于子宫切口瘢痕部位的胎盘更易侵入。

3. 剖宫产术后再次妊娠间隔　虽无大样本研究结果，目前研究结果支持剖宫产术后再次妊娠间隔为 2 年后。过早妊娠，由于孕周的增加子宫增大，子宫壁变薄，手术瘢痕处的结缔组织缺乏弹性，新鲜的瘢痕组织容易撕裂，可导致瘢痕子宫破裂、子宫大出血等不良妊娠结局。时间过长，子宫切口纤维化以及瘢痕病理变化可使妊娠后子宫破裂发生率增加。除考虑时间之外，妊娠间隔应同时考虑前次剖宫产手术切口选择、手术情况、切口恢复情况及影响瘢痕组织修复因素等。

瘢痕子宫早期妊娠时，建议行超声检查孕囊着床的位置，及时发现瘢痕的部位是否有胎盘绒毛植入。瘢痕子宫再次妊娠早孕行人工流产术时，应该严格按照人工流产的操作规范进行，防止子宫穿孔的发生。

4. 瘢痕子宫与中孕期引产　目前绝大多数的观点认为，在严密监测下，瘢痕子宫引产是可行的，尤其是妊娠的中孕期相对更安全。加之监测手段增加，如超声检查可评估子宫瘢痕组织的厚度、位置及大小；另外，抗生素的使用，可减少术后发生感染的几率。因此，近年来瘢痕子宫已不再是引产的禁忌证。目前，推荐使用利凡诺羊膜腔注射、联合米非司酮软化宫颈。对于有剖宫产术病史的患者，慎用米非司酮。为了保证引产的安全性，须详细了解患者前次子宫切开的方式、严格掌握引产和药物使用的适应证和禁忌证,同时做好术前准备及医患沟通,术中严密监测,若有先兆子宫破裂的征象,则应果断考虑手术治疗。研究方向:①引产过程中的疼痛处理;②药物引产失败 24 小时的应对策略;③引产药物的具体计量问题,避免发生子宫破裂。

（陈敦金）

参 考 文 献

1. 曹泽毅. 妇产科学. 第 2 版. 北京:人民卫生出版社,2008

2. Zwart J,Richters M,Ory F,et al. Uterine rupture in The Netherlands:a nationwide population-based cohort study. BJOG,2009,116(8):1069-1078

3. Seracchioli R,Manuzzi L,Vianello F,et al. Obstetric and delivery outcome of pregnancies achieved after laparoscopic myomectomy. Fertil Steril,2006,86(1):159-165

4. Grossetti E,Vardon D,Creveuil C,et al. Rupture of the scarred uterus. Acta Obstet Gynecol Scand,2007,86(5):572-578

5. Cogan A,Barlow P,Benali N,et al. An audit about labour induction,using prostaglandin,in women with a scarred uterus. Arch Gynecol Obstet,2012,286(6):1399-406

6. Society of Obstetricians and Gynaecologists of Canada. SOGC clinical practice guidelines. Guidelines for vaginal birth after previous caesarean birth. Number 155 (Replaces guideline Number 147),February 2005. Int J Gynaecol Obstet,2005,89(3):319-331

7. 陈敦金,苏春宏. 胎盘植入. 湖南省:湖南科学技术出版社,2013.

8. Choudhary N,Bagga R,Raveendran A,et al. Second trimester abortion in women with and without previous uterine scar:Eleven years experience from a developing country. Eur J Contracept Reprod Health Care,2011,16(5):378-386

第二十八章 生殖系统炎症

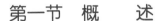

第一节 概　述

女性生殖系统炎症是常见的妇科疾病,包括下生殖道的外阴炎、阴道炎、子宫颈炎和上生殖道的盆腔炎性疾病。后者又包括上生殖道的子宫内膜炎、输卵管炎、输卵管卵巢炎、盆腔腹膜炎及盆腔结缔组织炎。此外,还有生殖器结核、性传播疾病。不同年龄组的病原体感染特点有所不同,生育年龄妇女性活动频繁,容易受到损伤及外源性病原体的感染;婴幼儿局部抵抗力下降,病原体容易侵入发生感染;绝经后妇女雌激素水平低下,容易发生萎缩性阴道炎,易合并泌尿系统感染。引起炎症的病原体包括多种微生物如细菌、病毒、真菌及原虫等,由于现代生活方式的不断变迁以及新的病原体出现,引起生殖器炎症的病原体种类也有变化趋势,使得生殖道炎症的诊治愈加复杂。一些性传播疾病,也可表现为生殖系统炎症。对于性传播疾病高危因素的患者,应注意查找性传播疾病病原体以及性伴侣的通知及诊治,降低性传播疾病在社会上的传播及流行。

一、病原菌种类多样,新病原体不断出现

女性生殖系统由于其解剖和生理上的特点,可以遭受多种致病微生物的侵袭而发生感染,随着时代的变化、大气物理改变、生活条件、生活观念以及治疗手段的改变,致病微生物也发生了变迁。过去四五十年是以细菌感染性疾病为主,而近十多年则以病毒感染性疾病为主,且有些20世纪60年代已近绝迹的性传播疾病又开始猖獗。总的致病微生物包括以下几种:细菌、病毒、真菌和原虫。

细菌属原核生物界,原核生物没有核膜,核质暴露在细胞质内。革兰阴性或阳性菌、螺旋体、抗酸杆菌、放线菌、支原体、衣原体、立克次体等致病微生物都属于细菌范畴。在正常情况下,下生殖道中尤其是阴道内寄居着不同种类和数量的菌群,本质上属于体内的内源性微生物,多数从正常皮肤和大便的菌群中进化而来,分为常居菌群(亦称原籍菌群)和过路菌群(亦称外籍菌群)两大部分。主要有乳酸杆菌、消化链球菌、葡萄球菌、肠球菌、产黑素普氏菌、阴道加德纳菌(Gardnerella vaginalis)、脆弱类杆菌、拟杆菌、梭形杆菌、类白喉样棒状杆菌、解脲脲原体、人型支原体等,其中乳酸杆菌是阴道内健康生态系统中的优势菌,维持阴道微生态平衡,常见的乳酸杆菌有卷曲乳杆菌(L crispatus)、詹氏乳杆菌(L.jensinii)、格氏乳杆菌(L.gasseri)以及惰性乳杆菌(L inners),最近研究发现产乳酸的细菌也可能是阴道的优势菌,如巨球型菌属(Megasphaera)和纤毛菌属(Leptotrichia)等。常居菌群是由相对固定的微生物组成,成为宿主不可缺少的组成部分。过路菌群是由非致病菌或机会致病菌所组成,来自周围环境或其他环境,可在皮肤或黏膜上存留数小时、数天或数周。常见的过路菌群指来自肠道、尿道、口腔的菌群,如双歧杆菌、大肠埃希菌、脆弱类杆菌、表皮葡萄球菌、粪肠球菌、B群链球菌、产气肠杆菌、肺炎克氏菌等。只有当宿主免疫功能受损、常居菌群出现紊乱、妊娠、大量使用抗生素或者有侵袭性操作时,过路菌群可在体内定植、繁殖引起疾病。此外,生殖系统炎症常见的致病菌还有金黄色葡萄球菌、淋病奈瑟菌、沙眼衣原体等。

随着抗生素的广泛应用,目前L型细菌越来越多。通常将细胞壁缺陷的细菌,包括原生质体和原生质球,统称为L型细菌。L型细菌的致病性有所减弱,但在一定条件下L型又可复原为细菌型,导致病情加重。变形后的细菌其形态、培养特性均发生了改变,因此查不出致病原,使许多患者贻误诊治。临床遇有症状典型而标本常规细菌培养阴性者,应考虑L型细菌感染,应作L型细菌的专门培养。有人对阴道菌群进行研究后发现,有近30%的革兰阳性菌为L型细菌,并且这种L型细菌也会随着分娩进入到新生儿口腔内,成为新生儿L型细菌败血症感染的重要来源。

病毒的最重要特征是非细胞结构,只含有一种核酸,没有产生能量的酶系,只能在活细胞内以复制的方式进行繁殖,故被称为超级寄生。根据病毒的核酸种类,病毒大体上分为两种,即 DNA 病毒和 RNA 病毒。女性生殖系统常见病毒感染的种类有人乳头瘤病毒(human papilloma virus,HPV)、单纯疱疹病毒(HSV)、人类免疫缺陷病毒(human immunodeficiency virus,HIV)等。

近年新发现的病原体多为病毒,但也有细菌以及支原体,如生殖道支原体,在子宫颈炎以及盆腔炎性疾病中的作用越来越受到关注,近年新发现的性传播疾病病原体常见表 28-1。

表 28-1 自 1975 年以来新发现和新出现的性传播疾病病原体

病原体	发现时间
人乳头状瘤病毒(40 多个亚型与生殖道感染有关)	1976 年至今
人类 T 细胞淋巴瘤/白血病病毒(HTLV)Ⅰ型和Ⅱ型	1980 ~ 1982
生殖支原体	1981
柯式动弯杆菌,羞怯动弯杆菌	1981
菲式螺杆菌,同性恋螺杆菌	1985
人类免疫缺陷病毒(HIV)1 型,2 型,O 亚型	1983,1986,1990
丙型肝炎病毒	1989
新型人类疱疹病毒 6 型,7 型,8 型	1986,1990,1994

随着科技的发展,抗生素的广泛应用,检测技术的提高,新的病原体层出不穷,生殖道感染的病种越来越多,混合感染情况也日益突出。生殖道感染占妇科门诊患者的一半以上,如果长期得不到有效治疗,可引起不孕症、子宫内膜异位症、宫颈癌等并发症,严重影响妇女的生活质量,因此对生殖道炎症的研究至关重要。

二、生殖系统炎症的临床思维

对于生殖系统感染患者,最常见的症状为阴道分泌物异常(色、量、气味异常)及下腹痛,如何进行鉴别诊断,从而确定为何种生殖系统炎症至关重要。女性生殖系统炎症的正确诊断依赖于异常阴道分泌物及下腹痛的鉴别诊断。诊断妇科炎症的一般规律是根据病史、临床特征初步判定感染部位,再根据辅助检查,确定具体疾病。

1. 病史 仔细询问近期有无不洁性生活史、抗生素使用史、糖尿病史、宫腔操作史及盆腔炎性疾病病史。滴虫阴道炎、淋病以及衣原体感染均为性传播疾病,不洁性生活史对诊断有帮助。对考虑 HIV 或 HPV 感染的患者,需询问性伴侣情况。抗生素使用史、糖尿病史对诊断 VVC 有帮助。宫腔操作史以及盆腔炎性疾病病史结合下腹疼痛可能提示为盆腔炎性疾病。

2. 临床特征 对以阴道分泌物异常、外阴不适及外阴瘙痒为主诉的患者,首先考虑为下生殖道感染,在妇科检查时注意异常分泌物来自阴道还是宫颈,若分泌物来自阴道,则注意阴道黏膜有无充血、水肿,分泌物颜色以及性状的改变,初步判断为何种阴道炎症,并取阴道分泌物做 pH 测定、胺试验、以及显微镜湿片检查滴虫、真菌及线索细胞。若分泌物来自宫颈管,则注意宫颈有无充血、水肿以及有无接触性出血,取宫颈分泌物做白细胞检测以及淋病奈瑟菌、衣原体的检测。

对以下腹疼痛为主诉的患者,注意有无发热、恶心、呕吐等全身症状。由于上生殖道感染可与下生殖道感染同时存在,注意有无阴道分泌物异常。腹部查体注意有无下腹痛。妇科检查时注意宫颈触痛、子宫压痛、附件区压痛或附件区是否存在有压痛的包块等,结合 B 型超声及其他检查,排除妊娠相关疾病及外科疾病,明确盆腔炎性疾病的诊断。

3. 分泌物检查

(1)阴道分泌物检查:①pH 测定:采用精密 pH 试纸测定阴道上 1/3 处分泌物的 pH。滴虫阴道炎以及细菌性阴道病 pH 升高,而外阴阴道假丝酵母菌病则多在正常范围内。②病原菌检查:取阴道分泌物分别放于滴有生理盐水及 10% KOH 的两张玻片上,进行显微镜检查。生理盐水湿片用于检查滴虫、线索细胞,10% KOH 湿片用于假丝酵母菌的检查及胺臭味试验。阴道分泌物中若找到滴虫或假丝酵母菌,可确诊滴虫阴道炎、外阴阴道假丝酵母菌病;若找到线索细胞或胺臭味试验阳性,结合分泌物的性状及 pH,可明确细菌性阴道病的诊断。③白细胞检查:滴虫阴道炎白细胞增加,而细菌性阴道病及外阴阴道假丝酵母菌病白细胞不增加。宫颈管淋病奈瑟菌及衣原体感染白细胞也可以增加。白细胞检查有助于发现混合感染。

(2)宫颈分泌物检查:①白细胞检查:宫颈分泌物革兰染色中性粒细胞>30/高倍视野对于诊断宫颈管炎症有意义;②病原体检查:进行淋病奈瑟菌及衣原体检查。

4．B 型超声及其他检查　B 型超声及其他检查如血常规、血沉、C-反应蛋白以及腹腔镜检查等可协助盆腔炎性疾病的诊断。

虽然阴道分泌物异常及下腹痛是生殖系统炎症的常见表现，但生理情况以及一些其他妇科疾病也可导致。正常妇女排卵期阴道分泌物虽有一定量的增加，但分泌物清亮、透明、无味，不引起外阴刺激症状。除妇科炎症外，妇科其他疾病以及非妇科疾病也可导致下腹痛，因此在做出妇科炎症的诊断之前，还应排除妇科其他疾病以及非妇科疾病，这样才能对女性生殖系统炎症做出正确诊断。

三、几个特殊时期的女性生殖系统炎症

胚胎时期女性尿道与阴道均起源于尿生殖窦，尿道及膀胱三角区，雌激素受体与阴道相似，均为雌激素的靶器官。女性一生中几个特殊时期由于体内雌激素水平的不足，发生的生殖器炎症亦有独特的表现。

1．绝经后反复泌尿生殖道炎症　绝经后妇女由于雌激素缺乏，导致尿道、阴道黏膜变薄，阴道上皮细胞内糖原减少，pH 上升，阴道菌群发生改变，局部抵抗力下降，因此妇女绝经后易发生泌尿生殖道炎症。目前已成为困扰老年妇女的常见病及多发病。性激素替代治疗是治疗绝经后妇女复发性泌尿生殖道炎症的有效方法。阴道局部用药主要适用于老年期，局部症状明显，有全身用药禁忌者，能有效改善全身和局部症状，并能防治骨质疏松症和心血管疾病的发生，提高绝经妇女生活质量。

2．青春期生殖道炎症的诊治　青春期生理上表现为身体迅速生长，雌激素增加，阴道鳞状上皮增厚，阴道抵抗非特异感染能力增加，但宫颈柱状上皮移位，局部抗感染能力差；心理上表现为性意识增加，对性充满渴望与好奇，开始性行为，且自我保护意识较差。因此，青春期女性易发生宫颈炎、盆腔炎及性传播疾病。

在美国，每年新发现的 1500 万例性传播疾病（sexually transmitted disease，STD）中，大约 1/4 发生在青春期。青春期女性容易发生生殖道感染，尤其是 STD 的影响因素很多，包括不安全性行为、生殖道抵御感染的能力较差、缺乏自我保护能力、缺乏性知识等。若要正确诊断青春期生殖系统炎症，有赖于详尽的了解病史及必要的辅助检查。首先应询问有无性生活史，对有性生活史者，需询问性伴侣情况，性行为方式以及发病与性生活的关系。对无性交史者注意询问月经期卫生用品的使用及父母有无性传播疾病等情况。在检查方面，对无性生活史者应用棉拭子取阴道分泌物化验，可做肛查以触摸阴道有无异物。

四、泌尿生殖道的混合感染——妇产科与泌尿科的交叉学科

女性泌尿道感染是成年女性最常见的细菌性感染，大约有 50% 的妇女在她们的一生中，至少会经受一次泌尿道感染。由于女性外阴的解剖特点是尿道与阴道毗邻，泌尿系统感染与生殖系统感染常常混合存在，因此妇产科医师应对泌尿道感染有所认识。

女性泌尿道感染的发病率是男性的 8 倍，主要原因有女性尿道较短而宽，尿道的外 1/3 部分持续受到从阴道和直肠来的致病菌的污染；且女性不能像男性那样完全排空膀胱；性交过程中细菌易进入膀胱等。此外，更年期、经期抵抗力下降细菌易在血中繁殖，妊娠期输尿管蠕动减慢也是女性易感因素之一。

研究表明，粪便菌群中的部分细菌如大肠埃希菌、克雷伯菌和变形杆菌等是妇女泌尿道感染的主要病原菌，其中以大肠埃希菌最为常见，大约占 80% ~ 90%。肠道菌群和泌尿道病原菌之间的这种密切关系引出了获得性尿路感染机制的学说，这一学说认为，获得性尿路感染是由一条上行途径实现的：病原菌从大肠到阴道前庭，然后经尿路到达膀胱。最近，Stapleton 等发现，含黏附因子 P 和 F 的大肠埃希菌（即 P 和 F 菌毛的大肠埃希菌）持续性的直肠内移生与相同菌毛的微生物持续性阴道内大肠埃希菌移生有关，泌尿道中的 P 和 F 黏附因子为大肠埃希菌提供了一个选择性优势，一旦进入阴道和膀胱上皮，其他因素如使用了杀精剂、性交、排尿行为、阴道菌群中细菌的种类及局部免疫因素等在决定是否清除移生到阴道黏膜的大肠埃希菌方面起到了相同的作用。

诊断泌尿道感染的绝对标准是在尿液中找到致病菌的微生物学证据，临床常采用中段尿细菌定量培养，中段尿细菌定量培养 ≥ 10^5/ml，称为真性菌尿。具备典型泌尿道感染症状，如泌尿道刺激症状、感染中毒症状等，符合下列指标之一者，可诊断为尿路感染：①新鲜中段尿沉渣革兰染色后用油镜观察，细菌 >1 个/视野；②新鲜中段尿细菌培养计数 ≥ 10^5/ml；③膀胱穿刺的尿培养阳性。无症状性菌尿的诊断标准是在无症状的患者的清洁尿标本

中细菌定量培养≥10^5/ml，要求两次细菌培养均为同一菌种的真性菌尿。药物治疗的原则是根据尿的细菌学培养药物敏感试验选择有效的抗生素，一般喹诺酮类对泌尿道感染效果较好，严重感染时要联合使用抗生素。治愈的标准是停药后症状消失，尿菌阴性，疗程结束后 2、6 周复查尿菌仍为阴性。

五、生殖系统炎症中存在的问题与挑战

1. 生殖系统炎症病原体方面存在的困惑 女性生殖系统炎症，即使在发达国家也是最主要的传染性疾病，虽然它的病死率很低，但发生率极高，我国多中心流行病学调查发现生殖系统炎症占妇科、计划生育门诊患者的 55.6%。但是有些具有生殖系统炎症临床表现的患者，病原体不清楚或现有的检测手段难以检测出病原体，如近年发现的需氧菌阴道炎，其病原体目前研究不明确；细菌性阴道病是由阴道内乳杆菌减少，加德纳菌、厌氧菌等增加所致，但具体何种病原体导致细菌性阴道病目前仍不清楚；部分导致子宫颈炎的病原体不明确。

2. 生殖系统炎症的发病机制仍需探索 部分生殖系统炎症发病机制仍不明确，如细菌性阴道病是由何种原因促使阴道菌群发生变化，导致其发生目前仍不清楚；复发性 VVC 及 BV 反复发作的发病机制、子宫颈炎患者反复发作或症状持续存在的原因、HPV 导致的宫颈上皮内瘤样病变的发病机制目前仍不清楚，这些问题仍需进一步探索。

3. 生殖系统炎症诊断方面的不足 所有感染均应找到相应的直接病原体，从而确诊，但引起生殖系统炎症的部分病原体，由于目前技术上的限制，有些病原体难于直接检测，而是根据患者临床表现间接地检测病原体，如可疑沙眼衣原体感染者，通过血清学检测、Elisa 方法检测其相应的抗原，但由于市场上诊断试剂盒良莠不齐，难以评价其诊断的准确性，此外，通过核酸杂交及核酸扩增方法检测病原体，敏感度高，特异度差，且标本容易污染。

4. 生殖系统炎症治疗上的困惑 生殖系统炎症的治疗主要为针对病原体的药物治疗，但部分生殖系统炎症缺乏有效的药物，如 HPV 感染所致的尖锐湿疣，目前的治疗方法为去除疣体的物理疗法以及减轻症状体征的药物，缺乏有效的抗病毒药物；对于复发性 VVC，复发性滴虫阴道炎、复发性细菌性阴道病、阴道混合感染尚缺乏有效规范的治疗方案；盆腔炎性疾病如何做到正确及时的诊断和处理，以防止盆腔炎性疾病后遗症的发生，这些问题还需要将来在临床工作及科研工作中进行多中心、前瞻性的随机研究来提供更多的数据支持。

参 考 文 献

1. 贾文祥. 医学微生物学. 北京：人民卫生出版社，2010
2. Donders G, Vereecken A, Bosmans E, et al. Definition of a type of abnormal vaginal flora that is distinct from bacterial vaginosis：aerobic vaginitis. Br J Obstet Gynaecol，2002，109（1）：34-43

第二节 外阴阴道假丝酵母菌病

外阴阴道假丝酵母菌病（vulvovaginal candidiasis，VVC），又称外阴阴道念珠菌病，为最常见的外阴、阴道炎症。美国疾病控制中心（CDC）2010 年的资料显示，约 75% 的女性一生中至少患过 1 次 VVC，约 40% ~ 50% 的女性患过 2 次或以上，约 10% ~ 20% 患过复杂性 VVC。约有 10% 的非妊娠妇女，30% 的妊娠妇女阴道中有假丝酵母菌寄生而无症状。外阴阴道瘙痒、灼痛感是 VVC 的主要症状，可伴有排尿或性交时疼痛，其性伴可发生包皮龟头炎。根据临床表现、微生物学、宿主因素以及对治疗的反应，可将 VVC 分为单纯性 VVC 和复杂性 VVC，复杂性 VVC 包括严重 VVC、妊娠期 VVC、非白色假丝酵母菌性 VVC 及复发性 VVC。单纯性 VVC 可以选用阴道或口服抗真菌药物，对于复杂性 VVC 应根据不同情况选择不同的个体化治疗方案，可选用阴道口服抗真菌药物，但需要延长治疗疗程。

一、外阴阴道假丝酵母菌病致病菌的发现以及病原体认识观念的改变

外阴阴道假丝酵母菌病的病原菌是真菌，早在 Hippocrates（460 BC—370 BC）时代，即知真菌可致病。1849 年，Wilkinson 首次证实真菌对生殖道的致病性。1931 年 Plass 及 1934 年 Hesseltine 等，再次发现"孕期真菌性阴道炎与新生儿鹅口疮的关系"，促进了对 VVC 的现代认识。1937 年，Hesseltine 将培养的念珠菌接种于正常人可重复导致阴道念珠菌病。1939 年，"第 3 届国际微生物学大会"正式采用 Candida（念珠菌）作为病原体的属名

（念珠菌属）。在过去的40年里,由于人们对该病的病原菌有一个逐渐了解的过程,命名也发生了相应的变化。20世纪70年代恢复高考制度后,1981年第1版全国高等医药院校教材《妇产科学》使用的名称为霉菌性阴道炎,认为其病原体为霉菌。在第2版(1984)、第3版(1994)、第4版(1996)、第5版(2001)均使用念珠菌性阴道炎这一名称。

随着对真菌学认识的不断深入,目前的观点认为,真菌以组织发生学、生理学及形态学特征为基础,分为酵母型真菌(类酵母型真菌)和丝状真菌(霉菌)。酵母菌是单细胞真菌,人工培养生长时菌落呈乳酪样,以孢子为主,如啤酒酵母,粘红酵母等,白假丝酵母菌等属于酵母菌,以往称为白色念珠菌。而霉菌是多细胞真菌,人工培养生长时菌落表面有毛样结构,菌体以菌丝为主,如毛霉菌(可用来制作豆腐乳),曲霉菌(可用来酿酒),青霉菌(可用来制作青霉素)等属于霉菌。由于引起阴道炎症的真菌多为假丝酵母菌,而后者归为酵母型真菌,而非丝状真菌(即霉菌),因此既往将假丝酵母菌阴道炎(念珠菌阴道炎)称为霉菌阴道炎是不恰当的。

2002年人民卫生出版社出版七年制教材《妇产科学》在国内第一次提出外阴阴道假丝酵母菌病的命名,一方面与国际接轨:该病的英文名称为Vulvovaginal Candidiasis,假丝酵母菌在女性生殖道的感染常常是同时侵犯外阴与阴道,引起这两处器官皮肤黏膜的炎症;除有症状的外阴阴道炎外,还包括无症状寄居,应为病而非炎,所以应统称为外阴阴道假丝酵母菌病;另一方面临床与基础的衔接:2001年人民卫生出版社出版的全国高等医药院校教材《微生物学》第5版将念珠菌的命名统一修改为假丝酵母菌,临床应与微生物学接轨。念珠菌在以往的微生物学上归于念珠菌属,由于其菌丝形态为假菌丝,现在归为假丝酵母菌属,临床上假丝酵母菌的假菌丝以及芽生孢子具有致病性,《微生物学》上明确提出由假丝酵母菌引起的疾病称为假丝酵母病。2004年出版的第6版《妇产科学》教材正式使用外阴阴道假丝酵母菌病这一名称。2012年中华医学会妇产科分会妇产科感染学组制订的外阴阴道假丝酵母菌病的诊治指南(修订版)也采用了外阴阴道假丝酵母菌病这一名称。

外阴阴道假丝酵母菌病主要由白假丝酵母菌所引起,以往均认为85%～90%是白假丝酵母菌,其他为非假丝酵母菌(热带假丝酵母菌、光滑假丝酵母菌、近平滑假丝酵母菌等)。但是随着时代的变迁,假丝酵母菌耐药率增加,假丝酵母菌的菌种发生改变,近年来非白假丝酵母菌引起的VVC有上升的趋势,特别是在难治性VVC或复发性VVC中。

Sobel等在1998年提出根据外阴阴道假丝酵母菌的流行情况、临床表现、微生物学、宿主情况、治疗效果而分为单纯性外阴阴道假丝酵母菌病(uncomplicated VVC)和复杂性外阴阴道假丝酵母菌病(complicated VVC),见表28-2。目前美国疾病预防控制中心在美国性传播疾病诊治指南以及中华医学会妇产科分会感染协作组所修订的VVC诊治指南中均采用了该分类方法。

表28-2 VVC临床分类

	单纯性VVC	复杂性VVC
发生频率	散发或非经常发作	复发性
临床表现	轻到中度	重度
真菌种类	白假丝酵母菌	非白假丝酵母菌
宿主情况	免疫功能正常	免疫功能低下或应用免疫抑制剂或未控制糖尿病、妊娠

二、如何理解中华医学会妇产科分会感染协作组2012年修订的VVC诊治指南

目前国外关于VVC最新的诊治指南主要有2009年欧洲生育年龄妇女阴道炎处理指南{European(IUSTI/WHO)Guideline on the Management of Vaginal Discharge in women of reproductive age.(IUSTI:The International Union against STI)}、2009年美国感染病学会(IDSA)念珠菌病诊疗指南(Clinical Practice Guidelines for the Management of Candidiasis:2009 Update by the Infectious Diseases Society of America)以及2010年美国疾病预防控制中心制订的性传播疾病治疗指南(CDC Sexually Transmitted Diseases Treatment Guidelines,2010)。在国内,中华医学会妇产科分会感染协作组致力于制订及修订妇产科感染性疾病诊治指南,曾于2004年制定了VVC诊治指南第一版,2012年对该指南进行了修订,最新的VVC诊治规范修订稿于2012年刊登在《中国实

用妇科与产科杂志》上。该指南是参考国外最新诊治指南，并结合我国的具体国情制订的。指南中将VVC分为单纯性VVC和复杂性VVC,治疗主要为口服或局部应用抗真菌药物。对于单纯性VVC的治疗,治疗效果相对较好,无论是口服或阴道用药,均选择短疗程方案;常用的局部药物为硝酸咪康唑栓、克霉唑栓以及制菌霉素片,国外的局部用药还有布康唑及特康唑可以选择。常用的口服药物为氟康唑;对于重度VVC的治疗:强调应延长疗程,对于瘙痒症状严重者,局部应用低浓度糖皮质激素软膏或唑类霜剂;对于妊娠期VVC的处理:强调了选择对胎儿无害的唑类阴道用药,如:克霉唑阴道栓、制霉菌素阴道片,硝酸咪康唑阴道栓尚有争议,禁用口服抗真菌药物治疗,并提出长疗程方案疗效会优于短疗程方案;对于复发性VVC的处理:治疗原则包括强化治疗和巩固治疗。根据培养和药物敏感试验选择药物。在强化治疗达到真菌学治愈后,给予巩固治疗至半年。关于巩固治疗,目前国内外尚无成熟的治疗方案。三种口服抗假丝酵母菌制剂(氟康唑、伊曲康唑、酮康唑)中,酮康唑因存在肝脏毒性作用而不能广泛用于治疗VVC,氟康唑和依曲康唑对VVC有较高的治愈率。在缓解症状方面,口服制剂起效略慢于局部制剂,故对症状严重的VVC患者,有必要在治疗最初48小时同时应用局部制剂。因制霉菌素不能经肠道吸收,故口服制霉菌素治疗外阴阴道假丝酵母菌病是明显不恰当的。

三、VVC 诊治中面临的问题与解答

1. VVC 是否常规真菌培养 临床上,可疑为VVC的患者除了常规做阴道分泌物湿片外,并非都需要做阴道分泌物真菌培养,以下情况时需做阴道分泌物培养:①具有VVC临床表现,显微镜湿片检查未发现芽孢或菌丝,应做真菌培养;②VVC反复发作患者,RVVC在开始治疗前及治疗后随诊中应做真菌培养明确诊断;③VVC治疗失败者,为确定有无氟康唑耐药,筛选抗真菌药物。

2. 性伴侣是否需要治疗 VVC是自身感染性疾病,性伴侣无需常规治疗,但其也可以通过性交传播,15%VVC性伴有真菌性龟头炎,未治愈之前性交时务必使用安全套。对于RVVC患者,要考虑到性传播的可能,性伴侣应同时检查,必要时给予治疗。

3. 阴道冲洗在VVC治疗中的作用 在VVC感染的过程中,引起瘙痒的原因除分泌物的刺激以外,也可能存在真菌感染后引起的过敏反应,因此VVC患者的瘙痒症状比较严重。在治疗过程中,清理大量的豆渣样分泌物(内含孢子、菌丝体及阴道分泌物),减少或去除过敏原,无疑对改善症状是有好处的。另外,应用阴道抗真菌药物的时候,大量分泌物的存在不利于药物的崩解和吸收利用。基于这样的考虑,可以对阴道进行冲洗或擦洗。但是,为了保护阴道正常的微生态环境,不建议长期进行阴道冲洗或擦洗。而且,对于口服用药者或瘙痒症状不严重者,可以不做阴道冲洗。

4. 重视混合感染 VVC易合并其他病原体感染,常见的混合感染有VVC合并细菌性阴道病、滴虫阴道炎、以及需氧菌性阴道炎等,其中最常见的为细菌性阴道病与VVC的混合感染,积极寻找是否存在合并感染,也是增强治疗效果的关键。对于阴道混合感染的发生率,国外报道为30%,国内报道为50%左右,而对于混合感染的治疗,并没有统一的处理规范。一般原则是:如有可能,应同时治疗;重点先治疗症状重的(如VVC)、危害大的(如滴虫阴道炎)阴道炎;建议选用针对各种阴道炎的规范治疗方案。在治疗方法的选择上,可以同时使用阴道局部治疗,也可以选择一种药物口服,一种药物局部应用。目前也有使用针对多种致病微生物混合感染的阴道用药,如一些阴道杀菌剂、中药等。

四、VVC 的再发与复发性 VVC

1. 如何理解 VVC 的再发与复发性 VVC 有关VVC的反复发作或复发问题,是临床最常见的问题,也是临床处理中最困难的问题,有关VVC再发与复发性VVC的定义、发病机制以及治疗方案都存在不确定性,治疗效果差,如何预防VVC的再发及复发,提高治疗效果是临床中亟需解决的问题。

复发性外阴阴道假丝酵母菌病(recurrent vulvovaginal candidiasis,RVVC)的定义也几经修改,最初RVVC定义是指妇女患VVC后经过治疗,临床症状和体征消失,连续3次月经前真菌学检查阴性后,又出现症状,经真菌检查又阳性,为VVC复发,如一年内发作4次或以上,称为RVVC。由于RVVC的诊断标准过于严格,按此标准基本无患者能达到RVVC的诊断。目前,国内外一致的RVVC的定义为凡是有症状的VVC,一年内发作4次或以上称为RVVC。在这样的定义中,并未强调每次月经前复查1次,而是从实际出发,VVC患者每次发

作治疗好转后,有可能不再去医院检查而被证实治愈。但每次发作、治疗好转后有真菌学证实阳性的再次发作,我们认为是又一次的发作。因此,RVVC定义的修改大大接近了临床实际,更便于妇科医生的实际工作。RVVC 的发生率在 VVC 中占 5% ~ 10%。临床中 VVC 复发常见,而 RVVC 不多见。多数复发患者每年复发 1 ~ 2 次,但达不到 4 次,达不到 RVVC 的诊断标准。如何定义、治疗这些患者国内外无统一认识。中华医学会妇产科分会感染协作组于 2012 年在 VVC 诊治指南修订版中提出了VVC 再发的概念,主要目的是与 RVVC 进行区分,VVC 再发定义为曾经有过 VVC,再次确诊发作,由于 1 年内发作次数达不到 4 次,不能诊断为复发性VVC,称为 VVC 再发。

2. RVVC 的发病机制不明　目前 RVVC 的发病机制不明。最近的研究主要集中在两个方面,即致病菌因素和宿主的研究。在致病菌方面,研究发现 RVVC 的发生与假丝酵母菌菌株变异或再感染有关,因此临床上对于 RVVC 应检测是否为同一菌株感染。在宿主方面,主要集中在宿主免疫方面。研究发现 RVVC 发生与宿主免疫缺陷相关,尤其是Th1 细胞免疫缺陷有关。此外,RVVC 与宿主局部过敏反应有关,可能是假丝酵母菌特异性 IgE 或组胺诱发生成前列腺素 E2 所引发的过敏反应。近年来研究发现阴道微生态失调与 VVC 再发有关,阴道乳杆菌减少或功能缺陷,阴道微环境平衡被破坏,增加了 VVC 的复发。因此不少学者提出 VVC治愈的标准还应包括阴道 pH 及阴道乳杆菌数量或功能的恢复。因为阴道 pH 和乳杆菌是反映阴道微生态的重要指标,同时也是防止炎症复发或再感染的重要因素之一。然而这些观点尚缺乏大样本临床研究资料证实,仍需进一步研究。

3. 临床中的难点——RVVC 及 VVC 再发的治疗问题　复发性 VVC 的处理比较复杂。治疗原则包括强化治疗和巩固治疗。根据培养和药物敏感试验选择药物。在强化治疗达到真菌学治愈后,给予巩固治疗至半年。关于巩固治疗,目前国内外尚无成熟的治疗方案,对每月规律性发作一次者,建议可在每次发作前预防用药一次,连续 6 个月。对无规律发作者,可采用每周用药一次,如每周一次口服氟康唑 150mg 或克霉唑栓 500mg 阴道用药每周一次预防发作,连续 6 个月。对于 RVVC 患者的处理,更应强调治疗的个体化,寻找并去除诱因是成功的关键。但是多数患者无诱因,这也是处理的难点所在。

临床上对于 VVC 再发者,按照症状体征评分,分为单纯性 VVC 或重度 VVC。治疗上,建议根据此次发作严重程度,按照单纯性 VVC 或重度 VVC治疗,根据发作规律可以适当在月经前或月经后巩固 1 ~ 2 疗程。积极寻找该类患者好发因素,及时去除诱因。

五、重视微生态平衡——治疗新理念

传统病因论认为,感染是由致病微生物引起的。微生态学却认为,感染不一定是致病菌或病原体引起的,而是正常微生物菌群易位或易主的结果。人们渐渐意识到机体是否感染以及感染后的发展结局不仅取决于病原微生物,还要取决于机体正常微生物的平衡状态,从微生态的角度重新审视感染的发生、发展和转归过程,由原来的纯粹杀菌转向杀菌同时促菌的微生态治疗新理念。

假丝酵母菌为条件致病菌,10% ~ 20% 非孕妇女及 30% 孕妇阴道中有此菌寄生,但菌量极少,正常情况下,对宿主无致病性,还能协同乳杆菌分解乳酸产生糖原。乳杆菌是维持阴道微生态平衡的主要优势菌群,各种诱因,如长期使用抗生素等在杀灭阴道内致病菌的同时,也可能杀灭乳杆菌,导致乳杆菌数量减少或功能缺陷,阴道微生态平衡被破坏,削弱了正常菌群尤其是乳杆菌对假丝酵母菌的抑制能力,假丝酵母菌就会大量繁殖和发芽,阴道内寄居率大约由 10% 上升到 30%,即可导致VVC 的发生。

目前,国内外虽已对多种阴道炎制订了治疗方案或指南,但均从杀灭或抑制病原体角度出发,而未考虑恢复阴道微生态平衡的问题。乳杆菌是维持正常妇女阴道菌群平衡及阴道 pH 的重要因素,研究也同时发现,外源性的补充益生菌可以改善和治疗阴道炎症,这就是阴道微生态疗法。这种疗法通过补充阴道中的乳杆菌来抑制多种病原体的生长,恢复阴道的微生态平衡,在临床运用中也取得了良好的疗效,而且可以避免使用抗生素引发的耐药性、继发感染、过敏反应等不良反应。国外学者研究发现,使用氟康唑同时预防性使用乳杆菌活菌制剂后提高了治愈率。Ehrstrom 等发现常规治疗VVC 后连续 5 天给予乳酸酵母菌层粘连蛋白(LN)阴道用药治疗,观察半年,证实该方法有利于阴道乳杆菌定植,可降低复发率及减少阴道不适感。综上所述,用阴道微生态学来研究 VVC 已越来越得到重视,乳酸菌治疗 VVC 的时代已经来临。用益生菌来恢复和维持人体健康,已显示出巨大的应用前景和潜在的商业价值。但目前关于阴道微生态的知识仍不完整,需要更多的研究来揭示其中的矛盾现象。

参 考 文 献

1. 中华妇产科学分会感染性疾病协作组. 外阴阴道念珠菌病诊治规范. 中华妇产科杂志,2004,39(6):430-431
2. 中华妇产科学分会感染性疾病协作组. 外阴阴道念珠菌病诊治规范修订版. 中国实用妇科与产科杂志,2012,06:401

第三节　子宫颈炎症

子宫颈炎症是妇科常见疾病之一,按部位可分为子宫颈阴道部炎症及子宫颈管黏膜炎症;按病程及病理表现可分为急性和慢性子宫颈炎症;按引起子宫颈炎的病因可分为特异病因相关的感染性子宫颈炎和非感染性子宫颈炎,引起感染性子宫颈炎的病原体可进一步分为细菌、病毒、真菌、原虫和寄生虫。非感染性病因包括局部炎症,如上皮损伤的修复、宫内节育器、放化疗;局部病变,如宫颈子宫内膜异位症及肿瘤相关的炎症;还包括系统性炎症如结节性动脉炎,也可以有子宫颈炎症的表现。临床多见的子宫颈炎,其病因多以感染性为主,引起急性子宫颈管黏膜炎的病原体,淋病奈瑟菌及沙眼衣原体较常见,近些年的研究发现,支原体可能与急性子宫颈炎的发病有关。

一、急性子宫颈炎病原体的变迁

在中国,20世纪80年代以前,引起急性子宫颈炎的病原体多为阴道内源性菌群上行感染所引起,如通过宫颈的宫腔操作、分娩时导致的宫颈裂伤的基础上引起的炎症,病原体多为大肠埃希菌、葡萄球菌、链球菌等。80年代以后,随着性生活观念的开放以及性生活方式的逐步改变,性传播疾病病原体在我国急性子宫颈炎中的比例越来越高。

引起急性子宫颈炎的性传播疾病病原体为淋病奈瑟菌和沙眼衣原体,但是由这两种病原体感染引起的急性宫颈炎不到50%,其他相关的病原体包括各种支原体、细菌性阴道病相关病原体、单纯疱疹病毒、巨细胞病毒和腺病毒以及阴道毛滴虫和白假丝酵母菌等,但其在急性子宫颈炎致病中的作用尚存在争议。

近年来的研究显示支原体亦可能是急性子宫颈炎的致病因素。支原体(mycoplasm)及脲原体(ureoplasma)是可自我复制的最小原核微生物,广泛存在于自然界,分类学上归属于柔膜体纲。目前与泌尿生殖系统相关的脲原体及支原体主要有3种,即生殖支原体(mycoplasma genitalium,Mg)、溶脲脲原体(ureaplasma urealyrtcum,Uu)、和人型支原体(mycoplasma hominis,Mh)。1981年,Tuny首次从非淋菌性尿道炎患者的尿道分泌物标本中分离出生殖支原体,是第12种自人体分离的支原体,其与子宫颈炎的关系得到了普遍认可。在针对生殖支原体感染的子宫颈炎患者的治疗中,阿奇霉素被认为是一线治疗用药,在过去几年该药物的治疗失败提示可能耐药菌株的存在,有研究发现大环内酯类药物的耐药菌株的出现归因于生殖支原体的23S rRNA基因的突变,最近也有报道作为替代阿奇霉素的二线治疗用药莫西沙星,部分菌株也出现了针对该药物的耐药菌株,基因突变位于 parC 和 gyrA 基因上。国外的一项研究报道,应用核酸扩增及DNA序列分析方法检测耐药菌株,大环内酯类药物的耐药菌株占43%,喹诺酮类药物的耐药菌株占15%。随着抗生素的广泛应用,耐药菌株出现越来越多,如何找到针对耐药菌株的药物已经迫在眉睫。

溶脲脲原体及人型支原体与子宫颈炎的关系一直存在争议。目前认为溶脲脲原体是女性下生殖道常见的一类条件致病菌或共生物。溶脲脲原体在成年女性生殖道中检出率为40%~80%,有研究显示溶脲脲原体阳性患者子宫颈炎的相对风险为2.7,认为其为子宫颈炎相关的病原体,并与不良妊娠结局及产后感染有关,但也有研究不支持此观点。而人型支原体多被认为是阴道内正常存在的病原体,但有研究显示,在高风险的孕妇中,人型支原体与子宫颈炎存在显著相关性(相对风险2.96,95% CI:1.76~4.99)。此外,人型支原体导致的子宫颈炎可能与人型支原体共生的细菌所导致的细菌性阴道病有关。在细菌性阴道病的妇女中,人型支原体的血清抗体滴度要高于没有细菌性阴道病的妇女。然而,溶脲脲原体、人型支原体在子宫颈炎中的致病机制尚需进一步研究。

二、慢性子宫颈炎的再认识

传统认为慢性子宫颈炎包括5种常见的病理类型,即宫颈糜烂、宫颈腺囊肿、子宫颈息肉、子宫颈肥大及子宫颈管黏膜炎。目前多数学者认为慢性子宫颈炎包括后三种病理类型。在宫颈转化区,鳞状上皮取代柱状上皮过程中，新生的鳞状上皮覆盖宫颈腺管口或伸入腺管，将腺管口阻塞，导致腺体分泌物引流受阻、潴留形成囊肿。目前认为宫颈腺囊肿是子宫颈的生理性变化，而非炎症，其意义在于提示此处曾为原始鳞柱交接的起始处，通常无需处理。随着 20 世纪 80 年代阴道镜技术的普及与提高，对于"宫颈糜烂"的认识与以往有很大的不同，经历了一个漫长的历程。

1. 宫颈糜烂的历史沿革　宫颈糜烂这一术语最初由 Bennett 在 1850 年开始使用，随后在 1878 年由 Ruge 以及 Veit 采用。有关宫颈糜烂的发生机制，Ruge 认为阴道的碱性环境破坏了宫颈复层鳞状上皮，在阴道致病菌的作用下使其脱落，糜烂面由基底的柱状或立方形细胞覆盖。Meyer 于 20 世纪初期（1910 年）提出宫颈糜烂的形成是由于颈管内膜炎时，柱状上皮向外伸展到阴道部，使鳞状上皮脱落，形成糜烂，此时糜烂面很快由柱状上皮覆盖，称为Ⅰ期糜烂愈合。当炎症缩退时，复层鳞状上皮再度恢复，将柱状上皮推回至宫颈外口，称为Ⅱ期愈合。Meyer 学说虽然有难以解释之处，如在糜烂形成中，必须先有上皮脱落，然后有Ⅰ期愈合。然而在临床上很少见到上皮脱落的真性溃疡阶段。后来有学者 Kaufmann 将宫颈上皮刮除，但结果是创面由鳞状上皮覆盖而不是柱状上皮。尽管如此，早期有关宫颈糜烂的形成是先形成溃疡的学说还是被大家所认可，尤其是 Meyer 的观点。美国著名的妇产科专家及病理学家 Emil 在他 1956 年编著的第三版妇产科病理学中，介绍了 Ruge 以及 Meyer 的观点，并同意 Meyer 的观点。这些观点逐渐被我国妇产科工作者熟悉和接受。从新中国成立初期至 20 世纪 80 年代我国妇产科专著及教材在描述宫颈糜烂的发生机制时采纳了以上两种观点。90 年代对宫颈糜烂更强调被覆的柱状上皮抵抗力弱，容易发生感染，仍将其归为慢性宫颈炎的最常见病理类型。

随着阴道镜及病理学的发展，逐渐认识到：

（1）临床所称的"宫颈糜烂"，其表面由柱状上皮及不成熟化生的鳞状上皮覆盖，而非病理学中上皮脱落的真性糜烂。

（2）"宫颈糜烂"在阴道镜下为正常的阴道镜图像之一，即鳞柱交界外移形成的宽大转化区及内侧的柱状上皮，转化区中不成熟化生的鳞状上皮以及内侧未化生的单层柱状上皮均由于上皮菲薄，其下方间质中的血管透出，呈现肉眼所见的红色，也即过去所称的"宫颈糜烂"。

（3）组织学上发现宫颈间质中仅存在散在的淋巴细胞，可作为免疫细胞存在，并不能作为慢性宫颈炎症的诊断。因此，基于以上认识，妇科、阴道镜及病理学家意见趋向统一，认为宫颈糜烂不再是一个恰当的临床诊断术语，也不代表慢性宫颈炎症。国外妇产科专著、教科书以及杂志发表的文章于 20 世纪 80 年代陆续取消了"宫颈糜烂"这一术语，而将柱状上皮外移所致的阴道镜下的表现称为宫颈柱状上皮外移（cervical ectopy, cervical columnar ectopy，有人翻译为宫颈柱状上皮异位）。早在 1954 年，Hinselmann 在首次提出的阴道镜术语中提到正常阴道镜图像包括原始黏膜（相当于现代术语中的鳞状上皮），柱状上皮异位（columnar ectopy）以及正常转化区。目前，阴道镜及病理学中宫颈糜烂这一术语仍然存在，但此时的糜烂是指由于各种原因导致的上皮脱落的真性糜烂，如单纯疱疹病毒、梅毒、阿米巴原虫等感染性疾病引起的溃疡，化学或物理因素所致的上皮剥脱以及癌症所致溃疡等。

2. 如何正确理解、诊治"宫颈糜烂"　既然"宫颈糜烂"不再是以往认为的慢性子宫颈炎症，不需要对所有患者进行物理治疗或者局部药物治疗，但糜烂样改变的现象临床上还是存在的，并且宫颈上皮内瘤样病变（CIN）以及早期宫颈癌时，宫颈局部检查也可成糜烂样表现。此外，宫颈黏膜炎时，黏膜的充血水肿外翻也可呈糜烂样改变。因此，对于宫颈糜烂样改变在诊治上应注意两个误区——漏诊漏治及过诊过治，一是将"宫颈糜烂"误解成慢性子宫颈炎，对此现象不再重视，可能导致一些 CIN、早期宫颈癌以及某些炎症的漏诊漏治，但也要警惕仍然将"宫颈糜烂"当成慢性子宫颈炎，更有甚者把它看成宫颈癌癌前病变，对所有"宫颈糜烂"均进行物理治疗甚至 Leep 切除，导致过度治疗。

目前在"宫颈糜烂"的治疗上，应根据不同的情况进行不同的处理。我们在临床工作中进行妇科检查时发现的宫颈外口发红，呈颗粒状，类似糜烂的表现只是一个临床体征，可以是生理性的柱状上皮外移，也可以是病理性的，如感染或宫颈上皮内瘤变以及宫颈癌的早期表现。因此，对这一常见的临床体征应该进行初步鉴别，然后再决定是否需要处理及处理方案。首先，在诊断方面，应行宫颈细胞学筛查，根据筛查结果决定是否行 HPV 检测、阴道镜检查及活检，排除宫颈上皮内瘤变及宫颈癌。对充血、水肿明显者，尤其是触之易出血，宫颈管有脓性分泌物者，需注意有无沙眼衣原体、淋病奈瑟菌感染。此外,需注意有无急性子宫颈管炎的可能。对于生理性的宫颈柱状上皮外移,现在的研究结果还不支持对其治疗可以减少相关感染(如 HPV 感染、沙眼衣原体、淋病奈瑟菌等)或者宫颈上皮内瘤变及宫颈癌的发生。在治疗方面,对于无症状的生理性柱状上皮外移可以不予治疗,仅对于一些面积大,并且有分泌物增多或者接触性出血症状者进行治疗;此外,对合并感染者需要治疗。

三、子宫颈炎诊断及治疗中的难点与问题

1. 黏液脓性宫颈炎(mucopurulent cervicitis, MPC)与慢性子宫颈管黏膜炎的区别 两者在临床表现,实验室检查等方面很难鉴别,慢性宫颈炎大部分患者无症状。有症状者主要表现为阴道分泌物增多,呈黏液脓性,阴道分泌物刺激可引起外阴瘙痒及灼热感。此外,可出现经间期出血、性交后出血等症状。区别两者主要看病史的长短,所以在临床工作中,注意病史的收集,特别注意既往有无宫颈炎症。

2. 复发性和持续性宫颈炎面临的难点 临床中,少数宫颈炎患者症状持续存在或反复发作,对持续性宫颈炎患者应再次评估,以确定是否重新感染性传播疾病。如果排除复发或再感染性传播疾病以及患细菌性阴道病的可能性,且性伴侣已评估并治疗,则持续性宫颈炎无肯定有效的治疗方法。此外,对持续性宫颈炎进行重复或延长抗生素治疗是否有效,尚不清楚。因此对于持续性或复发性宫颈炎应进行密切随访及评估,判断治疗效果,还应进一步研究持续性宫颈炎病因或高危因素,包括生殖支原体感染、阴道菌群失调、阴道冲洗、细菌性阴道病的存在等。

3. 子宫颈炎病原学诊断的局限性 目前,对于急性子宫颈炎,比较常见的病原微生物主要是沙眼衣原体和淋病奈瑟菌,而这两种病原微生物引起的宫颈炎只占不足一半,其余还有支原体,巨细胞病毒,疱疹病毒等。常用的检测方法很难检测出这些病原微生物,应用核酸杂交以及核酸扩增法检测,虽敏感性高,但假阳性率也增加,且该方法比较复杂,适合应用于实验室研究,不适宜推广。同时,我们目前比较常用的诊断方法,也存在争议。

在急性子宫颈炎诊断方面,对分泌物进行白细胞计数是传统的诊断方法,但该方法目前存在很多争议,争议的关键点在于分泌物取材部位(阴道还是宫颈管)、白细胞计数(10～30 个/高倍镜视野)、

革兰染色涂片或分泌物湿片。目前国内外均无统一的诊断宫颈炎的标准。自 1984 年 Brunham 等提出黏液脓性子宫颈炎这一概念后,关于子宫颈炎的诊断标准问题国外进行了非常多的讨论。目前关于宫颈体征方面的认识比较一致,对于宫颈管内流出黏液脓性分泌物及宫颈表面棉拭子易诱发出血这两个重要体征,各国学者都是认可的。Brunham 最初提出这一概念时采取的标准是宫颈分泌物湿片每高倍视野白细胞计数 10 个。他发现该标准是宫颈衣原体感染的独立相关因素。2010 年美国 CDC 提出阴道分泌物湿片白细胞计数大于 10 个/高倍视野结合临床体征作为诊断宫颈炎的标准,对既往以宫颈管分泌物涂片革兰染色白细胞计数作为诊断标准形成挑战。全球权威著作 Novak 妇科学中关于宫颈炎的实验室诊断标准所采用的是宫颈分泌物革兰染色多形核白细胞>30 个/高倍视野,但目前国内外诊治指南尚未采用该标准。如何改进革兰染色法,制订白细胞计数的标准尚需进一步探讨。

(薛凤霞 王世宣)

第四节 盆腔炎症

一、急性盆腔炎的诊断要点——如何兼顾敏感性和特异性

女性内生殖器及其周围结缔组织和盆腔腹膜发生炎症,称为盆腔炎症性疾病(pelvic inflammatory disease,PID),属上生殖道感染,包括子宫内膜炎、输卵管炎、输卵管-卵巢脓肿、盆腔结缔组织炎及盆腔腹膜炎。盆腔炎最重要的病原体为沙眼衣原体和淋病奈瑟菌,其他相关病原体包括阴道菌群(如厌氧菌、阴道加德纳菌、流感嗜血杆菌、革兰氏阴性肠杆菌和无乳链球菌等),另外,巨细胞病毒、人型支原体、解脲脲原体和生殖道支原体等也可能与 PID 有关。对所有 PID 患者需要检查沙眼衣原体和淋病奈瑟菌,也应筛查 HIV 感染。

急性 PID 的症状和体征千变万化,难以诊断。许多 PID 患者症状轻微,不易被发现。延误诊断和无效治疗均可导致上生殖道感染后遗症(如输卵管因素不育和异位妊娠)。以腹腔镜检查做金标准,对症状性 PID 的阳性预测率为 65%～90%。没有任何方法根据单一病史、体检或实验室检查可同时敏感(即诊断所有 PID)和特异(即除外所有非 PID)地诊断 PID。目前临床上普遍采用美国疾病

与预防控制中心（CDC）2010 版盆腔炎性疾病诊治指南推荐的诊断标准，旨在帮助医务人员认识在何种情况下需要怀疑 PID 及如何进一步评价，从而提高诊断的准确性。

（一）最低诊断标准

性生活活跃女性及其他有性传播疾病（STD）危险的患者，如满足以下条件又无其他病因，应开始 PID 经验治疗。

1. 子宫触痛。

2. 附件触痛。

3. 子宫颈举痛。

满足所有最低标准可能会降低高危患者的敏感性。有盆腔疼痛又有下生殖道感染的患者，应考虑 PID 的诊断。

（二）附加诊断标准

误诊与处理不当有可能导致其他并发症，常需要更详细地评价。以下附加诊断标准可以提高上述最低诊断标准的特异性。

1. 发热（≥38.3℃）。

2. 阴道或子宫颈有脓性分泌物。

3. 阴道分泌物盐水湿片镜检发现白细胞。

4. 盆腔器官压痛。

5. 血沉增快。

6. C-反应蛋白升高。

7. 特异性病原体，如淋病奈瑟菌或沙眼衣原体阳性。

（三）最特异诊断标准

1. 子宫内膜活检发现子宫内膜炎的组织学证据。

2. 经阴道超声检查或磁共振显像显示输卵管壁增厚、管腔积液、合并或不合并盆腔积液或输卵管、卵巢脓肿。

3. 腹腔镜检查有符合 PID 的异常发现。

二、慢性盆腔炎的诊断标准难以统一

很久以前，古希腊著名医学家 Aetius 和 Paul 就对盆腔炎进行了描述。那时人们认为子宫是盆腔炎病变的唯一靶器官，直至 19 世纪这个概念才被颠覆。1847 年，Simpson 在其介绍盆腔炎症的书中提出"盆腔蜂窝织炎（pelvic cellulitis）"这一说法。1862 年，Gustav 和 Ernest 检查 99 例盆腔炎尸体时发现，炎症首发于输卵管和卵巢，然后向盆腔腹膜蔓延；且其中 28 例炎症为淋病引起。现代观点认为，慢性盆腔炎指的是急性过程的后遗症，例如粘连、瘢痕和输卵管梗阻。目前对慢性盆腔炎的诊断

标准尚未达成统一，一般可从以下几方面考虑。

（一）病史

慢性盆腔炎是急性盆腔炎治疗不彻底或治疗不恰当或患者体质较差病程迁延所致，但也有部分患者起病缓慢，无明显的急性盆腔炎病史。

（二）症状和体征

1. **慢性子宫内膜炎**　主要为下腹正中坠痛，经期加重，伴有白带增多、经血量增多。临床上多见于产后、流产后或宫腔内放置节育器后，子宫黏膜下肌瘤并发感染或老年妇女由于雌激素水平低下，内膜萎缩，也可导致慢性子宫内膜炎。妇检为子宫大小正常或稍大、触痛，双侧附件区无明显异常。

2. **慢性输卵管、卵巢炎**　表现为下腹部持续性坠痛，隐痛，胀痛，常以一侧为重，若累及周围器官时，可出现腰骶部疼痛，月经期及劳累后症状加重。由于输卵管炎使输卵管阻塞，造成输卵管不通而导致不孕。如卵巢功能受损使月经失调也可引起不孕。妇检子宫活动欠佳，附件区可触及条索状物、囊性或质韧包块，活动欠佳，触痛。

3. **盆腔结缔组织炎**　其症状主要为腰骶部疼痛、下腹部胀痛及性交痛。妇检子宫大小正常或饱满，常呈后位，活动受限。宫旁组织增厚，骶韧带增粗，触痛，若子宫固定或封闭于周围的炎性瘢痕化组织中，则呈"冰冻骨盆"状态。

（三）辅助检查

实验室检查白细胞和中性多核细胞增加，血沉加快。宫颈分泌物衣原体、支原体血清学实验可作为辅助诊断。宫颈分泌型免疫球蛋白 A（SIgA）升高或降低可间接反应炎症的轻重。超声检查见盆腔积液、输卵管增粗、卵巢略大、周围有水肿征象等有助于慢性盆腔炎的诊断。

此外，宫腔镜的应用及子宫内膜活检对慢性子宫内膜炎明确诊断有一定价值。腹腔镜可窥视盆腔全貌、观察盆腔脏器粘连范围、程度及判定输卵管的功能，不但能发现输卵管卵巢慢性炎症的典型改变，还可通过输卵管亚甲蓝液了解输卵管的通畅程度。

三、治疗方法的沿革——抗菌素的联合应用和合理应用至关重要

在过去的几十年里，人们对盆腔感染微生物学的研究取得了很大进展，治疗观念也随之发生了较大变化。例如，革兰氏阳性菌（G⁺）（如 A 组溶血性链球菌）感染在缺乏抗菌素时代是导致妇女死亡的

主要原因。20 世纪 50 年代随着金黄色葡萄球菌的发现,人们开始注意对细菌耐药性的研究。到了 60 年代,革兰氏阴性菌(G^-)、肠杆菌、尤其是大肠埃希杆菌和棒状产气荚膜梭状芽胞杆菌成为关注的热点。70 年代初,又认识到厌氧菌的重要性。70 年代后期至 80 年代初期,研究表明混合菌感染才是妇产科炎症的重要发病因素。近年盆腔炎的指南指出,盆腔炎最重要的病原体为沙眼衣原体和淋病奈瑟菌。因此,传统的用一种抗菌素对抗一种单独病因的治疗已经过时,抗菌素的联合应用成为必然选择。

传统的治疗盆腔需-厌氧菌混合感染的途径是青霉素-氨基糖苷类联合用药,单独氨苄青霉素或是第一代头孢菌素,治愈率仅为 70% ~ 90%。对那些在一定时期无反应的患者,改用氯林可霉素或氯霉素,针对性的治疗可能存在的脆弱拟杆菌感染,大多数患者有效,但少数感染无法控制的患者可能发展为盆腔脓肿、菌血症和感染性盆腔血栓性静脉炎等。治疗盆腔感染的一个主要转折点是 diZerega 等的经典研究,即早期对有抵抗性的厌氧菌进行针对性的治疗,可以很大的提高医疗效果及降低医疗费用。不同种类抗菌素的联合应用或单独应用可以有效治疗厌氧菌,包括脆弱拟杆菌和普雷沃氏菌,以及许多与女性生殖道相关的兼性菌。这些药包括:氯林可霉素或甲硝唑与氨基糖苷类联合应用。当选择联合用药方案时,氨基糖苷类一直是治疗由厌氧革兰氏阴性杆菌所致盆腔软组织感染的传统选择。新近观点认为,氨基糖苷类药每日单次剂量应用效果更好,改变过去一天多次用药的方法,主要因为药物浓度由细菌的活性决定和一个常规用药后效应(7.5 小时以上)。这就允许存在一个延长的用药间歇。在这期间,细菌的重新生产不会发生,尽管血清中药物浓度低于最小抑菌浓度(MIC)。

2010 年 CDC 盆腔炎指南指出,有关无症状 PID 或非典型 PID 的理想治疗方案和早期治疗的价值尚未确定,需根据经验选择抗生素。治疗盆腔炎所选择的抗生素必须同时对需氧菌、厌氧菌及沙眼衣原体感染有效。因为宫颈管筛查淋病奈瑟菌和沙眼衣原体并不能排除上生殖道淋病奈瑟菌和沙眼衣原体感染的可能,故所有治疗方案均应对这两种病原体感染有效。对于亚临床 PID,推荐肠道外抗生素治疗方案为头孢类与强力霉素合用,或氯洁霉素与庆大霉素联合。由于药物不良反应,庆大霉素和氯洁霉素联合方案在国内应用较少,国内的多数专家建议庆大霉素和氯洁霉素联合方案仅适用于其他方案治疗无效的患者。对于存在输卵管、卵巢脓肿的病例,强力霉素加甲硝唑、或强力霉素加氯洁霉素效果更佳。由于淋病奈瑟菌对喹诺酮类抗生素的耐药问题严重,所有包含喹诺酮类抗生素的盆腔炎治疗方案均在 2010 年 CDC 盆腔炎新指南中未再推荐。

抗菌素的使用在治疗中是必需的,但目前我国临床抗菌素的使用随意性很强,缺乏必要的原则和更换依据,存在剂量不足或过大、抗菌素用于单纯的病毒感染、不恰当的预防用药、联合用药时出现拮抗作用或药物的相互作用等问题。此外,临床上最常见的错误是在病情刚刚稳定,体温正常之后不久就停止使用抗菌素。这是盆腔炎性疾病反复发作的主要原因之一。盆腔炎性疾病往往是混合感染,细菌易于隐藏,所以疗程一定要足够长,一般都要达到 14 天以上,或者在体温正常后再用药 14 天以上,以便将所有的细菌全部杀灭。

然而,在临床工作中想要做到抗菌素的合理使用绝非易事,选择抗菌素必须以对微生物的特性、感染的特点及性质,以及对抗菌素的敏感性等方面的充分了解为基础。此外,保证抗菌素能到达感染部位;根据病原菌及药敏试验的结果对所用的抗菌素进行适当调整;在疗效和安全性相同的基础上考虑治疗费用等方面也至关重要。

四、腔镜治疗盆腔炎的应用价值评估

盆腔炎是由多种病原体混合感染所致。传统的治疗方法是抗炎治疗,疗程 7 ~ 10 天。因治疗时间长,患者往往难以坚持,导致病程迁延。近年来新的抗生素不断问世,细菌培养技术的进步以及药敏试验的配合,临床得以合理使用药物,使急性盆腔炎患者多数得以治愈。但近年的临床实践表明,对盆腔炎传统的处理方法可能因炎症引起的致密粘连导致生殖功能的损害。Ahrsnhole 等曾对 PID 患者盆腔内的纤维粘连带作了一些研究,认为在这些纤维带中尚含有相当数量的细菌,若对其清除得不够和未进行盆腔的认真清洗,很容易再次诱发盆腔炎症和盆腔脓肿的发生。

目前认为,腹腔镜是诊断急性 PID 最精确的方法,并能提供获得病原微生物诊断的样本。腹腔镜手术及早清除脓液及纤维素炎性渗出,分离粘连组织,不但清除了体内致病原,又可使血中抗生素有效渗入,发挥机体免疫作用,加快病变愈合,可防止日后严重粘连,保存生育能力。此外可同时采用腹腔内用药以提高药物在感染部位的浓度,增加药物与炎症部位的接触时间和面积,使疗程缩短,药物不良反应减轻,治愈率提高,复发率下降。对于未生育的急性 PID 患者,建议在发病 7 天内行腹腔镜诊断和治疗。术毕整个盆腔用大量林格液冲洗,术后继续用抗生素,至少 10 天。

1945 年前,输卵管卵巢脓肿(TOA)破裂的病死率高达 90%。当采用全子宫切除及双侧输卵管-卵巢切除术后,至 1954 年病死率下降至 12%。20世纪 70 年代提出 TOA 破裂保守性手术,手术切除感染病灶但保留生殖器官,术后腹腔置引流管,术后静脉应用抗生素,病死率降至 9%。1972 年,Dellenbach 等首先提出腹腔镜处理盆腔脓肿。继之,许多报道采用腹腔镜对 TOA 和盆腔脓肿的保守性手术取得满意疗效。手术要点为腹腔镜脓肿腔引流,去除脓肿壁及坏死组织,分解粘连及广泛的冲洗盆腹腔,术后静注抗生素。腹腔镜凭借着镜头的放大作用,更有利于对盆腔粘连带及细小粘连带的清除;同时腹腔镜的灌洗装置非常有利于盆腔局部脓液的清除和充分清洗,因此在 TOA 患者腹腔镜手术有着经腹手术无法比拟的优势。

综上所述,腹腔镜集诊断和治疗于一体,在急性 PID 的早期诊断和治疗,尤其是保留生育功能方面有广阔的应用前景。

(王世宣　李天)

第五节　性传播疾病

一、概念的演变与更新

性传播疾病(sexually transmitted disease,STD)简称性病,现代概念是指通过性行为或类似性行为传播方式而引起的一组传染性疾病。旧的概念中,性病又称花柳病,是指通过性交传染的,具有生殖器官明显损害的多种全身性疾病,通常只包括淋病(gonorrhea)、梅毒(syphilis)、软下疳(chancroid)、性病性肉芽肿(lymphogranuloma venerum,亦称第四性病)和腹股沟肉芽肿等 5 种疾病,它们又称为经典性病,在 20 世纪初期已为医务界所共识。

自 20 世纪 60 年代起,性病包括的疾病逐渐增多,1975 年世界卫生组织(WHO)正式决定使用"性传播疾病(STD)"取代"性病(venereal disease,VE)"的概念,将可通过性接触传染的 20 余种疾病均列入 STD 的范畴,如生殖器疱疹、尖锐湿疣、传染性软疣、阴虱病、阴道滴虫病、生殖器念珠菌病、疥疮、腹股沟肉芽肿、乙型肝炎、细菌性阴道病(又称

阴道棒状杆菌或嗜血杆菌阴道炎)、非淋菌性尿道炎、艾滋病(AIDS)等,大大地更新和扩展了对 STD 的观念,此为"第二代"STD。这些疾病分属于皮肤性病、泌尿、妇产科、内科和传染科等各个医学分科。

新概念中将传播方式扩大化,类似性行为包括了所有正常的、病态的或同性恋间的密切肌肤接触,如肛交、口交、接吻等。使性病概念发生改变的原因是:

1. 性的传统观念被打破,出现了性解放、性行为改变等现象。

2. 避孕药具的广泛应用。

3. 交通发达、人口流动、旅游兴旺、城市增多等因素。

4. 微生物学、临床医学知识的进步。

随着社会的发展和医学的进步,目前性病病原体的种类已发展为 30 余种微生物,见表 28-3。病原体种类增加一部分是由于许多已知的病原菌被发现可通过性传播,例如巨细胞病毒(CMV)、乙型肝炎病毒(HBV)、丙型肝炎病毒(HCV)、肠道菌和寄生虫等;此外,新的病原体不断被发现也是重要原因。

表 28-3　性病病原体

细菌	病毒
淋病奈瑟球菌	人乳头状瘤病毒
沙眼衣原体	单纯疱疹病毒
梅毒螺旋体	甲型肝炎病毒
阴道加德纳菌	乙型肝炎病毒
杜克雷嗜血杆菌	丙型肝炎病毒
志贺菌属	巨细胞病毒
胚胎弯曲杆菌	传染性软疣病毒
B 组链球菌	人类免疫缺陷病毒 1 型,2 型和 O 亚型
柯氏动弯杆菌,羞怯动弯杆菌	人类 T 细胞淋巴瘤/白血病病毒Ⅰ型、Ⅱ型
菲氏螺杆菌,同性恋螺杆菌	人类疱疹病毒 8 型
生殖道支原体	原虫
人型支原体	阴道毛滴虫
解脲支原体	溶组织阿米巴
生殖支原体	兰氏贾第鞭毛虫
真菌	体表寄生虫
白色念珠菌	阴虱
	疥螨

二、流行病学的历史、现状与趋势

STD 在全世界广泛流行。近 20 多年来西方的

性自由、同性恋、性犯罪，使欧美国家的性病急剧增加，人们已经认识到 STD 对健康及社会影响越来越大。据世界卫生组织统计，全世界每年患性病的人约有 3 亿，占世界人口的 6%。艾滋病发病急剧增加，衣原体感染、新发现的生殖器疱疹逐渐增加。目前 STD 增加的原因：①各种疾病对抗生素抵抗性增强，新的耐药菌株不断产生给有效治疗带来困难；②一般女性 STD 患者增加，患持久性性病有所增加，如单纯疱疹病毒感染；③STD 感染危险性除职业性女性以外，STD 已向普通人群中传播并扩大。

随着感染人群结构的变化，性病的种类增加，且其发生的频度、部位及其症状也随之而发生变迁。例如国外淋病多年一直处于领先地位，现在被非淋菌性尿道炎所取代。软下疳、第四性病几乎减少到罕见之列，相反病毒性性病（生殖器疱疹、尖锐湿疣等）逐年剧增，淋病疼痛症状明显减轻，而青霉素无效病例显著增加。近年来性行为的变化，如口交、肛交的普遍以及同性恋的流行，促使性病内容出现很大变化，病原微生物感染部位在性器官以外的口腔、肛门等处出现。由于口腔性交使口腔、咽部感染，从而在咽部分离出梅毒螺旋体、淋球菌、衣原体等病原体。

最近性病在临床常见不显示症状或显示轻微症状的病例有所增加，又是现代性病一大特点。既往由于感染性病，局部症状突出而又剧烈，迫使患者早期就医治疗。目前，由于病原体变异，特别是近代性病以衣原体感染为主流，并伴有多种病毒性性病如疱疹、尖锐湿疣、艾滋病，其症状均较为轻微或无症状型居多，感染者无觉，仍依旧与其性伴侣接触，或由嫖娼感染带回家中发生家人感染。另外，由于多数嫖客不使用避孕套，也促成感染的日益扩大。目前的现状是国人的防病意识不够，有形成潜在大流行的危险。

早在 60 年代在党和政府的领导下，坚决"废娼"，基本上一举消灭了数百年来危害民族健康的四大性病。改革开放以来，我国与外界的交流增多，不仅原有的"四大性病"死灰复燃，而且以往在我国从来没有出现过的第二代 STD，也随着某些机遇悄悄潜入大陆，从南到北，从沿海到内地，从城市到农村，从无到有，从少到多，如艾滋病等在我国的蔓延已成为客观事实。总结起来，我国 STD 变化趋势有以下特点：①高收入阶层发病率下降，普通收入阶层发病率增加；②大城市人口感染率逐渐下降，中小城市人口感染增加；③STD 从城市走向农村，农村患者增多；④儿童患者增多。因此，防治 STD 已成为十分重要的课题。

三、HPV 感染与携带的处理

人乳头状瘤病毒（HPV）是乳多空病毒家族成员，为双股 DNA 结构，分子量为 5×10^6 kD。HPV 具有嗜上皮性，病毒的分化需有鳞状上皮分化的存在。自公元 1 世纪就有关于生殖道疣的描述。然而直到 19 世纪末，人们才首次弄清这些病变的感染特征；直到 1907 年，人们才发现了生殖器疣及普通的皮肤疣的病毒病因。自 50 年代 Barrett 等的研究公布后，生殖器疣以及其他生殖道 HPV 感染的性传播途径才被人们广泛接受。虽然现在人们所认识的宫颈 HPV 感染的典型细胞学表现最早是在 1956 年被观察并描述出来的，但直至 70 年代中期，人们还未意识到这些细胞变化是由 HPV 感染引起。在 80~90 年代，人们通过许多流行病学及分子学研究证实了多种 HPV 型别与肛门及生殖道癌肿之间的关系。

目前已发现了上百种 HPV 型别，其中与生殖道感染有关的有 30 余种。常见的生殖道 HPV 型可根据致癌力分为两大类型：具有低危致癌危险的低危型 HPV 包括 6、11、42、43、44 型等，它们主要与生殖道疣、尖锐湿疣及一些轻度的鳞状上皮内病变有关；致癌高危组的高危型 HPV 包括 16、18、31、45、55、56 型等，在重度鳞状上皮内病变及浸润癌中常可查出此型 HPV 感染。因为 95% 以上的宫颈癌病理样本中能找到 HPV，故宫颈癌成为目前人类唯一病因明确的癌症。

急性生殖器 HPV 感染可能发生在局部微创伤的情况下，病毒通过微创面进入生殖道皮肤或黏膜。病毒侵入上皮的基底层细胞，并逐渐通过上皮基底旁层、棘层进入粒细胞层，此时病毒 DNA 复制，晚区蛋白合成且病毒微粒进行排列。Briston 及 Montz 发现，在急性 HPV 感染后，可有三种不同的临床结局：第一，潜在感染，约占 90%，发生于 HPV 基因组稳定于非结合附加体阶段而存在于宿主细胞内时，不引起生殖道鳞状上皮任何临床或形态学的变化，平均 8~14 个月可被自然清除。第二，活跃感染，约占 5%~10%，表现为上皮细胞增生为良性肿瘤（生殖道疣，湿疣），发生于 HPV 呈进行性生长复制时；第三，与高度增生病变有关的高致癌型 HPV 整合入宿主细胞，干扰控制增生的癌基因和抑癌基因表达，临床上表现为高分级病变，即 CIN Ⅱ 级以上病变，多发生于 HPV 感染 1~2 年时，而高级别的 CIN 发展为宫颈癌还需要大约 10 年左右时间。

对于只有 HPV 阳性，而宫颈细胞学正常的妇女不需要特殊的处理。由于 HPV 的消退过程需要 8～14 个月，所以重复 HPV 检测至少要间隔 8 个月。目前尚无任何证据证明现有的治疗方法可清除 HPV 或影响其感染的自然病程，因此治疗主要是针对由 HPV 引起的宫颈或外生殖器的局部病变。治疗病变局部的方法包括激光、冷冻、外科切除等。病灶局部应用干扰素有一定效果，其有效率及复发率与其他治疗方法有可比性，但因其价格昂贵、给药途径的限制以及全身不良反应（感冒样综合征、白细胞减少、血小板减少等），不被推荐作为常规治疗。此外，处于试验阶段的局部抗病毒药物还有 5-氟尿嘧啶、肾上腺素、牛胶原蛋白胶及西多福韦等。

四、HIV 病毒的发现及研究进展

人类免疫缺陷病毒（human immunodeficiency virus，HIV）是一种感染人类免疫系统细胞的慢病毒，属反转录病毒的一种。普遍认为，人类免疫缺陷病毒的感染导致艾滋病，因此该病毒通常也俗称为"艾滋病病毒"或"艾滋病毒"。

1959 年，在现在的刚果共和国，一名成年男子在进行血浆测试时发现一种怪异病毒，但当时仍不知道艾滋病毒的存在。60～70 年代，欧美国家均有个别病死后体内发现 HIV 病毒的患者。1981 年，美国首先报道了 5 例同性恋男人患有卡氏肺孢子虫性肺炎（pneumocystis carinii pneumonia，PCP）和黏膜念珠菌病。同时，在纽约和旧金山发现了 26 例同性恋男人患有卡波希肉瘤（Kaposi's sarcoma）。由于这些机会感染通常只在免疫力十分低下的患者身上发生，因此，美国疾病控制与预防中心（CDC）认定这是一种新的疾病，并在 1981 年秋天报道了 100 多例获得性免疫缺陷综合征（艾滋病）。1983 年，法国科学家蒙塔尼尔从同性恋卡氏肺囊虫感染者的血浆里分离出了一种新的病毒，成为最早发现 HIV 病原体的科学家。1986 年 7 月 25 日，国际病毒分类委员会统一命名为"人类免疫缺陷病毒（human immunodeficiency virus，HIV）"。1987 年，在西非艾滋患者中发现一种新的 HIV 逆转录病毒亚群，与免疫缺陷关系密切，且临床症状与艾滋病非常相似，被命名为 HIV-2。至此，可以感染人类并发展为艾滋病的病毒有两种：HIV-1 和 HIV-2。Evans 等已经证明一个人可以同时感染这两种 HIV。

HIV 所攻击的是人体免疫系统的中枢细胞——T4 淋巴细胞，致使人体丧失抵抗能力，不能与那些对生命有威胁的病菌战斗，从而使人体发生多种极为少见的、不可治愈的感染和肿瘤，最终导致感染者死亡。值得一提的是，HIV 本身并不会引发任何疾病，而是当免疫系统被 HIV 破坏后，人体由于失去抵抗能力而感染其他的疾病导致死亡。HIV 作为反转录病毒，在感染后会整合入宿主细胞的基因组中，而目前的抗病毒治疗并不能将病毒根除。

AIDS 的广泛传播不仅严重威胁着人类的生命健康，对国家的经济发展和社会稳定也造成了极大的破坏，所以世界各国均投入了大量的人力和财政力量支持 AIDS 的研究和防治工作，也取得了一些研究进展。对 HIV 致病机制方面的进展主要有：①HIV 感染进入细胞时必须由病毒膜蛋白 gp120 与主要受体 CD4 以及辅助受体 CCR5、CXCR4 形成一个较大的复合物；②病毒编码的蛋白 Nef 在病毒复制和致病过程中发挥重要作用，可以阻止感染细胞的凋亡和 CTL 的识别，并可活化感染细胞，从而有利于病毒复制；③HIV 感染天然寄生的猿猴时并不导致 AIDS，因为在猿猴的细胞中含有 HIV 的抑制因子：Ref-1 和 CEM-15。而人类细胞中，cyclophilin 等蛋白可以阻止上述抑制因子与病毒结合，有利于病毒的生存和复制；④HIV 感染后，除了造成 $CD4^+$ T 淋病细胞减少外，也可影响 B 细胞功能，造成 B 细胞增殖反应低下，CD25 表达减少，体液免疫功能障碍。

客观上讲，现代科学研究在 HIV 感染——艾滋病（AIDS）防治基础科学研究方面，至今未取得突破性进展。HIV 复制速度快、高变异性、病毒序列多样性使得 HIV 现代科学研究存在难点。HIV 研究任重而道远，从 HIV 的免疫性、抗 HIV 疫苗的合成、HIV 的被抑制性和 HIV 的活性抵抗等方面深入探索，是寻求突破的关键所在。

五、2011 版《艾滋病诊疗指南》解读

为规范艾滋病治疗，提高艾滋病诊疗水平，保护公众健康和生命安全，维护社会稳定，2005 年 3 月卫生部发布了我国《艾滋病诊疗指南》（第 1 版）。该指南包括流行病学、病原学特征、发病机制、病理改变、临床表现和分期、实验室检查、诊断标准、抗逆转录病毒治疗、常见机会性感染的诊断和治疗以及母婴传播阻断原则和职业暴露的处理，

尤其对目前艾滋病治疗最为关键的高效联合抗逆转录病毒治疗做了重点介绍。该诊疗指南的特点包括了艾滋病从基础到临床、从治疗到预防各方面的处理原则,并根据循证医学研究原则撰写,而对于未定论的观点和临床疗效尚未肯定的防治手段不予推荐,同时尽可能汇集国内专家的共识,尽可能结合我国的具体情况和我国艾滋病患者的临床特点。近年来随着观念的更新和研究的深入,中华医学会于2011年对该指南作出了修订。下文将对新版指南中的重点内容和更新之处作一解读,望同学们能从中得到启示。

(一)诊断原则

HIV/AIDS的诊断需结合流行病学史(包括不安全性生活史、静脉注射毒品史、输入未经抗HIV抗体检测的血液或血液制品、HIV抗体阳性者所生子女或职业暴露史等)、临床表现和实验室检查等进行综合分析,慎重作出诊断。诊断HIV/AIDS必须是HIV抗体阳性(经确认试验证实),而HIV RNA和P24抗原的检测有助于HIV/AIDS的诊断,尤其是能缩短抗体"窗口期"和帮助早期诊断新生儿的HIV感染。

(二)治疗

新版《指南》增加了降低非艾滋病相关疾病的发病率和病死率,使患者获得正常的期望寿命及改善生活质量作为首要目标来完成,并且增加了减少免疫重建炎性反应综合征这一具体目标,应该说新版《指南》抗病毒治疗目标更具体,更人性化,更高标准。旧版《指南》中一线抗病毒治疗方案在新版《指南》中成为了替代方案,且在新版的替代方案中"司他夫定+拉米夫定"建议6个月后换成"齐多夫定(AZT)+拉米夫定(3TC)"或"阿巴卡韦(ABV)+拉米夫定(3TC)"。两版指南的基本框架是2种核苷类逆转录酶抑制剂联合一种非核苷类逆转录酶抑制剂(NNRTI),但新版《指南》中将加强型的蛋白酶抑制剂(PI),整合酶抑制剂,新的非核苷类逆转录酶抑制剂作为一线抗病毒治疗方案中的一种,而两种核苷类逆转录酶抑制剂的骨架主要是"替诺福韦(TDF)+拉米夫定(3TC)"。新版《指南》更新的来源为遵照了国外指南,参照国内实际情况进行了修订,强调服用方便,毒副作用小,服用药片少,疗效强大的重要性,主要是为了保证患者的服药依从性,保证抗病毒治疗的成功,再次体现出人性化的一面。

由此可见,诊断艾滋病主要根据流行病学、临床症状及实验室检查。艾滋病病毒感染的流行病学危险因素有利于疾病诊断,但感染艾滋病病毒后必须以实验室检查为基础,特别要以检测艾滋病病毒感染者血清中的特异性抗体作为感染的依据,结合临床症状最终确诊。AIDS的治疗包括ART治疗和机会性感染的治疗。高效抗逆转录病毒疗法(HAART)可以长期抑制HIV的复制,但还不能根除体内的HIV病毒,必须终身用药。对抗艾滋病的最好武器是预防。

六、HIV感染的母婴传播及其防治

艾滋病母婴传播(mother to child transmission, MTCT)是指感染艾滋病病毒的妇女在怀孕、分娩或产后哺乳等过程中将艾滋病病毒传染给胎儿或婴儿,导致胎儿或婴儿感染的过程。艾滋病母婴传播是儿童感染艾滋病的主要途径,在儿童HIV感染中90%以上是经母婴传播获得。随着艾滋病在我国迅速流行,女性感染者的比例在逐年上升,势必也会增加母婴传播的比例,因而需采取有效可行的预防措施,以减少艾滋病对妇女、儿童的伤害。我国卫生部公布的数据显示,全国艾滋病母婴传播比例已由1997年的0.1%上升到2003年的0.6%,没有对高危生育期妇女进行有效的HIV监测及咨询,没有采取有效干预措施是造成婴儿HIV感染的主要原因。

(一)母婴垂直传播的途径和时机

1. 宫内传播 约占母婴传播的25%~30%。妊娠早期可经胎盘感染HIV最初被Marion等描述为AIDS胎盘病综合征。此后通过羊水中可以分离到HIV病毒等多种方法证实了宫内传播的存在。

2. 产时传播 分娩过程中因吞咽、暴露于HIV感染的血液或其他体液(如羊水、宫颈分泌物)可发生产时传播,约占母婴传播的70%~75%。

3. 产后哺乳传播 母乳喂养传播占母婴传播的10%左右。HIV可从感染妇女的乳汁中复苏,母乳中可测到前病毒和RNA病毒负荷的存在或缺乏免疫因素,如母乳中的IgM水平极低和分泌型白细胞蛋白酶抑制物的存在。Lederman提出,与慢性感染者相比,因输注污染血液而感染HIV的哺乳母亲具有更高的传播危险性。未接受临床治疗的妇女其婴儿在母乳喂养1年后,通过母乳感染HIV的危险性是10%~20%。母乳喂养传播HIV的危险性在婴儿出生后第1个月最严重,并且随着母乳喂养的继续,其危险性持续存在。

美国艾滋病临床研究小组对HIV母婴传播的定义是:对于非母乳喂养婴儿,若母亲妊娠期血清

HIV 阳性,婴儿在出生 48 小时内外周血 HIV 培养阳性或用 PCR 法检测到 HIV 基因,则认为是宫内感染;婴儿出生后第一周外周血病毒分离或 HIV 基因检测阴性,而后转为阳性,则认为系分娩过程中感染;对于母乳喂养婴儿,出生后 90 天内病毒标记阴性,90～180 天病毒标记阳转,可认为系产后经母乳传播。

(二) HIV 母婴传播综合干预措施

研究表明,经母婴传播感染 HIV 的儿童预后极差,至少 1/3 的婴儿在 1 岁内发展成为 AIDS 而过早死亡;只有 1/3 的婴儿在 2 岁以前不会出现明显临床症状,但存在不同程度感染;约 60% 在 3 岁以前夭折,75% 死于 5 岁前。因此,母婴传播 HIV 已引起广大研究者的关注和兴趣,目前认为可行的主要预防和干预措施包括以下几个方面。

1. **产前预防与筛查** 针对育龄妇女进行预防艾滋病母婴传播的健康教育,使她们充分了解危害性及预防措施。产前及孕期进行 HIV 筛查,帮助育龄妇女知晓自己的艾滋病病毒感染状态,强调妊娠、分娩和产后哺乳有将 HIV 传染给胎儿/婴儿的危险,但是否终止妊娠应根据其个人意愿而定。为选择终止妊娠的孕妇提供安全的人工流产服务,对选择继续妊娠的孕妇应给予优孕、优育、孕期保健以及产前哺乳准备、产后母乳喂养等问题的咨询,并采取相应的阻断措施。

2. **抗病毒治疗** 在资源有限的机构中,各种短期抗逆转录病毒治疗方法已经明显减少了艾滋病在孕产妇哺乳期和非哺乳期的传播。而在出生前保健覆盖率很低的地区和孕晚期孕妇才去医院的地方,HIV 感染的产妇在产时及新生儿产后 72 小时内各服单剂量的奈韦拉平(NVP)可使母婴传播发生率降低 47%,而且被认为是最经济有效的方法。《指南》中指出孕妇开始抗病毒治疗的时机与普通成人相同,但必须同时考虑以下问题:

(1) 所采用的治疗方案要能同时降低母婴传播的效果。

(2) 必须权衡抗逆转录病毒治疗(ART)药物对孕妇、胎儿和新生儿的影响。一般原则是孕前已使用高效抗反转录病毒治疗(HAART)的,不建议停用治疗;如原方案中无齐多夫定(AZT),在可能的情况下,应加入 AZT;如未开始治疗的孕妇在怀孕的前 3 个月一般不推荐治疗。在 HIV 感染的孕妇中,不主张应用含司他夫定的方案;至少在怀孕的前 3 个月应避免使用依非韦仑;一般不推荐使用 PI 类药物。推荐 AZT+3TC+奈韦拉平(NVP)作为

孕妇的一线治疗方案。

3. **分娩期干预** 分娩期间应尽可能避免直接接触感染 HIV 的母体血液及阴道分泌物,能有效降低 HIV 传播的危险性。胎儿头皮电极、头皮 pH 测量等使胎儿暴露于血液和体液危险增加的操作建议不要采用。此外,缩短产程,尤其在破膜后尽快使产妇分娩可减少婴儿感染的机会。

4. **新生儿人工喂养** 1988 年 7 月,世界卫生组织提出建议,发展中国家的 HIV 感染妇女必须了解母乳喂养的利弊,以使她们有机会选择是否进行母乳喂养。新版《指南》则着重讨论了哺乳期妇女应避免母乳喂养,如果坚持母乳喂养,则整个哺乳期应继续抗病毒治疗,治疗方案与怀孕期间抗病毒治疗方案一致,且新生儿在 6 月龄时立即停止母乳喂养,减少母婴垂直传播。

七、艾滋病引发的社会问题

自 1981 发现首例艾滋病病例以来,全世界已有 2500 多万人死于艾滋病,另有约 4000 万人感染上 HIV。联合国艾滋病规划署和世界卫生组织联合发表的《2006 世界艾滋病报道》中说,2006 年全球艾滋病病毒感染者为 3950 万,其中新感染者为 430 万;2005 年全球有大约 290 万人死于艾滋病。从全球整体来看,艾滋病感染人数与死亡人数,继续呈现上升趋势。艾滋病成为历史上最具有破坏性的疾病之一。

社会对 HIV 携带者还存在很大的偏见,即使是医务人员,也不是完全具备这方面的知识。一旦某人 HIV 阳性,就会感到被社会隔绝和孤立。现在,对于什么人应该做 HIV 检查,往往考虑到这个人的社会地位、经济状况以及他们的生活行为等。我国目前主要在吸毒人群、性传播性疾病患者和国外回国人员等群体中进行普查,而对同性恋群体很难进行检查。这样,就很有可能将相当一部分同性恋人群与双性恋人群漏诊。特别是 HIV 阳性的妇女往往有一个 HIV 阳性配偶和 HIV 阳性的孩子,需要得到她的照料,她本人的健康状况反而会受到忽视。无论国外国内,都认为 HIV 阳性妇女不应该怀孕,以免给她本人和社会带来负担与麻烦。因此,在进行 HIV 检查前后,就有必要对患者进行咨询,强调普查 HIV 的重要性。在我国,由于人口众多以及计划生育的特殊性,建议 HIV 阳性妇女不要妊娠,已经妊娠者,最好尽快终止。

现代医学无力制止越来越严重的性病流行。现代医学技术对性病的防治能力十分有限,远不如

性道德对性放纵行为的约束更能有效地控制性病蔓延。发展中国家卫生资源严重缺乏,人民缺医少药,卫生条件差,唯有性道德对性行为的约束,才能使这些国家免于艾滋病灾难。合理的性道德不仅在古代有力地维护了人类的生存发展,而且当今的事实还表明性道德将继续在人类的生存发展中呈现巨大的作用。性道德传统是中华文化不可分割的组成部分,作为世界上唯一已经连绵不断地发展了六千年而从未中断过的中华文明,其所以具有如此强大的生命力,是不可能与性道德的存在无关的。正确对待中华文化的传统价值观,把性道德中的合理成分作为宝贵的文化遗产来继承,这是现实的需要,也是中国性学工作者及整个中华民族的一项光荣使命。

（王世宣　李天）

参考文献

1. 左绪磊. 妇产科感染. 北京:人民卫生出版社,2000
2. 石一复. 外阴阴道疾病. 北京:人民卫生出版社,2005
3. 张惜阴. 实用妇产科学. 第2版. 北京:人民卫生出版社,2003
4. Richard S,Ronald Gibbs. 董建春,王波,译. 女性生殖道感染性疾病. 第4版. 济南:山东科学技术出版社,2004
5. 朱新群,贾殿举,马楠. 妇产科感染基础与临床. 北京:科学出版社,2002
6. Alex F,Barbara W. Anotomg and histology of cervix. In:Kurman RJ, ed. Blanstein's Pathology of the female cenital tract. 3nd Edition. Berlin:Springer Verlag,1987
7. Allan M. Clinical infections in obstetrics and gynaecology. London:Blachwell Sci Pub,1990
8. Autran B,Carcelain G,Li S,et al. Positive effects of combined antiretroviral therapy on CD4 + T cell homeostasis and function in advanced HIV disease. Science,1997,277(5322):112-116
9. Barre-Sinoussi F,Chermann JC,Rey F,et al. Isolation of a T-lymphotropic retrovirus from a patient at risk for acquired immune deficiency syndrome (AIDS). Science,1983,220(4599):868-871
10. BARRETT J,SILBAR D,McGINLEY P. Genital warts-a venereal disease. J Am Med Assoc, 1954, 154 (4):333-334
11. Centers for Disease control and Prevention, Workowski KA,Berman SM. Sexually transmitted diseases treatment guidelines,2006. MMWR Recomm Rep,2006,55(RR-11):1-94
12. Clinical aspects of HIV/AIDS. World Health Organization. Regional Office for South-East Asia New Delhi,2002
13. Dragic T,Litwin V,Allaway P,et al. HIV-1 entry into CD4+ cells is mediated by the chemokine receptor CC-CKR-5. Nature,1996,381(6584):667-673
14. Evans A,Moreau J,Odehouri K,et al. Simultaneous isolation of HIV-1 and HIV-2 from an AIDS patient. Lancet,1988,2(8625):1389-1391
15. Galask P,Larsen B. Infectious diseases in the female patient. New York:Springer-Verlag,1986
16. Haggerty L, Ness B. Epidemiology, pathogenesis and treatment of pelvic inflammatory disease. Expert Rev Anti Infect Ther,2006,4(2):235-247
17. Ho D,Neumann U,Pereison S,et al. Rapid turnover of plasma virions and CD4 lymphocytes in HIV-1 infection. Nature,1995,373(6510):123-126
18. Ingham M,Farooqi M. Assessment of Physical Symptoms. A clinical Guide to Supportive and Palliative Care for HIV/AIDS. U. S. Department of Health and Human Services,2003
19. La G,deWaure C,Chiaradia G,et al. HPV vaccine efficancy in preventing persistent cervical HPV infection:A systematic review and meta-analysis. Vaccine,2007,25(50):8352-8358
20. Lederman A. Estimating infant mortality from human immunodeficiency virus and other causes in breast feeding and bottle feeding populations. Pediatrics,1992,89(2):290-295
21. Ledger J. A historical review of pelvic infections. Am J Obstet Gynecol,1988,158 (3 Pt 2):687-693
22. Liberty G, Hyman H, Margalioth J. Peri-implantation pelvic inflammatory disease with normal pregnancy outcome. Fertil Steril,2007,88(4):969
23. Marion W,Wiznia A,Hutcheon G,et al. Human T cell lymphotropic virus type III (HTLV-III) embryopathy:a new dysmorphic syndrome associated with intrauterine HTLV-III infection. Am J Dis Child, 1986, 140 (7):638-640
24. Mickal A,Sellman H. Management of tubo-ovarian abscess. Clin Obstet Gynecol,1961,12(2):252
25. Molander P,Finne P,Sjoberg J,et al. Observer agreement with laparoscopic diagnosis of pelvic inflammatory disease using photographs. Obstet Gynecol,2003,101(5 pt 1):875-880
26. Ness B,Trautmann G,Richter E,et al. Effectiveness of treatment strategies of some women with pelvic inflammatory disease:a randomized trial. Obstet Gynecol,2005,106(3):573-580
27. Pedowitz P,Bloomfield D. Ruptured adnexal abscess (tubo-ovarian) with generalized peritonitis. Am J Obstet Gynecol,1964,88(3):721

28. Rivlin M, Hunt J. Surgical management of diffuse peritonitis complicating obstetric/gynecologic infection. Obstet Gynecol,1986,67(3):652

29. Rivlin M, Hunt A. Ruptured tubo-ovarian abscess:is hysterectomy necessary? Obstet Gynecol,1977,50(3):518

30. Robbie O, Sweet L. Metronidazole use in obstetrics and gynaecology. Am J Obstet Gynecol, 1983, 145 (7): 865-881

31. Sexually transmitted diseases treatment guidelines 2002. Centers for Disease Control and Prevention. MMWR Recomm Rep,2002,51(RR-6):1-78

32. Steben M, Duarte-Franco E. Human papillomavirus infection: epidemiology and pathophysiology. Gynecol Oncol,2007,107(2 Suppl):S2-5

33. U S Government. A Clinical Guide to Supportive & Palliative Care for HIV/AIDS. Books LLC,2011

34. Yeni G, Hammer M, Hirsch S, et al. Treatment for adult HIV infection:2004 recommendations of the International AIDS Society-USA Panel. JAMA,2004,292(2):251-265

第二十九章 肿瘤基础研究与临床

癌症是严重危害全人类健康的疾病,其发病率和病死率在全球范围内呈现持续增加之势。在2008年,全球新发癌症患者1270万例,死亡760万例,其中56%的新发病例和64%的死亡病例发生在发展中国家。《柳叶刀》杂志撰文分析了未来二十年(2008—2030年)癌症的发展趋势,认为到2030年癌症新发病例将增至2220万例。我国肿瘤登记中心发布的《2012中国肿瘤登记年报》显示,全国每年新发肿瘤病例约为312万例,国人一生罹患癌症的概率为22%,因癌症死亡的几率是13%,估计每年因癌症死亡的病例可达270万例。这样日益增加的癌症负担令全球的肿瘤研究和治疗面临更为严峻的挑战。如何利用基因组学、转录组学、蛋白质组学和表观遗传学获得的大量数据,从遗传学和表观遗传学的角度,结合不同肿瘤及患者发生的特异性分子改变阐明肿瘤发生的分子机制,提供新的技术手段和治疗药物,进行肿瘤的早期诊断和个体化治疗,提高患者的生存质量,延长患者的生命,从而逐步控制癌症是需要全球肿瘤基础和临床研究者共同努力解决的问题。本章将从肿瘤的分子遗传学、基因与癌症、肿瘤的靶向治疗以及肿瘤的遗传咨询与临床处理四个方面予以描述,旨在帮助大家在了解肿瘤基础理论和临床诊断治疗进展的基础上,进一步提高肿瘤基础与临床创新性研究的能力。

第一节 肿瘤的分子遗传学

癌是由许多不同的基因突变引起的遗传性疾病,包括癌基因、抑癌基因和非编码RNA基因。由于发生在体细胞中基因的遗传学和表观遗传学变化的积累,或由于生殖细胞遗传了一个或多个基因突变加上体细胞基因突变,导致细胞生长失控和细胞形态改变,使其成为具有侵袭和转移能力的恶性肿瘤细胞。在常见的实体肿瘤,如结肠癌、乳腺癌、脑肿瘤、胰腺癌或卵巢癌中,平均有33~66个基因发生微小的体细胞遗传学改变,并至少有5个信号

通路参与,涉及稳定细胞功能基因的扩增、缺失、染色体大片段的异位、单核苷酸替代和甲基化等引起相应的蛋白质改变。阐明每个癌症基因突变的"全景图"、突变过程和引发这些突变模式的分子机制有助于对其进行预防、早期诊断和个体化治疗。

所有癌的基因组都蓄积了许多体细胞突变,包括核苷酸替代、小的DNA片段插入和缺失、染色体重排和拷贝数变异,从而影响了蛋白质编码基因或调节基因的功能。其中,有些体细胞突变赋予癌细胞无限制生长、组织侵袭和转移、血管生成和抵抗细胞凋亡的特性,这些突变被称为"驱动子"突变。已鉴定包含"驱动子"突变的基因有100多种,包括与女性恶性肿瘤相关的*p53*、*k-ras*、*erbB2*、*BRCA1*、*BRCA2*和*PTEN*等影响细胞命运、维持细胞存活和基因组稳定的基因。对这些基因的深入研究有助于建立新的肿瘤诊断方法,开发新的靶点特异性药物,治疗乳腺癌的曲妥珠单克隆抗体和治疗慢性粒细胞白血病的伊马替尼就是典型的例证。其他与肿瘤发生无关的突变被称为"乘客"突变,它们参与肿瘤发生过程,包括环境因素所致的DNA损伤和修复异常,其在大多数肿瘤基因组中的数量加上生殖细胞变异的数量远远多于"驱动子"突变的数量。此外,和正常组织相比,癌基因组通常具有体细胞主要的表观遗传学标志改变,即在CpG双核苷酸中胞嘧啶甲基化状态以及组蛋白修饰的改变。

在肿瘤细胞中,基因组甲基化模式常常发生改变。相对于正常组织,人类多种肿瘤组织整体呈现低甲基化状态,这与某些原癌基因的去甲基化失活、基因组不稳定与断裂、染色体重排以及肿瘤的转移增加有关。当肿瘤抑制基因启动子区CpG岛发生DNA高甲基化,引起相关基因包括miRNA表达沉默,促进肿瘤的发生。例如,在原发性乳腺癌组织标本中*E-cadherin*基因的甲基化率高达45%,而乳腺癌细胞株中*E-cadherin*在高甲基化时不表达;在原发性乳腺癌和结肠癌中*p16*基因的甲基化率分别达到31%和40%,与*p16*基因的沉默有关;脑肿瘤、结肠癌中*MGMT*基因的高甲基化导致化疗

敏感性降低，而应用去甲基化药物如 azzcytidine、地西他宾可再次激活沉默的基因，这些都表明CpG岛甲基化在肿瘤抑制基因沉默中起着重要的作用。在临床上，对高风险的人群或肿瘤患者进行血样和（或）肿瘤组织甲基化检测，获得相关基因或患者肿瘤组织的 DNA 甲基化谱，可以进行高危患者的风险预测和肿瘤患者临床病理分型，有助于判定其临床预后和治疗反应。

人类基因转录组的研究显示，基因的转录、表达及其调控远比遗传中心法则所表述的复杂。因为，编码蛋白质的基因在整个基因组中所占的比例不足2%，而至少90%的人类基因组序列都被转录，这些被转录出来但不编码蛋白质的 RNA 可能在细胞发育、人体生理过程和病理改变，特别是在肿瘤发生中发挥着重要的作用，而且很可能是潜在的诊断标志物和治疗的靶点分子。

依据转录分子的大小，非编码 RNA 被分为小非编码 RNA 和长非编码 RNA（lncRNA）两大类，前者中研究最多的是微小非编码 RNA（miRNA），其长度为 18～25 个核苷酸，而后者是长度超过 200 个核苷酸的 RNA。miRNA 基因进化上高度保守，以单链形式存在，虽然只占人类基因组的 1%～2%，却调控 50% 编码基因的活性。研究证明，miRNA 主要通过与基因序列的 3′非翻译区（UTR）特异性结合，但也可通过特异性结合 5′UTR 区从而抑制或影响基因的表达。截至目前，已发现大多数 miRNA 参与调节细胞的主要生物学过程，如增殖、分化和凋亡。因此，可以推测 miRNA 影响人类的发育和疾病的发生，其表达改变影响肿瘤细胞的异质性，参与肿瘤的侵袭和转移，并成为许多肿瘤预后判定和疾病预测的标志物。例如，在卵巢癌中上调的 miR-214，通过作用于 *PTEN/Akt* 通路，影响患者对顺铂的抗药性；miR-200s 与 Sec23a 基因靶向结合后，通过影响乳腺癌细胞 *E-cadherin* 依赖的上皮细胞特性和 Sec23a 基因介导的肿瘤分泌组学的改变，促进肿瘤转移性克隆的形成；miR-22 是一种表观遗传修饰因子，通过直接靶向沉默 TET 蛋白来对抗抑制癌转移的 miR-200，促进乳腺癌的发生、转移以及白血病的发生。与此同时，许多 miRNA 也受 DNA 甲基化的影响，引起靶基因的功能改变。

长非编码 RNA 具有组织特异性，除小部分外，整体缺乏进化保守性。其与人体内许多生物学过程有关，如基因的可变剪接、蛋白质活性调节、蛋白质定位改变以及表遗传调节等，也可作为小 RNA 的前体，甚至是 miRNA 剪接的工具，但其主要的功能是蛋白质编码基因表达的调节子。lncRNA 在不同的肿瘤中表达失调，与多种肿瘤的复发、转移和预后有关。其中一些发生过表达，如同癌基因一样，可以促进肿瘤细胞的生长和基质浸润。已报道可能与癌症有关的 lncRNA 有 60 多种，包括 *H19*、*HOTAIR*、*HULC*、*MALAT-1*、*p53*、*mRNA*、*UCA1* 和 *Xist* 等，其中一半以上分子机制基本清楚，表明这些 lncRNA 可以作为潜在的癌症治疗新靶点。但目前尚缺少与妇科肿瘤明确相关的 lncRNA 的报道。

实体肿瘤不单纯由癌细胞组成，而是一个由多种类型细胞和细胞外基质构成的异常"器官"。肿瘤的发生在某些方面与发育的器官相似，在另一些方面又与组织重塑一致，某些微环境的条件，如组织损伤，就可能适合突变细胞的进展，癌细胞也会指导周围组织发生促进恶变的变化。

首先，癌组织主要由异质性的癌细胞群体组成，其分化状态不同。瘤体外部的细胞完全分化，对放疗和化疗敏感，靠近肿瘤中心的区域含有前体细胞，依据其相对的微环境，选择性的进行细胞分化，而癌干细胞位于中央，在结构和功能均不同于瘤体内其他的癌细胞。癌干细胞具有通过有丝分裂更新自我的能力，其中一个或两个保持干细胞状态，而另一个变成前体细胞，然后经历几次有丝分裂成为分化的癌细胞。通过这种机制，癌干细胞导致癌细胞的增生和瘤体的增大。截至目前，已经从乳腺癌、脑肿瘤、头颈部肿瘤、胰腺癌、结肠癌、肺癌、肝癌、黑色素瘤以及基质细胞肿瘤等肿瘤中分离出了癌干细胞，其表达的特异性标志物有 ABCG5、ALDH1、CD24、CD44、CD90、CD133、EpCAM 等分子。参与癌干细胞的信号通路可能包括 Wnt、Notch、Hedgehog、Bmi1、p53、PTEN、INK4a、ARF 以及 Shh 等通路。

其次，瘤体中的非癌细胞包括正常上皮细胞、肌上皮细胞、成纤维细胞、间质干细胞、脂肪细胞、内皮细胞、血管周围细胞、骨髓来源的细胞、树突状细胞、骨髓源性抑制细胞和未成熟的髓细胞、巨噬细胞、肥大细胞、中性粒细胞、各种T、B细胞和血小板等，分别发挥抑制或促进癌细胞生长、增生、血管形成、侵袭、转移、刺激或降低抗肿瘤免疫的作用。在这样的微环境中，上皮性肿瘤细胞受到各种因素的调节，发生上皮细胞间质转化，赋予癌细胞移动、侵袭特性，引发干细胞特性，防止细胞凋亡和衰老，并参与免疫抑制。这种具有移动至远隔器官和保持干细胞性的呈间质状态的细胞，在随后的肿瘤进展和转移的过程中分化成多种类型的细胞。

在肿瘤多阶段形成的过程中,癌细胞获得了许多独特的、有助于肿瘤生长和进展的特征或能力,包括保持增生信号、躲避生长抑制因子、抵抗细胞死亡、无限复制、持续的血管形成、启动侵袭和转移、能量代谢异常、逃避免疫杀伤和产生肿瘤微环境,这些能力产生的基础是基因组的不稳定与基因突变。全面了解癌细胞的这些特征,有助于全面认识癌症遗传改变的多样性和临床上癌症的复杂性,并从中寻找和鉴定出更为有效的靶向治疗癌症的药物(图 29-1)。

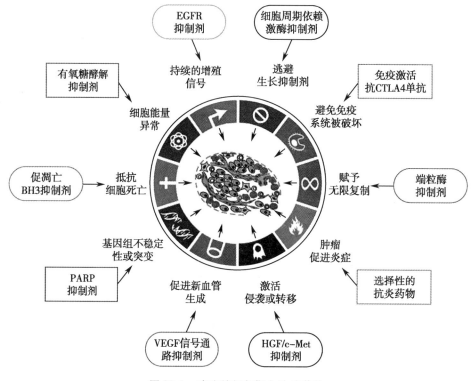

图 29-1 癌症特征与靶向治疗药物

第二节 基因与癌症

癌症代表的是一组以细胞生长失控、增生过度、细胞凋亡抵抗、侵袭邻近组织和器官的异质性疾病。其发生过程主要与控制细胞生长和凋亡的基因的突变积累有关,包括了具有编码功能的癌基因、抑癌基因和非编码、但具有癌基因或抑癌基因功能的 miRNA,转录因子对这些基因功能的发挥起着重要的作用。

抑癌基因在细胞生长中起负调节作用,抑制增殖、促进分化成熟与衰老、或使多余的细胞凋亡,发挥"细胞卫士"的重要作用,如 *p53*、*Rb*、*APC* 和 *BRCA1* 基因等,而癌基因的作用则相反。当抑癌基因的一个等位基因丢失,另一个等位基因发生突变导致基因纯合失活时,其抗癌作用丢失,有助于肿瘤形成。癌基因是正常细胞中的原癌基因突变导致自身活化后形成的致癌基因。原癌基因在正常细胞中表达较低,受生长因子调节,具有分化阶段、细胞类型和细胞周期特异性。当其发生点突变、染色体异位、基因扩增等改变时,则出现基因过表达或表达程度和次序异常引发肿瘤,如 *Ras*、*MYC*、*raf* 和 *abl* 等基因。

鉴定一个肿瘤发生相关基因的性质,需要采用不同的细胞和分子生物学、功能基因组学的技术方法,通过细胞学模型、动物体内实验和大量患者不同器官肿瘤的组织标本检测后才能完成。在 2013 年,我国学者杨婷婷等发表的对 *EFEMP1*(the epidermal growth factor-containing fibulin-like extracellular matrix protein 1)基因在子宫内膜癌中功能的鉴定就是一个典型的例证。根据 *EFEMP1* 基因在不同肿瘤中表现为癌基因或抑癌基因的情况,他们用免疫组化分析了正常子宫内膜、子宫内膜非典型增生和子宫内膜癌标本中 *EFEMP1* 的表达,用甲基化特异性 PCR 和亚硫酸氢盐基因组测序检测了该基因启动子的甲基化状态,体外细胞功能学实验观察了 *EFEMP1* 基因过表达或被抑制后细胞增生、侵袭和移动能力的改变,以及对裸鼠移植瘤生长的影响。结果发现，与正常子宫内膜和子宫内膜非典型增生内膜相比，*EFEMP1* 基因表达明显降低，启动子的甲基化率明显增加且与该基因表达降低有关；用甲基化酶抑制剂处理，可以改变 *EFEMP1* 基因启动子的甲基化状态，恢复其表达；*EFEMP1* 可以降低基质金属蛋白酶的分泌，在体外抑制了肿瘤细胞的增生、侵袭和转移，在裸鼠体内抑制肿瘤的形成，其机理与 *EFEMP1* 基因增加 E-cadherin 表达，抑制 vimentin 的表达有关。因此，证实了 *EFEMP1* 基因在子宫内膜癌中是一个抑癌基因。

miRNA 表达与多种癌症相关，这些微小非编码 RNA 可发挥抑癌基因或癌基因的作用。它们可定位在染色体上与肿瘤相关的脆性位点，如定位于染色体 11q24 脆性位点的 mir-125b-1，在乳腺癌、肺癌、卵巢癌和子宫内膜癌中多有缺失。

当一个起抑癌基因作用的 miRNA 表达下降或者缺失时，将导致其靶蛋白的异常表达，引起细胞过度增殖、凋亡减少、分化异常或者去分化，最终导致肿瘤形成。例如，具有抑癌功能的 mir-143 和 mir-145 不仅在结肠癌中明显下调，在乳腺癌、前列腺癌、子宫内膜癌、淋巴癌等细胞系中也明显下调。当具有癌基因功能的 miRNA 过表达时，也会导致肿瘤的发生，这可能与其基因的扩增、持续性的启动子活性、miRNA 加工效率增高或 miRNA 的稳定性提高有关。例如，miR-21 的癌基因功能就是通过抑制凋亡而非影响细胞增殖来控制细胞生长而实现的；可以调节 Ras 癌基因表达的 let-7 家族编码的 miRNA，可能起到抑癌基因的作用，并与肺癌、乳腺癌、子宫内膜癌等有关的脆性位点有联系，在非小细胞肺癌患者中 let-7 的表达水平还能用于预测患者的预后。

既然癌基因、抑癌基因和 miRNA 都与肿瘤的发生有关，那么，在一种特定器官的肿瘤中，癌基因、抑癌基因及特定肿瘤相关的基因之间的相互作用就值得深入研究。在 2012 年，来自美国的学者 Zhao Min 等人以人卵巢癌为例，利用人类肿瘤突变、肿瘤基因组和遗传相关等各种数据库资料，结合卵巢癌相关基因及基因组、癌症基因组和全基因组的分析文章，构建了一个计算分析方法，基于抑癌基因和癌基因可能作为转录因子的调节因子影响下游基因表达的假设，研究了许多癌基因、抑癌基因、转录因子和卵巢癌相关基因之间的关系。

结果显示，在构建的三层级调节网络中，顶层为抑癌基因和癌基因，包括 29 个抑癌基因和 13 个癌基因，中间为 15 个转录因子及其 65 个靶基因，底层为 905 卵巢癌常见的靶基因。抑癌基因和癌基因形成两个分支，前者富集了与 DNA 损伤修复、调节大分子代谢、细胞周期和细胞凋亡有关的基因，后者则富集了与 ErbB 信号通路、响应激素刺激和负性调节凋亡有关的基因。这些发现与以往研究认为抑癌基因引发肿瘤是其产物涉及细胞周期关键点、细胞凋亡和 DNA 损伤，癌基因产物是染色质重塑因子、生长因子及受体、信号传递因子及凋亡调节因子的结果一致。值得注意的是，癌基因在激素，包括促性腺激素、雌激素、雄激素、孕激素和胰岛素反应信号中发挥着重要的作用，其在卵巢癌的发生中起着促进细胞增生的作用。由此看出，抑癌基因可以调节那些由癌基因经过抑癌基因特异性的靶基因主要调节的生物学过程，而癌基因也可参加那些由抑癌基因经过癌基因特异性的靶基因主要调节的生物学过程。因此，在抑癌基因和癌基因之间存在竞争性调解机制，这对癌症的发生至关重要，其研究结果和意义有待在其他器官的癌症中进一步证实。

肿瘤的发生经历了漫长的时间和多基因参与的复杂过程，但对肿瘤患者生命威胁最大和医生最难处理的是肿瘤的转移，因为大多数癌症患者的死亡并非原发性肿瘤所致，而是因初始恶性细胞迁移并移植到肺脑等器官的继发性肿瘤导致的。转移是癌细胞脱离原发肿瘤，移动至适合的远隔组织器官，形成继发肿瘤的过程。具有转移的能力是恶性肿瘤的一个特征，这些癌细胞从原发肿瘤中移出，游走，进入血管内，在循环系内存活，移出血管后定位在合适的环境中蛰伏或生长、增生形成新的肿瘤。其间的分子机制极其复杂，影响因素众多，可能依赖于恶性转化时的基因突变、基因组不稳定性的持续影响，以及肿瘤在进展过程中获得的遗传学和表观遗传学改变。截至目前，已经鉴别出许多参与这些过程的基因和分子，每个转移进程的时间因原发肿瘤的类型而不同，不同肿瘤细胞的分子和表观遗传改变也有区别。

参与转移的基因和蛋白质与明确的生物学过程有关，如与肿瘤细胞局部微环境作用、肿瘤细胞移动、侵袭、抵抗凋亡以及诱导血管形成等。允许癌细胞侵入周围组织、吸引支持性基质、促进细胞播散并侵入远隔组织的基因称为转移启动基因，包括转录因子、生长因子受体、蛋白激酶和 miRNA 等。癌细胞从上皮组织脱离表明主要成分为 E-cadherin 的细胞粘附结构丢失，由 N-cadherin 取而代之,后者在细胞侵袭中具有重要的作用,这种钙黏素转换与上皮细胞间质转化有关。癌细胞与细胞外基质的相互作用有赖于整合素的介导,后者在肿瘤的侵袭和播散中发挥着重要作用。为了形成侵袭性肿瘤,癌细胞必须进入血循环并在其中生存。因此,所有肿瘤发生转移的主要步骤应该是相同的,但其转移至不同器官的侵入和定位方式以及所需时间则有所不同。这种情况形成的原因可能与原发肿瘤中癌细胞基因突变形成的特性有关,这些基因称为转移进展基因,它们在原发肿瘤和远隔器官形成的继发肿瘤中可能具有不同的功能。

为了转移成功,癌细胞必须完成上述过程,但其间涉及的癌基因和抑癌基因的分子机制并不完全清楚,特别是 miRNA 对转移过程的调节机理远未明了。近来,Welch 等人提出转移 miRNA(metastamiRs)的概念,指那些在癌细胞不同的移动和转移过程中起促进或抑制作用的数量众多的调节 miRNA。这些 miRNA 不影响原发肿瘤的发生或肿瘤形成的若干启动环节,但可以调节不同转移过程中的几个关键环节,如上皮细胞间质转化、细胞凋亡和肿瘤血管形成。例如,已知 *Plexin B1* 基因与一系列肿瘤的转移有关,在人子宫颈癌细胞中 *Plexin B1* 基因过表达,在正常组织和肿瘤标本中其高表达与 miR-214 基因呈负相关,表明 miR-214 在抑制肿瘤恶性表型如细胞周期诱导、细胞移动和转移中具有重要作用,其机制可能与抑制 *Plexin B1* 有关。基因芯片分析发现,*miR-200a*、*miR-9*、*miR-10b*、*miR-183*、*miR-204*、*miR-24*、*miR-181a*、*miR-193b*、*miR-146b* 和 *miR-10a* 等与人子宫颈癌患者生存有关,其中 *miR-200a* 可调节细胞黏附和转移,*miR-200a* 的靶基因 *ZEB1/2*、*TGFB2* 和 *EXOC5* 可能与癌细胞的转移潜能有关。由此看出,进一步研究癌基因、抑癌基因和 miRNA 在调节肿瘤侵袭和转移过程中的作用,可以提供一个很好的鉴定与肿瘤进展、预后、化疗反应、侵袭性肿瘤早期诊断和靶向治疗相关的分子标志物的策略。

第三节 肿瘤的靶向治疗

肿瘤靶向治疗是应用针对在肿瘤生长和进展中起关键作用分子的特异性药物来实现治疗肿瘤的一种手段。传统的化疗药物通常是经过干涉细胞的分裂,杀伤体内快速分裂的细胞来抑制肿瘤的

进展,对正常分裂的细胞亦有杀伤作用,而靶向疗法的目的是精准杀伤癌细胞,可显著减少治疗的副作用。对于妇科恶性肿瘤,靶向治疗不仅可以降低这些恶性肿瘤的病死率,而且能够降低与肿瘤治疗相关疾病的发病率。目前,临床上主要应用的靶向药物可分为单克隆抗体和小分子药物两大类。治疗性单克隆抗体靶向细胞膜受体或细胞内生长因子,在某些情况下,可与放射性同位素或毒素分子结合,将这些细胞毒性分子引导到癌细胞上的靶点。小分子药物可以穿过细胞膜与细胞内的靶分子结合,起到干涉靶蛋白质酶活性的作用。随着对癌基因、抑癌基因、miRNA 基因和细胞信号通路的深入研究,加之新技术的引入和靶点范围的扩大,例如,采用 RNA 干涉方法沉默肿瘤发生中特殊基因的表达,选择肿瘤干细胞、肿瘤微环境和免疫细胞作为新的治疗靶点等,将会有更多新的肿瘤靶向治疗药物问世。

如同任何药物,肿瘤靶向药物也有几个不同药物名称,一个或多个由制备时的化合物命名,如果研制成功,获得一个通用名,然后再起一个制药公司上市的商品名。如小分子 STI571 是 2-苯氨嘧啶的衍生物,以 *bcr-abl* 融合基因为靶点,抑制 BCR-ABL 酪氨酸激酶活性,还有 imatinib 和 Gleevec™ 等名称。另外,靶向药物的名称还可以提供药物的类型和细胞靶点的线索。单克隆抗体药物英文名称中的词干,"-mab"表示单克隆抗体,额外的亚词干,指明复合物的来源,如,"-ximab"指人-鼠嵌合性抗体,"-zumab"指人源化的鼠抗体,"-mumab"指完整的人源化抗体,而小分子结尾的词干,"-ib"指该药物具有蛋白抑制特性。单克隆抗体和小分子药物均在其名称的中间有一个额外的词干,描述分子的靶点,如单克隆抗体名称包含"-ci-",指循环系统靶点,包含"-li(m)-"的,指免疫系统的靶点,包含"-tu-"的,指肿瘤靶点,而小分子药物名称包含"-tin-",指酪氨酸激酶抑制剂,"-zom-"指蛋白酶体抑制剂,"-cicli-"指细胞周期素依赖性激酶抑制剂,"-parib-"指聚腺苷二磷酸核糖聚合酶抑制剂。在通用名前的英文前缀属于每一个靶向药物专有。

在妇科肿瘤的靶向治疗中,成功应用的药物主要包括针对血管内皮生长因子及受体、磷脂酰肌醇-3-激酶/蛋白激酶 B(PI3K/AKT)信号通路、表皮生长因子受体信号通路和多信号通路靶向药物等。血管生成是供给营养物质、氧气、生长因子和肿瘤

扩散的关键步骤。大小超过 1mm 的肿瘤的生长必须有新生血管的形成。宿主组织中的现有血管会为肿瘤供血，而侵袭性的肿瘤细胞也能形成微血管通道为新血管生成提供支持。VEGF 通路的激活是血管生成的关键步骤，该通路的活化促进了内皮细胞的永生化、存活和迁移，导致血管的生长。VEGF还可引起细胞的通透性和血管的渗透性增加，在卵巢癌和子宫内膜癌中 VEGF 基因过表达，是预后不良的标志。常见靶向血管内皮生长因子的药物见表 29-1。

表 29-1　妇科肿瘤常用的靶向血管内皮生长因子的药物

药　物	种　类	靶点
贝伐单抗 Bevacizumab	单克隆抗体	VEGF
阿柏西普 VEGF-Trap	受体	VEGF
IMC-1121B	单克隆抗体	VEGFR-2
西地尼布 Cediranib	小分子抑制剂	VEGFR
舒尼替尼 Sunitinib	小分子抑制剂	VEGFR，PDGFR，EGF，KIT
帕唑帕尼 Pazopanib	小分子抑制剂	VEGFR1，VEGFR2，VEGFR3，PDGFR，KIT
瓦他拉尼 Vatalanib	小分子抑制剂	VEGFR1，VEGFR2，VEGFR3，PDGFR，KIT
布立尼布 Brivanib	小分子抑制剂	VEGFR2，FGFR
Intedanib	小分子抑制剂	VEGFR，PDGFR，FGFR
Vadimezan	血管破裂剂	内皮细胞
康普瑞丁磷酸二钠 Fosbretabulin	血管破裂剂	内皮细胞

PI3K/AKT 信号通路在细胞生存、增殖及抗凋亡中发挥着重要的作用，并与其他多条细胞增殖、生存相关通路相互联系，可被多种受体酪氨酸激酶激活，包括表皮生长因子受体（EGFR）家族和胰岛素样生长因子受体（IGFR）。当 AKT 激活后，可作用于肿瘤细胞多个靶点，通过促增殖、抗凋亡、化疗耐受等作用，直接影响肿瘤的恶性进展。例如，AKT 可上调下游靶分子哺乳动物雷帕霉素靶蛋白（mTOR）的活性，激活下游的 S6 激酶调节蛋白，直接影响蛋白质的翻译，并通过细胞周期影响细胞生长进程。如果抑制 mTOR 活性，则可阻断细胞周期 G1 期向 S 期的转变，抑制细胞增殖和迁移。在妇科肿瘤中，针对该通路靶点已应用或正在临床试验的药物有多种，包括 XL147、enzastaurin、哌立福辛、MK-2206、Temsirolimus、依维莫斯和 Ridaforolimus 等。另外，与张力蛋白同源在 10 号染色体有缺失的磷酸酶基因（PTEN）编码丝氨酸/苏氨酸激酶，是一个抑癌基因，其突变可激活 AKT 通路，导致细胞凋亡减少，是妇科肿瘤靶向治疗的一个潜在靶点。

在卵巢癌、子宫内膜癌、宫颈癌等很多实体瘤中都发现表皮生长因子受体途径有一系列继发性遗传学改变，并已作为肿瘤靶向治疗的靶点。该途径涉及四个酪氨酸激酶的细胞表面受体，即 EGFR、HER2/neu、Her-3 和 Her-4，每个受体都有特定的系列配体，EGFR 常见配体包括表皮生长因子、转化生长因子 α 等。表皮生长因子受体可激活一系列的细胞存活路径，如 Ras/Raf/MEK 和 PI3K 通路，并负向调控细胞凋亡，促进侵袭；还可调控肿瘤微环境，加强血管内皮细胞的增殖能力，促进血管生成。

用于妇科肿瘤的表皮生长因子受体靶向药物有吉非替尼、埃罗替尼、西妥昔单抗、曲妥单抗、帕妥珠单抗和马妥珠单抗等，虽有临床有效的报道，但其独立使用的可行性还需要更多的临床资料支持，对妇科肿瘤治疗的有效性还需要进一步验证（表 29-2）。同时，也还需要确定更多的新靶点以制备新的靶向药物。例如，Donavon 等人认为，卵巢癌特殊的基因型和表型特点不仅使其具有转移潜能，还造成患者化疗耐药、易于复发、预后不良，其自体更新的卵巢癌干细胞和间充质干细胞也参与了卵巢癌的形成、腹腔内外的转移和药物抵抗。目前，从卵巢癌中发现的候选分子标志物和治疗靶点已有 20 多种，包括 HNF-1β、OPN、MES、BIK、FRα、PRSS、LPA、POSTN 和多种 HDAC，还有十多种 miRNA。另外，还有多项针对肿瘤微环境、癌干细胞和细胞外基质的分子靶点研究也在进行之中。这些研究的结果，将为确定在妇科恶性肿瘤治疗中具有潜在靶向价值的分子奠定基础。

表 29-2　表皮生长因子受体抑制剂在妇科肿瘤的 II 期临床试验

研究者	靶向药物	患者人数	选择标准	疾病稳定%	部分反应%	完全反应%	平均无进生存期/平均整体生存期
Schilder 等	西妥昔单抗	25	复发性卵巢癌	36	4	0	1.8/13
Santin 等	西妥昔单抗	35	复发性宫颈癌	31.4	0	0	1.97/6.7
Secord 等	西妥昔单抗+卡铂	26	复发性、顺铂敏感卵巢癌	11.5	23	11.5	9.4/不详
Konner 等	西妥昔单抗+紫杉醇+卡铂	40	卵巢癌	不详	不详	不详	14.4/不详
Kurtz 等	顺铂+拓扑替康+西妥昔单抗	19	晚期宫颈癌	32	32	0	5.7/7.2
Farley 等	顺铂+西妥昔单抗	27	晚期或复发性宫颈癌	不详	29.6	3.7	3.91/8.77
Seiden 等	马妥珠单抗	37	复发性顺铂耐药的卵巢癌	16.2	0	0	1.9/10.3
Fleming 等	马妥珠单抗	33	晚期或复发性内膜癌	36.3	0	0	1.81~1.84/6.8~7.85
Posadas 等	吉非替尼	24	铂类耐药的卵巢癌	37	0	0	N/A / N/A
Schilder 等	吉非替尼	27	复发性卵巢癌	36	0	0	1.87/13
Goncalves 等	吉非替尼	28	复发性或转移性宫颈癌	20	0	0	1.22 / 3.51
Gordon 等	厄罗替尼	34	复发性卵巢癌	44	6	0	4.58/8.00
Nimeri 等	厄罗替尼+贝伐单抗	13	复发性卵巢癌	54	7.7	7.7	4.1/11.0
Schilder 等	厄罗替尼	28	复发性宫颈癌	16	0	0	1.87/ 4.96

第四节　肿瘤的遗传咨询与临床处理

在人类的恶性肿瘤中，某些基因的遗传改变使家族成员易患肿瘤的风险明显增加，在这些肿瘤的发生中起着重要作用，如 RB 基因突变所致的家族性视网膜母细胞瘤，p53 基因突变导致的李-佛美尼综合征，MLH1、MSH2、MSH6、PMS1 和 PMS2 基因突变引起的遗传性非息肉病性结直肠癌，以及 BRCA1 和 BRCA2 基因突变引发遗传性乳腺癌-卵巢癌等。随着全基因组分析和测序技术的临床应用，在这些基因中的新突变，以及与这些遗传性肿瘤相关的新基因不断被鉴定出来，如在有 BRCA2 基因突变者中检出的 FGFR2、TOX3、MAP3K1、LSP1、2q35、SLC4A7 和 5p12 等相关基因位点的新突变。如何分析、利用这些遗传突变信息，研究其临床意义，并应用到患者和家族易感基因突变携带者的诊断、遗传咨询、临床处理中，是广大妇科临床工作者面临的一个严峻挑战。

在有卵巢癌家族史的家庭中，一级亲属中患卵巢癌的风险增加 3~4 倍，而在同样的情况下，子宫内膜癌则增加 1.3~2.8 倍，这两种遗传性肿瘤都以常染色体显性的方式遗传。在卵巢癌中，最为明确的遗传风险因素为 BRCA1 和 BRCA2 的基因突变，引起遗传性乳腺癌-卵巢癌综合征，是家族中出现三个以上乳腺癌和（或）卵巢癌患者的原因。一项大样本的卵巢癌病例分析发现，BRCA1 的突变率为 37%，BRCA2 为 9%，但其他人的研究认为，这两个基因突变的比例随样本家系中卵巢癌和乳腺癌患者的例数而明显不同，在含有 3 个或更多的卵巢癌和至少一个乳腺癌病例的研究家系中，BRCA1/BRCA2 的突变率可达 81%。采用多病例家系的资料，预计有家族史的妇女到 70 岁时，卵巢癌的累计发病率在 BRCA1 基因突变携带者中为 44%~63%，在 BRCA2 基因突变携带者中为 27%~31%；而一般女性群体到 70 岁时，卵巢癌的累计发病率在 BRCA1 基因突变携带者中为 39%，在 BRCA2 基因突变携带者中仅为 9%。这种与基因突变有关的患癌风险率的差异，可能与生活方式、环境因素以及遗传修饰因子有关。确定存在于卵巢癌中的遗传修饰因子正是人们的寻找目标。

林奇综合征是 DNA 错配修复通路基因 *MLH1*、*MSH2*、*MSH6* 和 *PMS2* 其中的一个基因发生胚系突变所致，导致基因携带者易于发生多种肿瘤，包括结直肠癌、子宫内膜癌、卵巢癌、肾癌、胰腺癌、小肠癌和脑肿瘤。结直肠癌通常被认为是林奇综合征的原发癌，但在女性林奇综合征家庭中，子宫内膜癌的发病情况大于或等于结直肠癌，在这些女性病例中，50% 的患者以子宫内膜癌或卵巢癌为她们的首发恶性肿瘤。在林奇综合征相关的子宫内膜癌中，错配修复基因是其主要的高度外显的易感基因，其中 *MSH2* 基因占 50% ~ 66%，*MLH1* 为 24% ~ 40%，*MSH6* 为 10% ~ 13%。具有 *hMLH1* 和 *hMSH2* 基因胚系突变的女性，一生中发生子宫内膜癌的风险为 40% ~ 60%，发生卵巢癌的风险为 9% ~ 12%。一项评价携带 *hMSH6* 基因突变的研究指出，当妇女到 70 岁时，子宫内膜癌的累计发生率为 71%，而携带错配修复基因突变的妇女发生卵巢癌的风险要比子宫内膜癌的风险低得多。因此，对这种子宫内膜癌的临床病理特征、发生机制以及错配修复基因突变特点的研究有助于制订合理的诊断、治疗和预防策略。

对这些遗传性肿瘤筛查时，要遵循癌症易患者检测指南。进行遗传咨询时，应参照遗传性乳腺癌-卵巢癌综合征和林奇综合征的临床诊断特点。出现以下情况时就要考虑遗传性乳腺癌-卵巢癌综合征：家族中出现小于 40 岁的乳腺癌；家庭成员中有一位男性乳腺癌患者；绝经前乳腺癌、一级或二级亲属患有乳腺癌或卵巢癌、两个亲属发生任何期别或任何年龄的乳腺癌或卵巢癌；高分化乳头状浆液性卵巢癌，任何年龄的输卵管癌或原发性腹腔癌；任何年龄两例原发性乳腺癌或乳腺癌和卵巢癌；家族中有已知的基因突变以及双侧乳腺癌等。

在对具有发生卵巢癌高风险的女性进行遗传咨询时，应考虑到一级亲属并依据下述标准：有两人或更多在任何年龄发生卵巢癌；一个任何年龄发病的卵巢癌患者在 50 岁以下发生乳腺癌；一个任何年龄发病的卵巢癌患者和两个亲戚在 60 岁以前诊断为乳腺癌；家庭中一个具有卵巢癌易感突变的成员发病；家庭中有三人患结肠癌，其中至少一例得病在 50 岁之前，另有一例为卵巢癌患者。

对具有遗传性基因突变的妇女，减小疾病对其影响的主要目的是及早做出卵巢癌或子宫内膜癌的诊断，从而改善预后，降低死亡率。对于卵巢癌可采取的筛查措施包括妇科双合诊、经阴道超声波检查和血清 CA125、HE4 以及其他标志物的检测，注意早期症状和体征，实施预防性双侧输卵管卵巢切除术等。对于林奇综合征相关的妇女实施的减低风险手术，可以加上全子宫切除术。从生殖方面考虑，具有这些基因突变携带者的女性可以口服避孕药，一般来讲，当前服药，可以轻微增加乳腺癌的相对风险，停止用药后，影响消失。然而，口服避孕药对抵抗卵巢癌具有长期效果。由于携带 *BRCA1* 或 *BRCA2* 或林奇综合征基因突变的女性有 50% 的机会将相同的突变传递给子代，因此除应避免妊娠外，还可在早孕期进行绒毛基因检测或中孕期羊水细胞基因检测，发现胎儿基因异常，进行选择性流产，或进行胚胎种植前基因诊断，将基因正常的胚胎植入，帮助患者完成生育正常胎儿的心愿。

【小结】

癌症是由许多不同的基因发生遗传学和表观遗传学改变，加上各种调节因素参与所致的遗传性疾病，其如同一个器官，由癌干细胞，分化的癌细胞和各种间质内的细胞组成。肿瘤的发生和转移都是一个漫长和多基因参与的复杂过程，其间癌基因、抑癌基因和非编码 RNA 基因的改变可作为癌症诊断和治疗的靶点。对癌症的遗传咨询有助于减少遗传性肿瘤综合征患者的发病，提高癌症患者的治疗效果。

（李　旭）

参 考 文 献

1. Bray F, Jemal A, Grey N, et al. Global cancer transitions according to the Human Development Index (2008-2030) : a population-based study. Lancet Oncol, 2012, 13 (8) :790-801

2. Jemal A, Bray F, Center MM, et al. Global cancer statistics. CA Cancer J Clin, 2011, 61 (2) :69-90

3. The International Cancer Genome Consortium. International network of cancer genome projects. Nature, 2010, 4649 (7291) :993-998

4. Alexandrov, B, Nik-Zainal S, Wedge C, et al. Signatures of mutational processes in human cancer. Nature, 2013, doi: 10. 1038/12477

5. Vogelstein B, Papadopoulos N, Velculescu E, et al. Cancer genome landscapes. Science, 2013, 339 (6127) :1546-1558

6. Van M, Wagle N, Levy MA. Clinical analysis and interpretation of cancer genome data. J Clin Oncol, 2013, 31 (15):1825-1833

7. Douglas H, Robert A. Weinberg. Hallmarks of Cancer: The Next Generation. Cell, 2011, 144(5):646-674

8. Tony Gutschner, Sven Diederichs. The hallmarks of cancer: A long non-coding RNA point of view. RNA Biol, 2012, 9(6):703-719

9. Martin-Belmonte F, Perez-Moreno M. Epithelial cell polarity, stem cells and cancer. Nat Rev Cancer, 2012, 12(1):23-38

10. Sána J, Faltejsková P, Svoboda M, et al. Novel classes of non-coding RNAs and cancer. J Transl Med, 2012, 10:103

11. Lopez-Camarillo C, Marchat A, Arechaga-Ocampo E, et al. MetastamiRs: Non-Coding MicroRNAs Driving Cancer Invasion and Metastasis. Int J Mol Sci, 2012, 13(2):1347-1379

12. Iorio V, Croce M. MicroRNA dysregulation in cancer: diagnostics, monitoring and therapeutics. A comprehensive review. EMBO Mol Med, 2012, 4(3):143-159

13. Egeblad M, Nakasone S, Werb Z. Tumors as Organs: Complex Tissues that Interface with the Entire Organism. Dev Cell, 2010, 18(6):884-901

14. Polyak K, Weinberg A. Transitions between epithelial and mesenchymal states: acquisition of malignant and stem cell traits. Nat Rev Cancer, 2009, 9(4):265-273

15. van R, Hollestelle A, Rens A, et al. E-cadherin promotor methylation and mutation are inversely related to motility capacity of breast cancer cells. Breast Cancer Res Treat, 2012, 136(2):365-377

16. Di G, Croce M. The Role of microRNAs in the Tumorigenesis of Ovarian Cancer. Front Oncol, 2013, 3:153

17. Tian X, Zhang S, Liu M, et al. Histone lysine-specificmethyltransferases and demethylases in carcinogenesis: new targets for cancer therapy and prevention. Curr Cancer Drug Targets, 2013, 13(5):558-579

18. Voorhoeve M. MicroRNAs: Oncogenes, tumor suppressors or master regulators of cancer heterogeneity? Biochim Biophys Acta, 2010, 1805(1):72-86

19. Lopez-Serra P, Esteller M. DNA methylation-associated silencing of tumor-suppressor microRNAs in cancer. Oncogene, 2012, 31(13):1609-1622

20. Zhao M, Sun C, Zhao M. Distinct and Competitive Regulatory Patterns of Tumor Suppressor Genes and Oncogenes in Ovarian Cancer. PLoS One, 2012, 7(8):e44175

21. Yang T, Qiu H, Bao W, et al. Epigenetic Inactivation of EFEMP1 Is Associated with Tumor Suppressive Function in Endometrial Carcinoma. PLoS One, 2013, 8(6):e67458

22. Philip J. DiSaia, William T. et al. Clinical Gynecologic Oncology. 8th edition. Pennsylvania: ELSEVIER SAUNDERS, 2012, 539-561

23. Zand B, Coleman L, Sood K. Targeting Angiogenesis in Gynecologic Cancers. Hematol Oncol Clin North Am, 2012, 26(3):543-563

24. Awada A, Aftimos G. Targeted therapies of solid cancers: new options, new challenges. Curr Opin Oncol, 2013, 25(3):296-304

25. Strauss R, Li Y, Liu Y, et al. Analysis of Epithelial and Mesenchymal Markers in Ovarian Cancer Reveals Phenotypic Heterogeneity and Plasticity. PLoS One, 2011, 6(1):e16186

26. Hiss D. Optimizing Molecular-Targeted Therapies in Ovarian Cancer: the Renewed Surge of Interest in Ovarian Cancer Biomarkers and Cell Signaling Pathways. J Oncol, 2012, doi:10.1155/737981

27. Yap A, Omlin A, de Bono JS. Development of Therapeutic Combinations Targeting Major Cancer Signaling Pathways. J Clin Oncol, 2013, 31(12):1592-1605

28. Sounni E, Noel A. Targeting the Tumor Microenvironment for Cancer Therapy. Clin Chem, 2013, 59(1):85-93

29. Philip J. DiSaia, William T. Creasman. Clinical Gynecologic Oncology. 8th edition. Pennsylvania: ELSEVIER SAUNDERS, 2012, 563-593

30. Fergus J. Couch, Wang S, et al. Genome-Wide Association Study in BRCA1 Mutation Carriers Identifies Novel Loci Associated with Breast and Ovarian Cancer Risk. PLoS Genet, 2013, 9(3):e1003212

31. Gayther A, Pharoah D. The inherited genetics of ovarian and endometrial cancer. Curr Opin Genet Dev, 2010, 20(3):231-238

32. Berliner L, Fay M, Cummings A, et al. NSGC practice guideline: risk assessment and genetic counseling for hereditary breast and ovarian cancer. J GenetCouns, 2013, 22(2):155-163

33. Mourits J, de Bock H. Managing hereditary ovarian cancer. Managing hereditary ovarian cancer. Maturitas, 2009, 64(3):172-176

34. Hanson H, Hodgson S. Cancer genetics and reproduction. Best Pract Res Clin Obstet Gynaecol, 2010, 24(1):3-18

35. Dreyer G. Screening for gynaecologic cancers in genetically predisposed women. Best Pract Res Clin Obstet Gynaecol, 2012, 26(2):267-282

第三十章　外阴上皮内非瘤样病变

外阴上皮内非瘤样变是女性外阴皮肤和黏膜组织色素改变和变性的一组慢性疾病,1966 年 Jeffcoate 建议将此类病变统称为慢性外阴营养不良(chronic vulvar dystrophy),1987 年国际外阴疾病研究协会(The International Society for the Study of Vulvar Disease,ISSVD)建议废止慢性外阴营养不良的术语,以"外阴上皮内非瘤样病变"来替代,并分为三类:①硬化性苔癣;②鳞状上皮细胞增生;③其他皮肤病。本章主要介绍硬化性苔癣和鳞状上皮细胞增生,如患者外阴同时存在两种疾病,则应将两者同时列为诊断;如合并不典型增生,则按鳞状上皮内瘤变诊断和处理。将在以后的章节中讲述。

第一节　外阴硬化性苔癣

外阴硬化性苔癣(lichen sclerosus of the vulva,LS)是一种慢性淋巴细胞介导的好发于外阴、肛周的以皮肤萎缩变薄为主要特征的疾病,是最常见的外阴白色病变。

一、命名的演变

对外阴硬化性苔癣的认识一度存在混乱,外阴硬化性苔癣最早由 Weir 于 1875 年报道,他称其为鱼鳞病(ichthyosis),随后 1885 年,Breisky 称其为外阴干皱症。而通常人们认为是 Hallopeau 于 1887 年首先报道了该病,他称其为萎缩性扁平苔癣(lichen plan atrophique)。随后,白斑病(weissflecken dermatose,white spot disease)、白色苔癣(lichen albus)、萎缩性硬化性扁平苔癣(lichen planus sclerosus et atrophicus)、慢性萎缩性苔癣样皮炎(dermatitis lichenoides chronica atrophicans)、Leukoderma postphlogisticum、白斑病外阴炎(leukoplakic vulvitis)和白色外阴炎(white vulvitis)等众多术语陆续见诸临床报道,给人们认识该病带来了困难。1976 年,Friedrich 研究发现硬化性苔癣的病变更明显的改变是营养不良,提出应废弃"萎缩性"。同年,国际 ISSVD 正式采用了硬化性苔癣这一术语(Smith,

Haefner,2004),前述的术语均废弃不用。

二、对其病因、发病机制的认识

硬化性苔癣的病因尚不完全清楚,人们主要围绕以下方面进行研究:

(一) 激素水平的影响

曾观察到外阴硬化性苔癣较常见于低雌激素水平的患者(如幼女、绝经后妇女),观察性临床研究报道成人外阴局部用丙酸睾酮,幼女用黄体酮疗效好,因此推测激素水平可能与硬化性苔癣的发生相关。有学者根据硬化性苔癣患者血中双氢睾酮、雄烯二酮显著降低,提出该病的发生是因外阴局部的 5α-还原酶减少所致的假说,但是局部用睾酮治疗效果不理想,另有学者认为硬化性苔癣是由活化的角化细胞所致,因此睾酮治疗无效。此外,近年的研究发现硬化性苔癣患者的症状并不随月经周期、妊娠、口服避孕药或激素替代治疗所致的体内激素水平的变化而变化,这表明激素水平并未显著影响该病的病程。

(二) 自身免疫性因素

有报道约 22% 患者合并自身免疫性疾病,42% 可检出自身抗体,60% 合并有一种或一种以上自身免疫相关疾病,尤其是斑秃(9%)、白癜风(6%)及甲状腺疾病(6%),21% 的患者的一级亲属患有同样疾病。与 LS 相关的其他疾病包括糖尿病、恶性贫血、原发性胆汁性肝硬化、系统性红斑狼疮、lupus panniculi,风湿性多发性肌痛等。然而,该观点不能解释为何合并有自身免疫性疾病者与未合并此类疾病者病程无显著性差异。

(三) 遗传性因素

免疫遗传因素与外阴硬化性苔癣的关系尚有争议。有报道家族中母女、姐妹及同卵双生的双胞胎姐妹同时或先后发病,提示遗传性因素可能与该病的发生相关。人类主要组织相容性复合物(HLA 复合物)通过影响细胞和体液免疫而控制个体对炎症反应的易感性。但后来较大样本量的研究未发现硬化性苔癣与 HLA I 类抗原相关,而且,也未发现其与 A1,B8,DR3 这三个与许多自身免疫性疾病相关的单倍体相关。

（四）免疫细胞学因素

目前对外阴硬化性苔癣病灶局部的免疫细胞学改变的研究结果尚不一致。一项研究显示 CD57$^+$ 淋巴细胞对硬化性苔癣具有独立预测价值。但有研究提示硬化性苔癣不是细胞免疫反应引起的,研究作者认为局部用皮质激素有效可能是因为其阻滞了前列腺素和白三烯类细胞因子的活性,而不是影响了局部的炎症反应过程。

（五）感染因素

硬化性苔癣可能与分支杆菌感染、HPV 感染、HCV 感染、EB 病毒感染相关。病原体感染可能是硬化性苔癣的病因尚有争议,还需要设计严谨的大样本对照研究深入研究。

（六）创伤

有学者在外阴硬化性苔癣患者中观察到 Koebner 现象,在反复受到创伤、刺激(晒伤、放疗等)皮肤部位会出现硬化性苔癣病变,此外外阴切除的切缘也观察到该病变,还观察到将外阴白色病变作手术切除,并将大腿部正常皮肤和外阴部病变处皮肤同时切除交换植皮;结果,移植于大腿的外阴部白色病变皮肤可自然恢复正常,而移植于外阴的正常皮肤则发生白色病变,这些均提示局部环境改变可能会影响表皮的代谢。

（七）结缔组织改变

临床和组织学已观察到硬化性苔癣病灶组织内存在显著的结缔组织重建现象。正常情况下,细胞外基质蛋白合成与降解是相互平衡的。有研究者观察到硬化性苔癣病灶组织的细胞外基质成分腱糖蛋白和纤连蛋白水平均升高了,这两种物质可刺激金属蛋白酶类的合成,从而在硬化性苔癣病灶组织的结缔组织和基底膜病变中发挥重要作用。

三、诊断

LS 一般通过典型的临床表现就能诊断,故组织学检查不是必需的;但 LS 早期阶段因缺乏典型的临床表现,诊断较困难,确诊需通过组织学检查。

四、治疗措施的演变

外阴硬化性苔癣无法完全治愈,但经过充分的治疗后可以被控制;经过早期的治疗,可能可以避免其导致长期后遗症及恶变为外阴鳞状细胞癌。

（一）局部药物治疗

1. 局部应用润滑剂　近年有研究报道在局部应用皮质类固醇后单纯用润滑剂维持治疗,症状明显改善。

2. 局部应用皮质类固醇　Cinberg 于 1945 年将睾酮用于治疗硬化性苔癣,然而一项进行了 3 个月随机对照研究显示,用 2% 黄体酮缓解率仅有 10%,与用安慰剂的缓解率相同,2% 丙酸睾酮的缓解率 20%,而使用 0.05% 丙酸氯倍他索缓解率 78%,加之使用丙酸睾酮常出现毛发增多或阴蒂增大等男性化副作用,因此,目前不推荐应用丙酸睾酮及黄体酮,推荐局部应用皮质类固醇作为一线治疗措施。

20 世纪 60 年代开始,Oberfield 等将皮质类固醇用于外阴硬化性苔癣的治疗。1980 年,Laude 报道将氟化皮质类固醇和高效皮质类固醇用于外阴硬化性苔癣的治疗,取得了比较好的疗效。目前认为治疗外阴硬化性苔癣,比较合理的方案首选高效皮质激素比如丙酸氯倍他索。应用丙酸氯倍他索的方法有多种:一种方法是:0.05% 丙酸氯倍他索软膏,最初 1 个月,每日 2 次,继而每日临睡前 1 次,连用 2 个月,随后每周 2 次,连用 3 个月,共计 6 个月,紧接着再用作用比较弱的皮质激素长期应用维持治疗。另一种方法是:0.05% 丙酸氯倍他索软膏,最初 1 个月,每日 2 次,继而每日临睡前 1 次,连用 2 个月(3 个月内总量不>30g),随后用强度中等的皮质激素几个月,逐渐减量到用作用比较弱的皮质激素长期应用维持治疗。但目前仍缺乏关于长期局部使用皮质激素安全性的充分研究。

3. 对皮质激素局部应用无反应的患者可采用的内科治疗措施　首先医生应该重新核实患者的诊断,必要时再次活检,要注意活检时所取标本的代表性;此外许多外阴病变如银屑病、过敏性接触性皮炎、狼疮、贝赫切特综合征(Behcet Syndrome)、刺激性皮炎、大疱性类天疱疮和天疱疮等病变外观与糜烂性硬化性苔癣类似,而且也可能对激素治疗有反应,因此,为鉴别可能需加做一些辅助检查如:抗核抗体、皮肤过敏试验、免疫荧光检测。对于病变微细的患者,要进行诊断性活检比较困难,而这些患者通常主要表现为疼痛和烧灼感,而不是瘙痒;她们可能对局部加用 5% 利多卡因和(或)低剂量的三环类抗抑郁药夜间服用有反应,通常阿米替林用最低剂量,<60 岁,从 25mg 每晚一次(qn)开始,必要时每周增加 10~25mg,每晚最大剂量不>150mg,>60 岁,从 10mg 开始。

（1）病灶内注射皮质类固醇：病灶内注射 0.25%～0.5%布比卡因和曲安西龙（triamcinolone）用于控制具有顽固性瘙痒症状的患者，每4周注射一次，注射完毕，按摩局部皮肤以促进药物吸收，曲安西龙每次用量可高达40mg，随着患者症状缓解，注射间隔时间应延长。

（2）维A酸类：维A酸对严重的外阴硬化性苔藓患者可暂时或短期缓解症状。但该药应用必须严格限制，因其具有皮肤黏膜副作用和对育龄期妇女有致畸风险。鉴于该药的远期副作用，仅限于病变严重且不能耐受或对标准治疗无反应者间歇使用。局部应用：维A酸乳膏尤其适用于外阴皮肤角化过度者。口服：硬化性苔藓及局灶硬皮病患者曾服用阿维A酯0.5mg/（kg·day）3～12个月或维A酸25mg bid持续12～20周。

（3）卡泊三烯：曾用于外阴以外的硬化性苔藓病变，局部用0.005%卡泊三烯软膏bid×12周，治疗4个疗程后，皮肤病变全部缓解。

（4）环孢菌素：有报道5例患者予10%环孢菌素口服制剂qid×8周，仅有1例症状明显改善，3例稍微有改善，1例无变化，病变组织的病理及免疫组化情况无改变。耐药的外阴硬化性苔藓用环孢菌素3～4mg/（kg·d）持续3个月，症状和体征明显改善，但未获得病理缓解的证据。

（5）奥沙米特：5%奥沙米特凝胶可控制患者的瘙痒症状。

4. 对症治疗　瘙痒严重者夜间予镇静剂，多塞平25～75mg qn或阿米替林（10～25mg qn，可每周增加10～25mg，每晚最大剂量不>150mg，不能突然停药）或羟嗪25～100mg qn。

（二）外阴硬化性苔藓与外阴癌的关系及手术治疗

现在的研究显示其进展为外阴浸润癌的风险是很小的（约4%～5%），因此是一种良性病变，并非癌前期病变。鳞状细胞增生或鳞状细胞增生合并硬化性苔藓易于进展为浸润癌。因此应该强调随访的重要性，当外阴出现不规则白斑、糜烂或溃疡时应引起患者和医生的重视，应及时活检。

Taussig于1920年首次提出外阴切除术作为外阴干皱症的首选治疗措施。但后来的临床研究显示，即使是行广泛性的手术切除，切除术后复发率高，高达50%～60%，不仅在切除边缘，甚至移植皮肤也可复发，而且本病恶变机会极少，故目前不主张手术治疗。手术治疗仅限于分离粘连、硬化性苔藓合并外阴上皮瘤样病变或外阴癌。

1. 外阴切除术　该术式最主要的适应证是外阴硬化性苔藓合并外阴上皮内瘤样病变或外阴癌。

2. 激光手术　由于术后可能复发，激光手术治疗外阴硬化性苔藓的报道较少。

3. 冷冻手术　冷冻手术曾用于治疗外阴硬化性苔藓，但由于复发率高，未得到广泛采用。

（三）光动力学治疗

曾有将低剂量UVA1光疗治疗生殖器外硬化性苔藓的报道，结果显示病灶明显减少或消除，未出现急性副作用。采用光敏剂氨基酮戊酸的局部光疗治疗硬化性苔藓也有一定疗效。

（四）新进展的治疗措施

虽然高效皮质类固醇可有效控制硬化性苔藓的症状，但此类药物可抑制胶原合成常引起皮肤萎缩，而且停药后通常会复发。目前认为硬化性苔藓是一种T淋巴细胞介导的慢性炎症性疾病，因此一些抑制T淋巴细胞，不影响胶原合成且能较好控制硬化性苔藓的药物备受关注，如免疫调节剂他克莫司、吡美莫司。

1. 他克莫司（tacrolimus）　为一种大环内酯类强效免疫抑制剂，全身用药主要用于同种异体器官移植后预防排斥反应，其作用机理是：通过抑制calcineurin导致T细胞活化相关的基因转录，从而抑制T细胞活化和迁移，还具有抗炎、抑制γ干扰素、白细胞介素2，4和10。他克莫司的局部应用：FDA仅批准其用于儿童和成人的特应性皮炎，最近，有一些用于其他炎症性皮肤病（处方外的适应证）包括糜烂性外阴阴道扁平苔藓，外阴类天疱疮。研究报道用该药治疗后病灶范围显著缩小、未出现明显副作用，认为该药是治疗病程长的活动性硬化性苔藓的安全有效的药物。

2. 吡美莫司（pimecrolimus）　也属大环内酯类药物，calcineurin的特异抑制剂，不仅可以抑制T细胞活化，还可抑制肥大细胞的活性和瘙痒症状。

（五）临床处理中应注意的问题

1. 治疗前宜行活检。

2. 目前的研究显示该病可能与自身免疫性疾病相关，应注意检查患者是否合并其他的自身免疫性疾病如甲状腺疾病等。

3. 治疗前应行外阴皮肤拭子，以排除是否继发感染。

4. 斑片试验　若怀疑患者继发药物过敏应行

此项检查。

5. 妊娠或哺乳期患者 一般认为局部应用皮质类固醇是安全的,而免疫调节剂、维 A 酸类禁用。

五、存在的问题和研究方向

1. 外阴硬化性苔癣的确切病因及发病机制仍然不清楚,目前多倾向于认为其与自身免疫有关,因此还需要在这方面进行深入研究,以揭示其病因、发病机制。

2. 免疫调节剂 尽管最近的研究显示有学者认为免疫调节剂他克莫司、吡美莫司治疗硬化性苔癣的疗效优于皮质激素,但需要注意用此类药物的近期和远期潜在的促进硬化性苔癣病变进展为外阴癌的风险。当硬化性苔癣患者症状控制得比较好时,没必要继续用强效皮质激素和免疫抑制剂。目前关于此类药物疗效的报道样本数均较小、均不是前瞻性随机双盲对照研究。将来还需要进行一些大样本的随机对照研究。

3. 是否每个外阴硬化性苔癣患者(尤其是无症状的患者)都应该接受治疗,还存在争议,要解答这个问题,需要进行一些前瞻性的研究。

第二节 外阴鳞状上皮
细胞增生

外阴鳞状上皮增生(squamous hyperplasia of vulva)是以外阴奇痒为主要症状的鳞状上皮细胞良性增生为主的外阴疾病。曾用名称,增生性营养障碍(hyperplastic dystrophy),特应性皮炎(atopic der-matitis),特应性湿疹(atopic eczema)和神经性皮炎(neurodermatitis)。其病因不清楚,可能是慢性外阴阴道感染或其他慢性刺激所致。多见于 30 ~ 60 岁的妇女,恶变率为 2% ~ 5%。

治疗目的主要是缓解症状,治疗方式首先皮质激素,局部应用中等强度的皮质激素每日 2 次,如 0.025% 氟轻松软膏,0.01% 曲安奈德软膏或 1% ~ 2% 氢化可的松软膏或霜剂等制剂,以缓解瘙痒症状。口服抗组胺药可能有助于缓解瘙痒症状。长期连续使用高效皮质激素类药物,可导致局部皮肤萎缩,故当瘙痒基本控制后,即应停用高效皮质激素类制剂,改以作用较轻微的氢化可的松软膏每日 1 ~ 2 次,长期维持治疗。对于难治病例,可考虑病灶内皮下注射固醇类激素。

超声治疗:聚焦超声治疗是近年发展的一种无创技术。它是将超声波束经体外穿透入组织内预先选定的深度,在该处产生一个生物学焦域而不损伤超声波所经过的表层组织和邻近组织。超声治疗外阴白色病损时,超声焦域位于真皮层,使真皮内组织包括血管和神经末梢发生变性,继而促进该处新的微血管形成和改进神经末梢的营养状况以达到治疗目的。复发后仍可再次治疗。

手术治疗:由于外阴鳞状上皮增生癌变率 < 5%,手术后对局部的功能有一定影响,且术后约 50% 的患者发生远期复发,故目前主张对此病应以药物治疗或物理治疗为主。手术治疗仅适用于:①局部病损组织出现不典型增生或有恶变可能者;②反复应用药物治疗或物理治疗无效。

(高国兰)

参 考 文 献

1. 2007 UK National Guideline on the Management of Vulval Conditions.

2. Smith R, Haefner K. Vulvar lichen sclerosus: pathophysiology and treatment. Am J Clin Dermatol, 2004, 5 (2): 105-125

3. Olejek A, Kozak-Darmas I, Kellas-Sleczka S, etal. Effectiveness of photodynamic therapy in the treatment of lichen sclerosus: cell changes in immunohistochemistry. Neuro Endocrinol Lett. 2009, 30 (4): 547-551

4. Kulkarni S, Barbagli G, Kirpekar D, etal. Lichen sclerosus of the male genitalia and urethra: surgical options and results in a multicenter international experience with 215 patients. Eur Urol. 2009, 55 (4): 945-954

5. Sotiriou E, Apalla Z, Patsatsi A, etal. Topical tacrolimus for recalcitrant vulvar lichen sclerosus. Eur J Dermatol. 2009, 19 (5): 515-516

6. Goldstein T, Creasey A, Pfau R, et al. A double-blind, randomized controlled trial of clobetasol versus pimecrolimus in patients with vulvar lichen sclerosus. J Am Acad Dermatol. 2011, 64 (6): e99-104

7. Fistarol K, Itin H. Anti-inflammatory treatment. Curr Probl Dermatol. 2011, 40: 58-70

8. Bunker B. Comments on the British Association of Dermatologists guidelines for the management of lichen sclero-

sus. Br J Dermatol. 2011,164(4):894-895

9. Aidé S,Lattario R,Almeida G,et al. Epstein-Barr virus and human papillomavirus infection in vulvar lichen sclerosus. J Low Genit Tract Dis. 2010,14(4):319-322

10. Simonart T,Lahaye M,Simonart M. Vulvar lichen sclerosus:effect of maintenance treatment with a moisturizer on the course of the disease. Menopause. 2008,15(1):74-77

11. Fistarol SK,Itin PH. Diagnosis and treatment of lichen sclerosus:an update. Am J Clin Dermatol. 2013,14(1):27-47

第三十一章 外阴上皮内瘤变与外阴癌

第一节 概 述

一、外阴癌诊治现状

外阴恶性肿瘤发病率不高,占女性全身恶性肿瘤的0.5%以下,占女性生殖道原发性恶性肿瘤的3%~5%。约90%的原发性外阴癌为鳞状细胞癌,另有恶性黑色素瘤、腺癌、基底细胞癌、疣状癌、肉瘤,及其他罕见的外阴恶性肿瘤等。外阴癌多见于老年女性,以手术治疗为主,对其治疗强调个体化和综合多学科治疗。

近年来,随着对外阴癌转移播散规律认识的深入和放疗技术、化疗及药物的发展手术范围趋于缩小;在重视保留外阴的生理功能,减轻患者术后生理及心理创伤;合理综合应用放疗及化疗,提高疗效的同时注意改善患者的生活质量。外阴癌患者的5年生存率为52%~85%,预后与腹股沟淋巴结转移密切相关。

(一)危险因素

流行病学调查发现外阴癌发病的相关因素是人乳头状瘤病毒(human papillomavirus,HPV)感染,以HPV16、18、31型多见。就目前的研究结果看,外阴癌与HPV DNA的关系不如宫颈癌同HPV DNA的关系密切。

外阴局部影响因素:外阴的慢性营养障碍,如外阴硬化性苔癣、外阴增生性营养障碍等是外阴鳞状细胞癌发生的高危因素,梅毒、湿疣和淋巴肉芽肿等性传播性疾病与外阴癌的发生有关。此外外阴及性卫生不良亦为重要的相关因素。

生殖道外阴的上皮内瘤变(vulvar intraepithelial neoplasia,VIN)与外阴癌的发生有关,生殖道其他部位癌前病变、恶性肿瘤;吸烟、肥胖、高血压、糖尿病、免疫功能低下可能与外阴癌发生有一定关系,但不是独立的危险因素。

对有上述危险因素者,特别是有外阴硬化性苔癣或VIN Ⅲ,以及生殖道其他部位恶性肿瘤的患者应定期检查外阴,必要时可使用阴道镜检查和活检进一步评估。

(二)症状和体征

根据病灶部位分为中线型和侧位型。中线型:病灶位于阴道口、尿道口、肛门、会阴后联合、阴蒂及会阴体的病灶;侧位型:位于大小阴唇的病灶。表现为单个或多发结节、菜花样肿物或浸润性溃疡。最多见的部位是大阴唇,其次是小阴唇、阴蒂、会阴体,可累及肛门、尿道和阴道。有一侧或双侧腹股沟淋巴结的肿大,或溃疡。

妇科检查应注意:外阴肿物的部位,大小、质地、活动度、与周围组织的关系,双侧腹股沟区是否有肿大的淋巴结并应仔细检查阴道、宫颈、子宫及双侧附件区,排除其他生殖器官恶性肿瘤转移至外阴。

(三)病理诊断

检查发现的任何外阴病变在治疗前均应行活检病理检查确诊。局麻下行病灶切取活检,活检组织包括:病灶、病灶周围的皮肤和其下的间质,一般不宜行整个病灶的切除活检。病灶直径≤2cm,且间质浸润深度≤1mm时,应完整切除病灶,并作连续切片以正确评估浸润深度。

病理报道可包括:①病理组织学类型:常见的类型是鳞状细胞癌,其次为恶性黑色素瘤、腺癌、基底细胞癌、疣状癌、肉瘤等;②肿瘤浸润深度与淋巴结转移;③组织学分级:Gx,分级无法评估;G1,高分化;G2,中分化;G3,低分化;④生长方式和淋巴脉管间隙受累:若肿瘤呈浸润性生长,有淋巴脉管间隙受累时,局部复发率较高,预后较差。

(四)辅助检查

宫颈涂片细胞学检查、阴道镜检查,了解宫颈和阴道是否同时也有病变;盆腔和腹腔CT/MRI检查有助于了解相应部位的淋巴结及周围组织器官受累的情况。对晚期患者可行膀胱镜、直肠镜检,了解膀胱黏膜或直肠黏膜是否受累,必要时可对可疑淋巴结或其他可疑转移病灶行活检或细针穿刺活检。并应常规行宫颈及外阴病灶 HPV DNA 检测及梅毒抗体检测。

（五）分期

外阴癌采用手术病理分期，见表 31-1 和表 31-2。

表 31-1 外阴癌分期（FIGO，1994）

FIGO 分期	临 床 特 征	UICC		TNM 分期
0 期	原位癌		Tis	
Ⅰ 期	肿瘤局限在外阴或/和会阴,肿瘤最大径线≤2cm,淋巴结未触及	T_1	N_0	M_0
Ⅰ A 期	间质浸润深度≤1.0mm	T_{1a}	N_0	M_0
Ⅰ B 期	间质浸润深度>1.0mm	T_{1b}	N_0	M_0
Ⅱ 期	肿瘤局限在外阴或/和会阴,肿瘤最大径线>2cm,淋巴结未触及	T_2	N_0	M_0
Ⅲ 期	任何大小的肿瘤,并侵犯下列任何部位:下尿道、阴道、肛门和(或)单侧区域淋巴转移	T_3	N_0	M_0
		T_1	N_1	M_0
		T_2	N_1	M_0
		T_3	N_1	M_0
Ⅳ A 期	任何大小的肿瘤,并侵犯到下列任何部位:尿道上段黏膜、膀胱黏膜、直肠黏膜;或固定于骨盆和(或)双侧区域淋巴结转移	T_1	N_2	M_0
		T_2	N_2	M_0
		T_3	N_2	M_0
		T_4,任何 N,M_0		
Ⅳ B 期	任何大小的肿瘤出现远处转移,包括盆腔淋巴结转移	任何 T,任何 N,M_1		

1）肿瘤浸润深度指肿瘤从最接近表皮乳头上皮-间质连接处至最深浸润点的距离。

2）区域淋巴结（N）：N_0——无区域淋巴结转移；N_1——单侧区域淋巴结转移；N_2——双侧区域淋巴结转移。

3）远处转移（M）：M_0——无远处转移；M_1——远处转移

表 31-2 外阴癌分期（FIGO，2009）

FIGO 分期	临 床 特 征
Ⅰ 期	肿瘤局限在外阴,淋巴结无转移
Ⅰ A 期	肿瘤局限在外阴或会阴,最大直径≤2cm,间质浸润≤1.0mm
Ⅰ B 期	肿瘤最大径线>2cm 或局限于外阴或会阴,间质浸润>1.0mm
Ⅱ 期	肿瘤侵犯下列任何部位:下 1/3 尿道、下 1/3 阴道、肛门,淋巴结无转移
Ⅲ 期	肿瘤有或(无)侵犯下列任何部位:下 1/3 尿道、下 1/3 阴道、肛门,有腹股沟-股淋巴结转移
Ⅲ A 期	①1 个淋巴结转移(≥5mm),或②1~2 个淋巴结转移(<5mm)
Ⅲ B 期	①≥2 个淋巴结转移(≥5mm),或②≥3 个淋巴结转移(<5mm)
Ⅲ C 期	阳性淋巴结伴囊外扩散
Ⅳ 期	肿瘤侵犯其他区域(上 2/3 尿道、上 2/3 阴道)或远处转移
Ⅳ A 期	①肿瘤侵犯下列任何部位:上尿道和(或)阴道黏膜、膀胱黏膜、直肠黏膜或固定在骨盆壁,或②腹股沟-股淋巴结出现固定或溃疡形成
Ⅳ B 期	任何部位(包括盆腔淋巴结)的远处转移

有关新分期的几点变化：①病灶局限于外阴，无淋巴结转移，不论病灶大小为Ⅰ期。而ⅠA和ⅠB期的区别不仅有浸润深度的不同（1.0mm 为界），还有肿瘤大小的区别（2cm 为界）。ⅠA 直径<2cm，深度<1mm；ⅠB 直径>2cm，深度>1mm。②Ⅱ期淋巴结阴性，不论肿瘤大小，如果侵犯了邻近会阴组织，包括下 1/3 尿道、下 1/3 阴道或肛门就属于Ⅱ期，而在旧分期中属于Ⅲ期。③Ⅲ期诊断标准

是有阳性的腹股沟淋巴结,而不论肿瘤大小和有无邻近会阴结构受累。并且,根据淋巴结转移的数量和转移的大小,以及有无囊外扩散,Ⅲ期又分出 A、B、C 三个亚分期。④ⅣA 期增加了"上 2/3 阴道受侵"。此外,重要的改变是依据转移淋巴结的状态(如固定或溃疡形成),而不再是依据侧别(双侧淋巴结转移而定)。

(六)外阴浸润癌的处理

治疗原则及方法:①手术治疗:外阴癌的治疗以手术治疗为主,强调个体化、多学科综合治疗。传统的手术方式是广泛的全外阴切除及腹股沟淋巴结清扫术,或加盆腔淋巴结清扫术。近年来手术方式已经改良,病变早期时手术范围趋于缩小,重视和减少创伤及整形。晚期病变则重视手术与放疗、化疗相结合的多学科综合治疗。②放射治疗:外阴组织对放射线耐受性差,放射不作为外阴癌的首选治疗,但放疗是外阴癌综合治疗重要的组成部分,是手术治疗的准备和补充。淋巴结转移的患者术后腹股沟区及盆腔放射治疗有利于改善生存,减少复发。外阴巨大癌灶或侵及尿道、肛门者,术前放化疗可以减小肿瘤体积、降低肿瘤细胞活性、增加手术切除率及保留尿道和肛门括约肌功能。少数由于心、肝、肾功能不全,不宜接受手术治疗的患者,或因肿瘤情况无法手术治疗的患者,可首选放疗,对盆腔淋巴结疑有转移者亦多采用放疗。③抗癌药物治疗:化疗在外阴癌治疗中的地位存有争议,其应用主要有以下几个方面:作为手术或放疗前的新辅助治疗,缩小肿瘤以利于后续的治疗;与放疗联合应用治疗无法手术的晚期患者;术后的补充治疗,可单独使用或与放疗联用,亦可用于复发患者的治疗。由于外阴癌发病率低,病例数较少,化疗对外阴癌的作用尚缺乏循证医学的证据。

1. 外阴微小浸润癌(ⅠA 期)的处理 定义:直径≤2cm,浸润深度≤1mm 的单个外阴病灶,可行扩大局部切除术(wide local excision)手术切缘距离肿瘤边缘 1cm,深度至少 1cm,应达皮下组织。如果局部切除标本显示有神经或血管侵犯,则应行更宽的切除,不需切除腹股沟淋巴结。

2. 早期外阴癌的处理(Ⅰ、Ⅱ) 早期外阴癌被定义为肿瘤局限于外阴,且临床无可疑淋巴结转移者,应先切除原发病灶,依据病理检查情况,决定对淋巴结的处理。

(1)原发病灶的治疗:对Ⅰ期局限小病变,推荐采用广泛性局部切除术(radical local excision),手术切除范围应包括癌灶周围至少 1cm 宽的外观

正常的组织,深度应达尿生殖膈下筋膜。如果癌灶在阴蒂部位或其附近,则应切除阴蒂。如果同时存在 VIN 或者硬化性苔藓,应切除病变部位的表浅皮肤组织以控制症状,减少复发。

对Ⅰ期中病灶较大或病灶靠近尿道或肛门的病例,可根据具体情况选择以下治疗:

1)进行更广泛的手术。例如在估计不会引起尿失禁的情况下可以切除尿道远端 1cm;

2)术前辅助放疗或同期放化疗,缩小对尿道及肛门部位的切除范围。术前放疗可使病变缩小,增加病变边缘部位手术切除的彻底性,保留尿道和肛门功能。侧位型可采用单侧女阴广泛切除(semi-vulvectomy)。

同期放化疗者,可单用顺铂,剂量为每周 30~40mg/m^2。也可选用 FP 或 BMP 方案于放疗过程的第 1 周及第 4 周给药。

(2)腹股沟淋巴结的切除:腹股沟区复发者死亡率高,腹股沟深浅淋巴结切除术是降低早期外阴癌死亡率的重要因素。腹股沟深淋巴结位于卵圆窝内股静脉的内侧,切除时不应遗漏。

间质浸润深度大于 1mm 的 T$_1$ 期和所有 T$_2$ 期患者,应行同侧腹股沟、深浅淋巴结切除术;对一侧肿瘤较大者,特别是同侧淋巴结阳性者,亦可行双侧腹股沟、深浅淋巴结切除术;位于中线及累及小阴唇前部的肿瘤,应行双侧腹股沟、深浅淋巴结切除术。位于中线及累及小阴唇前部或前庭部的肿瘤,或一侧肿瘤较大 T$_2$ 期患者,可行双侧腹股沟、深浅淋巴结切除术。

目前多行三切口切除术式,将外阴切除切口与腹股沟淋巴结清除分开进行,在外阴和双腹股沟切口之间存有皮肤间桥,可改善切口愈合,早期患者皮肤间桥的复发率很低。大病灶位于阴蒂或阴蒂周围者,可选择传统的外阴和腹股沟整块切除方法,保留浅筋膜上方的皮下组织。在保证手术彻底性的前提下,在行腹股沟淋巴结切除术时保留大隐静脉,以减少术后下肢水肿的发生。

(3)腹股沟淋巴结转移的术后治疗:手术后病理检查发现腹股沟淋巴结转移者,术后应给予盆腔和腹股沟区放疗,选用指征:1 处大转移淋巴结(直径>10mm);淋巴结囊外扩散(LVSI 血管淋巴间隙受累);2 个或更多个微转移。术后病理检查发现仅有 1 处微转移(<5mm)者一般不需要辅助放疗。

3. 晚期外阴癌的处理(Ⅲ期以上:T3,T4,N1) 晚期外阴癌指肿瘤为 T3、T4 期或者临床体检腹股沟淋巴结有明显阳性表现者。对晚期患者,采用综

合治疗进行任何治疗前应先了解腹股沟淋巴结的状况,原发外阴病灶的处理应在腹股沟淋巴结切除之后进行。

(1)腹股沟淋巴结:腹股沟区未触到可疑的淋巴结,应行双侧腹股沟和盆腔淋巴结切除术。若最后的病理检查淋巴结阳性,术后应给予腹股沟区和盆腔区辅助放疗。临床检查发现腹股沟淋巴结肿大、可疑有转移者,先行盆腔 CT 检查,以确定腹股沟和盆腔淋巴结状况,应切除所有增大的腹股沟淋巴结,行冰冻切片检查。冰冻病理检查淋巴结阴性者行系统的腹股沟、深浅淋巴结切除术,如果最后的病理检查淋巴结阳性,术后给以辅助放疗。对腹股沟淋巴结阳性的患者,术后的辅助放疗宜尽早施行。

(2)原发癌的处理:要求切缘距癌灶 1~2cm,如果切除原发肿瘤可以达到切缘清晰,且不损伤括约肌造成大小便失禁,可以考虑手术。如果手术需行肠造瘘或尿路改道,最好先放疗+化疗,待肿瘤缩小后再手术。若拟行手术治疗,可仅给术前放疗剂量。

(3)辅助化疗:化疗多作为手术或放疗的辅助治疗,也是对ⅣB期患者常需采用的治疗方法。常用的化疗方案如下:单药顺铂:30~40mg/m²,每周一次,5~6次,与放疗同期进行。联合化疗:疗程数视具体情况而定,BP、FP 方案、BVP 方案、FM 方案。

外阴浸润性鳞癌复发率为 15%~33%,外阴局部为最常见复发部位(约占 70%)。

多数复发病灶是外阴的孤立病灶,均可再次手术切除。不能手术者可行局部放疗。对复发患者的化疗可选择:FP(5-FU+DDP)、BVP 或 BMP(BLM+MTX+DDP)方案。若化疗过程肿瘤进展或为铂类化疗后复发者,可考虑用紫杉醇、吉西他滨、拓普替康、长春瑞滨等。

(彭芝兰)

二、研究进展

外阴上皮内瘤变(vulvar intraepithelial neoplasia,VIN)是一组外阴疾病的统称,指肿瘤局限于表皮内,未发生周围间质浸润和转移,是外阴癌的癌前病变。VIN 包括外阴上皮非典型增生及外阴原位癌。

一般认为 VIN 可发生于任何年龄,但多发生于 50~60 岁的绝经后妇女。现患病年龄愈趋年轻,平均年龄大约为 50 岁,我国李诚信等报道 VIN Ⅲ最小年龄 22 岁,平均 35 岁。VIN 的发病率也呈增长趋势,近 20 年,VIN 的年发病率几乎为过去的 2 倍,达 2.1/10 万。

外阴癌(carcinoma of vulva)起源于外阴部皮肤、黏膜及其附属器官和前庭大腺等。外阴癌以原发性为主,约占女性生殖器肿瘤的 4%,占妇女全身肿瘤的 1%~2%。外阴癌主要发生于老年妇女,平均发病年龄为 60~70 岁,但近年来随着 HPV 感染的增加,外阴癌在年轻妇女中也时有发生。

(一)VIN 和外阴癌的分类及组织类型

1987 年,国际外阴疾病研究会(International Society for the Study of Vulvar Disease,ISSVD)与国际妇科病理学会对外阴常见的疾病进行了重新命名和分类,分为外阴鳞状上皮内瘤变和外阴非鳞状上皮内瘤变。外阴鳞状上皮内瘤变包括轻度、中度、重度非典型增生(VIN Ⅰ、Ⅱ、Ⅲ)及原位癌(VIN Ⅲ)。原位癌包括佩吉特病(Paget's 病)和原位黑色素瘤(非浸润性黑色素瘤)。近年 Fox 和 Wells 按病因学、发病机制和临床病理特点对外阴癌前病变进行了重新分型,将外阴鳞状上皮内瘤变分为未分化型和分化型。未分化型 VIN 又分为基底细胞样型和湿疣样型,并根据组织学形态为湿疣样、鲍温样或基底细胞样。未分化型 VIN 与 HPV 感染有关,患者发病年龄较轻。病变多呈多中心,病变范围较小,常呈多发丘疹样,棕红或紫色,有色素沉着,可反复发生或自愈。VIN Ⅱ 和 VIN Ⅲ 是癌前病变,也称高度病变。其癌变率较低,仅为 3%~4%。未角化型鳞状细胞癌与未分化型 VIN 有关,有 30% 的外阴鳞状细胞癌邻近可发现这种与 HPV 感染相关的 VIN。分化型 VIN 则多与 HPV 感染不相关,以老年女性为主,恶变几率高,高度分化的角化型鳞状细胞癌由此型 VIN 或硬化型苔藓发展而来。目前认为硬化性苔藓是外阴鳞状细胞癌前病变,其中只有 2%~5% 进展为鳞状细胞癌。也有作者提出分化的外阴上皮内瘤样病变(VIN)已经是直接的癌前病变。分化型 VIN 在发展为浸润癌之前的时间相对短暂,在组织学诊断方面有困难。Nieuwenhof 等(2010 年)报道从分化的 VIN 发展到外阴鳞状细胞癌中位时间短(28 个月),从硬化性苔藓进展到外阴鳞状细胞癌(84 个月)。有时硬化性苔藓进展为鳞状细胞癌,但没有达到分化的 VIN 标准,往往表现出角化或角化不良。由于分化的 VIN 诊断经常被忽略,该类与快速进展为鳞状细胞癌相关。对于硬化性苔藓和角化不良和角化增生患者,和(或)基底细胞异型性者也会进展为鳞状细胞癌,临床上应严密监视。

外阴恶性肿瘤的组织类型包括:来自皮肤的鳞状细胞癌、基底细胞癌、汗腺癌、黑色素瘤;来自特殊腺体的前庭大腺癌、尿道旁腺癌;来自皮下组织的肉瘤。外阴恶性肿瘤以鳞状细胞癌最为常见,约占85%~90%;其次为恶性黑色素瘤,约占5%~10%;肉瘤占1%~3%。

(二) VIN 及外阴癌病因研究

当前在 VIN 和外阴癌中对其发生病因非常重视,尤其关注与 HPV 感染的相关性。

VIN 及外阴癌的发病与病毒感染、外阴慢性皮肤病、性传播疾病、免疫功能低下及吸烟有关,其中以病毒感染和外阴慢性皮肤病关系最为密切。有文献表明,近年来年轻患者 VIN 发病率的逐年上升与人乳头瘤病毒(HPV)感染有关。

目前认为外阴癌最主要的病因和宫颈癌、阴道癌一样与 HPV 感染密切相关,其次与性传播疾病(STD)有关,包括单纯疱疹病毒Ⅱ型感染、淋病、尖锐湿疣和梅毒等,外阴长期的慢性炎性损伤也可能是致病的原因之一,外阴癌的患者中许多曾有过外阴湿疣和营养不良的病史。

一些癌基因在 VIN 中的作用研究越来越多。被研究的癌基因主要有:p53、p16、mmP-2、cox-2(cyclooxygenase-2)等。一些研究报道 p53 在分化型 VIN 中高表达,认为是其致病机制及肿瘤标记物。而另一研究认为 p53 高表达不是肿瘤标记物,是硬化性苔藓病变中缺血性改变而致的血管炎和炎症所致,非肿瘤标志物。p53 在 VIN 的发生发展中到底起着什么样作用,有待进一步研究。近年来 p16 已作为与 HPV 相关的癌基因,与 HPV 同时进行检测,来评估肿瘤状况。

关于 HPV 与 VIN 及外阴癌发生相关性,大量研究发现高危型 HPV 不仅与子宫颈癌关系密切,而且与一些生殖道癌前病变和癌密切相关。如肛周癌中高危型 HPV 高达90%,在外阴癌和阴茎癌中约40%(Parkin,2006)。Vuyst 等(2008)对美国多中心资料大样本数据,外阴上皮内瘤变(VIN)和癌、阴道上皮内瘤变(VAIN)和癌、以及肛周上皮内瘤变(AIN)和癌进行与 HPV 感染相关性进行 Meta 分析,结果发现 HPV 阳性在 VIN Ⅰ 中占67.8%,在 VIN Ⅱ、Ⅲ 和外阴癌中分别为85.3%和40.4%;在 VAIN Ⅰ、VAIN Ⅱ、Ⅲ 和阴道癌中分别为100%、90.1%和69.9%;在 AIN Ⅰ、AIN Ⅱ、Ⅲ 和肛周癌中占91.5%、93.9%和84.3%。在 HPV 感染型别中,HPV16 高于子宫颈癌(>75%),而 HPV18 低于子宫颈癌(<10%)。HPV6 和 11 亚型在外阴、阴道和肛

周病变和癌中,组织类型为基底细胞癌中占69.4%,角化型细胞癌中占13.2%;并且在60岁以上和年轻的学生中高。

研究资料表明 HPV 在 VIN 中阳性率高于外阴癌,并与 p16 关系密切。HPV 感染后,与 HPV 相关的 VINⅢ细胞增殖活性增加,对细胞外信号反应性降低,使其凋亡调节和血管生成程序异常,具有癌的特性,成为癌前病变。HPV 感染可导致 CIN、VIN、VaIN(阴道上皮内瘤样变)同时并存。宫颈癌、CINⅢ患者患外阴癌的危险度增加。

全球一项由39个国家参加的多中心大样本研究(de Sanjosé 等,2013),2296 例中 VIN 587 例,浸润癌1709 例,其中72.2%为角化鳞状细胞癌。对其进行 HPV-DNA 和 P16(INK4A)检测,结果在 VIN 中 HPV-DNA(+)占86.7%;而在浸润癌中为28.6%,HPV 和 P16 均为阳性者占25.1%。在年轻外阴癌患者中无论何种组织类型,HPV 均为高表达。鳞癌伴有疣状的或基底细胞癌(326 例)更多是 HPV 感染和 P16 阳性(AP=69.5%,CI=63.6~74.8)与 KSCC(AP=11.5%,CI=9.7~13.5)。在 HPVD-DNA 感染中最常见的亚型是 HPV 16(72.5%),其次为 HPV 33(6.5%)和 HPV 18(4.6%)。VIN 的浸润癌两者均显著高的是 HPV 45 亚型,为8.5倍。Rosenthal 等对 VIN Ⅲ患者行 HPV-DNA 检测,结果发现其中95% HPV 阳性。Mcnally 等报道 VIN Ⅲ病例中发现31%感染 HPV。目前研究报道,HPV16 型感染在未分化型的 VIN Ⅲ中阳性检测率为70%~90%,因此认为 HPV16 型感染是 VINI 转变到 VINⅢ的关键因素。

澳大利亚的一项研究表明 HPV-DNA 在 VIN 和浸润癌中均呈高表达。Sah 等(2013)对<50岁的外阴浸润癌和高级别 VIN(VIN Ⅱ、Ⅲ)患者进行 HPV16 亚型和 P16 的表达检测,发现在高级别 VIN(VIN Ⅱ、Ⅲ)和外阴浸润癌中高危型 HPV 阳性(95%和100%),HPV16 亚型分别为60%和70%;对 P16 进行检测,发现在 VIN 和浸润癌中分别为90%和100%。也有文献报道对佩吉特病诊断困难时,也可以用 P16 免疫组化进行鉴别诊断。

因此在 VIN 和外阴癌的诊断中应行 HPV 的检测。

(三) HPV 预防性疫苗在 VIN 和外阴癌中的应用

综上所述,由于 VIN、外阴癌与子宫颈癌发病原因相同,与 HPV 感染关系密切,尤为与 HPV16、18 亚型关系密切,故当前已在全球应用于人群的两

种预防性疫苗对 VIN 和外阴癌同样有预防效果。在此对 HPV 预防性疫苗概况做一介绍。

宫颈癌是较常见的妇科恶性肿瘤,在全世界范围内有较高的发病率和死亡率,严重威胁妇女的生命健康。目前已知人乳头瘤病毒(HPV)感染是发生子宫颈癌的主要病因。其中高危型 HPV16、18 型可引起 70% 以上的宫颈癌和癌前病变,低危型 HPV6、11 型主要引起生殖器疣。HPV 疫苗的研制成功,在预防癌症方面取得了巨大的突破。目前,两种 HPV 预防性疫苗有四价的 Gardasil(抗 HPV6,11,16,18 型;2006 年美国 FDA 批准上市)和二价的 Cervarix(抗 HPV16、18;2009 年美国 FDA 批准上市)已在全球 160 个国家广泛应用。我国厦门大学夏邵宁教授团队也已研发成功抗 HPV16、18 亚型的两价疫苗,完成第 I、II 期临床试验,III 期临床试验正在进行中。

1. HPV 疫苗的机制 HPV 共有 100 多种型别,而最容易致病的主要为 6、11、16、18 型,其中 HPV6、11 型容易引起生殖道疣病,而 HPV16、18 型则是最主要的致癌型别。HPV 感染人体后,机体针对 HPV 衣壳蛋白 L1 和 L2 产生的中和抗体,能预防 HPV 感染。预防性 HPV 疫苗是通过重组 DNA 技术表达 L1 蛋白,重组的病毒样颗粒不含病毒 DNA,但是其形态以及抗原性与真正的 HPV 类似,诱导机体产生中和性抗体,达到预防 HPV 感染的目的。

四价疫苗 Gardasil(美国默沙东公司研制)在酵母培养基中制备,HPV 6、11、16、18 型的 L1 蛋白含量分别为 $20\mu g$、$40\mu g$、$40\mu g$、$20\mu g$,这些成分吸附在佐剂非晶形铝的羟基磷酸硫酸盐上。该疫苗需在 $2 \sim 8℃$ 条件下保存,分别于 0、2、6 月分三次肌肉注射接种。该疫苗既可以预防由 16、18 型 HPV 引起的宫颈癌、阴道癌、外阴癌、肛周癌及女性宫颈、外阴、阴道癌前病变,也可预防上述四种 HPV 引起的其他宫颈、外阴及阴道病变,包括生殖器疣。

全球 33 个国家多中心的联合试验结果表明,该疫苗对宫颈癌、癌前病变以及其他生殖道疾病的预防作用可达 99% ~ 100%。

二价 HPV 疫苗 Cervarix(英国葛兰素史克研制)是针对 HPV16、18 型的疫苗,其抗原也是 HPV 主要衣壳蛋白的 L1 片段,该疫苗是在粉纹夜蛾细胞中制备,HPV16、18 型的 L1 蛋白含量均为 $20\mu g$,利用重组杆状病毒系统生产 VLP 并使用新型佐剂 AS04。Gardasi 为抗 HPV16 和 18 亚型感染。该疫苗亦需在 $2 \sim 8℃$ 条件下保存,也是分三针肌肉注射,分别为 0、1、6 月接种。

我国厦门大学夏宁邵教授团队研发的二价疫苗(HPV16/18)是在大肠杆菌中制备,表达 HPV16、18 型 L1 蛋白,经过重组和纯化过程获得 VLPs。已通过 I 期和 II 期临床验证,现正在进行 III 期临床试验。这也是继美、英两家公司的同类产品后,有望成为世界第三个子宫颈癌疫苗。

上述疫苗都是采用基因重组技术,纯化 L1 蛋白结构后组装成为 HPV 基因特异性空壳或类病毒颗粒(VLPs),均不含有生物制品活性或病毒 HPV,故不具有传染性,但不能清除已有的 HPV 感染,或治疗与其相关疾病,均是预防性疫苗。

2. 预防性疫苗的疗效观察 由于 HPV 感染后需要 10 年甚至更长的时间,由高危型 HPV 持续感染发展成为癌前病变(CIN、VIN、VAIN、AIN 等),再发展成为癌。出于伦理,WHO 规定在宫颈癌疫苗的临床观察中,以癌前病变为临床终点;近年又提出考虑以高危型 HPV 持续感染为临床观察终点。

(1) 四价疫苗的有效性:自 2002 年四价疫苗开始临床试验以来,已观察到近 10 年的资料。在 2011 年 5 月的欧洲 Eurogin 会议上,公布了北欧长期随访的中期数据,对接种前未感染过疫苗相关亚型的青年女性接种四价疫苗,7 年后未发现与 HPV16/18 相关的 CIN2/3、AIS 或子宫颈癌,未发现与 HPV6/11/16/18 相关的 CIN、VIN、VAIN。长期随访结果提示:对未感染过疫苗相关亚型的人群,Gardasil 对相关 HPV 亚型的感染和疾病的预防保护率是 100%。另一项随机对照试验(Mccormack,2011)也有同样发现,对未感染过疫苗相关亚型的 15 ~ 45 岁女性接种 Gardasil,随访 2 ~ 4 年,所有患者体内都可以检测到血清阳转及疫苗相关亚型高效价的中和抗体,很好地预防了相关 HPV 亚型的感染和疾病的发生。

为了探究 Gardasil 对有 HPV 感染史的女性的保护,研究者展开了一系列研究。在一项研究中(Olsson,2009)纳入 18 174 名 16 ~ 26 岁女性、平均随访 40 个月,针对入组时不同的血清学和 PCR 状况,分析了 Gardasil 的有效性。结果发现,对于血清学阳性及 PCR 阴性,即提示既往有感染的情况,保护率为 100%;对于血清学阴性及 PCR 阳性,即表明现患感染,未发现预防效果。结果提示:自然感染 HPV 所产生的 HPV 抗体不能长时间地提供全面的保护,而 4 价 HPV 疫苗所提供的免疫保护能够防止所覆盖的型别的再感染或再活跃。与此同时,另一项研究中发现(Castellsague,2011),对既往有

HPV 感染史的 24 ~ 45 岁女性接种至少一剂 Gardasil,经过平均四年的随访,免疫效力为 66.9%,结果提示:既往有 HPV 感染的成年女性仍能从 Gardasil 中获益。

（2）二价疫苗的有效性:一项 Ⅲ 期试验（Paavonen,2007）对 Cervarix 相关 HPV 基因型所致的 CIN Ⅱ、Ⅲ 的临床效力进行评估,该研究纳入 18 644 名 15 ~ 25 岁女性,经过平均 3 年的随访后发现,该疫苗预防 HPV16/18 所致 CIN Ⅱ、Ⅲ 的效力高达 90%。迄今对 Cervarix 随访时间最长的研究（Romanowski,2009）平均随访期为 6.4 年,该研究致力于探讨 Cervarix 的临床效力和免疫原性,结果显示:该疫苗抗 HPV16/18 亚型相关感染的效力达到 95.3%、预防 HPV16/18 持续 12 个月感染的有效性高达 100%、对 HPV16/18 所致 CIN2 + 的保护效力亦达到 100%。

（3）Gardasil 与 Cervarix 有效性比较:一项关于 Cervarix 和 Gardasil 免疫原性（Einstein,2009）比较的盲法研究发现,接种者在接种前均未暴露于疫苗相关 HPV 亚型,且血清学阴性/DNA 阴性。在不同年龄组的队列中,与 Gardasil 相比,Cervarix 接种者血清 HPV16、18 中和抗体滴度的几何平均值（GMTs）,子宫颈阴道分泌物 HPV16、18 中和抗体滴度,循环系统中 HPV16、18 特异性记忆 B 细胞出现率均更高。尽管两种疫苗间免疫反应强度差异的重要性还不清楚,但它们可能提示两者抗 HPV16/18 感染的持久性。

一项比较两种疫苗免疫交叉保护作用的研究结果显示（Malagon,2012）,与 Gardasil 相比,Cervarix 抗非疫苗亚型 HPV31、33、45 有效性更高,但统计学无差异;并且研究人员发现随着随访期的延长,Cervarix 抗 HPV31、45 感染的临床效力有下降趋势,提示我们需要更多的数据以更好地研究疫苗交叉保护持续性。

两种疫苗都是用来预防 HPV16/18 所致的高级别 CIN 及子宫颈癌的发生。两种疫苗的临床研究结果表明,无论国家、人种、接种者年龄如何,疫苗都具有很强的免疫原性、很好的临床效力且耐受良好。至于哪种疫苗更好,需要时间的证明;至于接种哪种疫苗,我们应基于不同的接种者的特点来给予相应的建议。

发展两种疫苗至今已分别在其观察期内（Cervarix 6.4 年、Gardasil 5 年）见到其保护效力持续存在。

在澳大利亚进行适龄青少年女性进行接种后,发现在接种的青少年中未再发现湿疣发生。

3. HPV 疫苗有效性及相关不良事件 疫苗的安全性是临床关注的问题。据 Lancet 2009 年 6 月报道一项四价人乳头瘤病毒（6,11,16,18 型）重组疫苗在 24 ~ 45 岁女性中的安全性、免疫原性和有效性的随机、双盲试验,结果表明:疫苗组 1910 例女性接种了至少 1 剂疫苗,入组时血清和宫颈阴道 HPV 检测为阴性、完成 3 剂接种和至少 1 次接种后访视的人群中,针对第 1 个研究终点即 HPV6、11、16、18 相关的感染和病变,疫苗的有效率为 90.5%（疫苗组 1615 例中出现 4 例、安慰剂组 1607 例中 41 例）;针对第 2 个研究终点即仅 HPV16、18 相关的感染和病变,疫苗的有效率为 83.1%（疫苗组 1601 例中出现 4 例、安慰剂组 1579 例中 23 例）。无疫苗相关的严重不良事件发生。因此,接种时无 HPV6、11、16、18 型感染的 24 ~ 45 岁女性,四价预防性 HPV 疫苗是有效并安全的。

在临床 Ⅰ 期和 Ⅱ 期实验中,实验组和对照组对计划免疫剂量的顺应性相似,显示了预防性 HPV 疫苗的耐受性较好。并发现实验组和对照组出现不良反应差别很小,安全性较好,经长达 5.5 年的随访研究发现实验组和对照组在发生副作用例数、严重副作用例数以及新发生慢性病例数上没有差别,这进一步证实了 HPV 疫苗的长期安全性。

Gardasil 在上市前进行的 6 项临床试验中,近 30 000 名受试者分别接种疫苗或安慰剂,常见的不良反应为注射部位疼痛、肿胀、发红、瘙痒、发热、恶心以及头昏。另外在有 25 297 人参加的 Gardasil 临床试验中,不考虑是否与接种相关,Gardasil 组和安慰剂组共有 237 人在接种后的随访时发生不良事件。最常见的不良事件为头痛、胃肠炎、阑尾炎、盆腔感染、尿路感染、肺炎、肾盂肾炎、肺栓塞等,但只有 0.05% 的严重不良事件经判断为与疫苗相关。

另外接种 Gardasil 组报道了 1 例支气管痉挛和 2 例哮喘,另有 1 例注射部位严重不良事件（注射部位疼痛和注射肢关节活动障碍）。

根据 CDC 和 FDA 不良事件报道系统（Vaccine Adverse Event Reporting System,VAERS）,自 2006 年 6 月 8 日,Gardasil 被批准上市以来截至 2008 年 12 月 31 日,2300 万以上的四价 HPV 疫苗已分布在美国;在该日,VAERS（疫苗不良事件报道系统）中报道 11 916 例在接种人乳头瘤病毒疫苗后发生不良事件。这些事件中,94% 被认为是不严重的事件,包括头晕、晕厥、恶心、注射部位疼痛、头痛、发热及皮疹等。有 6% 被认为是严重的不良反应事件,包括 Guillain-Barré 综合征,静脉血栓栓塞和死亡。美国疾病控制和预防中心(CDC)及食品和药品管理局(FDA)认为这些事件与疫苗无明显因果联系。

在另外一项包含 18 644 名受试者的关于二价疫苗 Cervarix 的Ⅲ期临床试验中,也发现疫苗组注射部位疼痛、红斑和肿胀较对照组常见,但是大多数副作用比较短暂,持续时间 2.2 ~ 3.4 天。接种疫苗后 7 天内全身反应如疲劳、头痛和肌肉酸痛较对照组稍高。但是局部和全身反应的发生率并不随着接种剂量的增加而增加,疫苗组和对照组慢性病及自身免疫病的发生率相似。两组中报道最多的严重副作用是感染性疾病和异常妊娠结局,但是两组中妊娠结局没有差异。另外,出现 5 例死亡,1 例在疫苗组,4 例在对照组,经过调查也与疫苗无关。

4. 疫苗在妊娠方面的数据　由于疫苗应用于育龄期女性,导致某些早期妊娠期女性无意中使用到疫苗。Part(2008)研究评价了 4 价 HPV 疫苗对F0 代母鼠生殖能力,以及对 F1 代子鼠生长、发育、行为及繁殖性能的影响。结果显示接种 4 价 HPV 疫苗后,F0 代母鼠和 F1 代子鼠没有观测到的不良反应。

目前没有设计专门用于评价 Gardasil 对妊娠妇女效果和安全性的研究。临床试验期间,在 3 ~ 629 例女性(疫苗组 1796 例,安慰剂组 1824 例)中报道了至少 1 起妊娠。妊娠不良结局定义为流产、晚期胎死宫内和先天异常。疫苗组和安慰剂组发生妊娠不良结局(不包括选择性流产)的比例分别为23.3%(423/1812)和 24.1%(438/1820)。为估对在本品或安慰剂应用的 30 天内或超过 30 天时开始的妊娠进行评估,作了进一步的亚组分析。对于估计在接种 30 天内开始的妊娠,疫苗组出现 5 例先天异常,而安慰剂组有 1 例先天异常。与之相对,对于估计在接种超过 30 天时开始的妊娠,疫苗组观察到 35 例先天异常,安慰剂组观察到 29 例先天异常。以上所观察到的先天异常类型与一般人群中 16 ~ 45 岁妊娠女性中的常见类型是一致的。总之,在怀孕后注射 Gardasil 组和注射安慰剂对照组的安全性数据具有可比性。

为了更好地描述孕期内接触过 HPV 6/11/16/18 疫苗的安全性,有研究(Forinash,2009)分析上市后四价疫苗关于妊娠结果的数据(即活产、流产、胎儿死亡和先天性畸形),在 5 个四价 HPV 疫苗的Ⅲ期临床试验观察中,有 20 ~ 551 位 15 ~ 45 岁的妇女分别在第 1 天、第 2 个月和第 6 个月接受四价

HPV 疫苗或安慰剂。每次注射疫苗前均即刻行尿妊娠试验,检验呈阳性者不予接种疫苗。妇女妊娠后,均停止接种疫苗,直到妊娠解除。对所有妊娠结果进行随访。结果有 1796 例注射疫苗者和 1824 例注射安慰剂者妊娠,分别有 2008 例和 2029 例已知妊娠结果。活产、导致胎儿死亡或自然流产的总体比例无显著性差异。共有 40 个接种疫苗的妇女所产的新生儿和 30 个注射安慰剂的妇女所产的新生儿,有一个或多个先天异常($P = 0.20$)。异常现象和一般人群中最常见的异常一致。疫苗在妊娠妇女的耐受性好。说明四价人乳头状瘤病毒疫苗在Ⅲ期临床试验的妊娠妇女中对妊娠结局未产生不利的影响。结论是接触疫苗组自然流产率及主要出生缺陷率不高于未接触人群。尽管无确切的不利证据,仍然不建议 HPV6/11/16/18 疫苗对孕妇使用。

Gardasil 和 Cervarix 经过上市前的临床试验及上市后的安全性监测,发现两种疫苗的不良反应相似,可概括为以下几点:

(1) 注射部位局部副作用:最常见的为疼痛,其次为红斑、瘙痒和肿胀。

(2) 一般性全身反应:最常见的为头痛、头晕、发热(<38.9℃)、咽痛、疲劳、肌肉酸痛以及轻微全身不适,但是疫苗相关的全身不良反应在疫苗组和对照组的发生率无明显差异。

(3) 过敏反应:表现为全身风疹或者血管性水肿、喘鸣,发生率为 2.6/100 000。

(4) 严重不良事件:包括死亡、吉兰-巴雷综合征(GBS)、血栓栓塞、免疫系统疾病、反流性食道炎、胃肠炎、盆腔炎性疾病、术后感染、链球菌性扁桃体炎、多发性创伤、心肌炎、心包炎、胃溃疡、急性鼻窦炎、中暑、胰岛素依赖性糖尿病、先兆流产、抑郁症等,经调查表明与疫苗无明显相关性。

(5) 对妊娠结局的影响:动物生殖研究已经证实疫苗对动物的生殖能力或者胎儿没有副作用,尽管人类临床实验中没有纳入妊娠女性,但是有些试验者在不知道妊娠的情况下接种了疫苗,结果发现活产率,流产率以及胎儿畸形的发生率在实验组和对照组相似。FDA 已经将疫苗归为 B 类药,但是由于缺乏疫苗对妊娠安全性的资料,免疫咨询委员会建议孕期不要接种 HPV 疫苗。

在我国的各期临床试验中,尽管尚未揭盲,但未观察到严重不良事件,仅观察到常见的全身或局部的不良反应。

一种新的疫苗广泛使用后往往会收到大量的

不良事件报道。因此,根据调查结果,许多妇科肿瘤专家均认为,接种 HPV 疫苗的获益远远大于不良反应的风险,目前已上市的 HPV 疫苗安全性和有效性良好,应继续推荐接种这两种疫苗。

(四)治疗性疫苗的研究进展

目前与 HPV 相关下生殖道肿瘤,包括外阴癌主要采取手术切除,但在很大程度上取决于对疾病诊断后予以治疗的二级预防方案。如宫颈癌放化疗治疗可以得到 66% ~ 79% 的 5 年生存率,但当这些患者持续性或复发后再治疗往往预后不佳。

对于生殖器疣(VIN1)的治疗方法主要是物理治疗,包括冷冻治疗,三氯乙酸。对高级别的 VIN(VIN II、III)治疗,目前主要采取手术进行局部切除。当前一些外用药物如咪喹莫特(免疫调节剂),西多福韦(病毒复制的抑制作用;凋亡)和光动力疗法(肿瘤和增强抗肿瘤免疫的直接破坏)都表现出一些有益的效果(50% ~ 60%),但在采取这些非手术治疗使用时应慎重。患者应用咪喹莫特治疗包括鬼白毒素等“成功的”治疗后复发率是 30% ~ 40%。

目前在研究新的分子靶向通路药物与 HPV 感染相关癌症疗法的合理结合以取得好的疗效。临床前开发的小分子抑制剂,与 HPV E1/E2 DNA 结合产生活性,或对 HPV E6/E7 癌基因的抗凋亡作用。蛋白酶体和组蛋白去乙酰化酶抑制剂,可以提高在 HPV 阳性的肿瘤细胞凋亡,是均在进行的早期的临床试验。慢性高危型 HPV 感染/肿瘤的特点是全身和(或)局部出现免疫抑制或免疫逃避因素。最近两个 E6/E7 疫苗已经在高级别的 VIN 患者进行了临床应用,并取得一些临床疗效。系统性的 HPV 特异性 T 细胞反应及局部免疫因子的调控是治疗的关键。目前正在研究通过治疗以改变免疫效应的治疗性疫苗。

VIN 及外阴癌近年有增长和年轻化的趋势,在对子宫颈癌加强研究的同时,对其更加关注,随着 HPV 预防性疫苗的推广使用和治疗性疫苗的研发成功,将在临床形成从预防性疫苗到 HPV 感染及相关疾病的综合防治。

(魏丽惠)

第二节 外阴上皮内瘤变与人乳头瘤病毒感染

大多数外阴鳞状细胞癌(vulvar squamous cell carcinoma,VSCC)由外阴上皮内瘤变(vulvar intraepithelial neoplasia,VIN)发展而来。VIN 是指外阴鳞状上皮不典型增生-原位癌病变的系列连续过程,其进展为 VSCC 的时间可变性很大。近年来的研究显示,VIN 和 VSCC 的发展有两种不同的病因病理学机制,一种与高危型人类乳头瘤病毒(HPV)感染有关,而另一种则与 HPV 感染无关。国际外阴疾病学会(ISSVD)2004 年新分类标准将 VIN 分为以下类型:与 HPV 感染相关的普通型 VIN(usual VIN,亦称之为经典型 VIN,classic VIN)、与 HPV 感染无关的分化型 VIN(differentiated VIN,亦称之为单纯型 VIN,simplex VIN)以及外阴 Paget 病等其他不能归入上述两类的 VIN 病变归入未分类型 VIN。不同类型的 VIN 具有不同的病因学、流行病学、临床特征、组织病理学改变及恶性潜能。

目前世界卫生组织(WHO)仍在使用的分级系统根据未分化的细胞占上皮层的比例将普通型 VIN(WHO 定义为经典型 VIN)分为三级:VIN I、II 和 III。然而,与 CIN I 比较常见的现象不同的是,VIN I 病变在外阴是罕见的。事实上,大多数表现为明显的 HPV 感染伴低度不典型增生的外阴病变均应诊断为典型的外生型湿疣,而不是 VIN I,因为这种由低危型 HPV(6 和 11)感染所致的病变绝大多数经过治疗后可以恢复,极少进展为 VSCC,如果将其归入外阴癌的癌前病变可能导致治疗过度。因此,国际外阴疾病学会提议废除 VIN I 这一分级。另一方面,由于鉴别 VIN II 和 III 存在很大的主观性,因此根据 ISSVD 的提议,将这两级 VIN 合并为一类。

一、VIN 与 HPV 感染

研究显示,52% ~ 100% 的 VIN 中可检测到 HPV 感染,检测到 HPV 感染的类型几乎均为普通型 VIN,而分化型 VIN 极少。

近几十年来普通型 VIN 的发病率明显上升,可能归因于 HPV 感染率的增加。普通型 VIN 是外阴上皮内瘤变中最常见的类型,占 VIN 发病率的 90%,常发生于相对年轻的患者,发病年龄多在 50 岁以下,可能与接触 HPV 的机会增加有关。吸烟和免疫功能受损是普通型 VIN 的重要危险因素。HIV 感染的妇女比 HIV 阴性的妇女更易罹患 VIN,随着免疫抑制程度的增加而风险增加。研究表明,人体的免疫反应至关重要,决定着 HPV 感染相关 VIN 病灶的消退或持续存在。研究者们观察到,VIN 的自然消退伴随着血液中高水平的 HPV 特异性 T 细胞反应,而那些 VIN 病灶持续存在的患者则检测不到抗 HPV 的 T 细胞反应。

普通型 VIN 由高危型 HPV（大部分为 HPV16、18 或 33）的持续感染所引起，其中 HPV16 是最常见的感染类型，能在大约 80% 的 VIN Ⅲ 病灶中检测到，其他类型如 HPV31 和 45 也有报道。有研究报道在 38.1% 的感染 HPV16 或 18 型的普通型 VIN 中检测到了 HPV 的 DNA 整合到宿主细胞中。由于 HPV 可同时感染宫颈、阴道及外阴上皮，因此，临床上可表现为 CIN、VIN、VaIN（阴道上皮内瘤样变）同时并存的多中心、多癌灶的特征。

由于 HPV 感染和继发的高危型 HPV DNA 的整合，使普通型 VIN 发生一系列分子改变。HPV 癌蛋白 E6 和 E7 在细胞转化过程中发挥着重要作用。E6 和 E7 蛋白在病毒自我复制的"正常"生命周期中表达，并被严密控制。当这种调控被破坏而 E6 和 E7 蛋白过表达时，他们能够废除正常的肿瘤抑制功能和细胞周期。E6 蛋白与抑癌基因 p53 具有高度亲和性，两者结合使 p53 蛋白快速降解，进而破坏细胞增殖周期的检测点，因此细胞生长周期失去正常调控而导致无限增殖。E7 蛋白可与 pRb（视网膜母细胞瘤蛋白）结合，释放出转录因子 E2F，使 pRb 功能性失活，导致 HPV 感染细胞增殖周期不受细胞周期检测点的控制，从而刺激细胞增殖，引起病变，并导致细胞周期相关标志物 p16（INK4A）高表达。因此，大部分普通型 VIN 可检测到 p16（INK4A）蛋白的高表达，而 p53 蛋白则为阴性。

分化型 VIN 相对比较少见，仅占 VIN 发病率的 2%~5%，多见于绝经后妇女（平均年龄 67 岁）。与普通型 VIN 不同的是，分化型 VIN 中极少检测到 HPV，它的确切病因目前仍不清楚。由于分化型 VIN 很少以孤立的形式存在，部分学者认为它实际上是相邻的外阴鳞状细胞癌的一部分。有些患者的分化型 VIN 是在外阴鳞状细胞癌治疗后诊断的，但孤立的分化型 VIN 病灶也可发生在无外阴鳞状细胞癌病史的患者。

二、VIN 的临床表现和组织学特点

普通型 VIN 虽然临床表现多样化，但较易诊断。通常无症状，可表现为瘙痒和烧灼感，呈现出大片的白色或者红色的斑片状皮损，或者表现为色素沉着。有的呈疣状、息肉状、丘疹样改变。受累部位依次分别为小阴唇、阴唇系带后方、大阴唇、肛周皮肤和阴蒂皮肤。超过 40% 的患者为多灶性病变，可与宫颈或者阴道等上皮内瘤样病变或者浸润癌同时存在，呈现多中心病变的特点。年轻女性发

生多中心病变的几率特别高，而在年龄 >50 岁的女性中则减少。因此，强烈推荐对诊断为普通型 VIN 的患者尤其是年轻女性进行外阴、宫颈、阴道和肛门的全面检查。这种多中心 HPV 感染可能是由于人体对 HPV 感染免疫反应降低所引起的，而累及女性生殖道多个部位的多中心病变常常由同一种 HPV 类型所引起。

普通型 VIN 的组织学特点与 CIN 及其他类型的 HPV 感染相关的上皮内瘤变相似。由于其明显的结构和细胞学异常，使其即使在低倍镜下也能很容易地识别为上皮内瘤变。普通型 VIN 的表皮增厚，常表现为角化过度和（或）角化不全、细胞的成熟度缺失、核/浆比例增大、核大深染、异型性，在表皮各层存在大量的有丝分裂细胞。具有致密嗜酸性胞浆和固缩细胞核的凋亡细胞也很常见。普通型 VIN 根据其病理形态特点进一步分为湿疣型、基底细胞型及混合型。通过免疫染色，普通型 VIN 病变中常检测到与 HPV 感染相关联的 p16（INK4A）蛋白的高表达，而 p53 蛋白则为阴性。这些免疫染色标记可有助于确认诊断。近来的研究显示，Pro-Ex C 作为一种可识别两种标记（MCM2 和 TOP2A）的免疫化学试剂，在普通型 VIN 病灶中几乎均为阳性，它在高级别 CIN 中亦是如此，因此它可被用来作为一种新的普通型 VIN 的标记物。

与普通型 VIN 不同的是，分化型 VIN 多为单发病灶，诊断也面临较大的挑战。此类型 VIN 皮损一般比较小，常表现为红色或灰白色，表面粗糙、不规则；或者呈增厚的白色斑块样改变。大约 60% 的患者会出现瘙痒和（或）疼痛，常伴有长期的烧灼感。然而，仍有许多分化型 VIN 病变无症状，在组织学检查时才得以评估。

分化型 VIN 的典型组织学特征就是在完全分化的外阴上皮中出现异常的非典型角化细胞。表皮增厚伴角化不全，其不典型性常局限于基底和副基底层，形成发育不全的角化珠；受累的上皮多由异常增大的具有巨大核仁的空泡状细胞核的鳞状细胞组成，这些细胞胞质呈嗜酸性且具有明显的细胞间桥。常伴发外阴硬化性苔藓（lichen sclerosus）或鳞状上皮增生（squamous hyperplasia）。在分化型 VIN 中基本上检测不到 HPV 的感染，也少有检测到与 HPV 感染相关联的 p16（INK4A）蛋白的表达（90% 以上无表达）。研究认为分化型 VIN 可能与抑癌基因如 p53 的突变或缺失有关。p53 蛋白在 90% 的分化型 VIN 中呈阳性，故其过度表达可作为分化型 VIN 与正常基底细胞区分的依据。Ki-67 亦

有助于鉴别分化型 VIN 和正常外阴上皮。

三、VIN 的恶性潜能

VIN 的发展过程有三种倾向:部分自然消退;部分持续不变;另一部分则进展为浸润癌。年轻女性、不吸烟者及免疫力正常的患者更易发生自然消退。

虽然普通型 VIN 进展为 VSCC 的风险较低,但仍不能轻视。在未经治疗的普通型 VIN 患者中,有 9%~16% 进展为 VSCC,而在治疗过的患者中仅为 3%,进展率与前次的手术范围无关。挪威的一项研究显示,手术切缘阴性并不能阻止 VIN 进展为浸润性 VSCC。因此,临床医生应该明确,不应当通过扩大切除范围来预防 VIN 的进展。普通型 VIN 进展的可能危险因素包括:高龄、免疫抑制和放疗。普通型 VIN 患者自然消退的几率大约是 1.2%,具有多灶性病变的、小于 35 岁的患者其自然消退率较高,而这个概率随着年龄的增长而减小。目前的研究证据表明,普通型 VIN 与 VSCC 是同一疾病的不同发展阶段。Ueda 等通过单克隆扩增的方法,首次证明 VSCC 与其相邻的普通型 VIN 病灶起源于同一个单细胞。此后,多个研究者报道了癌前病变及由它们进展而来的恶性肿瘤均为单克隆增殖,当然它们各自的分子通路不尽相同。普通型 VIN 和 VSCC 发展的机制类似于宫颈癌的发生机制。

分化型 VIN 是多数 HPV 阴性外阴浸润性鳞状细胞癌的前驱病变,它虽然具有分化的病理学特点,但相对于普通型 VIN 更易进展为浸润癌,研究报道的进展率为 32.8%。而且,分化型 VIN 进展为 VSCC 所花费的中位时间(22.8 个月)明显比普通型 VIN 的中位时间(41.4 个月)短。正如前述,分化型 VIN 病变比较少见,学者们认为一方面是因为该类型不明显的组织学特征所造成的误诊和漏诊,另一方面有可能是因为分化型 VIN 是一个短暂的病变过程,其会迅速发展为 VSCC。另外,起源于分化型 VIN 的外阴癌可能比起源于普通型 VIN 的外阴癌更易复发。与 HPV 相关的 VSCC 的大量研究数据相反,关于分化型 VIN 恶性转化的分子机制尚未明了。研究发现,在很高比例的分化型 VIN 和 HPV 阴性的 VSCC 中检测到 p53 或 PTEN 基因的突变,表明这些突变是与 HPV 感染无关的外阴癌变的早期改变。p53 基因突变常常引起 p53 蛋白免疫组化过表达,而这一表现常出现于分化型 VIN 和 HPV 感染无关的 VSCC。然而,并非所有的与 HPV 感染无关的 VSCC 发展都遵循 p53 通路,这些肿瘤

的起源和进展机制还需要进一步的研究来证实。

四、年轻妇女 VIN 的治疗

年轻妇女 VIN 的发病率近年有上升的趋势。传统观点认为,VIN 为癌前病变,应手术切除,术式包括较广的外阴病灶切除或单纯外阴切除,切除范围宽的患者行游离皮瓣移植。虽然这些治疗方法能有效治疗 VIN,但是对于患者,特别是对年轻患者,这些治疗往往会影响其性生活质量。

目前对年轻妇女的 VIN 强调个体化治疗,应尽量保留外阴正常的解剖结构和功能。手术方式应依据病变的范围和患者的依从性而定。因此,近年来多采用外阴病灶局部切除术,切缘超过病灶外 0.5~1cm 即可,注意保存外阴基本解剖结构和阴蒂(阴蒂受累的除外)。对病变广泛或者多灶性患者,可行外阴皮肤切除术(skinning vulvectomy)或单纯外阴切除术(simple vulvectomy)。手术治疗可以通过不同的方式,冷刀切除或 CO_2 激光治疗可以单独或联合应用。由于激光治疗能破坏所有组织,因此建议在应用前先切取典型的组织做活检。手术切除后 VIN 复发的危险因素有:

(1) 病灶距离切缘小于 5mm。

(2) HPV 阳性。

(3) 多中心病灶。

(4) 病灶残留。

因此,对治疗后患者均需严密随访,尤其是具有高危因素者。对于分化型 VIN,由于其相对于普通型 VIN 更易进展为浸润癌,因此彻底的手术切除成为其首选治疗方式。

药物治疗的主要优点是可以保留外阴正常的解剖结构和功能。局部用药由于其简便的可操作性和容易评估药效的特点而受到较多患者的亲睐。然而,药物治疗不能提供足够的标本来进行活检评估,很可能忽略早期的浸润癌,因此,在进行药物治疗前,应作准确的组织活检。

目前 5% 咪喹莫特(imiquimod)软膏被推荐作为治疗 VIN 的一线用药。它是一种细胞免疫调剂药物,能增强巨噬细胞和树突细胞活性,使其分泌多种抗病毒的细胞因子。一项关于咪喹莫特治疗 VIN 疗效的综述显示,其完全反应率为 51%,而复发率为 16%。另一项随机对照试验显示,咪喹莫特治疗 VIN 的完全反应率为 35%,部分反应率为 46%,而安慰剂组的反应率为 0%,而且,咪喹莫特治疗组中有 58% 的患者不再检测到 HPV-DNA。咪喹莫特常见的副作用为局部烧灼感和疼痛。

在过去，其他药物治疗如 5-氟尿嘧啶（5-Flu-orouracil,5-FU）、西多福韦（Cidofovir，一种抗 DNA病毒的药物）、干扰素和 3-吲哚甲醇（Indole-3-meth-anol）等，也作为治疗 VIN 的一种选择，但是由于其应用的患者数量少，治疗效果有限或者副作用大，目前已不作为 VIN 治疗的标准方法。

光动力治疗（photodynamic therapy，PDT）的原理是局部或全身应用的光敏剂优先聚集到 VIN 病灶细胞中，这些物质在一定强度和波长的射线刺激下导致细胞死亡。5-氨基乙酰丙酸（5-Aminolevu-linic Acid,5ALA）局部应用于 VIN 病灶后再用射线来激发是目前比较常用的光动力疗法。另外也有使用四间羟基苯基氯化物（meso-tetrahydroxy pheny-lchlorin）做为光敏感剂的报道。多个关于 PDT 对普通型 VIN 治疗效果的研究显示，其反应率从 0% 到 71% 不等。小的单个病灶常对 PDT 敏感，而多病灶、色素沉着和高级别病变则反应稍差。而且，对 PDT 治疗反应差的普通型 VIN 病灶中其检测到的 HPV 水平往往高于对治疗敏感的病灶。PDT 的优点包括对组织的破坏性小、恢复快以及副作用小。最近的一项研究表明，联合应用咪喹莫特和 PDT 治疗普通型 VIN，总体反应率为 55%，在治疗第 52 周,65% 的患者症状消失，而对照组仅为 5%。

普通型 VIN 是年轻妇女常见的外阴鳞状上皮内瘤变，其发病机理与 HPV 感染有较明确的关系，因此，在新的治疗策略的制订上可以 HPV 致癌的生物学特性为根据。近年来针对 HPV 设计了一些新的 VIN 预防和治疗方案。

一项关于四价预防性 HPV 疫苗的研究结果发现，这种由来源于 HPV 6、11、16 和 18 的 L1 衣壳蛋白病毒样颗粒混合而成的疫苗，使年轻女性的 VIN 发病率显著减少。在另一项对三个随机试验的综合分析中，用这种四价疫苗接种人群，可以预防与 HPV 16 和 18 感染有关的普通型 VIN，其中对于第一次接种疫苗时 HPV 阴性的人群其有效率为 97%，而对于完成三次疫苗接种方案时 HPV 仍然阴性的人群，其有效率为 100%。对于第一次接种疫苗即为 HPV 16 或 18 阳性的人群，预防 VIN 的有效率仅为 71%。因此，我们期待，在将来这些预防性疫苗的发展可以减少与 HPV 感染有关的外阴病变的发病率，它将成为预防 HPV 相关的癌前病变和恶性病变的一种新工具。

亦有研究报道，来源于 HPV16 癌基因蛋白 E6和 E7 的一种合成长肽疫苗对 HPV16 阳性的 VIN 具有治疗效果。在该研究中，用这种合成长肽疫苗接种 20 位 HPV16 阳性的高级别 VIN 患者 3~4 次,3 个月后，有 5 位患者的病灶完全消退，而一年后则有 9 位患者的病灶完全消退。随访两年，患者的完全反应率一直维持不变。而且,7 位患者在接种疫苗后 3 个月出现部分反应，在一年后仍有 6 位患者呈现部分反应。所有患者均检测到疫苗诱导的 T细胞反应。我们期待着疫苗给有效治疗 VIN 带来新的希望。

（赵霞　林小娟）

第三节　早期外阴癌治疗及相关争议

一、原发癌灶手术切除范围

（一）外阴癌局部肿瘤的处理（原发癌灶之治疗）

早期外阴癌 T_1 期手术治疗：对 T_1 期，目前采用外阴局部广泛切除（radical local vulvectomy），不行广泛性外阴切除（radical vulvectomy）。两种手术比较其复发率和死亡率均相近。对 165 例 T_1 期外阴局部广泛切除术及 365 例外阴广泛切除术后复发率为 7.2% 与 6.3%，死亡率 0.6% 及 0.5%。

外阴局部广泛切除适用于侧位型及外阴后半部分之 T_1 期病变，手术可保留阴蒂。若年轻患者为外阴前半部 T_1 期癌灶者，可先行放疗 50Gy，亦可保留阴蒂，放疗后再行活检确定有无癌灶残留和手术必要。

早期外阴癌局部广泛切除手术切缘距癌灶应有 1cm 之正常组织，深达泌尿生殖隔浅筋膜，必要时可切除尿道 1~2cm，一般不引起尿失禁，癌灶近肛门口时可行部分皮肤切除或先行局部放疗缩小癌变范围后再切除。

（二）有关原发癌灶手术切缘与局部复发问题

较早期的研究报道，广泛性外阴切除术后局部复发率低于改良外阴广泛切除术（modified radical vulvectomy）；认为应有 1cm 以上的无癌灶手术切缘。多数报道均未对手术无癌灶切缘（tumor free marin）（手术切缘据癌灶的距离）进行过多因素分析。Hullu（2002）进行的单变量分析手术切缘癌灶距离与复发的相关性研究认为，切缘作为独立影响复发的因素支持证据不足，将切缘距癌灶由 1cm 扩展至 2cm 可能降低局部复发，依据不足。由原发癌确切的部位及首次切除后至复发间期的研究不多，有报道约50%癌灶局部之复发在2年之后。Stehman等报道平均复发时间为3年，Maggino等报道约25%之复发在4年之后。这些资料支持某些病例并非原有癌灶残留之复发，而可能是局部出现新的病灶。在这些晚期复发之病例中，相当一部分患者可行第二次手术而获痊愈。有报道指出在24月以后的复发病例之1年及5年生存率分别为84%及70%。Hullu亦认为在2年后之局部复发多数为新发生之癌瘤；而广泛外阴切除术与改良外阴广泛切除生存率之差异，仅发生在2年之后。预防这些晚期之复发或新出现之癌灶是难以用扩大切缘至1~2cm来达到的。新发生之癌灶可能距离原发癌较远处，Preti等报道高于15%之外阴局部复发癌灶不是在原发外阴癌灶部位，为新出现病灶。目前认为，若切缘距癌灶（tumor-free margin）少于4~5mm是复发的高危因素（或复发之因素），尚无证据说明单纯（简单地）切除宽些就可能成功地预防局部复发。

手术切缘距离癌灶近是局部复发之高危因素此点是明确的，若复发可进行局部再切除从理论上来说是符合逻辑的；但目前尚无依据说明切缘距离远可以降低局部复发率，对切缘距离癌灶较近之患者术后行放疗尚无足够之依据。

（三）对治疗外阴浸润癌时，癌灶附近存在外阴上皮内瘤变/硬化性苔藓样变处理

对外阴有外阴上皮内瘤变/硬化性苔藓样变处理（Vulvar intraepithelial Neoplasia/lichen Sclerosus vulva, VIN/LSV）病变患者行外阴局部广泛切除浸润癌变时，若残留多灶性的亚临床之病变VIN/LSV等在原切除处均可成为局部复发之高危因素。研究报道约16%~19%之亚临床浸润性癌与VIN共存，因而明显增加复发之危险性（P<0.019），同时有VIN和LSV病变临近癌灶时，其复发风险最高（30% VS 10%），故对亚临床早期癌变附近之VIN/LSV均应术中一并切除。因此类早期癌变常为早期浸润癌（深度<1mm），可行局部浅层切除，切出距离应为1cm左右为好。

二、淋巴清扫及前哨淋巴结技术在早期女阴癌中应用

（一）外阴区域淋巴引流

外阴淋巴管极丰富，其区域淋巴引流研究开始较早，80年代胶体核素（198Aa或99Tc）之应用对外阴各部位淋巴通路流向得以进一步了解。外阴部位淋巴引流均由下向上首先流入同侧腹股沟浅淋巴结（superficial groin inguinal nodes），再进入腹股沟深淋巴结经股深淋巴结汇入髂外淋巴系统。阴蒂淋巴引流可经阴蒂背静脉汇入闭孔淋巴结，或经耻骨联合进入髂外淋巴系统。小阴唇内上部两侧之间有丰富之吻合枝，故其淋巴引流可进入对侧淋巴结。在病理情况下，可因淋巴管阻塞建立侧枝通路，也有可能直接进入盆腔淋巴结。临床外阴癌手术治疗结果亦证实其腹股沟淋巴结转移率明显高于盆腔淋巴结，前者为53%，后者仅为4.2%。总之说明外阴之淋巴引流主要是进入腹股沟淋巴结，仅阴蒂及前庭部位部分可直接通向盆腔淋巴结。

（二）与淋巴转移相关因素

1. 与临床分期、癌灶部位、癌灶大小、癌组织分化程度、浸润深度及淋巴管、血管间隙有无癌细胞弥散相关。

（1）临床分期与淋巴结转移：据文献报道，各期淋巴转移率分别为Ⅰ期7.0%~8.9%，Ⅱ期25%~29%，Ⅲ期31.1%~48%，Ⅳ期58%~62.5%。

（2）癌灶为浅表癌灶（厚度≤5mm），不管癌灶大小其淋巴转移率为21%（Sedis）；阴蒂部位或中心性癌转移率高于其他部位。若为大的浸润深的癌灶，则部位与淋巴转移无明显相关性。癌灶<1cm直径淋巴转移率10%~13.3%；1~2cm，14.5%~20%；2cm~5cm，24%~33%；<5cm，淋巴转移率高达59.1%~63.6%（Sedlis 272例，Franklin 110例）。Rutledge等指出：大癌灶淋巴转移的主要因素为癌灶大时浸润深度深，从而影响淋巴转移，故癌灶大小仅为间接影响因素。但多数作者认为，癌灶大小是影响预后的重要因素（Malmstrom等，1990，Smyczek Gargya，1997）T_1、T_2、T_3的5年生存率分别为90%，21%，37%。

（3）脉管间隙受累（LVSI）在外阴癌中不常见，有研究报道其在早期浸润癌或表浅癌中仅有8.7%和4.8%；而Iversen等报道为16.2%。若有LVSI其淋巴转移率可高达40%~65%。若无LVSI淋巴转移率仅为3.3%~17.5%。

（4）癌瘤组织分化程度：组织分级与淋巴转移密切相关，分化愈低淋巴转移率增高。研究报道，高分化癌与低分化癌其淋巴转移率分别为6%及19%，Way等报道247例低分化组淋巴转移为高分化组2倍（70%比34%）。Sedlis（272例）分类淋巴转移率各级分别为0.8%，24.6%，47.7%。

2. 淋巴结转移侧别与部位　淋巴结转移之侧别与外阴淋巴引流一致，常规病灶转移多在同侧，

少数为双侧,极少数仅对侧;中线部位之病灶则淋巴转移可在双侧。Iversen(1985)报道53例单侧病灶转移至同侧者为83%,对侧者15%,双侧仅2%。在较多的病例总结中(258例)外阴癌39%为腹股沟淋巴结转移,6%腹股沟及盆腔均有转移,1%为单一盆腔淋巴结转移。

(三)术前对腹股沟淋巴结转移之评估

1. 临床检查　局部淋巴结检查可为以下4类状况:①未触及;②可触及,可活动,无可疑转移;③触及长大,变硬之淋巴结,可活动,疑转移;④淋巴结长大,变硬,固定,聚集多个或有溃疡形成。①、②阴性可靠性为88%,③阳性可靠性为6.9%,④阳性可靠性为92%。

2. 腹股沟淋巴结术前临床检查综合多因素分析　转移之高危因素:①肿瘤浸润深度;②淋巴结是否触及;③中线性癌灶;④肿瘤细胞分化程度;⑤脉管间隙有无癌细胞浸润。以上5类综合分析,可按Cox回归模型分析,预测淋巴转移风险。若非中线型癌灶,病理分级为Ⅰ级(G1),浸润深度1~5mm,或病理分级为Ⅱ级(G2),浸润深度为1~2mm,其淋巴转移率最低,其预测转移率为2%。若病理分级G3,局部触及可疑转移,预测淋巴结转移率为90%。可将外阴癌术前分为低危或高危组,作选择手术范围之参考依据。

(四)腹股沟深淋巴结切除技术改进的优点

经对腹股沟局部解剖研究,深腹股沟淋巴结位于股静脉内侧,将大隐静脉与股静脉交界处上、下方之淋巴结清扫切除即可。此种方法下缘不超过卵圆孔,内侧不必切除筛筋膜,不必游离和暴露股动脉,减少创面和切口愈合及感染等并发症发生。采用此法治疗各期外阴癌疗效报道5年生存率为70%,与传统方法治疗结果50%~70% 5年生存率相近。清除之淋巴结数亦相同。自1995年后此种方法已逐渐得以推广,获得认可。

(五)早期侧位型外阴癌(T₁/Ⅱ)可否仅做单侧腹股沟淋巴结切除

1. 侧位型外阴癌　侧位型外阴癌应有明确的解剖学概念,提出"非中线型""病变未达中线"等均为不恰当含糊概念。多数作者认为,以阴蒂,阴道外口,会阴连线作为中线,癌灶距中线1cm以上者称为侧位型(但亦有部分认为应为2cm)。随着前哨淋巴结技术在外阴癌诊治中的使用和经验积累,侧位型外阴癌的概念中可能除了距中线1cm以外,应加上"经前哨淋巴结检测对侧腹股沟淋巴结无阳性放射示踪发现"方为侧位型。

2. 做单侧腹股沟淋巴结清扫的可行性　回顾性的总结和分析对侧位型T₁外阴鳞癌患者行双侧腹股沟淋巴结切除,病理组织学检查结果(表31-3)476例对侧淋巴结阳型者仅2例,占0.4%。

表31-3　侧位型T₁外阴鳞癌同侧腹股沟淋巴阴性者其对侧腹股沟淋巴结

作者 (年代)	单侧病灶病 例数(N)	对侧淋巴结阳性	
		N0	%
Parker et al.(1975)	41	0	0
Magrina et al.(1979)	77	2	2.6
Iversen et al.(1981)	112	0	0
Hoffman et al.(1983)	70	0	0
Wharton et al.(1981)(4篇)	156	0	0
Total	476	2	0.4

另一组192例(6篇)单侧T₁外阴癌高分化鳞癌癌灶浸润癌深度<5mm,无脉管间隙受累,行单侧腹股沟淋巴结切除,5例在对侧腹股沟(未切除)发生了转移(2.6%),仅2例死于癌灶复发。若行癌灶切除后腹股沟淋巴结有复发者,其死亡率高达90%(2000年Berek et al.)。作者对此5例癌灶部位未作描述;因癌灶若在小阴唇前份时常有对侧淋巴引流。但因癌变而死亡是很少的,权衡对此组患者不做对侧腹股沟淋巴结切除是可行的,术后应密切随访和检查对侧未切除腹股沟部。

总之,侧位型T₁外阴癌对侧腹股沟淋巴结转移很少见,不做对侧腹股沟淋巴结切除是合宜的(可接受的)安全的。侧位癌灶距中线应超过1cm,前哨淋巴结检测技术应用后,单侧位型癌灶的概念将更为全面。

(六)外阴癌个体化治疗中区域淋巴结之处理原则

1. 癌灶浸润深度<1mm时,可不行区域淋巴结切除术(据163例浸润深度<1mm手术后病检无1例转移)。

2. 浸润深度>1mm应行腹股沟区域淋巴结切除(腹股沟部位之复发死亡率高达92%)。浸润深度为1~5mm:侧位型,低危病例行同侧单侧腹股沟淋巴结切除即可。若切除后发现有多个淋巴结转移或包膜外癌灶,应再行对侧淋巴结切除。

3. 凡有高危因素(高危组)应行双侧腹股沟股淋巴结切除术。癌灶>2cm(T₂以上);低分化,中线型癌灶,淋巴结可疑阳性,癌灶浸润深度>5mm;或淋巴间隙受累者,重视腹股沟股深淋巴结及股淋巴结之切除,避免术后复发。

4. 盆腔淋巴结之处理 外阴癌盆腔淋巴结转移率<10%,并多为同侧腹股沟股深淋巴结为阳性,放射治疗可以很好预防和控制腹股沟区及盆腔淋巴结之复发。故近年来因盆腔淋巴结切除术对患者益处不大,倾向于不再为手术常规选择范围。

另一些作者认为:切除盆腔淋巴结的指征较少,但若有腹股沟淋巴结受累,为达到足够切除范围避免术后复发(或尚无先进的放射治疗设备)切除盆腔淋巴结是必要的,可经腹膜外切除(沿原切口),暴露无困难,术后放置引流,手术安全,并不增加住院天数。放射治疗,在多数情况下可作为辅助治疗。但要求设备条件,亦有近期及远期的并发症的存在。

(七)前哨淋巴结研究

1. 现状 1992年Stehman报道121例腹股沟前哨淋巴结阴性患者中7.3%复发,GOG 300例腹股沟淋巴清扫术患者其复发率<1%。前哨淋巴结切除,缩小手术范围,但切口感染,淋巴囊肿发生率为29%和19%,故当时多数医师放弃采用前哨淋巴结技术,认为选择性前哨淋巴结切除值得重新评价。

有研究报道,对37例T_1,T_2鳞癌,癌灶<2cm行术前闪烁造影术,29例阴性(前哨淋巴结)其腹股沟淋巴结病检为阴性。8例阳性者5例(63%)前哨淋巴结为唯一阳性。

2000年Sideri对41例应用淋巴闪烁造影技术行前哨淋巴结检测,13例前哨淋巴结阳性中,10例前哨淋巴结为唯一之阳性。故认为,前哨淋巴结检测为阴性时,可缩小切除范围。

2. 病理对微转移癌灶研究 前哨淋巴结研究中对病理切片要求高精确度,1cm淋巴结,应作2~5mm厚度连续切片;<1cm淋巴结,整体包埋切片。

近年来应用特殊性标记物评估前哨淋巴结有无转移,如使用特异性细胞角蛋白(KAE1/AE3,DF3)行免疫组化染色,用于术中以发现一般用HE染色难以识别之微小转移癌灶(外阴癌、宫颈癌)。在常规染色切片阴性的淋巴结切片中,约4%可发现有微小癌灶。这种应用免疫组化方法对前哨淋巴结行超分期之诊断,能准确性成为评估是否切除淋巴结方法。

VanTrappen等(2001)应用PCR技术检测宫颈癌淋巴结中CK19(细胞角蛋白19),发现CK19常集中于前哨淋巴结部位,HE染色阴性中44%为CK19阳性,但其诊断价值尚需进一步研究。

目前认为淋巴定位和前哨淋巴结之识别对早期外阴癌患者手术治疗有较大的临床意义,但要推广在技术中尚存在较多的问题,在适宜病例选择,示踪剂和显影技术,可允许的假阴性率,病理诊断系统,分子病理特征及应用价值等尚待进一步研究确定。另外病员对此技术之认可程度亦影响其临床应用推广,据Hulln报道,60%之患者愿意接受并发症较高,但疗效可靠之淋巴清扫术,而不愿接受5%假阴性之前哨淋巴结检测术。将来若更多的多中心临床研究证实此项技术可重复性和准确性,将为外阴癌患者提供新的更准确淋巴转移信息和并发症少的治疗选择。

三、淋巴结阳性术后辅助治疗选择

1. 早期外阴癌腹股沟淋巴结阳性状况、包膜外转移与预后 癌灶大小与区域淋巴结状况是影响外阴鳞癌患者无复发生存期(DFI)重要的预后因素。自1991年后已有数篇有关于区域淋巴结阳性对预后影响的报道。Origoni及其他两位作者认为转移淋巴结直径>5mm,或淋巴结包膜破裂(有淋巴结外转移存在)是影响外阴癌预后之重要因素。多因素分析转移淋巴结包膜破裂是影响愈后的独立因素,原发外阴癌灶的大小并不影响淋巴结包膜外存在癌灶对预后影响,故无重要价值。另外上有作者报道在仅有1个淋巴结阳性时,若发现淋巴结包膜外病变其预后亦极差。

Burger(1995)等报道应用单因素及多变量因素分析,比较原发癌灶大小及淋巴结转移状况时生存率预后影响价值,在有无淋巴结包膜外播散之两组患者5年生存率为57% VS 51%,认为淋巴结包膜外转移并非影响生存率之显著因素。由于外阴癌多在2年内复发,在这组患者中90%以上在2年内复发。其2年生存率之差异有显著性的为72%:51%,而5年后之死亡率为其他原因而非因外阴癌所致。有淋巴结包膜外播散之患者其5年生存率为30%~51%左右,故包膜外转移为预后不良之重要因素。

2. 腹股沟淋巴结阳性之术后放射治疗 Burger等认为报道行整块广泛性外阴切除及腹股沟淋巴结切除后,只要有阳性淋巴结发现或有淋巴结包膜外癌播散均应给以术后60Gy之放射治疗,可达到局部控制复发。其后有作者提出2~3个以上淋巴结阳性给以术后放疗。相反Creasman等

（NCDB）总结早期外阴癌资料认为，早期外阴癌腹股沟淋巴结阳性切除后给以放射治疗，对提高生存率无益；对于仅有 1 个阳性淋巴结患者术后不给或给予放射治疗其 5 年生存率为 70% VS 50%，前者优于后者。主要得出以上结论的原因在于所有资料均为回顾性分析，而仅就腹股沟淋巴结阳性与否此点比较，对于其他对预后有关之因素如：整个淋巴结均为癌转移，或仅为可疑转移，淋巴结包膜状况有无破裂，有无包膜外癌灶存在等均未考虑，故此结论尚不够全面。

总之，目前认为术后辅助放射治疗对控制腹股沟淋巴结阳性患者之复发是重要和有效的；应对腹股沟多个淋巴结阳性者应给与术后放疗，尚无资料支持对腹股沟仅 1～2 个小淋巴结包膜内有转移者行术后放疗是有益的，多数作者认为此类患者单行手术治疗亦可获很好疗效。FIGO 指南（2012），我国 2010 指南均提出对 1 个镜下微转移淋巴结阳性者可不行术后放疗；2 个以上双阳性或有包膜外癌播散者术后应给放疗或化疗。

（彭芝兰）

第四节　外阴局部大癌灶、晚期及复发癌的治疗

一、治疗难点和争议

晚期外阴癌指 Ⅲ、Ⅳ 期（即 T3N1,2M1）患者在治疗上存在的问题较多，处理中权衡利弊亦较困难。

1. 在手术治疗上，若按根治手术之要求，应彻底切除局部病灶及转移之区域淋巴结，减少复发。有创伤大，愈合困难，术后并发症多，住院时间长等问题存在。

2. 采用放疗：要求先进放疗设备和专科特殊对外阴局部照射剂量分布计划。外阴正常皮肤承受放疗剂量低，肿瘤区要达到治疗量时，外阴正常皮肤之放射反应重，要求较长期严格的局部护理，预防霉菌感染；若癌灶大照射后仍可有癌灶残留或瘘管，长期不愈之溃疡存在，仍可能要求手术治疗，而照射后区域之正常皮肤血循环差，愈合困难，术后并发症亦多，处理困难。

3. 癌灶若累及尿道膀胱、肛门、直肠，维持其正常功能及治疗后患者之生活质量与根治性切除手术之矛盾。

4. 老年妇女，代偿功能差，常合并内科疾病，

手术和放疗后全身健康状况差，难以恢复，加上转移复发几率高，影响预后。

5. 放化疗对晚期复发癌之疗效经验缺乏，尚待积累。

应根据患者全身状况及癌瘤局部状况综合评估，区别对待，采用个体化之治疗，以求最满意之疗效。

二、原发病灶的手术治疗及放化疗在晚期外阴癌治疗中应用

1. 原发病灶的手术治疗　外阴大癌灶及累及尿道肛门的癌灶（T_2 大癌灶及 T_3）应行外阴广泛切除术（radical vulvectomy），目前皮肤切口多采用外阴，双腹股沟三个分离切口，以利局部愈合。中线型大癌灶，腹股沟淋巴结长大者应行蝶形切口整块切除。

对 T_2、T_3 患者有无行局部广泛切除术之可能，应根据患者年龄，全身状况及癌瘤局部状态决定。应保证局部癌灶彻底切除，切缘应多作连续切片行病理检查，若有残留癌灶应再次切除或术后放疗。有关此类患者手术切缘问题有不同看法，Faul（1997）对切缘近 8mm 内仍有癌细胞 62 例外阴癌随访，其中 31 例术后无任何治疗者 58% 术后复发；术后辅以放疗者 16% 复发。另有作者报道，局部广泛性切除术后复发率高于外阴广泛切除术，而复发病灶多在切口边缘，故主张行保守性手术时切缘应距癌灶 2cm，至少应 8mm。

2. 放化疗在晚期外阴癌治疗中应用　临床 Ⅱ 期晚、Ⅲ 期外阴癌手术治疗常难达到切缘距癌 2cm 以上的要求，手术创伤大，并常影响大小便功能障碍，复发率及死亡率高。90 年代不少作者对放化疗对晚期外阴癌之治疗进行探索及总结。Berek（1991）以放化疗治疗 12 例晚期外阴癌 CR67%（8/12），其他 4 例放化疗后再行手术治疗。Leiserowitz（1997）对 23 例之放化疗 14 例为完全缓解（78%），9 例行局部切除，其中 7 例标本中无癌存在。总之 1991—1997 年 90 例报道中有效率 92%～94%，CR42%～78%。同期放化疗综合治疗晚期外阴癌不仅是暂时缓解之姑息治疗，而有望成为对手术治疗之先期辅助治疗，或可成为主要治疗方法。

有报道放疗剂量：肿瘤量 40～65Gy，化疗药物多采用 5Fu 与 DDP 联合化疗，4～5 天 1 疗程，间隔 28 天，共用 2 疗程。5-Fu 1g/m^2 24 小时连续静脉滴注 4～5 天，DDP 100mg/m^2 1 或 2 天静脉滴注或 50mg/m^2 1 及 2 天用药。外阴癌放疗要求设备及技

术条件高,放疗后局部护理,预防感染,特别是霉菌感染均应予重视,目前国内在此方面尚存在较大差距。另外对老年患者肾功能等方面应予关注。

三、保留大隐静脉和缝匠肌移位术的争议

1. 保留大隐静脉是否可以降低下肢水肿并发症 有作者提出为降低术后并发症切除腹股沟淋巴结时应保留大隐静脉(saphenous vein)。保留大隐静脉可能对无下肢静脉曲张之患者来说有预防静脉瘀血之作用,但在已有报道之少数文献中并未提供对此组患者有益之证据。

Lin 等 1992 年报道 36 例保留大隐静脉外阴癌患者中 6 例(17%)下肢水肿,而 40 例未保留大隐静脉患者中 5 例(13%)下肢水肿。Paley 等报道保留大隐静脉组下肢淋巴肿发生率为 36%,而切除大隐静脉组下肢淋巴肿发生率为 21%,提出切除了大隐静脉并不增加下肢水肿之并发症。因此,目前多数作者认为对期别晚,疑有淋巴转移,大隐静脉应与淋巴结及脂肪组织一起切除,保证手术之彻底性。但亦有部分作者认为尚应进行探索。

2. 缝匠肌移位术 位于耻骨联合,阴蒂部位或小阴唇前部之大癌灶晚外阴癌手术治疗中,若腹股沟淋巴结有长大或转移,常采用 Way 氏蝶形切口整块切除原发癌灶及转移淋巴结,为手术的彻底性和避免复发亦切开卵圆孔处之筛筋膜,清除此处腹股沟深淋巴结。为预防和减少腹股沟区特别是卵圆孔处之感染或感染累及股部大血管的危险,采用缝匠肌移位方法(sartorius muscle transposition)。此技术之采用后 Way 报道未再有感染引起股部血管破裂发生。亦有报道,采用分开了切口术式后可减少切口并发症,但作缝匠肌移位术者与未行者之感染率下降分别为 66% 及 41%。国内中山肿瘤医院,华西二院等晚期外阴癌患者较多之医院对此类患者采用缝匠肌移位术,以减少和预防腹股沟部之感染,在较消瘦和营养不良之患者手术时特别值得采用,但此方面的总结和报道极少,尚需资料积累。

四、腹股沟转移淋巴结之处理

近 10 年放疗设备及技术之改进为放疗和手术联合治疗晚期外阴癌及淋巴转移取得一定的进展。Malmstrom 等报道,外阴癌灶切除术及外阴腹股沟盆腔区加放疗,其 Ⅱ,Ⅲ,Ⅳ 期 5 年生存率为 75%,62%,19%,与其他报道根治术结果相同。

对腹股沟区有长大,变硬或固定之淋巴结,可先切除长大的淋巴结,送活检明确诊断,若有癌转移,则待活检切口愈合后行放疗;若无转移可再行腹股沟淋巴结切除术。

若淋巴结长大,固定或破溃无法行淋巴结切除活检,可行细针穿刺活检,明确癌转移后行放疗,放疗后再行切除。目前采用同期放化疗(concurrent chemo-radiation)综合治疗晚期外阴癌方面探索和进展,对手术治疗起到积极辅助治疗效果,可先行同期放化疗后再行手术切除残留癌灶。Lupi 等报道 31 例放化疗后手术,腹股沟淋巴结病理完全缓解为 55%。故对晚期外阴癌淋巴转移治疗中认为同期放化疗成为主要的治疗方法。对较年轻及全身健康状况好之患者,采用传统之手术切除完整腹股沟转移之淋巴结及其邻近皮肤皮下脂肪组织,也可达根治目的。若再联合应用肌皮瓣移植,可达到愈合良好,并发症少,术后无放疗副作用等良好疗效。

晚期 T3 及 T4,有大的阳性腹股沟淋巴结,癌灶大常累及肛门及尿道上段,应行外阴广泛性切除术,双侧腹股沟区淋巴结切除术或盆腔脏器切除术等,手术大,老年患者不能承受,手术死亡率高达 10%,5 年生存率仅 50%。近年来多采用放疗或放化疗与手术综合治疗。

五、整形重建术在外阴晚期大癌灶手术中应用

在对癌瘤根治性手术后,整形重建手术可以降低术后并发症,改善患者的生活质量已成为根治性手术治疗的重要组成部分。整形重建手术包括了解剖和功能重建及整形美容的两方面内容。进行现代完整的重建,要求对术者进行特殊的解剖和技能的训练。妇科肿瘤医师要为更好的治疗患者应积极地熟悉和掌握相关的整形重建技术和知识(O. KASER 国际盆腔外科学会主席 1990 年)。

自 20 世纪后期,妇科领域中特别是在乳癌术后整形重建术的开展,整形重建手术在先天畸形,产伤,妇癌先后均有开展,但尚无较系统的报道和总结。1990 年由 Knapstein,Friedberg,Seven 等妇癌专家出版了全面的,整形重建手术在妇科的应用(Reconstructive surgery in Gynecology)对普通妇科,妇科恶性肿瘤根治术后,乳癌术后等均进行全面介绍和总结。特别针对当时外阴大癌灶及晚期外阴癌根治术后的重建进行了全面地介绍和临床经验的总结。

90 年代后期我国在整形重建术在妇科恶性肿

瘤根治术中的应用已陆续开展和报道,但由于我国尚无妇科肿瘤医师全面地规范化的培训,缺乏盆腔外科,整形外科知识和技能的培训和国外水平差距尚大。

外阴癌手术治疗中整形重建术的应用:

1. **临近部位皮瓣移位或转移**　在较大范围的部分女阴皮肤切除或全女阴皮肤切除术后(大范围VIN Ⅲ或鲍文氏病),皮肤缺损区大,直接缝合后常可引起外阴形态改变,阴道狭窄等。可行皮肤或邻近区域的皮瓣移植或转移。根据缺失范围及部位选用不同皮瓣,如:Z形,侧位旋转皮瓣即可。应行间断缝合,愈合良好,并多无瘢痕。

2. **肌皮瓣移植**　在单侧外阴广泛切除术后,特别是阴蒂和耻骨联合大癌灶及腹股沟区淋巴结转移,癌累及皮肤或固定不活动,要求手术彻底切除全部病灶切缘距癌灶2cm,深达筋膜,部分病例尚需切除部分尿道和阴道。皮肤、皮下缺失区很大,周边已无可使用的皮瓣,造成愈合困难、感染、切口裂开。住院期长愈合后瘢痕大影响外阴变形,行走困难等。在彻底切除癌变区后应根据情况选用不同之肌皮瓣(myocutaneous skin flaps)移位进行整形和重建,由于肌皮瓣肌肉带有血管,有血液循环供应,可由远离手术区移位,填补大的缺失区;缝合后张力小,感染少,愈合良好,术后瘢痕少。肌皮瓣也可用于部分尿道及阴道重建。术后患者生活质量明显提高,因手术彻底,复发减少,术后无需补充放射治疗。

常用肌皮瓣有:阔筋膜张肌肌皮瓣(m. tensorfaslia latae flap):适用于耻骨联合单或双腹股沟区缺失区大;股薄肌肌皮瓣(m. gracilis flap):可取不同大小形状(岛状皮瓣),适用于全女阴广泛切除后,阴道切除后重建;臀大肌肌皮瓣(m. gluteus maximus flap):可取足够覆盖全女阴特别是会阴,肛周,大小阴唇缺失区,或后盆腔脏器清扫术后;腹直肌肌皮瓣(m. rectus abdominus flap):为长蒂的肌皮瓣,穿过耻骨联合皮肤下方达外阴,可覆盖外阴,特别是女阴后半部大缺失区,作盆腔脏器清扫术后盆底重建及阴道重建。

3. 肌皮瓣移位重建外阴亦应用于大癌灶晚期外阴癌放射治疗之局部溃疡或癌灶存在需再次手术者,或放射治疗后局部复发者。放射治疗后癌灶及周围皮肤存在放射性炎性反应,血管纤维化,血运不良,术后缺失区不能或难以用周围皮肤移位覆盖,切口感染,坏死,愈合不良。可选用距切除缺失区远处之肌皮瓣移位行整形重建,可达满意疗效。

由于大的肌皮瓣切取创面较大,除对施术医师有较高要求外,患者全身状况如年龄,营养状况应予综合考虑。术后引流,切口抗感染治疗,全身支持护理等亦为获得良好疗效重要因素。一般均可Ⅰ期愈合,可以在术后18天左右出院。

(彭芝兰　王平)

第五节　特殊类型外阴恶性肿瘤

外阴恶性肿瘤多见于60岁以上妇女,以鳞状细胞癌最常见(90%)。早期仅为外阴痒、结节或赘生物易被忽视或因治疗不当延误病情,故外阴部结节、溃疡等病变应及时活检明确诊断。外阴恶性肿瘤主要分为四大类,①上皮性:鳞状细胞癌、前庭大腺癌、基底细胞癌、疣状癌;②恶性黑色素瘤;③外阴肉瘤(平滑肌肉瘤、横纹肌肉瘤);④其他如淋巴肉瘤等。

一、外阴恶性黑色素瘤(vulvar melanoma)

外阴恶性黑色素瘤(malignant vulvar melanoma)较少见,占外阴恶性肿瘤11%,居外阴恶性肿瘤的第2位,占女性全身恶性黑色素瘤2%~4%,居女性生殖道恶性黑色素瘤第一位。多见于老年妇女,高发年龄为60~70岁,好发于小阴唇、大阴唇以及阴蒂的黏膜。其恶性程度极高,较早出现远处转移,易复发,5年生存率约10%。

(一)病理特征与分期在治疗中的作用

外阴恶性黑色素瘤主要包括三种基本的组织学类型:浅表扩散型、黏膜斑状型以及结节型。前两型黑色素瘤局限于表皮真皮交界处或沿交界处扩散,多见于早期肿瘤。结节型则向深处延伸至真皮以下,多见于晚期或浸润较深者。

外阴结节,出血,痒或疼痛;肿瘤多为棕褐色或蓝黑色,呈平坦状或结节状可伴溃疡,为单病灶或多病灶。应以外阴活体组织检查确诊。镜下观察:表皮或真皮层内可见细胞大,胞质丰富,含有黑色素颗粒,核大,核仁明显,瘤细胞呈多样性,核分裂象多见。因病灶常偏小,而预后与浸润深度密切相关。

国际妇产科联盟(FIGO)2009年修改和制订的关于外阴癌的手术和病理学分期方法常被临床应用于外阴恶性黑色素瘤的分期,近年的研究表明,外阴恶黑的生物学性质与皮肤的恶黑相同,病变局部浸润的深度对于预后的影响超过病变的直径大小。美国癌症联合会（AJCC）和国际抗癌联盟（UICC）制订的皮肤黑色素瘤分期，特别关注了影响疾病预后的相关因素。这些因素包括原发瘤的浸润程度、溃疡、淋巴结转移的数量、淋巴结镜下转移和远处转移情况。为评估疾病的预后，对于女性生殖道恶性黑色素瘤应考虑采用 AJCC 分期（表31-4）。根据 AJCC 分期的要求，病理学诊断上对于病变浸润深度的评估十分重要。同时还有以镜下浸润深度为标准的 Clark＇s 分期、Chung 分期和 Breslow 分期（表31-5）。

表31-4　AJCC 皮肤黑色素瘤分期法

分期	肿瘤浸润深度（mm）	表面溃疡	区域淋巴结转移	远处转移
ⅠA 期	≤1.00	－	－	－
ⅠB 期	≤1.00	＋	－	－
	1.01～2.00	－	－	－
ⅡA 期	1.01～2.00	＋	－	－
	2.01～4.00	－	－	－
ⅡB 期	2.01～4.00	＋	－	－
	＞4.00	－	－	－
ⅡC 期	＞4.00	＋	－	－
Ⅲ期			＋（包括卫星转移）	
Ⅳ期				＋（包括远处淋巴结或其他部位）

表31-5　外阴恶性黑色素瘤的微分期

期别	Clark 分期	Chung 分期	Breslow 分期
Ⅰ	原位黑色素瘤,限于上皮基底膜内	限于表皮内	≤0.75mm
Ⅱ	穿过基底膜达真皮乳头层	从粒细胞层≤1mm	0.76～1.5mm
Ⅲ	扩展至网状真皮但尚未侵犯网状真皮	从粒细胞层1.1～2mm	1.51～2.25mm
Ⅳ	侵犯网状真皮	从粒细胞层＞2mm	2.26～3mm
Ⅴ	侵犯皮下脂肪	达皮下脂肪层	＞3mm

（二）诊断中的注意事项

外阴恶黑缺少特异性症状。根据文献报道,恶黑最早期的体征是出现一个大小、形状和颜色变化的病变。最早的症状是这一病变的持续性瘙痒。晚期的表现包括出血、溃疡、疼痛以及触痛。对于外阴部结节型浸润生长的或浅表放射生长、病变的直径大于2cm 或多发性病变,临床应高度警惕恶黑。由于生长在人体的隐蔽部位,外阴恶黑的诊断通常晚于皮肤恶黑,从而造成疾病的临床期别晚,预后不良。

外阴恶性黑色素瘤的确诊需要活组织的病理检查。由于该病的恶性程度高,对病灶的直接活检可能会造成肿瘤的血行扩散。对于临床高度可疑者,建议行病变的局部切除,而不是表浅的活检,切口应选择在病灶外1～2mm。

外阴恶黑病理学诊断的准确性对于评估疾病的预后至关重要,对于与外阴恶黑相关的预后因素应该常规作为病理学诊断的报道内容,包括以毫米测量的病变厚度、溃疡的状态、组织学分类的亚型等。

（三）手术治疗难点和争议

外阴恶性黑色素瘤的治疗原则与其他外阴恶性肿瘤相同,手术治疗是外阴恶性黑色素瘤最主要的治疗方法。手术方式以传统的外阴癌根治性切除及双侧腹股沟淋巴结清除术为主,有时还附加盆腔淋巴结清扫术。长期以来,这种传统的手术方式普遍应用于各种不同期别及不同组织学类型的外阴癌,虽取得了较好的治疗效果,但这种不加选择的广泛切除方式给患者造成的创伤较大,大多数患者手术伤口不能一期愈合,需要长期换药或植皮,伤口愈合后其瘢痕使外阴严重变形,对性生活或心理影响较大。此外,老年患者对这种创伤性较大的手术耐受性差,易发生各种并发症。手术后出现的下肢淋巴水肿也给患者带来很大的困扰,严重影响患者的生活质量。因此近年来外阴恶黑的手术更倾向为保守,与根治性局部切除手术比较,根治性外阴切除对改善外阴黑色素瘤的预后作用不大。近年较多学者经过对有关外阴恶性黑色素瘤临床资料的回顾性分析,并受启发于皮肤黑色素瘤的治疗学研究,建议主要根据肿瘤的浸润深度,采用外阴局部的广泛切除(radical local excision)。2005 年 Anne 等提出,对于病变深度小于 1mm 的病灶应至少距病灶边缘 1cm 切除病变;对深度 1~4mm 的病变,切缘距病灶至少 2cm。现有循证医学的资料表明,手术切缘干净与否是预防局部复发最重要因素。对于术后切缘阳性的患者应再次补切,以保证切缘干净。FIGO 指南(2012)提出切缘距病灶至少 1cm。

临床研究表明,中线型的外阴恶性黑色素瘤病变较边缘型病变更容易发生腹股沟的淋巴结转移和复发。外阴恶黑是否应该常规进行腹股沟淋巴结的清扫术尚有争议。一项包括了 740 例入选研究对象、病灶深度为 1~4mm 的手术治疗黑色素瘤的组内研究项目的结果表明,将观察变量按照年龄、病灶浸润的深度、有无溃疡等进行分组后,认为选择性淋巴结切除术可以明显地改善肿瘤预后。研究认为,早期病变特别是病变深度≤1mm 者,淋巴结转移可能性小,可不进行淋巴结清扫;而对于更广泛的病变淋巴结转移可能性大,建议进行淋巴结切除。

近年来,前哨淋巴结活检在判断恶性黑色素瘤淋巴结转移情况方面的作用得到了循证医学的证实。美国 Anderson 和 Moffitt 癌症中心的一项大样本双中心研究,入选 580 例有效病例,前哨淋巴结活检检出的准确率为 98.6%。Morton 等在 1135 例患者中重复得到这一结果,表明前哨淋巴结阴性者发生肿瘤淋巴结转移的机会极低,其假阴性率为 2%。研究发现,外阴恶黑的淋巴结转移率主要与肿瘤的浸润深度有关,当肿瘤浸润深度<1mm 时,淋巴结的转移率很低,而肿瘤浸润深度>1mm 时,淋巴结转移率约为 20%。目前建议,对于无可触及淋巴结、肿瘤浸润深度>1mm、或肿瘤浸润深度<1mm 但伴有其他不良因素(如溃疡、微卫星病灶、脉管浸润、Clark IV 期)的患者,在手术中于原发肿瘤处注入放射性胶体或有机蓝染料定位前哨淋巴结并活检。如前哨淋巴结阳性者,进一步行治疗性淋巴结清扫术。对于肿瘤浸润深度≥4mm 远处转移发生率高,预后差,应常规进行外阴根治性切除和双侧腹股沟淋巴结清扫术。

(四)辅助治疗在外阴恶黑治疗中的作用

近几十年来,上百个不同类型的方案被用于外阴恶性黑色素瘤的辅助治疗,但免疫治疗在黑色素瘤的辅助治疗中占有较为重要的地位,高剂量的干扰素 a2b 被随机临床对照试验证明能够延缓已切除恶黑的复发。这一方案分为诱导治疗期和维持治疗期。在诱导治疗期,每周静脉输入干扰素 a2b 20mU/m^2 5 天,共 4 周。之后转入维持治疗期,每周静脉输入 a2b 20mU/m^2 3 天,维持 1 年。也有报道采用 a-干扰素术后每天用 2000 万单位/毫升,静脉注射;4 周后改为每天 1000 万单位/毫升,皮下注射,3 次/周,共 48 周。

由于外阴恶性黑色素瘤的恶性程度高,易出现全身转移,化疗对于延缓肿瘤的复发在理论上有其合理性,但大量临床研究表明,黑色素瘤对化疗不敏感,化疗一般用于晚期患者的姑息性治疗。常用药物为达卡巴嗪(dacarbazine,DTIC),也可选用替莫唑胺(temozolomide)、沙利度胺(thalidomide)等。DTIC 被美国 FDA 批准作为治疗转移性恶黑的药物,单药化疗的总缓解率在 10%~20%,对患者生存期影响不明显。有文献报道,联合化疗较单药化疗疗效好,有效率达 20%~50%,但长期缓解者仍很少。

外阴恶性黑色素瘤通常被认为是对于放射治疗不敏感,由于女性生殖道恶黑的范围比较局限,特别是对于不能手术切除或局部复发的患者仍不失为姑息性治疗的手段之一,但具体疗效和无瘤缓解期报道甚少。

二、前庭大腺癌(bartholin's gland cancer)

前庭大腺癌较少见,约占外阴恶性肿瘤的 1%,5 年生存率为 50%~60%,复发率高。可源于前庭大腺腺管的鳞状上皮或是腺体、腺上皮。发生在前庭大腺的恶性肿瘤可以是移行细胞癌或鳞状细胞癌,也可以是发生于导管或腺体本身的腺癌,囊腺癌、腺鳞癌亦有报道。多见于 50~60 岁妇女,以无症状外阴包块为主要临床表现,绝经后妇女若发现外阴包块应做进一步检查明确诊断。通常在已经有较长病史的前庭大腺囊肿切除后才作出诊断。根治性外阴切除术和双侧腹股沟淋巴结切除一直是前庭大腺癌的标准治疗方法。早期病灶可采用一侧外阴的根治性切除术和同侧腹股沟淋巴结切除。对于瘤体较大者,术后放疗可以减少局部复发。如果同侧腹股沟淋巴结阳性,双侧腹股沟和盆腔淋巴结区的放疗可以减少区域复发。对于腺样囊性病变,可仅行根治性局部切除术。切缘阳性或神经束膜浸润者术后辅助局部放疗。化疗可有助于减少远处转移。

三、帕金森病(Pager's Disease)

帕金森病为上皮内瘤变可与腺癌并存,多见于绝经或绝经后妇女,以外阴不适合瘙痒为最主要症状,以外阴皮肤糜烂、发红等改变为体征,边界不清,经皮肤活检确诊。

帕金森病为上皮内病变,可行表层局部切除(superficial local excision),但因其边界不清楚,其深层又常伴有腺癌病变,故要求切缘应距病变远。近期已有采用第二次切除的方式,在第一次不太广的范围先切除上皮病变,后再根据病理及症状再行第二次手术。若病损累及尿道、肛门,是难以切净的,可行激光治疗。若表皮病变存在有腺癌,则应行局部广泛切除术(radical local excision),边缘距离癌灶至少1cm。并行同侧腹股沟淋巴切除术(ipsilateral inguinofemoral lymphadenectomy),术后辅助放疗的选择同外阴鳞癌。

(彭芝兰 王平)

参 考 文 献

1. Anne O. Rodriguez. Female genital tract melanoma: the evidence is only skin deep. Curr opin Obstet Gynecol, 2005,17(1):1-4

2. Balch M, Soong J, Bartolucci A, et al. Efficacy of an elective regional lymph node dissection of 1 to 4 mm thick melanomas for patients 60 years of age and younger. Am Surg 1996,224(3):255-263

3. Berman L, et al. Conservative surgircal management of superficially invasive stage I vulva carcinoma. Gynecol Oncol,1989,35(3):352-357

4. Berek S, Heaps M, Fu S, et al. Concurrent cisplatin and 5-fluorouracil chemotherapy and radiation therapy for advanced-stage squamous carcinoma of the vulva. Gynecol Oncol. 1991,42(3):197-201

5. Bourgault I, Moyal M, Ziol M, et al. Spontaneous regression of grade 3 vulvar intraepithelial neoplasia associated with human papillomavirus-16-specific CD4(+) and CD8(+) T-cell responses. Cancer Res,2004,64(23):8761-8766

6. Burger P, Hollema H, Emanuels G, et al. The importance of the groin node status for the survival of T1 and T2 vulval carcinoma patients. Gynecol Oncol. 1995,57(3):327-334

7. 曹泽毅. 妇科常见恶性肿瘤诊断与治疗规范. 第2版. 北京:人民卫生出版社,2007

8. 曹泽毅. 中华妇产科学临床版. 北京:人民卫生出版社, 2010

9. 曹泽毅. 妇科常见肿瘤诊治指南. 第3版. 北京:人民卫生出版社,2010

10. Chen H, Gonzalez L, Brennick B, et al. Immunohistochemical patterns of ProEx C in vulvar squamous lesions: detection of overexpression of MCM2 and TOP2A. Am J Surg Pathol,2010,34(9):1250-1257

11. Choschzick M, Hantaredja W, Tennstedt P, et al. Role of TP53 mutations in vulvar carcinomas. Int J Gynecol Pathol,2011,30(5):497-504

12. Creasman T. New gynecologic cancer stage. Gynecol Oncol,1995,58(2):157-158

13. Creasman T, Phillips L, Menck R. The National Cancer Data Base report on early stage invasive vulvar carcinoma. The American College of Surgeons Commission on Cancer and the American Cancer Society. 1997,80(3):505-513

14. Faul M, Mirmow D, Huang Q, et al. Adjuvant radiation for vulvar carcinoma: improved local control. 1997,38(2):381-389

15. Cunningham J, Goyer P, Gibbons k, et al. Primary radiation, and 5-fluorouracil for advanced squamous cell carcinoma of the vulva. Gynecol Oncol,1997;66(2):258-261

16. Curry L, Wharton T, Rutledge F, et al. Positive lymph nodes in vulvar squamous carcinoma. Gynecol Oncol, 1980,9(1):63-67

17. De A, Hollema H, Lolkema S, et al. Vulvar carcinoma: the price of less radical surgery. Cancer 2002,95(11):2331-2338

18. Disaia J, Creasman T. Clinical gynecologic oncology. 6th Edition. St. Louis:The CV Mosby Com,2003

19. Eva J, Ganesan R, Chan K, et al. Vulval squamous cell carcinoma occurring on a background of differentiated vulval intraepithelial neoplasia is more likely to recur: a review of 154 cases. J Reprod Med,2008,53(6):397-401

20. Farias-Eisler R, Cirisano F, Grouse D, et al. Conservative and individualized surgery for early squmous carcinoma of the vulva:the treatment of choice for stage I and II (T1-2 N0-1 M0) disease. Gynecol Oncol,1994,53(1):55-58

21. Faul M, Mirmow D, Huang Q, et al. Adjuvant radiation for vulvar carcinoma:improved local control. 1997,1;38

（2）:381-389

22. FIGO News. New definitions of the clinical stage in carcinoma of the vulva（correlation of the FIGO,UICC and AJCC）. Int J Gynecol Obstet,1989,28（1）:189

23. Franklin EW 3rd. Clinical staging of carcinoma of the vulva. Obstet Gynecol,1972,40（3）:277-286

24. Gargano W,Wilkinson J,Unger R,et al. Prevalence of human papillomavirus types in invasive vulvar cancers and vulvar intraepithelial neoplasia 3 in the United States before vaccine introduction. J Low Genit Tract Dis,2012,16（4）:471-479

25. Garland M,Hernandez-Avila M,Wheeler M,et al. Quadrivalent vaccine against human papillomavirus to prevent anogenital diseases. N Engl J Med, 2007, 356（19）: 1928-1943

26. Gershenson M,McGuire P,Gore M,et al. Gynecologic Cancer:Controversies in Management. ELSVIER Scotland 2004,93-113

27. Giuliano R,Tortolero-Luna G,Ferrer E,et al.（2008）Epidemiology of human papillomavirus infection in men, cancers other than cervical and benign conditions. Vaccine,2008,26（Suppl 10）:K17-28

28. Greene L,Page L Fleming D et al. Melanoma of the skin//AJCC Cancer Staging Manual. New York:Springer,2002

29. Hacker F,Berek S,Lagasse D,et al. Individualization of treatment for stage I squamous cell vulvar carcinoma. Obstet Gynecol,1984,63（4）:155-162

30. Hacker F,Van J. Conservative management of early vulvar cancer. Cancer,1993,71（4 Suppl）:1673-1677

31. Hacker F. Revised FIGO staging for carcinoma of the vulva. Int J Gynecol Obstet,2009,105（2）:103-106

32. Hacker F,Berek S. Berek and Hacker's Gynecolgic oncology. 5th Edition. Philadelphia:Lippincott Williams and wilkins,2009

33. Hacker F,Berek S. Berek and Hacker's Gynecolgic oncology. 4th Edition. Philadelphia:Lippincott Williams and wilkins,2005

34. Merisio C,Berretta R,Guadi M,et al. Radioguided sentinel lymph node detection in vulvar cancer. Int J Gynecol Cancer,2005,15（3）:493-497

35. Hoevenaars M,van A,de Wilde C,et al. A panel of p16（INK4A）,MIB1 and p53 proteins can distinguish between the 2 pathways leading to vulvar squamous cell carcinoma. Int J Cancer,2008,123（12）:2767-2773

36. Hoffman S,Kumar B,Morley W. Microinvasive squamous carcinoma of the vulva:search for a definition. Obstet Gynecol,1983,61（5）:615-618

37. Homesley D,Bundy N,Sedlis A,et al. Radiation therapy versus pelvic node resection for carcinoma of the vulva with positive groin nodes. Obstet Gynecol,1986,68（6）:733-740

38. Iversen T,Abeler V,Aalders J. Individualized treatment of stage I carcinoma of the vulva. Obster Gynecol,1981:57（1）:85-90

39. Iversen T. New approaches to treatment of squamous cell carcinoma of the vulva. Clin Obstet Gynecol, 1985, 28（1）:204-210

40. Iversen T,Tretli S. Intraepithelial and invasive squamous cell neoplasia of the vulva:trends in incidence, recurrence, and survival rate in Norway. Obstet Gynecol, 1998,91（6）:969-972

41. Iversen T,Tretli S. Intraepithelial and invasive squamous cell neoplasia of the vulva:trends in incidence, recurrence,and survival rate in Norway. Obstet Gynecol,198, 91（6）:969-972

42. Jamieson J,Paramsothy P,Cu-Uvin S,et al. Vulvar,vaginal,and perianal intraepithelial neoplasia in women with or at risk for human immunodeficiency virus. Obstet Gynecol,2006,107（5）:1023-1028

43. Jeanne M,Schilder,et al. "Invasive Cancer of the Vulva" "Clinical Gynecology Oncology" Eighth Edition Edited by Disais Creasman.

44. John M Monaghan. "Radicul Vulvarsurgery" "An Atlas of Gynecologic Oncology" Second Edifion Edited by J Richard Smith et al. 2005,Taylor & France 179-186

45. Joura A,Leodolter S,Hernandez-Avila M,et al. Efficacy of a quadrivalent prophylactic human papillomavirus（types 6,11,16,and 18）L1 virus-like-particle vaccine against high-grade vulval and vaginal lesions:a combined analysis of three randomised clinical trials. Lancet,2007,369（9574）:1693-1702

46. Katz A,Eifel J,Jhingran A,et al. The role of radiation therapy in preventing regional recurrences of invasive squamous cell carcinoma of the vulva. Int J Radiat Oncol Biol Phys,2003,57（2）:409-418

47. Kenter G,Welters J,Valentijn R,et al. Vaccination against HPV-16 oncoproteins for vulvar intraepithelial neoplasia. N Engl J Med,2009,361（19）:1838-1847

48. Leiserowitz S,Russell H,Kinney K,et al. Prophylactic chemoradiation of inguinofemoral lymph nodes in patients with locally extensive vulvar cancer. Gynecol Oncol,1997,66（3）:509-514

49. 连利娟. 林巧稚妇科肿瘤学. 第4版. 北京:人民卫生出版社,2006

50. Lin Y,DuBeshter B,Angel C,et al. Morbidity and recurrence with modifications of radical vulvectomy and groin dissection. Gynecol Oncol,1992,47（1）:80-86

51. 曹泽毅. 妇科常见肿瘤诊治指南. 第4版. 北京:人民卫生出版社,2010

52. Lupi G, Raspagliesi F, Zucali R, et al. Combined preoperative chemoradiotherapy followed by radical surgery in locally advanced vulvar carcinoma. A pilot study, 1996, 77(8):1472-1478

53. Maggino T, Landoni F, Sartori E, et al. Patterns of recurrence in patients with squamous cell carcinoma of the vulva. A multicenter CTF Study. Cancer, 2000, 89(1): 116-122

54. Magrina F, Webb J, Gaffey A, et al. . Stage I squamous cell cancer of the vulva. Am J Obstet Gynecol, 1979, 134 (4):453-459

55. Mahto M, Nathan M, O' Mahony C. More than a decade on: review of the use of imiquimod in lower anogenital intraepithelial neoplasia. Int J STD AIDS, 2010, 21(1): 8-16

56. Malmström H, Janson H, Simonsen E, et al. Prognostic factors in invasive squamous cell carcinoma of the vulva treated with surgery and irradiation. Acta Oncol, 1990, 29(7):915-919

57. Maurice J. Webb. "Surgery of the Vulva" P 103-107. "Mayo Clinic Manual of Pelvic Surgery" Second Edition, Edited by Maurice J. Webb 2000. Hippincote William & Wikins Philadephia.

58. Monaghan M, Hammond G. Pelvic node dissection in the treatment of vulval carcinoma--is it necessary? Br J Obstet Gynaecol, 1984, 91(3):270-274

59. Neville F. Hacker, Patricial J. et al. FIGO Cancer Report 2012 Cancer of the Vulva. International Journal of Gynecology and Obstetrics, 2012, 119(52)590-596

60. Origoni M, Sideri M, Garsia S, et al. Prognostic value of pathological patterns of lymph node positivity in squamous cell carcinoma of the vulva stage III and IVA FIGO. Gynecol Oncol, 1992, 45(3):313-316

61. Paley J, Johnson R, Adcock L, et al. The effect of sartorius transposition on wound morbidity following inguinal-femoral lymphadenectomy. Gynecol Oncol, 1997, 64 (2):237-241

62. Parker T, Duncan I, Rampone J, et al. Operative management of early invasive epidermoid carcinoma of the vulva. Am J Obstet Gynecol, 1975, 123(4):349-355

63. Petereit G, Mehta P, Buchler A, Kinsella J. A retrospective review of nodal treatment for vulvar cancer. Am J Clin Oncol, 1993, 16(1):38-42

64. Phillips L, Bundy N, Okagaki T, et al. Malignant melanoma of the vulva treated by radical hemivulvectomy: a prosperctive study of the Gynecologic Oncology Group. Cancer, 1994, 73(10):2626-2632

65. Piver S, Xynos P. Pelvic lymphadenectomy in women with carcinoma of the clitoris. Obstet Gynecol, 1977, 49 (5):592-595

66. Preti M, Van Seters M, Sideri M, et al. Squamous vulvar intraepithelial neoplasia. Clin Obstet Gynecol, 2005, 48 (4):845-861

67. Rutledge N, Mitchell F, Munsell F, et al. Prognostic indicators for invasive carcinoma of the vulva. Gynecol Oncol, 1991, 42(3):239-244

68. Sedlis A, Homesley H, Bundy N, et al. Positive groin lymph nodes in superficial squamous cell vulvar cancer. A Gynecologic Oncology Group Study. Am J Obstet Gynecol, 1987, 156(5):1159-1164

69. Sideri M, De Cicco C, Maggioni A, et al. Detection of sentinel nodes by lymphoscintigraphy and gamma probe guided surgery in vulvar neoplasia. Tumori, 2000, 86 (4):359-363

70. Sideri M, Jones W, Wilkinson J, et al. Squamous vulvar intraepithelial neoplasia: 2004 modified terminology, ISSVD Vulvar Oncology Subcommittee. J Reprod Med, 2005, 50(11):807-810

71. Smith S, Backes M, Hoots E, et al. Human papillomavirus type-distribution in vulvar and vaginal cancers and their associated precursors. Obstet Gynecol, 2009, 113(4): 917-924

72. Smyczek-Gargya B, Volz B, Geppert M, et al. A multivariate analysis of clinical and morphological prognostic factors in squamous cell carcinoma of the vulva. Gynecol Obstet Invest, 1997, 43(4):261-267

73. van S, de Nieuwenhof P, Massuger L, et al. New FIGO staging system of vulvar cancer indeed provides a better reflection of prognosis. Gynecol Oncol, 2010, 119(3): 520-525

74. Stehman B, Bundy N, Droretsky M, et al. Early stage I carcinoma of the vulva treated with ipsilateral superficial inguinal lymphadenectomy and modified radical hemi-vulvectomy: a prospective study of Gynecologic Oncology Group. Gynecol Oncol, 1992, 79(4):490-495

75. Stehman B, Bundy N, Dvoretsky M, et al. Early stage I carcinoma of the vulva treated with ipsilateral superficial inguinal lymphadenectomy and modified radical hemi-vulvectomy: a prospective study of the Gynecologic Oncology Group. Obstet Gynecol, 1992, 79(4):490-497

76. Stehman B, Bundy N, Ball H, et al. Sites of failure and times to failure in carcinoma of the vulva treated conservatively: a Gynecologic Oncology Group study, 1996, 174 (4):1128-1132; discussion 1132-1133

77. Stephenson D, Denehy R. Rapid spontaneous regression of acute-onset vulvar intraepithelial neoplasia 3 in young women: a case series. J Low Genit Tract Dis, 2012, 16 (1):56-58

78. Terlou A, Blok J, Helmerhorst J, van Beurden M. Premalignant epithelial disorders of the vulva: squamous vulvar

intraepithelial neoplasia, vulvar Paget's disease and melanoma in situ. Acta Obstet Gynecol Scand,2010,89(6):741-748

79. Ueda Y,Enomoto T,Miyatake T,et al. Analysis of clonality and HPV infection in benign,hyperplastic,premalignant,and malignant lesions of the vulvar mucosa. Am J Clin Pathol,2004,122(2):266-274

80. van der Avoort IA,Shirango H,Hoevenaars BM,et al. Vulvar squamous cell carcinoma is a multifactorial disease following two separate and independent pathways. Int J Gynecol Pathol,2006,25(1):22-29

81. van de Nieuwenhof P,Bulten J,Hollema H,et al. Differentiated vulvar intraepithelial neoplasia is often found in lesions,previously diagnosed as lichen sclerosus,which have progressed to vulvar squamous cell carcinoma. Mod Pathol,2011,24(2):297-305

82. van de Nieuwenhof P,van Kempen C,de Hullu A,et al. The etiologic role of HPV in vulvar squamous cell carcinoma fine tuned. Cancer Epidemiol Biomarkers Prev, 2009,18(7):2061-2067

83. van de Nieuwenhof P,Massuger F,van der Avoort A,et al. Vulvar squamous cell carcinoma development after diagnosis of VIN increases with age. Eur J Cancer, 2009,45(5):851-856

84. Van der Zee AG,Oonk H,De A,et al. Sentinel node dissection is safe in the treatment of early stage vilvar cancer. J Clin Oncol,2008,26(6):884-849

85. van M,Beckmann I,Heijmans-Antonissen C,et al. Disturbed patterns of immunocompetent cells in usual-type vulvar intraepithelial neoplasia. Cancer Res, 2008, 68(16):6617-6622

86. van M,van Beurden M,de Craen J. Is the assumed natural history of vulvar intraepithelial neoplasia III based on enough evidence? A systematic review of 3322 published patients. Gynecol Oncol,2005,97(2):645-651

87. van Seters M,van Beurden M,ten Kate J,et al. Treatment of vulvar intraepithelial neoplasia with topical imiquimod. N Engl J Med,2008,358(14):1465-1473

88. Van O,Gyselman G,Lowe G,et al. Molecular quantification and mapping of lymph-node micrometastases in cervical cancer. Lancet,2001,357(9249):15-20

89. Verschraegen F,Benjapibal M,Supakarapongkul W,et al. Vulvar mekanomas at the M. D. Anderson Cancer Center. 25 years later. Int J Gynecol Cancer,2001,11(5):359-364

90. Way S. The surgery of vulval carcinoma: an appraisal. Clin Obstet Gynaecol,1978,5(3):623-628

91. Wechter E,Reynolds K,Haefner K,et al. Vulvar melanoma:review of diagnosis,stage,and therapy. J low Genit Tradis,2004,8(1):58-69

92. Winters U,Daayana S,Lear T,et al. Clinical and immunologic results of a phase II trial of sequential imiquimod and photodynamic therapy for vulval intraepithelial neoplasia. Clin Cancer Res, 2008, 14(16):5292-5299

93. 连利娟. 林巧稚妇科肿瘤学. 第4版. 北京:人民卫生出版社,2006

94. Zawislak A,Donnelly F,McCluggage G,et al. Clinical and immunohistochemical assessment of vulval intraepithelial neoplasia following photodynamic therapy using a novel bioadhesive patch-type system loaded with 5-aminolevulinic acid. Photodiagnosis Photodyn,2009,6(1):28-40

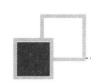

第三十二章　确定子宫颈癌治疗方案的重要因素

子宫颈癌是妇科肿瘤中最常见的恶性肿瘤，也是最容易早期发现、早期确诊的肿瘤，但目前在国内外还有相当高的年死亡率，除了没有做到早期发现、确诊外，制订正确的治疗方案也是非常重要的。

在确定治疗方案之前，我们必须要清楚地了解当前对子宫颈癌各种治疗方法的沿革、特点和优缺点。并需要向患者了解、说明以下几个重要问题，然后再确定治疗方案：

1. 患者目前的病情详细情况：肿瘤确诊的病理类型；肿瘤的临床期别；患者的全身情况包括年龄、内外科系统有无合并症，是否肥胖等。

2. 患者及家属对疾病的了解和对治疗的要求，对选择放化疗或手术治疗的考虑。

3. 患者及家属对治疗后生活质量的要求如：保留卵巢功能、性功能和（或）生育功能。

4. 根据医院和医生的条件、经验，根据患者的情况和要求决定作放化疗、经腹广泛子宫切除术、经阴道广泛子宫切除术、腹腔镜广泛子宫切除术或保留生育功能的宫颈广泛切除术。

5. 对于晚期或复发宫颈癌的手术治疗，还需要患者及家属了解是否同意作膀胱和肛门的改道手术，还要考虑经济支付能力，并且说明最好的治疗效果5年生存率不超过50%。

由于子宫颈癌的治疗手段比较多，涉及放射治疗、外科手术和化学治疗，因此，对各种治疗方法的透彻了解并结合其各自的优缺点，加以比较，再按以上患者的具体情况分析患者如何采用那些影响预后的有利因素，选择单独一种方法或几种方法综合治疗，这样确定最后的治疗方案，将是正确的、有良好效果的治疗方案。

对于某些特殊情况如：子宫颈残端癌、子宫颈癌合并妊娠、简单子宫切除术后发现子宫颈浸润癌，特别是治疗后未控和复发癌的处理相当困难、复杂，也要根据上述原则，个别化地制订方案治疗。

因此，需要确定一个子宫颈癌的正确治疗方案，必须考虑以下的重要因素：

1. **清楚了解宫颈癌的病理组织学分类和分级**　鳞状细胞癌放疗较敏感，腺癌和透明细胞癌则最好选择手术治疗，G1手术治疗效果好，G2-3最好给以新辅助化疗后手术或同期放化疗，小细胞癌、肉瘤、黑色素瘤个别对待。

2. **患者的全身情况**　营养、健康情况差以及心、肝、肺、肾等其他疾病不宜手术者则以放疗为主，肥胖患者酌情手术或放化疗。

3. **准确的临床分期**　肿瘤的分期，即表示肿瘤当前发展的程度。

一、分期因素

任何肿瘤的治疗，都要根据肿瘤的分期来制订、选择治疗方案，这里，我们要了解宫颈癌临床分期的意义和其他肿瘤分期方法的不同点和特点并且做到准确的临床分期。宫颈癌临床分期是以临床检查，即盆腔检查为主的以宫旁组织包括：骶韧带、主韧带和阴道受累的程度以确定临床分期。

1. 了解子宫颈癌发展的特点

1）从癌前病变到早期侵润癌发展缓慢，一般6～8年，浸润期加快。

2）绝大多数病变局限以宫颈为中心，在盆内或盆壁。即使晚期可侵犯膀胱或直肠为Ⅳa期，也很少到骨盆外。

2. 了解子宫颈癌浸润、转移的特点和规律

1）沿韧带间隙、宫旁、阴道直接浸润，并由这些部位受浸润的程度来确定临床分期的基础。

2）盆腔淋巴引流走向：宫颈癌淋巴引流有一定的规律性，宫旁-髂内淋巴结-闭孔淋巴结-髂外包括腹股沟深-髂总淋巴结-腹主动脉旁淋巴结，宫颈癌淋巴引流很少有跳跃式移动，如果髂总淋巴结阴性，腹主动脉旁淋巴结不会是阳性，因此，盆腔淋巴清扫手术对多数宫颈癌病例是足够的，并且是宫颈癌广泛切除手术的一部分。

3）腹主动脉旁淋巴转移结的意义：宫颈癌只有腹主动脉旁淋巴结受到侵犯才称之为转移，尽管如此，宫颈癌不论淋巴结是否受到侵犯或转移，均不纳入其临床分期。虽然淋巴受累不影响临床分

期,但盆腔淋巴受累却明显影响 5 年生存率,而且,腹主动脉旁淋巴结转移阳性,预后更差且不宜选择手术治疗。

3. 临床分期依据

1) 宫颈癌临床分期以盆腔检查为绝对金标准。

2) 以癌灶原发位置侵及盆内宫颈旁组织如骶韧带、主韧带和阴道的程度而定。

3) 淋巴浸润、转移均不纳入分期。

4) 影像、生化等辅助检查,仅可作为确定分期的参考。

4. 盆腔检查的注意事项

1) 三合诊检查。

2) 二人同时检查,其中一人应该是有经验的妇科医生或妇科肿瘤医师。

3) 如患者肥胖或不易查明时,必要时在麻醉下检查。

5. FIGO 临床分期委员会强调,子宫颈癌的临床分期一经确定就不能改变,即以治疗前盆腔检查为准,如在手术后发现与术前不一致,也以术前检查为准,不能改变原定分期。

6. 为什么妇科肿瘤多数采用手术病理分期,而宫颈癌到目前为止还采用临床分期?

1) FIGO 对宫颈癌分期的历史回顾:20 世纪 20 年代,欧洲为了对比宫颈癌患者放射治疗和手术治疗的结果而提出分期标准,1928 年,国际联盟健康组织癌症委员会放射分会在日内瓦要求统一宫颈癌治疗结果并鼓励所有机构应用同样的方式报道临床资料,1934 年在健康组织的会议上,开始有宫颈癌放射治疗的年度报道的提议,第一份报道发布于 1937 年,从 1937 年始,年度报道每 3 年在 FIGO 会议上发表一次,1950 年将分类和分期系统进行修订,FIGO 的宫颈癌分期系统开始首次应用,随着进展,分期逐渐包括其他的恶性癌症包括宫体癌,卵巢癌,外阴癌,阴道癌,输卵管癌和滋养细胞疾病。

2) 肿瘤分期的目的:对疾病严重程度统一认识,可对比治疗结果和疾病进展,了解预后和制订治疗方案。

3) 分期应考虑的问题:简明而且精确,可重复性;确定分期所带来的风险和费用与受益相比;实践性和尽可能的完善;可接受性和专业性;良好的分期系统中不同的期别会明显影响生存率;最后,分期系统不应经常改变。

4) 分期的原则:分期前必须确定组织学类型,

某一部位肿瘤的分期必须是这一部位原发瘤,不应包括继发于临近组织的肿瘤,根据肿瘤的部位不同,FIGO 分期可用临床或手术方法确定分期。一旦治疗前确定临床分期或手术时确定手术分期,分期就不能因为放疗、化疗后疾病好转或继续恶化而改变,如分期不能确定时,应采用较早一级的分期,复发疾病应保持原本的分期,而不应该再重新分期,宫颈癌分期从 1950 年即采用临床分期,50 年来重新修订了几次,最新的版本是 2012 年,再次明确取消原位癌 0 期,微浸润癌 IA1(3mm 浸润)和 IA2(3~5mm 深和 7mm 宽浸润)。瘤体 4cm 用来分界宫颈癌 I B1 和 I B2、II A1 和 II A2。

5) 宫颈癌临床分期的局限性和不足:宫颈癌临床分期的不精确性:对宫颈癌患者作盆腔三合诊检查时,确定宫颈大小,阴道、宫旁组织(子宫主韧带、骶韧带)受浸润的程度,取决于临床检查医生的经验,有时宫旁增厚是由炎症引起还是癌的浸润很难鉴别,据报道术后有 30% 以上提高临床期别。① I B 期(24%);② II 期(49% ~ 55%);③ III 期(44% ~ 50%);④ IV 期(67%)。不能对淋巴结评估:最大的缺点是不能了解淋巴结的情况,除了腹股沟和锁骨上淋巴结外,其他淋巴结扩散很难由临床检查发现,而简单的辅助检查对淋巴结没有用处,因此宫颈癌临床分期中不包括淋巴受累的情况,而淋巴结有无浸润对宫颈癌的治疗和预后至关重要。宫颈癌伴淋巴结转移预后较差,特别是早期宫颈癌,所以,早期宫颈癌的放疗也包括了盆腔和腹主动脉旁淋巴范围。

6) 淋巴播散和分期的关系:

分期	盆腔淋巴结转移
I B	12% ~ 17%
II A	12% ~ 27%
III B	25% ~ 39%

新的影像技术使淋巴结评估的敏感性和特异性得到提高,如:CT 25% ~ 67%,MRI 86%,淋巴造影 22% ~ 79%,超声 80%,PET 82% ~ 91%,但这些检查方法的准确性尚嫌不足,且费用昂贵,不能作为常规应用。

7) 宫颈癌手术分期的优、缺点:能准确地了解病变范围和确定淋巴结转移,可同时切除大的淋巴结,可评价疾病真正的严重程度,可以确定影响预后的因素,但不确定提高生存率。而且显然不能对中、晚期患者进行手术探查或淋巴评估后再作放射治疗是不能接受的。

8) 宫颈癌开腹手术的并发症:

	腹膜外	经腹
肺栓塞	0～2%	5%
静动脉损伤	0～12%	3%～9%
肠道	7%～18%	6%～19%
死亡	0～1%	0～2%

因此,宫颈癌采用手术分期的局限性是,只有有限的患者可受益,提高生存率,但与手术有关的发病率增加了,并增加术后放疗的危险性,而且由于手术探查延误放射治疗。

9)宫颈癌临床分期的优、缺点:很多不能手术的中、晚期患者只能凭借临床检查分期。虽然临床检查评估宫旁有无浸润很困难,但有经验的医生可以评估盆腔播散的程度,做出较准确的临床分期。

10)宫颈癌临床分期和手术分期的比较:

临床分期	手术分期
简单	精确
低危,费用低	合并症,费用高
实用性	病理评估
可接受性	特殊的治疗中心并训练
分期与生存率相关	在选择组尚需要观察累计的生存率

11)争论和建议:多年来,在 FIGO 和 IGCS 会议上,各国专家们对宫颈癌分期有很多争议和不同的意见、建议;对一个患者是否允许有临床和病理的双重分期?没有同意。因为将近80%的宫颈癌发生在发展中国家,并且绝大多数是中、晚期,不可能手术,很难采用手术分期,虽然目前的临床分期方法有明显的缺陷和不足,但由 FIGO 妇科肿瘤委员会提议,手术分期在大多数宫颈癌患者中应用并不方便、不实用、并不优越,因此不被推荐,决定在全世界范围仍然采用临床分期。

宫颈癌检查来自 FIGO 的建议:对一些不易盆腔检查清楚(紧张、肥胖)患者中可能会遗漏宫旁浸润,可以选择麻醉情况下盆腔检查以代替以往推荐的常规盆腔检查。允许用 MRI 来评估肿瘤的大小,并不改变临床分期,可以用来计划治疗和预测预后。

在我国进入21世纪以来,早期宫颈癌和年轻化明显,因此,选择手术治疗增加,据统计手术治疗已占90%以上,因此,我国可以总结经验,按照循证医学观点向 FIGO、IGCS 提出宫颈癌实行两种分期方法(临床分期和手术病理分期)的建议。

宫颈癌-IA 分期的争议:宫颈癌-IA 的定义是间质浸润深度不>5.0mm,是从上皮的基底层量起还是从表皮或腺体?脉管浸润(静脉管或淋巴管)改不改变分期?怎样划分多病灶浸润?而每个病灶均小于5mm×7mm,是否应该将所有的微浸润点加起来判定浸润的程度?如果>7mm 则作为 IB 期治疗,困难在于选定多少个浸润点?而且是否所有的浸润点都被切除?对于怎样相加所测不同的浸润点也很难达成共识,仍被病理学家们所争论。脉管浸润有着较差的预后,并且与淋巴结的浸润有关,困难在于诊断具有主观性,可能对血管壁特殊的免疫组化染色会有所帮助。侵及不同的脉管有着不同的意义,怎样确定其意义而且怎样完全找到它?

病理学家大部分不支持将所有的微浸润点加起来判定浸润的程度,而且判断脉管浸润有困难。最后,FIGO 对①ⅠA 期建议不变;②ⅠB 期建议不变;③ⅡA 期建议:ⅡA1:肿瘤大小≤4cm,浸润阴道小于上2/3,ⅡA2:肿瘤大小>4cm,浸润阴道小于上2/3;④ⅡB 期建议:双侧宫旁浸润预后比单侧差,ⅡB1:单侧宫旁浸润,ⅡB2:双侧宫旁浸润;⑤ⅢB 期建议:双侧宫旁浸润预后比单侧差,ⅢB1:单侧宫旁浸润,ⅢB2:双侧宫旁浸润;⑥争议:要求删除 CIS 和 0 期被接受,对ⅡB 和ⅢB 的亚分期没有接受。

12)总结 FIGO 的建议:ⅠA 期-没变化,ⅠB 期-亚分期,ⅡA 期-亚分期,ⅡB 期-没变化,ⅢA 期-没变化,ⅢB 期-没变化,ⅣA/B-没变化。

二、年龄因素

除临床期别外,还应考虑年龄、心理、社会因素的治疗原则。近50年来,由于宫颈癌的年轻患者增加,对治疗后生活质量的要求提高,保留卵巢和阴道功能的要求尤为突出。中年患者也同样希望在治疗后能保留正常女性内分泌功能和正常性生活。对这部分患者选择、制订治疗计划时,要尽量考虑保留患者的卵巢和阴道功能。对局限晚期,大癌灶,特别是中、青年患者,可首选新辅助化疗后手术治疗,在新辅助化疗的基础上,经过评价,严格选择可手术病例。建议对中、青年患者将"放疗为主,手术早期,化疗无用"的治疗原则更改为实行"手术首选,术前化疗,保留功能"的以手术为主的治疗原则,如果年轻患者要求生育,可以行宫颈广泛切除术以保留子宫,输卵管和卵巢。

三、在决定选择治疗方案时,还必须了解各治疗方案的特点和优缺点

(一)放射治疗

1. **放射治疗的历史** 20世纪初,发现镭 Ra^{226}

治疗子宫颈癌取得良好效果,但对医、护人员放射损害大,后发现更多放射源如 Co^{60}、Cs^{137}、深度 X 射线、高能加速器、快中子、质子等更广泛应用于宫颈癌并取得很好疗效。

随着辐射与防护技术的发展,近年来传统腔内治疗已改为腔内后装技术。多采用高剂量率射线治疗宫颈癌,其具有治疗时间短、疗效确切、并发症少等优点,目前国内大多数医院采用铱^{192}为放射源。20 世纪 70 年代美国、俄罗斯等国家已开始锎^{252}后装治疗宫颈癌的临床工作。Marjina 等报道锎^{252}后装放疗治疗 III 期宫颈癌 5 年生存率达 70.9% ,明显高于钴^{60}(52.8%)及铯^{137}(67.2%)。

近年放射治疗技术的发展使得照射野可以在三维方向上与靶区形状一致,创立了三维适形放疗(3D Conformal Radiationtherapy,3DCRT)模式,进而根据 CT 扫描成像的逆向思维,通过调节照射野内各点的输出剂量率,使靶区内部及表面剂量处处相等,提出了调强的概念,形成了调强放射治疗技术(IMRT)。这一技术可以保证所要治疗的靶区受到均匀的照射,同时周围正常组织得到最好的保护,因而允许对肿瘤进行高剂量照射,由此可以提高肿瘤局部控制率。IMRT 的优点在于可以通过计算机优选调节放疗,高度精确照射剂量分布,有选择性的减少正常组织的照射,集中照射肿瘤组织,出现急性和晚期毒副作用少,但有学者认为,IMRT 增加了 10 年后继发肿瘤的机会。

2. 放射治疗的特点

(1) 对鳞状细胞敏感和腺细胞癌中度敏感。

(2) 宫颈的解剖特点和在盆腔的位置,可给以高剂量放射治疗。

(3) 子宫腔可作为放射源容器,易于固定,且可保护正常组织少受放射损伤。

(4) 盆腔器官对放射线的耐受:乙状结肠 65Gy,膀胱 70Gy。对比小肠的耐受性仅 45Gy。

3. 放射治疗的优、缺点

(1) 临床各期病例均可行放射治疗。

(2) 16Gy 的放射治疗就可能永久性破坏卵巢、阴道功能。

(3) 设备昂贵,需特殊技术人员。只能在某些肿瘤中心才能建立。

(二) 手术治疗

1. 手术治疗的历史沿革 19 世纪末开始施行,主要代表 Wertheim 和 Schauta 未清扫淋巴,手术死亡率高。而放疗效好使手术减少。20 世纪 40 年代战后,由于输血技术、麻醉技术和抗菌素相继

发展,Meigs 改进手术,并清扫淋巴形成 Wertheim-Meigs 式手术,提高了治愈率,与放射治疗效果相当,手术死亡率为零,各地再度广泛开展手术治疗。40 年代后期介绍到中国,目前我国各大、中型医院已广泛开展。

2. 手术治疗的特点

(1) 切除子宫、宫颈和一定宽度的骶韧带、主韧带和阴道,彻底清除病灶。

(2) 系统清扫盆腔淋巴结包括:宫颈旁、闭孔、髂内、髂外、骶前、髂总、腹股沟深淋巴结,必要时腹主动脉旁淋巴结。

(3) 根据不同病例对切除各组韧带的宽度和阴道长度有所不同,即 I、II、III、IV、V 五种类型广泛手术。

广泛子宫切除术包括:子宫、宫颈、骶韧带和主韧带、部分阴道,不包括输卵管、卵巢:

(1) 广泛子宫切除术 I(筋膜外子宫切除术):骶韧带,主韧带 1cm,阴道 1cm。

(2) 广泛子宫切除术 II(次广泛子宫切除术):骶韧带,主韧带 2cm,阴道 2cm。

(3) 广泛子宫切除术 III(典型广泛子宫切除术):骶韧带,主韧带 3cm,到盆壁,阴道 3cm。

(4) 广泛子宫切除术 IV(扩大广泛子宫切除术):骶韧带,主韧带到盆壁,阴道 5cm,切除膀胱上动脉。

(5) 广泛子宫切除术 V(盆腔廓清术):切除全部子宫和附件、切除膀胱、尿道、部分输尿管/直肠、肛门、全部阴道。

不论手术途径是经腹、经阴道、腹腔镜手术,同一类型切除术的手术范围相同。

3. 手术治疗的优、缺点

(1) 仅对早期病例,I A、I B、II A,个别情况 II B。

(2) 可保留卵巢和阴道功能,个别情况可保留生育功能。

(3) 不需特殊设备,一般医院均可开展。

4. 子宫颈癌的手术(Wertheim 手术即 radical hysterectomy 加 pelvic lymphadenectomy)选择:

I A1 期:可局部处理如子宫颈锥型切除术或筋膜外子宫切除术,I 型。

I A2 期:子宫次广泛切除术,II 型。

I B 期:子宫广泛切除术+盆腔淋巴清扫,III 型。

根据全身情况、年龄、肥胖和手术医生经验等因素全面考虑选择手术治疗。对子宫颈浸润癌的

规范手术治疗,要求临床分期准确,强调严格按照临床分期选择不同型别的手术,范围适当:不扩大、不缩小手术范围,提高疗效,减少手术合并症,重视患者治疗后生活质量。

早期、年轻患者,尽可能首选手术治疗,不用化疗或放疗。

5. **手术治疗的特点**

(1)彻底清除癌灶。

(2)系统清扫盆腔淋巴,必要时腹主动脉旁淋巴。

(3)不同期别采用Ⅰ、Ⅱ、Ⅲ、Ⅳ、Ⅴ型五种不同类型广泛手术。

6. **宫颈癌不同的手术方式**　经腹广泛子宫切除术+盆腔淋巴结清扫,为当前我国的主要手术方式,约占90%;经阴道广泛子宫切除术+腹腔镜盆腔淋巴结清扫,不到1%;腹腔镜子宫广泛切除术+盆腔淋巴结清扫,约占10%。

7. **子宫颈广泛切除术(trachelectomy)**　1987年法国Dragent介绍对早期癌ⅠA、ⅠB1行子宫颈广泛切除术(trachelectomy)加淋巴结清扫手术,部分阴道、子宫内口以下的子宫颈、骶韧带、主韧带和阴道≥2cm。切除宫颈后,将内口以上子宫体与阴道残端吻合缝合。保留子宫及输卵管。卵巢手术后12个月内妊娠分娩率37%。手术方式:经腹子宫颈广泛切除术+盆腔淋巴结清扫或经阴道子宫颈广泛切除术+腹腔镜盆腔淋巴结清扫。

8. **新辅助化疗后手术指南的变化**　目前对ⅡB2~ⅢB期的中青年患者,可在术前采用新辅助化疗2~3疗程后,使局部病灶缩小的情况下,经过严格评估,选择化疗反应较好者,可施行子宫广泛子宫切除术。

9. **宫颈癌淋巴结转移特点**　渐进性阶梯式很少跳跃式。宫颈旁→闭孔→髂内、髂外→髂总及腹主动脉旁→纵隔和锁骨上淋巴结。因此,盆腔淋巴结清扫术的范围:髂总-髂外-腹股沟深-髂内-闭孔浅-闭孔深淋巴结。如髂总淋巴结阳性,则需清扫到腹主动脉旁淋巴结。

各期宫颈癌淋巴结转移情况:①ⅠA1<1%;②ⅠA2 3%~5%;③ⅠB1 5%~10%;④ⅠB2 15%~20%;⑤Ⅱ25%~40%;⑥Ⅲ、Ⅳ>50%。

10. 若阴道切除3cm以上,则需做延长阴道手术,术中延长阴道的做法,既保证切除了足够长度的阴道,避免残端复发,又能在手术后保持正常的性生活。延长阴道将膀胱腹膜缝合于阴道断端前壁,直肠浆膜缝合于阴道断端后壁,再于所需延长高度处,关闭缝合膀胱腹膜与直肠浆膜,形成延长阴道。

11. 保留卵巢功能,对可能术后行放射治疗的患者,游离卵巢血管至根部,将卵巢转位至双侧髂凹外侧固定,并以银夹作指示以避免放射损伤,以保留卵巢功能。但有报道即使卵巢高位移位,术后辅助放疗仍显著影响移位卵巢的功能。且经高位移位的卵巢因血循环改变,容易发生卵巢早衰。因此,对希望保留卵巢功能的患者,主张仍将卵巢保留在原位盆腔内,并且不宜再做放疗。

(三)化学治疗

宫颈鳞癌细胞对化疗中度敏感,单独化疗不能根治,化疗效果取决于化疗的持续时间和频率(UICC),化疗副作用程度按WHO规定1~5级。化疗的作用可预防远处扩散和局部淋巴结中转移癌细胞,铂剂是最有效药物,其他尚有紫杉醇、异环磷酰胺、阿霉素、博来霉素、丝裂霉素、氟脲嘧啶、MTX、VCR、VLB等。

1. **化学治疗方法**

(1)主张以顺铂/卡铂为主的联合用药,有效率80%,CR 20%~40%。

(2)新辅助化疗,用于手术前或放射治疗前,或同时应用。

(3)化疗药物缓释剂的应用。

(4)可全身用药、介入局部灌注治疗。

2. **化学治疗的优缺点**

(1)临床各期均可应用。

(2)有一定毒副作用。

(3)多疗程,较长时间。

3. **新辅助化疗(neoadjuvant chemotherapy)**　新辅助化疗是一种连续治疗方法,放疗前或术前先给1~3疗程化疗,其目的是使肿瘤对化疗产生反应,减少肿瘤负荷和消灭微小转移病灶。

4. **放疗前新辅助化疗(prior to radiation)**　化疗药物和放射线作用于肿瘤细胞的不同亚群,化疗使肿瘤细胞周期同步化。放疗前新辅助化疗的疗效很不确切,放疗前行化疗可以缩小肿瘤体积,消除放疗野外的微小转移灶,理论上比同步的放化疗副作用小。但同时延迟了放疗时间,易导致耐药菌株的生长,副作用比单纯放疗大。许多学者进行了大量临床观察,认为,多数患者可以得到较高的临床缓解率,但不改变患者的生存率。多数学者认为放疗前新辅助化疗与单纯放疗疗效相近。也有学者认为,放疗前的新辅助化疗在以下情况下有益:化疗周期<14days,顺铂剂量/周>25mg/m^2。

5. 手术前新辅助化疗(prior to surgery) 术前辅助化疗是对ⅠB2～ⅡB以上不宜手术的中青年患者先给予1～2个疗程,经严格评估后选择手术。Sardi等用PVB方案进行了一项前瞻性研究,将205例宫颈癌患者(ⅠB期)随机分为两组:NACT组和对照组,三周一疗程,并随访7年,结果发现对于肿瘤直径小于4cm的病例两组没有差异,但对于肿瘤直径大于4cm的病例新辅助化疗组的疗效明显高于非化疗组;另有学者也发现新辅助化疗组的肿瘤复发率明显低于非化疗组,分别为18.5%和33.5%,且无瘤生存率明显延长。目前常用的方案:

(1) PVB:有效率80%,三周重复。

(2) PMB:该方案对FIGOⅠB2-ⅡB期,患者总有效率达82.8%,10年生存率60.2%。

(3) BEEP:有效率53%。

6. 同期放化疗(concurrent chemoradiation) 同期放化疗是在不间断放疗的同时进行化疗。除了使肿瘤缩小和消灭微小转移病灶之外,他们之间具有协同作用。因为肿瘤细胞在发生发展过程中,处于不同细胞周期的肿瘤细胞对放射敏感性不同,同步放化疗后使不同细胞周期的肿瘤细胞同步化,对放射线增加敏感性。化疗还能通过直接肿瘤细胞毒性、肿瘤细胞周期同步化和抑制亚致死放射修复增加放射剂量反应曲线的梯度,促进肿瘤细胞死亡。另外,同步放化疗避免了延迟盆腔放疗时间,同步放化疗能明显改善生存率使死亡危险下降,因而奠定了同步放化疗在宫颈癌综合治疗中的地位,被NCI(National Cancer Institute)推荐为接受放射治疗的宫颈癌患者新的治疗标准。

中晚期的宫颈癌患者在过去传统的治疗方法是放疗。近年来临床研究表明,以铂类为基础的同步放化疗使各期相对死亡危险率降低30%～50%。

四、子宫颈癌治疗方案的选择

(一)临床期别

1. 早期

ⅠA1:局部治疗为主。

ⅠA2:子宫广泛切除术Ⅱ。

ⅠB1:子宫广泛切除术Ⅲ,盆腔淋巴清扫术。

ⅠB2:联合治疗即术前新辅助化疗,再行子宫广泛切除术Ⅲ、盆腔淋巴清扫术/腹主动脉旁淋巴清扫术。

ⅡA:联合治疗,子宫广泛切除术Ⅲ,其余同ⅠB2。对年轻患者术前选用新辅助化疗,如需术后放疗者,术中可作卵巢移位术。

2. 局限晚期 ⅡB～ⅢB:同步放化疗,联合治疗,子宫广泛切除术Ⅲ、Ⅳ,其余同Ⅱa。

3. 晚期 ⅣA:同步放化疗或广泛子宫切除术Ⅴ,盆腔廓清术。ⅣB:姑息性放化疗。

(二)手术对保留生育功能的考虑

近30年来,宫颈癌年青患者明显增多,由于年轻患者对治疗后的生活质量要求日益提高,45岁以前首先考虑手术,以保留卵巢和阴道的功能。对有生育要求的年轻患者,可作子宫颈广泛子宫切除术,以保留生育功能。

1. 近年来随着宫颈癌诊断技术的提高及宫颈癌发病的年轻化。越来越多的年轻妇女被诊断出早期宫颈癌,且部分患者强烈要求保留生育功能。1987年法国Dargent对ⅠA、ⅠB1早期宫颈癌行子宫颈广泛切除术(trachelectomy)加淋巴结清扫手术是近十年来兴起的一种治疗宫颈癌的新的手术方式,他的最大优点是治疗宫颈癌的同时可以保留患者的生育功能,随着宫颈癌的发病渐趋年轻化,这种手术越来越受到临床的关注,被视为21世纪宫颈癌手术的发展标志。

广泛性宫颈切除术于1994年由法国的Dargent首次报道,该手术范围包括腹腔镜下淋巴结清扫术及广泛性宫颈切除术(laparoscopic vaginal radical trachelectomy, LVRT)。先在腹腔镜下行淋巴结清扫术,切除的淋巴结送冰冻病理,如病理阴性则进行广泛性宫颈切除术。手术要切除部分阴道和穹隆、近端部分主韧带及80%宫颈,留下的宫颈术中也要进行病理检查,确定已无癌细胞残留。最后对保留的宫颈进行环扎,并将剩下的宫颈残端和阴道进行缝合衔接。这种手术对技术要求很高,必须由很好掌握了腹腔镜手术技术和妇科肿瘤知识的妇科肿瘤专家来实施。宫颈癌行子宫颈广泛切除术(trachelectomy)加淋巴结清扫手术,保留子宫及输卵管,卵巢手术后12个月内妊娠分娩率37%。Steed & Covens报道:319例妊娠率73%,活婴67%,中期流产12%,合并症6%。随访5年,复发率4.2%,子宫颈广泛切除术的手术范围为部分阴道、子宫内口以下的子宫颈、骶韧带、主韧带和阴道各2cm,切除宫颈后,将内口以上子宫体与阴道残端吻合缝合。目前全世界已行1000多例,我国仅100余例,且分娩活婴不足30例。

2. 保留生育病例选择的原则

1)病灶局限宫颈,鳞癌、腺癌、腺鳞癌均可。

2)ⅠA1 LVSI(淋巴管间隙浸润),ⅠA2～ⅠB1。

3）希望生育,年龄 40 岁以下。

4）无影响生育的其他临床证据。

5）局部病灶<2cm。

6）胸片(-),MRI 盆、腹腔正常。

7）适合经阴道或腹部手术。

8）宫颈管受侵局限。

9）经阴道手术者,宫颈长于 2cm。

10）锥切后 4~6 周手术。

3. 宫颈广泛切除术后避免复发须注意

1）宫颈病灶<2cm。

2）LVSI(-)。

3）盆腔淋巴结(-)。

4）关键 LVSI(-)肿瘤<2cm,淋巴(-),如 LVSI(+)增加 10% 复发危险。

5）告之患者复发的危险,再做决定。

五、几种特殊情况

1. 子宫颈残端癌 占 1%~2%,治疗原则同上。首选手术,但合并症增加,如放疗副作用增加 10%~15%。

2. 子宫颈癌合并妊娠

1）治疗原则同上。但病情发展较非妊娠快,易发生淋巴结转移。

2）因此先化疗,再根据胎儿可存活与否,决定及时终止妊娠或短期观察。

3）终止妊娠可采取流产、剖宫,再根据临床期别进行手术或放射治疗。

3. 简单子宫全切后发现子宫颈浸润癌

1）ⅠA:如确诊,可不再治疗,常规随访。

2）ⅠB:再行手术,盆腔淋巴结清扫术,如可能再切主韧带及阴道,放射治疗。

六、子宫颈癌治疗后复发的处理

治疗后 6~12 个月再发现新病灶者。

（一）手术后复发

先化疗再放疗或术中放疗,也可同时化、放疗。个别情况可再手术治疗。

（二）放疗后复发

1. ⅠB 10%,ⅡA 17%,ⅡB 23%,Ⅲ 42%。

2. 10 年后远处复发:ⅠA 3%,ⅠB 16%,ⅡA 31%,ⅡB 26%,Ⅲ 39%,ⅣA 75%。

3. 90% 的复发均发生在治疗后 2 年以内。

（三）晚期、复发宫颈癌的治疗

原则上综合性姑息治疗,但对中青年患者不要轻易放弃治疗,如为中心性复发,可考虑盆腔廓清术(pelvic exenteration)。

1. 盆腔廓清术 如放疗后中心性复发、较年轻且身体健康状况、心理精神良好的患者。手术按广泛切除全子宫及双侧附件、膀胱和(或)直肠和肛门。术后盆腔创面以带血管蒂大网膜覆盖,结肠代膀胱、乙状结肠开口作假肛,带血管厚肌皮瓣作人工阴道,充填盆腔巨大创口。术后加强控制感染,静脉高营养支持疗法。五年存活率 50%,可恢复正常生活和参加社交活动。

（1）盆腔廓清术的历史:1946 Alexander Brunschwig 报道 22 例,手术死亡率 39%。60 年来死亡率 0~5%,5 年生存率 30%~60%,原发 VIA 5 年生存率 20%。术后并发症仍较高,感染和肠/尿瘘。我国在 20 世纪 70 年代开始开展这一手术,至今病例不多。

（2）盆腔廓清术的选择:宫颈癌治疗后(放射)中心性复发。宫颈癌 VIA 的初次治疗,没有盆腔外扩散,外阴、阴道癌累及膀胱和/或直肠。年龄、全身情况的考虑,思想、精神因素的考虑。

（3）盆腔廓清术成功要点:严格手术指针。充分术前准备,熟悉盆、腹腔解剖,精细、熟练的手术技巧,高水平的术后处理和护理。

（4）盆腔廓清术的手术步骤:开腹探查,盆壁多点冰冻活检。解剖、游离输尿管/直肠,断离,完整切除复发肿瘤,包括子宫、膀胱、直肠、阴道。回肠、结肠代膀胱手术、结肠造瘘手术、网膜游离铺垫手术、阴道成型手术。

（5）盆腔廓清术后:加护病房、静脉高营养、抗感染、引流的重要性。

2. 扩大的盆腔廓清术(laterally extended endopelvic resection,LEER 或 combined operative and radiotherapeutic treatment,CORT)。1999 德国 Hockel 报道 56 例,2 例手术死亡(3%),5 年存活率 50%。2007 年我国首例 LEER 手术在清华附二院妇产中心施行。

（1）LEER/CORT 手术指征:宫颈癌复发已到盆壁或盆底,病灶<5cm,其余同盆腔廓清术。

（2）LEER 手术步骤:剖腹探查,解剖、游离、切断、结扎髂内动、静脉,闭孔动、静脉,解剖、游离、切除受累的闭孔内肌、耻尾肌、髂尾肌、提肛肌,完整切除复发肿瘤和受累盆腔器官。其余同盆腔廓清术。

（3）CORT 手术步骤:剖腹探查,切除受累器官和盆腔肌肉组织。在盆腔受累部位切除后安放后装金属导管支架和导管固定。术后 10~14 天开始给予后装放疗,6Gy 每周两次,总量 30～48Gy,完成后立即撤除后装装置。

（4）LEER、CORT 手术后:同盆腔廓清术,更长时间恢复和护理。

七、激素替代问题

年轻患者经双侧卵巢切除或放射治疗,治愈后可以考虑激素替代治疗,需在医生指导下进行。

八、影响子宫颈癌预后因素

诊断不明确	—
营养状况差	—
年龄:高龄	—
青年,晚期	—
青年,早期	+
妊娠	—
贫血	—
吸烟	放射—
残端癌	腺癌—
FIGO 期别	—
肿瘤大小	—
浸润深度	—
细胞类型	小细胞、透明细胞—
腺、腺鳞癌	—
病理分级	—
肿瘤间质反应:浆细胞	+
伊红细胞—	
手术切缘+	—
淋巴、血管浸润	—
盆腔淋巴+	—
腹主动脉旁淋巴+	—可能远处转移
肿瘤组织低氧合度	放、化疗—

九、重视子宫颈癌患者的心理因素

1. 鼓励患者,保持乐观、开朗的心态,积极主动配合治疗,将会对治疗的耐受性好,副作用轻,容易完成治疗,取得良好效果。

2. 医生、护士应以热情关心的态度告之病情并给以鼓励,使其充满信心,接受治疗。

3. 家属、亲友、特别是丈夫的态度更是重要,并鼓励早期恢复性生活。

（陈春玲　曹泽毅　颜婉嫦）

参 考 文 献

1. 曹泽毅. 中华妇产科学. 第 2 版. 北京:人民卫生出版社,2004

2. Jemal A. Siegel R,Ward E,et al. Cancer statistics,2007. CA Cancer J Clin,2007,57(1):43-66

3. Rotman M,Sedlis A,Piedmonte R,et al. A phase Ⅲ randomized trial of postoperative pelvic irradiation in Stage IB cervical carcinoma with poor prognostic features:follow-up of a gynecologic oncology group study. Int J Radiat Oncol Biol Phys,2006,65(1):169-176

4. Classe M,Rauch P,Rodier F,et al. Surgery after concurrent chemoradiotherapy and brachytherapy for the treatment of advanced cervical cancer:morbidity and outcome:results of a multicenter study of the GCCLCC (Groupe des Chirurgiens de Centre de Lutte Contre le Cancer). Gynecol Oncol 2006,102(3):523-529

5. Nijhuis R,van der Zee G,in't Hout A,et al. Gynecologic examination and cervical biopsies after (chemo) radiation for cervical cancer to identify patients eligible for salvage surgery. Int J Radiat Oncol Biol Phys,2006,66(3):699-705

6. Choi H,Kim J,Lee W,et al. Phase Ⅱ study of neoadjuvant chemotherapy with mitomycin-c,vincristine and cis-platin (MVC) in patients with stages ⅠB2-ⅡB cervical carcinoma. Gynecol Oncol,2007,104(1):64-69

7. Katsumata N,Yoshikawa H,Hirakawa T,et al. Phase Ⅲ randomized trial of neoadjuvant chemotherapy followed by radical hysterectomy(RH)versus RH for bulky stage Ⅰ/Ⅱ cervical cancer (JCOG 0102)(abstract). J Clin Oncol 2006;24:259s. (Abstract available online at http://www. asco. org/portal/site/ASCO/menuitem. 34d60f5624ba07fd506fe-310ee37a01d/？ vgnextoid = 76f8201eb61a7010VgnVCM-100000ed730ad1RCRD). Accessed June 8,2006

8. Gerszten K,Colonello K,Heron E,et al. Feasibility of concurrent cisplatin and extended field radiation therapy (EFRT) using intensity-modulated radiotherapy (IMRT) for carcinoma of the cervix. Gynecol Oncol, 2006, 102(2):182-188

9. Leblanc E,Narducci F,Frumovitz M,et al. Therapeutic value of pretherapeutic extraperitoneal laparoscopic staging of locally advanced cervical carcinoma. Gynecol Oncol,2007,105(2):304-311

10. Houvenaeghel G,Lelievre L,Rigouard L,et al. Residual pelvic lymph node involvement after concomitant chemoradiation for locally advanced cervical cancer. Gynecol

Oncol,2006,102(1):74-79

11. Coleman L,et al. Laparoscopic extraperitoneal para-aortic lymphadenectomy in patients with locally advanced cervical cancer:findings and correlation with PET-CT imaging studies (abstract). J Clin Oncol 2006; 24:259a. (Abstract available online at http://www. asco. org/portal/site/ASCO/menuitem. 34d60f5624ba07fd506fe310ee37a01d/?vgnextoid = 76f8201eb61a7010VgnVCM100000ed730ad1RCRD,accessed June 8,2006

12. Rose G,Ali S,Watkins E,et al. Long-term follow-up of a randomized trial comparing concurrent single agent cisplatin, cisplatin-based combination chemotherapy, or hydroxyurea during pelvic irradiation for locally advanced cervical cancer:a Gynecologic Oncology Group Study. J Clin Oncol,2007,25(19):2804-2810

13. Beriwal S,Gan N,Heron E,et al. Early clinical outcome with concurrent chemotherapy and extended-field,intensity-modulated radiotherapy for cervical cancer. Int J Radiat Oncol Biol Phys,2007,68(1):166-171

14. Ferrandina G,Distefano M,Smaniotto D,et al. Anemia in patients with locally advanced cervical carcinoma administered preoperative radiochemotherapy:association with pathological response to treatment and clinical outcome. Gynecol Oncol,2006,103(2):500-505

15. Temkin M, Hellmann M, Serur E, et al. Erythropoietin administration during primary treatment for locally advanced cervical carcinoma is associated with poor response to radiation. Int J Gynecol Cancer,2006,16(5):1855-1861

16. Lin A, Ryu J, Harvey D, et al. Low-dose warfarin does not decrease the rate of thrombosis in patients with cervix and vulvo-vaginal cancer treated with chemotherapy, radiation, and erythropoeitin. Gynecol Oncol, 2006, 102(1):98-102

17. Aapro M, Coiffier B, Dunst J, et al. Effect of treatment with epoetin beta on short-term tumour progression and survival in anaemic patients with cancer:A meta-analysis. Br J Cancer,2006,95(11):1467-1473

18. Anders C, Grigsby W, Singh K. Cisplatin chemotherapy (without erythropoietin) and risk of life-threatening thromboembolic events in carcinoma of the uterine cervix:the tip of the iceberg? A review of the literature. Radiat Oncol,2006,1:14

19. National Comprehensive Cancer Network (NCCN) clinical practice guidelines inoncologyavailable online at www. nccn. org/professionals/physician_gls/default. asp

20. Kim T,Kim W,Yoon S,et al. Effect of intravenously administered iron sucrose on the prevention of anemia in the cervical cancer patients treated with concurrent chemoradiotherapy. Gynecol Oncol,2007,105(1):199-204

21. National Comprehensive Cancer Network (NCCN) Clinical Practice Guidelines in Oncology available at www. nccn. org/professionals/physician_gls/default. asp (Accessed Vovembeer 3,8,2006)

22. Chung H,Kim K,Kim H,et al. Clinical impact of FDG-PET imaging in post-therapy surveillance of uterine cervical cancer:from diagnosis to prognosis. Gynecol Oncol,2006,103(1):165-170

23. Amit A,Beck d,Lowenstsein L,et al. The role of hybrid PET/CT in the evaluation of patients with cervical cancer. Gynecol Oncol,2006,100(1):65-69

24. Sakurai H,Suzuki Y,Nonaka T,et al. FDG-PET in the detection of recurrence of uterine cervical carcinoma following radiation therapy—tumor volume and FDG uptake value. Gynecol Oncol,2006,100(3):601-607

25. Waggoner E,Darcy M,Fuhrman B,et al. Association between cigarette smoking and prognosis in locally advanced cervical carcinoma treated with chemoradiation:a Gynecologic Oncology Group study. Gynecol Oncol,2006,103(3):853-858

26. Moore N,Gold A,McMeekin S,et al. Vesicovaginal fistula formation in patients with Stage IVA cervical carcinoma. Gynecol Oncol,2007,106(3):498-501

第三十三章 子宫颈癌手术治疗的变迁与思考

子宫颈癌作为妇科常见的恶性肿瘤,在20世纪后50年,由于阴道细胞学的广泛应用,取得了举世瞩目的良好早期诊断效果,使其发病率在世界各地明显下降,但至今在发展中国家仍位居妇科恶性肿瘤的首位。我国过去50年对宫颈癌的防治取得很大成就,发病率曾有所下降。目前已经明确HPV感染是宫颈癌发病的主要因素,在一些地区由于社会生活的变化,HPV感染上升,宫颈癌发病又有增高趋势,特别是发病年轻化在近30年特别明显,因此对宫颈癌的诊治提出了新问题。

宫颈癌的手术治疗是怎样发展起来的?

在115年前的1898年,尽管在那个年代,医学科学发展还很不完善,在没有麻醉学、没有无菌消毒观念和抗菌药物的情况下,Wertheim医生在奥地利维也纳医学会上,公开演示子宫颈癌广泛切除手术和盆腔淋巴结清扫手术,从而开启了手术治疗宫颈癌的历史性新纪元。

施行开腹或经阴道广泛子宫切除术,这些在今天看来也是复杂的大型手术,可想而知,当时的手术死亡率和手术后合并症很高,但正是这些医学先驱者们,不但在当时为宫颈癌的治疗做出了不朽的贡献,也为今天手术治疗宫颈癌手术治疗打下了基础。

同年1898年,居里夫人发现了天然镭元素的强放射性,并于19世纪20年代用于宫颈癌的治疗并取得良好效果,世界各国相继开始建立放射治疗中心,相比之下,手术高死亡率和术后合并症,使手术治疗一度被放射治疗取代。直到1945年二战结束后,由于无菌消毒技术、输血技术、麻醉学、各种抗菌素的发展,宫颈癌广泛子宫切除术重新受到重视,并在欧、美、日等国得到改进,使之更加完善。1944年Meigs对广泛切除手进一步改进,使宫颈癌的广泛子宫切除术手术死亡率为零,五年存活率与放射治疗相当。1948年底,广泛子宫切除术引进中国,天津、上海、北京、山东、广东、成都等地,成为我国最早开展子宫颈癌手术治疗的基地。长期以来,宫颈癌的传统、经典治疗原则是:放疗为主,手术早

期,化疗无用。手术治疗在宫颈癌治疗中居于第二位。

经过一个世纪,宫颈癌的流行病学发生了巨大的变化,特别是发病年轻化明显,从而对宫颈癌的治疗提出了更高的要求,并对100年来宫颈癌的经典治疗原则提出了质疑和新的建议,即改变"放疗为主,手术早期,化疗无用"的指导原则为"手术首选,术前化疗,保留功能"的新的宫颈癌治疗原则。近20年来,子宫颈癌选择手术治疗明显增加,新辅助化疗的应用明显增加,宫颈癌手术治疗保留功能日益受到重视,宫颈癌治疗保留生育功能的手术也得到开展。总结以上变化,在21世纪,手术治疗已成为宫颈癌的主要治疗方法。

一、子宫颈癌手术治疗发展的历史回顾

1. 开创期

1878年Freund 经腹广泛子宫切除术,手术死亡率72%。

1879年Czerny 经阴道广泛子宫切除术,手术死亡率70%。

1893年Schuchardt 改进经阴道广泛子宫切除术,手术死亡率仍为60%~70%。

1895—1897年Ries、Clark、Rumpf 改进经腹广泛子宫切除术,手术死亡率仍为50%。

以上时期,因为诊断、无菌、消毒和麻醉等学科尚未发展,所以有如此高的手术死亡率。

2. Werthiem期

1898.11.6Werthiem在进一步改良Rumpf手术式的基础上,在维也纳医学会表演经腹广泛子宫切除术并首次清扫盆腔淋巴结成功,成为经典的子宫颈癌广泛子宫切除术,但当时手术死亡率仍为25.2%。至今,广泛子宫切除术也被称为Werthiem手术。

1901.7.1Schauta在进一步改Schuchardt手术式基础上,成为经典的经阴道广泛子宫切除术,后称为Schautas手术,当时手术死亡率仍为19%。

3. 发展期

1907—1936 年 Bonny 改进经腹广泛子宫切除术，死亡率降低到 11%～20%。

1941 年 冈林改进经腹广泛子宫切除术，死亡率>10%。

1944 年 Meigs 改进经腹广泛子宫切除术，死亡率为 0%。

4. 近代期

1950 年 Brunschwig 提出盆腔廓清手术治疗复发性宫颈癌病例。

1951 年 Meigs 报道改良 Werthiem 手术 500 例的经验，使经腹广泛子宫切除术更广泛、更安全，5 年成活率Ⅰ期 81.8%，Ⅱ期为 61.8%。

5. 我国自 20 世纪 50 年代初开始施行广泛子宫切除术以来，经历多次改进和完善。

1953—1957 年 柯应夔、林元英、康映蕖、张其本等在天津、上海、北京、安徽开展。

1957—1960 年 北京、天津、上海、合肥、济南、成都、广州、武汉等全国开展大规模普查后，各大医院相继开展了经腹广泛子宫切除术，唯安徽坚持经阴道广泛子宫切除术。

二、宫颈癌广泛子宫切除术的手术术式

1. 典型的术式为经腹广泛子宫切除术Ⅲ型加盆腔淋巴结清扫手术（abdominal radical hysterectomy Ⅲ+pelvic lymphadenectomy）。目前手术治疗宫颈癌Ⅰb～Ⅱa 仍以此术式为主要和基本术式。全国各临床治疗中 90% 患者采用。

2. 经阴道广泛子宫切除术加盆腔淋巴清扫手术（schauta radical hysterectomy+laparoscopic pelvic lymphadenectomy）。很少采用此术式，仅安徽合肥和广东佛山较多应用。

3. 腹腔镜广泛子宫切除术加盆腔淋巴结清扫手术（laparoscopic radical hysterectomy+pelvic lymphadenectomy）。各诊治中心逐步开展该术式，不足 10%。

4. 腹腔镜/经阴道/经腹子宫颈广泛切除术加盆腔淋巴结清扫手术（laparoscopic/vaginal/abdominal trachelectomy+pelvic lymphadenectomy）。不管是哪一种手术方式都应该根据临床期别，手术指征等，按照宫颈癌广泛切除手术Ⅰ、Ⅱ、Ⅲ、Ⅳ、Ⅴ各分级标准，达到手术应该切除的范围和要求。

三、广泛子宫切除手术的手术分型和切除范围

20 世纪 30 年代，Piver、Rutledge、Smith 等人将宫颈癌广泛子宫切除术分成五个类型（等级）并于 20 世纪 40 年代在美国安德森医院（M. D. Anderson Hospital）开始实行，随后被国际妇科肿瘤学界所接受。

1. 广泛子宫切除术Ⅰ型（筋膜外子宫切除术）切除子宫和子宫颈，不包括输卵管、卵巢，切除宫旁、骶韧带、主韧带、阴道 1cm。

2. 广泛子宫切除术Ⅱ型（次广泛子宫切除术）

3. 广泛子宫切除术Ⅲ型（广泛子宫切除术典型术式） 切除子宫和子宫颈，不包括输卵管、卵巢，切除宫旁、骶韧带、主韧带、阴道 3cm。

4. 广泛子宫切除术Ⅳ型 切除子宫和子宫颈，不包括输卵管、卵巢，切除宫旁、骶韧带、主韧带达到盆底和盆壁、膀胱上动脉，阴道上 2/3。

5. 广泛子宫切除术Ⅴ型（盆腔廓清术 pelvic exnteration） 广泛切除子宫、宫颈、全部（晚期、复发肿瘤），包括膀胱、下端输尿/直肠、肛门。

6. 广泛子宫颈切除术（trachelectomy） 保留双侧输卵管、卵巢，按Ⅱ型广泛子宫切除术切除宫颈后，将内口以上子宫体与阴道断端吻合缝合。

7. 淋巴清扫范围

（1）如髂总淋巴可结可疑，冰冻阳性，再探查腹主动脉旁淋巴结，如阳性则停止淋巴清扫手术，阴性则行腹主动脉旁淋巴清扫手术，从肠系膜下动脉平面开始向下。如髂总淋巴结阴性，则行盆腔淋巴清扫手术即可。

（2）盆腔淋巴清扫手术范围：双侧髂总、髂外、髂内淋巴结，深腹股沟淋巴结，闭孔深、浅组淋巴结。

四、经腹子宫颈癌广泛子宫切除术手术技巧的改进

1. 淋巴清扫 过去从髂总淋巴向下一次切除结扎，现仅对髂总淋巴群上端和腹股沟深淋巴远端切断后结扎或电灼即可，闭孔淋巴除清除闭孔窝神经周围浅淋巴群外，还清除盆侧闭孔周围的闭孔深组淋巴后结扎上、下端。由上而下，由外向内，清扫较彻底，快速而无损伤和出血危险，并可避免术后淋巴囊肿。

2. 为了切除足够韧带和阴道 可先处理骶韧带、子宫主韧带，再处理输尿管隧道和膀胱宫颈韧带的手术方式（北医华西术式）使手术便利，解剖清楚，出血少。

（1）为充分显露骶韧带，首先钝性分离子宫阴道直肠窝，特别注意直肠两侧与骶韧带内侧的分离。

（2）在输尿管内侧、骶韧带外侧分离直肠侧

窝,在子宫阴道直肠窝与直肠侧窝之间充分显露骶韧带,手术分两次切除骶浅组及深组韧带。

(3) 在髂内动脉内侧、输尿管外侧膀胱内下方分离膀胱侧窝,明显暴露子宫主韧带。

(4) 分离以上侧窝可用手指寻找疏松结缔组织间隙行钝性分离,分离中注意避免损伤盆底静脉丛,否则将可能引起致命性出血。

3. 打开输尿管隧道 直接用解剖剪分离输尿管周围薄层疏松的结缔组织,并剪开隧道顶部至输尿管进入膀胱三角区部,分离输尿管,个别出血点结扎即可。

4. 牵引子宫侧主韧带断端,与输尿管外侧膀胱角与主韧带交界处切断,缝扎膀胱宫颈韧带,自此,膀胱、输尿管可任意推下。

5. 必要时将膀胱腹膜缝合与阴道断端前壁,直肠浆膜缝合与阴道断端后壁,再于所需延长高度处关闭缝合膀胱腹膜与直肠浆膜,形成延长阴道。

6. 个别情况考虑可能术后放射治疗者,游离卵巢血管至根部,将卵巢移位至双侧髂凹外侧固定,并以银夹做指示。

7. 阴道断端可电灼出血点或开放缝合后经阴道放置引流,或关闭缝合后行腹膜外闭式引流,将盆腹膜覆盖创面,可不缝合。

8. 盆腹膜后置化疗管由腹膜外穿出,以备术后淋巴化疗所用。将双侧后腹膜牵引线打结关闭后腹膜即可,不用缝合。

五、子宫颈癌广泛切除术新术式的发展

1. 子宫颈广泛切除手术(Trachelectomy)

(1) 严格选择病例应为Ⅰa1～Ⅰb1,且癌周血管及淋巴前无癌栓者。

(2) 手术可经腹或经阴道腹腔镜协助清扫盆腔淋巴。

(3) 术中可保留子宫动脉仅切断宫颈下行支。

(4) 断离宫颈内口下0.5cm,可用1号不吸收线缩环扎或网片环形缝合于内口处,然后再吻合于阴道断端。

(5) 放置避孕环及硅胶管于宫腔及颈管,以防止粘连。

(6) 手术可经阴道或腹部进行,根据患者期别和医师经验决定。

2. 腹腔镜子宫颈癌广泛手术(Laparoscopic Radical Hysterectomy)

(1) 气腹下操作同开腹宫颈癌手术。

(2) 切开,缝扎可应用常规缝合或Ligasure或PK刀凝固切开方法。

(3) 也可以经无气腹腔镜手术,可以应用常规手术器械操作。

(4) 机器人腹腔镜手术,目前应用较少,仅个别医院正在开展。

3. 子宫颈癌保留膀胱神经功能的广泛手术 多种方法介绍保留盆腔神经的广泛子宫切除术,一般建议在Ib1期患者施行,手术中分离切除骶主韧带时分离并保留盆腔神经丛,和膀胱神经丛,术后膀胱功能较快恢复。

六、近30年来,引起子宫颈癌手术治疗巨大变化的原因和需要思考的问题

1. 发病年龄的变化 FLGO流行病学和统计学2001年报道,子宫颈癌的发病年龄由20世纪50年代平均60岁下降到90年代末的50岁。华西医院和北京大学第一医院1968—2001年的33年间,1342例宫颈癌手术患者的平均年龄由55岁下降到42岁,最年轻患者仅17岁。2000～2009年,全国10省市20医学中心医院报道(马丁)10897例宫颈癌手术病例,平均年龄45岁,比2000年以前下降5～10岁。目前宫颈癌发病年龄<45岁占60%,<35岁占16%。

2. 病理类型的变化 同一时期的上个世纪50年代,宫颈鳞癌占90%以上、腺癌和非鳞腺癌不足10%,而上个世纪末,转变为鳞癌只占74%,腺癌等占25%以上,鳞,腺癌之比由10:1到4:1,由于患者年龄和病理类型的变化对治疗方案的选择有很大影响。

3. 确诊时临床期别的变化 根据上述报道,确诊时Ⅰ期57.2%,Ⅱ期34%,Ⅲ～Ⅳ期4.3%,而且患者越年轻,早期病例越多如:<35岁Ⅰ期70.9%,Ⅱ期23.2%。35～45岁Ⅰ期65.6%,Ⅱ期27.8%,>45岁Ⅰ期44.3%Ⅱ期43.7%。

4. 由于以上发病年龄、病理类型和确诊时临床期别的变化,导致手术治疗明显增加:

1960—1979 手术治疗30.6% 放射治疗64.6%

1980—1999 手术治疗48.8% 放射治疗33.2%

2000—2009 手术治疗83.9% 放射治疗9.5%

由于年轻患者增加,要求提高治疗后生活质量,对保留卵巢和阴道功能的要求尤为突出,不仅

青年,中年患者也同样希望在治疗后能保留女性内分泌功能和正常性生活,对如何使患者在治疗后恢复正常的家庭生活和社会生活,提出了更高的要求。因此在对这部分年轻但已经是局部晚期的患者选择,制定治疗计划时,要在彻底治疗的基础上,尽量考虑保留患者的卵巢和阴道功能,术前应用新辅助化疗已占20.9%,多数中青年患者可在新辅助化疗后行手术治疗,以保留功能。

目前,宫颈癌的治疗中,手术治疗已占83.9%,放射治疗仅占9.5%,其他治疗占6.6%,Ⅰa期患者要求保留生育功能占16%。

七、新辅助化疗的提出和子宫颈癌治疗模式的变化

子宫颈癌的主要治疗曾经是是放射治疗,能达到根治效果,放射治疗可用于临床各期,而且没有手术的风险性,临床各期都能放疗,成为宫颈癌的主要治疗方法。手术只对早期,中、晚期不易切尽。由于放疗和手术均能达到根治,化疗对子宫颈癌的治疗多年来没有地位,因此,形成公认的宫颈癌的治疗是以"放疗为主,手术早期,化疗无用"的治疗模式。

根治手术后再放疗并不提高生存率,并且增加并发症,由于子宫颈癌并随着宫颈癌局部晚期和早期巨大癌灶患者的增多,单独放疗的效果差,复发率高,并由于年轻化和腺癌增加,同时患者对治疗后提高生活质量甚至希望保留生育功能要求越来越多的情况下,使我们不得不对多年来被公认的上述的宫颈癌治疗模式提出质疑。

另外,放射治疗对宫颈癌最大的缺点是损伤卵巢和阴道。当剂量达到6Gy~10Gy时,卵巢永久性破坏,阴道上皮纤维化,进而形成阴道挛缩,失去性生活功能,放疗的这些副作用很难避免的,过去对这些问题考虑较少,患者也很少提出要求,因而没有引起重视。现在,保留功能的手术在肿瘤治疗中受到高度重视,而手术的最大优点是能保留卵巢和阴道的功能,所以,目前对青年和部分中年宫颈癌患者应首选手术治疗。近20年来提倡的新辅助化疗对宫颈癌的应用更是支持了这种倾向。

新辅助化疗后在手术的提出,不是简单地扩大广泛手术特征,而是由于新化疗药物和良好的化疗辅助药物的出现,使过去的化疗概念有所改变。在手术或放疗前给予化疗,之后再进行手术或放疗的意义在于:虽然化疗对宫颈癌不能达到根治,但在

2~3周内可以缩小或控制肿瘤,可抓紧时机进行手术,以达到清除病灶,减少复发,保留功能的目的。如果新辅助化疗配合放疗,可以增加放疗的敏感度达到更好的治疗效果。新辅助化疗的治疗方案有TP,PVB,PBF,PC等,采用静脉或动脉介入治疗均可。在每一化疗程开始前对肿瘤严格检查,评估并和治疗前比较,评估标准为:CR:完全消失;PR(有效):缩小>50%或宫旁浸润明显消退;SD(无效):缩小<50%或宫旁无变化;PD(发展):肿瘤未控或增大25%。一般在用药后2周显效,如有效则进行第二疗程。化疗2个疗程后10~14天实施手术。如检查,评估无效或发展,则立即进行全量放、化疗。

近30年来新辅助化疗在国内外应用日益广泛,Youn报道PVB方案后再对Ⅰb2~Ⅱ期宫颈癌手术后,2年生存率为100%、80%。陈春林综合报道介入化疗后有效率为71%~84%,其中,60%~74%的Ⅲ期和45%的Ⅳa期患者在介入化疗后可以手术。49%在介入后免除了放疗,华西二院对94例(Ⅰb2期30例,Ⅱb期43例,Ⅲb期21例)化疗后66%接受手术。

治疗模式的变化对确定治疗方案提出了更高的要求:即对Ⅰa1、Ⅱa2、Ⅰb1、Ⅱb期的诊断应当准确,强调治疗恰当,个别化,不是单纯缩小或扩大治疗范围。Ⅰa期的手术应缩小手术范围,化疗后Ⅱ、Ⅲ期的广泛子宫切除术也要尽可能做到在治疗彻底的基础上保留功能,提高治疗后的生活质量。充分重视手术及放疗副作用,进而形成了在新辅助化疗的基础上,对中青年患者实行"手术首选,术前化疗,保留功能"的以手术为主的新治疗模式。

八、手术适应证的变化

20世纪90年代以前和目前子宫颈癌广泛子宫切除术的指征的主要不同是:

1. 全身情况的考虑

(1)年龄:过去选择60岁以下为主,现在70岁以上也可手术。

(2)心、肺等器官疾病:过去均选择放疗,现在与专科医生讨论决定是否手术。

(3)肥胖:过去严格计算肥胖系数、比体重决定手术。即比体重>0.4、肥胖系数>0.65时不选择手术,现在则根据医生经验、麻醉、手术器械等情况超过以上标准仍可手术。

2. 临床期别的考虑　过去手术主要选择Ⅰb1期,Ⅰb2最好先放疗再手术或手术后再继续放疗,

Ⅱa期个别可选择广泛子宫切除术，Ⅱb期原则上不选择手术治疗。现在的看法是：

（1）Ⅰa主张缩小手术范围，可行子宫广泛切除术Ⅰ型即筋膜外子宫切除术或子宫广泛切除术Ⅱ型即次广泛子宫切除术，不需淋巴清扫手术。

（2）近年来建议对上述早期和个别Ⅰb1期宫颈癌行子宫颈广泛切除术（Trachelectomy）加淋巴清扫手术，保留子宫及输卵管、卵巢，即保留生育功能的子宫颈广泛切除术，手术后12个月内妊娠分娩率37%。此种手术方式可以严格选择病例后施行。

（3）Ⅰb1行广泛子宫切除术Ⅲ型，加盆腔淋巴清扫手术。

（4）Ⅰb2~Ⅲb期在新辅助化疗2化疗后，使局部病灶缩小的情况下，施行广泛切除子宫切除术Ⅵ型。

（5）手术中可保留双侧卵巢，如阴道切除超过3cm时，在手术中可同时做延长阴道的处理。这样，既保证切除了足够长度的阴道，避免残端复发，又能在手术后恢复正常性生活。

（6）如患者可能术后放疗，则在术中做卵巢移位手术，将卵巢移位到双侧凹外侧以避免手术后放疗的影响。

九、关于广泛子宫切除术的术式和常见问题的几点看法

1. Ⅰb2期以上的病例，术前仅以新辅助化疗或同时给放疗。从保护患者卵巢和阴道功能考虑，仅以新化疗即可。

2. 有报道即使卵巢移位，手术后放疗后卵巢也难以避免受损，因此，保留卵巢的患者不宜再做放疗。

3. 术中发现在"前哨"淋巴结阳性，原则上应停止手术，这是当前国际上一些专家意见，但目前对宫颈癌前哨淋巴结的确诊和处理还有不同看法，作者认为仍可手术，术后可继续全身化疗或淋巴化疗。

4. 一些学者认为术中可用染色等方法识别骶神经丛，从而可避免损伤以保护膀胱功能。作者认为，此法经多年临床多年实践中证明并不实用，或效果很差。而术中仔细辨认盆腔神经丛并保留是可行的或手术中轻柔操作，适度切除骶韧带，缩短手术时间也很重要。

5. 术后保留尿管可完全开放，不用定时钳夹，一般需保留7~14天。如手术困难，手术时间较长，估计膀胱功能恢复时间较长，建议作耻骨上膀胱造漏较好。

6. 术后放置盆腔引流十分重要，可用自制橡胶手套剪成T形或V形管经阴道引流，或经腹膜外闭式负压引流3~5天，彻底引流可避免感染或发生淋巴囊肿，并鼓励术后72小时后早期离床活动。

7. 术后淋巴结阳性，如术中已于腹膜后置管可行淋巴化疗，或阴道放化疗。

十、几点体会和思考

1. 局部晚期Ⅱ。和大癌灶患者，可先行新辅助化疗后手术。

2. 宫颈癌年轻化，≤45岁占76%且多为早期，对治疗后生活质量有较高的要求，使宫颈癌的治疗原则和方法发生变化，带来手术指征和适应证的变化，使多数病例首选手术治疗。

3. 首选新辅助化疗后手术已成为中青年宫颈癌患者治疗方案的发展趋势，选择以手术治疗为主，手术治疗已占83.9%，保留卵巢58%。

4. 手术治疗的多样化提供了更多的选择，但应充分了解各种手术方式的优缺点以便根据以决定

（1）开腹子宫颈癌广泛子宫切除术仍然是一切宫颈癌手术治疗的基础，只有在开腹手术时，对腹腔的解剖熟练，才有选择其他手术方式的可能。开腹手术暴露好，解剖清楚，初学者应从开腹手术开始。

（2）腹腔镜广泛子宫切除术，有创伤小，恢复快，局部手术野放大清楚等优点，但必须有开腹基础而经过严格训练后才可以操作。

（3）经阴道子宫广泛切除术，必须有丰富的开腹广泛子宫切除术和阴道手术经验，如手术野暴露不好，切除程度不易达到规范要求，需腹腔镜协助清扫淋巴。

（4）保留盆腔神经丛的手术须熟练对盆神经的解剖，清晰保留神经，但不应影响广泛子宫切除术切除的宽度。

（5）宫颈广泛切除，对保留生育功能无疑是最好选择，但必须严格手术指征，根据术者的经验选择经阴道或开腹手术。

5. 选择患者的个体化疗原则更加重要。

6. Ⅱ~Ⅲ期宫颈癌病例的新辅助化疗后的广泛子宫切除术，并不增加手术合并症的危险性。对比过去33年经验，手术时间缩短，出血减少，手术后合并症发生率降低，生存率提高。

7. 新形势需要进一步完善,提高妇科肿瘤医师的诊断和手术操作技术,规范治疗方案。

8. 建立妇科肿瘤专科医师培训制度刻不容缓,合格的专科医师才能达到全面提高患者生存率和手术后生存质量的目的。

(陈春玲　曹泽毅)

参 考 文 献

1. 柯应. 林元英. 子宫颈癌广泛性子宫切除术. 天津:天津出版社,1962

2. 张其本. 子宫颈癌手术学. 北京:人民卫生出版社,1992

3. 苏应宽. 妇产科手术学. 北京:人民卫生出版社,1992

4. Journal of Epidemiology and Biostatistcs FiGO Annual Report on the Results of Treatment in Gynecological Cancer, 2001,6(1):12

5. 曹泽毅,宋鸿钊,江森. 妇科肿瘤学. 北京:北京出版社, 1998

6. 曹泽毅,中华妇产科学. 北京:人民卫生出版社,1999

7. 孙建衡. 子宫颈癌的治疗动向. 中华妇产科杂志,2003, 8(38):497-498

8. Devita T,著. 徐从高、张茂宏、杨兴秀,译. 癌——肿瘤学原理和实践. 第5版. 济南:山东科技出版社,2001

9. Jonathan S,Berek Y,Adashi,A. Hillard,Novak's Gyncology. 12th edition Willisms&Wikins corp. Baltimore, HongKong,London,Sydney. 1996. 1111-1141

10. 陈春林. 妇产科血管性介入治疗的应用和展望. 中华妇产科杂志,2003,8(38):506-509

11. Allen C,Patricia Sh,Joan M. Is radical Trachelectomy a Safe Alternative to Radial Hys-terectomy for Paitents with Stage I a-bl Carcinoma of the Cervix? Cancer, 1999,86(11):2273-2279

12. Rodriguer M, Guimares O, Rose G. Radical abdominal trachelectomy and pelvic lymph-adenectomy with uterine conservation and subsequent pregnancy in the treatment of early invasive cervical cancer. Am J Obstet an Gynecol,2001,185(2):370-374

13. 曹泽毅. 妇科常见恶性肿瘤诊断治疗规范. 北京:人民卫生出版社,2000

14. Rutledge N,Galakatos E,Wharton J,et al. Adenocarcinoma of the Uterine Cervix. Am J Obstet Gynecol,1975 (2),122-236

15. 陈惠祯. 实用妇科肿瘤手术学. 成都:成都出版社, 1990

16. 张志毅. 妇癌临床手术学. 上海:上海科技出版社, 1994

17. 陈惠祯,李城信,吴绪峰. 妇科肿瘤图谱. 武汉:湖北科技出版社,1997

18. Kaser O,A Ikle' F. Atlas of Gynecological Surgery. 广州:广东科技出版社,1997

19. 曹泽毅,张丹,彭芝兰,等. 妇科恶性肿瘤淋巴转移的腹膜后与腹腔化学治疗的比较. 中华妇产科杂志. 1999,9(34):540-543

20. Malcoln C. Gynecologic Oncology. Churchill Livingstone: Edinburgh,1992

21. Robert R. Sentinel Nodes in Cervical Cancer. Internationla journal of Gynecological Cancer, 2002, 12(5): 581

22. Rene V,Marrije B,Jan D,et al. Laparoscopic Sentinel Node Detection in Patients with Cervical Canner. International Journal of Gynecological Cancer,2002,12(5): 581

23. Carnelis M,Baptist T,Alex P,et al. A nerve sparing Radical Hysterectomy. International Journal of Gynecological Cancer,2002,12(5):576

第三十四章　子宫肌瘤

第一节　子宫肌瘤的病因探索

尽管多年来许多学者进行了大量的流行病学调查和研究,但迄今为止子宫肌瘤的确切病因尚不十分清楚。以下是研究较多的与子宫肌瘤发病有关的危险因素,虽然我们孤立地讨论这些危险因素,实际上他们经常相互间存在着作用。其次,我们仅仅探讨这些因素与肌瘤发生机制之间的联系,而这些因素通常是通过影响雌、孕激素水平或代谢来起作用,证明其中的联系非常困难,而且可能还有其他机制参与其中。

一、子宫肌瘤的危险因素

(一)饮食习惯

流行病学调查显示子宫肌瘤的危险性与牛肉、羊肉和火腿的过多摄入有明显的相关性,而大量食用绿色蔬菜似乎有防止肌瘤发生的作用。对未绝经素食妇女与非素食妇女的研究表明,素食者的粪便中雌激素水平高三倍,而血浆中雌激素水平下降15%~20%,这种下降很显然与粪便中雌激素排泄能力有关,素食者未消化及未吸收纤维素的增加可能限制了雌激素的重吸收,低脂饮食可能也会减少雌激素的摄入,说明饮食结构的调节可以影响未绝经妇女体内雌激素的代谢,进而影响肌瘤发生的危险性。

(二)肥胖

流行病学研究发现子宫肌瘤的发生与肥胖存在一定的相关性。英国的一项回顾性调查显示,体重每增加10kg,子宫肌瘤的危险性约增加21%。肥胖与子宫肌瘤危险性增加之间的关系可能与肥胖相关的激素有关,通过多余脂肪组织,循环中的肾上腺雄激素可转化成雌激素;肝脏产生的性激素结合球蛋白的减少导致游离的有生理活性的雌激素水平升高,肥胖的未绝经妇女体内雌激素通过2-羟基化路径代谢的减少导致雌激素向无活性雌激素转化降低,从而产生相对的高雌激素状态。

(三)种族与遗传

种族是重要的流行病学因素。文献报道在因子宫肌瘤行子宫切除术的妇女中,黑人妇女显著多于白人妇女,且确诊和切除时间更年轻化。回顾性研究表明黑人妇女子宫肌瘤的发病率是白人妇女的3倍,相对危险性是后者的2~3倍。过去认为子宫肌瘤是继发于盆腔感染的子宫肌层激惹引起的异常增生,因为盆腔感染在黑人妇女中较常见。但支持这一解释的资料极少。

另外,子宫肌瘤的发病存在着家族易患性,即家族聚集现象。在家系调查中发现,子宫肌瘤患者的亲代患子宫肌瘤的发生率约占24.7%,高于正常人群2.2倍,目前对这种家族易患性的本质尚不十分清楚。人群中单个肌瘤的高发及无症状肌瘤患者的存在,使相关基因的定位及鉴别变得复杂。

(四)月经周期和生殖因素

对初潮年龄与肌瘤发生危险相关性研究发现,与12岁初潮的妇女相比,初潮年龄≤10岁者危险性升高,而≥16岁者危险性下降,提出月经周期的过早建立使生殖期子宫肌层细胞分化数量增加,从而导致控制子宫平滑肌增殖基因突变的几率升高。

生殖因素也影响着子宫肌瘤的发生,许多研究表明经产(曾经有一次或多次超过20周的妊娠)降低了子宫肌瘤的发病率,与妊娠使暴露于雌激素的时间减少有关。

二、子宫肌瘤发生的生物学机制

子宫肌瘤的发生是多因素、多环节的生物学过程。子宫肌瘤是多源性克隆性肿瘤,同一子宫上的肌瘤起源并不相同,并非由单一的染色体突变细胞引起,目前认为从子宫肌层细胞到肌瘤形成的转化过程可能涉及正常子宫肌层细胞的体细胞突变和性激素及局部生长因子间复杂的相互作用。

(一)卵巢类固醇激素

卵巢性激素在子宫肌瘤生长过程中所起的作用是非常重要的。子宫肌瘤生长于生育年龄,在妊娠期体积增大,绝经后体积缩小。应用 GnRHa 诱导体内低雌激素状态，可以使肌瘤体积缩小，但停用后，肌瘤会重新增大。孕激素拮抗剂（如米非司酮）的使用也可使子宫肌瘤缩小，提示雌、孕激素是子宫肌瘤生长的促进剂。

（二）生长因子及其受体

生长因子是由细胞分泌的肽类或蛋白，具有促有丝分裂及促进生长的作用。生长因子在子宫肌瘤的发病机制中占有重要地位。以往的研究对比观察了子宫肌瘤患者子宫的肌瘤部位和非肌瘤部位，以及对比子宫肌瘤患者子宫和正常子宫，证明子宫肌瘤产生较多的生长因子，包括表皮生长因子，血管内皮生长因子，血小板源生长因子，转化生长因子-α 和 β、碱性成纤维生长因子，胰岛素样生长因子和肾上腺髓质素等。这些生长因子从瘤体释放，不仅影响瘤体内部，也影响其周围的子宫肌层。已证明雌激素能刺激产生多种生长因子，而生长因子对雌孕激素诱导细胞的生长和分化主要是以自分泌和旁分泌的方式在组织局部起作用。

（三）细胞凋亡相关因子

目前发现与细胞凋亡有关的基因有 *p53*，*Bcl-2*，*Cmy-c*，*Fas-L* 等。当凋亡相关基因突变而过度表达时，抑制了子宫肌瘤细胞的凋亡，使细胞生存时间延长，导致细胞堆积，引起肿瘤的发生。在子宫肌瘤组织中有 Bcl-2 的过度表达，Fas-L 的表达降低，p53 的表达率不高，可推测子宫肌瘤的发生发展与细胞凋亡异常，尤其是细胞凋亡的过度抑制有关。

综上所述，子宫肌瘤是一种病因复杂的良性肿瘤。不良饮食习惯、肥胖、种族、月经周期及个体生殖生理状态等都可能成为该病的危险因素和诱发因子。子宫肌瘤的性激素依赖性在很大程度上揭示了子宫肌瘤的生物学特性，雌、孕激素的相互协同作用促进了肌瘤的发生，也使得正常子宫平滑肌细胞向类平滑肌细胞和蜕膜样细胞的分化成为可能，最终产生多发性结节。另外，肌瘤局部各种生长因子及其受体，相关基因、蛋白的异常表达都参与了子宫肌瘤的发生与发展。积极研究子宫肌瘤的发生机制，探讨各种因素在肌瘤发病中的作用，对于寻找切实可靠、有效的治疗手段无疑具有非常重要的意义。

（郑建华　安媛）

参考文献

1. Parker H. Etiology, symptomatology, and diagnosis of uterine myomas. Fertil Steril, 2007, 87(4):725-736

2. Arslan A, Gold I, Mittal K. Gene expression studies provide clues to the pathogenesis of uterine leiomyoma: new evidence and a systematic review. Hum Reprod, 2005, 20(4):852-863

第二节　子宫肌瘤的治疗

子宫肌瘤的治疗貌似简单，实际上，在治疗方案的选择上，既要考虑解除或改善患者的症状，也要考虑到对患者的卵巢内分泌功能、生殖功能、生活质量、劳动力、器官的完整性以及对美观等方面的影响。该不该治疗（期待治疗或药物、手术治疗）？选择什么手术方式（肌瘤切除、全子宫切除、次全子宫切除）？通过什么途径（经腹、经阴道、腹腔镜、宫腔镜）？无一不考验医者的智慧。

一、期待疗法

对于无症状的子宫肌瘤是否需要治疗的问题，长期以来有不同的看法，特别是无症状的子宫肌瘤是否需要手术的问题长期以来存在争议。在国内出版的妇产科学教材或专著中，关于子宫肌瘤的手术指征中大都有提到"子宫超过 10 周（或 12 周）"或"肌瘤较大"这一指征，在全国统编教材临床医学《妇产科学》第七版教材中，则删去了这一手术指征。实际上，切除无症状的肌瘤的唯一目的是预防肌瘤恶性变，但肌瘤发生肉瘤变的几率只有 0.5%，也就是说绝大多数的肌瘤是不会发生恶性变的。所以，对大多数无症状的患者来说，切除肌瘤是没有意义的。在国际经典妇产科专著 *Berk & Novak's Gynecology* 中，明确提出了"无症状肌瘤一般不需治疗"也即期待疗法的观点。也就是说子宫肌瘤的大小并不是是否需要手术治疗的唯一指征，判断一个患有子宫肌瘤的妇女是否需要手术主要是依据她有无症状来决定，这些症状包括月经改变、是否痛经、有无压迫症状和影响生育等。

随着生活水平的提高，人们对生活质量的要求也在逐步提高，期待疗法在子宫肌瘤诊疗中的应用也逐渐被患者认识并接受。期待疗法主要适用于无症状的子宫肌瘤，尤其是近绝经期妇女，因绝经后肌瘤大多可自然萎缩或逐渐消失。应用期待疗法的患者应每 3~6 个月复查 1 次，随诊期间注意有无症状出现，子宫是否增大及增大的速度。每次随诊须做妇科检查，必要时辅以 B 超检查。在随诊过程中如出现月经增多、压迫症状或肌瘤增大速度较快者，即需考虑手术治疗。

但是,目前尚有两个问题未解决:一是肌瘤增长较快的标准尚无定论。二是还没有判断肌瘤恶性变的可靠指标。

二、药物治疗

子宫肌瘤药物治疗的目的主要是对症治疗,缓解或改善症状,并使肌瘤有一定程度地缩小。药物治疗的适应证如下:①月经量多、贫血严重但不愿手术的近绝经期患者,应用药物加快绝经进程、抑制肌瘤生长、改善症状;②因高危因素手术有危险或有手术禁忌证者;③患者本身原因希望暂时或坚决不手术者;④拟行肌瘤切除手术者的术前准备;⑤拟行经阴道子宫切除或行宫腔镜、腹腔镜治疗者的术前准备。药物治疗的禁忌证:①肌瘤生长较快或不能排除恶变;②浆膜下肌瘤发生扭转时;③肌瘤发生盆腔嵌顿无法复位者。

目前,临床上常用的药物有以下几种:

1. 促性腺激素释放激素激动剂(GnRHa)用药后短期内表现为刺激垂体 Gn(FSH、LH)急剧释放。持续作用则垂体促性腺激素发生脱敏作用,细胞对激素配体的反应被抑制。用药 7～14 天达到药物性垂体-卵巢去势,使女性处于低性激素水平,尤其是低雌激素水平,类似人工绝经状态,从而抑制子宫肌瘤生长,使肌瘤萎缩,体积缩小。停用药物 2 周内垂体促性腺激素分泌可恢复,6～8 周后正常月经周期可重建。

目前,临床常用的制剂包括亮丙瑞林(leuprorelin,抑那通)、曲普瑞林(triprorelin,达菲林)、戈舍瑞林(goserelin,诺雷得)、布舍瑞林(buserelin)等。长效 GnRHa 制剂有每月或每 3 个月用药 1 次的不同剂型;短效制剂每天 1 次,剂量可根据症状随时调整。研究表明,应用 GnRHa3～6 个月后可以使大多数增大的子宫肌瘤体积缩小 30%～70%,同时症状明显减轻,贫血得到纠正或改善,部分不孕患者停药后得以妊娠。子宫和肌瘤体积缩小后,降低了手术难度,使阴式子宫切除术和腹腔镜、宫腔镜下手术易于进行,从而减少术中的出血。患子宫肌瘤的围绝经期妇女,若应用 GnRHa 药物使患者平稳过渡到绝经期,部分患者可避免手术治疗。但也有个别患者对 GnRHa 治疗无反应。

GnRHa 的不良反应主要为低性激素所造成的一系列症状和体征,主要为以下几个方面:①由于低雌激素水平所引起的围绝经期综合征及骨质丢失。患者出现不同程度的潮热、失眠、性欲减退、阴道干燥、情绪不稳定、头痛等。一般使用 3 个月以上,骨密度开始下降,使用 6 个月以上,骨密度将显著下降,平均可达 6%(4%～12%),且停药后 3 个月可继续下降,因而限制了 GnRHa 的长期使用。为了避免低雌激素状态带来的不良反应,使用 GnRHa3 个月以上者可采用反向添加疗法(add back),即在 GnRHa 用药期间同时使用低剂量雌激素。但反向添加疗法目前尚无成熟的方案。通常使体内雌激素浓度保持在 20～50pg/ml 的治疗窗口水平,既能使子宫肌瘤缩小而又无骨质疏松发生即可;②用药初期 FSH、LH、E_2 等的急速上升及随后的急剧下降造成月经过多、经期延长、性欲增加、乳房胀痛、痤疮等。

目前尚未解决的两个问题:①术前应用 GnRHa 使小肌瘤萎缩后不易在术中被发现,遗漏了这些小肌瘤会不会增加术后复发?②GnRHa 药价昂贵,难以推广或长期使用。

2. 米非司酮 米非司酮治疗子宫肌瘤的作用机制主要是其抗孕激素作用,使体内孕激素水平降低,抑制肌瘤生长;抑制孕激素受体(PR)基因的转录和翻译过程,使靶组织中 PR 含量降低,使肌瘤缩小;抑制肌瘤细胞表皮因子 mRNA 的表达。米非司酮治疗子宫肌瘤的剂量不尽相同,但目前多采用每天 10mg,连服 3～6 个月。服药期间可出现闭经,个别患者服药期间可有少量阴道流血,也有患者在服药早期出现轻度恶心、呕吐,但继续服药后上述症状可自然消失。个别患者可有转氨酶轻度升高,停药后即恢复正常。长期使用米非司酮,可出现子宫内膜增生,子宫增大,故在治疗期间应考虑使用时间、剂量和定期观察子宫内膜的变化。

存在问题:长期使用米非司酮导致子宫内膜增生,是否会诱发子宫内膜癌的发生?

3. 他莫西芬又名三苯氧胺,有抗雌激素作用,能使子宫肌瘤缩小和子宫内膜萎缩,造成闭经,但又有弱的雌激素样作用,故长期应用又能引起子宫内膜增生。近年来的研究发现,他莫西芬对乳腺和卵巢有抗雌激素的作用,但对子宫内膜、骨代谢和血脂代谢有雌激素样作用。因此,他莫西芬又称为选择性雌激素受体调节剂。临床上常用的治疗方法有两种:①周期治疗:10mg 口服,每天 2 次,从月经第 5 天开始,每月 20 天,连续 3～6 个月;②持续治疗:20mg 口服,每天 1 次,连续 3～6 个月。用药期间患者可出现抗雌激素样作用,如月经紊乱、周期延长、体液潴留等。有些患者可有围绝经期症状,长期应用可有导致子宫内膜增生。故需要定期行 B 超监测子宫内膜厚度,必要时行诊断性刮宫或宫腔镜检查。

存在问题:①他莫西芬应用于子宫肌瘤疗效尚不确实;②长期应用能引起子宫内膜增生。

4. 其他药物包括达那唑、孕三烯酮、人工合成的雄激素(丙酸睾酮、甲基睾酮)等,这些药物疗效尚不确实,各有其优缺点和适应证。

小结:药物治疗普遍存在停药后即复发的缺点,除了 GnRHa,其他药物的疗效不确切,所以药物治疗不能替代手术治疗。对药物治疗无效或疗效不明显者应调整治疗方案。用药期间应注意药物的使用时间和不良反应,应定期行妇科检查和 B 超检查,了解子宫肌瘤的大小变化、症状改善、内分泌变化、子宫及卵巢的变化等情况。

三、手术治疗

迄今为止,手术仍是子宫肌瘤的主要治疗方法。手术的适应证有:①月经过多继发贫血,药物治疗无效;②严重腹痛,性交痛或慢性腹痛、有蒂肌瘤扭转引起的急性腹痛;③有膀胱、直肠压迫症状;④能确定肌瘤是不孕或反复流产的主要原因;⑤肌瘤生长较快,怀疑有恶变。

手术途径可经腹、阴道、腹腔镜或宫腔镜下手术。手术方式包括肌瘤切除、全子宫切除和次全子宫切除。术前应通过盆腔检查、宫颈细胞学检查、B超检查、诊断性刮宫,必要时作宫腔镜检查等排除宫颈和宫腔恶性病变。

1. **肌瘤切除术** 适用于 40 岁以下,有生育要求或患者虽无生育要求,但要求保留子宫者。对肌瘤的部位、大小、数目作充分的了解。不论是开腹手术或者是腹腔镜手术,术中面临的主要问题是子宫切口的缝合止血问题。在切除肌瘤前,可采用子宫肌层注射子宫收缩剂加强子宫收缩,使用临时止血带,使用电刀等方法。子宫切口的缝合一般可分为两层缝合,第一层用 0/2 可吸收线过底缝合,第二层用 0/3 可吸收线连续缝合(不需褥式或扣锁缝合),最近也有采用"棒球缝合法"缝合子宫切口,该法止血效果较好。子宫肌瘤切除术后妊娠率各家报道不一,在 40% ~70% 之间,与患者的年龄、肌瘤的数目、生长部位有关。术后复发率50%,有 1/3 的患者可能需要再次手术。复发率与术后随访时间的长短有关,与所用的检查方法也有关系。

肌瘤切除术可通过开腹、腹腔镜、宫腔镜或经阴道进行,一般来说,较大的和多发性子宫肌瘤宜采用开腹手术,较小的近浆膜下子宫肌瘤可用腹腔镜切除,较小的宫颈肌瘤或近子宫下端前后壁的浆膜下肌瘤也可采用经阴道切除,黏膜下子宫肌瘤可采用宫腔镜切除。近年来,在子宫肌瘤切除术后妊娠的孕妇中,产前或产时发生子宫切口瘢痕破裂的发生率有所增高,其原因可能与子宫切口愈合不良有关。虽然子宫切口的愈合与手术者的缝合技术密切相关,但一般来说,开腹手术对子宫切口的缝合相对于腹腔镜下缝合会比较牢靠,所以,在选择开腹或腹腔镜切除子宫肌瘤时,还需考虑患者有无生育要求。有生育计划者多选择开腹手术,无生育要求者则可以选择开腹或腹腔镜手术。

2. **全子宫切除术** 适用于无生育要求患者,曾行肌瘤切除后复发需再次手术一般也多采用子宫切除术。

较大和有粘连的肌瘤一般采用经腹子宫切除术,可采用下腹正中切口或耻骨联合上横切口。关键的手术步骤有两点:一是在切除宫颈旁子宫血管和主韧带、子宫骶骨韧带时需紧贴宫旁切断,避免损伤输尿管;二是分离膀胱宫颈阴道间隙时需在切开膀胱腹膜返折后,在其解剖间隙分离,避免损伤膀胱并减少分离时的出血。

较小且无粘连的肌瘤可采用经阴道子宫切除术,顺利地找到膀胱子宫腹膜返折和直肠子宫腹膜返折是手术的关键步骤。在此之前,在正确的部位切开环绕宫颈的阴道壁非常重要。一般可在阴道壁附着宫颈处向上约 0.3cm 处环行切开阴道壁全层,然后紧贴宫颈向上分离。在切开阴道壁之前,在宫颈周围阴道黏膜下先注射稀释的肾上腺素溶液,使用电刀切开可减少出血。如子宫较大牵拉出阴道口有困难,在切断子宫动、静脉之后,可先把肌瘤结节挖出,或把子宫剖为两半,缩小子宫体积后再拉出。

腹腔镜也是子宫切除术的常用手段,目前的腔镜技术对切除良性病变的子宫已完全可以信任。

3. **次全子宫切除术** 适应证同全子宫切除术,特别适合较年轻的妇女。与全子宫切除术相比,次全子宫切除术操作相对简单,并发症较少,可保留宫颈,主、骶韧带不切断,理论上对盆底功能影响较小,阴道不缩短,宫颈仍有分泌功能,对性生活影响较小。但是,目前次全子宫切除术的比例越来越少,原因是无论是开腹手术或者是腹腔镜全子宫切除术,从操作技术的角度已完全没有问题。也有研究发现全子宫切除和次全子宫切除对术后性功能的影响没有差别。次全子宫切除术还存在残存宫颈发生宫颈肌瘤和宫颈残端癌的可能。宫颈残端癌的发生率国外文献报道为 0.4% ~0.9%,国内为 0.24% ~1.8%。次全子宫切除术后应定期检查宫颈,包括细胞学、HPV 检测,必要时阴道镜下活检或宫颈锥切术。

次全子宫切除术手术的关键步骤是宫颈残端手术创面的止血问题。减少出血的方法是宫旁组织的切除应在子宫动、静脉进入子宫侧壁的部位之下,也即子宫动、静脉需切断。在拟保留的宫颈两侧浆肌层各缝合一针,以结扎子宫动脉的宫颈支,在此结扎线的上方用电刀环行切断宫颈可减少出血。

4. 其他方法　随着现代工程科学技术和医学的发展,出现了许多新的微创治疗手段,并达到了一定的治疗效果。这些方法包括冷冻疗法、射频消融技术、高强度聚焦超声、子宫动脉栓塞术等。这些微创治疗方法各有优缺点,每一种方法均有其适应证,仅对某些肌瘤适用,不能处理所有大小和类型肌瘤,不能完全取代另一种方法。总体来说,这些方法的疗效不太确实,更不能取代传统的手术治疗。

展望:当前需要强调的是严格掌握子宫肌瘤的手术适应证,避免患者承受不必要的手术创伤。今后,寻找既能治疗子宫肌瘤,又不影响患者卵巢内分泌功能、靶向作用于子宫肌瘤的药物是我们的终极目标。

（林仲秋　王丽娟）

参 考 文 献

1. Jonathan S. Berek. Berk& Novak's Gynecology. 14th Edition. U. S. :Lippincott William's & Wilkin's,2007
2. 石一复. 子宫肌瘤现代诊疗. 北京:人民军医出版社,2007
3. Hellstrom C,Hellman K,Pettersson F,et al. Carcinoma of the cervical stump:fifty years of experience. Oncol Rep,2011,25(6):1651-1654
4. 章文华. 宫颈残端癌的诊治. 肿瘤学杂志,2006,12(5):382-384

第三十五章 子宫内膜癌

近年来,子宫内膜癌基础与临床研究已有较大的进展,主要表现在以下几方面:

1. 子宫内膜癌病因学及病理组织学类型与生物学行为相关研究。

2. **内膜癌的术前评估** 应用阴道 B 型超声,CT,MRI 等对肌层浸润和淋巴转移检查指导治疗计划的制订,使得对早期低危型子宫内膜癌采用腹腔镜指导下经阴道子宫全切术及淋巴清扫的手术治疗得以较广泛开展。

3. 手术病理分期和世界范围内的应用,使临床研究得以更科学、合理的进行;在各类型、各期别子宫内膜癌之适宜或治疗及术后辅助治疗选择方面均更加合理。对复发癌、转移癌治疗、放疗及化疗(包括激素治疗)均进行重新的评估;使个体化治疗得以进一步实施。

第一节 概 述

一、现行诊断及治疗要点

子宫内膜癌为女性生殖道常见的恶性肿瘤之一(约占 20% ~ 30%)。世界范围内占女性全身恶性肿瘤第 6 位,年新增病例 29 万。由于人类寿命延长和肥胖人群增多,其发病率在世界范围内仍持续上升,45 岁以下患者有增多趋势。发病率高低有种族、地域性差异,以北美、北欧地区发病率最高,亚洲日本、印度等地区发病率较低。北欧、美国子宫内膜癌发病率已居女性生殖道恶性肿瘤首位,根据美国癌症协会(American Cancer Society,ACS)报道,1999 年美国子宫内膜癌年新增加病例为 37 000 例,因内膜癌死亡 6400 例;2000 年新增 36 000 例,高于同期卵巢癌及宫颈癌,居女性生殖道恶性肿瘤首位,居女性全身恶性肿瘤的第四位。年均死亡人数从 1990 年 4000 人增加到 2000 年 6500 人。发达国家由于对子宫颈癌筛查,使得子宫颈癌死亡率明显下降(50%),子宫内膜癌与卵巢癌成为了女性生殖道恶性肿瘤前 2 位。子宫内膜癌在 40 岁以下妇女中发病数由 2/10 万上升至 40 ~ 50/10 万。

子宫内膜癌病死率为女性全身肿瘤 3%,居第 6 位。发病率自 1976—1986 年上升为 116/10 万后,近 20 年间仍居高无下降,而病死率却有显著升高。1987—2006 年,美国年新增病例由 35 000 上升到 41 000,而死亡病例由 2900 例上升到 7350 例,死亡例数增加 153%(Jamie N,et al. 2008)。死亡率升高可能与人类寿命延长高龄患者增多,内科合并症及肥胖患者增多,恶性程度高癌变类型增多,或就诊时为晚期,或未能接受适宜的诊治相关。发病的高龄年龄组为 50 ~ 60 岁,中位年龄数为 61 岁。70% 为绝经后妇女,20% 病例诊断时为绝经前妇女,40 岁以下内膜癌约占 5%。国内吕等(2008)报道 1299 例手术治疗子宫内膜癌临床病理资料对不同时段进行对比分析,自 1989—1995,1996—2003,2004—2007 三时段年均手术治疗例数为 41、62、146 例,逐年上升,<45 岁者占比例为 5.5%、14.4% 及 18.6%,呈上升趋势(P<0.05),特殊病理类型(Ⅱ型)占比例 0.3%、7.6% 及 13.5%,显著上升。

子宫内膜癌类型,Ⅰ型:占 70%,为与雌激素增高相关或雌激素依赖型(estrogendependent or E. related type)常见于年轻、肥胖或为绝经后妇女,发病与雌激素相关。其病理类型为子宫内膜样腺癌(endometrioid adenocarcinoma),多为高分化,其癌前病变为子宫内膜不典型增生,预后好。Ⅱ型子宫内膜癌(estrogen independent type),其病理类型为子宫浆液性腺癌,透明细胞癌(serous clear celladeno-carcinoma),未分化癌及内膜癌中特殊类病例类型,其发病与雌激素无关,多由基因突变所致,约占 10%。其中癌肉瘤属化生癌瘤,恶性程度高,预后差。近年有学者将与家族遗传相关的内膜癌归为Ⅲ型,其发生与家族遗传性相关,约占子宫内膜癌的 10%,其中 5% 为 Lynch Ⅱ综合征患者,即遗传性非息肉样直肠结肠病综合征(hereditery nonpolyosis-colorectal cancer,HNPCC)患者。可为任何病理类型和级别,其中 35% 可为晚期或低分化癌瘤。HNPCC 患者为内膜癌的高危人群,可行基因检测

(*PMS2*,*MLH1*,*MSH2*,*PMS1* 等)诊断,并为监测对象。近年来对此三类型内膜癌的临床及基础研究均有较大的进展,并为研究和开发新的肿瘤标记物和靶向治疗奠定了基础并正在探索。如 I 型的内膜癌中 *PTEN* 缺失或突变率高,II 型中子宫内膜癌中 *p53* 突变率高,*HER-2* 癌基因过度表达等研究。

近 10 余年手术-病理分期在世界范围实施及临床研究的进展,使内膜癌的诊治更加规范化,在适宜的手术范围,术后放疗化疗的合理选用上均有较大进展,其 5 年生存率已有一定的提高。5 年总存活率已由 67% 上升为 77.6%;I 期 5 年存活率由为 70% ~76% 提高到 88%[FIGO,2003 年报]。

(一)诊断

1. 病史 子宫内膜癌发病与雌激素持续增高,遗传等因素相关。病史中应重视以下高危因素:

(1)肥胖、不育、未产、延迟绝经(52 岁以后绝经)。

(2)与垂体功能失调相关疾病:糖尿病,高血压。

(3)与雌激素增高有关的妇科疾病:多囊卵巢综合征,卵巢颗粒细胞瘤,子宫内膜增生或不典型增生史和子宫肌瘤有不规则出血者。

(4)有使用外源性雌激素史者。

(5)有癌家族史、多发癌及重复癌倾向者(乳腺癌、卵巢癌等)如:Lynch II 综合征,遗传性非息肉样结肠、直肠癌(HNPCC)等。

遗传性非息肉样结、直肠癌综合征(hereditary nonpolyposis colorectal cancer)或称遗传性常染色体显性癌易感性综合征(inherited autosomal dominant cancer susceptibility syndrome),有此综合征之妇女患内膜、结直肠和卵巢癌的风险增高。由于 DNA 错配修复基因发生突变,重复序列出现错误(replication error)引起。按 1990 年 Amsterdam(Vasen 1991)诊断标准,HNPCC 占结直肠癌中 1%~5%;年龄小于 45 岁,子宫内膜癌、卵巢癌、胃癌、小肠癌、移行细胞癌。病理:低分化,印戒细胞,癌周淋巴细胞浸润。研究报道此类患者子宫内膜癌早于结肠癌者占 50%,有 40%~60%(一生中)患结肠癌,患卵巢癌约 10%~12%。因此对这些具有高风险的人群(妇女)应早些发现和监测,有症状者应行结肠镜检(colonoscopy)(可降低结肠癌的死亡率)、阴道 B 型超声检查(transvaginal ultrasonography/annually)、内膜活检等。完成生育后建议行子宫双附件切除术。最重要的是对有 Lynch syndrome 之妇女应进行有关教育,如早期子宫内膜癌相关症状及进行内膜活检之重要性。有高危因素的患者若有症状出现应行分段诊刮,并严密随访。

2. 症状

(1)阴道出血

1)绝经后阴道流血:绝经后阴道流血,为子宫内膜癌患者的主要症状,子宫内膜癌患者多为绝经后妇女(70%),绝经时间愈长出现阴道流血者,发生内膜癌的几率愈高。

2)围绝经期妇女月经紊乱:约 20% 的内膜癌患者为围绝经期妇女。

3)40 岁以下妇女表现为月经紊乱或经量增多,近年来年轻患者已有增多趋势。

(2)阴道不正常排液:可为浆液性或血性分泌物。

(3)下腹疼痛及其他症状:下腹疼痛可由宫腔积脓或积液引起,晚期则因癌肿扩散导致消瘦,下肢疼痛等。

应重视阴道流血、排液等症状。有以上症状妇女均应考虑有无内膜癌可能性,并应及时进行妇科检查。

3. 检查

(1)全面查体:注意有无糖尿病,高血压和心血管疾病。

(2)妇科检查:排除阴道、宫颈病变出血及炎性感染引起的排液。早期盆腔检查多正常,晚期可有子宫增大、附件肿物、贫血及远处转移的体征。

4. 辅助检查

(1)细胞学涂片:阴道脱落细胞学涂片(阳性率低),宫腔细胞学涂片(阳性率增高),但不能作为确诊依据。

(2)经阴道 B 型超声检查:可了解子宫大小、宫腔内有无赘生物、内膜厚度、肌层有无浸润、附件肿物大小及性质等,首选无创辅助检查方法。绝经后妇女内膜厚度<5mm 时,其阴性预测值可达 96%。

(3)内膜活检及分段诊刮:确诊或排除子宫内膜癌的重要方法,并可作为子宫内膜癌临床分期的依据。对疑为子宫内膜癌的患者,取得足够的子宫内膜组织进行病理检查是最好的诊断方法。如果能在门诊进行活检,无需住院、麻醉和扩张子宫颈,则对医患双方均十分便利,如内膜活检不能取得足够的组织则需要进行宫颈扩张和分段诊断性刮宫。对有症状,而子宫内膜活检和分段诊刮均不能取到足够组织进行诊断者应进行宫腔镜检查以明确诊断。

目前已有行子宫内膜活检的吸管或一次性刮匙,这些器械使得子宫内膜活检可在门诊进行,活检时无需扩张宫颈,也不需要麻醉。行内膜活检时80%的妇女均无明显的疼痛,只有5%的妇女感到明显的疼痛并需要镇痛。因此,子宫内膜活检应该是子宫内膜癌的首选子宫内膜活检诊断方法,在不能得到足够的组织供病理检查时再选择扩宫和子宫分段诊刮。有吸管取样装置及妇科病理医师行病理检查医院可对有症状绝经后妇女应先行子宫内膜活检取样,若活检组织学检查阴性可观察,若仍有症状则应行分段诊刮。若缺乏能行门诊取宫腔活检如吸管器械,或缺乏对内膜活检能行正确诊断的妇科病理专家,可先采用经阴道B型超声检查后决定是否行分段诊刮或宫腔镜取样,或暂观察,有减少内膜活检量及活检费用优点(彭等,2007)。

(4)宫腔镜检查:宫腔镜检已广泛应用于宫内膜病变的早期诊断。可直接对可疑部位进行活检,提高诊断准确性,避免漏诊。多用于经诊刮活检阴性,仍有反复出血的患者。

(5)对B型超声检查子宫腔内有大量赘生物,肌壁有明显浸润者,可作宫颈管搔刮(ECC)和宫腔赘生物活检,送病理组织学检查确诊。

(6)MRI、CT、PET-CT等检查:MRI对宫颈受累及肌层浸润深度的预测准确度优于CT。Nagar等(2006)研究报道MRI对宫颈受累之诊断准确率可达83%~92%,能较好地在术前作出评估。该研究对宫颈受累预测值敏感性为100%,特异性为91.9%,为能准确判断宫颈受累方法。在MRI对淋巴结转移之评价中,Cabrita等(2008)报道MRI对淋巴结转移的敏感性17%,特异性99%,准确性89%。多数研究以淋巴结>1cm作为有转移之指标,结果显示敏感性为60%,特异性为97.4%,阳性预测值75%,阴性预测值为94.9%,故认为MRI对淋巴结转移敏感性偏低,但特异性高,对无淋巴结转移预测准确性高。

PET-CT为PET与CT结合,克服PET解剖结构分辨不足的缺点,提高分辨率,集中断层显像和全身显像的优点,提高了定位和定性的精确性,因而具有较高的诊断效能和准确性,为手术、放疗提供精确的生物靶区定位信息,能为确定治疗方案提供依据,是目前具有较高的诊断性能和临床应用价值的功能代谢影像学检查,并对晚期内膜癌患者癌变部位及病变程度的估计提供准确和全面资料。Horowitz等(2004)应用PET对子宫内膜癌盆腹腔淋巴结检查,其敏感性和特异性为60%和98%,故提出不能因PET阴性而不行盆腹腔淋巴清扫,但可协助选择治疗方式。

(7)CA$_{125}$值检测:术前CA$_{125}$值明显升高,应考虑可能有子宫外病变存在。术后CA125水平的上升常与疾病的复发有关,CA125的检测可以作为诊断子宫内膜癌复发的有效指标之一。50%的复发患者血清CA125>35U/ml,而当CA125<20U/ml,96.2%的患者两年内无复发。正常绝经后妇女及子宫双附件切除妇女其CA125值均多低于10U/ml,值得在监测及随访中进一步关注。

(二)分期

1. 临床分期 国际妇产科联盟(FIGO,1971年)规定,于1989年10月以前对子宫内膜癌按1971年之规定进行临床分期(表35-1)。对无法手术,单纯放疗者现仍采用1971年临床分期。

表35-1 FIGO子宫内膜癌临床分期(1971)

期别	肿瘤范围
Ⅰ期	癌瘤局限与宫体
Ⅰa	子宫腔长度≤8cm
Ⅰb	子宫腔长度>8cm
Ⅱ期	癌瘤累及子宫颈
Ⅲ期	癌瘤播散于子宫体以外,盆腔内(阴道,宫旁组织可能受累,但未累及膀胱,直肠)
Ⅳ期	癌瘤累及膀胱或直肠,或有盆腔以外的播散

2. 手术-病理分期 FIGO于1988年10月推荐使用子宫内膜癌的手术-病理分期法(1989年后全面应用于临床)(表35-2)。

表35-2 子宫内膜癌手术-病理分期(1988)

期别		肿瘤范围
Ⅰ期	Ⅰa(G$_{1,2,3}$)	癌瘤局限于子宫内膜
	Ⅰb(G$_{1,2,3}$)	癌瘤浸润深度<1/2肌层
	Ⅰc(G$_{1,2,3}$)	癌瘤浸润深度>1/2肌层
Ⅱ期	Ⅱa(G$_{1,2,3}$)	宫颈内膜腺体受累
	Ⅱb(G$_{1,2,3}$)	宫颈间质受累
Ⅲ期	Ⅲa(G$_{1,2,3}$)	癌瘤累及浆膜和(或)附件和(或)腹腔细胞学阳性
	Ⅲb(G$_{1,2,3}$)	阴道转移
	Ⅲc(G$_{1,2,3}$)	盆腔淋巴结和(或)腹主动脉淋巴结转移
Ⅳ期	Ⅳa(G$_{1,2,3}$)	癌瘤浸及膀胱或直肠黏膜
	Ⅳb(G$_{1,2,3}$)	远处转移,包括腹腔内和(或)腹股沟淋巴结转移

2009年FIGO新分期:由于手术病理分期为世界范围中绝大多数机构常规采用,手术分期资料收集显著增加,对预后相关特殊资料的证实和分析成为可能。FIGO(年报vol 23,26)对其收集的42 000例内膜癌手术分期资料行浸润深度统计分析,并评估预后相关性。对各期进行相应之修改(表35-3)。

表35-3　子宫内膜癌手术病理分期
(FIGO 2009年)

期别	肿瘤范围
Ⅰ期	肿瘤局限于子宫体
Ⅰ~A~*	无或小于1/2肌层受累
Ⅰ~B~*	等于或大于1/2肌层受累(≥1/2肌层浸润)
Ⅱ期*	癌瘤累及子宫颈间质,但未扩散至宫外
Ⅲ期*	局部和(或)区域扩散
Ⅲ~A~	癌瘤累及子宫体浆膜层和(或)附件
Ⅲ~B~	阴道和(或)宫旁受累
Ⅲ~C~	癌瘤转移至盆腔和(或)腹主动脉旁淋巴结
Ⅲ~C1~	癌瘤转移至盆腔淋巴结
Ⅲ~C2~	癌瘤转移至腹主动脉旁淋巴结,有/无盆腔淋巴结转移
Ⅳ期	癌瘤累及膀胱和(或)直肠黏膜;或远处转移
Ⅳ~A~	癌瘤累及膀胱和(或)肠道黏膜
Ⅳ~B~	远处转移,包括腹腔转移及/或腹股沟淋巴转移

分期修改的说明:(1)Ⅰ期:Ⅰa,Ⅰb合并Ⅰa,5年生存率ⅠAG₁、ⅠBG₁、ⅠAG₂、ⅠBG₂分别为93.4%、91.6%、91.3%、93.4%,差异无显著性,故认为这Ⅱ亚期是可以合并的。(2)Ⅱ期:取消原Ⅱa宫颈管内腺体受累。对预后无显著影响,而间质受累预后显著不良。(3)Ⅲ期:原Ⅲa腹腔冲洗液细胞学检查阳性,对预后影响不明确,不作为独立影响愈后的因素,但应分开记录,故不作单一分期标准。取消Ⅲa中腹腔冲洗液阳性部分。

Ⅲb期原阴道受累不变,增加了子宫旁受累。

Ⅲc期:原为盆腔和腹主动脉旁淋巴结受累,现分为两组Ⅲ~C1~、Ⅲ~C2~。Ⅲ~C1~为盆腔淋巴结受累,Ⅲ~C2~为腹主动脉旁淋巴受累,资料显示:腹主动脉旁淋巴结阳性时,无论有无盆腔淋巴结受累,预后更差,故分为Ⅲ~C1~、Ⅲ~C2~两组预后不同之亚期。

(三)病理类型

子宫内膜癌病理类型:腺癌为最主要的病理类型,其中以子宫内膜样腺癌最为常见(60%~65%),其他较少见亚型见表35-4。

腺癌分为高、中、低分化(Grad:Ⅰ,Ⅱ,Ⅲ),为预后重要因素。G₁,G₂病变多为来源于增生过长子宫内膜,与雌激素作用相关;G₂,G₃则可来源于萎缩之内膜,因基因突变(genetic mutation)而恶变与雌激素无相关性;前者属Ⅰ型内膜样癌,预后好,

表35-4　子宫内膜癌病理类型

子宫内膜样癌	(endometrioid carcinoma)
1. 腺癌	
绒毛腺型	(villiglandular type)
分泌型	(secretory type)
纤毛细胞型	(ciliated type)
2. 伴鳞状分化亚型	
腺棘癌	(adenoacanthous carcinoma)
腺鳞癌	(adenosquamous carcinoma)
黏液性腺癌	(mucinous adenocarcinoma)
浆液性乳头状腺癌	(serous adenocarcinoma)
透明细胞癌	(clear-cell carcinoma)
混合细胞腺癌	(mixed adeno carcinoma)
鳞状细胞癌	(squamous cell carcinoma)
移行细胞癌	(transition-cell carcinoma)
小细胞癌及未分化癌	(small cell, undifferentiaton carcinoma)

后者为Ⅱ型,预后差,早期常有转移。浆液性乳头状腺癌(UPSC)为恶性程度极高之类型占1%左右。透明细胞癌常见于老年患者,预后差,Ⅰ期5年生存率仅44%。2009年在美国NCCN子宫内膜癌病理类型中,将子宫内癌肉瘤归于子宫内膜癌范围,但FIGO 2012年相关文献未将癌肉瘤纳入。

(四)手术-病理分期步骤和治疗

1. 手术目的及术式的选择

(1)目的:

1)进行全面的手术-病理分期和术前评估;

2)切除子宫及癌肿有可能转移或已有转移的病灶。

(2)术式选择依据:

1)术前临床分期及评估;

2)术中探查,腹腔冲洗液细胞学检查,剖视子宫检查及冷冻切片检查结果。

3)结合患者年龄,全身健康状况,有无内科合并症等具体情况,决定术式或手术范围。

(3)术前评估:子宫内膜样腺癌高分化(G₁)、中分化(G₂)、MRI(或CT)检查无宫颈及肌层受累,无淋巴结可疑长大者属低危组。腺癌G₃,有深肌层或宫颈受累,淋巴结长大可疑转移,特殊病理类型如:浆液性乳头状癌、透明细胞癌、未分化癌等属高危组。高危组患者应行完全手术分期(cempleted surgical staging surgery)。

2. 手术分期(surgecal staging)　分期步骤见图35-1。

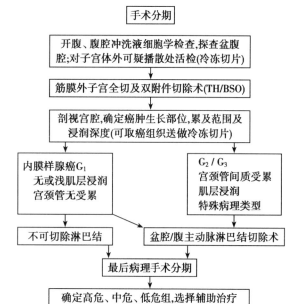

图 35-1　子宫内膜癌临床 I 期的手术-病理
分期步骤

备注:由于术前和术中对癌瘤分级和肌层受累不
完全准确和淋巴结切除对患者的获益不完全明
确,使得由根据术中检查决定淋巴结切除进行前
瞻性研究困难。因行完全手术分期可获取充分
的病理和预后资料,并以此决定术后辅助治疗,
故 NCCN 认为对无内科合并症患者,无技术问题
存在时,均应进行全面分期手术(应行淋巴切除
术)(NCCN 2011,2012),此点与 FIGO(2012)指
南不同

3. 治疗选择

(1) 子宫内膜非典型增生:治疗中应重视患者
年龄和内膜非典型增生的程度(轻、中、重度);年
轻、未生育或要求保留子宫者,可采用激素治疗,密
切随诊;对 40 岁以上无生育要求者,若为中或重度
非典型增生可切除子宫。

(2) 子宫内膜癌:子宫内膜癌的治疗已趋于以
手术治疗为主,辅以放疗、化疗和激素等综合治疗。
应结合患者的年龄、全身状况和有无内科合并症
等,综合评估选择和制订治疗方案。

1) 临床 I 期:应施行手术分期(surgecal stag-
ing)。术式:经腹筋膜外子宫切除术及双附件切除
术,选择性行盆腔及腹主动脉旁淋巴结切除(或)取
样术。术中剖视子宫,检查癌肿大小、部位、肌层受
侵深度,宫颈峡部及双附件有无受累等(冷冻检查
结果)。腺癌 G_1,无肌层或浅肌层浸润,可不行淋
巴结切除或取样。以下情况者应作腹主动脉旁淋
巴结切除/取样:有可疑淋巴结长大或转移;宫颈受

累或附件包块疑有转移者(有子宫外病变存在);特
殊病理类型(浆液性乳头状癌,透明细胞癌,鳞癌
等);腺癌(G_3);其他:癌肿累及宫腔>1/2 或血清
CA_{125} 有显著升高者。高危患者则不宜采用腹腔镜
治疗。

2) 临床 II 期:手术治疗术前可行 MRI 检查,
了解有无膀胱受累可能,根据患者具体情况选用以
下之一种术式:①改良子宫广泛性切除(次广泛性
子宫切除),双附件切除,盆腔、腹主动脉旁淋巴结
切除/取样。②术前放疗后行筋膜外子宫全切,双
附件切除及淋巴结切除或取样。因子宫颈管搔刮
诊断为临床 II 期与术后病理分期符合率仅为
30% ~ 40%(Creasman 等报道误差率为 60% ~
80%,彭等报道误差率为 60% ~ 70%),故可行子宫
次广泛手术,再根据病理结果,选用必要术后辅助
治疗。

3) 临床 III 期:应采用手术、化疗、放疗等综合
治疗。

4) 临床 IV 期:多有盆腔外病灶,应首选全身化
疗及激素治疗。近年报道(GOG)应用 AP 方案化
疗与全腹放疗比较,其 5 年生存率优于全腹照射
(55% vs 42%)。局部照射可用于控制盆腔病灶,
改善症状。脑、骨转移灶亦可选用局部放射治疗。

4. 放疗　分为单纯放疗,术前放疗及术后放
疗。单纯放疗主要用于晚期或有严重内科疾患、高
龄和无法手术的其他期患者,可按临床分期进行放
疗。术前放疗,主要是为控制、缩小癌灶创造手术
机会或争取缩小手术范围。术后放疗是对手术-病
理分期后具有高危因素患者重要的辅助治疗,或作
为手术范围不足的补充,减少复发,以期提高 5 年
生存率。

5. 激素治疗　多用于晚期或复发患者,以高
效、大剂量、长疗程为好,4 ~ 6 周可显效。对癌瘤分
化良好,孕激素受体阳性者疗效好,对远处复发者
疗效优于盆腔复发。治疗时间尚无统一看法,但至
少应用药 1 ~ 2 年以上。总有效率 25% ~ 30%,可
延长患者的无进展生存期,对生存率无影响。目前
I 期患者术后多不采用孕激素作辅助治疗。

6. 化疗

(1) 多用于特殊病理类型:癌瘤分化差,孕激
素受体(PR)、雌激素受体(ER)阴性患者。

(2) 对晚期复发癌的辅助治疗,常用药物有
DDP、5-Fu、Tamoxifin、CTX 和 ADM 等。

(五) 随访

完成治疗后应定期随访,及时确定有无复发。

随访时间:术后 2 年内,每 3 ~ 6 月 1 次;术后 3 ~ 5 年,每 6 个月至 1 年 1 次。随访检查内容包括:(1) 盆腔检查(三合诊);(2) 阴道细胞学涂片检查;(3) 胸片(6 月 ~ 1 年);(4) 期别晚者,可行血清 CA_{125} 检查,根据不同情况,选用 CT、MRI、PET-CT 等检查。

(彭芝兰)

二、研究现状

子宫内膜癌是最常见的妇科恶性肿瘤之一,其发病率仅次于子宫颈癌,但是近 20 年来,在发达国家随着对子宫颈癌的筛查和防治,以及伴随代谢病的增加,子宫内膜癌发病率明显增高。2012 年的全球报道在发达国家,子宫恶性肿瘤新发病率占第二位,死亡率占第十位,已成为发达国家女性主要疾病。我国资料显示 2008 年中国恶性肿瘤发生和死亡抽样回顾调查,前十位恶性肿瘤新发肿瘤中,子宫恶性肿瘤新发病率全国为第九位,9.52/10 万;城市为第八位,10.56/10 万;农村为第九位,5.64/10 万。近几年来。在沿海经济发达地区,也表现为子宫内膜癌的发病率呈增高趋势。北京市卫生局公布的资料料显示,北京 2008—2010 年子宫内膜癌新发病率已成为第一位的女性生殖道恶性肿瘤。

子宫内膜癌好发年龄 50 ~ 69 岁,平均 60 岁左右,较子宫颈癌晚,多见于围绝经期或绝经后老年妇女,60% 以上发生在绝经后妇女,约 30% 发生在绝经前。高发年龄 58 岁,中间年龄 61 岁;40 岁以下患者仅占 2% ~ 5%;25 岁以下患者极少。近年来,有年轻化趋势,在发达国家,40 岁以下患者由 2/10 万增长为 40 ~ 50/10 万。

子宫内膜癌与激素子宫内膜癌的发病机制认为主要是由于体内高雌激素状态长期刺激子宫内膜,可引起子宫内膜癌的发生。Armitage(2003)等发现无孕激素拮抗的高雌激素长期作用,可增加患子宫内膜癌的风险。1960—1975 年,在美国 50 ~ 54 岁的妇女子宫内膜癌增加了 91%。发现应用外源性雌激素者将增加 4 ~ 8 倍患内膜癌的危险,若超过 7 年,则危险性增加 14 倍。激素替代所致的内膜癌预后较好,这些患者分期早、侵肌浅、分化好,常合并内膜增生,5 年生存率为 94%。由于高雌激素刺激,伴发子宫内膜增生病变的疾病有无排卵性功能失调性子宫出血、多囊卵巢、以及子宫肌瘤等疾病。

IGF-I 受体(IGF-IR)的表达水平在增生的子宫内膜和子宫内膜癌中较增殖期子宫内膜明显增加,通过酪氨酸磷酸化作用的增加,该受体的激活随之增加。在子宫内膜增生中 PTEN 表达的缺失与 IGF-IR 激活增加并存与子宫内膜癌的发生率增加有关。故认为:IGF-IR 上调及 PTEN 缺失是引起 IGF-I 途径激活和子宫内膜癌发生可能性增加的独立因素。

1983 年 Bokhman 首次提出将子宫内膜癌分为两型。他发现近 60% ~ 70% 的患者与高雌激素状态相关,大多发生于子宫内膜过度增生后,且多为晚绝经(>50 岁),肥胖,以及合并高血糖、高脂血症等内分泌代谢疾病,提出将其称为 I 型子宫内膜癌;对其余 30% ~ 40% 的患者称其为 II 型子宫内膜癌,多发生于绝经后女性,其发病与高雌激素无关,无内分泌代谢紊乱。其后更多的研究发现两种类型子宫内膜癌的病理表现及临床表现不同,I 型子宫内膜癌组织类型为子宫内膜腺癌,多为浅肌层浸润,细胞呈高、中分化,很少累及脉管;对孕激素治疗反应好,预后好。II 型子宫内膜癌,多为深肌层浸润,细胞分化差,对孕激素无反应,预后差。现将子宫内膜癌分为雌激素依赖型(I 型),和雌激素非依赖型(II 型),这两类子宫内膜癌的发病及作用机制尚不甚明确,其生物学行为及预后不同。子宫内膜癌中约 90% 为雌激素依赖型(I 型),近 10% 雌激素非依赖型(II 型)。

目前,关于子宫内膜癌分期标准有 FIGO 于 1971 年制订的临床分期和 1988 年制订的用手术-病理分期,该分期系统一直沿用至今,2009 年对手术-病理分期做了修订。现有的子宫内膜癌两元模式分型是基于流行病学研究之上的临床病理分型,它揭示了子宫内膜癌最常见的两种临床表象。经过数十年的临床应用,发现存在一些问题,如分期是早期的子宫内膜癌患者,短期内出现肿瘤复发和转移。而有些分期为晚期的患者,预后很好。一些子宫内膜样腺癌患者,绝经 10 ~ 20 年,体内雌激素水平很低,病理类型为子宫内膜样腺癌,雌孕激素受体阳性表达,预后较好,很难分类为 I 型或 II 型。临床上组织学分型、分期相同的子宫内膜癌患者,采取相同治疗方案,患者对治疗反应和预后存在差异,提示组织学相同的子宫内膜恶性肿瘤在分子水平上存在高度异质性。可见,仅仅依靠病理类型是无法判断肿瘤生物学行为。说明目前采用的子宫内膜癌分型(I/II 型)并不能科学的、准确的将子宫内膜癌进行分类,并且这种分型标准缺乏具体客观的指标,尤其是缺乏分子指标。

子宫内膜癌是一种多因素、多阶段、多步骤发展的疾病。组织病理学诊断是肿瘤诊断的金标准。

分子表型（molecular phenotype）包括基因、蛋白、RNA 和其他生物分子以及它们之间的相互作用，是决定临床表型（clinical phenotype）和病理生理过程转归的分子基础。基于此的子宫内膜癌分子分型研究也在国内展开。2011 年北京大学人民医院陈勇华使用自制的含有与肿瘤相关的 492 个基因小芯片筛选子宫内膜样腺癌和子宫内膜浆液性腺癌之间的差异表达的基因，利用这些基因，用聚类法对子宫内膜癌进行分类，可以将子宫内膜样腺癌分为 3 类，其中一类的基因表达特点与子宫内膜浆液性腺癌类似。2013 年美国纪念 Sloan-Kettering 癌症中心 Levine 等报道的一项大规模分子分析研究发现，分子水平异常可将子宫内膜癌分为四种亚型，微卫星不稳定性突变、拷贝数降低、拷贝数增加等亚型，还有高级别卵巢子宫内膜样癌与浆液性子宫内膜癌有相似的分子显型。鉴于早期浆液性子宫内膜癌通常给予化疗，而早期子宫内膜样癌是接受放疗的，因此这一重新分型提示有必要重新考虑治疗选择和临床决策。需要对出现基因拷贝数改变的子宫内膜样癌患者考虑给予化疗，而不是辅助放疗，并对此开展前瞻性临床研究予以探讨证实。这种子宫内膜样癌和浆液性子宫内膜癌的显著的分子水平差异，提示或需像乳腺癌一样，针对不同亚型开展临床研究以提高疗效。

这些研究结果为优化子宫内膜癌分型系统、改善诊断准确性和指导治疗选择提供了参考。在规范化治疗的同时，基于分子分型差异的分子靶向个体化治疗是个体化治疗的基础，是子宫内膜癌未来治疗方向。

子宫浆液性癌在非激素依赖性中，主要是子宫浆液性癌（endometrial serous carcinoma，ESC），少部分透明细胞癌，占子宫内膜癌的 8.75% ~ 10.16%。因 Ⅱ 型子宫内膜癌易复发和转移，预后差，近年来越来越多地引起了人们的关注。1947 年 Novak 就报道了具有乳头状结构的子宫内膜癌，1982 年 Hendrick-son 等将其正式命名为子宫浆液性乳头状癌（uterine papillary serous carcinoma，UPSC），并制订了细胞病理学诊断标准。1995 年 Sherman 等（Sherman 1995）先后报道在 73% 子宫内膜癌 UPSC 患者中检测到 p53 基因的过度表达，或基因突变，而在高分化子宫内膜腺癌中其表达仅为 10% ~ 20%。p53 过度表达者的生存率明显低于无 p53 过度表达的患者。Sherman 等还认为在雌激素长期作用下通过慢性通道可导致子宫内膜腺癌发生，而在 p53 作用下则可能为快速通路，导致 UPSC 的发生。p53

基因被认为与 UPSC 的发生和发展有很大的关系。目前已将 UPSC 称为浆液性癌（ESC）。

以往认为子宫内膜浆液性癌主要来自绝经后萎缩性内膜。近年来，激素替代治疗（HRT）的应用，显示约 40% 的 ESC 患者子宫内膜呈增生型。浆液性 EIC 或 ESC 不仅可以起源于萎缩性子宫内膜，而且也可以起源于静止期或增生期子宫内膜。临床资料显示，在早期浆液性癌中尽管病变只限于子宫，但 50% 患者已伴有宫外病变，其中 1/3 ~ 1/2 的患者并没有子宫肌层浸润，但却有宫外病灶。近年来研究还发现子宫内膜上皮内癌（endometrial carcinoma in site，EIC）与 ESC 关系密切。EIC 在 ESC 占 89%、在子宫内膜样腺癌仅为为 6%，在癌肉瘤中为 56%。ESC 以及透明细胞癌成为子宫内膜癌中恶性度最高的组织类型。Zheng 等回顾性研究发现 67%（6/9）EIC 和 63%（5/8）的 ESC ⅠA 期同时伴有子宫外病变。认为 EIC 可能是 ESC 的前期病变。（Zheng，GynecolOncol，2005，96：579-582）。对 EIC 和 ESC ⅠA 期进行分期手术，结果证实 40%（13/32）患者已达 Ⅲ 期或者 Ⅳ 期。如为子宫内膜浆液性上皮内癌时，伴宫颈浸润 14% ~ 25%，伴子宫外扩散 33% ~ 67%；而且预后不良，生存期 36 ~ 38 月。对 ESCIa 期进行全面的手术分期和充分的辅助化疗，存活率可提高为 83% ~ 100%。

代谢病与子宫内膜癌多年研究资料显示，子宫内膜癌与肥胖、糖尿病和高血压等代谢病密切相关。

肥胖与子宫内膜癌的发生呈正相关性，机体的脂肪组织中的芳香化酶可将肾上腺分泌的雄烯二酮转化为雌酮，脂肪组织越多转化能力越强；同时脂肪组织过多将增加雌激素的储存，使血浆中雌酮水平增高。这种游离的具有活性雌酮增加，可能成为子宫内膜癌的致癌因子，或促癌因子。随 BMI 增加，子宫内膜癌发生的危险性增加。BMI 在 25 ~ 29 之间的 60 ~ 69 岁的肥胖妇女中，发生子宫内膜癌的相对危险性是正常者的 2 倍多。体重超过正常的 15% 发生子宫内膜癌的危险性增加 3 倍，而且肥胖增加了子宫内膜癌患者死亡的危险性。BMI 在 3 及以上者较 <25 妇女子宫内膜癌发病率和死亡率明显最高；肥胖的子宫内膜癌患者死亡率高于非肥胖者（Chia 2007）。

绝经前的肥胖，如年轻时就肥胖者常伴有相对的黄体期孕激素分泌不足，或同时伴有月经不调甚至闭经，常伴有多囊卵巢（PCOS），子宫内膜长期受雌激素刺激，使 PCOS 患者常伴有代谢异常，是发生子宫内膜癌的高危人群。肥胖与子宫内膜癌危险性的关系还与胰岛素以及胰岛素样生长因子（IGF）的代谢改变有关，高胰岛素血症可能是子宫内膜样腺癌不依赖雌激素的一个独立危险因素。

糖尿病是子宫内膜癌的高危因素之一。糖尿病患者患子宫内膜癌的相对危险度为 1.94。大多数子宫内膜癌患者伴发 2 型糖尿病 2 型糖尿病产生高血糖，胰岛素代偿性增加导致高胰岛素血症，而胰岛素能使雄激素合成的信号传导途径亢进，同时胰岛素可以刺激卵巢产生雄激素，从而使血中雄激素水平增高，高雄激素通过肝脏或脂肪组织的芳香化酶作用生成雌激素，通过外周转化，进而雌激素水平升高，直接或间接促进子宫内膜的增生，增加了子宫内膜癌的发生危险。由于胰岛素抵抗普遍存在于 2 型糖尿病中，几乎占 90% 以上，胰岛素样生长因子结合蛋白具有增殖和抗增殖的作用，胰岛素样生长因子结合蛋白减少能抑制孕激素对子宫内膜的保护作用。胰岛素抵抗及胰岛素生长因子受体结合蛋白-1 的高表达与子宫内膜癌的发生有关。

高血压也是子宫内膜癌的高危因素之一，高血压是垂体功能紊乱的一种表现，其患子宫内膜癌的危险性是血压正常者的 1.5 倍，其原因可能与垂体功能紊乱，继而卵巢功能失常而不排卵，导致子宫内膜缺乏孕激素的作用长期处于增生状态。另外血管紧张素 I 转换酶基因插入/缺失的多态性，导致肾素-血管紧张素-醛固酮系统的激活而使患者的血压升高，因而血管紧张素 I 转换酶基因插入/缺失的多态性与内膜癌的发生有关。

子宫内膜癌和相关基因近年来的基础研究主要围绕子宫内膜的发生与激素及其受体、癌基因、抑癌基因、微环境相关。雌激素及其受体作为一种细胞外初始信号，作用于癌变始动、促进和发展过程各个阶段，而发挥生物学效应。而各种癌相关基因的异常表达可调节激素及其受体的作用。微环境中可溶性介质 SDF-1、IGF-I、SERMs 等也参与了子宫内膜癌发生和发展的过程，其机制是复杂的。关于子宫内膜癌发病机制中的癌基因和抑癌基因有很多，常见的癌基因有 K-ras、C-erbB-2、bcl-2 和 Survivin 等基因，抑癌基因有 PTEN 和 p53 等基因，以及其他基因如 DNAMMR 等基因。其中与预后关系较为密切的蛋白包括 P53 蛋白和 PTEN 蛋白。目前国内临床上已对子宫内膜癌患者常规进行 P53 蛋白和 PTEN 蛋白免疫组化检查，来进行初步的分子分型。

文献报道，基因 CyclinD、CylinA、p53 和 p21 在子宫内膜癌中存在突变或表达的变化，而在正常的子宫内膜和增生的子宫内膜中无变化。p27 以及 p53 的负调节蛋白 MDM2 和抑癌基因 PTEN 表达在子宫内膜癌中低于子宫内膜增生和正常子宫内膜；雌激素生物合成途径中多种酶（如 CYP1A1、SULT1A1、SULT1E1）的单核苷酸多态性是子宫内膜癌的危险因子。癌基因的突变，如 K-ras、抑癌基因 PTEN、p53 的突变被认为是子宫内膜癌发生的早期事件。尽管如此，目前尚无有效、可靠的标记物能够预测子宫内膜非典型增生进展为子宫内膜癌。目前研究已在关注如何通过蛋白质组学，寻找更具有特异性的基因，通过研究其表达产物与子宫内膜癌的相关性，进行更准确的分子分型和分子分期，指导临床治疗，评估预后。

（赵丽君　魏丽惠）

第二节　子宫内膜不典型增生及癌前病变

一、子宫内膜增生的命名变迁

子宫内膜癌是女性生殖系统最常见的恶性肿瘤，大多数子宫内膜癌来源于组织学上可辨认的子宫内膜增生性病变的进展。病理医生对子宫内膜的诊断包括 3 种类型：正常周期的子宫内膜（增生期、分泌期及萎缩性子宫内膜）、子宫内膜增生、子宫内膜癌。子宫内膜增生约占活检标本的 15%，包括良性病变、癌前病变以及刚变化为癌的子宫内膜，呈多种组织学变化。

对子宫内膜增生进行正确的病理分类对临床诊断、治疗以及判断预后具有重要指导价值。多年来，许多学者为寻求一种简单易懂、可重复性强、对临床工作具有实际指导意义的分类方法做了大量探索性工作。由于子宫内膜增生包含的范围非常广，难以通过标准化特征加以明确区分，子宫内膜增生的诊断经历了一系列的变迁：

1961 年，Campbell 提出子宫内膜增生分为良性增生与不典型增生两类。

1972 年，Vellios 提出将子宫内膜增生分为腺囊性增生，腺瘤性增生和非典型增生。但此种分类在病理诊断中易造成肿瘤和增生两者之间的混淆，目前已基本不再采用。

1981 年，Scully 等使用了"复杂性增生"这个术语。

1985年,Kurman等发现,不同类型的子宫内膜增生进展为癌的可能性有很大差异,并根据子宫内膜增生的组织结构和细胞学特征,提出将增生性病变中有无腺上皮细胞的异型性作为子宫内膜增生症分类的主要依据。

Kurman等的分类方法之后被1994年WHO国际妇科病理协会以及WHO 2003年的女性生殖道肿瘤分类所采用,是目前国内外妇产科临床及病理学诊断中应用最为广泛的分类方法。这一分类法根据子宫内膜腺体结构的特点以及细胞有无不典型将子宫内膜增生分为四类:先根据子宫内膜腺体结构的特点分为单纯性和复杂性,再根据细胞有无不典型分为典型性和非典型性(表35-5)。

表35-5 子宫内膜增生症WHO分类

增生(典型性)
　　不伴非典型性的单纯性增生
　　不伴非典型性的复杂性增生
非典型增生
单纯性增生伴非典型性
复杂性增生伴非典型性

但Mutter及子宫内膜合作组(endometrial collaborative group)认为WHO分类的诊断重复性差,认为将子宫内膜病变分为良性子宫内膜增生(取代单纯性和复杂性子宫内膜增生)以及子宫内膜上皮内肿瘤可以提高诊断的重复性以及表明疾病的真正性质。故在2000年又提出了EIN(endometrial intraepithelial neoplasia,子宫内膜上皮内肿瘤)的概念,代表能进展为癌的一类癌前病变,这一术语强调了子宫内膜癌前病变的恶性潜能,与宫颈、阴道、外阴等部位的命名惯例一致。

WHO 1994/2003年分类法和"EIN"分类法是病理学上主要针对子宫内膜增生的两类分类法。目前临床应用的子宫内膜增生症的诊断仍以WHO分类为标准,但近年来EIN的诊断概念也在国内外使用,两类分类法各有其优缺点。

二、子宫内膜不典型增生

(一)WHO子宫内膜增生症分类法

WHO 1994/2003年分类法将子宫内膜分为以下两大类及4个亚型:

(1)不伴非典型性的子宫内膜增生症(hyperplasia without atypia):此类子宫内膜是对雌激素刺激的一个过度增生反应,子宫内膜表现为腺体和间质均呈弥漫性增生。又分为两种类型:单纯性增生和复杂性增生。

单纯性增生的内膜腺体轻度拥挤扩张、腺腔基本规则,可见囊状扩张。被覆上皮细胞呈假复层,细胞形态规则,细胞核长形没有非典型性。

复杂性增生的内膜腺体重度拥挤、腺体形状明显不规则,上皮不规则向腺腔内及间质出芽而表现出广泛的复杂性结构变化,增生细胞呈假复层,细胞形态规则,细胞核一致,排列整齐有极向,可见鳞状上皮桑葚状化生。最常见的是腺体和间质比例发生变化,以腺体占优势。

(2)非典型增生(atypical hyperplasia):在前两种增生的基础上,如果存在细胞学(如细胞核)不典型,包括核增大、核大小和形状不一、不典型核分裂相等,则应命名为单纯性不典型增生及复杂性不典型增生。具体表现为增生的腺上皮细胞排列失去极向,细胞核变圆,核膜不规则,核仁明显,染色质增粗。非典型表现几乎总呈灶状。

单纯性增生伴非典型十分少见,指腺体结构单纯性增生加上腺上皮细胞非典型性。

复杂性增生伴非典型较为常见,表现为伴有不规则分支的复杂性腺体增生及细胞非典型性,可伴有局灶化生性病灶,如鳞状及桑葚状化生。由于腺体扩大和腺体集群,腺体之间的间质减少但仍然存在。没有腺癌的特征。

WHO对子宫内膜增生症的诊断标准是根据子宫内膜腺体拥挤程度、腺体形状和上皮细胞的异形程度(主要是细胞核不典型程度)来区分不同类型的增生。单纯性不典型增生少见,只有不典型的子宫内膜增生症与子宫内膜腺癌明确相关。一般而言,大多数不典型增生均伴有复杂的腺体结构。

(二)WHO分类法诊断子宫内膜不典型增生的意义及评价

WHO 1994/2003年分类法剔除了易于混淆的术语,明确了形态学诊断标准。将增生性病变中有无腺上皮细胞的异型性作为子宫内膜不典型增生的主要依据,其主要优点为:与进展为恶性的危险程度具有较好相关性,若子宫内膜不伴不典型性,则单纯性增生进展为癌的比例约为1%,复杂性增生不到3%,若子宫内膜伴有不典型性,则单纯性增生进展为癌的比例可达8%,复杂性增生则高达29%。Horn及Lacey等认为单纯性增生与复杂性增生很少发生癌变,不典型增生癌变率为8%~

52%。WHO 诊断标准的意义在于高达 20%～60% 的复杂性不典型增生可同时伴有子宫内膜癌,且 20%～40% 的患者将在 10 年内进展为癌。

此分类法的主要缺点是:

(1)诊断的可重复性较差,研究显示:不同病理医师,甚至同一病理医师在诊断中的重复性都不尽如人意,即使一名经验丰富的病理学家,其诊断的可重复性也较低。

(2)过分强调细胞的非典型性,对结构的变化重视不够。导致细胞核变化的因素很多,如受激素的影响、细胞修复及化生等都可导致细胞核的改变。特别值得注意的是:部分高分化的子宫内膜样腺癌的细胞形态可以较好,而非典型增生的细胞异型有时甚至比癌更明显,故很难准确定义子宫内膜上皮细胞的非典型性。

(3)没有明确将子宫内膜增生分为良性病变和癌前病变两种类型。

自 WHO 对内膜增生的诊断标准被广泛采用后,既往内膜增生与癌的诊断中存在的混乱现象有了一定改善,但存在过度诊断内膜增生及癌变的现象。初诊为癌者,复核有部分病例并非癌,而是各种类型的增生性病变,不符合率多达 8.8%～-50%,多属过度诊断。不同阅片专家的诊断重复性差,甚至同一个人在不同时间阅片,结果也有差异,不符合率 10%～50%。病理医生通常依据自己的经验对自己所掌握的"标准"进行诊断,尤其在子宫内膜的不典型增生上诊断的重复性差,Kappa 值仅在 0.18～0.5 之间。妇科病理专家 Silverberg(2000)认为,子宫内膜增生性病变是病理诊断中最常被过度诊断的一种病变,原因有:

(1)专家对细胞异型性的诊断采用的标准不一致。

(2)不易确定鉴别不典型增生与高分化腺癌的间质浸润标准。

(3)内膜间质肌纤维母细胞或平滑肌的化生易误诊为癌的肌层浸润。

(4)息肉样腺肌瘤也易误诊为间质浸润。

三、子宫内膜癌前病变

(一)EIN 分类法

由于 WHO 分类在诊断上的重复性差,2000年 Mutter 及国际子宫内膜合作组提出了一种新的分类方法即 EIN(endometrial intraepithelial neoplasia,子宫内膜上皮内瘤变)。EIN 强调了子宫内膜癌前病变的恶性潜能,EIN 即癌前病变,与癌关系密切。

按此分类法将子宫内膜分为良性子宫内膜增生、EIN 和子宫内膜样癌(表 35-6)。

表 35-6　EIN 诊断术语

类型	分布	功能范畴	治疗方法
良性子宫内膜增生	弥漫	长期雌激素作用	激素治疗
EIN	局灶到弥漫	癌前病变	激素或手术
子宫内膜样腺癌	局灶到弥漫	恶性	按分期行手术治疗

(1)良性子宫内膜增生(benign endometrial hyperplasia) 指长期雌激素刺激所致的子宫内膜增生,内膜含有密度不同的腺体,有些区域内膜腺体与间质的比例超过 1:1。单个腺体可以是管状、囊性或分枝状,但无腺体的拥挤。腺体常常呈现输卵管化生,间质血管可以出现纤维性血栓。

(2)EIN(endometrial intraepithelial neoplasia)EIN 是在除外良性增生性病变及子宫内膜癌外,在子宫内膜单克隆增生的基础上(子宫内膜由于 *PTEN* 基因突变,功能丧失,在无抵抗的雌激素持续刺激等外界因素的影响下突变腺体获得另外的遗传学损伤),形态学上出现可辨认的癌前病变的腺体。病理形态学特点是:细胞形态改变与背景腺体不同、腺体结构拥挤(腺体与间质比例>55%,由计算机确认)、病变最小直径 1mm。这一分类结合了组织形态学、计算机形态测量、分子遗传学、细胞生物学以及临床随访资料,并采用 D-score 计算间质体积百分比(VPS)、最短核轴标准差、腺体外表面密度等。

EIN 的诊断标准更强调组织结构以及与背景腺体不同的细胞学改变,病理医师可以根据 EIN 的诊断标准(表 35-7)在 HE 染色切片上作出诊断。

(二)EIN 分类法诊断癌前病变的意义及评价

采用 EIN 诊断标准能够准确区分临床上两种不同的增生类型:

(1)对异常激素环境有广泛反应的正常多克隆性繁殖性子宫内膜。

(2)局灶产生的以及具有向内膜腺癌转化的

表 35-7　EIN 诊断标准

结构	通常局部间质内腺体过度生长（腺体/间质>1）
细胞学改变	灶状密集腺体和背景腺体的细胞学表现不同
体积	最大直径应该>1mm。更小的病变尚不清楚其性质
除外相似的良性病变和癌	良性：包括增生紊乱、基底层腺体，分泌期表现，息肉以及修复性病变 恶性：迷宫样腺体，实性区，明显的筛状

高风险的内在增殖性单克隆性病变。

采用这个分类法时，无排卵的子宫内膜及长时间雌激素作用的子宫内膜均被定义为子宫内膜增生症；而 EIN 则用来描述通过联合 3 种形态特征确定为恶变前的子宫内膜，这些特征反映了腺体的体积、结构复杂性及细胞异常。总之，EIN 是 Mutter 等在分子生物学的基础上借助计算机等辅助工具提出的术语，期望提高诊断的一致性并反映疾病的真正性质。一些研究显示，采用 EIN 诊断的可重复性较高，预测癌的结果优于 WHO 1994/2003 年分类法。

但 EIN 分类法同样存在缺陷，例如不典型增生的子宫内膜并非完全为单克隆性，仅部分 EIN 组织中 PTEN 阴性；该分类中把病变的最小直径定为 1mm，小于 1mm 的病变忽略不计有可能掩盖疾病；子宫内膜腺体与间质的比例>55% 则受到更多质疑：在复杂性增生的内膜中可能>55%，而腺癌中也可能<55%，在分泌期子宫内膜、子宫内膜息肉中同样可以见到腺体与间质比例>55%；影响计算机诊断的因素很多等等。目前关于 EIN 的可重复性优于 WHO 分类系统的研究结论多为同一研究组的结果，尚缺乏单用 EIN 进行诊断及预后的研究资料。

四、WHO 子宫内膜不典型增生与 EIN 癌前病变的关系

WHO 分类法与 EIN 分类法无确定对应关系。由于复杂性不典型增生与进展为恶性的危险程度具有相关性，多数临床医生认为复杂性不典型子宫内膜增生基本上就是癌前病变的代名词。虽然大多数 WHO 1994/2003 分类法中的复杂性增生伴非典型增生与 EIN 重叠，Lacey 等研究显示 70% 以上的 WHO 分类中的不典型增生即为 EIN 病变，但复杂性增生伴非典型并非都是 EIN。WHO 分类法重

在评估细胞学上有无非典型性，诊断 EIN 并不需要出现细胞学非典型性，而更侧重于腺体结构的改变（腺体与间质的比例）以及其与背景腺体不同的细胞学改变，两者采用的诊断标准不同。

2003 版 WHO 分类中基本采用了 1994 版标准，但在探讨子宫内膜癌和癌前病变的分子遗传学改变时也使用了 EIN 的诊断术语，并列出了 EIN 的诊断标准。

EIN 是诊断子宫内膜增生症的一个新概念，目前诊断子宫内膜增生症仍可采用 WHO 标准，如果病变符合 EIN 的诊断标准，可以附加说明。

五、子宫内膜不典型增生的临床诊治问题

（一）临床病理密切结合，提高病理诊断的准确性

病理诊断对临床治疗决策有决定性的指导意义。目前临床上广泛采用的是 WHO 分类法，子宫内膜不典型增生伴有或进展为癌的可能性颇高，对不典型增生的患者尚无标准的治疗方案，超过 80% 的患者接受了子宫切除术。子宫切除术对于年轻未生育的女性来说是残酷的，且部分学者认为子宫内膜不典型增生进展为癌的比例被过高估计，与病理专家采用的不同诊断标准致诊断不一致有一定关系，部分初次诊断为不典型增生的病例复核时诊断为复杂性增生。

如何在实践中确认不典型增生、判断不典型增生进展为癌的风险、不典型增生对激素治疗的反应、是否同时伴有癌的不典型增生是病理及临床实践中的难点及热点。

对子宫内膜不典型增生的诊断是妇科病理中受个人主观因素影响最严重、最有争议的领域之一。病理诊断的困难可以通过临床与病理的不断探索、磨合来改善：

（1）临床上，子宫内膜不典型增生有时可表现为散在的灶性病变，也可合并子宫内膜癌。故全面刮宫取得整个宫腔表面的内膜组织可减少漏诊率，在宫腔镜下刮宫可提高诊断准确率，Garuti 等认为宫腔镜能够识别同时存在的浸润性癌。

（2）病理方面，对诊断标准的继续完善，加上分子生物学方面的进展，将提高病理的敏感性、特异性和可重复性。

（3）临床医生应对内膜增生性病变诊断及鉴别诊断所面临的困难要有充分认识，与病理医生密切配合，结合临床和病理资料做出准确判断。

（二）对于子宫内膜不典型增生的临床决策

1. 子宫内膜不典型增生与子宫内膜样腺癌的鉴别问题 刮宫诊断为内膜不典型增生而行子宫切除者中，有 35%～50% 的患者合并子宫内膜腺癌。组织学鉴别子宫内膜不典型增生与子宫内膜样腺癌有困难时，应结合临床有无高危因素综合考虑，包括：

（1）年龄：年龄小于 40 岁者子宫内膜样腺癌少见，对年轻妇女，特别是有生育要求的妇女，如果刮宫组织不能肯定是否伴有间质浸润，尽管腺体有明显增生及细胞异型，仍应倾向于不典型增生的诊断。

（2）是否长期高雌激素刺激：这是 I 型子宫内膜癌最重要的高危因素，应仔细询问患者有无长期不排卵、PCOS、外源性雌激素补充治疗、长期应用三苯氧胺等病史，是否合并肥胖、糖尿病等。

（3）家族史：有无卵巢癌、乳腺癌、结直肠癌、子宫内膜癌等家族史亦非常重要，与临床决策有关。

（4）对孕激素治疗的反应：子宫内膜不典型增生对孕激素治疗反应较敏感，用药后短时间内内膜可有明显逆转。轻度不典型增生可用孕激素周期性治疗，中重度不典型增生应增加孕激素剂量且需连续应用 3～6 个月；停药后有复发可能，一般会缓解一段时间后才会复发；内膜腺癌患者一般对孕激素治疗反应慢，需要大剂量才可能使内膜有转化反应，且一旦停药容易复发。

对年轻切盼生育者，一定要防止过度诊断、过度治疗，对诊断有疑问时，应组织专家会诊，尽可能明确诊断。

2. 子宫内膜不典型增生患者的治疗 内膜不典型增生发展为内膜腺癌的几率不易确定，因为许多患者特别是年龄较大或者近绝经期的患者，一旦诊断为内膜不典型增生，即行子宫切除，故很难得知子宫内膜不典型增生的病变发展经过。多数观点认为子宫内膜不典型增生发展为癌是一个漫长的过程，需 5～15 年的时间。癌变的高危因素包括年龄、内膜不典型增生的病理分级（轻度、中度或重度不典型增生）、对孕激素治疗的反应等。对有强烈生育要求的不典型增生患者，倾向于在能保证密切随访并征得患者知情同意下，采用大剂量孕激素治疗，部分患者可以获得缓解、治愈甚至成功妊娠，但仍有部分患者无效，需密切随访，必要时改变治疗方案。

子宫内膜不典型增生的治疗，应根据患者的年龄、对生育的要求、不典型增生的程度、有无 I 型子宫内膜癌的高危因素等综合考虑：

（1）年轻或有生育要求者：在告知风险、知情同意且能密切随访的情况下行药物治疗，包括孕激素治疗抑制子宫内膜增生、GnRH 抑制垂体及体内雌激素水平。

（2）对绝经过渡期或已绝经妇女：要警惕子宫内膜不典型增生合并癌的可能性，考虑到年龄是内膜增生恶变的主要危险因素，应倾向于行子宫切除。

（3）治疗的长期性：部分子宫内膜不典型增生的年轻患者存在不排卵及黄体功能不足，其排卵功能及不典型增生的内膜会在药物治疗后有所好转，但停药后可反复，这种反复甚至内膜癌变的倾向与长期持续的雌激素刺激有关。因此需要阶段性或长期坚持治疗。

（4）治疗过程中的随访：治疗过程中应重视对子宫内膜的监测，一般用药 3 个月后应在宫腔镜下检查并取内膜组织做病理学检查，若治疗效果好，内膜腺体将出现分泌期或萎缩性改变、间质细胞蜕膜样变以及鳞状上皮化生。若治疗效果不好，尚可加大药物剂量继续治疗、密切随访。

（5）妊娠时机：对有生育要求的患者，内膜转化为正常后，可停用孕激素，及时考虑促排卵或其他助孕技术尽早受孕，以防止子宫内膜不典型增生再度复发甚至进展。

（6）子宫内膜不典型增生有最终进展为子宫内膜癌的潜能，应进行长期随访。

（唐良萏 肖琳）

第三节 两种病理类型的子宫内膜癌

1983 年 Bohkman 首先提出：根据子宫内膜癌的发病是否与雌激素有关，把子宫内膜癌分为雌激素依赖型和非雌激素依赖型两种，前者为 I 型，后者为 II 型；按其病理分类不同 I 型为子宫内膜样腺癌，II 型为非子宫内膜样腺癌（特殊病理类型）。进一步的研究发现：两型子宫内膜癌具有完全不同的发病机理和生物学行为。其临床处理和预后也迥然不同。

I 型（雌激素依赖型）：多见，肥胖、绝经前或围绝经期妇女，癌前病变为子宫内膜不典型增生，肿瘤分化高，肌层浸润常表浅，组织学类型多为内膜样或黏液性 PR、ER 阳性，病程进展慢，预后好。II 型（非雌激素依赖型）：少见，多为绝经后妇女，其前期病变为内膜上皮内癌（EIC），肿瘤分化低，常有深肌层浸润、组织学类型为浆液性或透明细胞癌等特殊类型，PR、ER 阴性，病程进展快，预后差。

两种类型子宫内膜癌的病理类型：Ⅰ型以子宫内膜样腺癌为最主要的病理类型占 70%～80%。Ⅱ型主要为浆液性癌、透明细胞癌，混合细胞癌，未分化癌及鳞癌等特殊类型，约占 10%～20%。

两种类型之子宫内膜癌是基于临床观察及临床病理间符合性提出之假说，约 10 年后由 Sherman（1995）根据 p53 免疫细胞组化之研究，从分子水平方面研究予以支持。近年来在分子及基因方面研究对此二种类型之发病机理不同有较大的进展，证实此两种类型内膜癌在发病机制、基因病变方面均为不同类型。

女性生殖道的肿瘤组织学类型之多样性反映出苗勒氏管系统（mullerian system）细胞不同类型起源之分化能力。在子宫内膜癌之不同组织类型亦为此种表现。约 10%～20% 之子宫内膜癌沿着Ⅱ型即与雌激素无关之病变途径，在萎缩之内膜背景中发生，为高龄妇女，发病年龄晚于Ⅰ型 5%10 年，为高级别（低分化）之非子宫内膜样癌，其中以浆液性乳突状癌最多见，次为透明细胞癌。子宫内膜上皮内癌（EIC）为浆液性和透明细胞癌和其他Ⅱ型之前体。在浆液性乳头样癌的早期，即 EIC 亦可发生子宫外之播散，其临床进展快，预后差。目前对小细胞癌、鳞癌、未分化癌方面研究甚少。

在对Ⅰ、Ⅱ型发病机理研究中发现，其基因病变（genetil pathways），在癌变发展中不同。Ⅰ型多表现为 PTEN 基因突变而失活，后为微卫星不稳定性（microsatellite instability）及 K-ras-,β-catenin 之突变，这些基因的突变可在此亚型之癌前病变中发生，故为早期事件。若病变进展，可有 p53 突变，故 p53 之突变在为晚期之病变。Ⅱ型则以 p53 突变最为常见，p16 失活，E-cadherin 失活，及 Her 2/neu 扩增（amplification）为其主要基因病变（genetic pathulay）。若 p53 突变发生在 EIC 中，可视其为浆液性乳突癌之前体。有关两种类型内膜癌基因改变（百分率）见表 35-8。

表 35-8 两种类型内膜癌基因改变

基因变化	Ⅰ型内膜癌	Ⅱ型内膜癌
PTEN 突变或失活	35%～50%	10%
K-ras 突变	10%～20%	0～5%
β-catenin 突变	25%～40%	0～5%
p53 突变	10%～20%	90%
p16 失活	10%	40%
E-cadherin 失活	10%～20%	80%～90%

目前认为仍有少数子宫内膜癌难以纳入Ⅰ型或Ⅱ型，尚待进一步研究，两种类型子宫内膜样癌分子标记物的研究亦未作出结论，尚在研究中。这些研究将对发病分子及基因机理，提高临床诊治进展起着重要作用。

（彭芝兰 张家文）

第四节 子宫内膜癌的手术治疗及有关淋巴结清扫的争议

子宫内膜癌诊断时多为早期病变局限于子宫体，可用全子宫切除和双附件切除术，因而以往均认为其 5 年存活率高，是相对"好"的癌瘤，但若仔细地对内膜癌患者存活资料行全面评估，可发现即使病变局限于子宫的患者其治疗的结局常有较大的差异。20 世纪 90 年代由于手术病理分期的实施，准确分期，术后治疗选择更为合宜。1996—1998 年对 7496 例子宫内膜癌 5 年总生存率为 77.6%，较以往（20 世纪 60～80 年代）63%～69% 有显著提高。手术病理分期Ⅰ期 5 年生存率已为 88%，而临床Ⅰ期仅为 76%。

目前总的治疗原则是早期以手术治疗为主，按分期及高危因素选择最适宜的辅助治疗（或仅手术治疗即可）；晚期患者则以综合治疗为主，根据病变部位及全身状况（年龄，有无内科合并症等）选择手术缩瘤、术后再辅以放射、化疗；或以放射治疗为主辅以化疗及激素治疗。近年来，临床研究的进展，在手术（式）选择、术后放射治疗的选择等已有进一步规范。

一、手术治疗

（一）手术目的及术式选择

手术治疗是子宫内膜癌治疗的主要方法，手术目的有两方面，一是进行手术-病理分期（surgical pathologic staging），探查病变的真实范围及确定预后相关的重要因素，二是切除病变子宫，及其他有可能存在转移病灶（包括附件，腹膜后淋巴结等）。子宫内膜癌临床分期的不准确性是选择适宜治疗的障碍，也是多年来导致过治或治疗不足的主要原因。大宗的系统的对临床Ⅰ、Ⅱ期内膜癌手术-病理分期研究资料已表明临床早期中部分内膜癌可存在有盆腔及腹主动脉淋巴结转移。前瞻性手术分期的研究表明淋巴结转移率随肌层浸润深度，组织分化程度和宫颈或峡部受累而增高。癌瘤的分级，肌层受侵的深度和预后有显著的相关性。临床分期对淋巴结转移,肌层的浸润深度,腹腔内播散,附件转移,腹腔细胞学检查等均不可能作出评估。在癌肿组织学分级上,子宫切除后的标本与诊刮标本有高达20%～26%误差,宫颈管活检的假阳性率可为30%～34%;大量临床研究已表明临床Ⅰ期内膜癌中可有25%已有子宫外的病变存在。临床Ⅰ期分期总误差为12%～22%,而Ⅱ期可高达60%～75%(彭等,1997;Diasia,2002),即临床Ⅱ期患者中可有60%～75%实际为Ⅰ期或Ⅲ期病变。子宫内膜癌中约75%的患者临床分期为Ⅰ期,因此首选手术进行分期,了解癌变真实的播散范围,确定有无影响预后的危险因素,对患者术后辅助治疗的选择具有重要意义。手术病理分期所积累的病理资料,亦有助于对癌瘤生物学行为的研究,有助于发现宫外病变,增加处理依据,在同一期别上比较治疗效果。目前手术病理分期已积累大量资料,作为2009年分期修改之依据。

(二) 术式选择依据

1. 术前临床分期包括妇科检查,内膜活检及分段诊刮病理检查结果,影像学检查及其他辅助检查。

2. **术中探查发现** 包括腹腔冲洗液细胞学检查,可疑病变部位活检及冷冻切片(frozen section)检查,剖视子宫肉眼检查癌灶大小、部位、肌层浸润深度、宫颈管有无受累及冷冻切片检查结果。

3. 患者年龄,全身健康状况及有无内科合并症,综合考虑决定手术范围。

(三) 各期手术治疗

1. **临床Ⅰ期** 临床Ⅰ期子宫内膜癌的手术治疗(即手术分期):适宜的手术方式为经腹筋膜外子宫全切,双侧输卵管及卵巢切除术(extrafacial hysterectomy and bilateral salpingo-oophorectomy, TH/BSO)及选择性的盆腔淋巴结及腹主动脉旁淋巴结切除术(selected pelvic and paraaortic lymphadenectomy or sampling)。

对临床Ⅰ期患者来说进行彻底全面的手术病理分期的同时也是进行手术切除治疗。作下腹正中纵切口,开腹后术中应用生理盐水200ml冲洗盆腹腔,收集冲洗液送作细胞学检查并全面探查及切除可疑的病灶送检。切除子宫后应立即剖视,肉眼检查癌肿大小、部位、肌层受累深度,并可取样作冷冻切片检查了解肌层受累情况。国内外均有报道认为术中剖视子宫,作冷冻切片检查为判断临床Ⅰ期肌层浸润最佳方法,其阳性符合率最高。因双侧附件常有镜下转移癌灶原则上均应切除,对个别年

轻妇女,经术中手术分期为ⅠA,G_1子宫内膜样腺癌,患者要求并有条件随访者可保留一侧卵巢,但需作一定前瞻性研究方可得出结论。华西二院对内膜样癌ⅠA,B G_1年轻患者保留了对侧卵巢(作楔形活检阴性),已有随访16年以上健在无复发的报道。

有关腹膜后淋巴结切除术/或取样术的问题,按NCCN(2011,2012)手术病理分期要求,若患者全身情况许可(无严重内科合并症如:高血压、糖尿病、心血管疾患、过度肥胖及高龄等因素)应争求作腹膜后淋巴结切除术,因临床Ⅰ期中多数腹膜后转移为组织学转移(即镜下转移),以淋巴结切除术为佳。鉴于低危组ⅠA G_1患者淋巴结转移率低(盆腔淋巴结转移率<2%,腹主动脉旁淋巴转移率为0,故可不作淋巴结切除(FIGO 2006,2009,2012;我国妇瘤指南2010)。据报道临床Ⅰ期中ⅠA盆腔淋巴转移率为1%～11%,腹主动脉旁淋巴结阳性率为4%～7%,ⅠB期则10～26%,7～16%,ⅠC G_3盆腔淋巴结转移28%～30%,故除低危组(ⅠA G_1)外临床Ⅰ期均应做淋巴结切除术并有病理组织学检查作结论。

Averette等认为高危病例(high-risk cases)有以下1种或多个因素,即应做腹膜后淋巴结盆腔及腹主动脉旁切除或取样:①病理组织学检查高危特殊类型如浆液性乳头状腺癌(UPSC),透明细胞癌(CCC),鳞癌及腺鳞癌;②G_2、G_3子宫内膜样腺癌同时有>50%肌层受累者;③肉眼(大体)疑有盆腔淋巴结、附件、腹主动脉旁可疑转移者;④癌肿累及宫腔50%以上或血清CA125值有显著升高者。切除或取样腹主动脉旁淋巴结有困难者,又有术后盆腔放射治疗禁忌者应做盆腔淋巴结切除,此为多数作者在临床治疗中采用。

鉴于子宫内膜浆液性乳突状癌(UPSC)等Ⅱ型子宫内膜癌恶性程度高,早期淋巴转移及盆腹腔转移的特点,其临床Ⅰ期手术范围应与卵巢癌相同。除分期探查、切除子宫及双附件以及腹膜后淋巴结外,亦应切除大网膜及阑尾(FIGO 2001,2003)。2009年后NCCN分期中将子宫癌肉瘤纳入子宫内膜癌范围,其手术治疗同Ⅱ型子宫内膜癌。

2. **临床Ⅱ期** 由于Ⅱ期子宫内膜癌变已累及子宫颈间质,可直接或经淋巴蔓延,播散途径与子宫颈癌相同。多选用经腹广泛性子宫及双附件切除术,盆腔淋巴及腹主动脉旁淋巴结切除/或取样(radical hysterectomy,bilateral sappingo-oophorectomy, pelvic and para aortic lymphyadenctomy)。术式多选

用子宫颈癌子宫切除术Ⅱ类术式,改良广泛子宫切除术(modified radical hysterectomy)。盆腹腔冲洗液细胞学检查,全面探查对可疑病变部位取样作冷冻切片检查,术中剖视切除之子宫、附件、经手术及病理检查确定有无子宫外的病变存在;癌组织可送作雌、孕激素受体检测等为术后选用辅助治疗的依据。对高龄、过度肥胖、有严重内科合并症Ⅱ期患者,或宫颈癌肿过大者,可采用放射与手术联合治疗。可先放射治疗后再作筋膜外子宫全切除术及双附件切除及淋巴结取样,有缩小手术范围,减少术中危险及术后并发症的优点。此类先放射后手术患者应按1971年临床分期。目前(2009年后)术前行MRI检查宫颈间质有无受累,以确定是否Ⅱ期手术治疗和选用术式。

3. 临床Ⅲ期及Ⅳ期 属晚期癌,治疗应为综合治疗,首选手术的目的是明确分期及缩瘤,尽可能切除肉眼可见的癌瘤,要求达到镜下水平。晚期子宫内膜癌的诊断常是在手术探查时确定,若能完成手术治疗则尽可能缩瘤,为术后选用其他辅助治疗创造条件提高疗效。与卵巢癌相比,子宫内膜癌对化学抗癌药物不够敏感,故手术缩瘤对患者来说是更为重要。术中尽可能切除癌肿,切除大网膜,增大的淋巴结、子宫及双附件,术后辅以放射、化疗、激素等综合疗法,可延长患者生存时间。

Ⅲ期:阴道旁受累者应选择盆腔放射治疗,完成治疗后若有可能手术者应做手术探查,若有盆腔转移则应术后扩大照射或全身化疗。若为"附件包块"之临床Ⅲ期应首先手术切除,明确附件包块的性质,一些病例卵巢包块并非宫内膜癌转移至卵巢,而是原发性卵巢癌,经手术切除,组织学标本方证实明确诊断。行手术-病理分期,对多数病例可完成肿瘤细胞减灭术(cytoreductive surgery)。

Ⅳ期:有盆腔外转移证据之患者应采用综合治疗,如:全身化疗或激素治疗;局部放射治疗,放疗特别对脑、骨转移疗效好,盆腔放射治疗可能有助于控制复发及局部癌灶所引起之并发症(如流血等);手术治疗方面,对晚期患者不主张作广泛性子宫切除术,因其可能影响晚期子宫内膜癌生存期及存活率,即便是USPC患者。亦有作者主张对Ⅳ期患者尽可能行肿瘤细胞减灭术,并认为若缩瘤后残留癌灶<1cm,术后加用泰素及铂类化疗可获较好疗效。

腹腔镜行手术分期及子宫和双附件切除术应用于子宫内膜癌Ⅰ期低危患者治疗,有分期可靠、损伤小,术后恢复快等优点,已较广泛地应用。腹腔镜行盆腔和腹主动脉旁淋巴结切除术,腹腔镜子宫切除术已成为可选择的手术方式。但尚应对行腹腔镜手术的内膜癌患者作长期随访和传统开腹手术的治疗结局进行大样本比较。临床Ⅲ期研究评估中(GOG-LAP2)在对内膜癌Ⅰ-Ⅱa比较腔镜手术和开腹治疗疗效研究报道,其中约24%转为开腹,在细胞学阳性、淋巴结阳性、分期结果两治疗组相近。特殊肥胖患者亦可选用经阴道切除子宫双附件。

二、子宫内膜癌有关淋巴结切除问题争议

(一)完全系统淋巴结切除术在子宫内膜样癌治疗中作用

手术病理分期是子宫内膜癌标准手术治疗,但对完全或系统的淋巴结清扫术(Complete Lymph-adenectomy)的价值仍存在争议。已证明完全淋巴结切除术对淋巴结阳性的患者提供了准确的预后信息,并指导对这些患者术后辅助治疗的选用。再者施行完全的淋巴结切除术治疗后对低危患者(即淋巴结阴性者)和无宫外病变者也减少了术后对术后辅助治疗的应用。但由于施行这种清除术相关的并发症有所升高,是否对所有低危患者都需要施行完全的淋巴结清扫术来评估淋巴结有无转移成为有争议的问题。由于术前检查,术中肉眼及病理冷冻检查评估方法存在一定局限性,故部分学者认为对低危组患者行淋巴清扫术仍有一定的价值,又可证实术前影像学检查和术中病理组织学检查对淋巴转移危险因素的判断正确与否。现仅提出全面淋巴结清扫术在判断预后和治疗的优点方面的依据,讨论手术相关的并发症,并对低危组患者是否需要行此类手术进行分析讨论。

子宫体癌在发达国家中是最常见的妇科恶性肿瘤,多数的子宫内膜样癌患者诊断时为早期,预后好,但若为晚期其生存率极差;复发癌患者中高达20%最终死亡于该疾病。在美国子宫内膜癌每年死亡的病例数是逐步的增高,20世纪80年代死亡于内膜癌例数为3000人,20世纪90年代为5000人,近几年死亡人数已达7000人。回顾分析死亡人数的增多原因,改进对此癌的诊断和治疗是临床工作中值得关注的问题。以往研究已证实年龄、分期、组织学分级、肌层受累和淋巴结转移均为重要的预后因素。在内膜癌手术治疗中,由于对手术分期中淋巴结切除方面意见不一致,对满意完全缩瘤术的定义无统一的规定,故子宫内膜癌淋巴结切除

术是一个具有争议的问题。比较完全的淋巴结清扫术和选择性淋巴结清扫术,在对内膜癌治疗中的优点和危险,将有助于解答此问题。

(二)目前世界范围内对淋巴结切除术施行现状

自1988年FIGO将内膜癌临床分期改变为手术病理分期以来,盆腔淋巴结切除和腹主动脉旁淋巴结切除已成为手术分期的重要组成部分。但是否对所有患者行全面手术分期,特别施行盆腔和腹主动脉旁淋巴结切除术存在不同看法。由于缺乏对内膜癌手术治疗方面统一的介绍,因而在教学医院和其他各级级医院中采用的手术方式是多样的,从选择性的取样(sampling)至对患者做全面系统淋巴结清扫术,而忽略了患者是否有淋巴转移高危因素,如分级及肌层受累状况等。这种应用于分期手术中,不同范围的淋巴结切除术状况,使淋巴结切除术在仅有54.2%癌症中心常规完成,其中仅43.5%是依靠临床和病理的分析做出选择的。西欧在治疗内膜癌患者中仅有24.4%癌症中心常规行淋巴结切除术。而在其他的一些国家仅有17.48%行淋巴结切除术(盆腔及腹主动脉旁淋巴结)。一些国家医院对所有的内膜癌患者均未行淋巴结切除术,而是仅根据切除子宫的标本所有的资料来决定指导术后治疗。例如荷兰在其对子宫内膜癌随机临床研究就没有进行淋巴结切除术。日本报道内膜癌患者手术中施行了盆腔及腹主动脉旁淋巴结切除术各为70%。国内1995年前仅少数医院进行手术分期,1995年后手术分期逐渐开展。行淋巴结切除术及腹主动脉旁淋巴切除术上界多在肠系膜下动脉水平。在我国及世界范围内内膜癌手术治疗中,对不同范围淋巴结切除之选择均反映了此种状况。自2003年后我国国内多数教学医院及肿瘤医院除 I AG₁ 期不行淋巴结切除外,其他多行盆腔淋巴结切除,腹主动脉旁淋巴结取样手术。再者多数作者报道中均未对在内膜癌手术中淋巴结切除范围做出统一的介绍。

(三)按照术前和术中判定淋巴结有无转移来决定是否切除淋巴结的不准确性

按FIGO妇癌临床指南规定,临床上多根据术前或术中大体及冷冻切片病理组织学确定的资料,如病理类型、分级及肌层受累深度来判断患者有无淋巴结转移的危险,能否从淋巴结切除术中获益。但较多的研究已证实术前分级为 G₁ 的约30%在术后有转移危险性高的病变存在,而这些级别的癌瘤是应行手术分期的。Creasman等指出约20%术前诊断为 G₁ 的内膜癌术后升级,17%的癌有深肌层受累。Case等(2006)报道术前组织学分级与术后分级不符合率为42%,其中38%为分级上升。在术中冷冻切片诊断与术后诊断不符合率为33%,其中28%分级级别上升。较多研究均指出术中肉眼检查和触诊淋巴结有无转移是不准确的。国内彭等(1998)报道 I 期患者术前、术后组织分级差异为23%,术中按淋巴结大小判断有无转移亦有困难。一项研究指出淋巴结转移阳性中仅10%以下是肉眼诊断为阳性。Mariani等(2000)报道为高达36%的阳性淋巴结均非触诊发现,而少于30%有转移淋巴结在触诊时能发现为异常。Reich等(1996)指出64%阳性淋巴结小于10mm直径,Girardi等(1993)报道内膜癌阳性淋巴结中37%小于2mm直径大小。在术前影像学检查和术中冷冻病理检查确定是有无淋巴结转移的准确性问题仍有不同看法。术前不同影像学检查具有其不同的优点,但这些技术均不能准确地发现淋巴结镜下转移病灶。术前采用不同种类影像学检查如CT或MRI已用于确定肌层受累深度,其假阳性率(false-positive rate)为10%,假阴性率(false-negative rate)高至35%。[18F]FDG-PET CT可增加发现宫外病变的敏感性(SS)和特异性(SP),达到SS 60%,SP 98%。但在术前预测淋巴结转移方面FDG-PET对敏感性方面仅为中度敏感,也就是说[18F]FDG-PET CT术前检查是不能代替淋巴结切除术,因此现代影像学检查在发现淋巴结镜下转移的能力方面是有限的。在目前仍缺乏大样本前瞻性对照研究证实影像学的检查的准确性时,较多学者和NCCN 2010,2011年妇癌指南仍认为对患者行全面淋巴清扫术是必要的,最可靠明确癌变范围的方法。

(四)淋巴结清扫术的优点

1. 行淋巴结切除术之预后价值 手术分期是确定淋巴结有无转移的最准确的方法。全面系统地的手术分期提供了准确预后的信息,有助于进行疗效比较。由于淋巴结播散是子宫内膜癌宫外病变最常见的播散方式,确定患者有淋巴结转移的重要性在于提供准确预后信息和指导辅助治疗的选择。Benedetti等(1998)在对1109例临床 I ~ II 期内膜癌后瞻性资料分析指出淋巴结转移率为11%,附件及腹腔播散仅5%和4%。美国国家癌症研究所资料在15 170例子宫内膜癌行手术分期有记录的病例中,1878(12.4%)有淋巴结受累。资料指出 I 期和 II 期内膜癌5年生存率为80%~90%,若有淋巴结转移其5年生存率仅为44%~52%。国内报道早期子宫内膜癌淋巴转移率为 10.8% ~ 14.8% ,盆腔淋巴结 9.5% ~11.7% ,腹主动脉旁为 1.8% ~8% 。国内盆腔淋巴结切除术多行系统清扫,而腹主动脉旁淋巴结则以取样或切除范围不等,报道淋巴结阳性率差异亦较大。若对全部内膜癌患者行手术分期,了解有无淋巴结转移后,可能改变对某些患者治疗的预后,但是否将显著的影响生存率,尚需进一步证实。

若行完全的手术分期后证实无宫外病变存在,临床医师对有中危和高危病变患者术后处理可不再选用辅助放疗,避免了因放疗经济上消耗及其对患者潜在的并发症。前瞻性研究也证明了这些术后放疗不会改善患者生存期。对有盆腔复发危险的患者应作全面的手术分期,确定癌变范围,合宜地指导术后放疗。这种彻底的手术方式可能使相当数量的临床早期患者避免不必要的术后放射治疗。若没有得到从手术分期所获得的信息,临床医师有可能基于仅有的临床确定的潜在危险因子给病员推荐术后辅助放射治疗。

研究指出 20% ~64% 病例在完全淋巴结切除术后获得的有关淋巴结资料的基础上将可能改变辅助治疗的选择,报道了 95 例内膜癌患者中 12 例发现有腹主动脉旁淋巴结转移而术后接受了放疗;49 例无淋巴结转移者未接受任何术后辅助治疗,即 64% 的病例处理上发生了改变。说明局部淋巴结的状况是可能决定增加或排除对辅助治疗的需要。

2. **完全和选择性淋巴结切除的定义** FIGO 分期委员会,美国 SGO、ACOG 均介绍了对内膜癌的全面手术分期(complete surgical staging),包括了对多数患者行腹膜后淋巴结切除术的评估(ACOG 2005)。但对淋巴结切除术类型,评估范围等在指南中均未作出规定,因而在临床实践中手术的方式是多种不同的,包括术中肉眼检查及触诊检查淋巴结,仅做疑有转移淋巴结活检;或行有限的盲目取样活检,或随意切除少数盆腔和腹主动脉旁淋巴结;或是完全(系统)切除腹膜后所有的淋巴结。

淋巴结计数是淋巴结切除范围(多少)的指标,淋巴结的数量是由病理专家做出报道,不仅仅是取决于手术者也取决于病理的综合分析能力和患者本身解剖的变化。用随意切除的少量盆腔和腹主动脉旁淋巴结取样去确定全部淋巴结切除术的状况是不正确的。准确完全淋巴结清扫术定义(complete lymphadenectmy)是系统全面地切除腹膜后区域全部淋巴组织。

GOG 妇癌手术手册描述盆腔和腹主动脉旁淋巴结切除解剖界限包括两侧为生殖股神经(genitofemral nerve),中间为下腹动脉(hypogastric A.),下界为髂静脉下腹回旋支(hypogastric cirumflexiliac v.)及上界为肠系膜下动脉起点(inferior mesenteric artery)。我国妇科肿瘤诊治指南与上述描述相同。近年来 NCCN 指南(2009,2010,2011 年)其他研究者报道应将腹主动脉旁淋巴结切除达肾血管 1 ~ 2cm 上方,方可认为切除是够量淋巴结。

Chan 等(2007)对内膜癌患者分期手术中切除淋巴结数量的问题研究中,分析了有淋巴结转移样本量百分比与切除淋巴结数量之间的关系,以用此确定要发现 1 个阳性淋巴结时可能需要检查的淋巴结的数量。应用了 11 443 例资料及数学模式确定需要切除淋巴结的最少数目。提出切除检查的淋巴结数量越多,发现淋巴结转移的机会也愈高。也就是说切除检查淋巴结数量愈多,漏诊转移的淋巴结的机会愈少。认为从解剖上距子宫远的区域全面地行淋巴结切除能更好的发现跳跃式的转移。若仅以 5 个淋巴结的取样来确定患者有无淋巴结转移对医师,对患者均是不恰当的。该资料显示当取样数≤5 时,仅可能发现有淋巴结转移中 27.6% 患者;随后每一组增加 5 个淋巴结在超 40 个后,发现阳性淋巴结的数量就不再增高了,而相应的手术并发症也有显著增高。此模式确定需要切除 20 个以上淋巴结方可认为分期是有效的。故从临床的角度认为,所有的内膜癌患者均应有妇癌手术培训过有经验的医师会诊,在可能情况下进行全面分期手术包括切除足够的淋巴结清扫术,国内尚未见有关淋巴结切除数量的报道。

(五) ⅠA 期 G_1,G_2 患者行完全淋巴结切除术有无生存率获益

完全(全面)淋巴结切除术对不同亚组的患者的治疗作用不同。行淋巴结切除术的指征主要针对淋巴转移危险性大者。子宫内膜癌患者中淋巴结转移危险少的亚组,如癌灶小,无肌层受累者,分级为 $G_{1,2}$ 内膜样癌,癌灶局限于子宫者。回顾资料指出淋巴结转移率 0~2% ,因此完全性淋巴切除术对此组患者来说获益很少。研究已证实对这些淋巴结转移率低于 2% 的患者,完全性淋巴结切除术是无生存率的获益。目前认为对某些亚组患者从全面淋巴结清扫术获益不多,在术时可予考虑不行全面的淋巴清扫术。多篇文献报道 ⅠA 期低危组淋巴结清扫无生存获益。

总之,目前内膜癌手术治疗中临床在选用完全

分期手术方面淋巴清扫存在一些争议,其有助于准确的分期,了解癌变范围和预后,可正确指导术后辅助治疗的选择已被认可;对是否有治疗疗效尚存争议。按 FIGO 指南(2012),对子宫内膜样癌 I A $G_{1,2}$ 可不行淋巴结切除术(但由于术前、术中病理检查、影像学检查之不准确性,NCCN 指南认为淋巴结切除仍有其价值)。其他临床评估中、高危组者,或其他病理类型的子宫内膜癌患者均应行完全手术分期(包括腹主动脉旁和盆腔淋巴结切除)。在行淋巴结切除术中,应重视全面系统清扫,争取切除更多的淋巴结,以提高对阳性(有转移淋巴结)的发现率,不主张对淋巴结仅行选择性取样。对腹主动脉旁淋巴结切除范围亦有不同提法,淋巴结清扫上界达肾血管水平与达肠系膜下动脉水平疗效比较,前者是否优于后者,尚缺乏前瞻性对比研究报道。在我国亦仅有较少的大学医院和肿瘤医院进行了探索。

(彭芝兰)

第五节 子宫内膜癌患者保留生育和生理功能相关之问题

子宫内膜癌患者中 40 岁及以下的患者占 4.0% ~5%,近年来有上升趋势,而这部分年轻患者中有 60% ~70% 尚未生育,不少患者渴求保留生育功能。子宫内膜癌的治疗是以手术治疗为主,辅以放疗、化疗、激素等综合治疗。手术治疗是主要的治疗方式,对年轻内膜癌所采取的保留生育功能的治疗极富挑战性。此种治疗方式保留了病灶发生、发展的器官——子宫,承担很大的风险。自 Richard 等(1968)首次报道 2 例子宫内膜癌保留生育功能的治疗以来,该研究已经有约 40 年的历史,也不断有少数成功的病例报道,但因临床试验开展的困难和病例较少,目前尚缺乏统一的治疗规范。对于该项治疗的适应证、治疗前的准备,用药的方案、疗程,疗效的判断,治疗后的生育问题等等,都需更多更深入的探索。

一、年轻子宫内膜癌患者保留生育功能的风险

(一)保留子宫风险

子宫内膜癌保留生育功能的治疗目的是保留子宫,即在保留胎儿生长发育的场所的同时,也保留了内膜癌发生、发展的器官。在治疗过程中有可能发生疾病的进展、恶化,如病理分级升级、肌层浸润增加、转移等甚至死亡。近年来已有数位作者对此作了个案报道,Kaku 等报道了 12 例保留生育功能的子宫内膜癌患者,有 1 例复发者发生了左闭孔转移。Ferrandina 报道了 1 例高分化内膜癌患者,治疗前阴道超声检查未见宫外病变,在孕激素治疗缓解并成功生育后发现病变转变为低分化,并且出现广泛转移。Eftekhar 等报道 1 例高分化内膜癌患者复发后再次行孕激素治疗无效,因患者拒绝手术,后癌变发展为低分化及卵巢转移。

(二)年轻早期内膜癌有同时存在卵巢癌的风险

年轻子宫内膜癌患者可同时存在有卵巢恶性肿瘤(包括原发卵巢肿瘤和子宫内膜癌隐匿性转移卵巢)的风险。但其发生率的研究样本量小,报道不一,多为 6.3% ~27.3%,且各研究对其发生率在不同年龄阶段的的差异有不同的看法。Walsh 等报道,≤45 岁的年轻患者,26/102 例(25%)伴有卵巢上皮肿瘤,包括合并原发肿瘤者 23 例和内膜癌累及卵巢者 3 例。Lee 等报道子宫内膜癌同时存在卵巢癌为 7.31%(19/260),包括 7 例原发卵巢肿瘤和 12 例内膜癌累及卵巢。≤45 岁患者的发生率为 6.3%(4/63),而>45 岁者为 8.4%($P>0.05$)。华西二院报道,388 例子宫内膜癌患者有 26 例(6.7%)发生了卵巢转移,其中≤45 岁患者的发生率为 8.2%(6/73),>45 岁者为 6.3%,无统计学差异。虽然大多数研究表明,年轻并不是伴发卵巢肿瘤的危险因素,但年轻患者保留生育功能时仍应予注意卵巢有无癌瘤存在。Morice 等总结了 85 例保留生育功能治疗的年轻患者,其中 41 例进展、复发或无完全缓解,行手术治疗后,发现 5 例有卵巢病灶存在。

因此,在保留生育功能治疗的准备和监测中,评估附件状况很重要。通常采取的辅助措施有影像学检查(阴道超声、MRI/CT 等)、CA125,甚至腹腔镜探查。但各种方法对卵巢的评估作用也是有限的。隐性卵巢肿瘤是各项评估措施的盲区,即使是卵巢活检,也可能无法发现,所幸的是其发生率并不高。

(三)早期子宫内膜癌病理诊断的困难,在病例选择及疗效判断存在风险

高分化子宫内膜癌与各种类型的增生性病变,尤其是内膜不典型增生在很多时候难以鉴别,从而增加病例选择及疗效判断的风险。病理的复核和会诊有着重要的意义,也有着极大的难度。有文献报道,对内膜癌进行病理复核诊断,其中有一些病

例并非癌,而是各种类型的增生性病变。不符合率高达 8.8% ~ 50% 。

（四）保留生育功能成功后的生育问题

年轻子宫内膜癌患者中约 15% 有不孕病史。在冒着风险保留生育功能治疗后,能否顺利妊娠分娩尚未可知,虽有不少个案报道采取辅助生育措施获得妊娠,但辅助生育措施的成功率有限。虽然多数随访时间少于 10 年的研究显示,内膜癌的发生和促排卵药物应用无关。但以色列早期一项随访时间超过 20 年的研究显示,使用不孕症治疗药物后子宫内膜癌的风险增加了 2 倍。内膜癌在保守治疗成功后妊娠,生育仍是临床中难以解决的问题。

二、年轻子宫内膜癌患者保留生育功能的可行性

（一）年轻子宫内膜癌患者病变多为早期、内膜样腺癌,分化良好、预后良好,无或浅肌层浸润。

据 Lee 等对美国 1988—2001 年的 51 471 例患者分析显示,≤40 岁患者预后好于>40 岁者,≤40 岁患者的 5 年疾病相关生存率为 93.2% 高于后者的 86.4%（$P<0.001$）,且前者更多的表现为早期、子宫内膜样腺癌、高分化,多因素分析显示年轻、早期、内膜样腺癌、高分化等是预后良好的独立因素。所以,如果选择早期、子宫内膜样腺癌、高分化、无肌层浸润、40 岁及以下的年轻病例,子宫内膜癌患者是可以考虑保留生育功能的。

（二）孕激素对早期子宫内膜癌的疗效好,已有不少成功案例的报道。

Böing and Kimmig 总结了 1970—2006 年年轻高分化 Ia 期子宫内膜癌患者保留生育功能治疗的情况,有 162 例患者采用大剂量孕激素治疗,123 例完全缓解,初治有效率为 76% 。Yamazawa 等也总结了 101 例年轻子宫内膜癌患者,大剂量孕激素治疗后 79 例缓解,初治有效率为 78% ,共孕 32 人次。多数报道孕激素治疗保留生育功能的患者的初治有效率在 70% 以上。

（三）子宫内膜癌的发展相对缓慢,尤其是早期、高分化子宫内膜样腺癌患者,在进行保留生育功能的治疗时,只要密切监测,即使病变没有缓解或者复发,也可及时发现并行标准的手术治疗,基本不会影响预后。保留生育功能治疗的患者,当孕激素治疗无效或者缓解后复发时,及时行手术治疗,很少发现宫外转移,死亡病例则更少见。Niwa 等（2005）报道了 12 例保留生育功能治疗的患者,8 例复发,但没有因此病死亡者,其中 4 例复发患者

行手术治疗,也未发现远处转移。一般认为,治疗成功后的妊娠对子宫内膜也有保护作用。

三、年轻子宫内膜癌患者保留生育功能的适应证及方法

目前没有明确统一的适应证,尚属探索阶段,从治疗的安全性、有效性以及各研究所选病例来看,符合下列所有标准的患者方可考虑进行保留生育功能的治疗：①年龄<40 岁；②高分化子宫内膜样腺癌（G_1）；③无子宫肌层浸润或仅浅肌层受累（Ia 期）；④免疫组化检查提示孕激素受体阳性；⑤血清 CA125 水平正常；⑥渴望保留生育功能,愿意承担相关风险；⑦肝肾功能检查正常。渴望保留生育功能是该治疗最首要的条件,应有密切随访和就医的条件。Han 等（2009）对 2 例中分化内膜癌患者和 1 例 MRI 提示浅肌层浸润的患者进行了保留生育功能的治疗,均获得完全缓解。也有研究对孕激素受体阴性的患者行保留生育功能的治疗,获得缓解。多数研究没有说明治疗前对孕激素受体、CA125 的评估。

年轻子宫内膜癌患者保留生育功能治疗的方法,目前都采用反复孕激素治疗及子宫内膜诊刮,诊刮一般每 3 月一次,以严密监测激素治疗的效果。

孕激素治疗疗效的评估及目前的现状：

疗效的标准：一般通过诊刮或者内膜活检来评估激素治疗的效果。目前将疗效分为三类,即完全缓解、部分缓解、治疗无效。完全缓解通常认为是癌灶完全消失。部分缓解是指仅存在少量退化的癌灶或已转变为子宫内膜不典型增生。治疗无效是指仍然存在内膜癌,且组织学检查未见孕激素的治疗反应；部分学者认为,只要还存在癌灶及认为治疗无效。

疗效判断的时间：目前的研究,一般都是每 3 ~ 6 个月行诊刮或者内膜活检来评估孕激素保守治疗的效果。对于何时宣布治疗无效的问题,因缺乏理论和临床试验的依据,目前尚无统一的答案,一般应治疗 2 ~ 3 个月后才能判断治疗反应。Eftekhar 等在研究中对 3 个月评估无反应的患者再次加大剂量治疗 3 ~ 6 个月,若仍治疗无反应,则宣布治疗无效。Ushijima 等（2007）认为第 2、4 个月时病理提示病灶无变化则宣布无效,行手术治疗,第 26 周时评估为部分缓解,也宣布治疗无效行手术治疗。

文献报道的孕激素治疗的总疗效：总结了从 1968 年到 2009 年轻内膜癌保留生育功能治疗的研究中,近 40 年来共报道了 215 例行保留生育功能

治疗的年轻早期子宫内膜癌患者,171 例初治有效,初治有效率为 79.5%,初治有效后复发者有 57 人,复发率为 33.3%,共怀孕 67 人次(包括流产、早产等)。目前的研究,多为 10 例以下的个案报道,10~19 例的有 8 篇报道,20 例以上的仅 2 篇报道。绝大多数均为国外的研究,国内研究甚少。

孕激素治疗的副作用在许多文献中也得到了重视和研究。但副作用的发生比较少见,多为体重增加、肝功损害、凝血实验异常,特别是血栓应予预防。Eftekhar 等对使用 MA 320mg/d 的患者同时给予阿司匹林 80mg/d,也有对患者同时给予 MPA 600mg/d 和阿司匹林 81mg/d 治疗,在总结的文献中未见有血栓发生的报道。

四、生育后的处理

年轻内膜癌患者经保守治疗完成生育功能之后,是否应予以手术治疗,目前看法不一致。保留生育功能的治疗疗效较好,大部分患者能获得长期缓解,如果患者仍然希望保留生育功能,且没有预后的高危因素,可以考虑不行手术,建议采用口服避孕药或 MPA 维持治疗,并每 3~6 个月定期进行盆腔检查、诊刮或者宫腔镜下活检,子宫内膜的超声评估和血清 CA125 检测的随诊。

但有在剖宫产时发现复发,以及分娩后发现复发并手术发现卵巢肿瘤的报道。由于各种风险的存在,不少学者认为保留生育功能的治疗不能取代最后的手术治疗。一般建议在完成生育后进行手术治疗。

总之,年轻子宫内膜癌保留生育功能的治疗是一项很特殊的治疗挑战,其风险大,虽然其可行性为年轻患者带来了希望,但临床研究尚处于探索阶段,仅用于少数选择性病例,治疗方法尚不成熟,需要谨慎的开展更多、设计更完善、样本量更大的临床试验研究。

(彭芝兰 张家文)

第六节 预后因素及辅助治疗选择

(一) 子宫内膜癌的预后影响因素

子宫内膜癌最常见的首发症状为异常阴道流血,尤其是绝经后不规则阴道流血,容易被察觉,多数患者能得到及时诊治,预后较好。国内外文献报道子宫内膜癌的 5 年总体生存率在 80% 以上。近年来,科学技术的发展,诊断手段的改进,妇科肿瘤

医生专业培训工作的开展,手术技能的提高,高质量临床研究的进展,指南的修订,规范化诊治的推广,科普医学知识的宣传,人们健康意识的增强,使得子宫内膜癌的预后有了进一步的改善。广东省妇幼安康工程子宫内膜癌防治项目协作组收集到的 2000—2010 年 5816 例有随访的子宫内膜癌临床数据显示,子宫内膜癌的 3 年、5 年、10 年总体生存率分别为 95.8%、92.2%、89.1%。FIGO 妇科肿瘤治疗年鉴及广东省子宫内膜癌防治项目对不同时期子宫内膜癌的 5 年总体生存率统计,见表 35-9。

表 35-9 子宫内膜癌的 5 年总体生存率

年份	例数	5 年总体生存率(%)
1987—1989 年	13 040	72.7
1990—1992 年	7350	73.4
1993—1995 年	6260	76.5
1996—1998 年	7496	77.6
1999—2001 年	8110	80.0
2000—2010 年[*]	5816	92.2

注:[*] 来自广东省子宫内膜癌防治项目数据。

肿瘤治疗的规范化和个体化均非常重要,治疗过度与不足的现象在临床实践中时有发现。如何改善子宫内膜癌预后是临床医生与患者非常关注的问题。影响子宫内膜癌预后的因素常同时存在或者相互影响,揭示独立的预后影响因素对帮助临床医师准确评估预后、制订合理的治疗方案有着十分重要的意义。

1. 发病年龄 研究报道,发病年龄是子宫内膜癌的独立预后因素。发病年龄越大,患者的预后越差。德国一项包括 30 906 例子宫内膜癌的多中心回顾性分析研究报道≤49 岁、50~69 岁、≥70 岁子宫内膜癌患者的 5 年总体生存率分别为 90.0%、84.8%、74.8%,提示发病年龄与子宫内膜癌预后相关。年轻子宫内膜癌患者预后较好,可能与其组织学类型多为子宫内膜样腺癌,细胞分化较好,临床分期较早,肌层浸润较浅有关。此外,年轻患者内科合并症少、对各种治疗手段耐受性较好也可能有一定关系。

2. 肿瘤分期 临床分期和手术-病理分期是重要的预后影响因素。临床分期是根据妇科检查、诊断性刮宫和(或)宫腔镜下活检,以及超声、MRI 等辅助检查结果在手术前判断决定的,对未能进行手术患者的预后评估仍有一定价值。手术-病理分期是 1988 年 10 月 FIGO 提出的,综合考虑了多个因

素,对认识疾病的发生发展规律、预后的准确评估有着重大贡献。目前不少大样本量的资料表明,手术-病理分期越晚,子宫内膜癌患者预后越差。FIGO(2003)报道,Ⅰ期、Ⅱ期、Ⅲ期、Ⅳ期患者的5年总体生存率分别为88.0%、74.8%、55.0%、16.2%。FIGO(2006)报道,Ⅰ期、Ⅱ期、Ⅲ期、Ⅳ期患者的5年总体生存率分别为89.6%、78.3%、61.9%、21.1%。手术-病理分期与肿瘤复发也密切相关。哈佛大学的一项对1061例子宫内膜癌回顾性分析数据显示,Ⅰ期、Ⅱ期、Ⅲ期、Ⅳ期子宫内膜癌患者的复发率分别为4.1%、15.1%、21.2%、30.0%。

3. 组织学类型 1983年Bokhman根据临床特点和预后将子宫内膜癌分为两型,Ⅰ型又称子宫内膜样腺癌,Ⅱ型又称非子宫内膜样腺癌,包括浆液性腺癌、透明细胞癌、黏液性腺癌等。Ⅰ型子宫内膜癌发病年龄较年轻,分化较好,雌、孕激素受体阳性率高,恶性程度相对较低,预后较好;Ⅱ型子宫内膜癌的雌、孕激素受体多呈阴性,分化较差,深肌层浸润、腹水细胞检查阳性、宫颈受累、附件转移、淋巴血管间隙受累、淋巴结转移发生率高,预后较差。FIGO(2006)报道子宫内膜样腺癌、浆液性腺癌、透明细胞癌、鳞状细胞癌、黏液性腺癌的5年总体生存率分别为83.2%、52.6%、62.5%、68.9%、77.0%。组织学类型与预后相关,但是否为子宫内膜癌的独立预后因素仍存在争议。瑞典一项4543例子宫内膜癌病例大样本量的回顾性研究结果表明,组织学类型不是子宫内膜癌的独立预后因素。目前有不少临床研究支持此观点。

4. 组织学分级 国内外大量临床研究证实,组织学分级是子宫内膜癌的独立预后因素。细胞分化程度越低,子宫内膜癌预后越差。FIGO(2006)报道,手术-病理分期Ⅰ期G_1、G_2、G_3的5年总体生存率分别为92.9%、89.9%、78.9%,Ⅱ期分别为86.0%、80.0%、66.0%,Ⅲ期分别为78.6%、67.3%、46.4%,Ⅳ期分别为49.2%、26.5%、13.4%,表明组织学分级与子宫内膜癌预后密切相关。广东省子宫内膜癌防治项目的资料数据表明,不同组织学分级对子宫内膜癌预后的影响有显著性差异,G_1、G_2、G_3的5年总体生存率分别为97.1%、92.8%、79.8%。组织学分级与子宫内膜癌复发也密切相关。资料显示,G_1、G_2、G_3的复发率分别为3.9%、7.9%、23.0%。组织学分级级别越高,细胞分化程度越低,其深肌层浸润、淋巴结转移、淋巴血管间隙受累、附件转移、腹腔细胞学检查

阳性率的风险随之增大,G_3的预后明显变差。

5. 肌层浸润深度 肌层浸润深度不仅与肿瘤的侵袭性相关,与其他预后影响因素,如组织学类型、组织学分级、淋巴结转移、卵巢转移等亦密切相关。FIGO 1988分期系统将肌层浸润深度纳入分期,FIGO 2009分期系统的修订再次强调了肌层浸润深度的重要性。FIGO(2006)统计显示,Ⅰa期、Ⅰb期、Ⅰc期的5年总体生存率,2064例行单纯手术治疗的患者分别为93.6%、92.2%、75.4%;2486例行手术加辅助放疗的患者分别为88.1%、91.0%、86.3%,提示深肌层浸润患者的预后较差,术后给予辅助放疗可改善预后。广东省子宫内膜癌防治项目协作组对5816例子宫内膜癌数据分析结果显示,无肌层浸润、浅肌层浸润、深肌层浸润和浸润至浆膜层患者的5年总体生存率分别为98.5%、96.8%、82.7%、80.8%。目前多数临床研究表明肌层浸润深度是子宫内膜癌的独立预后因素。

深肌层浸润患者的预后较差主要原因是淋巴结转移率高,子宫外播散多,复发率高。资料显示,晚期子宫内膜癌患者中,肌层浸润<1/2患者的复发率为18.7%,而肌层浸润≥1/2的复发率达50.0%;在年轻患者中,浅肌层浸润的复发率为21%,深肌层浸润的复发率可达46%。

6. 淋巴血管间隙受累(lymph ovascular space involvement,LVSI) 研究表明淋巴血管间隙受累是影响子宫内膜癌预后的重要影响因素资料显示,LVSI阳性和阴性患者的5年总体生存率分别为64%~68%、88%~93%,LVSI阳性患者复发风险为阴性患者的5倍。LVSI与肿瘤的组织学分级、肌层浸润深度、淋巴结转移密切相关。G_1患者LVSI阳性率为2%,G3患者阳性率为42%。肌层浸润深度0~10mm、11~20mm、21~42mm子宫内膜癌患者的LVSI阳性率分别为41%、58%、100%。LVSI阳性是盆腔淋巴结和腹主动脉旁淋巴结转移的独立高危因素,甚至有人认为是单纯腹主动脉旁淋巴结转移的唯一高危因素。

7. 宫颈受累 临床研究发现单纯宫颈黏膜受累并不影响子宫内膜癌的预后。Wenner等对1268例子宫内膜癌患者回顾性分析发现FIGO 1988分期Ⅱa期的5年生存率(96%)与Ⅰa期(94%)无显著性差异。一项47 284例大样本量的子宫内膜癌回顾性分析报道,FIGO 1988分期Ⅱa期和Ⅰc期的5年疾病相关生存率差异无统计学意义(88.6% vs 89.9%,$P=0.090$)。FIGO 2009分期取消Ⅱa期的

诊断,仅将宫颈间质浸润定义为Ⅱ期,而将预后较好的宫颈黏膜受累者归为Ⅰ期。

目前对于宫颈受累是否为子宫内膜癌的独立预后因素仍存在争议。有人认为宫颈受累是子宫内膜癌的独立预后因素。但国内外多项临床研究均未能证实这一观点。校正混杂因素后,多因素分析结果显示宫颈受累并不是子宫内膜癌的独立预后因素。

8. 附件转移 附件转移是子宫内膜癌子宫外转移的常见部位之一。附件转移患者的5年总体生存率为48.5%~87.0%,较无附件转移患者的预后差。这可能与子宫内膜癌合并附件转移的患者常合并深肌层浸润、淋巴结转移、特殊的组织学类型及组织学分级低分化等高危因素有关。

近年来,关于卵巢保留方面的探讨是子宫内膜癌研究热点之一。资料显示,年轻患者中卵巢转移率为2.4%~14.1%,卵巢转移患者中半数以上为隐性转移。因此,对有卵巢转移高危因素的年轻患者,要警惕卵巢隐性转移发生的可能性,保留卵巢应持谨慎态度,适应证有待进一步探讨。

9. 淋巴结转移 淋巴转结移是子宫内膜癌最主要的转移途径,淋巴结转移是影响子宫内膜癌预后的重要因素之一。有淋巴结转移患者的5年总体生存率比无淋巴结转移患者的明显低(61.9% vs 94.6%)。

子宫内膜癌早期患者是否需要行淋巴结切除术是临床医生关注的热点之一。淋巴结转移患者预后差,有人认为淋巴结切除可明确手术-病理分期,应列为常规手术方式。研究数据表明淋巴结切除术未能改善Ⅰ期子宫内膜癌患者的预后。分析发现深肌层浸润、组织学分级G_3是临床Ⅰ期子宫内膜癌患者淋巴结转移的独立高危因素,对于临床Ⅰ期伴有深肌层浸润或组织学分级G_3等高危因素患者,专家建议这种情况应行淋巴结切除术以明确手术-病理分期,以指导选择合适的术后辅助治疗。

10. 肿瘤大小 有研究报道,发现肿瘤体积≤2cm者,淋巴结转移率仅4%,5年总体生存率98%;肿瘤体积>2cm者,淋巴结转移率为18%,5年总体生存率为84%;肿瘤弥漫全子宫腔者,淋巴结转移率达35%,5年总体生存率为64%。还有资料显示,Ⅰ期患者的肿瘤大小比肌层浸润深度在预后评估中更有优势。

有人认为肿瘤位于宫腔下部或累及峡部者容易发生宫外转移,预后更差。肿瘤位于宫底部患者的复发率为13%,肿瘤位于子宫下段或宫颈部患者的复发率为44%。但有研究对不同肿瘤生长范围子宫内膜癌的生存曲线分析发现,肿瘤位于宫腔下部患者的预后并不比位于宫腔上部患者差。目前尚无足够循证医学证据证明肿瘤生长范围是子宫内膜癌的独立预后因素。

11. 腹水细胞学检查 FIGO 2009分期中腹水细胞学检查阳性已经被剔除出Ⅲa期,但腹水细胞学阳性是否是子宫内膜癌的预后影响因素仍存在较大争议。有人认为,细胞学检查有一定的假阳性,阳性结果不排除为手术时挤压子宫或术前宫腔镜检查所致,无宫外转移等高危因素的单纯腹腔细胞学检查阳性并不影响子宫内膜癌患者预后。美国一项14 219例大样本量子宫内膜癌病例回顾性研究报道,早期子宫内膜样腺癌腹水细胞学阳性和阴性患者5年总体生存率分别为80.8%、95.1%,浆液性腺癌患者分别为50.4%、70.8%,腹水细胞学阳性是早期子宫内膜癌患者的独立预后影响因素。还有文献报道,腹水细胞学检查阳性与淋巴结转移有关,子宫内膜样腺癌中腹水细胞学检查阳性患者和阴性患者的淋巴结转移率分别为28.7%、6.9%,浆液性腺癌中分别为41.4%、19.0%。研究结果显示表明腹水细胞学检查阳性患者预后比阴性患者更差,单纯腹水细胞学检查阳性患者的预后并不比附件或浆膜层转移患者的预后好。虽然腹水细胞学检查阳性已从FIGO 2009分期Ⅲa期诊断标准中剔除,临床专家建议手术时仍有必要进行腹水细胞学检查,其结果仍是治疗决策的参考因素之一。

12. 雌、孕激素受体 研究表明,ER、PR与子宫内膜癌的预后相关,ER、PR阳性患者5年生存率分别为95.3%、94.5%,比ER、PR阴性患者高(85.9%、85.8%)。ER、PR阳性表达程度与组织学分级、肌层浸润深度、淋巴结转移有关。

13. 治疗方案的选择 治疗方案是否合理是影响子宫内膜癌预后的重要因素之一。子宫内膜癌主要以手术治疗为主。手术方式的选择尤其是Ⅰ期患者手术方式的选择是临床工作中的经常面临的问题之一。研究表明,Ⅰ期患者行全子宫+双附件切除术是安全的,广泛性子宫切除术并不能改善Ⅰ期子宫内膜癌患者的预后,还可能增加围手术期病死率,增加输尿管损伤、术后膀胱膨出、尿潴留及泌尿系感染的发生率。近年来腹腔镜手术应用越来越广泛,GOG-LAP2 的临床Ⅲ期研究发现腹腔镜子宫切除术及淋巴结切除术应用于Ⅰ期低危患者治疗,有安全性好、术后并发症小、术后恢复快等优点,但腹腔镜手术对子宫内膜癌预后的影响仍缺乏大样本量的临床研究。子宫内膜癌患者术后应根据手术-病理分期、组织学分级等因素的不同以及患者的全身状况,辅以相应的放疗、化疗和(或)内分泌治疗等。许多研究表明选择合理的术后辅助治疗可改善子宫内膜癌患者的预后。

14. 绝经与否 绝经后发病患者的预后明显差于未绝经患者,绝经是否为子宫内膜癌的独立预后因素仍存在争议。绝经后患者预后较差,可能与绝经后患者特殊病理类型比例高、组织学分级级别高、深肌层浸润多见有关。

15. 子宫内膜癌“三联征” 肥胖、高血压、糖尿病称为子宫内膜癌“三联征”。流行病学调查发现,肥胖、高血压、糖尿病与子宫内膜癌的发病有关。有人认为合并糖尿病、高血压、肥胖的患者的预后较差;但多数数据表明肥胖、糖尿病、高血压对子宫内膜癌预后的影响差异无统计学意义。这些因素可能与子宫内膜癌的发生有关,但不影响预后。

16. 其他因素 目前还有研究报道 p53 基因、DNA 倍体等与子宫内膜癌的预后有关。p53 阳性和阴性患者的 5 年总体生存率分别为 92.0%、97.0%。p53 基因是重要的抑癌基因,p53 基因突变后失去正常抑癌作用,还可促进细胞恶性转化。研究表明,p53 和浆液性腺癌组织学分级、肌层浸润深度等因素相关。

目前的研究数据表明,手术-病理分期、组织学类型、组织学分级、肌层浸润深度和淋巴结转移等是影响子宫内膜癌预后的主要因素。预后影响因素往往不是孤立存在的,临床实践中应该综合考虑多种因素,结合当前条件与患者意愿,选择规范、合理、个体化的治疗方案,以最大程度改善子宫内膜癌患者预后。

(李小毛)

(二)Ⅰ期子宫内膜癌术后辅助治疗选择

对子宫内膜癌来说,因多数患者并不存在有复发高危因素,在适当的手术治疗后,约58.1%以上的Ⅰ期患者是不需要任何的辅助治疗的。大量的研究已报道,认为术后放射治疗不适用于低危及中危组的Ⅰ期患者,包括:①全部 G_1,G_2 无或浅肌层受累者;②G_1,G_2 肌层受累≥1/2 者。③G_3 肌层浸润≤1/2 及 G_3 肌层受累>1/2 者,术后分组及术后低、中、高危组选用辅助治疗见图 35-2。仅存在宫外病变、淋巴结转移、Ⅱ型内膜癌方采用术后盆腔外照射。若癌变局限于子宫之中危组(Ⅰ、Ⅱ期者),即使为 G_3,>1/2 受累,亦应采用腔内照射(阴道近距离照射),可控制阴道内复发(70%为阴道复发),并无外照射副作用。高危患者已行全部手术分期排除子宫外病变存在,术后放射治疗的受益尚不能肯定,术后采用外照射或阴道近距离照射存有争议。对 G_3,肌层受累>1/2,此种极高危之患者术后仍可采用辅助放疗。阴道腔内照射多采用于术后发现有宫颈受累之患者。有作者报道 10 例Ⅳ期内膜癌患者,经先作缩瘤术,残留癌灶≤2cm,经术后放疗其 5 年生存率为 70%,而残留癌灶>2cm 者,虽经术后放疗,但全部在 2 年内死亡。认为有可能先手术缩瘤满意者,术后放疗可提高晚期患者生存率。

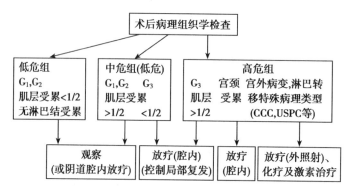

图 35-2 临床Ⅰ期术后辅助治疗选择
注:高危组 PR 阳性可加用激素治疗;G_3 者可加用全身化疗

(彭芝兰)

第七节　子宫内膜癌放射治疗及内分泌治疗

一、子宫内膜癌放射治疗

20世纪40年代以前,因受传统治疗观点"放疗在宫颈,手术在宫体"的影响,放射治疗在子宫内膜癌不受重视。40年代后,宫腔填充法的出现,将子宫内膜癌放疗的5年生存率提高到65%,确立了放疗的地位。1988年FIGO手术分期后,首选手术治疗成为主流,放疗则成为术后辅助治疗手段,单纯放疗应用越来越少。下面简要介绍子宫内膜癌的术后辅助放疗。

术后辅助放射治疗亦有腔内或体外照射之分。对术后腔内照射分歧不大,对患者有利,明显降低了残端复发。子宫内膜癌术后残端复发多见,可高达10%~20%,术后阴道放疗残端复发率降低到2%~4%。但术后体外照射作用争议较多。1988年手术分期出现后,首选手术治疗病例增多,自然术后照射也增加了,并且,近年来有全盆腔放疗减少而腔内放疗增加的趋势。一般来说,肿瘤细胞分化差、病理类型不良(如浆乳癌,透明细胞癌)、深肌层侵犯、脉管受累、淋巴结转移、宫旁受累等均应考虑术后放疗。对于阴道切缘未净,或肿瘤离切缘近以及手术时未缝宫口者均应予阴道后装治疗。

(一) 术后辅助放疗适应证
(1) 有腹膜后淋巴结转移。
(2) 子宫肌层浸润超过1/2及G_2、G_3。
(3) 宫颈间质受侵。
(4) 阴道切缘有癌细胞或与癌邻近。

具备上述情况给予全盆照射,必要时加用腔内放疗。

PORTEC研究为一个多中心前瞻性随机对照研究,共收录714例全子宫附件切除患者,包括Ⅰa期(G_2、G_3)和Ⅰb期(G_1、G_2),93%为腺癌,随机分为盆腔放疗组和对照组,随访52个月、8年、10年结果:局部复发率分别为4%和14%,4%和15%,5%和17%,G_1、G_2、G_3的10年局部复发率分别为7%、11%、18%,死亡率为5%、12%、31%。Ⅰa和Ⅰb期10年局部复发分别为6%和12%,死亡率为8%和11%,研究者认为对复发可能超过15%的中高危患者(ⅠaG_3或ⅠbG_2)应进行术后放疗。GOG-99研究392例Ⅰa、Ⅰb和隐匿型Ⅱ期术后患者,随机分为盆腔放疗组和无治疗组,中位随访69个月,结果显示盆腔放疗显著减少局部复发,2年累计复发率为3%和12%,4年总生存率分别为92%和86%,无显著差异。进一步根据年龄、分化、外1/3肌层浸润、脉管浸润分为高中危和低中危组,高中危组建议行辅助放疗,低中危组放疗作用不明显。

(二) 术后放射治疗方法
1. **术后腔内照射**　术后腔内照射剂量参考点已不能用A点及F点表示。多采用阴道残端或相当于阴道穹隆黏膜为参照点(V点)。剂量为20Gy,分2~3次完成。

现在多数学者比较重视中危患者的腔内放疗,认为其疗效可以与全盆腔照射相比,优势在于减少了肠道并发症。Rittenberg等比较Ⅰb期患者,全盆腔放疗与腔内放疗在生存率和复发率方面差异无显著性。Horowitz等2002年报道164例Ⅰa、Ⅰb及Ⅱ期子宫内膜癌(各占56%、30%、14%),术后给予腔内放疗,中位随访65个月,14例(8.5%)复发,5年总生存率87%,无瘤生存率90%。认为术后辅助高剂量腔内放疗对中危子宫内膜癌有较好疗效。

2. **术后体外照射**　术后体外照射采用全盆腔照射方式,剂量为DT45Gy,4~6周完成。对于有腹主动脉旁淋巴结转移或潜在转移者可行延伸野照射,一般可照射35~40Gy。若采用3-DCRT或IMRT剂量可达到60Gy。

全盆腔放疗在过去手术后辅助放疗应用广泛,现在手术分期后,手术范围扩大,并进行了盆腔、腹主动脉旁淋巴结切除,术后再应用全盆腔放疗使肠道并发症增多,并且通过近年观察发现盆腔放疗的意义有限,所以,盆腔放疗有减少的趋势。Goudge等报道271例子宫内膜癌作了完全手术分期,149例为低危患者,除3例淋巴结转移外,146例未行术后辅助放疗;96例中危患者除16例淋巴结转移外63%无术后放疗,Ⅰ期复发率5%,Ⅱ期复发率14%,认为Ⅰ、Ⅱ期全盆放疗无益处。

需要特别强调的是广泛手术后的术后照射,并发症特别是严重的并发症,如肠梗阻、肠穿孔、肠粘连等明显增加,而对疗效却不肯定,应引起重视。考虑治疗方法时应考虑到。

(三) 放化疗
当前放化疗同期使用颇受注意,子宫颈癌放化疗同期治疗已成为一个热点。多数学者认为可提高宫颈癌的生存率,但也有不同意见。对内膜癌来说,尚缺乏化疗敏感药物,因此,应慎重选择放化疗。

（四）子宫内膜癌放疗后随访

子宫内膜癌放疗后随诊除临床常规检查及妇科检查外，B超、CT、MRI乃至PET检查均有意义，但也均有假阴性或假阳性存在。放疗后随诊探宫腔很重要。若疗后2~3个月宫腔仍较深，子宫缩小不明显，则应刮取宫内组织，以除外肿瘤。

（五）子宫内膜癌放疗并发症

放疗后晚期并发症与子宫颈癌相似，以肠道及泌尿道并发症为多。但与宫颈癌不同的是，宫颈癌腔内放疗膀胱、直肠受量高剂量区在子宫颈水平。而子宫内膜癌腔内放疗子宫颈水平剂量相对较小，而宫底部较高。所以小肠、乙状结肠部并发症几率较大。膀胱由于三角区部受量相对较小，处理有有利之处。当由于输尿管狭窄引起肾盂积水时应及早安置输尿管支架。

二、子宫内膜癌内分泌治疗

子宫内膜癌是一种常见的妇科恶性肿瘤，其发病率逐年升高，在部分发达国家已经超过宫颈癌而成为最常见的女性生殖道恶性肿瘤。众所周知，恶性肿瘤的治疗以手术及放疗、化疗、生物治疗等为主，对于部分恶性肿瘤开始尝试应用内分泌治疗，而对于子宫内膜癌和乳腺癌内分泌治疗已广泛开展，积累了许多经验，但也存在许多争议，在此对子宫内膜癌内分泌治疗争议问题简要论述。

1. 子宫内膜癌内分泌治疗的必要性 首先，子宫内膜癌多见于围绝经期及绝经后妇女，但也有约3%~10%的患者发生于40岁以前，且年轻患者比例不断增加。由于子宫内膜癌的发生与持续无对抗的雌激素作用有关，所以部分多囊卵巢综合征及不孕妇女易患此病，为了保留这部分患者的生育能力需要有手术之外的其他治疗方式。其次，对于晚期和复发的子宫内膜癌患者，尽管无残留的减瘤手术及辅助化疗和放疗有助于改善患者预后，但是对于部分肿瘤难以完整切除的患者，也需要有能够延长患者生存的治疗方案。

内分泌治疗适应证：①年轻的早期患者保留生育功能；②晚期、复发子宫内膜癌患者；③因严重合并症等不适宜接受手术等系统治疗的患者，做为姑息治疗手段之一；④对受体阳性的低级别内膜样腺癌，在手术治疗后应用大剂量孕激素治疗，减少复发机会，延长患者生存时间，但是近年这方面临床研究的报道较少，尚存争议。

2. 内分泌治疗机制 子宫内膜癌内分泌治疗针对于Ⅰ型子宫内膜癌患者，其作用机制还不完全明确，现有的治疗理论认为孕激素与孕激素受体（PR）结合，拮抗雌激素在子宫内膜癌的治疗中发挥主要作用，具体作用机制可能涉及包括细胞因子、性激素结合球蛋白、细胞内酶等在内的诸多方面，进而影响肿瘤细胞转移能力以及肿瘤细胞增生、分化。有学者对受体阳性子宫内膜癌细胞系的研究中发现，应用高剂量孕激素后247个基因的表达发生变化，其中126个基因发生上调，121个基因发生降调，这些基因中135个是与细胞周期、细胞增殖和分化、转录因子、细胞信号、免疫反应、细胞内蛋白质转运等有关，认为孕激素作用是通过多种基因表达改变，通过多种复杂的途径发挥生物学作用。

3. 内分泌治疗方案 一般地，采用孕激素对子宫内膜癌患者进行治疗应使用较大剂量，如醋酸甲羟孕酮（MPA）200~500mg/d口服、醋酸甲地孕酮（MA）160~320mg/d口服、己酸孕酮1~3g/周肌注。但用药剂量也并非越大越好，美国GOG的研究指出MPA 1000mg/d口服与200mg/d相比，反应率并没有提高。给药途径除了口服和肌注给药以外，有学者提出对于手术风险大的ⅠA期高分化患者应用含孕酮IUD也有较好的效果。但也有学者发现含孕酮IUD没能阻止子宫内膜非典型增生发展为子宫内膜癌，认为含孕酮IUD不适于子宫内膜非典型增生和早期内膜癌的治疗。

尽管高效孕激素对子宫内膜癌有较好的疗效，但长期应用孕激素治疗也会出现耐药现象。有研究通过对子宫内膜增生患者进行孕激素治疗发现，用药3~6个月后靶器官的PR水平下降，从而患者可能会出现对孕激素耐受的现象。有学者对TAM在子宫内膜癌治疗中的作用进行了实验研究，对诊刮后的绝经后子宫内膜癌患者给予TAM 30mg/天，7~10天后发现，TAM治疗后患者的PR增加、而ER减少。因此TAM可以增加子宫内膜癌患者PR水平，即使是在初始PR水平较低的患者TAM治疗也可以诱导PR合成，使得这些患者对孕激素治疗有潜在的反应性。美国GOG对晚期复发内膜癌患者的两项研究中，应用了不同的联合用药方案，分别为MA 80mg Bid×3周与TAM 20mg Bid×3周交替应用；TAM 40mg/d联合每隔1周应用1周的MPA 200mg/d，分别取得了27%和33%的反应率，均提示三苯氧胺联合孕激素对子宫内膜癌有效，这也是目前国际上普遍赞同的观点。

也有学者对其他药物进行探讨。通过对晚期复发子宫内膜癌患者的研究提示，曲普瑞林对于预后较差的子宫内膜癌患者是一种安全、易控制、毒性低的治疗药物。第三代选择性雌激素受体调节剂 arzoxifene 对晚期/复发子宫内膜癌患者的反应率约为 30%。还有研究提示达那唑、溴隐亭以及雌激素受体拮抗剂氟维司群对晚期复发内膜癌有微弱疗效。尽管多种药物被尝试应用于内膜癌的内分泌治疗中，并取得了一定疗效，但是，目前内分泌治疗疗效仍以孕激素治疗或孕激素联合其他药物治疗为最佳。

4. 内分泌治疗中存在的问题

（1）副作用问题：孕激素治疗因副作用较轻、安全性较高而为广大医生和患者所接受，常见的副作用有体重增加、血糖升高、消化道反应和精神抑郁等。但有研究报道还发生了可能与孕激素治疗有关的心血管疾病所致的死亡。美国 GOG 的研究认为孕激素治疗副作用较少，最常见为血栓性静脉炎，出现于 5% 的患者，其他副作用还有水肿、贫血等，另有 1% 的患者发生了肺栓塞。Kaibara 等发现应用 MPA 3 ~ 6 个月后凝血时间为（19.0±1.）8 分钟，9 ~ 12 个月后凝血时间为（16.0±2.0）分钟，明显短于用药之前（24.0±2.5）分钟，红细胞压积、血小板计数和纤维蛋白原水平均无明显变化；而活化部分凝血酶原时间（APTT）明显延长，抗凝酶Ⅲ活性、纤维蛋白降解产物（FDP）等明显增加，作者认为尽管应用大剂量 MPA 后凝血系统活性增强，但是抗凝及纤溶系统活性也增强，血栓栓塞并发症可以得到预防。所以尽管大剂量孕激素对血栓栓塞的影响还存在争议，但是在子宫内膜癌的内分泌治疗过程中仍应严密随访，警惕血栓形成或栓塞发生。

另外，以下情况禁用或慎用内分泌治疗：①严重肝、肾功能不全者；②严重心功能不全者；③有血栓病史者；④糖尿病患者；⑤脑膜瘤患者；⑥精神抑郁者；⑦对孕激素类药物过敏者。

（2）子宫内膜癌术后常规辅助内分泌治疗问题：手术治疗后子宫内膜癌患者常规辅助内分泌治疗是否有效，目前较大争议，并且前瞻性研究报道很少。Von Minckwitz 等选取Ⅰ期和Ⅱ期子宫内膜癌进行多中心前瞻性研究，MPA 治疗组给予 MPA 500mg/d 口服，随访时间中位数为 56 个月（3 ~ 199 个月），术后 MPA 治疗组与术后观察组的无瘤生存率及总生存率均无显著差异，而且术后 MPA 治疗组副作用出现更为频繁、严重，作者提出早期内膜癌患者常规辅助内分泌治疗无明显治疗效果，但副作用明显增加，建议不要常规辅助内分泌治疗。但是，也有学者提出不同观点，Vishnevsky 等对 540 例子宫内膜癌患者术后、放疗后辅助内分泌治疗情况进行随机对照临床实验，发现内分泌治疗确能改善患者的 5 年生存率。北京大学人民医院的回顾性研究结果提示，辅助内分泌治疗效果与用药时间相关，持续 12 个月以上的内分泌治疗可以在一定程度上改善Ⅰ期子宫内膜癌患者的预后。如何考虑此问题，建议向患者交待辅助内分泌治疗可能存在的利与弊，对患者进行分层，有中、高危因素者给予辅助内分泌治疗，并密切观察并发症的情况。

（3）治疗时间问题：内分泌治疗需要持续一定的时间患者才会对有治疗反应，这个时间各文献报道不一。有学者通过对大量文献的分析发现，高分化内膜癌患者用药后出现反应时间的中位数为 12 周（4 ~ 60 周），对于中低分化患者可能反应出现更迟。也有学者通过对孕激素作用下子宫内膜复杂性非典型增生（CAH）和高分化子宫内膜癌（WDC）组织学改变的研究发现，孕激素治疗不应少于 6 个月。还有学者通过临床研究提出内分泌治疗不应少于 3 年。北京大学人民医院的研究中，内分泌治疗≥12 个月的患者预后明显好于未应用内分泌治疗及应用内分泌治疗<12 个月的患者。所以，认为子宫内膜癌患者应用内分泌治疗应至少持续 12 个月以上。

（4）治疗期间注意问题：对于决定保留生育能力的子宫内膜癌患者，应注意治疗前尽量详细了解病情，以免延误治疗；治疗期间还要定期进行活检，监测子宫内膜情况。Hurst SA 等报道了一例高分化Ⅰ期子宫内膜癌患者，孕激素治疗完全缓解 4 年，尽管缓解后分娩两次，并且多次内膜活检均为阴性，MRI 检查仍发现子宫肌层病灶，子宫切除后病理证实为子宫内膜癌肌层侵犯。所以，随访期间除常规宫腔镜和诊断性子宫内膜活检外，还应常规进行盆腔磁共振检查。

（5）持续治疗问题：早期内膜癌患者经内分泌治疗缓解并妊娠、分娩后，仍不能放松随访，应考虑进一步手术治疗。单纯内分泌治疗后的高分化内膜癌患者复发率约为 24%，出现复发时间的中位数为 19 个月（6 ~ 44 个月），对于中低分化患者或有其他复发危险因素的患者可能复发出现更早。Chira L 等报道 3 例分娩后 6 个月、8 个月和 22 个月手术患者标本中存在残余肿瘤，提出对于早期子宫内膜癌患者虽经大剂量孕激素治疗有效，并顺利妊娠和足月分娩后，但是仍不能彻底清除癌灶，需要进一步治疗。

总之,内分泌治疗可用于年龄较轻、肿瘤分级低、ER 和 PR 阳性、要求保留生育能力的子宫内膜癌患者以及需要姑息治疗的晚期、复发患者;内分泌治疗作为子宫内膜癌综合治疗的一部分,疗效尚存在争议,仍有待于进一步积累大量前瞻性临床资料。

(魏丽惠　王建六)

第八节　子宫内膜癌筛查的相关争议

一、子宫内膜癌筛查国际现状

子宫内膜癌是女性生殖道的三大恶性肿瘤之一。近年来,随着人类寿命的延长,全世界人口的普遍老龄化,一些疾病如糖尿病、高血压、肥胖、多囊卵巢综合征等的发病率增加,以及生育率的下降,子宫内膜癌的发病率继续上升已成为世界范围内的公共卫生问题,因此,对子宫内膜癌高危人群进行筛查,可以早期诊断,及时治疗,提高治愈率及生存率。

(一) 筛查对象

大量流行病学调查显示,子宫内膜癌的发生与未孕、未产、肥胖、高血压、糖尿病、绝经延迟、他莫昔芬的应用和遗传因素等有关,因此,应重视存在以上高危因素人群的筛查。

遗传易感性是子宫内膜癌年轻化的主要原因,有研究发现,Lynch 综合征(Lynch syndrome,LS),即遗传性非息肉性大肠癌(hereditary non polyposis colorectal cancer,HNPCC)妇女有 40% ~ 60% 发生子宫内膜癌的风险。因此,有必要加强 Lynch 综合征中子宫内膜癌患者的医疗管理,建议从 35 岁开始每年都进行筛查,有助于降低癌症患者及其一级亲属的发病风险。

此外,有病例报道提示,Cowden 综合征是一种罕见的多错构瘤综合征,有乳腺癌、甲状腺癌、子宫内膜癌和潜在的结肠癌发生的风险,其中,子宫内膜癌发生风险为 5% ~ 10%,也应列入子宫内膜癌高危人群。

(二) 筛查方法

多项研究表明,虽然子宫内膜癌有多种辅助筛查方法,但没有一种筛查方法可以单独用于诊断子宫内膜癌,仍需联合多项辅助检查。以下几种方法已经或将要用于临床。

1. 经阴道彩色多普勒超声(TVCDS) TVCDS 利用高频阴道探头紧贴子宫和附件进行检查,可以获得病灶和周围组织的血流信息,对于检测子宫内膜厚度、子宫内膜癌在宫腔内占位大小、位置、肌层浸润程度以及肿瘤是否穿破子宫浆膜层或是否累及宫颈管等有一定意义。2011 年 Jacobs 等人在一项病例对照 UKCTOCS 大型队列研究经阴道超声筛查绝经后妇女子宫内膜癌的灵敏度的报道中指出,对于 37 038 名绝经后妇女,当子宫内膜厚度 ≤5mm 时,筛查出子宫内膜癌或子宫内膜非典型增生的敏感度为 80.5%,特异性为 85.7%,当内膜厚度 ≥ 10mm 时,其敏感度降低,特异性增加;对于无出血症状的绝经后妇女而言,当子宫内膜厚度 ≤5mm 时,筛查出子宫内膜癌或子宫内膜非典型增生的敏感度为 77.1%,特异性为 85.8%,因此,子宫内膜超声成像可被认为是子宫内膜癌筛查的常用方法,特别是在绝经后妇女中具有良好的灵敏度。

2. 分段诊断性刮宫(dialtion and curettage, D&C) 1843 年开始应用于临床,是常用的子宫内膜病变筛查方法。但因盲视操作,施术者对子宫腔的形态、内膜病变的范围、位置及程度难以了解,不能进行病变的定位取材,常遗漏一些较小的局限性病灶,所以,其临床应用有一定的局限性。

3. 宫腔镜检查(hysteroscopy,HS) 宫腔镜检查及同时行镜下定位取活检,能够直视宫腔内病灶的大小、部位、形态,并可观察宫颈管是否受累,弥补了诊刮只能单一依靠病理结果来诊断的不足,现已广泛应用于子宫内膜癌的诊断。Mariale 等人最新研究显示,因乳腺癌患者需要长期服用三苯氧胺,故发生子宫内膜增生、内膜息肉及子宫内膜癌等的风险相对较高,所以该病患者需要常规行子宫内膜筛查,而宫腔镜下活检是敏感及特异的可靠的诊断方法,应注意在行宫腔镜检查时,应尽量降低膨宫压力和液体流量,缩短检查时间。

4. 子宫内膜活检术(endometrial biopsy) 关于子宫内膜取样,早在 20 世纪 70 年代,普遍应用 Vabra 抽吸器(Vabra aspirator)负压吸引内膜采集装置来获取子宫内膜组织。其敏感度为 97.1%。到了 80 年代,有用 Pipelle 内膜采集器在子宫内膜活检中的应用报道,其敏感度为 99.6%,且相对 D&C 更安全,无需麻醉,可在门诊进行。由于其安全易行,患者依从性好且具有较高的准确性,多项研究将其做为内膜癌高危人群的内膜病变的评价方法。

Helder-Woolderink 等人研究表明,每年的子宫内膜筛查对癌前期病变和 Lynch 综合征妇女的早期子宫内膜癌筛查都是一个有效的筛选工具。美国癌症学会(ACS)在癌症早期筛查指南中指出,建议从更年期妇女开始行子宫内膜活检,然后定期在子宫内膜癌高危人群中进行筛选,由美国国立卫生研究院(NIH)和国家人类基因组研究所建议筛选与遗传性非息肉病性大肠癌相关的子宫内膜癌的妇女,同时美国妇产科学院(ACOG)建议对接受他莫昔芬治疗的妇女也要进行筛查。

5. 子宫内膜细胞学检查(endometrial cytologic test,ECT) 自1955年Clyman首次报道了应用于ECT的子宫内膜细胞采集器以来,对ECT评价子宫内膜状态及诊断子宫内膜病变的研究已达50余年。国外经常采用的采集宫腔内细胞的方法为刮取法、负压吸取法、灌洗法和刷取法,而我国经常采用的是利用子宫内膜细胞采集器直接取样法,通过该方法,可以得到子宫内膜组织和(或)子宫内膜细胞,将肉眼可见的子宫内膜组织送组织病理学检查,将刷头涮洗在细胞保存液中,采用离心沉降方法制片,巴氏阅片,细胞病理学阅片等,可得到相应的病理学结果。近20余年来,国内外关于子宫内膜癌细胞学筛查子宫内膜癌准确性的研究,其敏感性75%~96%,特异性83%~100%。与分段诊刮术相比,ECT疼痛明显减轻,出血量明显减少,无需麻醉、镇痛和住院,其取材满意度常优于诊刮,可以作为诊刮的补救办法;患者痛苦小,可用于有合并症不能耐受诊刮术的患者,且安全无需反复进出宫腔,感染的发生率小;经过ECT初筛者,可避免不必要的诊刮。与宫颈细胞学相比,ECT准确性较高,且筛查人群仅限于有子宫内膜癌高危因素的人群或年龄≥45岁者,故ECT有更好的社会卫生经济学效益。但该检查也有其局限性,因检查的细胞为宫腔脱落细胞,对于宫腔大、病变局限的患者有可能造成漏诊,同时子宫内膜的变化与激素相关,细胞学检查的取材时间也会影响细胞学的结果判别,对癌前病变的诊断具有影响;无论常规诊刮还是子宫内膜细胞采集器都属于盲目取材,取材成功率受限,对这些取材失败的患者应严格随诊或行宫腔镜检查。虽然内膜癌筛查的必要性和目标人群尚存争议,但已有研究将ECT用于绝经后无症状人群和内膜癌高危人群的筛查,并初步证实了ECT作为内膜癌筛查工具的可行性。因此,ECT具有一定的临床应用价值,可针对有临床症状、高危人群及无症状人群进行筛查和门诊随访,但细胞学检查只能起到辅助诊断的作用,不能代替组织病理学检查。

6. 肿瘤标志物 血清肿瘤标记物对肿瘤具有一定的辅助诊断价值,子宫内膜癌缺少特异性及敏感性高的肿瘤标志物。研究表明,CA125是诊断子宫内膜癌很有意义的肿瘤标志物,但只有25%的子宫内膜癌患者术前CA125水平阳性。

一些研究发现PTEN蛋白失表达和C-erbB-2蛋白过表达在子宫内膜癌的发生、发展中发挥着一定的作用,两者联合监测可能有助于子宫内膜癌的诊断,为评估预后提供帮助。此外,p53、p16、CEA、血清H4、WT-1等均具有一定的特异性和敏感性,实际工作中仅仅依赖单一或个别标记物是不可靠的,需要根据多种标记物的组合来综合判断。

美国癌症学会(ACS)认为,没有充分的证据来建议对有中等危险度的女性进行子宫内膜癌的普查,或对因有下述病史而危险度增高的女性进行普查:没有对抗的雌激素治疗、他莫昔芬(三苯氧胺)的治疗、高龄、晚绝经、未产、不育症或无排卵、肥胖、糖尿病或高血压。但ACS建议对有中等和较高危险度的女性,应被告知子宫内膜癌的危险性和症状,而且应强烈鼓励当她们发生意想不到的意外出血或点滴出血等症状时,应立即向医生报道,并要求行常规盆腔检查,骨盆检查可以发现一些进展性的子宫癌,但是否能够有效地发现早期子宫内膜癌还不确定,子宫内膜活检的组织学评价仍然是确定子宫内膜状态的标准。具备高风险因素的女性应被告知进行这些筛查,同时她们也应被告知子宫内膜癌早期诊断检查的潜在的益处、局限性和危险性。这就针对可能携带这种基因突变的女性在完成生儿育女后是否行子宫切除术,对预防子宫内膜癌的发生有一个前瞻性的考虑。

综上所述,近年来随着子宫内膜癌发生率的上升,发病年龄的日趋年轻化,早期诊断更加重要,应联合多种检查手段,与临床表现相结合来进一步明确诊断,对提高子宫内膜癌的治愈率和生存率具有重要的临床意义。

(王建六)

二、有关子宫内膜细胞学筛查内膜癌的争议

子宫内膜细胞学(endometrial cytologic test,ECT)是近几年引入我国的一项新技术,它采用子宫内膜细胞采集器直接进入宫腔,全面刷取子宫内膜、获得子宫内膜细胞,通过制片、阅片,出具子宫内膜细胞病理学报道,主要用于筛查子宫内膜癌和癌前病变。关于子宫内膜细胞学的争议主要集中于两点:一是子宫内膜癌究竟是否需要筛查?二是

子宫内膜细胞学筛查是否准确?

8 年前,子宫内膜癌筛查的必要性备受争议,但随着子宫内膜癌高发因素逐年增加、子宫内膜癌发病率迅速上升,部分地区如北京、上海、中山市等一些大城市和经济发达的省份内膜癌已超过子宫颈癌,成为女性生殖道恶性肿瘤的首位。例如北京市,子宫内膜癌已经成为女性恶性肿瘤的第四位原因,而子宫颈癌则排在十位以外。因而子宫内膜癌筛查的必要性已基本达成共识,即子宫内膜癌需要进行筛查。根据我国肿瘤登记年报数据,2008 年我国城市肿瘤登记地区 50 岁以上女性人群中,子宫内膜癌发病率均已经超过子宫颈癌发病率,45 岁以上妇女子宫内膜癌发病率也已经超过了子宫颈癌开始筛查时的发病率(表 35-10),因此,推荐长期居住地为城市、年龄≥45 岁的女性应接受子宫内膜癌的筛查。年龄在 45 岁以下,但具有子宫内膜癌的高危因素如:肥胖、高血压、糖尿病、排卵障碍、PCOS、长期暴露在雌激素下而无孕酮拮抗者、恶性肿瘤病史或家族史(尤其是乳腺癌、结直肠癌)的女性,也推荐常规筛查子宫内膜癌。而且由于内膜癌发病年龄集中,筛查的卫生经济学效益也好于宫颈癌。

表 35-10 2007—2008 年我国城市肿瘤登记地区子宫体/颈癌年龄别发病率比较

年龄组(岁)	子宫内膜癌发病率(/10 万)		子宫颈癌发病率(/10 万)	
	2007 年	2008 年	2007 年	2008 年
20 ~ 24	0. 15	0. 18	2. 71	0. 45
25 ~ 29	0. 87	1. 02	11. 35	2. 37
30 ~ 34	1. 65	1. 32	19. 27	9. 20
35 ~ 39	2. 93	3. 54	19. 27	18. 25
40 ~ 44	6. 54	6. 86	26. 50	27. 22
45 ~ 49	12. 74	14. 75	23. 98	25. 37
50 ~ 54	24. 32	24. 25	20. 59	21. 82
55 ~ 59	26. 30	29. 77	14. 60	15. 56
60 ~ 64	21. 34	22. 27	11. 19	12. 42
65 ~ 69	19. 16	19. 20	9. 06	10. 43
70 ~ 74	15. 63	17. 61	11. 15	11. 74
75 ~ 79	12. 40	12. 19	12. 22	9. 11
80 ~ 84	8. 29	9. 47	13. 82	10. 89
85+	9. 11	13. 29	6. 23	39. 51

关于子宫内膜细胞学诊断内膜癌及癌前病变的准确性的争议却从未停止。由于一直以来,分段诊刮、组织病理学诊断是确诊子宫内膜癌的常规手段,子宫内膜细胞学筛查技术因而受到质疑。人们往往混淆了确诊和筛查的概念和技术要求是不一样的。确诊技术要求准确性高,但可以是有创、疼痛、相对不易接受的;而用于筛查的技术则必须无创或微创、无痛或疼痛轻微、易于被医生和广大无症状健康人群所接受的,其准确性达到 70% 左右(如目前广泛使用的宫颈细胞学和唐氏筛查等)即可。多数报道子宫内膜细胞学技术诊断子宫内膜癌/癌前病变的准确性可达到 80% ~ 90% 以上,阴性预测值则更在 95% 以上!并且易于操作、微创、疼痛轻微、易于被医生和无症状人群接受。另外,组织病理学家认为子宫内膜细胞学技术不能保留子宫内膜腺体的结构,从而失去对子宫内膜病变的诊断能力;而实际上,采用直接涂片法或离心沉降法均可以保留腺体的结构,不影响对子宫内膜病变的诊断效力。近年来对于子宫内膜细胞学筛查内膜癌及癌前病变的相关研究和经验积累均有长足的进步,细胞组织化学法肿瘤标记物的筛选工作进行得顺利、细胞块进一步诊断方法的研究也进一步成熟,该项工作已经顺利的进入了大城市、高端人群和高危人群的常规临床筛查工作中。相信该方法的普及必将使我国内膜癌的早期诊断率上升。

(廖秦平 吴成)

参 考 文 献

1. Aalders G, Thomas G. Endometrial cancer-revisiting the importance of pelvic and para aortic lymph nodes. Gynecol Oncol 2007; 104(1):222-231

2. Akbayir O, Corbacioglu A, Numanoglu C, et al. Influence of body mass index on clinicopathologic features, surgical morbidity and outcome in patients with endometrial cancer. Arch Gynecol Obstet, 2012, 286(5):1269-1276

3. Allison H, Reed D, Voigt F et al. Diagnosing endometrial hyperplasia: why is it so difficult to agree? Am J Surg Pathol, 2008, 32(5):691-698

4. 白萍. 子宫内膜癌术后辅助放射治疗进展. 实用肿瘤杂志, 2006, 21(2):106-107

5. Benedet L. Staging classification and clinical practice guidline of gynecologic cancer. UK: Elsevier, 2006

6. Benedet L. Staging Classifications and Clinical Practice Guidelines for Gynaecological Cancer. A Collaboration between FIGO and IGCS. Third Edition. UK: Elsevier, 2006

7. Benedetti-Panici P, Maneschi F, Cutillo G, et al. Anatomical and pathological study of retroperitoneal nodes in endometrial cancer. Int J Gynecol Cancer 1998; 8:322-327

8. Benshusha A. Endometrial adenocarcinoma in young patients: evaluation and fertility-preserving treatment. Eur J Obstet Gynecol Reprod Biol, 2004, 117(2):132-137

9. Ben-Shachar I, Pavelka J, Cohn E, et al. Surgical staging for patients presenting with grade 1 endometrial carcinoma. Obstet Gynecol, 2005, 105(3):487-493

10. Boon E, Luzzatto R, Brücker N, et al. Diagnostic efficacy of endometrial cytology with the Abradul cell sampler supplemented by laser scanning confocal microscopy. Acta Cytol, 1996, 40(2):277-282

11. Buccoliero M, Gheri F, Castiglione F, et. al. Liquid-based endometrial cytology: cyto-histological correlation in a population of 917 women. Cytopathology. 2007, 18(4):241-249

12. Cabrita S, Rodrigues H, Abren R, et al. Magnetic resonance imaging in the preoperative staging of endometrial carcinoma. Eur J Gynecol Oncol, 2008, 29(2):135-137

13. 曹泽毅. 中华妇产科学. 北京: 人民卫生出版社, 2005

14. Carsten B, Rainer K. Fertility-Preserving Treatment in Young Women with Endometrial Cancer. Gynäkol Geburtshilfliche Rundsch, 2006, 46(1-2):25-33

15. Case S, Rocconi P, Straughn J, et al. A prospective blinded evaluation of the accuracy of frozen section for the surgical management of endometrial cancer. Obstet Gynecol, 2006, 108(6):1375-1379

16. Chan K, Wu H, Cheung K, et al. The outcomes of 27 063 women with unstaged endometriod cancer. Gynecol Oncol, 2007, 106(2):282-288

17. Chan K, Cheung K, Huh K, et al. Therapeutic role of lymph node resection in endometrioid corpus cancer: a study of 12 333 patients. Cancer, 2006, 107(8):1823-1830

18. Chan K, Urban R, Cheung K, et al. Lymphadenectomy in endometrioid uterine cancer staging. How many lymph nodes are enough? A study of 11 443 patients. Cancer, 2007, 109(2):2454-2560

19. Chattopadhyay S, Cross P, Nayar A, et al. Tumor size: a better independent predictor of distant failure and death than depth of myometrial invasion in International Federation of Gynecology and Obstetrics stage I endometrioid endometrial cancer. Int J Gynecol Cancer, 2013, 23(4):690-697

20. Chen T, Jansen L, Gondos A, et al. Survival of endometrial cancer patients in Germany in the early 21st century: a period analysis by age, histology, and stage. BMC Cancer, 2012, 12:128

21. Chiva L, Lapuente F, Gonzalez-Cortijo L, et al. Sparing fertility in yong patients with endometrial cancer. Gynecol Oncol, 2008, 111(suppl2):S101-104

22. Cooke W, Pappas L, Gaffney K. Does the revised International Federation of Gynecology and Obstetrics staging system for endometrial cancer lead to increased discrimination in patient outcomes?. Cancer, 2011, 117(18):4231-4237

23. Creasman T, Morrow P, Bundy N, et al. Surgical pathologic spread patterns of endometrial cancer. A Gynecologic Oncology Group Study. Cancer, 1987, 60(8 Suppl):2035-2041

24. Creasman T, Odicino F, Maisonneuve P, et al. Carcinoma of the corpus uteri. Int J Gynaecol Obstet, 2003; 83(Suppl 1):79-118

25. Creasman T, Odicino F, Maisonneuve P, et al. Carcinoma of the corpus uteri. FIGO 26th Annual Report on the Results of Treatment in Gynecological Cancer. Int J Gynaecol Obstet, 2006, 95(Suppl 1):S105-143

26. Disaia J, Creasman T, Boronow C, et al. Risk factors and recurrent patterns in Stage I endometrial cancer. Am J Obstet Gynecol, 1985, 151(8):1009-1015

27. Eftekhar Z, Izadi-Mood N, Yarandi F, et al. Efficacy of Megestrol Acetate (Megace) in the Treatment of Patients With Early Endometrial Adenocarcinoma: Our Experiences With 21 Patients. Int J Gynecol Cancer, 2009,

19(2):249-252

28. Esselen M, Boruta M, Del M, et al. Defining prognostic variables in recurrent endometrioid endometrial cancer: a 15-year single-institution review. Int J Gynecol Cancer, 2011,21(6):1078-1083

29. Fanning J. Surgical staging for endometrial cancer. Am J Obstet Gynecol 1996; 175(2):513-514

30. Fanning J, Firestein S. Prospective evaluation of complete lymphadenectomy in endometiral cancer. Int J Gynecol Cancer,1998,8:270-273

31. Ferrandina G, Zannoni F, Gallotta V. Progression of conservatively treated endometrial carcinoma after full term pregnancy: a case report. Gynecol Oncol,2005,99(1): 215-217

32. Garg G, Gao F, Wright D, et al. The risk of lymph node metastasis with positive peritoneal cytology in endometrial cancer. Int J Gynecol Cancer,2013,23(1):90-97

33. Garuti G, Mirra M, Luerti M. Hysteroscopic view in atypical endometrial hyperplasias: A correlation with pathologic findings on hysterectomy specimens. J Minim Invasive Gynecol,2006,13(4):325-330

34. Girardi F, Petru E, Heydarfadai M, et al. Pelvic lymphadenectomy in the surgical treatment of endometrial cancer. Gynecol Oncol,1993,49(2):177-180

35. Gottwald L, Chalubinska J, Moszynska-Zielinska M, et al. [Endometrioid endometrial cancer—the prognostic value of selected clinical and pathological parameters]. Ginekol Pol,2011,82(10):743-748

36. 郭娜、彭芝兰. 血清 CA125 监测卵巢上皮癌复发界值探讨. 中国实用妇科与产科杂志,2011,27(10):757-760

37. Hahn S, Lee H, Kim J, et al. Lymphovascular space invasion is highly associated with lymph node metastasis and recurrence in endometrial cancer. Aust N Z J Obstet Gynaecol,2013,53(3):293-297

38. Han R, Kwon S, Kim Y, et al. Pregnancy OutcomesUsing Assisted Reproductive Technology After Fertility-Preserving Therapy in Patients With Endometrial Adenocarcinoma or Atypical Complex Hyperplasia. Int J Gynecol Cancer. 2009,19(1),147-151

39. Hecht L, Ince A, Baak P et al. Prediction of endometrial carcinoma by subjective endometrial intraepithelial neoplasia diagnosis. Mod Pathol,2005,18(3):324-330

40. Helder-Woolderink M, De Bock H, Sijmons H. The additional value of endometrial sampling in the early detection of endometrial cancer in women with Lynch syndrome Gynecologic Oncology, Available online 12 June 2013 From web site: http://www. sciencedirect. com/science/article/pii/S0090825813007658

41. Heyman J, Renterwall O, Bemner S, et al. The Radium-hemment experience with radiotherapy in cancer of the corpus of the uterus. Acta radiol,1941,22:14-98

42. Honore H, Hanson J. Statistical analysis of pathologic risk factors for intramyometrial lymphvascular space involvement in myoinvasive endometrial carcinoma. Int J Gynecol Cancer,2006,16(3):1330-1335

43. Horowitz S, Dehdashti, Herzog J, et al. Prospectivu evaluation of FDG-DEt bor detecting pelvic and para-aortic lywph node metastasis in uterine corpus cancer, Gynecol oneol,2004,95(3):546-551

44. Jacobs I, Gentry-Maharaj A, Burnell M. Sensitivity of transvaginal ultrasound screening for endometrial cancer in postmenopausal women: a case-control study within the UKCTOCS cohort. Lancet Oncol,2011; 12(1):38-48

45. Jamie N, Bakkum-Gamez, D, Jesus-Bosquet D, et al. Current Issues in the Management of Endometrial Cancer. Mayo Cline Peoc. January,2008,83(1):97-112

46. Jemal A, Siegel R, Ward E, et al. Cancer statistics, 2006. CA Cancer J Clin,2006,56(2):106-130

47. 靳立功、李光仪、简艳红. CA125 对子宫内膜癌检测及临床意义. 中国实用妇科与产科杂志,2002,18(4): 231-232

48. Johnson N, Cornes P. Survival and recurrent disease after postoperative radiotherapy for early endometrial cancer: systematic review and meta-analysis. BJOG, 2007, 114 (11):1313-1320

49. Kaku T, Yoshikawa H, Tsuda H, et al. Conservative therapy for adenocarcinoma and atypical emiometrial hyperplasia of the endometrium in young women: central pathologic review and treatment outcome. Cancer Lett,2001, 167(1):39-48

50. Kitchener H, Redman W, Swart M. Amos CL on behalf of ASTEC Study Group. ASTEC. A study in the treatment of endometrial cancer. A randomised trial of lymphadenectomy in the treatment of endometrial cancer. Gynecol Oncol,2006,101(Suppl 1):S21-22

51. Kokka F, Brockbank E, Oram D, et al. Hormonal therapy in advanced or recurrent endometrial cancer. Cochrane Database Syst Rev,2010,(12):CD007926

52. Konno R, Sato S, Yajima A. A questionnaire survey on current surgical procedures for endometrial cancer in Japan. Tohoku J Exp Med,2000,190(3):193-203

53. Kucera E, Kainz C, Reinthaller A, et al. Accuracy of intraoperative frozen-section diagnosis in stage I endometrial adenocarcinoma. Gynecol Obstet Invest, 2000, 49 (1): 62-66

54. Kurman J, Kaminski F, Norris J. The behavior of endometrial hyperplasia. A long-term study of "untreated" hyperplasia in 170 patients. Cancer,1985,56(2):403-412

55. Lacey Jr, Chia M. Endometrial hyperplasia and the risk of progression to carcinoma. Maturitas, 2009, 20; 63 (1):39-44

56. Laurelli G, Di Vagno G, Scaffa C, et al. Conservative treatment of early endometrial cancer:preliminary results of a pilot study. Gynecol Oncol, 2011, 120(1):43-46

57. Lee M, Szabo A, Shrieve C, et al. Frequency and effect of adjuvant radiation therapy among women with stage I endometrial adenocarcinoma. JAMA, 2006, 295 (4):389-397

58. Lee K, Cheung K, Shin Y, et al. Prognostic Factors for Uterine Cancer inReproductive-Aged Women. Obstet Gynecol, 2007, 109(3):655-662

59. Lee S, Jung Y, Kim W, et al. Feasibility of ovarian preservation in patients with early stage endometrial carcinoma. Gynecol Oncol, 2007, 104(1):52-57

60. Lee J, Kim J, Kim S, et al. p53 alteration independently predicts poor outcomes in patients with endometrial cancer:a clinicopatho-logic study of 131 cases and literature review. Gynecol Oncol, 2010, 116(3):533-538

61. 李小毛, 刘继红, 何勉, 等. 年轻妇女子宫内膜癌 626 例临床分析. 实用妇产科杂志, 2012, 28(7):541-545

62. Linda R. Duska, Garrett A, et al. Endometrial Cancer in Women 40 Years Old or Younger. Gynecologic Oncology, 2001, 83(2), 388-393

63. 吕琳, 彭芝兰, 楼江燕, 等. 年轻早期子宫内膜癌患者保留卵巢可行性探讨. 第十一次全国妇科肿瘤学术会议论文集. P73.

64. 吕琳、彭芝兰、楼江燕, 等. 子宫内膜癌 1299 例临床病理分析. 实用妇科与产科杂志, 2008, 24(12):922-924

65. 马瑛, 彭芝兰, 杨谨. 子宫内膜癌卵巢转移危险因素及保留卵巢的可行性探讨. 实用妇产科杂志, 2005, 21 (12):741-744

66. Maggino T, Romagnolo C, Landoni F, et al. An analysis of approaches to the management of endometrial cancer in North America:a CTF study. Gynecol Oncol, 1998, 68 (3):274-279

67. Maggino T, Romagnolo C, Zola P, et al. An analysis of approaches to the treatment of endometrial cancer in western Europe:a CTF study. Eur J Cancer, 1995, 31A (2):1993-1997

68. Maria D, Angela A, Leonarda C. Endometrial pathology in breast cancer patients;Effect of different treatments on ultrasonographic, hysteroscopic and histological findings. Oncology Letters, 2013, 5(4):1305-1310

69. Mariani A, Dowdy C, Cliby A, et al. Effi cacy of systematic lymphadenectomy and adjuvant radiotherapy in node-positive endometrial cancer patients. Gynecol Oncol, 2006, 101(2):200-208

70. Mariani A, Webb J, Keeney L, et al. Low-risk corpus cancer:is lymphadenectomy or radiotherapy necessary? Am J Obstet Gynecol, 2000, 182(6):1506-1519

71. Mariani A, Webb J, Galli L, et al. Potential therapeutic role of para-aortic lymphadenectomy in node-positive endometrial cancer. Gynecol Oncol, 2000, 76(3):348-356

72. Morice P, Fourchotte V, Sideris L. A need for laparoscopic evaluation of patients with endometrial carcinoma selected for conservative treatment. Gynecol Oncol, 2005, 96(1):245-248

73. Mutter L. Endometrial intraepithelial neoplasia (EIN): will it bring order to chaos? The Endometrial Collaborative Group. Gynecol Oncol, 2000, 76(3):287-290

74. Nagar H. Dobbs S. McClelland R, et al. The diagnostic accuracy of magnetic resonance imaging in detecting cervical involvement in endometrial cancer. Gynecologic Oncology, 2006, 103(2):431-434

75. NCCN 指南, 2009, 2010, 2011

76. Niwa K, Tagami K, Lian Z. Outcome of fertility-preserving treatment in young women with endometrial carcinomas. BJOG, 2005, 112(3):317-320

77. Norimatsu Y, Moriya T, Kobayashi K et al. Immunohistochemical expression of PTEN and beta-catenin for endometrial intraepithelial neoplasia in Japanese women. Ann Diagn Pathol, 2007, 11(2):103-108

78. Pamela T. Soliman, Jonathan C. et al. Risk Factors for Young Premenopausal Women With Endometrial Cancer. Obstet Gynecol, 2005, 105(3):575-580

79. Pedro T. Ramirez, Michael F, et al. Hormonal therapy for the management of grade 1 endometrial adenocarcinoma: a literature review. Gynecologic Oncology, 2004, 95(1):133-138

80. 彭芝兰、魏丽惠, 等. 子宫内膜癌. 曹泽毅主编. 妇科常见肿瘤诊治指南. 第 2 版, 北京:人民卫生出版社, 2007

81. 彭芝兰、魏丽惠, 等. 子宫内膜癌. 曹泽毅主编. 妇科肿瘤学. 北京:人民军医出版社, 2010

82. 彭芝兰, 等. 子宫内膜癌 290 例临床分期与手术病理分期的比较. 中华妇产科杂志, 1997, 32(10)

83. 彭芝兰. 子宫内膜癌手术治疗的术式选择. 中华妇产科杂志, 2004, 39(3):210-211

84. 彭芝兰, 刘兴会, 张家文, 等. 子宫内膜癌 290 例临床分期与手术病理分期比较. 中华妇产科杂志, 1997, 32 (10):597-600

85. Reed D, Newton M, Clinton L et al. Incidence of endometrial hyperplasia. Am J Obstet Gynecol, 2009, 200(6):678. e1-6

86. Reich O, Winter R, Pickel H, et al. Does the size of pelvic lymph nodes predict metastatic involvement in patients with endometrial cancer? Int J Gynecol Cancer, 1996; 6:445-447

87. Richard L. Kempson, Gert E. Pokorny. Adenocarcinoma of the endometrium in women aged forty and younger. Cancer. ,1968,21（4）;650-662

88. Roger Z, Russell A, Charles C. Cancer Screening Guidelines. Am Fam Physician,2001,63（6）:1101-1112

89. Rubatt M, Slomovitz M, Burke W, et al. Development of metastatic endometrial endometrioid adenocarcinoma while on progestin therapy for endometrial hyperplasia. Gynecol Oncol,2005,99（2）:472-476

90. Salman C, Usubutun A, Boynukalin K, et al. Comparison of WHO and endometrial intraepithelial neoplasia classifications in predicting the presence of coexistent malignancy in endometrial hyperplasia. J Gynecol Oncol, 2010,21（2）:97-101

91. Schink C, Rademaker W, Miller S, et al. Tumor size in endometrial cancer. Cancer,1991,67（11）:2791-2794

92. Schorge J,编. 陈春玲,译. 威廉姆斯妇科学. 北京:科学出版社,2011

93. 单波儿,孙织,王华英,等. 系统的淋巴结清扫术在子宫内膜癌治疗决策中的价值及可行性分析. 中国癌症杂志,2009,19（12）:915-919

94. Sherman E, Bur E, Kurman J. p53 in endometrial cancer and its putative precursors:evidence for diverse pathways of tumorigenesis. Hum Pathol,1995,26（11）:1268-1274

95. Sivridis E, Giatromanolaki A. The endometrial hyperplasias revisited. Virchows Arch,2008,453（3）:223-231

96. Silverberg G. Problems in the differential diagnosis of endometrial hyperplasia and carcinoma. Mod Pathol,2000, 13（3）:309-327

97. Sorbe B. Predictive and prognostic factors in definition of risk groups in endometrial carcinoma. ISRN Obstet Gynecol,2012,2012:325790

98. 孙建衡,李爱苓,张洵,等. 子宫内膜癌单纯放射治疗回顾性分析. 中华肿瘤学杂志,1991,13:375-377

99. 孙建衡. 妇科恶性肿瘤继续教育教程. 北京:中国协和医科大学出版社,2007

100. Ushijima K, Yahata H, Yoshikawa H, et al. Multicenter phase Ⅱ study of fertility-sparing treatment with medroxyprogesterone acetate for endometrial carcinoma and atypical hyperplasia in young women. Journal of clinical oncology,2007,25（19）:2798-2803

101. Vaizoglu F, Yuce K, Salman C, et al. Lymphovascular space involvement is the sole independent predictor of lymph node metastasis in clinical early stage endometrial cancer. Arch Gynecol Obstet,2013,288（6）:1391-1397

102. Arora V, Quinn A. Endometrial cancer. Best Pract Res Clin Obstet Gynaecol,2012,26（3）:311-324

103. Walker L Piedmonte M, Spirtos N, et al. Surgical staging of uterine cancer:randomized phase Ⅲ trial of laparoscopy vs laparotomy—a Gynecologic Oncology Group Study（GOG）:preliminary results. Proc Am Soc Clin Oncol,2006,24:（abstr 5010）

104. Walsh C, Holschneider C, Hoang Y, et al. Coexisting ovarian malignancy in young women with endometrial cancer. Obstet Gynecol,2005,106（4）:693-699

105. Walter H, Gotlieb, Mario E. et al. Outcome of Fertility-Sparing Treatment With Progestins in Young Patients With Endometrial Cancer. Obstet Gynecol 2003; 102 （4）:718-725

106. 王建六,魏丽惠,薛凤霞,等. 晚期子宫内膜癌20例复发转移特征及相关因素分析. 中国实用妇科与产科杂志,2003,19（9）:537-540

107. 王志启,王建六,魏丽惠. 辅助内分泌治疗对Ⅰ期子宫内膜癌疗效的临床观察. 中国实用妇科与产科杂志,2006,22（11）:824-827

108. 王志启,王建六,赵丹,等. 晚期子宫内膜癌患者预后及其相关因素分析. 实用妇产科杂志,2007,23（1）:39-42

109. Werner M, Trovik J, Marcickiewicz J, et al. Revision of FIGO surgical staging in 2009 for endometrial cancer validates to improve risk stratification. Gynecol Oncol, 2012,125（1）:103-108

101. 徐光炜. 临床诊疗指南. 肿瘤分册. 北京:人民卫生出版社,2005

102. Yamazawa K. Hirai M. Fujito A. et al. Fertility-preserving treatment with progestin, and pathological criteria to predict responses, in Yang YC, Wu CC, Chen CP. Reevaluating the safety of fertility-sparing hormonal therapy for early endometrial cancer. Gynecologic Oncology,2005,99（2）:287-293

103. 杨越波,李小毛,向阳. 子宫肿瘤. 北京:人民军医出版社,2011

104. Zaino RJ, Kauderer J, Trimble L, et al. Reproducibility of the diagnosis of atypical endometrial hyperplasia:a Gynecologic Oncology Group study. Cancer. 2006,106 （4）:804-811

105. Zanders M, Boll D, van Steenbergen N, et al. Effect of diabetes on endometrial cancer recurrence and survival. Maturitas,2013,74（1）:37-43

106. 曾四元,李隆玉,吴云燕,等. 子宫内膜癌腹膜后淋巴结转移相关因素分析. 现代妇产科进展,2007,16 （11）:801-803

107. 张红凯. 子宫内膜不典型增生命名及分类. 中国实用妇科与产科杂志,2012,28（1）:78-80

108. 张乃怿,吴成,赵健,等. 子宫内膜细胞学检查在筛查

子宫内膜癌中的应用.中华妇产科杂志,2010,45
(10):793-795

109. 张乃怿,吴成,廖秦平.子宫内膜癌的现状和筛查.中
华临床医师杂志:电子版,2011,5(3):804-809

110. 张清洁.年轻妇女子宫内膜癌复发的危险因素与随
访.实用妇产科杂志,2012,28(7):527-528

111. 张惜阴.临床妇科肿瘤学.上海:上海医科大学出版
社,1994

112. Zhang H,Su Y,Hao H,et al. The role of preexisting di-
abetes mellitus on incidence and mortality of endometri-
al cancer:a meta-analysis of prospective cohort studies.
Int J Gynecol Cancer,2013,23(2):294-303

113. 中国肿瘤登记年报 2011.北京:军事医学科学出版
社,2012

114. 赵健.子宫内膜细胞学诊断系统.中国生育健康杂
志,2006,17(1):6-8

第三十六章 卵巢肿瘤与原发性腹膜癌

第一节 卵巢肿瘤概述

一、现行诊断与治疗的要点

卵巢肿瘤是女性生殖系统常见的肿瘤,其中恶性者约占10%。卵巢恶性肿瘤是妇科三大恶性肿瘤之一。由于卵巢位于盆腔深部,且早期症状多不明显且缺乏典型性,故卵巢恶性肿瘤一旦发现,多数已为晚期。卵巢的组织结构与成分复杂,原发肿瘤的组织学类型众多,且有良性、恶性及交界性之分,不同类型的卵巢肿瘤其组织学结构、生物学行为乃至对治疗的反应存在很大的差异。原发性卵巢恶性肿瘤中60%～90%为上皮源性,此外为生殖细胞肿瘤、性索间质肿瘤等,转移性卵巢癌占卵巢肿瘤的5%～10%。尽管目前手术技巧的提高可以做到最大限度的肿瘤细胞减灭术,有效化疗药物及方案的快速发展已经使卵巢生殖细胞肿瘤的预后大为改观,死亡率由90%降至10%,但卵巢上皮性癌的5年生存率仍然停滞不前,死亡率居妇科恶性肿瘤之首,严重威胁妇女生命及健康。

(一) 诊断要点

卵巢肿瘤虽无特异性症状,但可根据患者的年龄、病史特点及局部体征,初步判断是否为卵巢肿瘤,并对其良、恶性进行估计(表36-1)。

1. 病史

(1) 年龄:卵巢肿瘤在各年龄组均可发病。根据肿瘤的组织学类型不同,其好发年龄也有所差异。卵巢上皮性肿瘤好发于50～60岁的妇女,而卵巢生殖细胞肿瘤好发于30岁以下的年轻妇女,卵巢恶性生殖细胞肿瘤是幼女和青年女性中最常见的卵巢恶性肿瘤。

(2) 危险因素:卵巢癌的病因至今未明,但高龄、未孕,以及乳腺癌、结肠癌或子宫内膜癌病史、卵巢癌家族史均被视为是卵巢癌发病的高危因素。近年来研究认为绝经后激素替代治疗可能增加卵巢癌的发病率。2011年,Leeuwen等报道的一项大规模队列研究表明,接受体外受精(IVF)治疗的妇女其15年后罹患卵巢恶性肿瘤的风险是未接受IVF治疗者的2倍,其中半数为交界性肿瘤。

(3) 临床症状:卵巢良性肿瘤的症状主要与肿瘤的膨胀性生长相关,早期多无明显症状,随肿瘤的长大可出现腹胀或腹部包块,若肿瘤持续增大,充满盆、腹腔,则可出现尿频、便秘、气急、心悸等压迫症状。若肿瘤扭转、破裂、感染时可出现急腹症症状。卵巢恶性肿瘤早期亦无明显症状,随着病情进展,除上述良性肿瘤可能出现的症状外,卵巢恶性肿瘤还可出现腹水,多为血性,部分患者可能出现胸水,有时在腹股沟、腋下或锁骨上等部位可触及肿大的淋巴结。若为功能性肿瘤,则可能出现相应雄激素或雌激素过多的症状。若为转移性肿瘤,则可能合并原发灶症状,如胃肠道不适、不规则阴道流血、白带增多等,但多数患者原发灶症状不明显。卵巢恶性肿瘤患者病情进展到晚期,可出现低热、食欲不振、恶心、呕吐、便秘、腹泻等胃肠道症状,可伴尿频、呼吸困难等压迫症状,当肿瘤压迫盆腔静脉,可致下肢水肿,若肿瘤向周围组织浸润或压迫神经,可引起相应部位疼痛。晚期患者可出现纳差、进行性消瘦、严重贫血等恶病质征象。症状的轻重取决于肿瘤的大小、位置、邻近器官受累的程度、肿瘤的组织学类型及有无并发症等。

2. 体征

(1) 腹部肿块:卵巢良性肿瘤妇科检查时在子宫一侧或双侧扪及球形肿块,囊性或实性,边界清楚,表面光滑,与周围无粘连,活动良好,若肿块巨大、充满盆、腹腔,则可见腹部膨隆,包块活动度差,叩诊鼓音,移动性浊音阴性。卵巢恶性肿瘤妇科检查可于阴道后穹隆扪及盆腔内散在质硬结节,肿块多为双侧,实性或半实性,表面凹凸不平,固定不动。

(2) 腹水:卵巢恶性肿瘤常伴腹水征。此外,卵巢纤维瘤也可伴胸腹腔积液,切除后即可消失。

(3) 淋巴结肿大:有时可于腹股沟、腋下或锁骨上扪及肿大的淋巴结。

（4）若肿块扭转、破裂、感染时可出现相应急腹症体征，如全腹或局部压痛、反跳痛、肌紧张等。

3. 辅助检查

（1）影像学检查

1）B 型超声检查：阴道超声检查（TVS）是目前临床上最常用的一种无创性的影像学诊断方法，对盆腔肿块的检查有重要的意义，可以直接观察肿瘤的大小、部位、形态，提示肿块为囊性或实性，囊内有无乳头等，帮助鉴别卵巢肿瘤、腹水和结核、包裹性积液，提示肿瘤的良恶性。B 型超声检查的临床诊断符合率>90%，但分辨率较低，对直径<1cm 的实性肿瘤不易测出。利用彩色多普勒超声扫描，可以测定卵巢及其新生组织血流变化，有利于诊断。

2）盆腔和上腹部 CT 及 MRI：CT 检查可清晰的显示肿块，良性肿瘤多呈均匀性吸收，囊壁薄，光滑；恶性肿瘤轮廓不规则，向周围浸润或伴腹水。CT 对于腹膜后淋巴结转移、腹部包块、肝脾转移最为敏感，而对网膜、肠系膜和腹膜的种植或肠管的浸润则敏感性较差。研究表明普通 CT 扫描难以发现直径小于 1.5cm 的肿瘤，而高分辨增强 CT 可发现直径小于 5mm 的肿瘤种植灶，比普通 CT 的发现率高 2～4 倍。MRI 也被用于卵巢癌病灶的检测，可显示肿瘤的侵犯范围，发现盆腔及远处的转移。但总的来说，CT 和 MRI 对于临床上微小病灶的监测均不甚理想，尤其是对于复发性卵巢癌。CT、MRI 不能替代二次探查手术。

3）胸、腹部 X 线摄片：若为畸胎瘤，腹部平片可见牙齿及骨质，瘤壁可出现包壳样钙化，肿瘤内部可出现低密度透光阴影。胸、腹部 X 线摄片对于判断有无胸腹水、肺转移和畅梗阻有诊断意义。

4）必要时可选择：

①胃镜、肠镜检查：可用于排查胃肠道来源的转移性肿瘤。

②乳腺钼靶摄片及乳腺彩色多普勒：用于了解乳腺有无肿瘤存在，从而排查乳腺来源转移性肿瘤。

③放射免疫显像和正电子发射体层显像（PET）：该技术应用正电子核素为示踪剂，采用代谢显像和定量分析方法，可监测人体内代谢情况，或药物在人体内的生理生化变化。PET-CT 将 PET 与 CT 的优势加以融合，由 PET 提供病灶详尽的功能与代谢状况，CT 对病灶进行精确解剖定位，具有灵敏、准确、定位精确等特点，对于卵巢恶性肿瘤的早期诊断与定性以及术后复发的监测具有重要的

意义，但由于检查费用昂贵等因素目前尚未作为常规检查。

④肾图及静脉肾盂造影：可用于观察肾脏的功能，了解泌尿系统压迫或梗阻的情况。

（2）血清肿瘤标记物：目前，尚无一种血清肿瘤标记物对某一肿瘤诊断的敏感性和特异性达到 100%，但各种类型的卵巢肿瘤常具有其相对特异的肿瘤标记物，可用于辅助诊断及病情监测。以下是临床上较常用的几种血清肿瘤标记物。

1）CA125：目前普遍认为 CA125 是对卵巢上皮性癌最为敏感的指标，卵巢上皮性癌的患者中 80%～90% 可出现 CA125 水平的升高；并且其消长与病情的变化相一致，可用于术前的辅助诊断及术后的病情监测，尤其对于卵巢浆液性腺癌更具特异性。但其特异性较低，在子宫内膜异位症、盆腔炎性疾病，甚至妊娠的女性中，CA125 水平均可能升高。

2）CA199：对于卵巢黏液性癌及透明细胞癌具有较高的敏感性，可与 CA125 一起用于卵巢上皮性癌的辅助诊断及病情监测。

3）人附睾蛋白 4（HE4）：HE4 属乳清酸性蛋白家族，最早于附睾的远端上皮中分离得到。研究表明，HE4 在卵巢癌组织及患者血清中高表达，而在癌旁组织及正常人血清中不表达。HE4 作为卵巢恶性肿瘤单一的肿瘤标记物，其敏感性为 72.9%，特异性可达 95%。有研究表明，HE4 与 CA125 联合应用，其敏感性可增加到 92%，临床医生可采用 HE4 联合 CA125 计算 ROMA 指数，将盆腔肿块的上皮性卵巢癌风险进行分级，从而预测卵巢癌的可能性。

4）CEA：可作为黏液性囊腺癌的标记物，但缺乏特异性，胃肠道来源的肿瘤、恶性 Brenner 瘤时也可呈阳性。

5）AFP：是由胚胎的卵黄囊及不成熟的肝细胞所产生的一种特异性蛋白质，可作为内胚窦瘤较为特异的诊断指标。未成熟畸胎瘤、混合性无性细胞瘤中含卵黄囊成分者其 AFP 水平也可出现升高，可作为协助诊断的依据。

6）HCG：滋养细胞具有产生 HCG 的功能，除作为滋养细胞肿瘤的标志外，卵巢原发绒癌、胚胎癌及一些生殖细胞肿瘤 HCG 均可呈阳性。

7）性激素：卵巢性索间质肿瘤中一部分具有分泌性激素的功能。产生雌激素的肿瘤：颗粒细胞瘤、卵泡膜细胞瘤等。产生雄激素的肿瘤：睾丸母细胞瘤最常见，脂质细胞瘤、性腺母细胞瘤也主要

产生雄激素。

（3）细胞学检查:腹水或腹腔冲洗液细胞学检查对明确卵巢癌的诊断、临床分期的确定及选择治疗方法的选择有意义。腹水明显者可直接从腹部穿刺,若腹水量少可从后穹隆穿刺,穿刺困难者可在 B 型超声监测下进行。若合并胸水应做细胞学检查以确定有无胸腔转移,并用以随访观察疗效。

（4）腹腔镜检查:对于高度怀疑卵巢恶性肿瘤者可行腹腔镜检查以明确诊断。腹腔镜检查的意义:①取得腹水或腹腔冲洗液行细胞学检查;②直视下活检,明确肿瘤的性质、组织学类型及来源;③观察肿瘤侵犯的范围,做初步的临床分期;④对

于一些一般情况较差,估计手术难度大、难以耐受的晚期肿瘤患者,可在腹腔镜下取得恶性肿瘤证据后行姑息性化疗或先期化疗以争取手术机会;⑤用于术前放腹水或腹腔化疗,行术前准备。值得注意的是,若肿块过大或估计盆腹腔粘连严重,则不宜行腹腔镜检查。

（5）组织病理学检查:是确诊卵巢肿瘤的金标准。腹水细胞学、影像学检查及血清肿瘤标记物均不能作为卵巢肿瘤的确诊依据。

（二）鉴别诊断要点

1. 卵巢良性肿瘤与卵巢恶性肿瘤的鉴别　见表36-1。

表 36-1　卵巢良性肿瘤与卵巢恶性肿瘤的鉴别

	卵巢良性肿瘤	卵巢恶性肿瘤
年龄	育龄期	多为幼女、青少年或绝经期妇女
病程	病程长,包块逐渐增大	病程短,包块迅速增大
一般情况	良好	逐渐呈现恶病质
体征	单侧多,活动,囊性,表面光滑,通常无腹水	双侧多,固定,实性或囊实性,表面呈结节状,常伴血性腹水,腹水细胞学阳性
血清肿瘤标记物	多正常	可显著升高
B 超	呈液性暗区,可有间隔光带,边界清晰	液性暗区内有杂乱光斑、光点,肿块界限不清
腹腔镜	囊性包块,多为单侧,表面光滑,与周围无粘连,活动可,无腹水	实性或囊实性包块,多为双侧,表面结节状不平,与周围有粘连,固定,晚期者可见腹腔内散在癌灶,常伴血性腹水

2. 卵巢良性肿瘤的鉴别诊断

（1）卵巢瘤样病变:以卵泡囊肿和黄体囊肿最多见。直径常<5cm,壁薄,可随月经周期变化。暂行观察或口服避孕药,2～3 个月内可自行消失。若持续存在或长大,应考虑为卵巢肿瘤。

（2）输卵管积水和输卵管卵巢囊肿:患者可有急、慢性盆腔炎以及不孕史,或有发热、下腹痛、脓性白带等病史,于一侧或两侧附件区扪及囊性包块,边界清或欠清,活动受限,可伴触痛,抗炎治疗有效。

（3）子宫肌瘤:浆膜下肌瘤或肌瘤囊性变易与卵巢实性肿瘤或囊肿混淆。肌瘤患者可伴月经量增多或周期延长等改变。查体肌瘤与子宫相连,检查时随子宫体或宫颈移动。探针探测宫腔、B 超或腹腔镜检查可协助诊断。

（4）妊娠子宫:妊娠早期或中期宫颈峡部变软,检查时宫体或宫颈似不相连（hegar sign）,查体时可能将柔软的宫体误诊为卵巢肿瘤。仔细询问患者可有明确的停经史,血尿 HCG 及 B 超检查可

以协助判断。

（5）腹水:大量腹水应与巨大卵巢囊肿相鉴别。腹水常有心、肝、肾等慢性疾病病史,平卧时腹部呈向两侧突出呈蛙腹,不能扪及肿块,叩诊腹部中央鼓音,两侧浊音,移动性浊音阳性。妇科检查盆腔内无肿块,子宫似有漂浮感。B 超查见不规则液性暗区,内有肠管漂浮其中,液平面随体位改变变化。巨大卵巢囊肿患者可有肿块逐渐长大的主诉,平卧时腹部中间隆起,叩诊中央浊音,两侧鼓音,移动性浊音阴性。妇科检查可扪及盆腔包块,子宫被压向一侧。B 超见球形液性暗区,边界清,光滑,体位变化时液平面无移动。

3. 卵巢恶性肿瘤的鉴别诊断

（1）子宫内膜异位症:子宫内膜异位症形成的粘连性肿块及直肠子宫陷凹结节有时与卵巢恶性肿瘤很难鉴别,且子宫内膜异位症患者血清 CA125 亦可能升高。但前者常有进行性痛经、经量增多、不规则阴道流血等症状,孕激素治疗可以控制症状,B 超、腹腔镜检查可以协助诊断。有时甚至需

要剖腹探查、病理检查方能确诊。

（2）盆腔炎性包块：由于可有粘连、包块、增厚，包块界限不清，故有时与卵巢恶性肿瘤难以鉴别。但前者可有流产或产褥感染病史，有发热、下腹痛的症状，经抗炎治疗后，症状缓解，肿块可缩小。若经规范治疗后症状体征无改善，肿块不缩小反而增大，则应考虑可能为卵巢恶性肿瘤。B超可协助鉴别。对不易鉴别的病例，可行剖腹探查、病理检查确诊。

（3）结核性盆、腹膜炎：多发生于年轻妇女，可有不孕和其他部位结核病史。常合并腹水及盆、腹腔粘连性肿块形成。全身症状有低热、盗汗、消瘦、乏力、食欲不振，月经稀发、量少甚至闭经。妇科检查肿块形状不规则，界限不清、固定。叩诊腹部鼓音和浊音无明显分界。鉴别需结合 B 超、腹部 X 线摄片、腹水细胞学检查以及结核菌素试验等，必要时剖腹探查。

（4）生殖道以外的肿瘤：如腹膜后肿瘤、直肠癌、乙状结肠癌等。腹膜后肿瘤固定不活动，位置低者使子宫、直肠或输尿管移位。肠癌可有消化道症状，如便秘、黑便等。可结合 B 超、钡剂灌肠、直肠镜检、静脉肾盂造影等帮助鉴别。

（5）转移性卵巢肿瘤和原发性卵巢恶性肿瘤的鉴别：前者多为双侧性、实性、中等大小、肾形、活动的实性肿块，部分患者有明确的原发灶相关的症状。若患者有明确的胃肠道、乳腺肿瘤的病史及临床特征对判断更有帮助。

（三）现行治疗要点

1. 卵巢良性肿瘤的治疗原则　除疑为卵巢瘤样病变者可作短期观察外，一经确诊，应手术治疗。手术范围根据患者年龄、生育要求、术中所见对侧卵巢的情况而定。年轻、单侧良性肿瘤，应行患侧卵巢囊肿剥除或患侧卵巢切除术，尽可能保留正常卵巢组织和对侧正常卵巢；即使双侧良性囊肿，也应尽量保留正常卵巢组织，行囊肿剥除术。围绝经期妇女可视情况行患侧附件切除或子宫及双附件切除术。术中除剖视肿瘤区分良、恶性外，必要时应作冰冻组织病理学检查明确肿瘤性质，确定手术范围。若肿瘤大或可疑恶性，应尽可能完整取出肿瘤，防止囊液流出及癌细胞腹腔内种植播散。巨大囊肿可穿刺放液，待体积缩小后取出，注意穿刺前保护穿刺周围组织，以防囊液外溢，放液速度应缓慢，以免腹压骤降发生休克。

2. 卵巢恶性肿瘤的治疗原则　卵巢恶性肿瘤的组织学类型不同，其治疗目标和方法各异。卵巢上皮性癌的治疗目标早期为争取治愈，晚期为控制复发，尽量延长患者的生存期，改善患者生活质量。主要的治疗方法为手术及铂类和紫杉醇为主的联合化疗。卵巢生殖细胞恶性肿瘤多发生于幼女及年轻妇女，多有强烈的生育要求，且该类肿瘤多数对化疗十分敏感，故卵巢恶性生殖细胞肿瘤治疗目标是治愈，治疗原则为尽量保留患者生育功能，主要的治疗方式为手术和有效的联合化疗。性索间质肿瘤的治疗目标也是治愈，治疗方法也为手术及有效的联合化疗，对年轻有生育要求的妇女可行单侧附件切除，术后辅助化疗，保留生育功能。

（1）手术治疗：卵巢癌初次手术的目的主要为明确诊断、进行全面的手术-病理分期以及最大限度地切除肿瘤，即行肿瘤细胞减灭术（cytoreductive surgery）。术者应综合考虑患者的年龄、一般状况、肿瘤的性质、组织学类型、手术-病理分期等因素以决定治疗目的及术后的治疗方案。

1）全面分期手术（comprehensive staging sur-gery）：适用于诊断明确的早期患者。全面分期手术不仅提供必要的预后评估，而且可以为制定合理的治疗方案提供可靠依据。全面的分期手术应包括：①腹部足够大的纵切口，一般选择下腹左旁正中，耻骨联合至脐上 4cm 切口，术中视情况延长；②全面细致的盆腹腔脏器实质的系统探查；③留取腹水或腹腔冲洗液行细胞学检查；④切除卵巢肿块送快速冰冻检查，以明确病变性质；⑤对盆、腹腔内可疑病变、粘连行活检，并随机进行正常腹膜表面的多点活检，包括子宫直肠窝、双侧结肠侧沟、膀胱腹膜返折、横膈、盆侧壁及肠系膜等；⑥大网膜切除；⑦全子宫和双附件切除；⑧盆腔及腹主动脉旁淋巴结清扫术；⑨阑尾切除术。近年来的文献和教科书不特别强调切除阑尾，但有转移则必须切除。

2）再分期手术（re-staging laparotomy）：指首次手术未确定分期，术后亦未行化疗的情况下所施行的全面探查及分期手术。如已用化疗，则属第二次剖腹手术（second laparotomy）。

3）肿瘤细胞减灭术：是对晚期患者施行的一种尽最大努力切除原发灶及一切转移病灶，使残余癌灶直径达到理想状态的手术过程。理想的肿瘤细胞减灭术残留癌灶的最大直径应<2cm。目前美国妇科肿瘤组（GOC）临床实验采用的标准为<1cm。

4）中间型肿瘤细胞减灭术（interval debulk-ing）：对于一些晚期卵巢癌患者，初次不能完成理想的肿瘤细胞减灭术，可行几个疗程化疗后再行肿瘤细胞减灭术。此外,对于一般情况差,不能耐受手术或经临床和影像学检查估计手术难度很大者,在获得恶性肿瘤的证据后,可先行 2 ~ 4 个疗程的新辅助化疗后,待肿瘤得到部分控制,患者的一般情况改善后所行的肿瘤细胞减灭术也称为中间型肿瘤细胞减灭术。

5)二次探查术(second-look surgery):是指理想的肿瘤细胞减灭术 1 年内,完成了规定疗程的化疗后,临床上没有肿瘤复发的证据,而施行的再次剖腹探查手术。其目的在于评价治疗效果,决定进一步的治疗方案。近年的研究显示,二探术阴性的患者在 70 个月以内仍有 30% ~ 44% 复发。目前尚无证据表明二探术可以改善卵巢癌的预后,故目前二探术主要用于解决患者的具体情况及一些临床实验的需要,而不再作为常规手术开展。

6)再次肿瘤细胞减灭术(second cytoreductive surgery):指对残余瘤或复发瘤的手术。若再次手术后没有更有效的化疗方案选择,总体的治疗价值非常有限。

7)保留生育功能的手术:采用传统的手术方式,患者在卵巢癌治疗的同时也永久失去了生育功能。随着化疗的进展和妇科肿瘤医生手术技巧的提高,一些卵巢恶性肿瘤保留生育功能已成为了可能和现实。施行保留生育功能的手术应严格选择手术对象。卵巢恶性生殖细胞肿瘤多发生于幼女和年轻女性,该患者人群有强烈的内分泌和生育要求,卵巢恶性生殖细胞肿瘤对化疗敏感,随着有效化疗方案的问世,其治愈率不断提高,死亡率稳步下降,故保留生育功能是该类肿瘤治疗的原则。卵巢上皮性肿瘤多发生于中老年妇女,双侧卵巢受累机会很大,且易发生盆腔转移,其生存率直接与成功的肿瘤细胞减灭术相关,故应慎重选择保留生育功能手术的对象,如满足以下条件者可考虑施行:①年轻患者,渴望生育;②Ⅰa 期,癌灶局限于一侧卵巢;③细胞分化好的 G_1 级或交界性肿瘤;④腹腔细胞学检查阴性;⑤高危区域(子宫直肠陷凹、结肠侧沟、肠系膜、大网膜和腹膜后)淋巴结探查及活检均阴性;⑥有条件随访者。有高危因素者应慎重。

(2)化疗:卵巢癌是对化疗比较敏感的恶性肿瘤,化疗是卵巢癌主要的辅助治疗,既可用于预防复发,也可用于有残留癌灶者,缓解症状延长生存期。对于暂时无法手术的晚期患者,化疗也可使肿瘤减缓生长或缩小,争取时间改善全身情况,创造手术条件。化疗的原则是及时、足量、规范,重视"个体化"治疗,及时根据化疗的效果及毒副反应调

整化疗方案和药物剂量。近年来,卵巢癌多采用以铂类为主的联合化疗。卵巢上皮癌的一线化疗方案有 TP(紫杉醇+顺铂/卡铂)、CP(环磷酰胺+顺铂)、CAP(环磷酰胺+阿霉素+顺铂)。二线的化疗药物很多,但目前尚无首选的二线方案。恶性生殖细胞肿瘤和性索间质肿瘤选用 BEP(平阳霉素+依托泊苷+顺铂)、BVP(平阳霉素+长春新碱+顺铂)、VAC(长春新碱+更生霉素+环磷酰胺)作为一线化疗方案,尤其是 BEP 方案已被作为金标准方案。

卵巢癌病灶多位于盆、腹腔,腹腔化疗对卵巢癌化疗的价值日益受到重视。腹腔给药时化疗药物可较全身静脉给药者更多的聚集于腹腔内肿瘤部分,进入血循环药量较静脉输入低,可减少毒性,可经门静脉吸收,治疗肝转移。对于有腹水及腹腔转移的患者,尤其是有腹膜广泛种植者较为适宜。腹腔化疗主要的并发症有腹痛、感染、化学性腹膜炎、肠穿孔及脏器损伤。

卵巢癌的新辅助化疗(neoadjuvant chemotherapy,NAC)是指在明确卵巢癌诊断后,选择有效的化疗方案行几疗程化疗后再行肿瘤细胞减灭术。一般 1 ~ 2 疗程。NAC 可以减少肿瘤负荷,为理想的肿瘤细胞减灭术创造条件,提高手术质量,但 NAC 是否能最终提高患者的生存率、改善患者预后尚存在争议。有研究表明,新辅助化疗组并发症较少,但与仅行术后辅助化疗组相比较,其中位生存期类似(29 个月 vs 30 个月)。

(3)放疗:为手术和化疗的辅助治疗。肿瘤的组织病理学类型不同,对放疗的敏感性各异。无性细胞瘤对放疗最敏感,颗粒细胞瘤中度敏感,上皮性癌也有一定敏感性。无性细胞瘤即使是晚期病例,仍能取得较好的疗效。目前,随着手术和化疗技术的发展与进步,除无性细胞瘤外,放疗多只用于极晚期、复发性或难治性卵巢癌的姑息性和局部治疗。

(4)生物治疗:近年来,卵巢恶性肿瘤的生物靶向治疗的研究飞速发展,靶向药物肿瘤繁多。其中,2011 年 12 月新英格兰杂志发表的两项多中心的Ⅲ期临床研究(GOG218、ICON7)表明,在卵巢癌一线化疗(紫杉醇+卡铂)的基础上加用抗肿瘤血管生成的靶向药物贝伐珠单抗,可延长患者的无疾病进展期。并且有研究证实,贝伐珠单抗对于复发及耐药的卵巢癌患者也具有一定的效果。但该药物费用昂贵,其主要的副作用为高血压、疼痛、胃肠道穿孔等。

二、国内外科研立题和发展方向

卵巢癌是妇科三大恶性肿瘤之一,无论是在临床研究、流行病学研究,还是基础研究等方面都取得了很大的进展,其诊断和治疗水平也有了很大的提高,尤其是在卵巢恶性生殖细胞肿瘤的治疗方面取得了大的飞跃,但还存在许多有待于进一步探索的领域。目前国内外卵巢癌研究的热点问题主要有以下几个方面。

(一) 病因学研究

卵巢癌严重威胁广大妇女的健康和生命,积极开展卵巢癌病因学研究对于早期阻断卵巢癌的发生极为重要。目前国内外对卵巢癌病因学的研究集中在生殖因素、遗传因素和行为因素方面,尤其是激素替代治疗与卵巢癌的关系,饮食、吸烟以及不良情绪与卵巢癌的关系,卵巢癌发生的遗传基础等是目前卵巢癌病因学研究的热点问题。

(二) 早期诊断与筛查

由于卵巢癌临床特点的不典型性,以及目前尚缺乏可行的卵巢癌筛查方案,多数卵巢患者就诊时已届晚期,治疗效果极差。目前,国内外专家正致力于找出兼具敏感性和特异性的肿瘤标记物以及制订卵巢癌筛查的规范,以利于卵巢癌的早期诊断和治疗。

(三) 临床治疗的难点

①有效的化疗方案(二线化疗);②耐药性卵巢癌的原因及处置;③未控卵巢癌及复发性卵巢癌的治疗;④卵巢癌保留生育功能的治疗;⑤新的治疗方法的探索:生物靶向治疗等。

(四) 多学科的综合研究

卵巢癌的研究涉及许多学科,如流行病学、免疫学、分子生物学、遗传学、药理学等,如单纯依靠某一学科,则不易取得突破性进展。所以在卵巢癌的研究中应采取多学科联合研究的策略,才能获得好的成果。

(陈悦　侯敏敏　郄明蓉)

参 考 文 献

1. 谢幸,苟文丽. 妇产科学. 第8版. 北京:人民卫生出版社,2013
2. 曹泽毅. 中华妇产科学. 第2版. 北京:人民卫生出版社,2005
3. 丰有吉. 妇产科学. 北京:人民卫生出版社,2002
4. 曹泽毅. 中华妇科肿瘤学. 北京:北京出版社,2011
5. 连利娟. 林巧稚妇科肿瘤学. 第4版. 北京:人民卫生出版社,2006
6. Alan H. Decherney,D. 现代妇产科疾病诊断与治疗(英文版). 北京:人民卫生出版社,2003
7. 曹泽毅. 中华妇产科学(临床版). 北京:人民卫生出版社,2010

第二节　卵巢癌面临的临床难题及困扰

一、卵巢癌筛查的困惑与发展

(一) 筛查的意义

卵巢癌在妇科三大恶性肿瘤中死亡率居首位,虽然手术技巧的提高和有效化疗方案的应用使卵巢癌的治疗效果有了很大的提高,但其总的生存率并未得到根本的改善,特别是卵巢上皮癌5年生存率徘徊于30%~50%,其主要原因是卵巢位于盆腔深部,早期临床症状不明显,往往诊断时病变已属晚期,治疗效果差,治疗后多数仍会出现疾病进展或复发。临床观察表明早期病例的生存率明显高于晚期患者,因此,近年来许多妇科肿瘤学家和流行病学专家都致力于卵巢癌筛查方面的研究,期望通过有效的筛查手段,在临床前期就能诊断卵巢癌,改善卵巢癌的预后,最终减少卵巢癌对妇女生命的威胁。

(二) 筛查目标人群的筛选

卵巢癌在人群中发病率较低,如作一般人群的筛查,耗资巨大、不易推行。目前认为对有卵巢癌高危因素的高危人群进行筛查是一种切实可行的方法。通常将具有以下高危因素者视为卵巢癌发生的高危人群。

1. **高龄**　Law 等计算每一年龄死于某种肿瘤造成的生命年损失,指出在死亡的峰值年龄前5年进行筛查最为有效。卵巢癌的死亡峰值年龄在55到59岁之间,因此卵巢癌的筛查应该从50岁开始。

2. **遗传家族史**　目前的研究认为5%~10%的卵巢癌与遗传因素相关,并将与遗传因素相关的卵巢癌分为家族性卵巢癌和遗传性卵巢癌。家族性卵巢癌是指家族成员中有卵巢癌患者。而遗传性卵巢癌是指家庭成员中至少有两个一级亲属患卵巢癌。具有遗传性卵巢癌家族史的家族谱系有3种类型:遗传性乳腺癌-卵巢癌综合征家族、遗传性位点特异性卵巢癌家族及遗传性非息肉性结直肠癌家族。近年来研究认为抑癌基因 *BRCA1* 及

BRCA2 基因突变可能增加卵巢癌与乳腺癌的发病机会。

3. 生殖内分泌因素 研究认为,排卵过程中,卵巢上皮持续受损,需要再生细胞分裂修复卵巢伤口,长期累计细胞繁殖出现错误,导致癌细胞的发生。因此大多数学者认为排卵与卵巢癌的发生呈正相关,而妊娠、哺乳等可减少排卵,从而降低卵巢癌的风险。因此,不育、少育、不哺乳者以及应用促排卵药物的不育者是卵巢癌发生的高危人群。近年来有研究指出绝经期妇女使用激素替代疗法可能轻度增加卵巢癌发生的风险。

4. 其他因素 子宫内膜异位症也被认为是卵巢癌发生的高危因素之一,但危险度较小。与子宫内膜异位症相关的卵巢癌多数为子宫内膜样卵巢癌和透明细胞癌,且多数为Ⅰ期。流行病学研究发现,卵巢癌在西方发达国家的发病率最高,可能与饮食中高胆固醇、高蛋白、高热量相关。

(三) 筛查手段的选择与局限

1. 病史询问及盆腔检查 尽管辅助检查技术已有了很大的进步,但病史询问和体格检查仍然是发现疾病最重要、也是最基本的手段。在询问病史时应特别重视是否存在上述高危因素,如患者的年龄、是否存在未婚、晚婚、不育、少育、使用促排卵药物或激素替代治疗,是否有乳腺癌、子宫内膜异位症等病史,家族中是否存在卵巢癌、乳腺癌、子宫内膜癌患者等。卵巢癌患者早期症状往往缺乏特异性,常常未引起重视。有人将"40~60岁、卵巢功能障碍、胃肠道症状"称为"卵巢癌三联征",是卵巢癌早期警戒的指标。女性出现消化道症状时常到内科就诊,医生在进行诊治时应注意排除卵巢病变。当出现腹痛、腹部包块、腹水等症状体征时,病变往往已进入晚期。盆腔检查包括双合诊及三合诊。由于盆腔检查具有简便易行,并且可同时行宫颈细胞学检查等优点,是目前应用最广泛的卵巢癌筛查方法之一。若盆腔检查发现幼女卵巢增大或绝经后扪及卵巢或原先疑诊为卵巢良性肿瘤者包块在短期内迅速增大、固定、变硬等,应高度怀疑卵巢恶性肿瘤,及时采取其他筛查措施。

2. CA125 是目前认为对卵巢上皮性癌较为敏感的肿瘤标记物,阳性率可达80%~90%,但其特异性不够强。一些妇科良性疾病如子宫内膜异位症、子宫肌瘤、卵巢良性肿瘤、盆腔炎等或其他类型的腹腔内恶性肿瘤如子宫内膜癌、腹膜恶性肿瘤、输卵管癌等也可使血清内CA125升高,甚至月经、早孕、剖腹探查术等情况也可使CA125水平升高。Skates等的研究表明,CA125在正常范围,但有不断升高趋势的妇女,其卵巢癌的患病风险增加。CA125对卵巢浆液性癌较为敏感,对卵巢黏液性癌及其他类型敏感性较差,需结合其他肿瘤标记物如CA199、CEA等多种肿瘤标记联合检测,对卵巢癌的诊断很有意义。

人附睾分泌蛋白4(HE4):最早由 Kirchhoff 等于1991年从人附睾远端上皮细胞中发现,是附睾特异性生育相关蛋白,主要在生殖系统、上呼吸道、乳腺上皮、肾脏远曲小管、结肠黏膜中表达。1999年 Schummer 等通过 cDNA 微阵列研究发现,HE4 mRNA 在卵巢癌组织中高表达,而在癌旁组织中则不表达。随后许多学者对 HE4 进行了更进一步的研究,显示 HE4 在恶性肿瘤中的高表达多见于卵巢癌、子宫内膜癌,少见于肺腺癌及间皮瘤。HE4在早期卵巢癌中的敏感性及检测卵巢癌总的敏感性均优于CA125,是卵巢癌敏感及特异的标志物,可用于对卵巢癌的早期诊断及辅助监控卵巢癌患者的治疗情况。目前 HE4 已开始应用于临床,主要和其他肿瘤标志物结合用于卵巢癌早期诊断、治疗后随访的监测,其价值有待于进一步的评价。

3. 超声检查 对盆腔包块的诊断及鉴别诊断有重要价值。1982年,Campbell 最早将超声检查用于卵巢癌的筛查。80年代中期,经阴道超声(transvaginal sonography,TVS)开始进入临床。经阴道超声观察组织结构更加清晰,可以较准确的显示卵巢的大小及形状,有利于发现微小病灶,无创伤性,并且无需膀胱充盈,有利于急诊情况下的探察,因此较腹部超声在探查卵巢早期癌变的形态学改变中具有更大的价值,目前在临床及科研工作中已逐步取代经腹部超声。卵巢癌新生血管的形成在彩色多普勒血流显像中表现为血流阻力降低,是肿瘤发生的早期阶段的重要指标,临床上常用脉冲指数(PI)和阻力指数(RI)作为衡量指标,为鉴别肿瘤的良、恶性提供参考,进一步提高筛查的特异性。

4. 其他筛查手段

(1) CA72-4:目前认为 CA72-4 是卵巢上皮癌,尤其是黏液性卵巢癌较好的肿瘤标记物。Zeimet 等对110例原发性卵巢癌及103例附件良性病变进行血清检测,卵巢癌患者 CA72-4 均值为3.6U/ml,良性病变者为1.8U/ml,两组间有显著差异($P<0.01$),与 CA125 联合检测其敏感性及特异性均在85%以上,阳性、阴性预测值均为85%。

(2) 血浆溶血磷脂酸(plasma lysophosphatidic acid,LPA):LPA 是一种具有生物活性的磷脂,具有

促有丝分裂和生长因子样作用。Sengupta 等报道，卵巢癌细胞分泌的 LPA 可刺激卵巢癌细胞增殖、浸润和血管再生介质水平增高，正常卵巢上皮细胞不表达 LPA。血浆 LPA 水平与临床分期显著相关。Jacobs 等报道，LPA 在 Ⅰ 期、Ⅱ ~ Ⅳ 期卵巢癌患者血清中的阳性率分别为 90% 和 100%，而相应的血清 CA125 阳性率仅为 22% 和 60%。研究结果显示 LPA 是一种有潜力的肿瘤标记物，但其对卵巢癌筛查的价值还有待于大样本研究进一步证实。

（3）蛋白组学：目前已用于卵巢癌筛查的蛋白组学研究的技术主要为质谱技术和蛋白质芯片技术。蛋白质质谱分析具有快速、准确、高通量、灵敏度高等特点，应用蛋白芯片技术探讨卵巢癌患者血清中敏感、特异的蛋白质谱表达，寻求卵巢癌早期诊断的方法具有广阔的应用前景，蛋白质谱的筛选可以为进一步纯化出特异、敏感的用于卵巢癌诊断和疗效检测的生物学标记打下基础。

（4）症状指数：早期卵巢癌患者症状通常不明显或无特异性。有学者提出了症状指数（symptom index，SI）的概念并对其在早期发现卵巢癌中的价值进行了调查分析，这些症状包括盆腔痛、腹痛、尿急、尿频、腹围增大、腹胀、食欲差和饱胀感，及症状的频率和持续时间。结果发现 65.5% 的卵巢癌患者症状指数阳性，明显高于对照组。统计分析发现症状指数评分可用于独立预测卵巢癌（$P < 0.001$；OR，10.51；95% CI，6.14 ~ 17.98），尤其尿急、尿频、腹围增大、腹胀更是显著预测因素。症状指数诊断卵巢癌的敏感性和特异性分别为 65.5% 和 84.7%，联合 CA125 检测敏感性可升高至 85.3%，而特异性则降到 59.5%，经阴道超声可用于第二阶段的检查。

（四）筛查的策略及思考

目前尚未发现卵巢癌筛查单一、实用、敏感性和特异性兼具的方法。大多数学者认为应根据患者的年龄、家族史，结合盆腔检查、CA125 及阴道超声检查等方法提高早期卵巢癌的诊断率。经阴道超声及血清 CA125 是筛查的主要方法。目前主要有 3 种策略：①经阴道超声作为一线方法，如有异常发现则定期复查 B 超；②CA125 作为一线方法，对于 CA125 升高者，经过 CA125 的连续测定，并计算接受筛查者的卵巢癌危险，对高风险者采用阴道超声作为二线方法；③对于高危人群，同时使用 CA125 和阴道超声检查作为一线方法；④对于 CA125 联合 HE4 筛查早期卵巢癌，有研究显示较其中一种作为筛查指标的敏感性要高，而特异性与 HE4 单一筛查相同。目前关于筛查的间隔时间问题学术界尚存在争论，总的来说应根据患者的年龄及高危情况而定，目前多数学者认为筛查间隔应每年 1 次。由于普通人群一生发生卵巢癌的概率极低，对普通人群进行早期卵巢癌的筛查并不能降低晚期卵巢癌的诊断率，因此应将筛查目标缩小至卵巢癌的高危人群，进行多中心、前瞻性、大样本的临床研究是解决问题的关键。

二、卵巢癌手术治疗的困扰

（一）关于预防性卵巢切除

1. 什么是预防性卵巢切除　预防性卵巢切除（prophylactic oophorectomy，PO）一般是指因良性疾病行子宫切除或其他腹部手术的同时切除正常无病变的卵巢，其目的在于预防将来卵巢癌的发生。不包括由于子宫内膜异位症、子宫内膜癌或乳腺癌时同时行卵巢切除。该术式自 19 世纪末 Lawson Tait 首次提出后始终是妇科医生中有争议的问题。

2. 哪些人是预防性卵巢切除的适应人群　由于是否具有卵巢癌发生的高危因素，卵巢癌的发生率不同，因此，对不同人群应采取不同的措施。

（1）遗传性卵巢癌家族史的妇女：遗传性卵巢癌与三个遗传性卵巢癌综合征有关，即遗传性乳腺癌-卵巢癌（hereditary breast and ovarian cancer，HBOC）、遗传性位点特异性卵巢癌（hereditary site-specific ovarian cancer，HSSOC）和遗传性非息肉性结直肠癌综合征（hereditary non-polyposis colorectal cancer syndrome，HPNCC）。以上综合征占全部卵巢癌的 5% ~ 10%，认为多为 BRCA1 和 BRCA2 突变所致，呈常染色体显性遗传。国际乳癌协会对 237 例 HBOC 家庭的分析显示，约 81% 为 BRCA1 失活所致，另有 14% 与 BRCA2 失活有关。有研究表明，BRCA1 突变者终生患乳癌及卵巢癌的风险分别高达 84% 及 40%，BRCA2 突变的乳癌易感性与 BRCA1 相似，但卵巢癌的患病风险相对 BRCA1 较低。对此类患者施行预防性卵巢切除不仅可以降低卵巢癌的危险性，并且可以减少乳腺癌的危险性，缓解患者的心理压力，提高生活质量。目前一般认为，对于有遗传性卵巢癌家族史、BRCA1 和 BRCA2 检测阳性的妇女，在 35 岁以后、已完成生育的情况下，可考虑行预防性卵巢切除，而该家族成员中 BRCA1 和 BRCA2 阴性的妇女则不必行预防性卵巢切除。对于年轻、有生育要求的妇女，可采用口服避孕药预防卵巢癌的发生，待完成生育后再行预防性卵巢切除。对于无条件行 BRCA1 和 BRCA2

检测者,只能根据家族史决定是否行预防性卵巢切除。

（2）有卵巢癌家族史的妇女:如果一名妇女有两名或两名以上一级亲属患卵巢癌称为遗传性卵巢癌,而家族性卵巢癌是指家族成员中有卵巢癌患者。实际临床工作中很少有两个一级亲属患卵巢癌（遗传性卵巢癌）,而多数为一个一级亲属患卵巢癌,其他亲属患卵巢癌或乳腺癌（家族性卵巢癌）。多数学者认为,对于家族性卵巢癌家族的妇女应行 *BRCA1* 和 *BRCA2* 的检测,阳性者可行预防性卵巢切除,而阴性者定期随访。

（3）无卵巢癌家族史的妇女:对于此类妇女因其他良性疾病需行盆、腹腔手术时是否应同时行预防性卵巢切除至今仍有争议。赞成者认为预防性卵巢切除最主要的作用在于可预防卵巢癌的发生。Sightler 等研究发现 40 岁以上的妇女若在第一次子宫切除术时同时预防性切除卵巢,可降低 5.2% 的卵巢癌的发生率。此外,预防性卵巢切除还可预防残留卵巢综合征的发生,消除因卵巢其他良性病变而再次手术的可能,从而提高患者的生活质量。反对者则认为卵巢为女性重要的生殖及内分泌器官,即使在绝经后,卵巢也仍保有部分内分泌功能。预防性卵巢切除使雌激素及雄激素水平下降,导致一系列围绝经期症状的发生,影响患者的生活质量,严重者甚至可能导致预期寿命的缩短。即使施行预防性卵巢切除,术后仍有发生原发性腹膜癌的可能。

总之,是否行预防性卵巢切除应综合考虑患者的绝经及生育状况、家族史、基因筛查结果、激素替代治疗及其他治疗方法、手术风险、患者的意愿等。其中,患者的绝经情况和生育情况是最终的决定因素,医生应重点考虑患者的态度。对于切除了卵巢的患者来讲,激素替代治疗是有必要告知的内容。

3. 预防性卵巢切除手术方式的探索　切除子宫的同时行预防性卵巢切除通常有以下几种方式:经腹子宫及双侧附件切除术、腹腔镜下子宫及双侧附件切除术、阴式子宫及双附件切除术、腹腔镜辅助下阴式子宫及双附件切除术。以往认为预防性卵巢切除需行开腹手术或在腹腔镜辅助下经阴道施行,而单纯经阴道手术很难做到。随着妇科医生手术技巧的提高,经阴道子宫切除加双附件切除术式已较普遍开展。Sheth 和 Malpani 对 150 例患者中的 145 例成功施行了阴式子宫全切加双附件切除,与对照组相比,手术时间仅增加 15 分钟,而并发症并无增加,有力地证明了阴式子宫全切加双附

件切除是可行的。另外随着腹腔镜手术的广泛开展,目前大多数妇科手术可通过腹腔镜完成,且有损伤小、恢复快等优点。总之,预防性卵巢切除手术方式的选择应根据原发病变、治疗目的以及患者的要求综合考虑进行选择。

（二）腹腔镜手术对于卵巢癌诊治的价值

腹腔镜手术由于其损伤小、恢复快的优点,在妇科临床上得到了广泛的应用。自 90 年代初 Reich 等施行腹腔镜下卵巢癌盆腔淋巴结切除术以来,已有很多关于借助腹腔镜完成妇科恶性肿瘤手术的报道,但总例数不多,随访时间短,且尚缺乏与开腹手术比较的大规模前瞻性研究,因此,其远期效果仍有待观察。目前,腹腔镜技术在卵巢恶性肿瘤的诊断、治疗以及随访中的价值在学术界仍存在争议。

1. 腹腔镜在卵巢癌诊断中的价值　前面多次提到,卵巢癌是女性生殖系统三大恶性肿瘤中死亡率最高的一种,早期症状体征不典型,难以发现,一旦发现,多已为晚期,预后极差。腹腔镜可以直视盆、腹腔脏器,明确盆腔包块的性质和来源,并且可以在直视下取腹水、腹腔冲洗液及活检以明确诊断。对于一些晚期患者,有盆、腹腔广泛播散,病灶与周围组织粘连,固定,解剖关系不清,不能进行满意的肿瘤细胞减灭术,或者患者的一般情况差,大量腹水,不能耐受手术的情况下,可在腹腔镜下取得恶性肿瘤的证据,以便于先期化疗。Sypurdeeva 等认为,对于不明性质的盆腔肿块,应尽早行腹腔镜检查明确诊断,以免延误治疗或使患者接受过度治疗。即使临床已经怀疑卵巢恶性肿瘤,仍可通过腹腔镜确诊而不应成为腹腔镜检查的禁忌。对于仅有 CA125 升高而腹、盆腔 B 超及 CT 均未发现异常的患者,也可应用腹腔镜检查以明确诊断。腹腔镜检查用于卵巢癌的诊断的最大争论在于,腹腔镜下活检可人为导致肿瘤破裂而致临床期别升高。

2. 腹腔镜在卵巢癌分期手术中的应用价值及探索　近年来,妇科肿瘤学家对腹腔镜在卵巢癌分期手术中的价值作出了积极的探索。认为腹腔镜在卵巢癌分期中的作用主要有以下几点:

（1）有利于发现上腹部尤其是横膈的转移病灶:卵巢癌的主要转移方式为盆腹腔各脏器表面的广泛种植,横膈和肝表面是卵巢癌主要的种植部位。剖腹探查时,由于各种原因,往往无法发现横膈和肝表面的微小转移病灶,从而导致分期较低,处理不足,并且不利于预后的判断。腹腔镜可贴近组织借助强光源仔细观察,并且具有放大作用,因

此更有利于发现横膈、肝胆、胃底及大网膜的微小病灶。1975年Rosenoff报道12例经开腹手术确定为Ⅰ、Ⅱ期的卵巢癌患者,术后腹腔镜检查发现7例有横膈转移。1989年孙爱达综合文献报道92例开腹手术诊断为卵巢癌Ⅰ、Ⅱ期的患者,术后1个月经腹腔镜再分期,发现其中14例(15%)有横膈转移,实为Ⅲ期。可见腹腔镜手术更有利于发现上腹部的微小病灶以及准确分期。

(2)腹腔镜下采集腹腔冲洗液有利于卵巢癌的准确分期:腹腔液是卵巢癌转移到盆腹腔其他脏器的媒介物,腹腔镜能在直视下作较大的腹腔冲洗,尤其是肝曲、脾曲、横膈等较隐蔽的部位,并且可以避免血液污染,从而提高腹腔冲洗液的阳性率,为卵巢癌的准确分期提供依据。

(3)卵巢癌易于复发,应予以长期监测与随访。二次探查手术是在直视下对盆、腹腔脏器进行详细的探查,因此对病情的监测更为直观、准确。可是,二探手术均带有一定的创伤性。近年来,随着腹腔镜器械的不断改进以及手术技巧的不断提高,多数学者认为,由有丰富腹腔镜经验的妇科肿瘤医生施行腹腔镜二探手术是可行、可信的,特别是应用显微腹腔镜技术,更能提高手术的安全性。有些学者认为,利用腹腔镜二探手术可取得与开腹二探手术相近的效果,而腹腔镜二探手术具有出血少,恢复快,住院时间短等优点,但取得的活检标本数量较开腹手术少50%。Lele等发现,肿瘤细胞减灭术6月后行腹腔镜探查,其阳性结果与开腹二探手术的符合率为100%,而阴性结果的符合率仅为70.5%,并建议对腹腔镜探查阳性者应及时增加化疗强度或更改化疗方案,如此可使近一半病例避免开腹探查术。当然,也要考虑盆、腹腔粘连等情况,可能导致腹腔镜手术失败。总之,应结合患者具体情况和术者的经验,选择施行腹腔镜或开腹二探手术。

3. 腹腔镜在卵巢癌治疗中的价值

(1)腹腔镜下肿瘤细胞减灭术:多数情况为早期病例行腹腔镜探查术时发现肿瘤局限于一侧卵巢,且包膜完整,但又不能排除恶性肿瘤时,可以先在腹腔镜下切除肿瘤或行患侧附件切除并将其完整取出,尽可能避免人为所致的肿瘤破裂。切除肿瘤送快速冰冻病理检查,视具体情况决定是否补充手术,如镜下子宫切除、大网膜切除、盆腔淋巴结切除等。即使因术前估计不足而行卵巢肿瘤剥除或术中肿瘤破裂,只要及时补充手术,并充分冲洗腹腔,术后予以有效、足疗程的化学治疗,一般也不致

影响预后。Sjovall等研究认为手术所致的包膜破裂并不影响早期卵巢癌患者的5年生存率。

尽管有晚期卵巢癌应用腹腔镜行肿瘤细胞减灭术的病例报道,但目前大多数学者认为,晚期卵巢癌盆腔包块多固定,不活动,盆腹腔广泛粘连,有时开腹手术都十分困难,腹腔镜技术自身的特点决定了利用腹腔镜行满意的肿瘤细胞减灭术更加困难,并且存在入路伤口肿瘤种植转移等风险,故开腹行肿瘤细胞减灭术是晚期卵巢癌手术治疗的首选,不主张在腹腔镜下行肿瘤细胞减灭术。

(2)腹腔镜下腹腔化疗:卵巢癌最主要的转移方式为腹腔内各脏器表面广泛种植,根据这一生物学行为,腹腔内化疗应该是一种较好的化疗途径。理论上,采用腹腔镜下穿刺化疗可以避免脏器损伤和无效化疗,因此是一种更为安全有效的方式。Arts等报道,在腹腔镜协助下插管进行腹腔化疗获得成功,并建议在腹腔可能存在粘连时最好采用开放式腹腔镜置管,国内亦有利用腹腔镜气腹针行单次腹腔穿刺化疗的报道。但目前尚缺乏大规模的临床研究报道。

4. 腹腔镜手术在卵巢癌诊治中面临的难题

(1)腹腔镜手术自身的限制:腹腔镜手术在卵巢癌诊断、分期及治疗中具有一定的优越性,但其应用也有一定的局限性。如果出现盆腔包块固定,盆、腹腔广泛粘连等情况,腹腔镜下所见范围狭小、局限,且不能直接触诊检查,对后腹膜和盆底病灶检查有一定困难,加之所取组织较小,易致误诊。腹腔镜手术中肿瘤破裂的风险相对升高,从而导致肿瘤临床期别提高。

(2)腹腔镜入路伤口肿瘤种植或转移问题:腹腔镜穿刺部位出现肿瘤种植和转移的几率远高于开腹手术,其发生的机制主要有以下几种假说:机械性机制、代谢/免疫学机制、血源性机制、腹腔镜特殊的气腹环境作用机制等,还有待于进一步研究。卵巢癌腹腔镜术后穿刺部位肿瘤种植转移的发生率报道不一,Childer等报道为1.4%,Canis等报道为2%,Kruiwagen等报道肿瘤种植发生率高达16%。腹腔镜穿刺部位肿瘤种植可见于临床各期别的卵巢癌,但随着临床期别的升高及腹水的出现,其发生率明显增高。Kinderman等报道Ⅰa期卵巢癌患者腹壁穿刺部位转移率为1.2%,Ⅰc期~Ⅳ期则增至26%。因此,在临床工作中,应严格选择病例,并采取必要的预防措施,如尽量完整切除肿块并用内袋完整取出,将穿刺针与腹壁固定,以避免气体释放速度过快,减少器械更换次数,取出

穿刺套管后冲洗穿刺部位,关闭穿刺部位腹膜等,以减少肿瘤种植和转移。

(3)二氧化碳气腹与恶性肿瘤转移:CO_2 气腹是否促进恶性肿瘤种植和转移是目前研究的焦点。多数研究表明,腹腔镜手术切口小,比传统开腹手术能更好的保留系统免疫功能,但在腹腔镜手术中 CO_2 气腹却可显著抑制腹腔内局部巨噬细胞系统等介导的细胞免疫,且明显强于开腹手术。Lee 等在对小鼠肿瘤模型的研究中发现,气腹组肿瘤细胞的种植指数显著高于对照组(空气组),凋亡率则显著低于对照组,据此认为,CO_2 能刺激肿瘤细胞以较高的增殖率生长。Leister 等在 SCID 小鼠结肠癌模型的研究中也认为 CO_2 气腹促进了肿瘤细胞的生长,增加了肿瘤相关蛋白的表达,应用腹腔镜手术可能增加患者术后肿瘤复发和转移的风险。然而,在最近的研究中,许多学者却提出了相反的结论,Schmidt 等体外模拟腹腔镜气腹环境培养儿童肿瘤细胞,得出 CO_2 能抑制肿瘤细胞生长的结论。Tan 等报道,体外环境中 CO_2 气腹与 N_2 和 He 相比能更显著的降低肿瘤细胞的粘附性和种植率,且气体压强越高,种植率越低,气腹并不增加肿瘤细胞的有丝分裂。多数学者认为,手术时肿瘤细胞逸出将会增加腹腔内肿瘤复发的机会。CO_2 气腹时,肿瘤细胞会弥散于 CO_2 气体中,随气体在腹腔扩散,造成腹腔转移或种植于穿刺孔。可采用包括用 He 气腹代替 CO_2 气腹或用无气腹的腹腔镜技术,腹腔灌注细胞毒性因子如肝素、聚维酮碘等预防措施,严格遵守肿瘤外科学的无瘤原则以防止沾染。总之,CO_2 气腹对肿瘤增殖及转移的影响仍有争议,同时实验结果能否与临床实践一致,尚需要大量临床随机对照试验来证实。我们相信,随着研究的不断深入和发展,腹腔镜技术将会有更加广阔的应用前景。

三、卵巢癌化学治疗的难点与思考

(一)卵巢癌化疗的历史变迁

卵巢癌的化疗经历了三个里程碑时代:20 世纪 70 年代的烷化剂化疗、80 年代的铂类化疗和 90 年代的紫杉醇化疗。随着化疗药物和有效化疗方案的改进,卵巢癌的治疗效果有了很大的提高,尤其是卵巢恶性生殖细胞肿瘤的死亡率从原来的 90% 降至 10%,成为治疗效果最佳的卵巢恶性肿瘤。目前,卵巢癌的化疗多采用铂类为主的联合化疗,卵巢上皮癌的一线化疗方案有 TP(紫杉醇+顺铂/卡铂)、CP(环磷酰胺+顺铂)、CAP(环磷酰胺+阿霉素

+顺铂),卵巢恶性生殖细胞肿瘤化疗的金标准方案为 BEP(平阳霉素+依托泊苷+顺铂)方案。

(二)耐药型卵巢癌研究的新进展

化疗耐药性是指肿瘤对化疗药物呈现无反应状态,是卵巢癌化疗失败的中心环节。耐药可发生在宿主与肿瘤两个方面,前者主要表现在药代动力学方面,如对药物的低吸收、高降解、与血浆转运蛋白结合程度的改变等。后者主要是在细胞水平上,可分为固有性耐药和获得性耐药。固有性耐药是指肿瘤在首次化疗前即存在的化疗药物耐受,对一线化疗药物无反应。获得性耐药是指肿瘤在首次化疗时表现出较高的反应性,而肿瘤复发再次化疗时对先前敏感的化疗药物产生抵抗。据报道,在首次化疗中,化疗反应率约为 80%,当卵巢癌复发时,反应率降至 20%。对卵巢癌来说,获得性耐药是卵巢癌化疗失败的主要原因。逆转化疗耐药性对提高治疗效果、改善患者预后有重要的意义。

1. 化疗耐药机制的复杂性 化疗耐药患者常表现为铂类耐药和对其他化疗药物的反应性降低。对卵巢癌耐药机制的研究不仅有利于深入了解疾病发生发展的规律,更重要的是有助于采取针对性的措施逆转耐药性,提高患者对化疗药物的敏感性,从而提高生存率,改善预后。

(1)经典的多药耐药机制:卵巢癌经典的多药耐药机制涉及 ABC(ATP binging cassette)型膜载体蛋白家族。目前发现的膜载体蛋白家族成员有 50 多种。ABC 转运蛋白可将多种抗肿瘤药物排出细胞外,从而降低细胞内药物浓度,导致细胞耐药。ABC 家族成员 P-糖蛋白、多药耐药相关蛋白、乳腺癌耐药蛋白,以及肺耐药相关蛋白均参与了卵巢癌的多药耐药。

多药耐药相关基因-1(MDR-1)是第一个被确定的多药耐药相关基因,其编码的 P-糖蛋白具有膜转运蛋白的结构特征。卢丹等研究发现 P-糖蛋白在正常卵巢组织和卵巢良性肿瘤中未见良性表达,在初治的卵巢癌组织中其阳性表达率为 40.5%,而在化疗后或复发性卵巢癌中阳性表达率明显增加。研究结果表明 P-糖蛋白在卵巢癌固有性耐药机制中不起主导作用,而在获得性耐药机制方面可能发挥更大作用。

多药耐药相关蛋白(MRP)是最早是在 P-糖蛋白表达阴性的小细胞肺癌细胞系 H69 中发现并分离出来的。MRP 参与内源性物质和毒物的谷胱甘肽巯基复合物的转运。在 MRP 过度表达的细胞,MRP 分布于细胞膜、细胞核与高尔基复合体网状结

构有关的点状区域,可能通过隔离所在位置的细胞毒性药物,使结合靶点的药物减少从而导致耐药。

乳腺癌耐药蛋白(BCRP)分子量约为72KD,为半转运蛋白。推测其本身通过形成二聚体或四聚体而发挥作用。多种研究均证实,在对拓扑替康、米托蒽醌等耐药的卵巢癌细胞中存在BRCP的高表达。

肺耐药相关蛋白(LRP)介导的耐药机制可能为:①阻止药物通过核孔进入细胞核;②将药物通过转运载体运出细胞外;③通过细胞质中的运输囊泡,将药物通过胞吐方式排出细胞外。通过上述三种方式降低细胞内药物浓度,从而导致耐药。

(2) DNA损伤修复系统失调:DNA损伤修复能力增强、损伤耐受是导致卵巢癌顺铂耐药的主要原因之一,其机制目前尚不完全清楚。现有的研究结果表明:

1) 与拓扑异构酶(TOPO)量或活性降低有关:目前已知拓扑异构酶有两个亚型,TOPO Ⅰ和TOPO Ⅱ。TOPO Ⅰ主要指导DNA超螺旋结构的松解和逆转,TOPO Ⅱ则参与染色体浓缩和分离。拓扑异构酶功能异常可导致DNA损伤。

2) 与DNA聚合酶有关:Okuda等研究发现,顺铂可诱导DNA聚合酶中dCMP转移酶(又称hREV1)蛋白水平的上升。hREV1可跨DNA损伤合成,能加强细胞存活和在残存子代中产生耐药突变,因此顺铂可能增强其自身的致突变性,即诱导克隆细胞的高度耐药性,更重要的是hREV1调节细胞群水平的顺铂耐药的发生。因此,hREV1在顺铂诱发的基因不稳定性和获得性耐药中是一种重要作用因子。

3) 与其他DNA修复酶增高有关:研究表明,抗代谢药物吉西他滨(Gemcitabine)和顺铂有协同活性,可抑制特殊的核酸外切酶,如DNA交联蛋白ERCC1,比单用铂类更能减少DNA修复,从而增强铂类作用。

(3) 细胞内化疗药物代谢解毒增加:谷胱甘肽S(GSTs)转移酶是一组具有多种生理功能的蛋白质,在包括卵巢癌在内的多种实体肿瘤中过表达。GSTs最基本的生理功能是参与机体解毒。GSTs表达导致肿瘤耐药的可能机制为:①催化谷胱甘肽与亲电子分子如铂类药物结合,促进肿瘤细胞内化疗药物外排增加,细胞内药物浓度下降,出现耐药;②通过非酶解的方式将细胞内化疗药物排出,从而达到解毒目的。谷胱甘肽(GSH)是体内的一种非特异性解毒物质,对肿瘤细胞免受脂质过氧化酶的破坏起保护作用。目前的研究显示,在耐药状态下,肿瘤细胞内的化学药物与GSH结合增加并使其对化疗药物的解毒作用增加或肿瘤细胞内药物外排增加,使肿瘤药物毒性下降。

(4) 细胞凋亡通路受阻:化疗药物可通过诱导细胞凋亡从而发挥其抗肿瘤效应,因而细胞凋亡通路受阻可能是肿瘤耐药的重要机制之一。核因子(NF)κB通路是细胞凋亡中重要的调节者,在多种肿瘤中持续性激活,可保护肿瘤细胞免于受细胞毒性药物等诱发的凋亡,从而导致化疗耐药。半胱天冬氨酸(cystein-containing a spartat-specific proteases,caspases)家族在细胞凋亡过程中也发挥着重要作用,其中与顺铂耐药相关的主要为caspase-2和caspase-3。caspase-2和caspase-3蛋白活化可促进卵巢癌细胞系A2780和A2780/DDP细胞凋亡,两种蛋白表达抑制可能与耐药株A2780/DDP细胞减少有关。Caspase的抑制物XIAP对调节卵巢癌细胞凋亡有重要作用。XIAP过表达可诱导Akt磷酸化,细胞凋亡受阻,而下调XIAP的表达,则可通过活化caspase-3以诱导Akt的剪切,从而引起细胞凋亡。

(5) 其他

1) p53基因:p53基因是一种典型的抑癌基因,其编码的p53蛋白具有调控细胞周期、诱导细胞凋亡、抑制血管生成和DNA修复等作用。卵巢癌中存在着p53基因的频繁突变和缺失,野生型p53不仅能抑制那些促进失控细胞生长和增殖的基因表达,还能活化抑制失控细胞异常增殖的基因,从而发挥抗肿瘤作用。肿瘤细胞中存在野生型p53表达的卵巢癌患者对铂类敏感。p53基因突变后将丧失此功能,此外,突变的p53基因可选择性上调MDR-1的表达,促进细胞内化疗药物的外排,降低细胞内化疗药物的浓度,导致耐药。

2) 热休克蛋白:Yamamoto等研究发现在顺铂耐药株2008/C13 5.25、2008/D 240中的热休克蛋白27(HSP27)表达高于敏感株2008。顺铂可诱导耐药株和非耐药株中的HSP27的表达,前者表达水平明显高于后者。研究还证实暂时转染HSP27的有意义链可使细胞对顺铂耐药性增加,而转染HSP27的反义链可使细胞对顺铂敏感性增加。故推论HSP27在耐药上起重要作用。

3) 蛋白激酶C(PKC)活性的增加:蛋白激酶C是一组Ca^{2+}/磷脂依赖的同工酶。目前的研究显示,PKC可使P-糖蛋白或多药耐药相关蛋白磷酸化而具有活性,因此也是多药耐药性的重要机制之一。

4）人错配修复基因（*hMLH1*）：DNA错配修复（MMR）基因是在遗传性非息肉性肠癌中分离出的一组遗传易感基因，在DNA的修复损伤中起着重要作用。目前研究较多的是*hMLH1*和*hMLH2*，其中*hMLH1*丧失被认为与铂类耐药有关。体外实验证实，某些卵巢癌细胞株在顺铂诱导下，呈现*hMLH1*缺失，提示可能与顺铂耐药有关。但目前关于*hMLH1*与卵巢癌耐药相关性的临床研究较少，且样本量小，有待于进一步研究。

上述耐药机制只是目前卵巢癌耐药性研究中大多数学者接受的内容，此外尚有细胞外基质、细胞间相互作用、信息通道改变等机制。总之，卵巢癌的耐药机制是一个多因素、多步骤作用的复杂的过程，涉及药物蓄积、代谢、DNA损伤修复、凋亡等多个方面，哪个方面起主导作用目前尚无定论，还有待后来者进一步的探索。

2. 避免卵巢癌耐药发生的切入点　化疗耐药是卵巢癌化疗失败的主要原因，尽管目前已有大量关于卵巢癌耐药机制的研究，但迄今为止，其确切机制尚未完全清楚，临床上尚无法从根本上解决耐药问题。因此，在临床上应特别注意预防，避免或延迟耐药的发生。

（1）熟悉各种化疗药物的理化性质、体内代谢特点和抗肿瘤作用机制，做到抗癌药物的合理化应用。化疗药物必须在肿瘤细胞内达到一定的浓度并维持一定的时间才能达到有效的化疗，否则，不仅达不到应有的治疗效果，反而可能导致耐药，加大治疗难度。

（2）足量、及时、规范：根据1996年曹泽毅等对我国61家医院的一年未控与复发的978例卵巢癌的回顾性分析，其中532例（55.47%）是由于化疗剂量不足，或用药不及时，或间歇时间过长所致。因此，应强调足量、及时的规范性化疗。肿瘤细胞减灭术后应及早开始化疗，每3~4周重复1疗程，不要轻易延长间歇期，坚持及时、规范的化疗。用药的疗程一般以6~8疗程为宜。

（3）联合化疗：已有的研究表明，在一群肿瘤细胞中，仅有部分处于活跃增殖状态，其他细胞则处于相对静止的非增殖状态（G0期）。因此，将作用于不同细胞增殖时期的药物联合使用，在杀伤肿瘤细胞的同时，可促使G0期的细胞进入增殖期，从而提高化疗敏感性。同时，也有研究发现，不同的卵巢癌细胞对同一药物可有不同的耐药机制，同一细胞对同一药物也可有不同的耐药机制，因此，联合化疗可避免单一药物化疗导致的耐药。选择药物时应注意选择作用机制和作用细胞增殖周期时相不同者联合，几种药物疗效应为相加或协同作用，且无毒副反应相加。

（4）个体化原则：由于各种原因，个体对化疗药物的敏感性存在差异，随着体外抗肿瘤药敏试验技术的提高，体内外药敏试验的符合率增加，故有必要提倡根据药敏结果指导化疗药物的选择，使化疗个体化，减少化疗的盲目性，提高疗效，避免耐药的发生。

（5）减少不必要的先期化疗：这是由于：①对卵巢癌的有效化疗必须建立在尽可能切净肿瘤，使残留癌灶最小化的基础上。原因在于切除大块肿瘤，有利于化疗药物对残存小病灶的杀灭，并且切除大部分肿块后，使残存的处于G0期的癌细胞进入增殖分裂期，有利于化疗药物的作用。②目前绝大多数的回顾性分析均显示先期化疗的主要作用在于控制腹水，减轻或缩小肿瘤粘连或体积，为理想的肿瘤细胞减灭术创造条件，并不改善预后，延长生存期。先期化疗一般以1~2个疗程为宜，不必要或过多的先期化疗可能造成耐药，增加治疗难度。

3. 卵巢癌耐药逆转治疗的思路　在体外实验研究中已发现多种物质具有全部或部分恢复耐药细胞对化疗药敏感性的功能，这些物质大概包括：钙离子通道阻滞剂、钙调蛋白抑制剂、抗疟药、环孢菌素A及其衍生物；抗生素类、抗疟药；雌、孕激素及抗激素类化合物；蛋白激酶抑制剂、表面活性剂及DNA修复抑制剂等；某些草药成分如：姜黄素、胡椒碱、奶蓟、黄酮类、麻醉椒等可通过不同的机制下调P-糖蛋白的表达而逆转耐药。这类药物统称为耐药修饰剂（resistance modifying antigents，RMAs）。目前已有小部分用于临床耐药卵巢癌的治疗。

（1）针对经典多药耐药机制的治疗：临床上多药耐药的重要机制之一是药物转运蛋白如P-糖蛋白的过表达。P-糖蛋白的过表达是引起细胞内药物浓度下降的主要因素之一。对于与P-糖蛋白有关的多药耐药，可能通过以下途径克服：①抑制MDR-1介导的药物外排；②使用特异性单抗封闭P-糖蛋白，降低其药物运输活性。目前已有许多这方面的研究，试验模型表明，至少在体外，许多药物可以逆转MDR-1介导的药物外排。

1）环孢菌素A（cyclosporin A，CsA）：P-糖蛋白抑制剂，可与糖蛋白结合，从而抑制其跨膜泵的作用。

2）维拉帕米：钙通道阻滞剂，是最早报道的具有逆转肿瘤细胞 MDR 表型的药物。体外试验研究结果表明，它能在 MDR1 基因的翻译水平上抑制 P-糖蛋白的合成及活性。但在临床试验的效果并不理想。

3）多药耐药相关蛋白调节剂（valspodar，PSC-833）：环孢素 D 的衍生物，只需极低浓度即可抑制 ATP 酶和 P-糖蛋白的转运功能，并且没有神经毒性和免疫抑制等副作用。但 2002 年美国临床肿瘤学会的一次大样本的随机临床研究中，比较了 PC-PSC 方案与 PC 方案的疗效。其前期研究发现，与 PSC-833 合用，会导致药物不良反应增加，因此紫杉醇的剂量有所减少。尽管如此，接受 PC-PSC 化疗方案的患者，仍出现较多的骨髓抑制、呕吐及共济失调症状。PC 方案组患者，则出现较多神经系统症状。然而，两种方案的中位无进展时间（分别为 13.2 个月和 13.5 个月）则差异无显著意义，说明上述应用 MDR 调节剂的 PC-PSC 方案在卵巢癌中所取得的效果是有限的。

（2）基于解毒通路的治疗方法：TLK286（Telcyta）为谷胱甘肽类似物前体药物，经谷胱甘肽转移酶裂解、激活后，释放出活性细胞毒成分和谷胱甘肽类似物，前者可与肿瘤细胞的 DNA、RNA、蛋白质发生反应，诱导细胞凋亡，后者可与 GST 结合，抑制其诱导的肿瘤细胞耐药性。研究表明，TLK286 可促进奥沙利铂、卡铂、阿霉素、紫杉醇等在结直肠癌、卵巢癌、非小细胞肺癌和乳腺癌细胞系中的抗肿瘤效应。该药与铂类药物和紫杉醇为基础的化疗区交叉耐药性，且有良好的耐受性，目前已进入Ⅲ期临床试验。

（3）以凋亡通路为基础的治疗方法

1）17-烯丙基-17-脱甲氧羰基达那霉素（17-AAG）：是基于细胞凋亡通路的代表性药物，可以通过多种机制增强细胞凋亡。目前已进入临床试验阶段，用于治疗多种血液系统肿瘤和晚期实体瘤。

2）波替单抗（bortezomib，PS341，Velcade）：是一种蛋白酶体抑制剂，除可通过凋亡通路达到抑制肿瘤的目的外，还可抑制肿瘤多药耐药基因的 MDR-1 的表达，降低 P-糖蛋白的水平，从而逆转 P-糖蛋白过表达的化疗耐药，增加对化疗药物的敏感性。

（4）DNA 聚合酶抑制剂：该类药物主要是通过抑制 DNA 聚合酶，从而抑制 DNA 修复，达到逆转耐药的目的。目前已用于临床Ⅰ期试验的 DNA

聚合酶抑制剂有 Aphidicolin、Lu103793 等。

（5）血管生成抑制剂：该类药物通过与血管内皮生长因子（VEGF）特异性结合，阻止其与受体相互作用，发挥对肿瘤血管的多种作用：使现有的肿瘤血管退化，从而切断肿瘤细胞生长所需营养；使存活的肿瘤血管正常化，降低肿瘤组织间压，改善化疗药物向肿瘤组织内的传送，提高化疗效果；抑制肿瘤新生血管生成，从而持续抑制肿瘤细胞的生长和转移。代表性的药物如 bevacizumab、aflibercept 等已通过 FDA 认证。Bevacizumab（贝伐单抗/安维汀）是重组人源化抗 VEGF 单克隆抗体，于 2010 年在我国上市，目前在妇科肿瘤中主要是用于复发耐药型卵巢癌的化疗。在欧盟，该药建议用于晚期上皮性卵巢癌、输卵管癌、原发性腹膜癌的一线化疗（联合卡铂和紫杉醇），或用于既往未接受过该药或其他 VEGF 抑制剂或 VEGF 受体靶向药物治疗的铂类敏感的肿瘤初次复发的化疗（联合卡铂和吉西他滨）。

（6）卵巢癌多药耐药的基因治疗进展：耐药相关基因的表达导致多药耐药是化疗失败的主要原因。封闭 MDR-1 基因的表达，从基因水平逆转耐药是解决卵巢癌耐药的根本措施。近年来，随着研究的不断深入，卵巢癌多药耐药的基因治疗研究已成为研究热点，显示出良好的前景。目前主要采用以下方法：

1）反义寡核苷酸技术：通过人工合成一段与 DNA 或 mRNA 上特定的靶序列互补的寡核苷酸，形成空间位阻，抑制靶基因的表达，调节由基因到蛋白质的信息传导，是对有害基因或过表达基因的一种有效的基因封闭技术。

2）反义 RNA 技术：通过体外合成反义 RNA 或利用基因重组技术，在适宜的启动子和转录终止子之间反向插入一段靶基因，构建人工表达载体，转录后产生的反义 RNA 与目的 mRNA 结合，从而抑制靶基因的表达。针对 P-糖蛋白设计的反义 RNA 在多种耐药的肿瘤细胞中均有效地下调 mdr12mRNA 的表达，恢复肿瘤细胞对化疗药物的敏感性。

3）RNA 干扰：近年来研究表明，某些小干扰 RNA（siRNA）可高效、特异地阻断体内特定基因的表达，促使 mRNA 降解，诱使细胞表面表现出特定基因缺失表型，称为 RNA 干扰。其双链 RNA 通过特异性结合互补链从而抑制基因的表达，引发转录后基因沉默（PTGS）。Nieth 等用此技术转染针对 MDR-1 的 dsRNA 到胰腺癌 EPP85-181RDB 和胃癌

EPG85-257RDB 细胞中,结果对阿霉素的耐药分别逆转了 89% 和 58%。表明 RNA 干扰途径可以作为一种特异的方式,逆转具有 P-糖蛋白依赖的 MDR 表型的癌症患者对化疗的敏感性。

4)细胞因子基因逆转 MDR:有研究发现一些细胞因子如 TNF、IFN 和 IL-2 可降低 *MDR-1* 基因 mRNA 和 P-糖蛋白的表达水平,增加细胞对化疗药物的敏感性。目前研究最多的是 *p53* 基因。*p53* 基因的突变可激活 MDR-1 基因的启动子,增加 *MDR-1* 基因的表达。因此,利用突变型 *p53* 基因的反义基因或向细胞内导入野生型 *p53* 基因,可逆转肿瘤的多药耐药。

(三)关于卵巢癌巩固化疗的价值的争论

初次肿瘤细胞减灭术后辅以 6 疗程以上的正规化疗后,大多数晚期卵巢上皮癌的患者可以获得临床完全缓解(clinical complete remission, CCR)。但约有 70% 以上的 CCR 患者仍将复发,其根本原因在于使患者达到 CCR 的诱导化疗(一线化疗)未能将肿瘤细胞减灭术后残存的肿瘤细胞完全杀灭。达到 CCR 的患者虽然临床上已无肿瘤存在客观证据,但体内仍可能残存高达 10^9 个癌细胞。只有将癌细胞杀灭至 $10^4 \sim 10^5$ 时,残存的癌细胞才可能被自体的免疫系统杀灭,从而达到根治目的。因此,要达到根治目的,在卵巢癌的标准治疗后辅以巩固化疗是十分必要的。

长期以来,人们对是否实施卵巢癌巩固化疗存在争论。四川大学华西第二医院的一项回顾性临床分析结果指出,对 28 例达到 CCR 患者给予 CP 或 TP 方案巩固化疗,每 3 个月 1 次,共 3~4 次。随访结果 5 年无瘤生存率 25%,总生存率 50%,因此认为巩固化疗可以延缓复发,延长生存期。浙江大学妇产科医院也有巩固化疗后生存期达 10 年以上的病例报道。而北京协和医院同时报道了一项前瞻性随机对照临床试验(RCT)结果,巩固组 17 例,接受原化疗方案化疗 4 疗程;对照组 15 例,仅随访观察。结果巩固组 1 年和 2 年复发率分别为 11.8% 和 35.7%,对照组分别为 13.3% 和 54.5%,两组无统计学差异,表明巩固化疗未能延缓患者复发,值得进一步开展多中心大样本 RCT 研究。国际上已有许多探索性临床研究显示,顺铂腹腔化疗作为巩固治疗手段可延长卵巢癌患者无瘤生存时间,但是这些研究均为小样本非 RCT,缺乏强有力的循证医学证据。2003 年 Markman 报道了一项 GOG/SWOG9701 巩固化疗 RCT 结果,将经标准治疗(紫杉醇+铂剂)后达到 CCR 的晚期卵巢癌患者

随机分为两组后分别接受 3 个或 12 个疗程的单剂紫杉醇化疗。结果显示 12 个疗程组无进展生存期(PFS)较 3 个疗程组明显延长,平均延长 7 个月(28 个月与 21 个月,$P = 0.0023$)。Ⅱ级周围神经毒性发生率 12 个疗程组明显高于 3 个疗程组,至试验中止时共有 17 例患者死亡,两组患者总生存率(OS)无差异。一项法国、德国 AGO/GINECO 协作组的 RCT 研究,对 1063 例患者给予或不给予 4 个疗程的拓扑替康巩固化疗(拓扑替康 $1.25mg/m^2$,每天 1 次,连用 5 天),结果未显示 PFS 差异(两组均为 17 个月)。同时 Placido 报道意大利一项多中心Ⅲ期 RCT 试验结果,273 例晚期卵巢癌患者接受标准一线化疗后,随机分组。治疗组(137 例):拓扑替康 $1.5mg/m^2$,每天 1 次,连用 5 天×4 疗程巩固化疗;对照组(136 例)仅随访观察。结果显示两组患者 PFS 亦无差异($P=0.83$)。上述欧洲的二个大样本 RCT 结果均不支持拓扑替康巩固化疗。然而 Bolis 等对 38 例理想或次理想手术后行紫杉醇+卡铂化疗后开腹或腹腔镜证实微小残余或残余灶<2cm 的Ⅲ、Ⅳ期上皮性卵巢癌患者行拓扑替康化疗 4 个疗程,剂量 $1.25mg/m^2$,1~5 天,21 天一个疗程,在临床和影像学无进展证据的患者中行第三次探查术,结果 28.6%(10/38)完全缓解,2.5%(1/38)患者部分缓解,34.2%(13/38)稳定,中位反应持续时间为 8 个月(5~20 个月),1 年生存率为 82.8%。

总之,巩固化疗是否能延长患者无进展生存期,并最终延长总生存期目前尚存在争论,对此问题尚需要大规模 RCT 和循证医学研究证实。对于卵巢癌患者临床上使用巩固化疗应注意,巩固化疗可能增加严重毒性反应的发生率,特别是曾经多次化疗的患者,可能出现严重的并发症,甚至导致死亡,故应严格掌握适应证。

四、卵巢癌的生物治疗的进展与争议

近年来,随着分子生物学、免疫学、基因过程等学科的飞速发展,以基因治疗和免疫治疗为代表的生物治疗为卵巢癌的治疗开辟了新的思路,正逐渐成为继手术、化疗、放疗之后卵巢癌治疗的第四大手段。

1. **基因治疗** 是将外源基因导入肿瘤细胞病有效表达,产生抑制或杀伤肿瘤细胞的效应。目前基因治疗已发展出了多种具有应用前景的治疗方案,大致可分为以下几类:

(1)自杀基因治疗:又称分子化疗、药物敏感

基因疗法。即通过将自杀基因导入肿瘤细胞并进行表达,将无毒性的前体药物在肿瘤内代谢为毒性产物后特异性地引起肿瘤细胞死亡。它与普通化疗的最大区别在于具有特异性。目前研究最广的自杀基因是单纯疱疹病毒胸腺核苷激酶(HSV-TK)。HSV-TK 是一种作用于 DNA 补救合成中的酶,可催化与核苷类似的无毒性抗病毒药物如更昔洛韦(ganciclovir, GCV)和阿昔洛韦(acyclovir, ACV)的磷酸化反应,GCV 磷酸化后进入 DNA 内,抑制 DNA 合成和 RNA 多聚酶的功能,从而发挥对肿瘤细胞的杀伤作用。约 46.5%~98% 的人卵巢癌细胞株能被 HSV-TK 转导,因此 HSV-TK/GCV 系统可能成为选择性的杀伤卵巢癌细胞的有效毒素。有试验提出,使用 ACV 能增加治疗效果且不会增加毒性作用。

(2)基因表达封闭:又称为反义基因疗法,是利用反义核酸技术在转录和翻译水平上阻断某些异常基因的表达,使其不表达或呈低表达,从而达到减少基因产物、抑制细胞恶变的作用。Lui 等利用核酶结合 U6RNA 促进子靶向 HBR2/neu 基因,能够产生特异性的 c2neu RNA 和蛋白表达抑制作用,并在鼠模型体内使 SKOV3 细胞株系生长受抑。Pirollo 等针对 raf-1、H-ras、c-erbB(2)基因设计合成的硫代 ASO,不仅能抑制卵巢癌细胞生长,而且能增加对放疗的敏感性。由于该疗法着眼于生命的最根本点——核酸,因此是一种最根本、最有前途的治疗方法。

(3)基因突变修复:特定的肿瘤总是存在特异性的与控制细胞凋亡和细胞周期有关的基因改变。基因突变修复即将特异性基因导入肿瘤细胞,矫正肿瘤细胞的基因缺陷,使细胞周期停滞,诱导细胞程序性死亡或使肿瘤细胞对化疗和放疗敏感。p53 基因是目前卵巢癌中研究较多的抑癌基因,抑癌基因 p53 功能丧失是肿瘤发生发展过程中最常检测到的变化之一。Balachandran 等将带有野生型 p53 基因的 ADV 载体转染卵巢癌细胞,发现 p53 基因成功表达出蛋白质,然后将此载体转染紫杉醇耐药的卵巢癌细胞,结果显示转染野生型 p53 基因的癌细胞克隆形成明显减少。Kigawa 等发现将野生型 p53 导入卵巢癌细胞,能提高其对化疗药物卡铂的敏感性。Wolf 等报道,在对铂类和紫杉醇耐药卵巢癌患者的 I 期临床实验中,用携带有 p53 基因的 ADV 基因载体进行腹腔内给药治疗,结果发现,ADV 载体介导的 p53 基因通过在腹腔内给药治疗耐药卵巢癌是安全可行的,而且还可以降低部分患者的血清 CA125 水平,也可用于治疗复发性卵巢癌,现即将进入临床 II 期实验。

(4)免疫基因治疗:通过导入能使机体产生抗肿瘤免疫力的基因,增强肿瘤细胞免疫原性,提高机体对肿瘤的免疫应答。包括主动免疫和被动免疫。被动免疫是指应用自身或异体免疫物质(血清或免疫细胞)以增强对肿瘤细胞的免疫反应。主要涉及的细胞因子有白细胞介素(IL)、干扰素(IFN)、肿瘤坏死因子(TNF)等。主动免疫是对以前免疫原性较弱或无免疫原性的肿瘤抗原的免疫应答的活化和增强,通过激发机体自身的免疫保护机制,提高机体免疫系统对肿瘤细胞的识别与反应能力,达到治疗肿瘤的目的,具有作用范围广、不良反应小等优点。近年来,许多肿瘤疫苗已进入临床试验研究。

(5)多药耐药(MDR)基因治疗:详见之前"卵巢癌多药耐药的基因治疗进展"。

卵巢癌的基因治疗作为一种全新的治疗治疗方法,具有远大的临床应用前景。目前,基因治疗研究无论是在动物实验或临床试验中均取得了很大的进展,但基因治疗在临床实际应用中还存在着一些问题。如现阶段尚缺乏高效的载体系统。现存的载体均有各自的局限性,主要为靶向性差,转导的效率低、稳定性不佳以及可能引起毒性反应等。此外,多数肿瘤的形成都是多基因联合作用的结果,因此,以单一突变基因为靶向的治疗难以控制整个肿瘤的进展,故需要有多基因为靶向的研究。这些问题的解决有利于促进基因治疗在卵巢癌中的应用。总之,卵巢癌的基因治疗的方法和思路正在逐步的完善中,相信随着分子生物学技术的进一步发展和人类基因组计划的完成,卵巢癌的基因治疗必将在卵巢癌的治疗中发挥更为重要的作用。

2. **免疫治疗**　是卵巢癌生物治疗的主要组成部分,也是目前卵巢癌治疗研究的热点问题。免疫治疗的目的在于通过提高机体的免疫识别能力和免疫介导的肿瘤杀伤能力,打破患者的免疫耐受和免疫抑制状态,从而达到杀灭残存的肿瘤细胞,提高生存率的目的。卵巢癌的免疫治疗分为主动免疫治疗和被动免疫治疗。

(1)主动免疫治疗:卵巢癌的主动免疫治疗主要是利用肿瘤细胞的免疫原性,采用各种有效的免疫手段,使患者机体免疫系统产生针对肿瘤抗原的免疫反应。具体方式主要是给患者注射具有抗原性的肿瘤疫苗。用于主动免疫的肿瘤细胞疫苗主要有两类:①完整细胞疫苗:如经过各种方法处理和修饰的、灭火的自体肿瘤细胞,经各种抗原修饰的自体树突状细胞等;②以抗原为基础的疫苗:如肿瘤特异性抗原疫苗和 DNA 疫苗等。

(2) 被动免疫治疗:肿瘤的被动免疫治疗即给机体输注外源性的免疫效应物质。包括:

1) 抗体治疗:近年来随着抗体制备技术和其他相关学科的发展,应用抗体治疗肿瘤再次成为研究的热点。除了完整抗体外,现多采用基因工程小分子抗体,原因是其穿透性强,易于在基因水平上进行改造。此外,抗体和核素偶联,双功能抗体,抗体与毒素、光敏物质、细胞因子等基因重组构建免疫毒素和免疫因子等融合蛋白均为目前研究的前沿课题。此外,用抗血管内皮生长因子(VEGF)抗体来抑制 VEGF 活性是较有特色的研究。由于该方法很少产生耐药性,毒副作用少,可长期用药,故适用于各种肿瘤,并可与几种抗血管药物共用,也可与其他药物共用。目前此类药物已开始应用于临床并且可能会成为最主要的肿瘤生物治疗手段之一。

2) 细胞因子治疗:细胞因子具有多种抗肿瘤效应,包括直接破坏肿瘤细胞,激活机体的抗肿瘤免疫,破坏肿瘤血管,诱导机体的炎性反应等。

综上所述,生物治疗正在成为卵巢癌治疗的重要方法之一,显示出远大的应用前景。但现阶段绝大多数方法仍停留在实验室或初期临床试验阶段,要达到大规模的临床应用尚需较长的时间和更大的努力。

五、几种类型卵巢恶性肿瘤

(一) 卵巢交界性肿瘤

卵巢交界性肿瘤(borderline tumor or low potential malignant tumor of the ovary)亦称为“低度潜在恶性卵巢肿瘤”,是介于良性与恶性之间的一种性质较为特殊的肿瘤。1971 年被 FIGO 列为卵巢肿瘤独立的临床和病理学类型。1973 年 WHO 命名为卵巢交界性恶性肿瘤。1999 年 WHO 新分类为交界性肿瘤(borderline tumor)。卵巢交界性肿瘤约占所有卵巢上皮性肿瘤的 10% ~20%,其平均发病年龄约比卵巢上皮性癌年轻 10 岁。四川大学华西第二医院对 2006 年至 2010 年间收治的卵巢交界性肿瘤进行总结,发现平均发病年龄为 36.8 岁,而同时期收治的卵巢上皮性恶性肿瘤的平均发病年龄为 49.5 岁。卵巢交界性肿瘤的病理特点为:细胞核异常,有丝分裂相介于明显良性与肯定恶性之

间,复层不典型细胞团脱离原位,缺乏明显的间质浸润。有无破坏性间质浸润是区别鉴别交界性肿瘤与浸润癌最重要的标准。卵巢交界性肿瘤的病理组织学类型多为浆液性(SBT)和黏液性(MBT),尤以浆液性肿瘤最为多见。肿瘤常为偶然发现,多数为早期,80% 为 Ⅰ ~ Ⅱ 期。不育、未孕、未产、卵巢过度刺激综合征可能为发病的高危因素,妊娠、口服避孕药有保护作用。

1. 卵巢交界性肿瘤诊断的困难性 卵巢交界性肿瘤一般无症状,多数为妇科检查时偶然发现。随肿瘤增大可出现腹胀、性生活不适、消化道症状及压迫症状等。肿瘤破裂可出现急腹症表现。卵巢交界性肿瘤的确诊依赖于术后病理,术前肿瘤标记物及影像学检查均只能作为参考,缺乏特异性。术中肉眼难以与卵巢良、恶性肿瘤相鉴别,术中须行快速冰冻病理切片检查,以便及时指导手术治疗。但术中冰冻结果有时与术后的病理诊断不一致。交界性肿瘤冰冻切片的准确率仅为 58% ~ 86%,这可能与取材不足与阅片者的经验不足有关。微小浸润灶的遗漏可能导致治疗不足,术后复发的风险增加,相反,冰冻切片的过度报道,可能导致不必要的根治手术。可见,术中冰冻切片的准确性对于指导临床治疗至关重要,对于高度怀疑卵巢交界性肿瘤的患者切片需请有经验的病理学专家阅片。术后的病理检查应是最终的诊断。然而,术后的病理诊断有时也存在一定的问题与困难:

(1) 原发肿瘤一般体积较大,隔 1 ~2cm 取材难以做到,因此可能漏诊发生浸润的病变。

(2) 间质浸润的确定有时十分困难。

(3) 目前趋向把卵巢交界性肿瘤、卵巢交界性肿瘤伴微浸润及卵巢交界性肿瘤伴上皮内癌作为一组病变。目前的研究认为虽然伴微浸润或伴上皮内癌已超越了典型的交界性肿瘤的诊断标准,但由于它们的预后相似,并可采取同样的治疗方法,因此可以作为一组病变。然而,有时要判断微浸润及上皮内癌变十分困难。即使是几个经验丰富的病理专家阅读同一张切片,诊断都可能不一致。

2. 卵巢交界性肿瘤的治疗选择

(1) 手术治疗的策略:手术是卵巢交界性肿瘤最重要、最基本、最有效的治疗手段。2012 NCCN 指南对卵巢交界性肿瘤初次手术方式的建议同于上皮性卵巢癌,尽量切除所有肉眼所见病灶并行全面分期手术,即切除子宫、双附件、大网膜、腹膜多点活检、腹腔冲洗液或腹水细胞学检查。但鉴于该

类肿瘤的特点即发病较年轻、预后好、晚期复发、复发亦多为交界性,因此对于年轻、早期的患者,尤其是有生育要求者,可行保守性手术,即保留生育功能的手术:切除患侧附件、保留子宫及对侧附件,同时建议行分期手术。仔细检查对侧卵巢,必要时剖探或楔形活检。对于双侧交界性肿瘤,只要有正常卵巢组织存在,也可行单纯肿瘤剥除术。需要强调的是,需将切缘作病理检查,了解有无肿瘤细胞残留。对于单侧交界性肿瘤的患者,既往认为术中应常规行对侧卵巢活检,但目前有研究发现,很多肉眼观正常的卵巢组织在显微镜下也未发现病灶,相反,很多复发性交界肿瘤首次手术时,曾行对侧卵巢活检也并未发现病灶。而且活检可能影响卵巢功能,导致卵巢早衰,并且可能增加术后粘连等并发症,导致生育力下降,影响患者的生活质量。因此,目前观点认为,除非术中肉眼观察对侧卵巢有可疑病灶,否则不建议常规行对侧卵巢活检。

保守性手术后的复发率增加是否会影响存活率一直是妇科肿瘤学家关注的问题。据报道,卵巢交界性肿瘤根治性手术后的复发率为5%,而保守性手术性对于根治性手术复发率明显增加,约为15%,但卵巢交界性肿瘤复发的特点是一般为晚期复发,并且即使复发也多仍为交界性。四川大学华西第二医院的研究中显示,保留生育功能手术的复发率为22.29%,明显高于根治性手术(2.82%),但两组患者的预后无统计学差异。很多大样本的研究均认为,保守性手术不会影响患者的存活率。因此,对于卵巢交界性肿瘤患者采用保守性手术是安全的,但需要密切随访。

(2)化疗的循证医学及争论:卵巢交界性肿瘤辅助化疗的效果目前仍存在争议。多数学者认为卵巢交界性肿瘤分化好,代谢活性类似于良性肿瘤,对化疗药物不敏感,甚至表现出抗化疗的特性。循证医学研究证明,卵巢交界性肿瘤术后化疗不能提高患者的5年生存率,B级建议术后不予常规化疗,在制订辅助治疗决策时应衡量患者的获益和化疗并发症的利弊。目前多主张对于早期卵巢交界性肿瘤采取单独手术治疗,而不必行辅助化疗。而对于期别较晚,有浸润性种植和DNA为非整倍体的卵巢交界性肿瘤术后也可辅以3~6个疗程化疗(方案同卵巢上皮性癌),但化疗能否最终提高患者的生存率还有待于进一步研究。

(3)随访的建议:尽管卵巢交界性肿瘤的复发率较低,通常预后较好,但它毕竟具有低度恶性,还是有复发的可能,因此必须重视随访工作。当患者

完成治疗后,前2年应每3~4个月复查1次,此后改为每半年1次。复查内容与卵巢上皮性癌相若,包括妇科检查、盆腹腔B超或CT/MRI及血清肿瘤标记物等。由于卵巢交界性肿瘤多为晚期复发,故应长期随访,随访期限为10年,甚至终生。

(二)复发性卵巢癌

1. 关于复发性卵巢癌的几个概念 目前,国内外对于复发性卵巢癌的定义尚存在争议。国外将所有治疗无效的患者均定义为复发。2002年中国妇科肿瘤学组在复发性卵巢癌的诊治专题会议上指出,按照肿瘤的发展规律,复发的定义应为肿瘤达到缓解后一段时间再次出现。经过会议讨论,提出复发和未控两个概念。复发(recurrence, relapse)是指经过满意的肿瘤细胞减灭术和正规足量化疗后达到临床完全缓解,停药半年后临床上再次出现肿瘤复发的征象。未控(failure of treatment)指虽然经过肿瘤细胞减灭术和正规足量的化疗,但肿瘤仍进展或稳定,二探手术发现残余灶,或停药半年之内发现复发证据。卵巢癌复发的证据包括:

(1)CA125水平升高。

(2)体格检查发现肿块。

(3)影像学检查发现肿物。

(4)出现胸腹水。

(5)出现不明原因的肠梗阻。

凡出现上述中的两项或以上者,均应考虑肿瘤复发。复发的诊断最好有病理学证据支持。

为了正确合理地治疗卵巢癌以及客观评价不同单位的治疗效果,GOG建议将复发性卵巢癌分为:

(1)化疗敏感型:初次采用以铂类为基础的化疗并已获临床证实的环节,停用化疗6个月以上,才出现复发病灶。

(2)化疗耐药型:患者对初次化疗有反应,但在完成化疗后相对较短的时间即6个月以内,出现复发,应考虑对铂类药物耐药。

(3)顽固型/持续性卵巢癌:是指已经完成初次化疗并明显缓解,但存在残余病灶的患者。例如:CA125持续高水平、体格检查或影像学异常、二探阳性的患者。

(4)难治型卵巢癌:是指初次化疗达不到部分缓解,包括在初次化疗期间,肿瘤稳定甚至不断进展的患者,大约占20%的病例。这类患者对二线化疗的有效反应率最低。

在临床实践和研究中,常把耐药型、顽固型/持续性、难治型归为一组,和化疗敏感型区分开。

2. 复发性卵巢癌的治疗难点及争议

（1）治疗时机：何时开始复发性卵巢癌的治疗，目前学术界意见尚未统一。多数意见认为，临床上出现下列情况可开始复发性卵巢癌的治疗：①临床上出现症状，临床或影像学检查有复发的证据，伴或不伴 CA125 升高；②临床上无症状，但 CA125 升高，临床上或影像学检查提示复发灶大于 2~3cm；③有临床症状，CA125 升高，但临床和影像学检查没有复发证据；④连续测定 CA125 持续升高，除外其他 CA125 升高的原因。

（2）治疗原则和治疗策略：复发性卵巢癌总的治疗原则一般是趋于保守性的，如何减轻症状、改善生活质量、延长生存期是再次治疗最应该考虑的问题。复发性卵巢癌治疗方案的制定应根据患者既往治疗的反应性、完全缓解的时间间隔和是否符合临床试验的入选标准等因素，选择个体化的治疗方案。在制订二线化疗方案时，常把耐药型、顽固型/持续性和难治型归为一组，与化疗敏感型分开来考虑。耐药型、顽固型/持续性和难治型对再次治疗的反应率很低，而敏感型卵巢癌，尤其是有较长无瘤缓解的患者，对再次治疗有很好的反应，因此，对这一部分的患者更应积极治疗。根据患者的个体情况，选择适当的治疗时机。此外，应充分考虑化疗方案毒性反应。

（3）手术治疗的思考及契机：手术对于复发性卵巢癌的治疗价值至今尚未确定。手术的指征和时机还存在争议。根据文献报道，手术对复发性卵巢癌的效果主要取决于能否做到术后无肉眼癌灶残留，因此，应慎重筛选合适的患者。筛选患者时应综合考虑初次手术时残余癌灶的大小、肿瘤组织学分级、既往化疗情况、临床完全缓解的时间间隔、肿瘤复发部位、术后有无敏感化疗药物可继续化疗、患者的全身情况等。1998 年欧洲癌全会上通过复发性卵巢癌再次肿瘤细胞减灭术的标准：①无瘤间期超过 12 个月；②对一线化疗有效；③术前估计肿瘤有完整切除的可能；④患者年轻，身体状况好，愿意接受化疗或放疗。

复发性卵巢癌的手术治疗主要用于三个方面：①解除肠梗阻；②减灭>12 个月的复发灶；③切除孤立的复发灶。再次肿瘤细胞减灭术可补充切除第一次手术未切除的内生殖器、残留的大网膜，切除受侵的腹膜、肠管、淋巴结及肝脾转移灶等。复发性卵巢癌在施行二次细胞减灭术时约 7.1%~22.6% 未能完成预计的肿瘤细胞减灭术，而仅施行了探查术。常见的原因有：①肠管广泛转移，呈腊肠状，肠系膜普遍增厚缩短，未形成局部可切除较大的肿块。②盆腹腔脏器广泛致密粘连，分离困难。③转移瘤侵及重要脏器，如肝门、胰和十二指肠等，无切除价值。④手术过程不顺利，手术无法继续进行。常见的手术并发症包括大出血、直肠阴道瘘、肠瘘、胰瘘、膈疝、输尿管损伤、肠梗阻、切口愈合不良、败血症、腹膜炎、伪膜性肠炎等，并发症的发生率为 23.7%~36.9%，远高于首次手术，且一旦发生，亦较首次手术严重。术前严格筛选出不适合手术的病例，可以大大减少探查术并发症发生的比例。

（4）化学治疗的现状与困惑：对于复发性卵巢癌，化疗常是首选的治疗方法。目前，卵巢癌较公认的一线化疗方案为 TC 方案（紫杉醇+卡铂）。可以用于卵巢癌的二线化疗药物有泰素帝、拓普替康、脂质体阿霉素、口服足叶乙苷（VP-16）、六甲蜜胺、吉西他滨（健择）、异环磷酰胺、长春瑞宾、三苯氧胺等。虽然目前二线化疗药物种类繁多，但总的来说药物的反应率都相近，徘徊于 10%~20% 之间，疗效有限并且维持的时间短。在二线化疗药物中，没有首选的药物，而应根据患者的病情、经济情况等，综合考虑药物的毒性反应，选择适宜的二线化疗药物。并且应在 2 个疗程后认真评价疗效，如果连续两次化疗失败，则不必继续盲目尝试，而应考虑支持治疗。不主张在临床试验之外采用超大剂量化疗，也无证据证实腹腔给药优于静脉给药。

对于化疗敏感型的复发性卵巢癌，特别是缓解期达 1 年以上者，沿用原方案可能是最有效且副作用较小的选择。对于既往采用 CP（环磷酰胺+顺铂）化疗者，再次化疗可沿用原治疗方案或对原治疗方案进行调整：如将顺铂改为卡铂，或选用紫杉醇+卡铂的方案。首次采用紫杉醇+铂类化疗复发者，再次行肿瘤细胞减灭术后，再次化疗一般仍继续使用原方案。

对于化疗耐药型、持续性以及难治型的卵巢癌，总的来说，治疗相当棘手，预后极差。对于首次化疗应用烷化剂和铂类药物的患者，再次化疗应首选紫杉醇，并且最好与铂类连用，如首次联合化疗采用顺铂，则再次化疗可用卡铂，因为卡铂对部分顺铂耐药的患者仍然有效。若首次选用紫杉醇+铂类联合化疗，再次化疗时若再次选用 TP 方案则很难收到理想的效果，这类患者可选用可以耐受的二线化疗药物行单药化疗或尝试生物治疗等，注意疗效评价，重视支持治疗。

（5）放射治疗：放射治疗因副作用重、持续时间长,且仅适合于局部病灶治疗等缺点,目前在卵巢癌的治疗中已很少应用,在复发性卵巢癌的治疗中主要作为手术和化疗的补充,用于某些特殊病例和晚期患者的姑息治疗。

(6) 生物治疗的期待:包括免疫治疗、细胞治疗、基因治疗等。需与手术、化疗等联合使用,目的在于消灭微小病灶,延缓复发。但目前生物治疗应用的时间还比较短,经验仍然有限,还需要长期的临床实践加以完善、发展。

(三) 卵巢恶性生殖细胞肿瘤

卵巢恶性生殖细胞肿瘤(ovarian malignant germ cell tumor)是来源于原始生殖细胞的一组肿瘤,包括无性细胞瘤(dysgerminoma)、未成熟畸胎瘤(immature teratoma)、卵黄囊瘤(yolk sac tumor)、胚胎性癌(embryonal carcinoma)、混合性生殖细胞肿瘤(mixed germ cell tumor)等,约占所有卵巢恶性肿瘤的5%。对卵巢恶性生殖细胞肿瘤治疗的目标是治愈,保留生育功能是治疗原则。

1. 发展历程及新认识 手术是卵巢恶性肿瘤治疗的首选。传统的观点认为卵巢恶性生殖细胞肿瘤的手术原则为高度恶性,必须根治,手术范围包括子宫及双侧附件,或肿瘤细胞减灭术。传统的手术方式在对患者治疗的同时,也产生了一个问题,即年轻的有生育要求的妇女术后永久地失去了生育功能。社会的不断进步以及人们对物质精神生活要求的不断提高向妇科肿瘤医生提出了更高的要求。化疗的进展和妇科医生手术技巧的提高使卵巢恶性生殖细胞肿瘤患者保留生育功能成为了可能和现实。自从有效的化疗方案问世以来,卵巢恶性生殖细胞肿瘤的治愈率不断提高,死亡率稳步下降,因此越来越多的妇科肿瘤医生开始尝试为该类肿瘤的患者施行保留生育功能的手术。

2. 为什么卵巢恶性生殖细胞肿瘤的治疗目标和原则不同于卵巢上皮性癌? ——令人满意的手术和令人不满意的结局 卵巢恶性生殖细胞肿瘤与卵巢上皮性癌不同,其临床特点为临床治愈和保留生育功能提供了条件和可能。

(1) 卵巢恶性生殖细胞肿瘤多发生于幼女和年轻妇女,平均发病年龄18~21.4岁。四川大学华西第二医院郄明蓉等2006年总结38例卵巢恶性生殖细胞肿瘤的平均年龄是19岁,范围在7~30岁。北京协和医院报道的16例平均年龄为21.4岁。Gershenson报道的80例平均年龄为18岁。

(2) 多数为单侧发病:即使复发也很少累及子宫及对侧卵巢。

(3) 有敏感的肿瘤标记物:卵巢恶性生殖细胞肿瘤与卵巢上皮性癌相比,具有敏感性、特异性均较高的肿瘤标记物,如卵黄囊瘤分泌的AFP,卵巢原发绒癌分泌的HCG,未成熟畸胎瘤和无性细胞瘤分泌的NSE(神经细胞特异性烯醇化酶)等。这些敏感的肿瘤标记物的发现对卵巢恶性生殖细胞肿瘤病情的监测、随访提供了重要的参考依据。

(4) 对化疗敏感,预后较好:近年来,随着有效化疗方案的应用,卵巢恶性生殖细胞肿瘤的预后大为改观,死亡率由原来的90%降至目前10%。目前,国内外公认疗效好的方案是BEP和PVB方案,尤其是BEP方案,已被作为卵巢恶性肿瘤的金标准方案。BEP、PVB方案的应用使过去几乎没有治愈希望的卵巢恶性生殖细胞肿瘤成为了可以达到临床治愈的肿瘤,为保留生育功能提供了机会。

3. 是否所有的卵巢恶性生殖细胞肿瘤都可以保留生育功能? ——历史发展与启示 以往认为保留生育功能的治疗仅适合于早期病例,1984年Bakri等强调保守手术仅适合于Ⅰa期病例。2006年四川大学华西第二医院郄明蓉等报道了38例保留生育功能成功的卵巢恶性生殖细胞肿瘤患者,其中Ⅰ期30例占78.9%,Ⅱ~Ⅲ期8例占21.1%。北京协和医院的46例患者中,Ⅰ期24例占52.2%,Ⅱ~Ⅲ期20例占43.5%,临床Ⅳ期2例占4.3%。上述资料表明保留生育功能的治疗不仅适合于早期患者,同样适合于已有卵巢外盆腔转移,甚至远处转移的临床晚期患者。此外,临床期别晚并不一定盆腔器官受累较重;而对于已有远处转移的临床晚期病例来说,即使切除未受累的子宫和对侧卵巢也无益于改善预后。故对于有生育和生理要求的年轻卵巢恶性生殖细胞肿瘤患者,除非对侧卵巢和子宫已经受累,否则无论临床期别早晚,均可作为保留生育功能治疗的对象。

4. 治疗方法的突破及新认识

(1) 手术治疗:鉴于卵巢恶性生殖细胞肿瘤多发于幼女和年轻女性,常为单侧发病,即使复发也很少累及子宫和对侧附件,对化疗高度敏感,因此,手术的原则是无论期别早晚,只要子宫和对侧卵巢未受累,均应行保留生育功能的手术,即行患侧附件切除术,同时行全面探查术。应特别注意对侧卵巢的探查,若术中仔细检查对侧卵巢大小、外观、质地均无异常,可不必行楔形活检术,以免影响卵巢功能,增加术后粘连等并发症。值得注意的是,5%~10%的卵巢恶性生殖细胞肿瘤同时合并对侧卵巢成熟性畸胎瘤,手术过程中应仔细辨别、谨慎处理,可先行肿瘤剔除术,根据术中的大体所见和冰冻结果决定是否切除对侧附件。目前也有报道,对于子宫和对侧卵巢已有肿瘤转移的年轻患者,仅行肿瘤切除术,保留部分正常卵巢组织和子宫,术后补充正规足量足疗程化疗,待患者完成生育后视情况决定是否补充切除子宫和对侧附件。但由于目前病例数不多,尚有待于更多的临床经验积累。

（2）化学治疗的进展——年轻患者的希望:卵巢恶性生殖细胞肿瘤对化疗高度敏感,自从有效的化疗方案问世以来,其死亡率由原来的90%降至10%,成为目前疗效最好的卵巢恶性肿瘤。卵巢恶性生殖细胞肿瘤最有效的化疗方案是BEP方案(博来霉素、依托泊苷、顺铂),被誉为卵巢恶性生殖细胞肿瘤化疗的"金标准"方案。不论组织学类型、临床期别,都应作为临床一线化疗方案。化疗疗程数取决于肿瘤的临床分期、残留癌灶的大小以及肿瘤的病理组织学类型和分化程度等,一般为4~6个疗程。有肿瘤标记物升高的患者,一般化疗应持续至肿瘤标记物降至正常后2疗程,若肿瘤标记物下降不满意,除应寻找病灶外,还应考虑适当增加疗程数。Ⅰa期1级未成熟畸胎瘤术后不需要进一步化疗。

(四)性索间质肿瘤

卵巢性索间质肿瘤是由性索组织或特殊间叶组织演化而成的肿瘤,肿瘤可含一种细胞成分,也可由两种或两种以上细胞成分混合而成。约占卵巢肿瘤的4.3%。卵巢性索间质肿瘤的发病机制尚不清楚。卵巢粒层细胞瘤是常见的性索间质肿瘤,约占性索间质肿瘤的40%,属于低度恶性,具有晚期复发的特点。按照其病理形态,分为成人型和幼年型两种。粒层细胞瘤可以分泌雌激素,大部分患者表现为内分泌紊乱和腹部包块。卵巢支持-间质细胞瘤属低度恶性,平均发病年龄为28岁,多数为单侧发生,临床上约3/4患者表现为去女性化、男性化的特点。卵巢泡膜细胞瘤有明显的内分泌功能,肿瘤细胞可分泌雌激素,临床上常表现雌激素增高的系列症状。当黄素化或囊性变时,少数可由男性化功能。卵巢泡膜细胞瘤绝大多数为良性,仅有个别恶性泡膜细胞瘤报道。

卵巢性索间质肿瘤的治疗目标为治愈,主要的治疗方式为手术和化疗。多数卵巢性索间质肿瘤为良性,如泡膜细胞瘤、纤维瘤、支持细胞瘤等,应按良性肿瘤处理。有些为低度或潜在恶性的,如粒层细胞瘤、间质细胞瘤、环管状性索间质瘤等,处理方案如下:

1. 由于多数肿瘤为低度恶性,且为单侧发生,对早期、年轻的患者可行单侧附件切除术及分期手术,保留生育功能。

2. 对于晚期或已无生育要求的年龄较大的患者,宜行全子宫加双附件切除术,同时行手术病理分期,或行肿瘤细胞减灭术。

3. 对于有残留癌灶和转移灶的患者,术后应辅以化疗,可行4~6疗程的BEP、VAC、PAC方案化疗。此外,由于分化不良、Ⅱ期或以上支持细胞间质细胞肿瘤复发可能性大,术后也应补充化疗。

4. 由于卵巢性索间质肿瘤多数具有低度恶性、晚期复发的特点,故应坚持长期随诊。

（侯敏敏 陈悦 郤明蓉）

参考文献

1. 连利娟.林巧稚妇科肿瘤学.第4版.北京:人民卫生出版社,2006
2. 沈铿,郎景和.妇科肿瘤面临的问题和挑战.北京:人民卫生出版社,2002
3. Vasen F,Haites E,Evans G,et al. Current policies for surveillance and management in women at risk of breast and ovarian cancer:a survey among 16 European family cancer clinics. European Familial Breast Cancer Collaborative Group. Eur J Cancer,1998,34(12):1922-1926
4. Cragun M. Screening for ovarian cancer. Cancer Control, 2011,Jan,18(1):16-21
5. Badgwell D,Bast Jr. Early detection of ovarian cancer. Dis Markers,2007,23(5-6):397-410
6. Moore G,Brown K,Miller C,et al. The use of multiple novel tumor biomarkers for the detection of ovarian carcinoma in patients with a pelvic mass. Gynecol Oncol,2008, 108(2):402-408
7. Andersen R,Goff A,Lowe A,et al. Use of a Symptom Index,CA125,and HE4 to predict ovarian cancer. Gynecol Oncol,2010,116(3):378-383
8. Lane G. Prophylactic oophorectomy:why and when. J Br Menopause Soc,2003,9(4):156-160
9. Rebbeck R,Lynch T,Neuhausen L. Prophylactic oophorectomy in carriers of BRCA1 or BRCA2 mutations. N Engl J Med,2002,346(21):1616-1622
10. Lawrie A,Medeiros R,Rosa D,et al. Laparoscopy versus laparotomy for FIGO stage I ovarian cancer. Cochrane Database Syst Rev,2013,28,2:CD005344
11. Fagotti A,Vizzielli G,De Iaco P,et al. A multicentric trial (Olympia-MITO 13) on the accuracy of laparoscopy to assess peritoneal spread in ovarian cancer. Am J Obstet Gynecol,2013,209(5):462. e1-462. e11

12. 程国均,祝华,孙丽,等.耐药相关基因在卵巢组织中的表达及其临床意义.中华妇产科杂志,2000,35(2):87-90

13. Yaktrevich E,Sabo E,Naroditsky I,et al. Multidrug resistance-related phenotype and apoptosis-related protein expression in ovarian serous carcinomas. Gynecol Oncol,2006,100(1):152-159

14. Helleman J,van Staveren L,Dinjens N,et al. Mismatch repair and treatment resistance in ovarian cancer. BMC Cancer,2006,6:201-210

15. Pommier Y,Sordet O,Antony S,et al. Apoptosis defects and chemotherapy resistance:Molecular interaction maps and networks. Oncogene,2004,23(16):2934-2949

16. 崔恒,钱和年.卵巢癌生物治疗的研究进展.中华妇产科杂志,2004,37(4):193-194

17. Balachandran R,Welsh J,Day W. Altered levels and regulation of stathmin in paclitaxel-resistant ovarian cancer cells. Oncogene,2003,22(55):8924-8930

18. Pfisterer J,Harter P,Canzler U,et al. The role of surgery in recurrent ovarian cancer. Int J Gynecol Cancer,2005,15(13):195-198

19. Gngr M,Ortac F,Arvas M,et al. The role of secondary cytoreductive surgery for recurrent ovarian cancer. Gynecol Oncol,2005,97(1):74-79

20. Parmar K,Ledermann A,Colomo N,et al. Paclitaxel plus platinum based chemotherapy versus conventional platinum2base chemotherary in women with relapsed ovarian cancer. The ICON4/AGO-OVAR2.2 trial. Lancet,2003,361(9375):2099-2106

21. 郄明蓉,侯敏敏,曹泽毅,等.卵巢恶性肿瘤年轻患者保留生育功能手术的效果评价.中华妇产科杂志,2006,41(4):233-236

第三节　原发性腹膜癌

一、原发性腹膜癌命名的历史沿革

原发性腹膜癌(primary peritoneal carcinoma,PPC)是一组原发于腹膜的多灶性的恶性肿瘤的总称,其组织学类型、临床表现与原发于卵巢的分化程度相同的同类型肿瘤相似或一致,但缺乏原发于卵巢的证据。多发生于女性,发病率约占同期卵巢癌的7%~14%。本病最早由Swerdlow于1959年首次报道,被称为"盆腔腹膜卵巢乳头状囊性腺癌样间皮瘤(mesothelioma of the pelvic peritoneum resembling papillary cystadenocarcinoma of the ovary)"。之后文章中关于本病的名称包括卵巢正常大小的癌综合征(normal-sized ovary carcinoma syndrome,

NOCS)、卵巢外原发性腹膜癌(extra-ovarian primary peritoneal carcinoma,EOPPC)、腹膜原发性浆液性腺癌(primary peritoneal serous adenocarcinoma)、腹膜原发性浆液性乳头状癌(primary peritoneal serous papillary carcinoma)、卵巢外腹膜浆液性乳头状癌(extraovarian peritoneal serous papillary carcinoma,EPSPC)等。虽然原发性腹膜癌中绝大多数(约99%)为浆液性乳头癌,但也有关于其他病理类型如透明细胞癌(clear cell carcinoma)、黏液性癌(mucinous carcinoma)、移形细胞癌(transitional cell carcinoma)、恶性混合性苗勒肿瘤(malignant mixed mullerian tumor)等的报道。随着对本病认识的不断提高,由于本病不完全都是浆液性乳头状癌,故称为原发性腹膜癌(PPC)更为合理。多数研究认为,原发性腹膜癌与上皮性卵巢癌临床特征相似,预后无显著性差异。原发性腹膜癌起病隐匿,症状缺乏特异性,故发现时盆、腹腔腹膜往往已被肿瘤弥漫浸润,常与晚期卵巢癌和晚期胃肠道恶性肿瘤难以区分。因对其来源、性质认识不清,临床和病理科医生常将本病误诊为卵巢癌腹膜广泛转移或腹膜恶性间皮瘤。

二、原发性腹膜癌组织来源的假说

原发性腹膜癌的组织来源尚不明确,有人提出PPC来源于"第二苗勒系统"。第二苗勒系统由女性盆腔和下腹部间皮以及其下方的间充质组成,与第一苗勒系统(即苗勒管)在胚胎发生上密切相关。因其具有向苗勒上皮或间叶组织分化的潜能,在受到刺激时,同样可发生苗勒管上皮源性的肿瘤。这些肿瘤不仅组织学特征与女性苗勒管上皮发生的肿瘤一致,而且通过免疫组化的方法可检测出一些相同的抗原。

三、诊断要点

(一)病史

1. 发病年龄　国内外的多数研究资料均表明PPC的平均发病年龄高于同期卵巢癌的发病年龄,且多为绝经后妇女。2007年土耳其的Ayas S等报道PPC的平均发病年龄为65.5岁。国内北京协和医院报道PPC的平均发病年龄高于同期卵巢癌的发病年龄(62.7岁:53.6岁),与国外的资料相近。

2. 临床症状　原发性腹膜癌较卵巢癌起病更加隐匿,早期多无明显症状。晚期症状缺乏特异性,主要表现为腹部隐痛、腹部坠胀、腹围增大、腹部包块、食欲减退、恶心、呕吐、消瘦等,约6%患者可无症状。

（二）体征

早期体征不明显，晚期可表现为贫血貌、腹水、腹部压痛、腹部包块等，但触不到明显的附件区包块。部分患者合并胸水。

（三）辅助检查

1. 影像学检查　包括 B 型超声检查、CT 检查、MRI、PET 检查等。其影像学表现缺乏特异性，主要表现为腹腔积液、腹腔内多发性结节及腹膜肿块、腹膜线样增厚、饼状网膜等，影像学上难以与其他部位肿瘤转移所致的癌性腹膜炎鉴别。

2. 血清肿瘤标记物　多数患者的血清 CA125 升高，可作为判断疗效和复发的指标。但 CA125 缺乏特异性，无法作为与其他肿瘤鉴别的依据。

3. 腹腔镜检查　可以直接观察到肿瘤及盆腹腔情况，一般肿瘤在盆腹腔及脏器表面呈多灶性生长，网膜结节性增厚或呈饼状，双侧卵巢正常大小或稍增大，表面有肿瘤种植，术中取腹水或腹腔冲洗液行细胞学检查，并可同时在直视下取活检行病理学检查。

4. 细胞学检查　腹水或腹腔冲洗液中找到癌细胞有助于术前诊断，但特异性低，对肿瘤原发部位的判断意义不大。有时，在常规巴氏细胞学涂片中发现砂粒体有助于原发性腹膜癌的诊断。

5. 组织病理学检　是诊断的金标准。

美国妇科肿瘤学组（GOG）拟定的卵巢外腹膜浆液性乳头状癌（EPSPC）的诊断标准如下：

（1）双侧卵巢为正常大小或因良性病变而增大。

（2）卵巢外的病灶体积大于卵巢表面的病灶。

（3）卵巢的显微镜下表现必须符合下列情况之一：①卵巢无病变存在；②肿瘤仅侵及卵巢皮质，无间质浸润；③肿瘤侵及卵巢皮质及其下的间质，范围小于 5mm×5mm；④无论卵巢表面是否有肿瘤，其实质内肿瘤体积小于 5mm×5mm×5mm。

（4）无论肿瘤的组织分化程度如何，肿瘤的组织学类型与细胞学特征必须与卵巢浆液性乳头状腺癌相似或一致。

其他病理类型的原发性腹膜癌的诊断可参考上述标准。

目前，FIGO 尚无原发性腹膜癌专有的分期方法。由于原发性腹膜癌与同类型的卵巢肿瘤在组织学类型、临床表现、生物学行为等方面相似，故目前多数学者倾向于套用卵巢癌的 FIGO 手术病理分期。依据卵巢癌 FIGO 分期的定义，原发性腹膜癌

没有 I 期，而多数为晚期。

四、鉴别诊断要点

由于本病发病率低，与原发性卵巢癌相比，其起病更加隐匿，且缺乏特异性临床表现，临床上可表现为腹胀、腹围增大、腹部隐痛、食欲减退、消瘦等。体征与晚期卵巢癌相似，如贫血貌、腹部轻压痛、腹水等，但触不到明显的附件区包块。大部分患者血清 CA125 升高。术前 B 超、CT 等影像学检查也缺乏特异性，对其术前诊断作用有限。故术前多被误诊为卵巢癌的广泛腹膜转移、肝脏的恶性肿瘤或肝硬化、结核性腹膜炎合并腹水等。术前误诊率高达 40%～100%。对于有腹胀、腹水、CA125 异常升高、腹水中查见癌细胞，但盆腔检查未发现附件区明显包块者，应高度怀疑本病，确诊必须依据术中情况及组织病理学检查。

1. 卵巢癌广泛腹膜转移　两者组织来源、组织学特征及临床表现均类似，且卵巢浆液性腺癌 CA125 也可能出现升高，故两者术前鉴别非常困难，原发性腹膜癌与卵巢癌患者相比，平均发病年龄大 3～7 岁。原发性腹膜癌患者术中多见病变累及上腹部腹膜、横膈、肠系膜、结肠系膜和大网膜表面，盆腔受累相对较轻；而卵巢癌腹膜转移者病变主要位于单侧或双侧卵巢，盆腹膜如子宫直肠窝、膀胱腹膜返折等受累明显。其病理鉴别要点在于卵巢实质有无肿瘤浸润。

2. 弥漫型腹膜恶性间皮瘤（malignant peritoneal mesothelioma，MPM）　症状、体征、疾病程度多与 PPC 相似，但腹膜恶性间皮瘤多发生于男性，且多有石棉接触史，而 PPC 多发生于女性。腹膜恶性间皮瘤的血清 CA125 通常无明显升高。由于间皮瘤细胞具有活跃的产生透明质酸的特性，测定血清及腹水中的透明质酸水平有助于鉴别诊断。术中肉眼所见与 PPC 类似，光镜下，弥漫型间皮瘤形成管状、乳头状和实性结构，胞浆呈嗜酸性，与 PPC 相比，细胞异形性和核分裂相较少，仅偶见砂粒体形成。形态不典型时，组织化学和免疫组化反应可帮助鉴别，原发性腹膜癌中 S100、CEA、LeuM1，B72.3、CA125、胎盘碱性磷酸酶等表达阳性，而恶性间皮瘤中不表达。

3. 结核性腹膜炎（peritoneal tuberculosis，PT）　与 PPC 都可表现为腹部包块、腹水、血清 CA125 水平升高，但 PT 可能有较明确的结核病史和接触史，结核菌素试验、腹水细胞学检查及抗酸染色等有助于鉴别。但有时无明确病史，上述检查

又缺乏特异性,当诊断不肯定时,腹腔镜下活检可帮助鉴别。

五、治疗手段及策略

由于原发性腹膜癌发病率低,目前学术界对本病的认识有限,故治疗尚缺乏统一规范。由于原发性腹膜癌的组织学特性和生物学行为与晚期卵巢癌相似,因此,目前治疗上仍沿袭卵巢癌的治疗模式,治疗原则与晚期卵巢癌相同,即手术结合化疗。

研究表明,满意的肿瘤细胞减灭术是取得良好预后的关键。手术应尽可能最大限度地切除肿瘤,使残余癌灶的最大直径<2cm,即满意的肿瘤细胞减灭术,手术范围包括子宫、双附件、大网膜、阑尾及肿瘤切除。是否行淋巴结清扫目前仍存在较大争议,但一般认为肿大的淋巴结必须切除。有学者认为,对于可以施行满意的肿瘤细胞减灭术的患者,应争取同时行盆腔及腹主动脉旁淋巴结清扫术。但原发性腹膜癌起病更加隐匿,且盆腹腔累及范围更广,腹水量多,患者就诊时常常已属晚期,满意缩瘤更加困难,从而影响治疗效果。文献报道的晚期原发性腹膜癌满意肿瘤细胞减灭术成功率为39%～70.4%。有学者为提高满意缩瘤率,将手术范围扩大,加入上腹部部分脏器切除,如横膈、脾切除、胰腺末端、部分肝、胆囊切除等,可将满意缩瘤率提高至76%,但手术范围的扩大也伴随手术创伤的加大,必然影响术后治疗及生活质量,对于患者总体生存时间的影响尚有待于进一步的观察。

由于原发性腹膜腺癌在对以铂类为基础的化疗的反应性及耐药性方面均与上皮性卵巢癌相似,因此两者在治疗方案上类似,一般采取铂类为主的联合化疗,如 TP 方案(紫杉醇+顺铂/卡铂)、CAP方案(顺铂+阿霉素+环磷酰胺)、CP 方案(顺铂+环磷酰胺)等,也有单用铂类者,化疗疗程不少于晚期卵巢癌,且有学者认为腹腔化疗在提高原发性腹膜癌疗效方面优于静脉化疗。由于原发性腹膜癌在腹腔内广泛种植,可选择腹腔注射放射性胶体作为手术和化疗的辅助治疗。腹腔注射放射性胶体后,胶体均匀分布于腹腔各部位腹膜表面,胶体被吞噬细胞摄取后,可沿淋巴管引流到淋巴结,作为手术和化疗的补充,可以提高疗效。

(陈悦　侯敏敏　郄明蓉)

参考文献

1. Swerdlow M. Mesothelioma of the pelvic peritoneum resembling papillary cystadenocarcinoma of the ovary. Am J Obstet Gynecol,1959,77(1):197-200

2. Eltabbakh H,Priver S,Natarajan N,et al. Epidemiologic differences between women with extraovarian primary peritoneal carcinoma and women with epithelial ovarian cancer. Obstet Gynecol,1998,91(2):254-259

3. Bloss D,Liao Y,Buller E,et al. Extraovarian peritoneal serous papillary carcinoma:a case-control retrospective comparison to papillary adenocarcinoma of the ovary. Gynecol Oncol,1993,50(3):347-351

4. Bell A. Pathology of the peritoneum and secondary Mullerian system. In:Fox & Wells M,eds. Obstetrical and Gynaecological Pathology. 5th Edition. Edinburgh:Churchill Livingstone,2003

5. Kennedy W,Markman M,Webster D. Experience with platinum-paclitaxel chemotherapy in the initial management of papillary serous carcinoma of the peritoneum. Gynecol Oncol,1998,71(2):288-290

6. Look M,Change D,Sugarbaker H. Long-term results of cytoreductive surgery for advanced and recurrent epithelial ovarian cancers and papillary serous carcinoma of the peritoneum. Int J Gynecol Cancer,2004,14(1):35-41

7. Menczer J,Chetrit A,Barda G,et al. Primary peritoneal carcinoma-Uterine involvement and hysterectomy. Gynecol Oncol,2006,100(3):565-569

8. 娄越亮,王雁飞,张燮良,等.原发性腹膜癌的诊断与治疗进展.中国肿瘤临床,2005,32(4):243-245

9. 彭燕蓁,沈铿,吴鸣,等.腹膜浆液性乳头状腺癌的临床及病理学分析.中华妇产科杂志.2005,4,243-245

10. 连利娟.林巧稚妇科肿瘤学.第4版.北京:人民卫生出版社,2006

11. Chu S,Menzin W,Leonard G,et al. Primary peritoneal carcinoma:a review of the literature. Obstetrical & Gynecological Survey. 1999,54(5):323-333

12. Eltabbakh H. Mount L. Lymphatic spread among women with primary peritoneal carcinoma. Journal of Surgical Oncology,2002,81(3):126-131

13. Eltabbakh H. Extreme drug resistance assay and response to chemotherapy in patients with primary peritoneal carcinoma. Journal of Surgical Oncology,2000,73(3):148-152

14. Jaaback S. Ludeman L. Clayton L. et al. Primary peritoneal carcinoma in a UK cancer center:comparison with advanced ovarian carcinoma over a 5-year period. Int J Gynecol Cancer,2006,16(Suppl 1):123-128

15. Liu Q,Lin X,Shi L,et al. Primary peritoneal serous papillary carcinoma:a clinical and pathological study. Pathol Oncol Res,2011,17(3):713-719

16. Steinhagen R,Sehouli J. The involvement of retroperitoneal lymph nodes in primary serous-papillary peritoneal

carcinoma. a systematic review of the literature. Anticancer Res,2011,31(4):1387-1394

第四节 复发卵巢癌的处理

对复发卵巢癌的诊断应该做到定性、定位和分型;根据不同情况,进行个体化治疗。在制订二线治疗方案时,常把耐药型、顽固型和难治型卵巢癌考虑为一组,而对铂类药物敏感的复发癌常被分开考虑。手术对复发性卵巢上皮癌的治疗价值尚未确定,应掌握好手术的指征和时机。可用于卵巢癌二线化疗的药物有了很大的发展,但是,分析目前资料,总的有效率也就徘徊于10%~20%之间,疗效有限而且维持时间短。因此,对复发卵巢癌治疗总的原则是姑息而不是为了治愈,生存质量是再次治疗时最应该考虑的因素。在复发性卵巢上皮癌的诊治中,还存在一些有争论的问题,目前的治疗策略也并不十分完善,随着研究的不断深入和新的治疗方法的出现,治疗策略也会不断更新。

卵巢癌死亡率始终高居女性生殖系统恶性肿瘤首位,其复发率极高,复发后的治疗效果极差。因此如何正确处理复发卵巢上皮癌,是当前妇科肿瘤临床最为棘手和急待解决的问题。但在治疗方法、处理策略等方面还存在着一些分歧,至今国内外尚无统一意见。本章就复发卵巢癌的诊断等临床上最为关心的问题进行讨论。

一、卵巢癌复发的诊断

卵巢癌的复发分为两个层面,一是生化指标的复发,例如单纯性CA125等肿瘤标志物的升高;二是影像学和(或)临床复发,包括影像学检查发现肿块,体检发现盆腹腔包块或淋巴结长大,出现胸腹水或不明原因肠梗阻等。若能获得组织细胞学的证据,则可明确诊断。经上述详细分类后有助于在临床工作中制订复发性卵巢癌的治疗时机和治疗策略。

二、复发卵巢癌的分型和卵巢癌复发人群的定义

从严格意义上说,复发(recurrence,relapse)是指患者经过满意的肿瘤细胞减灭术和正规足量的化疗达到临床完全缓解,停药半年后临床上再次出现肿瘤复发的证据,视为复发。但在临床上也有很多患者虽然经过肿瘤细胞减灭术和正规足量的化

疗,但肿瘤仍在进展,或稳定不变,或二探手术发现残余灶或停化疗半年之内发现肿瘤的证据,这种情况应视为未控或称治疗失败(failure of the treatment)。在国外,为了临床研究设计的方便,以及客观地评价不同单位的治疗疗效,建议将复发卵巢癌患者进行分类:

1. **复发性卵巢癌(可能对铂类敏感)** GOG规定,初次采用以铂类为基础的化疗并已获得经临床证实的缓解,停药超过6个月,才出现复发病灶,认为属于化疗敏感型患者。

2. **耐药性卵巢癌** 初次化疗有效,但是,在完成化疗后,相对较短的时间即6个月之内,出现复发,应考虑为铂类耐药。

3. **持续性卵巢癌** 是指已经完成初次化疗并且明显缓解,但存在残余病灶的患者,譬如,CA125升高、二探病理检查有镜下病灶、CT检查异常、体格检查有阳性体征的患者。

4. **难治性卵巢癌** 初次治疗达不到部分缓解,包括治疗中疾病稳定甚至不断进展的患者,约占20%的病例。这类患者对二线治疗缓解率可能是最低的。在众多研究和临床实践中,常常把耐药性、持续性、难治性的患者归为一组,与铂类敏感的患者分开。

三、复发卵巢癌的治疗

1. **治疗目的** 总的原则是姑息而不是为了治愈。尽管二次治疗铂类敏感的患者,可能观察到无疾病进展期与总的生存时间得以延长,耐药性卵巢癌患者,对某些二线药物也能够产生暂时有意义的主观或客观的缓解;但是,再次治疗并不具有真正治愈价值。生存质量是再次治疗时最应该考虑的因素。

2. **治疗方案的选择和制订** 应根据患者既往治疗的反应性、完全缓解的时间间隔和是否符合临床试验的入选标准等因素,制订个体化的治疗方案。首先必须了解初次手术情况,有无先期化疗、术后化疗,包括方案、途径、疗效与副作用等,其中以停药与复发之间的时间间隔最为重要。间隔越长,再次治疗出现缓解的机会越大。时间间隔有助于制订二线的治疗方案,其时间长短可能就起到判定化疗敏感与否的替代性肿瘤标志物的作用,不容忽视。可以这样认为,有比较好的二线化疗方案选择余地,才考虑能否再次手术。相当一部分的晚期复发病例对化疗敏感,停药超过6个月,尤其是两年以上才复发的患者,半数以上对化疗有反应。尽

管是在铂类为基础的化疗中，观察到药物耐药与敏感两者之间的差异，但是，一般而言这些结果可外推到其他疗法。对大多数药物，耐药模式与药物作用的机制是有差别的，而且联合化疗的耐药并不意味着对方案中的所有药物均耐药。因此，相当比例的铂类耐药患者，有可能对单独使用紫杉醇，或已证实对卵巢癌二线治疗有一定作用的药物起反应。

3. 根据复发的类型制订治疗策略

（1）化疗敏感型卵巢癌：对铂类及紫杉醇等均可能保留一定的敏感性。一般认为，停铂类化疗的时间越长，再治疗缓解的可能性越大；初次治疗后，无病生存超过两年，重新治疗缓解的可能性最大。2013年美国NCCN指南推荐可选择的一线化疗方案包括：

1）联合用药：卡铂/紫杉醇（Ⅰ类证据）、卡铂/紫杉醇周疗、卡铂/多西他赛、卡铂/吉西他滨、卡铂/吉西他滨/贝伐单抗（2B类证据）、卡铂/脂质体阿霉素、顺铂/吉西他滨。

2）单药：卡铂、顺铂。其中，近期的一项大型Ⅲ期临床研究的后续随访证实，接受卡铂/紫杉醇周疗患者的无疾病进展生存时间及总体五年生存率均显著高于传统化疗组。这一结果也给临床医生带来新的思考：在实际临床治疗中是否应将目前最为经典的卡铂/紫杉醇化疗方案全部更改为周疗？是否还需更多更大的数据支持？但是，尚无前瞻、随机的临床试验表明，对生存率与生存质量而言，联合化疗优于单药的序贯疗法。也有学者认为，过早使用铂类再次治疗，有导致血液与非血液系毒性累积之虞，限制其他二线药物的应用。此外，重新治疗之初，这类患者一般能够耐受多疗程的治疗，较有可能对特定的方案产生疗效，因而可参与临床二期试验，用于评估新的化疗措施。铂类敏感的患者，单独采用铂类化疗抑或先二次手术后实施辅助的铂类化疗，其中位数生存时间似乎无明显差异，但是，这种一致性需要前瞻性随机研究加以证实。

（2）持续型卵巢癌：晚期卵巢上皮癌不理想的肿瘤细胞减灭术后，残余灶较大，对治疗缓解的可能性也大，可认为是对化疗有潜在性反应的持续性卵巢癌；治疗的重点在于最大限度地延长无进展的时间间隔，可以继续使用已经产生疗效的药物，包括增加几个疗程的铂类，单用紫杉醇、紫杉醇联合用药或者选择已经证实卵巢癌二线治疗中显效的药物，理想的疗程数尚未明了，能否改善长期的临床疗效也不清楚。理想的肿瘤细胞减灭术后，残余

灶较小，经系统化疗依然存在小病灶或者镜下病变，药物耐药的可能性大，重点应该在于发掘无交叉耐药性的治疗方案；可以考虑增加药物剂量强度，譬如，腹腔化疗与骨髓或者自身干细胞移植支持的大剂量的静脉化疗，最大限度地延长缓解和无进展的时间间隔。

（3）耐药型/难治型卵巢癌：治疗相当棘手，预后很差。有限的资料提示，再次手术不能改善其生存率。总的原则是，应该接受可以耐受的单药治疗；或者鼓励参与临床试验，以期发掘并评价新的有效的抗癌药物以及生物治疗方法；姑息放疗或支持疗法，尤其是对活动状态差的患者。铂类治疗中，疾病有进展或停药后较短的时间内复发，考虑用紫杉醇等非铂类之药物单药使用。2013年美国NCCN指南推荐的方案包括：多西他赛、口服依托泊苷、吉西他滨、脂质体阿霉素、紫三醇周疗、拓扑替康。复发性卵巢癌采用铂类为基础的药物重新治疗也往往最终耐药，而且由于血液与非血液系统毒性的累积以及每况愈下的一般状况，导致治疗更加困难。但是，对某些病例，延长无铂类使用的时间，获得性耐药有可能部分逆转，为最终使用铂类治疗创造机会。未出现剂量限制的毒性或临床证实的疾病进展之前，权衡患者的总的生命质量和活动状态之后，继续原来方案的治疗也许是合理的。应该强调的是，选择作用机制不同和副作用较小的药物，在两个或三个疗程以后，评价其缓解率。在可以接受的毒性反应层面上，获得疾病稳定不变之疗效，应认为是已经达到较为满意的临床目的了。

四、复发卵巢癌的手术治疗

手术对复发性卵巢癌的治疗价值尚未确定，手术的指征和时机还存在一些争论。复发性卵巢癌的手术治疗主要用于三个方面：

1. 解除肠梗阻。

2. >12个月复发灶的减灭。

3. 切除孤立的复发灶。

对晚期复发卵巢癌是先手术还是先化疗仍有争议。再次肿瘤细胞减灭术主要包括以下几种情况：

1. 间歇性肿瘤细胞减灭术（interval debulking）　是指在首次肿瘤细胞减灭术后，腹腔内仍存有大块的肿瘤，经1~2疗程化疗后，再次进行肿瘤大块切除。

2. 临床上复发迹象不明显，但在二探中发现

有可以切除的病灶。

3. 在首次肿瘤细胞减灭术和完成化疗后临床出现明显的复发。

4. 在首次肿瘤细胞减灭术后一线化疗其间肿瘤进展。

对于第1、2种情况的患者是进行再次肿瘤细胞减灭术的合适对象,而对第4种情况的患者再次肿瘤细胞减灭术没有任何意义。因此对于临床复发的患者,手术受益的人群仅局限于化疗敏感型患者。但应该注意的是,在手术中若发现下列的情况,不应该继续再次肿瘤细胞减灭术:

1. 肝实质内的多发大块转移灶。

2. 肝门部位的大块病灶。

3. 腹主动脉旁大淋巴结紧包肾静脉。

4. 小肠系膜根部和周围的多发转移,使整个小肠挛缩成"麻花"状。

5. 大块的横膈转移灶(>5cm)。

在上述情况下进行再次肿瘤细胞减灭术并发症增多,手术风险增高,患者获益甚少。因此总结出下列情况是进行再次肿瘤细胞减灭术合理选择:

1. 完成一线化疗后,>12月以上的复发。

2. 残余瘤或复发灶经评估有完整切除的可能。

3. 对先前的化疗有很好的反应。

4. 很好的生活状态评分。

5. 患者年龄较轻。

在上述情况下进行再次肿瘤细胞减灭术并发症相对较少,达到预期的治疗目的的可能性大,患者可从中受益。

五、复发卵巢癌的二线化疗药物

1. 紫杉醇 紫杉醇与铂类的获得性耐药机制是不同的,即使紫杉醇也包括在一线治疗方案中,并不是所有铂类耐药的病例对紫杉醇耐药。三期的随机临床试验显示,剂量为 $175mg/m^2$,点滴3小时的用药方法,可以很好地用于复发性卵巢癌的治疗。还有资料表明,每周使用一次低剂量的紫杉醇($60\sim80mg/m^2$,点滴1小时)对治疗紫杉醇耐药性的卵巢癌有较好的反应。非累积性的血液系统毒性和非血液系统毒性,均较少见,包括脱发。周疗方法使用方便,毒性小,目前很受青睐。

2. 阿霉素脂质体 将阿霉素包裹在聚乙二醇脂质体中,其药效动力学发生显著改变,表现为循环时间延长,分布容积减少。理论上,脂质体可以通过肿瘤中常常见到的异常渗透血管外渗现象,往肿瘤局部输送高剂量的阿霉素。患者可能出现与剂量有关的手足综合征,特点是痛性红肿、掉皮、间断性水疱。延长治疗的时间间隔至4周,和(或)减少剂量加以处理。与游离的阿霉素相比,心肌病变的风险降低。

3. 口服足叶乙苷 口服低剂量足叶乙苷21天,可获得25%的客观缓解率。主要毒性为骨髓抑制,可以相当严重,患者应每周监测血象;胃肠道反应包括恶心和黏膜炎。有继发性骨髓发育不良和急性白血病的风险,这种情况与累计剂量和治疗的持续时间有关。但是,复发性卵巢癌的姑息治疗中,其意义可能不大。口服足叶乙苷具有明显的使用方便的优点,仅仅需在开始每疗程的治疗之前,进行临床评估。

4. 六甲嘧胺 在严格界定的难治性或耐药性卵巢癌中,缓解率为10%。口服方便,但恶心、呕吐的发生率高。每月需服药14天,患者往往难以坚持,止吐药可以减少胃肠道毒性。

5. 吉西他宾 缓解率为15%~20%。连续三周用药,$800\sim1100mg/m^2$ 每周,点滴30分钟,休息一周。主要的副作用为粒细胞减少症、血小板减少症、疲乏、肌肉酸痛、皮肤疹和发热。目前,单药疗法,或者与顺铂的联合化疗是复发性卵巢癌适宜的选择。

6. 异环磷酰胺 在复发性卵巢癌中,客观缓解率为10%~20%,可出现严重的毒性,包括中性粒细胞减少症、肾功能不全、出血性膀胱炎以及可逆性中枢神经系统的功能障碍。老年患者毒性反应的风险增加。另外,需要多日给药或24小时静脉点滴,不是很方便。

7. 长春瑞宾 对难治性或耐药性卵巢癌,客观缓解率为15%~30%。用药方案为 $25\sim30mg/m^2$ 每周和 $20mg/m^2$ 每天,连用三天,每三周重复一次。主要的毒性为中性粒细胞减少症,可加重已由铂类/紫杉醇引起的外周神经病变。

8. 多西紫杉醇 客观的缓解率为20%~35%,单药剂量为 $100mg/m^2$,每三周给药一次。主要的毒性反应为中性粒细胞减少症与伴有液体潴留的毛细血管渗漏综合征,与累计剂量及疗程数有关。初步的资料提示某些紫杉醇耐药的患者有可能对多西紫杉醇有反应。

9. 和美新 是继铂类和紫杉醇之后,研究最为广泛的治疗复发卵巢癌的药物。一项随机的三期临床试验表明,接受过铂类为基础的一线化疗的患者,和美新的缓解率为 20.5%,紫杉醇为 14%。另一项非随机的二期研究认为,铂类和紫杉醇治疗失败后,采用和美新其主观缓解率为 13.7%,而在铂类敏感的复发性卵巢癌中为 19%。标准的五天疗法在既往治疗过的患者中,骨髓抑制相当严重,80% Ⅳ度中性粒细胞减少,25% Ⅳ度血小板减少。血液系统的毒性常在第一个疗程出现,减少用药剂量以及使用细胞生长因子可以缓解,尚无证据表明毒性为累积性的。口服制剂也在研究当中,初步显示有较好的生物学利用度和相似的抗肿瘤效应。

10. 他莫昔芬　对铂类耐药卵巢癌中,他莫昔芬有一定作用,客观缓解率为 15%。优点是毒性小,易接受。单纯 CA125 升高而无其他复发征象者,使用他莫昔芬可以让医生很好地去评价疾病进展的趋势;等待有较为明确的复发迹象时,再重新开始抗癌治疗。此外,二线治疗失败或一般状态不允许使用抗癌药物者,他莫昔芬可以作为一种灵活的治疗策略。

应该指出的是,随着种类繁多、花样翻新的卵巢癌二线化疗药物不断问世,似乎让人们觉得二线治疗选择,有很大空间。但是,分析目前资料,总的有效率也就徘徊于 10%~20% 之间,疗效有限而且维持时间短。所以,综合相关的因素,选择某二线方案化疗,两个疗程后就应该认真评价疗效,如果连续两次治疗失败,就不必再盲目尝试,应考虑支持疗法。不主张在临床试验之外,采用超大剂量化疗治疗复发卵巢癌;也无证据表明有效的二线化疗药物经过腹腔给药优于静脉途径。

六、复发卵巢癌的分子靶向治疗

在过去的 5 年中,恶性肿瘤的分子靶向药物如雨后春笋般层出不穷,世界范围内包括美国妇科肿瘤协作组(GOG)在内的多个大型研究机构对复发性卵巢癌的分子靶向治疗进行了数十个临床研究,但取得的结果大都不令人满意。其中 90% 的研究均因较大的毒性反应及微小的疗效甚至无效而无法继续进行Ⅲ期临床试验。尽管如此,近期得出的贝伐单抗Ⅲ期临床试验结果似乎让妇科肿瘤医生看到了曙光。贝伐单抗是一种血管内皮生长因子(VEGF)的单克隆抗体,其通过与 VEGF 结合从而阻断其生物活性,抑制肿瘤血管的生长与迁徙。这项以卡铂+吉西他滨为基础的研究证实,在铂类敏感型的复发卵巢癌患者,联合贝伐单抗治疗较安慰剂组明显提高了患者的反应率,延长了生存时间,

降低了死亡风险,有一定的应用前景。但对于这部分看似受益的患者仍然需要进一步评估其用药后的生存质量,从而达到本节最初提到的复发性卵巢癌的治疗原则与目的。

七、什么时候开始治疗复发卵巢癌

何时治疗,较为恰当,尚未定论。有学者指出,单凭 CA125 升高就干预,可能太早;而等到出现广泛复发灶再治疗,又可能太晚。为了选择适宜治疗时机,提出三个适应证:

1. 无论 CA125 是否上升,出现症状和临床或影像学检查有复发证据。

2. 无症状,CA125 升高、临床或影像学检查提示复发灶大于 2~3cm。

3. 出现症状,CA125 升高,但临床或影像学检查无复发证据。

不管如何,姑息性治疗的原则是要时刻牢记的,否则会因为过于迷信新药,迷信手术,而严重影响患者的生存质量。卵巢癌二线治疗的二期试验中,极少去正式评价生存质量,经常是想当然地认为肿瘤的客观缩小与症状的改善有关。在未来的临床试验中,重视复发卵巢癌患者生存质量的研究是有积极意义的。另一方面,对于卵巢癌治疗的基础研究投入巨大,在细胞及动物实验中均取得了很多可喜的成果,但当这些成果真正应用到患者进行临床研究时,结果却不尽如人意,这其中的原因为何？目前对于卵巢癌治疗的研究方向是否真的正确？降低卵巢癌患者的复发率并提高生存率究竟应该从什么方面努力？这些都是我们需要思考的问题。

(沈铿　张竹　郗明蓉)

参 考 文 献

1. 沈铿.重视卵巢癌病情监测,正确处理复发卵巢癌.中华妇产科杂志,2003,38:657-658

2. 沈铿,郎景和.卵巢上皮癌诊断和治疗中应注意的问题.中华妇产科杂志,2003,38:65-58

3. 沈铿.复发性卵巢恶性肿瘤的诊治规范(建议).中华妇产科杂志,2003,38:717-719

4. 丁西来,沈铿,郎景和,等.正电子发射体层显像在诊断复发性卵巢恶性肿瘤中的价值.中华妇产科杂志,2003,38:667-669

5. 付晨微,沈铿,吴鸣.复发卵巢上皮癌再次手术的临床评价.中华妇产科杂志,2003,38:661-663

6. Markman M,Hoskins W. Responses to salvage chemother-

apy in ovarian cancer：a critical need for precise definition of the treated population. J Clin Oncol，1992，10（4）：513-514

7. Alberts S. Ttreatment of refractory and recurrent ovarian cancer. Semin Oncol，1999，26（suppl）：8-14

8. Tuxen K，Soletormos G，Dombernowsky P. Tumor markers in the management of patients with ovarian cancer. Cancer treat rev，1995，21（3）：215-245

9. Morgan J，Copeland L，Gershenson D，et al. Update of the NCCN ovarian cancer practice guidelines. Oncology，1997，11（11A）：95-105.

10. National Cancer Institute. Ovarian epithelial cancer （PDQ）. http：//cancernet. nci. nih. gov

11. Markman M，Bookman A. Second-line treatment of ovarian cancer. Oncologist，2000，5（1）：26-35

12. Martin G. Treatment of relapsed epithelial ovarian cancer. American society of clinical oncology，2001，468-476

13. Peter R. Surgery for recurrent ovarian cancer. Semin in Oncology，2000，27（3Suppl 7）：17-23

14. Mcguire W，Ozols R. Chemotherapy of advanced ovarian cancer. Semin Oncol，1998，25（3）：340-348

15. Stiff PJ，Bayer R，Kerger C，et al. High-dose chemotherapy with autologous transplantation for persistent／relapsed ovarian cancer：a multivariate analysis of survival for 100 consecutively treated patients. J Clin Oncol，1997，15（4）：1309-1317

16. Legros M，Dauplat，Fleury J，et al. High-dose chemotherapy with hematopoietic rescue in patients with stage Ⅲ to Ⅳ ovarian cancer：long-term results. J Clin Oncol，1997，15（4）：1302-1308

17. Morgan MA，Stadtmauer EA，Luger MS et al. Cycles of dose-intensive chemotherapy with peripheral stem cell support in persistent or recurrent platinum-sensitive ovarian cancer. Gynecol Oncol，1997，67（3）：272-276

18. Kavanagh H，Tresukosol S，Edwards C，et al. Carboplatin reinduction after taxane in patients with platinum-refractory epithelial ovarian cancer. J Clin Oncol，1995，13（7）：1584-1588

19. Cremers J，Bolis G，Gore M，et al. Topotecan，an active drug in the second-line treatment of epithelial ovarian cancer：results of a large European phase Ⅱ study. J Clin Oncol，1996，14（2）：3065-3061

20. Bookman A，Malmstrom H，Bolis G，et al. Topotecan for the treatment of advanced epithelial ovarian cancer：an open-label phase Ⅱ study in patients treated after prior chemotherapy containing cisplatin or carboplatin and paclitaxel. J Clin Oncol，1998，16（10）：3345-3352

21. Uziely B，Jeffers S，Isacson R，et al. Liposomal doxorubicin：anti-tumor activity and unique toxicities during two complementary phase Ⅰ studies. J Clin Oncol，1995，13（7）：1777-1785

22. Muggia M，Hainsworth D，Jeffers S，et al. Phase Ⅱ study of liposomal doxorubicin in refractory ovarian cancer：anti-tumor activity and toxicity modification by liposomal encapsulation. J Clin Oncol，1997，15（3）：987-993

23. Rose G，Blessing A，Mayer R，et al. Prolonged oral etoposide as second-line therapy for platinum-resistant and platinum-sensitive ovarian carcinoma：a gynecologic oncology group study. J Clin Oncol，1998，16（2）：405-410

24. Vergote I，Himmelmann A，Frankendal B，et al. Hexamethylmelamine as second-line therapy in platin-resistant ovarian cancer. Gynecol Oncol，1992，47（3）：282-286

25. Geertsen P，Hansen M，Stroyer I，et al. Combination chemotherapy with platinum，paclitaxel，and gemcitabine in patients with relapsed ovarian carcinoma. Proc Annu Meet AM Soc Clin Oncol，1999，18：A1395

26. Markan M，Kennedy A，Sutton G，et al. Phase 2 trial of single agent isosfamide／mesna in patients with platinum／paclitaxel refractory ovarian cancer who have not previously been treated with an alkylating agent. Gynecol Oncol，1998，70（2）：272-274

27. Gershenson M，Berke W，Morris M，et al. A phase I study of a daily 3 schedule of intravenous vinorelbine for refractory epithelial ovarian cancer. Gynecol Oncol，1998，70（3）：404-409

28. Eisenhauer A，ten Bokkel H，Swenerton D，et al. European-Canadian randomized trial of paclitaxel in relapsed ovarian cancer：high-dose versus low-dose and long versus short infusion. J Clin Oncol，1994，12（12）：2654-2666

29. Fennelly D，Aghajanian C，Shapiro F，et al. Phase I study and pharmacologic study of paclitaxel administered weekly in patients with relapsed ovarian cancer. J Clin Oncol，1997，15（10：187-192

30. Kavanagh J，Winn R，Steger M，et al. Docetaxel for patients with ovarian cancer refractory to paclitaxel，an update. Proc Annu Meet AM Soc Clin Oncol，1999，18：A1423

31. Aghajanian C，Blank V，Goff A，et al. OCEANS：a randomized，doubleblind，placebo-controlled phase Ⅲ trial of chemotherapy with or without bevacizumab in patients with platinumsensitive recurrent epithelial ovarian，primary peritoneal，or fallopian tube cancer. J Clin Oncol，2012，30（17）：2039-2045

32. Katsumata N，Yasuda M，Isonishi S，et al. Long-term follow-up of a rancomized trial comparing conventional paclitaxel and carboplatin with dose-dense weekly paclitaxel and carboplatin in women with advanced epithelial ovarian，fallopian tube，or primary peritoneal cancer：JGOG 3016 trial. J Clin Oncol，2012，30：abstr 5003

第五节 上皮性卵巢癌的化疗

近五十年来,由于有效新药的问世和基于科学的多中心(跨国或区域)临床试验的循证医学发展,上皮性卵巢癌的化疗发展很快,并已形成公认的、标准的化疗方案。

卵巢癌有效的化疗药物包括铂类、泰素类、环磷酰胺、依托泊苷(口服)、吉西他滨、多柔比星脂质体、托泊替康等。

多中心(跨国或区域)临床试验确定了卵巢癌主要的一线方案及其毒副作用,探索了卵巢癌先期化疗、腹腔化疗、超大剂量化疗的应用价值。

以规范手术为主、规范化疗为辅的卵巢癌治疗明显提高了患者五年存活率。美国资料显示:1975—1977 年的卵巢癌五年存活率为 37%,1996—2003 年提高至 45% ($P<0.05$)。然而,这样的效果并不尽如人意。如何进一步提高卵巢癌五年存活率将是妇科肿瘤临床与基础研究者所面临的挑战,也是得以很好发展的机遇。

卵巢癌化疗的发展得益于有效药物的问世和基于科学的多中心(跨国或区域)临床试验。本节分析了近年来国内外的有关资料,着重讨论早期卵巢癌的化疗、晚期卵巢癌的化疗、卵巢癌的腹腔化疗以及卵巢癌的先期化疗和卵巢癌的超大剂量化疗。主要内容如下:①早期卵巢癌的化疗:着重介绍 GOG #95,GOG #157 和 ICON 的研究结果,强调哪些早期卵巢癌患者需要化疗,哪些方案较好;②晚期卵巢癌的化疗:重点介绍 GOG #111,GOG #158 和 ICON111 的化疗方案及研究结果,明确指出紫杉醇和铂类药(卡铂或顺铂)联合化疗是当前晚期卵巢癌一线化疗的首选方案;③分析腹腔化疗治疗卵巢癌的价值及优缺点;④介绍先期化疗和超大剂量化疗治疗卵巢癌的初步结果;⑤化疗毒副作用的防治。

(一) 早期卵巢癌的化疗

早期卵巢癌主要指 FIGO 分期中的 I 期卵巢癌。根据预后情况,早期卵巢癌可分为两大类:低危型早期卵巢癌和高危型早期卵巢癌。

低危型的早期卵巢癌包括组织分化低级别(1 和 2 级)、包膜完整、包膜面无种植、无腹水、术中无包膜破裂、无致密黏连以及染色体核型为二倍体。大量的临床资料表明,低危型早期卵巢癌患者术后 5 年生存率>90%。

高危型早期卵巢癌包括组织分化高级别(3 级)、癌细胞生长穿破包膜或种植包膜表面、腹水、腹水中含癌细胞、术前包膜破裂、致密黏连、染色体核型为非整倍体以及透明细胞型。高危型的早期卵巢癌预后差,30% ~ 40% 患者有复发的危险、25% ~30% 在首次手术后 5 年内死亡。

顺铂、卡铂、泰素类和环磷酰胺均为治疗卵巢癌有效的化疗药物。

1. 基于科学的多中心(跨国或区域)的临床试验确定了早期卵巢癌的化疗价值与方案

(1) 低危型早期卵巢癌术后是否需要辅助化疗:美国卵巢癌研究组和妇科肿瘤研究组(OCSG and GOG protocol)7601 号研究表明:将 I 期低危型卵巢癌81 例随机分为两组:治疗组,马法兰 0.2mg/(kg·d),连续 5 天,每 4 周重复,12 疗程。观察组无进一步治疗措施,仅术后随诊、观察(随访 6 年以上)。结果显示,治疗组 5 年无瘤生存率(DFS)为 98%,5 年总生存率(OS)为 98%;观察组患者 5 年无瘤生存率(DFS)为 91%,5 年总生存率(OS)为 94%。两组生存率比较无明显差异($P>0.05$)。而 OCSG 和 GOG 另一项研究(7602 号)表明:将高危型 I 期,II 期卵巢癌141 例随机分为两组:一组用 ^{32}P 15mCi 腹腔灌注,另一组用马法兰 0.2mg/(kg·d),连续 5 天,每 4 周重复,12 疗程。结果显示:马法兰组 5 年无瘤生存率(DFS)为 80%,5 年总生存率(OS)为 78%;^{32}P 组,5 年无瘤生存率(DFS)也为 80%,5 年总生存率(OS)为 81%。两组生存率比较无明显差异($P>0.05$)。OSCG/GOG7601 和 7602 的研究结果提示:①分期探查术可明确哪类患者需要化疗,哪类患者不需要化疗;②预后好的早期卵巢癌,经过全面分期探查术后,可不用辅助化疗。

(2) 高危型早期卵巢癌化疗方案、疗程的确定:在早期研究的基础上,GOG 又进行了进一步的研究(GOG95)。该研究将 204 例经过全面分期探查术(comprehensive staging laparotomy)具有高危因素的早期卵巢癌分为两组:一组用 ^{32}P 15mCi 腹腔灌注,另一组用 PC 方案(DDP 100mg/M^2/D1 IV,CTX 1000 mg/M^2/D1 IV,21 天为一疗程,总共 3 疗程),平均随诊期为 5 年。结果表明:5 年无瘤生存率(DFS)PC 组为 78%,^{32}P 组为 66%;5 年总生存率(OS)PC 组为 83%,^{32}P 组为 76%。尽管在生存率方面,两组并没有统计学的差异,但是 PC 组具有较好的疾病缓解期,而且使用方便,并发症少。此后,1996 年美国 GOG#111 临床试验和 2003 年 GOG #158 临床试验分别验证了泰素联合顺铂、泰素联合卡铂的应用价值,结果显示,泰素联合卡铂为卵巢癌化疗的首选方案。

2. 除了 GOG 的研究外,欧洲很多肿瘤中心也对早期卵巢癌的化疗进行了研究。其中较有影响的是意大利妇科肿瘤协作组的研究。共有 278 例早期卵潮癌患者进入该项研究,研究分两部分进行。第一部分是对预后好的早期卵巢癌进行顺铂(DDP,50mg/M²)单药化疗与观察治疗的随机化对比研究,平均随诊期六年。结果显示,DDP 组无瘤生存率 83%,观察组无瘤生存率 64%(P> 0.05)。第二部分是对具有高危因素的早期卵巢癌进行的顺铂(DDP,50MG/M2)单药化疗与 ³²P 15mCi 腹腔灌注治疗的随机化对比研究,平均随诊期六年。结果表明 DDP 组无瘤生存率 81%,P32 组无瘤生存率 56%(P<0.01)。Norwegian Radium Institute 也对早期卵巢癌化疗随机研究。研究结果显示:在平均随诊>5 年的期限内,5 年无瘤生存率:P32 组为 81%,DDP 组为 75%,(P>0.05);总的生存率:P32 组为 83%,DDP 组为 81%,(P>0.05);Ⅰ 期患者:P32 组为 82%,DDP 组为 79%,(P=0.8);Ⅱ 期患者:P32 组为 55%,DDP 组为 68%,(P=0.15)。P32 组肠道并发症为 9%,明显高于 DDP 组(2%)。

小结:顺铂化疗应作为早期卵巢癌术后首选的治疗。根据上述的研究结果,可对早期卵巢癌的化疗小结如下:①全面分期探查术是早期卵巢癌首选的基本治疗,以此来确定哪些患者需要化疗,哪些患者不需要化疗。②尽管放疗、³²P 腹腔灌注、烷化剂等均可用于术后化疗,但以铂类为主的联合化疗是首选的辅助治疗。③联合化疗是否比单独使用顺铂或卡铂好?辅助治疗是否能明显提高生存率?仍没有明确结论。④2013 年美国国家综合癌症网络(National Comprehensive Cancer Network,NCCN)卵巢癌指南更注重组织学分级(histologic grade)的重要性:Grade 1 的 Ⅰ A、Ⅰ B 期完全分期术后可不必疗;Grade 2 的 Ⅰ A、Ⅰ B 期者术后可不化疗,也可采用泰素联合卡铂(静脉)3~6 个疗程;Grade 3 的 Ⅰ A、Ⅰ B 期或透明细胞型则需泰素联合卡铂(静脉)3~6 疗程;Ⅰ C 期(Grade 1,2,或 3)者都需泰素联合卡铂(静脉)3~6 个疗程。

(二)晚期卵巢癌的化疗

卵巢癌对化疗属中度敏感,对铂类药物联合化疗有 70%~80% 的反应率,但大部分肿瘤都会产生耐药,20%~30% 的患者对化疗无反应。三十年来卵巢癌的化疗经历了三个里程碑的时代:即 70 年代的烷化剂,80 年代的顺铂类药物和 90 年代的紫杉醇。卵巢癌的一线治疗:目前国内部分地区以泰素+顺铂,泰素+卡铂为主要的一线方案,部分地区仍以顺铂+环磷酰胺(PC)和顺铂+阿霉素+环磷酰胺(PAC)为主要的一线方案。但在国外,则以泰素+顺铂,泰素+卡铂或泰素每周疗法为主要的一线方案。美国 GOG 111 研究结果表明:泰素/顺铂与泰素/环磷酰胺比较使复发率下降 28%、死亡率下降 34%。而欧洲 OV-10 研究结果也表明:泰素/顺铂化疗使卵巢癌的复发率下降 34%。因此,泰素/顺铂联合化疗推荐为卵巢癌首选的一线化疗方案。但是,泰素/顺铂方案比顺铂/环磷酰胺毒性反应大,主要为肾毒性,神经毒性,肌肉和关节疼痛。为了解决这个问题,GOG 又进行了 158#研究。该研究目的是比较卡铂/泰素与顺铂/泰素的疗效及毒性作用。GOG158#研究结论:①卡铂/泰素与顺铂/泰素具有相同的疗效;②泰素 3 小时滴注与 24 小时滴注具有相同的效果;③对手术满意的 Ⅲ 期卵巢癌二探手术(SLS)不影响无瘤生存(RFS);④卡铂/泰素优于顺铂/泰素,因为它易于给药,毒副作用轻,患者易接受。在 GOG158#研究的基础上,卡铂的应用得到广泛的支持。美国国立卫生研究院(NIH)及 Advanced Ovarian Cancer Trial Group 都支持卡铂用于卵巢癌。卡铂副作用低,可用于门诊化疗,提高患者的生活质量。泰素加卡铂已成为卵巢癌化疗的基础方案。

紫杉醇(泰素)是 90 年代出现的卵巢癌有效化疗药物。新近的药代动力学研究发现,紫杉醇的药代动力学模型是非线型的,药物的血浆浓度并不一定与投药剂量相关。延长或反复的泰素治疗可增加其疗效。Fennelly 等人的研究表明,使用较低剂量的泰素进行每周化疗,可维持泰素血浆浓度高于 0.01μmol/L,但又低于 0.05μmol/L,这样的血药浓度既能维持有效的抗肿瘤作用,又不会引起太重的骨髓抑制,较为理想。泰素每周化疗的理论基础:①泰素每周方案能在血中保持有效的浓度但低于骨髓抑制的浓度(小于 0.05μmol/L 或大于 0.01μmol/L);②最新的研究发现泰素有独立于其微管作用的细胞凋亡及抗血管形成作用,此作用与药物的持续时间有关;③增加药物强度减少间隙期可能增加肿瘤细胞的杀灭作用。有关泰素周疗的临床研究近年来十分活跃。在 1999 年 10 月意大利罗马的国际妇科肿瘤双年会上,北欧 Swedish/Finnish Ovarian Cancer Study Group 比较了泰素周疗与泰素 3 周疗法作为卵巢癌二线化疗的疗效及毒副作用。该研究将 208 例患者随机分为二组：A 组：泰素 67mg/m^2 3hrs/w；B 组：泰素 200mg/m^2 3hrs/q3w。预后危险因素在二组间很好匹配，平均观察期限 27 个月。208 例资料可用来评价疗效，205 例资料可用来评价毒副作用。结果表明：泰素周疗与泰素 3 周疗法作为卵巢癌二线化疗均有相似的疗效，但周疗的毒副作用明显减轻。中国妇科肿瘤协作组也完成了泰素+卡铂每周化疗与泰素+卡铂 3 周化疗治疗卵巢癌的临床随机化对照研究，得到相似的结果。

2013 年美国国家综合癌症网络（National Comprehensive Cancer Network，NCCN）卵巢癌指南建议：Ⅱ、Ⅲ、Ⅳ期患者术后可采用泰素联合卡铂（静脉）6～8 疗程，若Ⅱ、Ⅲ期患者手术残留病灶<1cm 也可采用腹腔化疗［intraperitoneal（IP）chemotherapy］。

（三）腹腔化疗

理论上说，腹腔化疗是卵巢癌最为理想的化疗途径。主要优点有：①肿瘤局部的药物浓度明显增高；②增加了药物与肿瘤的广泛接触和药物对肿瘤的渗透；③血循环中浓度较低，减少了化疗的毒副作用；④可经门静脉吸收，治疗肝转移。

因此，腹腔化疗引起了临床医生们的很大兴趣和广泛研究，已有很多方案问世，大多数方案都是以顺铂、阿霉素、阿糖胞苷和 5-FU 为基础的联合用药，有效率为 40%～70%。目前，腹腔化疗对卵巢癌的治疗价值原则上局限于：①种植在腹腔脏器表面或腹膜表面的微小病灶；②全身化疗失败，耐药或复发的患者；③控制恶性腹水生长；④第二次探查阳性者。主要禁忌证：①腹腔严重粘连；②全腹放疗史；③病变已超过腹腔范围。主要并发症有感染、化学性腹膜炎、肠穿孔、脏器损伤及腹痛。

影响腹腔化疗临床应用的因素：①腹腔内有严重的粘连，影响药物分布；②化疗药物渗透到肿瘤内部的能力有限；③局部给药后药物通过毛细血管进入肿瘤的药物剂量不足；④在腹腔内要达到克服肿瘤耐药的高剂量受限等。腹腔化疗的给药方式也有很大的改进。

常用投药方式：①单次细针穿刺，此法较简便、安全，可反复进行，在临床上也使用最多。单次穿刺的并发症显著少于长期导管法。②导管给药，以往是在手术完成后即放置两根塑料导管，一根置于膈肌下，另一根放入盆腔。但是，塑料导管常遇到固定困难，密封性差，腹水及化疗药物外渗，较易感染和堵塞等问题。以后又改用腹膜透析管，但仍

然存在着感染和堵塞问题。近年来又多主张使用 Port-A 导管植入，既可使药物容易弥散，又降低了感染率。随着导管材料的不断改进和多种化疗药物相互作用研究的不断深入，卵巢癌的腹腔化疗将会显示出它特有的临床价值。

（四）先期化疗

这是指在明确卵巢癌的诊断后，选择相应而有效的化疗方案，给予患者有限疗程的化疗，然后再行手术治疗，期望通过有限的疗程的化疗，有效地减少肿瘤负荷量，提高手术彻底性，改善患者的生存率。这种化疗方式最早应用于宫颈癌和子宫内膜癌，又称为降分期化疗。通过先期化疗，使原本没有手术机会的患者获得了手术机会和更好的治疗。近年来，先期化疗也开始应用于卵巢癌的治疗中。先期化疗通常每 4 周进行 1 次，一般 1～2 个疗程。更多疗程的先期化疗可能会诱导肿瘤耐药性产生，不利于肿瘤细胞减灭术后常规化疗的进行。就目前的资料来看，先期化疗的价值主要是在于它可大大地改善卵巢癌肿瘤细胞减灭术的手术质量，但没有证据表明它可延长患者的生存时间。

（五）超大剂量化疗和外周血干细胞移植

为了克服卵巢癌耐药，提高卵巢癌的化疗效果，近年来，人们开始研究超大剂量化疗（HDC）加上外周血干细胞移植（PBSCT）治疗卵巢癌。初步的研究结果表明，这种化疗对卵巢癌还是十分有效的，可将 5 年生存率提高至 60%，无瘤生存率达 24%～51%。选择患者十分重要，对化疗敏感，手术基本切净肿瘤，初治患者，是较好的适应证。对"二探"，阳性者，也可以试用本方法进一步治疗。由于 HDC+PBSTC 技术先进，设备要求很高，费用也很昂贵，目前尚不能取代常规化疗，但对提高卵巢癌的疗效仍是一项重要的治疗方法，值得进一步研究。

（六）化疗毒副反应的防治

在给卵巢癌患者化疗时，不但要观察疗效，而且还要注意到化疗的毒副反应。只有高效低毒的化疗才是理想的化疗方案。胃肠道反应和骨髓抑制是化疗药物最常见的毒副反应，应引起重视，给予及时的对症处理。一些化疗药物特有的毒副作用，如顺铂的肾、耳、神经毒性，博来霉素或平阳霉素的肺纤维化，阿霉素和表阿霉素的心脏毒性，应格外重视，定期进行必要的监测和预防。对于有终生剂量的化疗药物，如博来霉素、阿霉素、表阿霉素和长春新碱等，每次化疗时都应精确计算药物的累

计剂量,避免超过药物的极量。为了达到高效低毒的化疗效果,最近临床上在卵巢癌化疗时,同时使用正常细胞保护剂氨磷汀。这种药物可选择性地保护正常组织细胞免受化疗药物的作用,减少和避免化疗药物的毒副作用。临床试验已经证实,氨磷汀可降低多种化疗药物的毒副作用,从而提高化疗药物的使用剂量,以达到更好的疗效。

(七) 卵巢癌化疗今后的研究方向

腹腔化疗在满意的肿瘤细胞减灭术后残余病灶<1cm 的患者中的治疗价值、给药方法的改进?

新近研制的化疗药物哪些可以作为一线化疗?怎样配伍?

卵巢透明细胞癌、黏液性囊腺癌的适宜化疗方案?

巩固化疗是否能改善预后?

化疗毒副反应的防治。

(沈铿 丰有吉)

参 考 文 献

1. Ozols F,Bundy N,Greer E. et al. Phase Ⅲ trial of carboplatin and paclitaxel compared with cisplatin and paclitaxel in patients with optimally resected stage Ⅲ ovarian cancer:a Gynecologic Oncology Group study. J Clin Oncol,2003,21(17):3194-3200

2. du Bois A,Luck J,Meier W,et al. A randomized clinical trial of cisplatin/paclitaxel versus carboplatin/paclitaxel as first-line treatment of ovarian cancer. J Natl Cancer Inst,2003,95(17):1320-1330

3. 沈铿,郎景和. 卵巢上皮癌诊断和治疗中应注意的问题. 中华妇产科杂志,2003,38:65-68

4. 沈铿. 重视卵巢癌的病情监测,正确处理复发性卵巢癌. 中华妇产科杂志,2003,38:657-658

5. McGuire P,Hoskins J,Brady F,et al. Cyclophosphamide and cisplatin compared with paclitaxel and cisplatin in patients with stage Ⅲ and stage Ⅳ ovarian cancer. N Engl J Med,1996,354:1-6

6. Piccart J,Bertelsen K,James K,et al. Randomized intergroup trial of cisplatin-paclitaxel versus cisplatin-cyclophosphamide in women with advanced epithelial ovarian cancer:Three-year results. J Natl Cancer Inst,2000,92:699-708

7. Bookman A,McGuire P,Kilpatrick D,et al. Carboplatin and paclitaxel in ovarian carcinoma:A phase I study of the Gynecologic Oncology Group. J Clin Oncol,1996,14(6):1895-1902

8. Ozols F,Bundy N,Fowler J,et al. Randomized phase Ⅲ study of cisplatin/paclitaxel versus carboplatin/paclitaxel in optimal stage Ⅲ epithelial ovarian cancer:A Gynecologic Oncology Group trial. Proc Am Soc Clin Oncol,1999,18:1373a

9. du Bois A,Lueck J,Meier W,et al. Cisplatin/paclitaxel vs. carboplatin/paclitaxel in ovarian cancer:Update of an Arbeitsgemeinschaft Gynaekolgische Onkologie study group trial. Proc Am Soc Clin Oncol,18:1374a,1999

10. Muggia FM,Braly PS,Brady MF,et al:Phase Ⅲ randomized study of cisplatin versus paclitaxel versus cisplatin and paclitaxel in patients with suboptimal stage Ⅲ or Ⅳ ovarian cancer:A Gynecologic Oncology Group study. J Clin Oncol,2000,18:106-115

11. Colombo N. Randomised trial of paclitaxel and carboplatin versus a control arm of carboplatin or CAP:The Third International Collaborative Ovarian Neoplasm Study (ICON3). Proc Am Soc Clin Oncol,2000,19:1500a

12. Markman M. Intraperitoneal chemotherapy in the management of ovarian cancer. Ann Med,1996,28(4):293-296

13. Alberts S,Liu Y,Hannigan V,et al. Intraperitoneal cisplatin plus intravenous cyclophosphamide versus intravenous cisplatin plus intravenous cyclophosphamide for stage Ⅲ ovarian cancer. N Engl J Med,1996,335(26):1950-1955

14. Landrum M,Java J,Mathews A,et al. Prognostic factors for stage Ⅲ epithelial ovarian cancer treated with intraperitoneal chemotherapy:A Gynecologic Oncology Group study. Gynecol Oncol,2013,130(1):12-18

15. NCI Clinical Announcement 2006. Intraperitoneal chemotherapy for ovarian cancer.

16. Markman M,Bundy B,Benda J,et al. Randomized phase Ⅲ study of intravenous cisplatin/paclitaxel versus moderately high dose carboplatin followed by intravenous paclitaxel and intraperitoneal cisplatin in optimal residual ovarian cancer:An intergroup trial (GOG,SWOG,ECOG). Proc Am Soc Clin Oncol,1998,17:1392a

17. Francis P,Rowinsky E,Schneider J,et al:Phase I feasibility and pharmacologic study of weekly intraperitoneal paclitaxel:A Gynecologic Oncology Group pilot study. J Clin Oncol,1995,13(12):2961-2967

18. Thigpen T. Dose-intensity in ovarian carcinoma:Hold,enough? J Clin Onco,1997,15(4):1291-1293

19. McGuire P. How many more nails to seal the coffin of dose·intensity? Ann Onco,1997,8(4):311-313

20. McGuire P:High-dose chemotherapy and autologous bone marrow or stem cell reconstitution for solid tumors. Curr Prob Cancer,1998,22:133-180

21. Stiff J,Veum-Stone K,Lazarus M,et al. High-dose chemotherapy and autologous stem-cell transplantation for ovarian cancer:An autologous blood and marrow trans-

plant registry report. Ann Inter Med,2000,133(7):504-515

22. NCCN Clinical Practice Guidelines in Oncology（NCCN Guideline）Ovarian Cancer Including Fallopian Tube Cancer and primary Peritonear Cancer. Version 2. 2013. NCCN org. www. nccn. com

23. Armstrong D, Bundy B, Wenzel L, et al. Phase Ⅲ randomized trial of intravenous cisplatin and paclitaxel versus an intensive regimen of intravenous paclitaxel, intraperitoneal cisplatin, and intraperitoneal paclitaxel in stage Ⅲ ovarian cancer: a Gynecologic Oncology Group study. N Engl J Med,2006,354(1):34-43

第六节　卵巢癌的手术治疗

手术是卵巢恶性肿瘤最主要的治疗手段之一。卵巢恶性肿瘤的手术目的有以下三大类：

1. 诊断性手术

（1）术中取活检获得病理诊断。

（2）明确肿瘤分期。

（3）评价治疗的效果。

2. 治疗性手术　首次肿瘤细胞减灭术和再次肿瘤细胞减灭术，尽量彻底切除肿瘤。

3. 姑息性手术　解除患者症状，改善生活质量。卵巢恶性肿瘤的手术目的、范围和操作应根据肿瘤的组织学类型、临床分期以及患者之具体情况而有所不同。近年来，有关卵巢恶性肿瘤的手术治疗研究主要集中在早期卵巢癌的手术，肿瘤细胞减灭术的意义，间隙性肿瘤细胞减灭术，腹腔镜手术，保留生育功能手术和二次探查术等方面。一些新观点，新概念的提出，使卵巢恶性肿瘤的手术更加具体，更加明确。

一、全面分期探查术

全面分期探查术（comprehensive staging laparotomy）是早期卵巢癌的基本术式，包括：

1. 腹部纵切口（从耻骨联合至脐上4横指），应保证腹腔内有足够显露和视野，上腹部器官和腹膜后淋巴结能仔细探查。

2. 全面盆腹腔探查。

3. 腹腔细胞学（腹水或盆腔、结肠侧沟、上腹部之冲洗液）。

4. 大网膜切除。

5. 全子宫和双附件切除（卵巢动静脉高位结扎）。

6. 仔细探查及活检（粘连、结扎及可疑部位，

特别是结肠侧沟、膈肌和肠系膜等）。

7. 盆腔及腹主动脉旁淋巴结清除（肠系膜下动脉水平）。

全面分期探查术是近年来提出的新的手术名称，适合于早期（临床Ⅰ、Ⅱ期）卵巢癌，主要的目的是准确分期。众所周知，卵巢癌的FIGO分期是建立在手术探查和病理诊断基础上的手术分期，是全世界统一的判断病期早晚和估价预后的指标。分期不同，治疗效果和预后有极大的差别。FIGO Ⅰ期卵巢癌患者5年存活率为60%～90%，而Ⅲ、Ⅳ期患者5年存活率为2.4%～23%。另外，在寻找有效治疗方法和方案时，其治疗对象必须是同一FIGO期别治疗效果才有可比性。否则，将严重影响对卵巢癌有效治疗方案的探索。由此可见，获得准确的FIGO分期是治疗卵巢癌最关键的一环。然而，卵巢癌准确分期的重要意义，并未得到普遍的重视，往往只是根据开腹后粗略的探查结果进行分期，这样就可能会遗留一些亚临床的转移。近20年来的大量临床资料表明，一些术中大体检查肿瘤局限在卵巢的卵巢恶性肿瘤，已有卵巢外的隐性转移。McGowan等分析了291卵巢原发癌，发现46%的分期是不准确的，常偏低。美国妇科肿瘤协作组（GOG）曾对100例第一次手术诊断为Ⅰ期和Ⅱ期早期卵巢癌的患者再行第二次分期探查术，发现需要期别提高者竟达31%，在这些患者中，约75%实际上是Ⅲ期卵巢癌。北京协和医院沈铿等人的研究也表明，对术中大体检查肿瘤局限在卵巢的卵巢上皮癌患者施行全面分期探查术，腹膜后淋巴结转移为13.5%，这些患者也属FIGO Ⅲ期。由此可见，对早期卵巢癌患者，应按照FIGO的分期标准，进行手术及病理的全面细致检查，才能得到准确的分期结果。全面分期探查术的另一个重要意义是指导术后的治疗。这不仅对需要化疗的患者有利，对不需要化疗的患者更是重要。美国GOG对称81例FIGO ⅠA或ⅠB高/中分化的卵巢癌进行前瞻性随机对照研究，结果表明：化疗组5年生存率为94%，观察组5年生存率为98%，两组间无统计学意义（P<0.05）。结论为：对于预后好（Ⅰa、Ⅰb且肿瘤分化好）的早期卵巢癌患者，全面分期的手术已是较为充分的治疗，术后不必再用化疗。早期卵巢癌的术后化疗仅用于具有高危因素（中分化或低分化肿瘤、透明细胞癌、包膜破裂或包膜不完整、腹水或腹腔冲洗液阳性、肿瘤与盆腔粘连），预后不良的患者。全面分期探查术应注意的问题：

1. 腹膜后淋巴结的探查和切除　腹膜后淋巴

结是卵巢癌的主要转移途径,即使探查时发现肿瘤局限在卵巢,也可有 10.7% ~ 18% 的腹膜后淋巴结转移,其中盆腔淋巴结转移率为 9%,腹主动脉旁淋巴结转移率为 9.8%。此外,仅靠徒手触诊或选择性的淋巴结活检都可能会有遗漏,系统的淋巴结切除术更为准确,可靠。所以,包括腹主动脉旁淋巴结在内的腹膜后淋巴结的探查和切除应作为全面分期探查术的重要内容。

2. 横膈部位的探查 横膈也是卵巢癌常见的转移部位,临床 I 期的卵巢癌也可有 11% 的横膈转移。由于早期卵巢癌横膈转移灶较小,大多为亚临床状态,加上横膈位于腹腔的较深部位,探查很困难,只能靠徒手触诊,常不够完全,准确。如能补充细胞学刮片检查,或术中使用腹腔镜放大检查,可能会提高横膈探查的准确性。

3. 腹腔液细胞学检查 术中留取腹水或腹腔冲洗液进行细胞学检查是进行全面分期探查术的重要内容之一。I 期卵巢癌可有 20% ~ 30% 的腹腔冲洗液细胞学检查阳性。但是,也有一些研究的阳性率较低。充分冲洗腹腔后,尽量收集较多的标本,先加抗凝剂,再用固定液固定,离心后收集沉渣进行检查,有可能会提高阳性率。

4. 卵巢上皮癌保留生育功能 对于上皮性卵巢癌施行保留生育功能(保留子宫和对侧附件)的手术仍有一些争论,但是,对未生育的年轻妇女发生卵巢癌后,尤其是早期卵巢癌,确实应该考虑保留生育功能。一般认为,对于上皮性卵巢癌施行保留生育功能(保留子宫和对侧附件)的手术应是谨慎和严格选择的,必须具备以下条件方可施行:

(1) 患者年轻,渴望生育。

(2) I a 期。

(3) 细胞分化好(G1)或交界性肿瘤。

(4) 对侧卵巢外观正常、活检阴性。

(5) 腹腔细胞学阴性。

(6) "高危区域"(子宫直肠陷凹、结肠侧沟、肠系膜、大网膜和腹膜后淋巴结)探查及活检均阴性。

(7) 有随诊条件。

(8) 完成生育后视情况再行手术切除子宫及对侧附件。

但对卵巢生殖细胞肿瘤,不论期别早晚,均应施行保留生育功能的手术。对低度恶性肿瘤和交界性肿瘤,可根据情况施行保留生育功能的手术。

二、再分期手术

再分期手术(restaging laparotomy)是在充分理解全面分期探查术的意义后提出的一个新的手术名称,是指首次手术未进行确定分期,未做肿瘤细胞减灭术,亦未用药,而施行的全面探查和完成准确分期的手术。通常是在急诊手术(如卵巢肿瘤扭转),或由于认识和技术原因,只做了肿瘤切除或附件切除之后,再次进行的手术。手术的内容和步骤与全面分期探查术完全一样,如已经给予了化疗,则不能称为再分期,而属于第二次剖腹手术。

三、肿瘤细胞减灭术

尽管几十年来,妇科肿瘤学家坚持不懈的努力寻找早期诊断卵巢癌的方法,但是大部分患者在诊断时已是 FIGO Ⅲ 期或 Ⅳ 期卵巢癌。这些患者常伴有大量腹水和盆腹腔包块。在剖腹探查时,要想完全切除肉眼所见的肿瘤常常相当困难。对于这样的患者,分期显而易见已不再是重要的问题,外科大夫面临的问题是我能将肿瘤切除多少? 手术的彻底性会怎样? 肿瘤细胞减灭术(cytoreductive surgery,debulking)是指尽最大努力切除原发灶及一切转移瘤,使残余癌灶<2cm。主要适合于晚期卵巢上皮性癌,晚期性索间质肿瘤等。其手术方法和(或)范围是:

1. 足够大的直切口。

2. 腹水或腹腔冲洗液细胞学检查。

3. 全子宫双附件或盆腔肿物切除,卵巢动静脉高位结扎。

4. 从横结肠下缘切除大网膜,注意肝、脾区转移并切除。

5. 膈肌、结肠侧沟、盆壁腹膜、肠系膜及子宫直肠陷凹转移灶切除及多点活检。

6. 肝、脾转移处理。

7. 腹主动脉旁及盆腔淋巴结切除。

8. 阑尾切除及肠道转移处理。

对于绝大多数人类实体瘤来说,只有将所有的肿瘤彻底切净,手术才有意义。但是对卵巢癌来说,即使肿瘤不能被彻底切除,只要将肿瘤体积尽可能缩减,手术就有意义。这点已被理论和实践充分证明。肿瘤细胞减灭术在理论上的意义 Griffiths 等人已做了很好的解释,主要是对细胞生长动力学和细胞毒性化疗药物对肿瘤细胞杀伤的影响。目前认为,人类实体性肿瘤的生长和退化是遵循冈伯兹(Gompertzian)的模型进行的,也就是说,肿瘤细胞的生长速率随着肿瘤本身体积的增大而下降,这主要是由于血供和营养的相对缺乏所导致。此外,大块状的肿瘤中含有较多的静止期或非增殖期的细胞,这对化疗很不利。肿瘤细胞减灭术在理论上最重要的意义直接反映在残余肿瘤结节对化疗的敏感性上。大块的肿瘤切除去除了血供差的肿瘤,这些肿瘤对化疗是不敏感的。另外,根据冈伯兹的模型,肿瘤细胞减灭术可导致大量的静止期细胞转向活跃的分裂期,以此来增加化疗的敏感性。Griffiths 等人的研究还表明,体积在 0.1~5mg 之间的小的肿瘤种植结节中 100% 的肿瘤细胞处在活跃的分裂期。近期的研究发现,化疗耐受的产生是由于肿瘤细胞自发突变转向药物耐受型细胞所导致。随着肿瘤体积和细胞数量的增加,突变和药物耐受细胞集落形成的几率也随之增加。因此,肿瘤细胞减灭术在理论上另一个重要意义是它可去除已经形成的耐药细胞集落,同时还可以减少新的耐药细胞产生。一些研究还揭示,肿瘤细胞减灭术主要的意义在于手术切除了大块肿瘤,剩下较小的肿瘤依靠术后化疗来消灭。如果手术能将 1kg 的肿瘤缩减为 1g,这就代表着将肿瘤细胞数从 10^9 减至 10^6。当然,这样彻底的肿瘤细胞减灭术常常很难达到。即使能做到,肿瘤细胞在化疗期间也还会再次生长。从这一点来看,肿瘤细胞减灭术仅对手术将肉眼所见的肿瘤全部切除,残余瘤小于 1 克的患者才有意义。

在临床上,卵巢癌肿瘤细胞减灭术的意义是不言而喻的。但是,迄今为止还未见与此相关的前瞻性临床随机化研究报道。美国的 GOG 曾经想做这项工作,但后来因为对照组的病例较少未能实现。这从另一方面也反映了肿瘤细胞减灭术对于卵巢癌来说是多么重要。卵巢癌肿瘤细胞减灭术的临床意义主要表现在以下几个方面:

1. 解除患者的症状,改善生活质量　对于晚期卵巢癌患者。肿瘤细胞减灭术切除了大块肿瘤,解除了大量腹水产生的来源,不仅改善了患者的症状,而且还去除了肠梗阻的潜在危险,同时也减少了因肿瘤生长对代谢造成的影响,有助于患者维持较好的营养状态。

2. 增强术后化疗的效果　在理论上,肿瘤细胞减灭术对术后化疗的影响已得到很好的阐述。临床上 Matthew 等的研究也对此进行了很好的论证,他们分析了近 10 年来的有关文章 12 篇,发现满意的肿瘤细胞减灭术后患者对化疗的完全缓解率达 43%,而不满意的肿瘤细胞减灭术后患者对化

疗的完全缓解率仅为 24%。肿瘤细胞减灭术的彻底性直接影响术后化疗的效果。

3. 改善患者的预后　这是卵巢癌肿瘤细胞减灭术最重要的临床意义。有关这方面的研究很多,Matthew 等人分析了近 10 年来的有关文章,得出的结论是,经过满意的肿瘤细胞减灭术后,患者的疾病缓解期(progression-free interval)平均可达 31 个月,生存期可达 36 个月;而不满意的肿瘤细胞减灭术后,患者的疾病缓解期仅平均为 13 个月,生存期也仅为 16 个月。最有说服力的研究是最近 Hoskins 等报道的 GOG 二项研究,结果显示,对于 FIGO Ⅲ 期卵巢癌,在肿瘤细胞减灭术后,无肉眼可见残余瘤者,4 年生存率为 60%;残余瘤<2cm,4 年生存率为 35%;残余瘤>2cm,4 年生存率小于 20%。结论是:满意的肿瘤细胞减灭术(残余瘤<2cm)可明显改善患者的预后,然而,一旦残余瘤>2cm,无论手术多大,均不能改善患者的预后。在这个研究的基础上,美国国立健康研究院(NIH)发表了有关卵巢癌合理治疗的声明,文中指出最大限度的肿瘤细胞减灭是非常重要的,因为微小的残余瘤与改善患者的预后密切相关。

四、"中间性"(或间隔性)肿瘤细胞减灭术

对于绝大部分卵巢癌患者,要想进行满意的肿瘤细胞减灭术,将残余瘤缩减为<2cm 是相当困难的,根据文献报道仅 35% 的患者能够达到满意的肿瘤细胞减灭术(残余瘤缩减为<2cm)。由于残余瘤>2cm 的患者预后差,怎样对他们进行合理的治疗是妇科肿瘤医生面临的又一个严峻挑战。为了解决这一问题,对于某些估计难以切净或基本切净的晚期卵巢癌病例,先用 3~5 个疗程化疗,然后再行肿瘤细胞减灭术(interval cytoredution),这就是所谓的"中间性"(或间隔性)肿瘤细胞减灭术。这种手术能否促使减灭术之成功?能否对治疗有利?能否改善患者的预后?这些都是近年来大家比较关心,而且引起很多争议的问题。欧洲癌症治疗研究协作组(EORTC)最近对中间性(或间隔性)肿瘤细胞减灭术在晚期卵巢癌中的治疗价值进行了大规模的前瞻性临床随机化对照研究。他们对晚期卵巢癌先用 3 个疗程的顺铂+环磷酰胺联合化疗,然后一组患者进行中间性(或间隔性)肿瘤细胞减灭术,另一组患者不做手术,然后再继续完成另外 3 个疗程的顺铂+环磷酰胺联合化疗。结果显示,与对照组相比,做过中间性(或间隔性)肿瘤细胞减灭

术的患者预后较好,疾病缓解期为18个月(对照组为13个月)总生存期为26个月(对照组为20个月)。北京协和医院也对中间性(或间隔性)肿瘤细胞减灭术进行了初步研究,结果提示这种手术可促使减灭术之成功,提高肿瘤细胞减灭术的质量,但并不改善患者的预后。也有一些研究显示中间性(或间隔性)肿瘤细胞减灭术对日后化疗不利,患者容易产生耐药,仍应力争尽早完成肿瘤细胞减灭术。总之,中间性(或间隔性)肿瘤细胞减灭术对卵巢癌的治疗价值目前还不十分清楚,还需要进行更深入的研究。

五、二次探查手术

是指经过满意的、成功的肿瘤细胞减灭术一年内,又施行了至少6个疗程的化疗,通过临床物理学检查及辅助或实验室检测(包括CA125等肿瘤标记物检测)均无肿瘤复发迹象,而施行的再次剖腹探查术(second-look laparotomy)。其目的在于了解盆腹腔有无复发癌灶,作为进一步监测和治疗之依据:①切除所见癌灶;②阴性发现,巩固化疗或停止化疗;③阳性发现,改变化疗或治疗方案。"二探"的内容包括全面细致的探查与活检;腹腔冲洗液细胞学;多点活检。这适于原来晚期的卵巢上皮癌病例,对于交界性瘤、Ⅰ期上皮性癌、恶性生殖细胞肿瘤、性索间质肿瘤等可不作"二探",这些肿瘤如在监测下有复发可再行手术切除。

对"二探"的临床价值,近年来也有较多的争论。尽管普遍认为,对晚期卵巢癌,"二探"的结果可用来指导今后的治疗。但是,至今还没有有关"二探"手术本身是否具有治疗价值的前瞻性研究。回顾性研究结果支持二探和再次肿瘤细胞减灭术可改善卵巢癌患者总的生存率。虽然早先的资料提示二探并不提高卵巢癌患者的生存率,但是这些研究并没有使用新的二线化疗药物,如Topotecan,Liposomal doxorubicin,Taxotere等。最近美国GOG的研究表明,对二探发现微小残余瘤的患者给予腹腔泰素化疗,可获得65%的手术完全缓解。尽管缓解期还没有最后确定,但这些研究提示对于某些患者,二探可能会有治疗作用。尤其对于二探阴性随后巩固治疗和二探发现微小残余瘤随后腹腔化疗的患者,二探术的意义可能更大些。另外,毫无疑问二探是评价化疗效果最精确,最有效的方法。二探的结果可有助于研究者在较短时间内制订出新的有效化疗方案,不需要等待到研究后的5~7年才能做出决策。

获得二探阴性的几率与首次肿瘤细胞减灭术的彻底性有关。不满意的细胞减灭术后,二探阴性率为23%,而满意的细胞减灭术后,二探阴性率可达50%。Ⅲ期卵巢癌患者首次肿瘤细胞减灭术如能切除所有肉眼可见的肿瘤,二探阴性率可达70%以上。然而,二探阴性并不意味着治愈了卵巢癌。因为即使再仔细的二探也会遗漏隐形的微小病变,有时卵巢癌也会转移到腹腔以外的部位,这些部位二探手术是无法发现的。大量的研究已证实,二探阴性的卵巢癌还会有50%的复发。与复发有关的因素是分期、组织学分级、首次肿瘤细胞减灭术后残余瘤的大小等。一旦肿瘤复发,预后都很差,很少患者能够治愈。在二探术中发现较大的残余瘤,约80%的患者在术后36个月内死亡。而二探为镜下阳性者,预后都很好,5年生存率可达70%。对于这一组患者,应该格外重视,应给予积极的治疗。

六、各种类型和期别卵巢恶性肿瘤的手术选择

1. 交界性瘤 手术范围视患者年龄(包括生育状况)及临床分期而定。

Ⅰa期,年轻有生育要求者行患侧附件切除,对侧卵巢剖探,腹腔冲洗液细胞学检查及腹膜多点活检。

Ⅰa期,年龄大,或无生育要求或Ⅰb、Ⅰc期者,行全子宫双附件切除,大网膜、阑尾切除。

Ⅱ、Ⅲ,Ⅳ期者,施行肿瘤细胞减灭术。

2. 早期卵巢上皮性癌 全面确定分期的剖腹手术,高度选择的保留子宫及对侧附件,如前述。

3. 晚期卵巢上皮癌 肿瘤细胞减灭术。

4. 恶性生殖细胞肿瘤 这类肿瘤多发于年轻女性,主要有未成熟畸胎瘤、内胚窦瘤和无性细胞瘤等,虽为恶性,但对化疗敏感,且未成熟畸胎瘤可向良性逆转,故治疗结果有明显改善。此外,这类肿瘤除无性细胞瘤(恶性程度较低),其他多呈单侧性。而复发多不在盆腔。鉴于上述特点,切除单侧附件几乎成为幼年、青年及有生育愿望患者的常规术式。

保留生育功能的手术适应证可不受期别的限制,对1期患者只切除患者附件、大网膜及腹膜后淋巴结。Ⅱ、Ⅲ,Ⅳ期患者,如子宫和对侧附件正常,可行患侧附件切除、转移灶切除、大网膜及腹膜后淋巴结切除,保留子宫及对侧卵巢。

5. 性索间质肿瘤 Ⅰa期、年轻患者可行单侧附件切除或确定分期手术。Ⅰa、Ⅰb及已完成生育

计划者行确定分期手术。Ⅰc、Ⅱ、Ⅲ、Ⅳ期者行肿瘤细胞减灭术。

6. **复发瘤** 再次手术或再次肿瘤细胞减灭术只对化疗敏感的远期复发的病例和孤立可切除的病例有一定的疗效。但对复发合并肠梗阻者,多数只能缓解症状(如解除肠梗阻),不提高生存率。对于交界性瘤、恶性生殖细胞肿瘤和性索间质肿瘤之复发,应积极再次手术切除,常可获得良好结果。

七、手术的具体问题

1. **术前准备** 术者应明确切除肿瘤或细胞减灭是卵巢恶性肿瘤治疗首选的基本治疗,树立信心,不要轻易放弃手术机会。术者应有熟练的妇科手术基础,并应掌握腹部外科和泌尿外科的处理原则和技术。或应有有关科室协助。患者除全面身体检查和化验外,特别注意胃肠道、泌尿系统检查,以了解转移情况。肠转移颇为常见,要有肠道准备,向家属及本人交待病情和计划,对肠切除或可能施行之造瘘术有足够的理解和同意。卵巢癌手术大、情况复杂,应配备 2000~3000ml 或更多的血液。

2. **麻醉** 可用硬膜外麻醉,为了满足上腹和盆腔平面的手术,以上、下两点穿刺及置管为宜。也可用全麻。术中最好进行中心静脉压及心、肺功能监护。

3. **手术顺序** 卵巢恶性肿瘤由于广泛的盆腹腔转移、种植和粘连,很难像子宫颈癌手术那样经典有序,有时只能由简及繁、从易至难。但大致的顺序是:切开、探查→腹水、腹腔冲洗液细胞学检查→上腹部处理、大网膜切除→盆腔肿物切除→腹膜后淋巴结清除→阑尾切除、肠道转移处理→清理、清洗、放置引流、关腹。

4. **盆腔肿块切除** 这是手术的主要部分,也是难度大、出血多、费时长的一部分。若肿物与盆壁有空隙,可如通常在腹膜内进行解剖手术;若肿物粘连固定与盆壁无空隙,则从骨盆漏斗韧带或圆韧带处打开腹膜,从腹膜外进入,形如"卷地毯"样游离肿物。两侧注意输尿管和子宫血管;前面小心剥离膀胱浆膜,后面注意直肠。要非常熟悉盆腔解剖,掌握手术步骤和操作技巧,避免副损伤。

5. **大网膜切除** 大网膜是卵巢癌扩散的最常见部位,有时肉眼看似正常,病检时仍能发现镜下病灶,故应切除以减少肿瘤负荷,防止腹水发生。切除时应从横结肠下缘离断,注意肝曲和脾曲,此处易于受累,手术困难,应尽力切除。小网膜如无

转移,可不予处理。

6. **肝、脾及膈肌转移** 肝、脾表面之细小种植结节,一般不需切除,赖以术后化疗消之。靠近表面的实质转移,如有可能可酌情手术,或待日后动脉插管化疗。膈肌上的细小结节也有赖于以后化疗,切除大的转移瘤要注意膈肌损伤,预防气胸。

7. **肠转移及阑尾处理** 晚期病例阑尾应常规切除。肠转移颇为常见,转移灶一应切除、二应注意肠损伤。但切除肠转移是首要的,否则日后肠梗阻更为棘手。小的损伤可行修补,大的损伤或大块肠转移则只能行部分肠段切除吻合术,必要时作肠造瘘。

8. **腹膜后淋巴结清除** 卵巢癌有高达 50% 以上的淋巴结转移率,淋巴结转移又是Ⅲ期的重要指标,无论是分期手术抑或肿瘤细胞减灭术,都强调腹膜后淋巴结清除。它包括盆腔淋巴结及腹主动脉旁淋巴结清除,后者要达到腹主动脉分叉处上 3~4cm,即肠系膜下动脉分支水平。

9. **引流** 关腹前从阴道残端放置引流很重要,一则可以于术后观察出血情况,二则可以减少液体潴留,减少感染、预防淋巴囊肿之发生。术后 3 天左右,引流量很少时即可拔出。先前常于术中放置腹腔导管,以备术后化疗用,现多主张单针穿刺而不留置导管。

10. **术后处理** 原则上与一般盆腔大手术相同,卵巢癌手术创伤大、出血多,术后应严密观察,注意生命体征。引流是重要的指标,要保持其通畅。如行肠道手术,术后应予禁食及胃肠减压。结肠造瘘者应减压至瘘口开放,肠吻合者亦应持续至肠蠕动恢复和排气正常,一般需 5~7 天。有膀胱修补者,膀胱引流要到 2 周以后方可撤除。抗生素可酌情给予。当减压管和引流管全部取走后,即应鼓励患者离床活动,促进身体恢复。

(沈铿 郎景和 郑莹 郄明蓉)

参 考 文 献

1. Greenlee T, Murray T, Bolden S, et al. Cancer statistics, 2000. CA Cancer J Clin, 2000, 50(1):7-33

2. FIGO Cancer Committee. Staging Announcement. Gynecol Oncol, 1986, 25:383-385

3. Knapp C, Friedman A. Aortic lymph node metastases in early ovarian cancer. Am J Obstet Gynecol, 1974, 119:1015-1017

4. Musumeci R, Banfi A, Bolis G. Lymphangiography in patients with ovarian epithelial cancer. Cancer, 1977, 40

(4):1444-1449

5. Creasman T,Rutledge F. The prognostic value of peritoneal cytology in gynecologic malignant disease. Am J Obstet Gynecol,1971,110(6):773-781

6. Keettel X,Pixley E,Buschbaum J. Experience with peritoneal cytology in the management of gynecologic malignancies. Am J Obstet Gynecol,1974,120(2):174-182

7. Rosenoff H,Young C,Anderson T,et al. Peritoneoscopy:A valuable staging tool in ovarian carcinoma. Ann Intern Med,1975,83(1):37-41

8. Piver S,Barlow J,Lele B. Incidence of subclinical metastasis in stage I and II ovarian carcinoma. Obstet Gynecol,1978,52(1):100-104

9. Chen SS,Lee L:Incidence of para-aortic and pelvic lymph node metastases in epithelial carcinoma of the ovary. Gynecol Oncol 16:95-100

10. Young C,Decker G,Wharton T,et al. Staging laparotomy in early ovarian cancer. JAMA,1983,250(22):3072-3076

11. McGowan L,Lesher P,Norris J,et al. Misstaging of ovarian cancer. Obstet Gynecol,1985,65(4):568-572

12. Trimbos B,Schueler A,van Lent M,et al. Reasons for incomplete surgical staging in early ovarian carcinoma. Gynecol Oncol,1990,37(3):374-377

13. Munoz A,Harlan C,Trimble L. Patterns of care for women with ovarian cancer in the United States. J Clin Oncol,1997,15(11):3408-3415

14. Wu C,Qu Y,Lang H,et al. Lymph node metastasis of ovarian cancer:A preliminary survey of 74 cases of lymphadenectomy. Am J Obstet Gynecol,1986,155(5),1103-1108

15. Burghardt E,Pickel H,Lahousen M,et al. Pelvic lymphadenectomy in operative treatment of ovarian cancer. Am J Obstet Gynecol,1986,155:15-19

16. Li J,Cass I,Otero F,et al. Pattern of lymph node metastases in apparent stage IA invasive epithelial ovarian carcinomas. Gynecol Oncol,2000,76:239

17. Brown L,Dharmendra B,Barakat R:Preserving fertility in patients with epithelial ovarian cancer (EOC):The role of conservative surgery in treatment of early stage disease. Gynecol Oncol,2000,76:240

18. Dembo J,Davy D,Stenwig E,et al. Prognostic factors in patients with stage I epithelial ovarian cancer. Obstet Gynecol,1990,75:268-273

19. Young C,Walton A,Ellenberg S,et al. Adjuvant therapy in stage I and II epithelial ovarian cancer:Results of two prospective randomized trials. N Engl J Med,1990,322(15):1021-1027

20. Monga M,Carmichael A,Shelley E,et al. Surgery without adjuvant chemotherapy for early epithelial ovarian carcinoma after comprehensive surgical staging. Gynecol Oncol,1992,43:195-197

21. Sevelda P,Dittrich C,Salzer H:Prognostic value of the rapture of the capsule in stage I epithelial ovarian carcinoma. Gynecol Oncol,1989,85:321-322

22. Vergote B,Kaern J,Abeler M,et al. Analysis of prognostic factors in stage I epithelial ovarian cancer:Importance of degree of differentiation and deoxyribonucleic acid ploidy in predicting relapse. Am J Obetet Gynecol,1993,169(1):40-52

23. Allen G,Baak J,Belpomme D,et al. Advanced epithelial ovarian cancer:1993 consensus statement. Ann Oncol,1993,4(suppl 4):83-88

24. Henriksen R,Runa K,Wilander E,et al:Expression and prognostic significance of platelet-derived growth factor and its receptors in epithelial ovarian neoplasms. Cancer Res,1993,53(19):4550-4554

25. Kohler F,Kerns M,Humphrey A,et al. Mutation and overexpression of p53 in early-stage epithelial ovarian cancer. Obstet Gynecol,1998,81:648-650

26. Slamon J,Godolphin W,Jones A,et al. Studies of the HER-2/neu proto-oncogene in human breast and ovarian cancer. Science,1989,244(4905):707-712

27. Hreshenchyshyn M,Park C,Blessing A,et al. The role of adjuvant therapy in stage I ovarian cancer. Am J Obstet Gynecol,1980,188:139-145

28. Bush S,Allt C,Beale A,et al. Treatment of epithelial carcinoma of the ovary:Operation,irradiation and chemotherapy. Am J Obstet Gynecol,1977,127(7):692-704

29. Dembo J,Bush S,Beale A,et al:Ovarian carcinoma:Improved survival following abdominopelvic irradiation in patients with completed pelvic operation. Am J Obstet Gynecol,1979,134(7):793-800

30. Smith P,Rutledge N,Delclos L. Postoperative treatment of early cancer of the ovary:A random trial between postoperative irradiation and chemotherapy. Natl Cancer Inst Monogr,1976,42:149-153

31. Sell A,Bertelsen K,Andersen E:Randomized study of whole-abdomen irradiation versus pelvic irradiation plus cyclophosphamide in treatment of early ovarian cancer. Gynecol Oncol,1990,97:367-373

32. Klaassen D,Shelley W,Starreveld A,et al. Early stage ovarian cancer:A randomized clinical trial comparing whole abdominal radiotherapy,melphalan,and intraperitoneal chromic phosphate-A National Cancer Institute of Canada Clinical Trials Group report. J Clin Oncol,1988,6:1254-1263

33. Vergote B,Vergote-De N,Abeler M,et al. Randomized trial comparing cisplatin with radioactive phosphorus or whole-abdomen irradiation as adjuvant treatment of ovar-

ian cancer. Cancer,1992,69(3):741-749

34. Piver S,Malfetano J,Baker R,et al. djuvant cisplatin-based chemotherapy for stage I ovarian adenocarcinoma:A preliminary report. Gynecol Oncol,1989,35:69-72

35. Dottino R,Plaxe C,Cohen J:A phase Ⅱ trial of adjuvant cisplatin and doxombicin in stage I epithelial ovarian cancer. Gynecol Oncol,1991,43:203-205

36. Rubin SC,Wong GYC,Curtin JP,et al:Platinum-based chemotherapy of high-risk stage I epithelial ovarian cancer following comprehensive surgical staging. Obstet Gynecol,1993,82:143-147

37. Bolis G,Colombo N,Pecorelli S,et al. Adjuvant treatment for early epithelial ovarian cancer:Results of two randomised clinical trials comparing cisplatin to no farther treatment or chromic phosphate (32p). Ann Oncol,1998,6:887-893

38. Young C,Brady F,Nieberg M,et al. Randomized clinical trial of adjuvant treatment of women with early (FIGO Ⅰ-ⅡA high risk) ovarian cancer. Proc Am Soc Clin Oncol,1999,18:357a

39. Keyver-Paik D,Zivanovic O,Rudlowski C,et al. Interval Debulking Surgery in Patients with Federation of Gynecology and Obstetrics (FIGO) Stage ⅢC and Ⅳ Ovarian Cancer. Onkologie,2013,36(6):324-332

40. Ang C,Chan K Bryant A,et al. Ultra-radical (extensive) surgery versus standard surgery for the primary cytoreduction of advanced epithelial ovarian cancer. Cochrane Database Syst Rev,2011,(4):CD007697

41. Winter-Roach A,Kitchener C,Lawrie A:Adjuvant (post-surgery) chemotherapy for early stage epithelial ovarian cancer. Cochrane Database Syst Rev,2012,3:CD004706

第七节 卵巢上皮性癌

上皮性卵巢癌是最常见的卵巢癌,占卵巢恶性肿瘤的80%~90%。卵巢上皮癌多见于中老年妇女,在50岁以上妇女的卵巢恶性肿瘤中,卵巢上皮癌约占90%。由于卵巢位于盆腔深部,这给卵巢癌的早期诊断造成很多困难,在临床诊断时,70%的卵巢癌已是晚期。卵巢上皮癌也是死亡率最高的妇科恶性肿瘤,死亡率高达70%。因此,卵巢上皮癌的诊断和治疗是妇科肿瘤学家面临的最严峻挑战。

一、组织来源及命名

卵巢上皮性肿瘤是卵巢肿瘤中最常见的一种,约占所有原发卵巢肿瘤的2/3,来自卵巢表面上皮及间质的恶性肿瘤占原发卵巢恶性肿瘤的75%~90%。其中年龄在35岁以下者占8%,尽管近年似有所上升,而大多数发生于40~60岁左右。由于卵巢上皮性肿瘤的发生部位,又称卵巢表面上皮间质肿瘤。其来源虽然认识仍有分歧,但来自卵巢表面上皮的意见一致,该上皮与腹腔间皮均来自体腔上皮,在胚胎时期参与米勒管的形成。由米勒管进一步分化为输卵管、子宫内膜、宫颈管、宫颈阴道部及阴道上段,各种不同类型的上皮。常见的几种卵巢上皮性肿瘤的细胞特征,与米勒管上皮所分化的组织上皮相符合;如浆液性肿瘤与输卵管上皮,宫内膜样癌与子宫内膜上皮,黏液性肿瘤与宫颈管黏液上皮。上皮性肿瘤虽然可直接发生于表层上皮,且向外生长,但也可延伸至间质,向内生长,形成上皮包涵性腺体,变成囊肿。当这种肿瘤含有大量间质成分,或瘤细胞恶性及增生成团块时,则多为实性。有一些上皮性肿瘤并不来源于表层上皮,但为了避免混淆也统称为上皮性肿瘤。如Brenner瘤,来源于卵巢网或存在于畸胎瘤中。同样的类似情况,如一些黏液性腺瘤可能是细胞型卵黄囊瘤。黏液性腺瘤的壁中至少有25%不是宫颈内膜上皮,而是肠内膜上皮。这些现象并不说明其来源于内胚层,而是表面上皮向内胚层恶性转化的趋势。上皮性肿瘤很少是一致性的,不同病例常可发生2至3种细胞类型,但分类仍根据主要细胞的形态。根据组织学的特性,又可分成良性、交界性及恶性。近年来大量临床病理学和分子生物学研究提示,浆液性卵巢癌的发生为二元论模型:即低级别和高级别。其中低级别浆液性卵巢癌发生存在多步骤过程,包括前体病变—交界性病变—癌。低级别浆液性卵巢癌通常呈惰性发展过程,肿瘤组织一直维持其低分级和低增殖指数的特征;而高级别浆液性卵巢癌则直接起源于卵巢表面上皮或包涵囊肿,缺乏前体病变。高级别浆液性癌表现为临床进展迅速、转移快及预后差等特点。交界性肿瘤的组织学形态和生物学行为处于良性及恶性之间,相当于低度恶性,故又称低度潜在恶性(LMP),预后明显优于恶性肿瘤。

原发卵巢上皮癌是卵巢原发恶性肿瘤中最常见者,对其早期诊断、有效防治,是迫在眉睫的问题。如何使基础研究与临床结合,综合应用分子生物学、免疫学、药理学等各方面的大协作,才能对严重威胁妇女生命的卵巢癌有所突破。近年来生物治疗的研究,已初步显示出希望。原发卵巢上皮癌、原发腹膜浆液性乳头状癌及恶性腹膜间皮瘤的鉴别诊断比较困难,尤其前两者;而处理往往相似。

二、流行病学

1. **发病率** 就世界范围而言,卵巢癌在最为常见的恶性肿瘤中位于第七位。在美国,卵巢癌是妇女中第四位最为常见的恶性肿瘤,也是死于妇科恶性肿瘤的首要原因。在妇女的一生中发生卵巢癌的危险几率约为 1/70,或为 1.4%。卵巢上皮癌在年轻的妇女中较为少见,但在 40 岁以后发病率开始上升,60~65 岁是发病的高峰,此后发病率又开始下降。卵巢上皮癌的发病也有地域性的特点,斯堪迪那维亚半岛、以色列和北美是卵巢癌的高发区,而在日本和一些发展中国家卵巢癌的发病率则较低。

2. **危险因素** 卵巢癌的发病原因目前仍不清楚,但下列一些因素可以增加或减少卵巢癌发病的危险。例如:年龄大于 40 岁、白种人、不育、有子宫内膜癌或乳腺癌的历史,或有卵巢癌的家族史,这些因素已被证明可增加卵巢癌发病的危险。而分娩、口服避孕药、哺乳、输卵管结扎和子宫切除也被证明可降低卵巢癌的发病危险。

3. **家族史** 卵巢癌家族史以及其他恶性肿瘤,例如乳腺癌、内膜癌和结肠癌的家族史与卵巢癌发病的关系近来有很多研究报道。并发现卵巢癌家族史,尤其是遗传性卵巢癌综合征(HOCS)与卵巢癌的发病有密切的关系。众所周知,在妇女的一生中发生卵巢癌的危险几率约为 1/70,或为 1.4%。但是如果有一个一级亲属患有卵巢癌,那么发生卵巢癌的危险几率将增加至 5%,如果有两个一级亲属患有卵巢癌,那么发生卵巢癌的危险几率将增加至 7%。如果是遗传性卵巢癌综合征(HOCS)家族中的成员,那么发生卵巢癌的危险几率将增加至 20%~59%。最近的研究还发现 *BRCA1* 基因表达与遗传性卵巢癌综合征(HOCS)有密切的相关性。而且 *BRCA1* 基因已用于卵巢癌高危人群的筛查。

三、组织病理学

上皮性卵巢癌来自卵巢表面的生发上皮,该上皮与腹腔间皮连续,代表一种变异的间皮。由于卵巢生发上皮具有多极化分化的特点,因此卵巢上皮癌的组织病理学也较为复杂。卵巢上皮癌的组织病理学分类如下:

1. 浆液性卵巢癌。
2. 黏液性卵巢癌。
3. 子宫内膜样癌。
4. 透明细胞癌。
5. 移行细胞癌。
6. 未分化癌。
7. 混合性上皮癌。

根据肿瘤细胞的分化程度还应将上皮性卵巢癌进行组织学分级,G1 为高分化,G2 为中分化,G3 为低分化或未分化。

四、临床表现

1. **腹胀和盆腹部包块是最为常见的症状** 当早期盆腹腔包块不大时,患者不易察觉。包块较大或有腹水时,可有腹胀感,有时也会有腹痛。当大网膜转移严重而成饼块状时,可在上腹腔触及浮球感或大包块。当盆腔或腹腔种植转移,或体位使包块牵引周围器官或肿瘤扭转时,就会有腹痛。

2. **腹水是卵巢癌较为常见的体征** 不少患者是因为腹水产生的一系列症状才来就诊。晚期患者,尤其是有大网膜饼的患者,腹水量很大,可导致严重的腹胀。有时还伴有胸水,发生率约为 10%,有一部分胸水可能为梅格斯综合征所致。

3. 晚期卵巢癌可有低烧、食欲不振、恶心、呕吐、便秘和腹泻等胃肠道症状,有时还伴有气短和尿频等压迫症状。一部分患者还可出现消瘦,体重减轻甚至恶液质。

4. 阴道不规则出血或月经不调是偶见的症状,出血的原因有以下几种可能:

（1）肿瘤间质组织产生雌激素使子宫内膜增生。

（2）同时合并子宫原发癌。

（3）卵巢癌转移至子宫、宫颈或阴道。

（4）恶病质:晚期恶性肿瘤患者有贫血、消瘦等恶病质表现,甚至出现肠梗阻。

五、相关的实验室检查

1. **B 型超声检查** 了解肿块来源、性质、大小,肿瘤壁是否光滑,囊肿内有无乳头或实质性部分,有无腹水。

2. **细胞学检查** 胸腔、腹腔穿刺抽取胸、腹水找肿瘤细胞有助诊断。

3. **肿瘤标记检测** CA125、CEA、CA199,胎盘碱性磷酸酶、半乳糖转移酶测定,有助诊断,但为非特异性。

4. **影像学检查** 钡灌肠检查,胃肠道钡餐造影、静脉肾盂造影,可了解肿瘤与胃肠道、泌尿道关系。CT 和 MRI 检查有助诊断。淋巴造影用来观察有无淋巴转移。PET 检查可发现早期复发。

5. 腹腔镜检查 用于肿块的鉴别,直视下行盆腹腔包块活体组织检查,明确诊断;还可正确估计病变范围,明确期别。

6. 细针穿刺 固定盆底的实质性肿块,可经阴道细针穿刺抽吸组织,送涂片或病理切片检查。也可在 B 超指引下,经腹或经阴道用细针直接穿刺肿瘤取活体组织检查。但因细针穿刺可导致肿瘤破裂,FIGO 分期升高,肿瘤会有人为播散的可能,现主要用于复发卵巢癌的诊断,对性质未明确的盆腔包块现在很少采用细针穿刺进行诊断。

7. 病理组织学检查 腹腔镜、肿瘤穿刺和手术标本的病理检查,是明确诊断唯一标准。

六、诊断

卵巢肿瘤虽无特异性症状,常于体检时发现,但根据患者的年龄、病史及局部体征等特点可初步确定是否为卵巢肿瘤,并对良、恶性作出估计。卵巢恶性肿瘤的体格检查的特点是,双侧,实性,不规则的盆腹腔包块,活动度差,常伴有腹水和子宫直肠窝结节。手术前诊断困难时可作以下辅助检查,但卵巢癌的确诊必须依靠组织病理学的诊断。

1. 影像学检查

(1) B 超:能检测肿块部位、大小、形态,提示肿瘤性质(囊性或实性,囊内有无乳头)以及鉴别卵巢肿瘤、腹水和结核性包裹性积液。B 型超声检查的临床诊断符合率>90%,但直径<1cm 的实性肿瘤不易测出。通过彩色多普勒超声扫描,能测定卵巢及其新生组织血流变化,有助于诊断。

(2) 腹部平片:若为卵巢畸胎瘤,可显示牙齿及骨质,囊壁为密度增高的钙化层,囊腔呈放射透明阴影。

(3) CT 检查:可清晰显示肿块,良性肿瘤多呈均匀性吸收,囊壁薄,光滑;恶性肿瘤轮廓不规则,向周围浸润或伴腹水;CT 还可显示有无肝、肺结节及腹膜后淋巴结转移。

2. 肿瘤标志物 目前尚无任何一种肿瘤标志物为某一独特肿瘤专有,各种类型卵巢肿瘤可具有相对较特殊标志物,可用于辅助诊断及病情监测。

(1) CA125:80% 卵巢上皮癌患者 CA125 水平高于正常值(正常值:<35IU/ml);90% 以上患者 CA125 水平的高低与病情缓解或恶化相一致,可用于病情监测,敏感性高。

(2) AFP:对卵巢内胚窦瘤有特异性价值,对未成熟畸胎瘤、混合性无性细胞瘤中含卵黄囊成分

者有协助诊断意义。

(3) HCG:对于原发性卵巢绒癌有特异性。

(4) 性激素:颗粒细胞瘤、卵泡膜细胞瘤产生较高水平雌激素。浆液性、黏液性或勃勒纳瘤有时也可分泌一定量的雌激素。

(5) HE4:即人附睾分泌蛋白 4,是一新型的卵巢癌标志物,HE4 抗原在浆液性及透明细胞性卵巢癌中高表达。HE4 为卵巢癌检测敏感性最高的肿瘤标志物,特别是早期无症状的 I 期卵巢癌。HE4 与 CA125 联合使用能够更好的判断卵巢包块的良恶性,可避免单一应用的阴性结果造成疾病复发监测的漏诊。

3. 腹腔镜检查 可直接观察肿块状况,对盆腔、腹腔及横膈部位进行窥视,并在可疑部位进行多点活检,抽吸腹腔液行细胞学检查。

4. 细胞学检查 阴道脱落细胞涂片找癌细胞诊断卵巢恶性肿瘤的阳性率不高,价值不大。腹水或腹腔冲洗液找癌细胞对 I 期患者进一步确定分期及选择治疗方法有意义,若有胸水应作细胞学检查确定有无胸腔转移。

七、鉴别诊断

1. 卵巢良性肿瘤与恶性肿瘤的鉴别(表 36-2)

表 36-2 卵巢良性肿瘤与恶性肿瘤鉴别

鉴别内容	良性肿瘤	恶性肿瘤
病史	病程长,生长缓慢	病程短,迅速增大
包块部位及性质	单侧多,囊性,光滑,活动	双侧多,实性或囊实性,不规则,固定,后穹隆实性结节或包块
腹水征	多无	常有腹水,可能查到恶性细胞
一般情况	良好	可有消瘦、恶病质
B 型超声	为液性暗区,边界清晰,有间隔光带	液性暗区内有杂乱光团、光点,界限不清
CA125(>50 岁)*	<35U/ml	>35U/ml

* 因 50 岁以下患者常有盆腔炎、子宫内膜异位症等可使 CA125 升高的疾病,故参考价值不大。大于 50 岁患者中,若有卵巢包块伴 CA125 升高,则恶性者可能性大,有鉴别诊断意义

2. 卵巢恶性肿瘤的鉴别诊断

(1) 子宫内膜异位症:异位症形成的粘连性肿

块及直肠子宫陷凹结节与卵巢恶性肿瘤很难鉴别。前者常有进行性痛经、月经多，经前不规则阴道流血等。B型超声检查、腹腔镜检查是有效的辅助诊断方法，必要时应剖腹探查确诊。

（2）结核性腹膜炎：常合并腹水，盆腹腔内粘连性块物形成。但多发生于年轻、不孕妇女，伴月经稀少或闭经。多有肺结核史；有消瘦、乏力、低热、盗汗、食欲不振等全身症状。妇科检查肿块位置较高，形状不规则，界限不清，不活动。叩诊时鼓音和浊音分界不清。X线胸片检查、B型超声检查、胃肠检查多可协助诊断，必要时行剖腹探查取材行活体组织检查确诊。

（3）生殖道以外的肿瘤：需与腹膜后肿瘤、直肠癌、乙状结肠癌等鉴别。腹膜后肿瘤固定不动，位置低者使子宫、直肠或输尿管移位。大肠癌多有相应的消化道症状。B型超声检查、钡剂灌肠、乙状结肠镜检等有助于鉴别。

（4）转移性卵巢肿瘤：与卵巢原发恶性肿瘤不易鉴别。对于双侧性、中等大、肾形、活动的实性肿块，应疑为转移性卵巢肿瘤。若患者有消化道症状应作胃镜检查，有消化道癌、乳癌病史者，更要考虑转移性卵巢肿瘤诊断。但多数病例无原发性肿瘤

病史，应作剖腹探查。

（5）慢性盆腔炎：有流产或产褥感染病史，有发热、下腹痛，妇科检查附件区有包块及组织增厚、压痛、片状块物达盆壁。用抗生素治疗症状缓解，块物缩小。若治疗后症状、体征无改善，或块物增大，应考虑为盆腔或卵巢恶性肿瘤可能。B型超声检查有助于鉴别。

（6）腹水的鉴别：大量腹水应与巨大卵巢囊肿鉴别，腹水常有肝病、心脏病史，平卧时腹部两侧突出如蛙腹，叩诊腹部中间鼓音，两侧浊音，移动性浊音阳性；B型超声检查见不规则液性暗区，液平面随体位改变，其间有肠曲光团浮动，无占位性病变。巨大囊肿平卧时腹部中间隆起，叩诊浊音，腹部两侧鼓音，无移动性浊音，边界清楚；B型超声检查见圆球形液性暗区，边界整齐光滑，液平面不随体位移动。

腹腔镜检查是腹水鉴别诊断最实用、最准确的方法。

八、卵巢恶性肿瘤的分期

现多采用 FIGO 2000 年手术-病理分期（表36-3），用以估计预后和比较疗效。

表36-3　原发性卵巢恶性肿瘤的手术-病理分期（FIGO，2000）

Ⅰ期	肿瘤局限于卵巢
Ⅰa	肿瘤局限于一侧卵巢，包膜完整，表面无肿瘤，腹水或腹腔冲洗液中未见恶性细胞
Ⅰb	肿瘤局限于两侧卵巢，包膜完整，表面无肿瘤，腹水或腹腔冲洗液中未见恶性细胞
Ⅰc	肿瘤局限于一侧或双侧卵巢，伴有以下任何一项者：包膜破裂、卵巢表面有肿瘤、腹水或冲洗液中含恶性细胞
Ⅱ期	肿瘤累及一侧或双侧卵巢，伴盆腔内扩散
Ⅱa	肿瘤蔓延和（或）转移到子宫和（或）输卵管，腹水或冲洗液中无恶性细胞
Ⅱb	肿瘤蔓延到其他盆腔组织，腹水或冲洗液中无恶性细胞
Ⅱc	Ⅱa或Ⅱb病变，但腹水或冲洗液中查见恶性细胞
Ⅲ期	一侧或双侧卵巢肿瘤，镜检证实有盆腔外的腹腔转移和（或）区域淋巴结转移，肝表面转移为Ⅲ期
Ⅲa	淋巴结阴性，组织学证实盆腔外腹膜表面有镜下转移
Ⅲb	淋巴结阴性，腹腔转移灶直径≤2cm
Ⅲc	腹腔转移灶直径>2cm 和（或）腹膜后区域淋巴结阳性
Ⅳ期	远处转移（胸水有癌细胞，肝实质转移）

注：Ⅰc及Ⅱc如细胞学阳性，应注明是腹水还是腹腔冲洗液；如包膜破裂，应注明是自然破裂或手术操作时破裂

九、卵巢上皮性肿瘤的处理原则

一经发现卵巢肿瘤，应行手术。手术目的：明确诊断；切除肿瘤；恶性肿瘤进行手术-病理分期。术中不能明确诊断者，应将切下的卵巢肿瘤送快速冰冻组织病理学检查，进行确诊。手术可通过腹腔镜和（或）剖腹进行，腹腔镜大多用来进行卵巢肿瘤

的诊断，而卵巢恶性肿瘤手术治疗则多使用剖腹手术。应根据卵巢肿瘤的性质，组织学类型，手术-病理分期和患者的年龄等因素来决定治疗的目的和是否进行手术后的辅助治疗。

治疗的目的和原则：对卵巢上皮癌治疗目标是早期争取治愈；晚期控制复发，延长生存期。主要的治疗方式为手术加紫杉醇和铂类药物的联合化

疗,对年轻的早期患者应严格掌握指征,实施单侧卵巢切除术,保留生育功能。对复发的卵巢癌患者目前还没确定最佳的治疗方案,延长生存期,改善生活质量是主要的治疗目标。要强调治疗医生的资格论证,最好是由经过正规训练的妇科肿瘤专科医生实施卵巢癌的治疗。

1. **分期手术和肿瘤细胞减灭术** 手术分期是用来准确评价疾病严重程度的最准确方法,同时手术也具有治疗作用。术中要尽可能应该努力尝试切除所有的肉眼可见的病灶或者将肿瘤直径减至小于0.5~2cm。有证据表明最大残余病灶小于或等于5mm的患者有更好的存活率。在 Van Linden 等人作的一项研究中显示;残余病灶小于或等于5mm的患者的存活时间是40个月,而残余病灶小于1.5cm的患者可存活18个月;残余结节大于1.5cm的患者存活6个月。术中不管发现的是显微镜下或肉眼肿物,只要卵巢癌的诊断明确,就应该进行手术分期。分期手术包括以下内容:需要行保守手术时则行单侧附件切除,否则,行经腹全子宫切除术加双侧附件切除术;此外尚包括收集腹水,若没有腹水,则收集腹腔冲洗液,收集后穹隆,双侧结肠旁沟及横膈的冲洗液很有必要。应该对腹腔内表面和内脏进行系统的探查,而且建议在盆腔后穹隆,膀胱浆膜面,盆腔侧壁,双侧结肠旁沟和横膈的可疑病灶处取活检。结肠下网膜切除术和后腹膜区域的探查伴盆腔及主动脉旁淋巴结取样也应该包括在内。所有这些通常是取正中纵切口。

2. **化学药物治疗** 为主要的辅助治疗。因卵巢上皮性癌对化疗较敏感,即使已有广泛转移也能取得一定疗效。常用于术后杀灭有残留癌灶,控制复发;也可用于复发病灶的治疗。化疗可以缓解症状,延长患者存活期。暂无法施行手术的晚期患者,化疗可使肿瘤缩小,为以后手术创造条件。

一线化疗是指首次肿瘤细胞减灭术后的化疗。常用化疗药物有顺铂、卡铂、紫杉醇、环磷酰胺、阿霉素和氟尿嘧啶等。近年来多以铂类药物和紫杉醇为主要的化疗药物,常用联合化疗方案见表36-4。

根据病情可采用静脉化疗或静脉腹腔联合化疗。腹腔内化疗不仅能控制腹水,又能使小的腹腔内残存癌灶缩小或消失。其优点在于药物直接作用于肿瘤,局部浓度明显高于血浆浓度,副作用较全身用药轻。应用顺铂进行腹腔内化疗时要同时静脉水化,并静脉滴注硫代硫酸钠,以减轻肾毒性反应。化疗疗程数一般为6~9个疗程。以往在化疗结束后,行二次剖腹探查术,目的在于判断治疗

效果,早期发现并处理复发病灶。但研究显示"二次探查术"并不能提高患者的生存率,"二次探查术"阴性者仍有50%的复发,故近来"二次探查术"在临床上已很少采用。

表36-4 卵巢上皮性癌常用联合化疗方案

方案	药物	剂量及方法	疗程间隔
	紫杉醇(T)	175mg/m² 静滴 1 次,3 小时滴完	3 周
	卡铂(C)	卡铂(剂量按 AUC=5 计算)静滴 1 次	
	紫杉醇(T)	70mg/m² 静滴 1 次	3 周
	顺铂(P)	700mg/m² 静滴 1 次	
	顺铂(P)	175mg/m² 静滴 1 次,3 小时滴完	3~4 周
	环磷酰胺(C)	70mg/m² 静滴 1 次	

二线化疗主要用于复发和难治性卵巢癌。选择化疗方案前应了解一线化疗用什么药物及药物累计量;一线化疗疗效如何,毒性如何,反应持续时间及停药时间。患者一线治疗中对铂类的敏感性对选择二线化疗具重要参考价值。了解上述问题后,按下列原则用药:①以往未用铂类者可选用含铂类的联合化疗;②在铂类药物化疗后 6 个月以上出现复发用以铂类为基础的二线化疗通常有效;③难治性患者不应再选用以铂类为主的化疗,而应选用与铂类无交叉耐药的药物,如紫杉醇、托扑替康、异环磷酰胺、六甲嘧胺、吉西他滨、脂质体阿霉素等。

在首次治疗后没有疾病临床征象的患者就有好几种治疗方案选择。常规做一次体格检查,腹盆腔 CT 和 CA125 检查。如果患者有疾病持续存在的征象,则要给予进一步治疗,即试验性治疗或姑息性治疗。尽管二次剖腹探查术还没有证明可以影响患者的存活率,但是如果结果可以对进一步治疗产生影响或研究需要,二探仍不失为一个选择。二次探查术结果阴性的患者有高达50%的复发率。除了观察,这些患者也许会得益于某种形式的治疗加强,如连续常规大剂量或腹腔化疗或腹腔给^{32}P。镜下残余病灶可以采取同样处理或全腹放疗。大于5mm的残余灶应该按持续性疾病来处理,方法同前所述。

随访需要定期体检,连续监测 CA125 水平每三个月一次连续两年,每六个月一次连续三年,接着

每年一次。临床医生应该有必要进行放射影像检查,包括早期胸部 X 线和乳腺影像。

(沈铿 郑莹 郄明蓉)

参 考 文 献

1. 沈铿,郎景和. 卵巢上皮癌诊断和治疗中应注意的问题. 中华妇产科杂志,2003,38:65-58

2. 沈铿. 重视卵巢癌病情监测,正确处理复发卵巢癌. 中华妇产科杂志,2003,38:657-658

3. 沈铿. 复发性卵巢恶性肿瘤的诊治规范(建议). 中华妇产科杂志,2003,38:717-719

4. 付晨微,沈铿,吴鸣. 复发卵巢上皮癌再次手术的临床评价. 中华妇产科杂志,2003,38:661-663

5. 吴鸣,沈铿,郎景和,等. 腹腔镜下行卵巢上皮癌二次探查术价值的初步探讨. 中华妇产科杂志,2002,37:493

6. Peter R. Surgery for recurrent ovarian cancer. Semin in Oncology,2000,27(3):17-23(suppl)

7. ACOG Committee Opinion:Number 280:The role of the generalist obstetrician-gynecologist in the early detection of ovarian cancer. Obstet Gynecol,2002,100:1413-1416,(suppl 280)

8. Im S,Gordon N,Buttin M,et al:Validation of referral guidelines for women with pelvic masses. Obstet Gynecol,2005,105:35-41

9. Piver S,Marchetti L. Potential for cure in ovarian cancer. Compr Ther,1986,12:13-20

10. Cass I,Li J,Runowicz C,et al. Pattern of lymph node metastases in clinically unilateral stage I invasive epithelial ovarian carcinomas. Gynecol Oncol,2001,80:56-61

11. Chan K,Munro G,Cheung K,et al:Association of lymphadenectomy and survival in stage I ovarian cancer patients. Obstet Gynecol,2007,109:12-19

12. Young C,Decker G,Wharton T,et al. Staging laparotomy and ovarian cancer. JAMA,1983,250(22):3072-3076

13. Trimbos B,Parmar M,Vergote I,et al. International Collaborative Ovarian Neoplasm trial 1 and Adjuvant Chemotherapy In Ovarian Neoplasm trial:Two parallel randomized phase III trials of adjuvant chemotherapy in patients with early-stage ovarian carcinoma. J Natl Cancer Inst,2003,95(2):105-112

14. Trimbos B,Vergote G,et al. Impact of adjuvant chemotherapy and surgical staging in early-stage ovarian carcinoma:European Organisation for Research and Treatment of Cancer—Adjuvant ChemoTherapy in Ovarian Neoplasm trial. J Natl Cancer Inst,2003 95(2):113-125

15. Faluyi O,Mackean M,Gourley C,et al. Interventions for the treatment of borderline ovarian tumours. Cochrane Database Syst Rev,2010,(9):CD007696

16. Jaaback K,Johnson N. Intraperitoneal chemotherapy for the initial management of primary epithelial ovarian cancer. Cochrane Database Syst Rev,2011,(11):CD005340

17. Charoenkwan K. Retroperitoneal drainage versus no drainage after pelvic lymphadenectomy for the prevention of lymphocyst formation in patients with gynaecological malignancies. Cochrane Database Syst Rev,2010,(1):CD007387

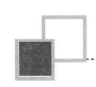

第三十七章　妊娠滋养细胞与滋养细胞疾病

第一节　妊娠滋养细胞发育、分化与分类

滋养细胞在组织来源、发育过程、形态特征以及生物学特性等诸多方面与人体内其他细胞不同，是一种特殊类型的细胞。

卵子与精子受精后，即开始了细胞分裂（卵裂）的过程，随着卵裂球数目的增加，到第三日，形成了一个实性细胞团体，称桑椹胚，此时已由输卵管运行到子宫腔。桑椹胚细胞继续分裂及分化，外围的细胞和内部的细胞之间出现了一些小腔隙，随后融合成一个大腔，并充满液体，这时称胚泡。空腔内一侧有一群细胞，称内细胞群，以后发育成胚胎；空腔的周围为一层扁平细胞，可直接从母体吸收养分，供胚胎生长，称为滋养层，这些细胞即为原始的滋养细胞。因此滋养细胞来源于胚胎外层的细胞，它很早就从胚胎细胞分化出来，与来源于胚胎的外胚层上皮细胞不同。

胚泡在受精后 5~6 日在合适子宫内膜处着床，着床后的胚囊称为胚胎。此时滋养细胞由原来一层的扁平细胞逐渐分为两层细胞。外层细胞多核、胞核深染、胞浆丰富致密，细胞界限不清，称为合体滋养细胞（syncytiotrophoblastic，ST）。ST 属于功能性细胞，能合成多种蛋白质和糖类，产生多种激素，其中最为重要的激素是绒毛促性腺激素（HCG）；ST 无核分裂活动与增殖活性，但有侵蚀能力。由单核细胞组成内细胞群侧的滋养细胞，细胞小、核圆、透明、核浆比例高，轮廓清晰，称为细胞滋养细胞（cytotrophoblastic cell，CT）。CT 是绒毛干细胞，具有潜在恶性。还有一类称为中间滋养细胞（intermediated trophoblast，IT），由 CT 演变而来，向母体蜕膜和肌层浸润，其细胞大多为单核，核大而圆，胞浆丰富，透亮，边界清，有时与蜕膜细胞难以分辨。IT 包括三种细胞，分别是：绒毛中间性滋养细胞（villous intermediate trophoblast）、种植部位中间性滋养细胞（implantation site intermediate trophoblast）和绒毛膜型中间型滋养细胞（chorionic laeve intermediate trophoblast）。一般 CT 先分化为绒毛中间型滋养细胞，而绒毛中间型滋养细胞可进一步分化为胎盘种植部位中间型滋养细胞以及绒毛膜型中间型滋养细胞。不同滋养细胞的免疫组化特征见表37-1。

表 37-1　不同滋养细胞免疫组化特征

	细胞滋养细胞	合体滋养细胞	绒毛中间性滋养细胞	种植部位中间性滋养细胞	绒毛膜型中间性滋养细胞
β-Catenin	+++	–	+++	+	+
hCG	–	++++	–	±	±
hPL	–	++++	+	+++	+
P63	++++	–	–	–	++++
CK18	+++	+++	?	+++	+++
CD146	–	–	++	++++	+
Cyclin E	++	–	+++	++++	+
MUC-4	–	+	++++	++++	–
Ki-67	++	–	++	–	+

滋养细胞生长很快，在胚胎表面形成许多毛状突起，并出现分支，形状如绒毛，故名"绒毛"。绒毛外层的许多合体滋养细胞胞浆互相交织，融合，最终连成一片，称为绒毛间隙。绒毛继续发育，产生许多分支和小枝，同时游离在胚囊中的胚外中胚层细胞也迅速发展，并沿滋养细胞层内壁展开，形成

一层新的组织,进入绒毛,构成绒毛的间质,并再分化成绒毛内微小血管,血管互相沟通连结,最后与胎儿血管相通,并构成了胎盘血液循环的基础。母婴之间血液被滋养细胞隔开,其物质交换通过滋养细胞进行。

在胎盘形成之前,绒毛覆盖在整个胚胎之上,此时的绒毛称为绒毛膜,以后只有向蜕膜底层的绒毛继续发育,与相应的蜕膜结合,形成胎盘。面向蜕膜表层的绒毛则逐渐退化,绒毛膜表面因无绒毛而见光泽,称为滑泽绒毛膜,并与胎儿羊膜融合而成胎膜。胎盘发育到一定阶段,细胞滋养细胞开始逐步退化或消失,合体滋养细胞变薄,绒毛间质变少,血管更加明显,母婴间物质交换更为简便。直到分娩后,胎盘娩出,大部分滋养细胞被排出体外,而深入蜕膜底层的滋养细胞在产褥期随蜕膜脱落而消失。

因此,滋养细胞按照解剖部位分为绒毛滋养细胞和绒毛外滋养细胞。前者指生长于绒毛的滋养细胞,主要由 ST 和 CT 组成;而后者主要指胎盘部位浸润蜕膜,子宫肌层和血管的滋养细胞,以 IT 为主。滋养细胞生物学特性复杂,它的发育形成了胎盘,胎盘的各种功能基本都由滋养细胞所完成。而最为特殊的是滋养细胞侵入母体的侵蚀作用和抑制母体抗异体移植的能力。妊娠滋养细胞疾病发生于胚胎的滋养细胞,其中部分可经恶变形成妊娠滋养细胞肿瘤。妊娠滋养细胞肿瘤的滋养细胞和正常妊娠的滋养细胞之间仍存在许多的相似之处,如在形态上都能看到由滋养细胞分化的 ST、CT 及 IT;在功能上,滋养细胞都具有生长活跃和侵蚀母体组织的特点,并都有取代血管内皮细胞而形成血管内皮层的生物学特性,从而使滋养细胞极易侵入母体血液中而发生血行远处转移。

(吕卫国)

第二节 葡 萄 胎

一、概述

葡萄胎(hydatidiform mole)是由妊娠后胎盘绒毛滋养细胞增生、间质水肿而形成,也称水泡状胎块,在我国比较常见,其本质属于妊娠相关的良性疾病,但小部分可进展成恶性。根据病理,葡萄胎可分为完全性葡萄胎(complete hydatidiform mole, CHM)和部分性葡萄胎(partial hydatidiform mole, PHM)两类,两者的发病率基本接近,但两者在临床特征及预后转归方面有所不同。

葡萄胎发生的确切原因,虽尚未完全清楚。但通过对完全性葡萄胎的流行病调查有两点重要发现。第一,发病存在地域差异,亚洲和南美国家的发生率显著高于北美和欧洲国家。第二,即使同一种族居住在不同地域,发生率也不相同,提示造成葡萄胎发生地域差异的原因除种族外,尚有其他的因素。细胞遗传学研究发现,完全性葡萄胎的染色体核型为二倍体,根据基因起源可分为两组染色体均来源于父系的完全性葡萄胎(androgenetic CHM, AnCHM)和两组染色体分别来自父亲和母亲的双亲来源的完全性葡萄胎(biparental CHM, BiCHM)。BiCHM 代表 CHM 的一种独特类型,约占完全性葡萄胎的 20%,常与家族性复发性葡萄胎相关。而部分性葡萄胎其核型多为三倍体,一套多余的染色体也来自父系。目前认为,多余的父源基因物质是造成滋养细胞增生的主要原因。

完全性葡萄胎大体病理的特征是病变组织呈葡萄样水泡,可作为葡萄胎临床诊断的依据。在镜下病理变化中,滋养细胞增生是组织学诊断的必要依据。近期有将完全性葡萄胎分为发育良好完全性葡萄胎(well-developed complete hydatidiform mole)和极早期完全性葡萄胎(very early complete hydatidiform mole, VECM)。发育良好完全性葡萄胎典型的病理特征是广泛的绒毛水肿与明显的滋养细胞增生。VECM 是指在妊娠 12 周前被终止的完全性葡萄胎,常因为临床表现及病理特征的不典型而造成完全性葡萄胎的漏诊。其病理特征为:①正常大小的绒毛,外观呈息肉状或菜花样;②富于细胞、黏液样绒毛间质,伴有明显的细胞核碎片;③轻~中度滋养细胞增生,可呈环周型或无序增生;④绒毛间质细胞及细胞滋养细胞 p57 阴性。部分性葡萄胎病理与完全性葡萄胎的重要区别是它的病变程度较轻,12%~59% 病例有胎儿存在证据,镜下证据十分重要,间质内可见胎源性血管及其中的有核红细胞,这是胎儿存在的重要证据。有时即使在镜下,完全性和部分性葡萄胎的鉴别也十分困难,需要核型检测来进行鉴别。近年来葡萄胎的遗传学研究表明,部分性葡萄胎拥有双亲染色体,所以表达父源印迹、母源印迹基因(如 P57^{KIP2}),而完全性葡萄胎无母源染色体,不表达该类基因,因此检测母源表达印迹基因可区别完全性和部分性葡萄胎。

在典型葡萄胎的临床表现中,最常见的症状是停经后阴道流血,最重要的体征是子宫异常增大。

卵巢黄素化囊肿虽然常见,但由于受异常增大子宫的影响,在葡萄胎排空前一般较难通过妇科检查发现。由于诊断技术的进展,越来越多的葡萄胎患者在尚未出现症状或仅有少量阴道流血之时,已做出诊断并得以治疗,所以具有症状典型的葡萄胎已越来越少见。

凡出现停经后不规则阴道流血等症状,要考虑葡萄胎可能,在阴道排出物中见到葡萄样水泡组织有临床诊断意义。B型超声检查是临床诊断葡萄胎的最重要辅助检查手段,最好采用经阴道彩色多普勒超声检查。由于正常妊娠、流产时滋养细胞也分泌HCG,因此选择HCG测定作为葡萄胎临床诊断的辅助手段时必须根据其动态变化或结合超声检查作出诊断。HCG超过80 000mIU/ml而超声未见胎心搏动时可诊断为葡萄胎。通过结合病史、体格检查及辅助检查大多数病例都能做出诊断。当然组织学诊断是唯一的确诊依据,所以,葡萄胎每次刮宫的刮出物必须送组织学检查。

一旦确定诊断为葡萄胎,都应尽快终止妊娠。若存在休克、子痫前期、甲状腺功能亢进、水电解质紊乱及贫血等并发症时,应在控制稳定病情后施行。一般选用吸刮术,几乎适用于所有患者。清宫应在手术室内由有经验的医生操作,若子宫大于孕12周,应充分术前准备,以便一旦发生子宫穿孔和大出血时可及时处理。在宫颈扩张过程中,常常会出血较多,但一般开始吸刮后就会减少。应在输液、备血条件下清宫,充分扩张宫颈管,选用大号吸管吸引,待葡萄胎组织大部分吸出、子宫明显缩小后,改用刮匙轻柔刮宫,避免直接探宫腔深度或用刮匙搔刮。为减少出血和预防子宫穿孔,可在充分扩张宫颈管和开始吸宫后,应用缩宫素,若有需要可持续用至术后24小时。子宫小于妊娠12周可以尽量一次刮净,子宫大于妊娠12周或术中感到一次刮净有困难时,可于一周后行第二次刮宫。大部分内科并发症在清宫后可快速自行缓解而不需特殊处理。子宫大于孕16周的完全性葡萄胎患者在清宫后容易发生急性呼吸窘迫(pulmonary insufficiency),发生率约为27%。常表现清宫后很快出现焦虑、意识不清、气急、心动过速。呼吸窘迫发生的原因是多方面的,可能是葡萄胎组织引起的肺栓塞,也可以是贫血、甲亢、子痫前期或医源性的补液过多导致的心血管并发症:充血性心衰。这些并发症大多发生在清宫后4~6小时内,一旦发生,应及时在中心静脉压指导下给予心血管及呼吸功能支持治疗,处理恰当大多数患者72小时内好转。因此为安全起见,建议子宫大于妊娠16周的葡萄胎患者应转送至有治疗妊娠滋养细胞疾病经验的医院进行清宫。

随访是葡萄胎的处理原则之一,其重要性几乎与清宫相同。定期、定量HCG测定是最主要的随访内容。葡萄胎随访期间应避孕。以前国内一直强调避孕方法首选避孕套,但近年发现,口服避孕药并不影响葡萄胎的转归,而且还可通过抑制下丘脑-垂体防止垂体性HCG释放,并可用于持续性低水平HCG升高时的鉴别。因此,近年来国内外学者均推荐口服避孕药也可作为葡萄胎后首选的避孕方法。

二、葡萄胎诊疗难点

1. 如何鉴别VECM和部分性葡萄胎　当前普遍开展的超声使CHM能够比以往更早得到诊断,所以其临床表现、诊断和治疗也相应发生了很大改变,典型症状已较少见。VECM的病理学特征和典型CHM的表现不同,从而使VECM容易误诊为PHM或非葡萄胎的自然流产,因此病理医师需要借助更多的辅助手段来进行鉴别。在组织学检查同时进行染色体倍数或DNA多态性检查能提高诊断葡萄胎的准确性。人类中有一小部分基因仅从父系或母系的遗传等位基因中转录而来,而另一方的等位基因则被沉默,这种现象被称为基因组印迹(genomic imprinting)。这一小部分基因就是印迹基因,其转录取决于其遗传来源,即来自于父方或母方。印迹基因分为父源性印迹基因和母源性印迹基因,父源性印迹基因表达促进胎盘生长,母源性印迹基因表达有利于胚胎生长,可防御滋养细胞疾病的发生。母源性基因的缺失和父源性基因的过度表达是滋养细胞增殖的原因,被认为与葡萄胎的发生有关。BiCHM与AnCHM基因起源不同却具有相同的组织病理特征的原因是虽然BiCHM携带有双亲染色体基因组,但受精卵的母源性印迹基因表达异常。因此,PHM存在功能性的母源性基因拷贝而CHM缺如或表达异常,这样可通过免疫组化测定已知印迹基因的表达来鉴别CHM和PHM。CDKN1C是母源性的印迹基因,在正常胎盘、绒毛滋养细胞、绒毛间叶细胞、绒毛间滋养细胞岛和蜕膜中均有表达,免疫组化发现P57^{KIP2}在CHM的绒毛滋养细胞,绒毛间叶细胞中不表达,在绒毛间滋养细胞岛和蜕膜中表达,而PHM则是正常表达。PHLDA2是另一个母源性印迹基因,在PHM中存在,而在CHM中缺如,因此有助于鉴别诊断。

2. 如何早期预测葡萄胎恶变 过去曾企图从滋养细胞增生和分化程度推测葡萄胎将来是否会发生恶变,但效果并不明显。一般来说,随着年龄的增长,恶变的机会亦显著增长,40岁以上的葡萄胎恶变机会达37%左右,而50岁以上葡萄胎恶变几率达56%左右。子宫增大速度越快,恶变的机会越大,子宫大于停经月份的比子宫与停经月份相近的恶变机会大5.5倍。血清β-HCG水平越高,恶变的机会也越大。葡萄胎二次清宫刮出物有少量葡萄胎组织或蜕膜中有小片滋养细胞者恶变率也比一般为高。葡萄胎排空后血清β-HCG持续阳性者比迅速转阴的恶变发生率也为高。但迄今为止,尚未有一个明确而可靠的检查指标能预测葡萄胎是否最终会发展成为妊娠滋养细胞肿瘤。目前认为连续测定血清β-HCG水平值和观察动态变化是预测发生妊娠滋养细胞肿瘤最可靠和最敏感的方法。Van Trommel等提出了测定血HCG浓度比率的定量诊断方法来预测葡萄胎恶变,通过连续检测清宫后11周内血清HCG水平,计算出每周的HCG浓度比率,然后进行ROC分析,得出曲线下面积。该方法可比FIGO2000年的GTN诊断标准大约提前2周鉴定出葡萄胎恶变,并能在清宫后的第5周鉴定出至少75%的葡萄胎恶变患者。

3. 如何处理葡萄胎排空后HCG呈持续低水平升高 近年发现有小部分葡萄胎排空后患者呈持续低水平HCG升高,但临床或影像学检查并无阳性发现。原因可能有以下四种:

(1) 静止型GTD:HCG为静止期滋养细胞产生,患者以往有GTD病史,但治疗后HCG未降至正常、或转阴后又再升高,持续低值3月或更长,且不受化疗或手术影响,也无临床或影像学表现。

(2) 幻影(phantom)HCG:即HCG假阳性,可能是人与其他动物血清接触产生相应的人异源性抗体所致,这些抗体不能经尿排出。可采用下列方法鉴别HCG假阳性:①尿液HCG试验:若血清HCG>50mIU/ml,而尿液阴性,可考虑假阳性;②血清稀释试验:若血清稀释试验无线性关系,则可能为异嗜性抗体干扰;③应用异源性抗体阻断剂:在HCG试验进行前,使用阻断剂预处理待测定血清,若结果为阴性,判断为异源性抗体导致的假阳性;④不同实验室、不同实验方法重复测定;⑤HCG相关分子测定,包括高糖基化HCG、游离α、β亚单位、缺刻(nick)HCG、游离缺刻β亚单位和β核心片段等。

(3) 垂体性HCG:多发生在围绝经期或绝经后或卵巢切除的患者,由于体内性激素水平下降和反馈性抑制不足,导致下丘脑、垂体细胞分泌促性腺激素增加,同时伴有部分细胞分泌HCG增加。若怀疑有垂体性HCG,可予激素替代治疗或口服避孕药2~3周,如果HCG下降提示为垂体性。

(4) 个体差异:个别个体的HCG水平始终高于正常人群的分布,但其个体是正常的。

因此目前认为对持续低水平HCG升高的处理,在排除妊娠后,首先要鉴别是HCG假阳性还是真正HCG升高。在真正HCG增高者中,重要的是明确哪些是活性的GTN,因为只有这些真正的肿瘤才是需要治疗的。而目前尚无法测定这类活性GTN,有认为高糖基化HCG水平能反映GTN的活性。

4. 双胎之一为葡萄胎 极少见,CHM和PHM均可发生,该病的发生可能和促排卵相关。和单纯的葡萄胎相比,它的诊断可能会被延迟,子宫更大,HCG更高,并发症更多,发生恶变机会也更高。超声能诊断出2/3的病例,染色体检查对PHM和二倍体胎儿共存的情况有帮助。由于例数极少,对于指导这种情况下产前如何处理的资料有限,但这种情况下存活胎儿未见报道有出生缺陷,胎儿的存活率为25%,并且目前为止报道的这类患者均存活。三倍体PHM常常和胎儿畸形或胎儿生存力低下的风险增加有关。部分性葡萄胎发生pGTD的机会要比完全性葡萄胎低得多,两者合并正常妊娠时发生pGTD的机会分别为4%~14%和20%。由于完全性葡萄胎合并妊娠发生母体并发症的机会要大很多,很有必要区分CMCF和部分性葡萄胎合并活胎。关于双胎之一为葡萄胎的处理仍有争议,对于有强烈生育要求的患者,可以考虑在严密监护下继续妊娠,但必须向孕妇强调可能发生阴道流血、早产、子痫前期、甲亢、肺水肿,要严格观察母亲并发症,通过胸部X线摄片明确有无转移,同时超声检查有无胎儿异常,羊水诊断和绒毛活检明确是否有基因异常,还需告知患者可能出现持续性妊娠滋养细胞肿瘤等问题及恶变可能,若合并有严重的内科并发症则需立即终止妊娠。分娩后一定要仔细检查胎盘,包括病理学检查,血清HCG动态监测。

5. 复发性葡萄胎患者的生育问题 葡萄胎在中国的发生率为2.50‰,单次CHM或PHM后下次再发葡萄胎的危险性小于2%,而两次葡萄胎后再发葡萄胎的概率高达20%~28%。在复发性葡萄胎患者中有一种罕见的特殊类型,为家族性复发性葡萄胎(familial recurrent mole,FRM),家族性复发性葡萄胎是两组染色体分别来父亲和母亲的双亲来源的完全性葡萄胎。FRM 是指在一个家系中两个或以上的家族成员反复发生葡萄胎。通过对家系谱的分析可见受累家族成员易患葡萄胎的遗传形式提示属于常染色体隐性遗传,同一患者与不同的性伴侣婚后再患葡萄胎的事实,提示这些妇女可能具有遗传缺陷影响卵子的功能,FRM 妇女下次成功妊娠结局的可能性十分低。在文献已报道病例报道中,共 18 个家系、46 例患者、186 次妊娠,其中 140(75%)次妊娠为 CHM,7(4%)次妊娠为 PHM,31(16%)次妊娠为流产,仅 8(5%)次妊娠为足月活婴。

迄今通过辅助生育技术预防复发性葡萄胎从而正常分娩的文献报道非常少见。Selcuk Tuncer 等人报道了 1 例复发性 HM 的患者应用赠卵和试管内受精成功地获得了正常足月妊娠。Mackie Ogilvie 等人报道了 1 例复发性 HM 的患者,通过植入前的胚胎基因分型,确定染色体双亲来源的二倍体,然后行胚胎移植,正常分娩双胞胎女婴。所以有学者建议对于复发性 HM 的女性可以这样决策:先用多态性标记的基因型分析以前的 HM 组织以决定双亲的起源,如果是双倍体双亲结构的 HM 建议选择卵子捐献和试管内受精(IVF),而孤雄的双倍体或三倍体结构的 HM 则选择 ICSI+/−PGD+/−FISH。对于那些道德、宗教和法律上不允许一些女性选择以上的处理方式时,她们应该广泛咨询了解复发性 HM 的复发风险以及发展成 GTT 的风险。建议这些女性做好避孕工作,并可以考虑收养孩子。但是复发性葡萄胎的基因起源并不衡定,一次父系来源的完全性葡萄胎后,再次妊娠有可能发生双倍体双亲结构的完全性葡萄胎,因此目前关键是要如何甄别哪些母体卵子有缺陷。因此能不能把重复性葡萄胎作为辅助生育技术的适应证尚需要进一步的研究。

三、葡萄胎面临的问题

1. PHM 的真实发病率　综合文献报道,PHM 无疑会发生恶变,但它的恶变率明显低于 CHM。认识到 PHM 可以恶变后,人们又面临的问题是 PHM 真实的发病率如何?由于以下原因常常导致统计 PHM 的发病率有困难:①在妊娠早期时区分两者有困难;②有许多医疗单位未将两者严格区分开来;③在早期流产标本中未行病理检查,孕中期胎盘异常也未送病理检查,从而漏诊了一些部分性葡萄胎;④临床医生送病理检查的标本取材因素;

⑤部分病例清宫后组织未送病理检查,以及可疑病例未行遗传学检查等。故至今尚未得出 PHM 的真实发病率。

2. 缩短葡萄胎随访时限的安全性　在定期随访中最重要的是进行 HCG 监测,葡萄胎排空后血 HCG 通常在 14 周内降至正常。尽管极少数葡萄胎后 GTN 的潜伏期很长,但大多都发生在葡萄胎排空后 6 个月内。目前对葡萄胎后 HCG 随访具体期限和方式尚无一致意见:国内一般推荐每周一次,至连续 3 次正常,然后每月一次持续至少半年。此后可每半年一次,共随访 2 年。但 FIGO(2000 年)建议:每周一次,至连续 3 次正常,每月 1 次持续 6 月,然后 2 月 1 次持续 6 月。但由于各种原因使完成 HCG 的随访非常困难,许多患者尤其是 35 岁以上者往往急于尝试再次妊娠,因此随访的依从性不高。一项关于 1029 例完全性葡萄胎患者的报道,认为如果 HCG 自发降至 5IU/L 以下者不会发生持续性病变。英国 Charing Cross Hospital 回顾性分析了 6701 例葡萄胎患者的血清 HCG 的走势,发现 6% 患者进展为持续性滋养细胞疾病(PGTD),其中 98% 在葡萄胎排空后 6 个月之内进展为 PGTD。在完成随访前发生妊娠者,通常结局良好。因此认为延长对葡萄胎的随访时限不仅导致患者焦虑,而且费效比低,建议修订随访草案,对葡萄胎患者的随访缩短到 HCG 自发降到正常后 6 个月。这些研究表明无论是 CHM 还是 PHM 进行短期随访都是很有必要的,但缩短 HCG 随访时间可能是合理和安全的,同时还能缩短葡萄胎患者等待再次妊娠的时间。

3. 预防性化疗(prophylactic chemotherapy)在葡萄胎中的应用　对于预防性化疗目前仍有争议,不作常规应用。最近有两个前瞻性随机对照研究发现,采用预防性化疗(ACTD 和 MTX 单药化疗)能减少高危完全性葡萄胎恶变的几率,分别从 47% 和 50% 下降至 14% 和 13.8%,但对低危完全性葡萄胎则没有改变,因此建议对有高危因素之一者或无随访条件的 CHM 患者可行预防性化疗。实施预防性化疗时机一般在葡萄胎清宫前 2~3 天或清宫时,最迟刮宫次日。化疗方案选择建议采用单一药物(MTX 或 ACTD),疗程数尚不确定,多数建议化疗直至 HCG 转阴,但也有报道仅行单疗程化疗。由于 PHM 很少发生转移,因此一般不予预防性化疗。

但在有理想的治疗效果和随访条件时,预防性化疗被认为有以下弊端:半数以上的患者接受化疗是不必要的,化疗并不能彻底预防恶变,而会造成一种安全的假相,从而随访不够充分。经预防性化疗的患者发生 GTN 可能需要更多疗程的化疗,并且化疗有一些不可避免的副作用,而且预防性化疗后仍需要随访。因此目前在许多医疗机构并不采用预防性化疗。

4. 超声诊断葡萄胎的准确性 完全性和部分性葡萄胎的超声图像有所不同。典型的完全性葡萄胎表现为子宫增大且大于停经月份,宫腔内未见胚囊或胎儿,取而代之的是"蜂窝状"或"雪片状"杂乱回声,由众多大小不等的囊泡组成,直径 1~30mm,CDFI 示宫腔组织内无明显血流或细小血流。约 50% 孕中期葡萄胎患者合并卵巢黄素囊肿,表现为双侧卵巢均增大,长径 5~10cm,内有多房囊性块,呈"车轮状",囊壁薄,囊液清。部分性葡萄胎常表现为子宫略大或等于正常妊娠月份,宫腔内可见形态失常的胚囊,其内部分可见胚胎回声,胚胎多小于正常孕龄,胎儿多死亡。胚囊外绒毛组织部分呈蜂窝状改变,CDFI 示无明显血流。部分性葡萄胎因血 HCG 增高不明显,一般不伴有黄素化囊肿。

近年来,由于临床检测技术的敏感性增加,尤其是经阴道超声的在妇科疾病中的广泛使用,以及超声声像分辨率的提高,葡萄胎的检出时间得以提前到孕 8.5~12 周,但妊娠早孕期葡萄胎缺乏典型的临床症状及超声表现,易与难免流产或稽留流产后胎盘绒毛组织部分或全部发生水肿变性相混淆,两者有较高的误诊率。此外一些非妊娠性疾病,如子宫内膜囊腺型增生过长等,与早孕期葡萄胎在超声图像上有一定的相似度,HCG 检查有助于鉴别。

(吕卫国)

参 考 文 献

1. 宋鸿钊,等. 滋养细胞肿瘤的诊断和治疗. 第 2 版. 北京:人民卫生出版社,2004
2. Soper T. Gestational trophoblastic disease. The American College of Obstetricians and Gynecologists, 2006, 108 (1):176-187
3. McInnes R, Michaud L. Developmental biology: frontiers for clinical. Clin Genet, 2007, 71(1):25-34
4. Berek S, Hacker F. Practical Gynecologic Oncology. 4th Edition. Dallas:Lippincott Williams & Wilkings, 2005
5. Hui P. Gestational Trophoblastic Disease:Diagnostic and Molecular Pathology. Humana Press, 2011

第三十八章　妊娠滋养细胞肿瘤诊治难点和面临的问题

第一节　妊娠滋养细胞肿瘤

一、概述

妊娠滋养细胞肿瘤（gestational trophoblastic neoplasia，GTN）是指胚胎的滋养细胞发生恶性变而形成的肿瘤。滋养细胞肿瘤包括：侵蚀性葡萄胎、绒毛膜癌及中间型滋养细胞肿瘤。

滋养细胞肿瘤区别于其他实体肿瘤的特点如下：

1. 组织来源　滋养细胞系来源于受精卵发育至囊胚期细胞分化所形成的滋养层，属胚外层细胞，而其他肿瘤多来自胚胎的外胚层、中胚层和内胚层所发育而成的各器官。

2. 细胞成分　具有父源性成分，属于半异体细胞，因此，滋养细胞肿瘤在体内的生长具有同种异体移植的特性。

3. 免疫源性　通常异体细胞入侵应具有较强的抗原性，但是迄今为止在滋养细胞肿瘤中尚未找到特异性抗原，滋养细胞也不受母体排斥，可能由于滋养细胞肿瘤有一半母源性成分。

4. 临床表现　这类肿瘤生长极快，具有较强的亲血管性生物学特征，很早即可通过血液转移，病情进展快。

5. 病程较清楚　几乎均继发于各种类型的妊娠之后，发病时间易于追溯，可以观察到病情变化的全过程。

6. 病理特点　由于滋养细胞肿瘤的细胞增殖周期短，因此病理检查镜下可以见到大量的细胞分裂相。

7. 产生激素　肿瘤细胞会分泌特异而敏感的肿瘤标记物——人绒毛膜促性腺激素（HCG），对于病情的监测很有意义。

8. 对化疗极敏感　滋养细胞肿瘤生长活跃，处于细胞增殖周期中的细胞数量较多，因此对化疗非常敏感。

二、妊娠滋养细胞肿瘤的诊断问题

（一）重视滋养细胞肿瘤的诊断与鉴别诊断

由于滋养细胞肿瘤的生物学行为和治疗的特殊性，它是目前唯一一种在没有组织病理学证据的情况下就可以进行临床诊断和治疗的妇科恶性肿瘤。正因为如此，一旦误诊则会导致患者接受不必要的治疗，因此，临床上应强调诊断的规范化。首先，详细的病史采集十分重要，如根据前次妊娠性质以及葡萄胎排出时间可以有助于诊断侵蚀性葡萄胎或绒毛膜癌；对于既往有 GTN 病史的患者，既要考虑此次可能为 GTN，但也不能仅仅依据既往的 GTN 病史而盲目地认为此次仍为 GTN。还应注意患者既往有无结核病史，结合 GTN 肺转移与肺结核的肺部表现，除外肺结核，GTN 肺转移灶分布以两下肺较多，右侧较左侧多见，外侧带比中、内侧带为多，而肺结核则以上肺多见。

其次，人绒毛膜促性腺激素（human chorionic gonadotrophin，HCG）是 GTN 特异及敏感的肿瘤标记物，可作为诊断与治疗监测的主要参照指标，凡流产后、产后及葡萄胎后 HCG 持续升高或下降不满意应考虑到 GTN 的可能，故动态观察 HCG 的变化很重要。但是 HCG 的结果会受到诸多因素的影响，如不同厂家制备药盒采用的抗体各异、应用的测定方法不同、各实验室条件不同、实验者水平各异等均会影响 HCG 的检测结果。因此，临床医师应对此有足够了解，综合分析结果，要识别是否为假阴性或假阳性，假阴性常见于：①有活的滋养细胞存在，可分泌 HCG，但因化疗后病灶周围组织发生纤维化，围绕滋养细胞而使其分泌的 HCG 难以释放入血；②肿瘤细胞为细胞滋养细胞或中间型滋养细胞；③药盒质量差及实验室误差过大。假阳性，即：人体内异嗜性抗体的存在造成错觉 HCG 或错觉绒癌综合征，血中可持续存在低水平的 HCG，但尿中检测不到。另外，游离 HCGβ 亚单位（F-βHCG）及高糖化 HCG 在 GTN 中明显高于正常妊娠，可以作为判断正常妊娠或 GTN 的一项指标，并有助于判断 GTN 的恶性程度。

影像学检查如超声、彩色多普勒血流显像（CDFI）与脉冲多普勒（PD）以及 CT、MRI 等可配合 HCG 提高 GTN 的早期诊断率。如病灶侵蚀子宫肌层，有时可显示异常超声图像及低阻血流频谱，但这种征象缺乏特异性，在不全流产胎盘残留时也可出现类似图像，此时容易误诊为 GTN。盆腔动脉造影技术可以反映盆腔内血管显影情况，了解 GTN 病灶部位及侵蚀程度，有助于诊断，尤其是 B 超及 CT 不能发现的早期宫旁转移病变，但其仅作为一种协助诊断的手段，不能用来确诊。

诊断性刮宫也很重要，对于停经后或者流产后阴道流血的患者，不管 B 超是否提示宫腔内异常回声，都有必要进行诊刮，这样可清除宫腔内妊娠残留物，又可协助诊断是否为 GTN，并明确其类型，但诊刮不能获取深肌层组织，因此不能肯定有无肌层或血管侵蚀，即使偶见肌组织，也只能反映浅肌层情况，不能反映深肌层的改变。

一般来讲 GTN 通过以上手段都能临床诊断，而对难以诊断的病例，必要时可通过腹腔镜，宫腔镜，甚至开腹手术来明确诊断。目前随着体外授精、胚胎移植技术的广泛应用及宫腔手术操作机会的增多，异位妊娠发生在较罕见的部位也逐渐增多，如宫颈、宫角、残角子宫、子宫肌壁间及剖宫产瘢痕处等，这些情况下有时难以与 GTN 鉴别。临床表现为停经后阴道出血，可有子宫增大、宫角、宫旁或附件包块，HCG 值因妊娠的存在持续上升且颇高，超声提示病灶内丰富血流，刮宫难刮到妊娠物，与 GTN 的子宫体病变容易混淆，而容易误诊为 GTN。监测 HCG 值，彩超及 CT、MRI 有助于鉴别诊断，必要时可行腹腔镜或开腹手术以获取病理组织明确诊断，避免给予不必要的化疗。

（二）诊断要点

1. 葡萄胎后恶性滋养细胞肿瘤的诊断标准　典型的侵蚀性葡萄胎，诊断一般不太困难。如葡萄胎排出后，阴道不规则出血持续不断，血 HCG 持续 12 周仍不能恢复至正常值，或降至正常后又升高，在除外残余葡萄胎后，即可诊为侵蚀性葡萄胎。如 X 线胸片已出现肺内转移结节或阴道出现转移结节，则诊断更加明确。侵蚀性葡萄胎的病理诊断标准为肉眼或镜下可见到葡萄胎组织侵入子宫肌层或血管，或任何转移病灶中见到葡萄胎组织。

国际妇产科联盟（FIGO）2000 年新的标准认为对符合以下条件之一的患者可诊断为侵蚀性葡萄胎而进行化疗：①葡萄胎排空后四次测定血清 HCG 呈平台、至少维持三周；②葡萄胎排空后连续三周血清 HCG 上升 10% 以上，并维持二周或二周以上；③葡萄胎排空后 HCG 水平持续低水平异常达 6 个月或更久；④组织学诊断确诊。

2. 非葡萄胎妊娠后恶性滋养细胞肿瘤的诊断标准　国际上目前尚无统一的标准。流产、足月产、异位妊娠后 4 周以上，血 β-HCG 水平持续在高水平，或曾经一度下降后又上升，已排除妊娠物残留或排除再次妊娠，就应考虑绒毛膜癌的可能。

3. 绒毛膜癌的病理诊断标准　在子宫肌层或其他器官内可见有大片坏死和出血，在其周围可见大片生长活跃的滋养细胞，并且肉眼及镜下均找不到绒毛结构，即可诊断为绒毛膜癌，并以是否有绒毛结构作为鉴别绒癌与侵蚀性葡萄胎的标准。

4. 在得不到子宫或其他转移器官的标本供病理检查时，临床上可根据以下两点初步鉴别绒癌和侵蚀性葡萄胎：

（1）根据末次妊娠性质：凡是继发于流产或足月产后发生恶变的，临床诊断为绒癌。

（2）根据葡萄胎排出的时间：凡葡萄胎排出后在 1 年之内者诊断为侵蚀性葡萄胎，超过 1 年者，均诊断为绒癌。

（三）临床分期及预后评分标准

我国宋鸿钊教授根据该肿瘤的发展过程，于 1962 年即提出了解剖临床分期法，并于 1985 年由 WHO 推荐给国际妇产科联盟（FIGO），经修改后于 1992 年正式采用为国际统一的临床分期标准。目前国内大多采用宋鸿钊教授提出的临床分期标准，该标准基本能反映疾病的发展规律和预后。1976 年 Bagshawe 首先提出了主要与肿瘤负荷有关的预后评价指标，随后 WHO 对 Bagshawe 的评分标准进行修改后，于 1983 年提出了一个改良预后评分系统，并根据累加总分将患者分为低危、中危和高危 3 组，依次指导化疗方案的选择及进行预后判断。但由于 FIGO 分期（1992 年）与 WHO 预后评分系统（1983 年）在临床实际应用过程中存在一定程度的脱节，临床大夫常常不能将两者有机地结合起来，故国际滋养细胞肿瘤学会（ISSTD）于 1998 年即提出了新的 GTN 分期与预后评分修改意见，并提交 FIGO 讨论，FIGO 于 2000 年审定并通过了新的分期及预后评分标准（表 38-1，表 38-2）。新的分期标准其基本框架仍按宋鸿钊教授提出的解剖分期标准，分为 Ⅰ、Ⅱ、Ⅲ、Ⅳ 期，删除了原有的 a、b、c 亚期，但以修改后的 FIGO 评分替代。修改后的评分标准与原 WHO 评分系统的区别为：ABO 血型作为危险因素被去掉,肝转移的记分由原来的 2 分上升至 4 分。总记分≤6 分者为低危患者,≥7 分者为高危患者,删除了原来 WHO 评分系统中的中危记分,这是因为中危患者亦需接受联合化疗,故中危因素不再单独列出。临床诊断时应结合解剖分期与预后评分,如一患者为绒癌脑转移,预后评分为 16 分,则诊断时应标注为绒癌Ⅳ:16。该分期与评分系统更加客观地反映了 GTN 患者的实际情况,在疾病诊断的同时更加简明地指出了患者除分期之外的病情轻重及预后危险因素。一些期别较早的患者可能存在较高的高危因素,而一些期别较晚的患者可能仍属于低危组。诊断时新的分期与评分系统的结合,更有利于患者治疗方案的选择及对预后的评估。

表 38-1　滋养细胞肿瘤 FIGO 解剖分期标准(2000)

期别	定　义
Ⅰ	病变局限于子宫
Ⅱ	病变超出子宫但局限于生殖器官(宫旁、附件及阴道)
Ⅲ	病变转移至肺伴或不伴有生殖道转移
Ⅳ	病变转移至脑肝肠肾等其他器官

表 38-2　滋养细胞肿瘤 FIGO 预后评分标准(2000)

预后因素	计分			
	0	1	2	4
年龄(岁)	<39	>39		
末次妊娠	葡萄胎	流产	足月产	
妊娠终止至化疗开始的间隔(月)	<4	4~6	7~12	>12
HCG(IU/L)	<10^3	10^3~10^4	10^4~10^5	>10^5
肿瘤最大直径(cm)		3~4	>5	
转移部位		脾、肾	胃肠道	脑、肝
转移瘤数目*		1~4	4~8	>8
曾否化疗			单药化疗	多药化疗
总计分	0~6 低危;		≥7 高危	

* 肺内转移瘤以胸片计数为准或者肺 CT 中的病灶直径超过 3cm 者予以计数

三、妊娠滋养细胞肿瘤面临的治疗难点

(一) 多脏器转移及危重病例的处理

恶性滋养细胞肿瘤由于其高度亲血管性的特点,使其很早就可以发生血运转移,全身各脏器和组织几乎无一可以幸免。其中以肺转移最为常见,60% 以上的患者一旦诊断为 GTN 均伴发有肺转移。

1. 广泛肺转移致呼吸衰竭患者的处理　发生肺转移的患者其临床表现差异较大,轻者可无任何症状,转移灶较大时可出现咳嗽甚至咯血,邻近胸膜的转移灶破裂出血可胸膜腔积血而发生呼吸困难,广泛肺转移患者因换气和通气功能障碍可发生呼吸衰竭。

(1) GTN 广泛肺转移并发低氧血症或呼吸衰竭时化疗的选择:由于广泛肺转移患者肺功能受损严重,化疗又使肿瘤细胞溶解、坏死、出血,使肺功能进一步恶化,在治疗初期化疗方案的选择上存在一些争议。多数学者认为,为防止大剂量化疗导致

的呼吸衰竭加重,在化疗初期可选用剂量强度适中的化疗方案,在肿瘤负荷明显下降并且呼吸状况明显改善后再改用剂量强度较大的多药联合化疗方案,以尽量避免呼吸衰竭的加重,同时也使肿瘤得到有效的治疗。

(2) 呼吸支持治疗的应用:对出现低氧血症或呼吸衰竭的患者,呼吸支持疗法及时正确的应用是治疗成败的关键。呼吸支持治疗包括鼻导管间断给氧、面罩持续高流量给氧、甚至是呼吸机正压给氧。如在化疗过程中呼吸功能损害加重,应积极进行呼吸支持治疗,使患者安全度过危险期,并避免延误下一疗程化疗。

(3) 肺部感染的预防与处理:广泛肺转移伴呼吸功能障碍的患者,加上化疗导致的肺部肿瘤出血坏死加重以及骨髓抑制所致的全身抵抗力低下,极易合并肺部感染的发生。而且感染不仅常见,还常常致命,因此应予高度重视。一旦在化疗中发生感染,要早期诊断,合理使用抗生素。

2. 肝转移患者的诊断与处理　晚期肝转移的诊断并不困难,而一旦进入晚期,患者多处于衰竭

状况,治疗效果极差。故肝转移的早期诊断是改善预后的重要因素。在20世纪70年代为明确肝转移诊断,多行同位素肝扫描,常用同位素为^{113}铟,但一般需在转移瘤长大至直径3~4cm时,才能出现阳性结果。80年代之后,随着超声及CT技术的发展与应用,使肝转移的早期诊断逐渐成为可能。故对有肺转移特别是多发肺转移病例,应常规进行腹腔脏器的超声及CT检查,以便尽早发现其他脏器转移灶,而及时采取相应的治疗措施。北京协和医院1949—1998年共收治60例绒癌肝转移的患者,其中1949—1964年收治的14例患者主要采用单药6-MP或氮芥治疗,结果全部死亡;而1965—1985年收治的30例则采用全身和局部多药联合化疗,结果7例存活,治愈率由0%上升至23.3%。1986—1998年16例患者的存活率已提高到37.5%。肝转移常继发于肺转移,而且还常常合并脑、脾、肾或胃肠道等其他器官转移,故化疗应强调多药联合及多途径方案,一旦同时合并脑转移预后极差。Jones(1997)的研究结果表明,肝转移合并脑转移者预后最差,他们观察的10例肝、脑转移者无1例存活;而7例无脑转移者中3例治愈(占43%)。Crawford(1997)研究表明,肝、脑转移同时存在者5年存活率只有10%,无脑转移者5年存活率可达34%。随着介入性放射技术的发展和应用,超选择性肝动脉插管局部灌注或肝动脉栓塞术对肝转移瘤的治疗也有一定的效果。肝动脉插管化疗可提高肝转移瘤局部的血药浓度,从而增强其抗癌作用。Lurain(1998)亦认为肝动脉插管介入化疗及肝动脉栓塞术对绒癌肝转移瘤的治疗及缓解肝转移瘤破裂出血均有明显的治疗效果。总之,滋养细胞肿瘤肝转移患者的预后较差。如能做到早期诊断与及时的多药多途径联合化疗,是改善其治疗效果的重要环节。

3. **脑转移危象的处理**　滋养细胞肿瘤合并脑转移者并不罕见,文献报道其发生率为3%~28%。脑转移患者常表现为各种神经系统症状或无症状性颅内肿瘤。由于滋养细胞具有取代血管内皮细胞形成血管内壁的亲血管特点,因此,脑转移患者经常发生颅内出血、硬膜下出血、甚至发生脑疝,并常以此为首发症状出现,病情多较凶险,是患者死亡的主要原因之一。有文献报道,由于颅内出血造成的死亡率为27.8%。在此情况下,急诊行开颅手术作为治疗的一种手段,不仅可以挽救患者的生命,而且通过术后及时、规范的化疗,可改善患者的预后。北京协和医院报道对13例绒癌脑转移患者,在濒临脑疝形成伴呼吸障碍的情况下,积极化疗的同时,急诊行开颅去骨瓣减压及转移瘤切除术,术后即开始全身及鞘内局部用抗癌药物化疗,经积极治疗10例患者获得痊愈,治愈率达77%。为脑转移终末期患者的治疗开创了新的途径。

(二) 耐药与复发性滋养细胞肿瘤的处理

1. **耐药和复发性滋养细胞肿瘤的概念**

(1) 耐药性滋养细胞肿瘤:关于耐药的定义尚无统一标准,一般认为患者经2~3个疗程化疗后血清人绒毛膜促性腺激素(HCG)水平未呈对数下降,或呈平台状,甚至上升;或影像学检查提示肿瘤病灶不缩小或增大,甚至出现新的病灶。当出现上述表现时即可诊断为发生耐药。也有学者认为,如经过一个疗程化疗后血HCG下降<20%,则提示有发生耐药的可能。

(2) 复发性滋养细胞肿瘤:是指滋养细胞肿瘤患者经治疗达到临床治愈标准后出现HCG升高(除外再次妊娠)或影像学检查发现新病灶,则提示复发。

2. **耐药和复发性滋养细胞肿瘤的治疗**

(1) 化学治疗:对于耐药的患者并没有肯定的治疗方案。北京协和医院报道对耐药患者采用氟尿嘧啶核苷(FUDR)为主的联合化疗方案,获得了满意的治疗效果。自从应用足叶乙苷、氨甲蝶呤、更生霉素/环磷酰胺及长春新碱方案(EMA/CO)治疗高危滋养细胞肿瘤患者后,该方案也被广泛地应用于耐药或复发患者。应用足量的EMA/CO方案化疗,结合局部病灶切除,高危患者的缓解率可以达到80%~90%。Escobar PF报道了45例高危或耐药患者接受EMA/CO化疗,共有41例(91%)存活,45例患者中有32例(71%)治疗有效,9例患者(20%)发生耐药。北京协和医院对51例耐药患者进行EMA/CO方案化疗及/或手术与放射介入综合治疗后,64.7%(33/51)获完全缓解,完全缓解后复发率仅为6.7%。因此,EMA/CO仍是高危和耐药的GTN患者能够耐受和高效的化疗方案。但是对于晚期多发转移、对EMA/CO发生耐药或治疗后复发的患者,采用EMA/EP(足叶乙苷、氨甲蝶呤、更生霉素/足叶乙苷、顺铂方案)及/或联合手术治疗后也可获得60%~70%的完全缓解。向阳等对15例耐药性恶性滋养细胞肿瘤患者采用EMA/EP方案化疗及/或辅以手术与超选择性动脉插管化疗后,11例获完全缓解(73.3%),3例获部分缓解(20.0%),1例无效(6.7%)。Ghaemmaghami报道了17例高危GTT患者,予以EMA/EP方案化疗,15

例获得缓解,1例复发,平均3.4个疗程患者获得缓解。有文献报道了34例高危患者接受EMA/CO化疗后耐药而采用EMA/EP方案,其中有30例(88%)患者存活。如对EMA/CO及EMA/EP均出现耐药者,可以考虑采用以铂类为主的其他治疗方案,但只能有20%的患者获得持续缓解。近年来临床医师也在不断寻找一些新的化疗药物及方案治疗耐药性滋养细胞肿瘤患者,Van Besien等报道采用超大剂量联合化疗方案(异环磷酰氨,卡铂,足叶乙苷)及自体造血干细胞移植治疗耐药患者取得满意效果。紫杉醇作为新一代植物碱类抗肿瘤药,对耐药性GTN患者的治疗也有成功的报道,但多为个案或少数病例,其确切疗效尚有待进一步临床验证。

多脏器转移的GTN患者多容易发生耐药。对于此类患者,局部化疗不但可以预防耐药的发生,同时也是提高耐药患者疗效的方法。对于脑转移的患者鞘内注射化疗药物可以增加脑内的药物浓度;膀胱内灌注化疗药物可以提高膀胱转移患者的治愈率;宫旁、宫颈及阴道转移瘤内局部注射化疗药物也能增加治疗效果。

(2)介入治疗:超选择性动脉插管局部灌注化疗及/或栓塞治疗对耐药及复发病灶均有显著疗效。其可将化疗药物直接送至耐药病灶的供血动脉,提高病灶局部血药浓度,以增强其抗癌作用。北京协和医院对143例绒癌耐药患者进行了上述化疗,近期缓解率达90%,为耐药患者的治疗提供了新的手段。

(3)手术治疗:虽然手术治疗已经不是滋养细胞肿瘤的主要治疗手段,但对于某些选择性病例,特别是耐药及复发患者,在化疗的同时进行局部病灶切除术,可以明显提高治疗的成功率。北京协和医院有16例耐药患者在化疗期间接受了手术,其中有7例患者进行了次广泛子宫切除术,8例进行了肺叶切除术,1例因肠转移肠梗阻进行了部分小肠切除术,该16例患者经治疗后完全缓解率为87.5%。因此,对耐药性滋养细胞肿瘤患者采用化疗结合手术是一条可取的治疗途径。

(4)预防耐药与复发是关键:由于目前尚无法从根本上解决耐药的问题,因此应尽量避免其发生。预防GTN耐药的发生应熟悉各种抗癌药物的特点,包括药物本身的生化物理特性,在体内的吸收、分布、代谢、排泄及其抗癌的作用机制;严格掌握用药的剂量和用药方法;合理联合用药,多途径用药;全面了解患者情况,制定合理的治疗方案。

总之,滋养细胞肿瘤虽然已成为最早可以治愈的实体瘤之一,但耐药病例已成为该肿瘤治疗失败的主要原因。至今为止,还没有十分有效的治疗方法,因此,能做到预防耐药的发生是至关重要的。一旦发生耐药,则需根据患者的具体情况进行化疗方案的个体化选择,同时可以结合放射介入治疗与手术治疗。

(向阳　赵峻)

参考文献

1. 向阳.宋鸿钊滋养细胞肿瘤学.北京:人民卫生出版社,2011
2. 向阳,杨秀玉,杨宁,等.妊娠滋养细胞肿瘤肝转移的诊断和处理.中国医学科学院学报,2000,22(1):41-43
3. 杨秀玉,宋鸿钊,杨宁,等.超选择性动脉插管持续灌注化疗绒癌耐药患者的分析.中华妇产科杂志,1996,31:199
4. 向阳,杨秀玉.滋养细胞肿瘤的研究进展.中华妇产科杂志,2002,37:440
5. 万希润,向阳,杨秀玉,等.超选择动脉栓塞治疗恶性滋养细胞肿瘤大出血的疗效观察.中华妇产科杂志,2002,37:5
6. 向阳,杨秀玉,韩世愈,等.甲氨蝶呤等药物及手术治疗耐药性滋养细胞肿瘤疗效分析.中华妇产科杂志,1999,34:97
7. 杨隽钧,向阳,万希润,等.妊娠滋养细胞肿瘤治疗后肺内阴影持续存在患者的预后分析.中华妇产科杂志,2007,42:26
8. 杨隽钧,向阳,万希润,等.妊娠滋养细胞肿瘤复发的相关因素分析和治疗.中华医学杂志,2006,86(1):52-55
9. 雷呈志,向阳,万希润,等.足月产后绒癌患者的临床特征与预后分析.中华妇产科杂志,2006,41:752
10. 杨隽钧,向阳,万希润,等.滋养细胞肿瘤Ⅳ期患者的治疗与预后分析.中华妇产科杂志,2006,41:693
11. 杨隽钧,向阳,万希润,等.妊娠滋养细胞肿瘤患者的死亡原因及相关因素分析.中华妇产科杂志,2006,41:403-407
12. 贺豪杰,向阳,冯凤芝,等.双胎之一葡萄胎妊娠合并肺转移继发呼吸功能衰竭的诊断与处理.现代妇产科进展,2006,15:545-546
13. 万希润,向阳,等.FAEV化疗方案治疗高危型耐药性妊娠滋养细胞肿瘤的疗效分析.中华妇产科杂志,2006,41(2):88-90
14. 向阳,等.EMA/EP治疗耐药性滋养细胞肿瘤疗效的初步分析.中华妇产科杂志,2005,40:79-82
15. 张颖,向阳,万希润,等.恶性滋养细胞肿瘤肺转移患者肺叶切除术指征的探讨.中华妇产科杂志,2005,40:83

16. 杨隽钧,向阳,万希润,等.绒毛膜癌脑转移急诊行开颅手术的临床分析.中华妇产科杂志,2005,40:335

17. 吴郁,向阳,冯凤芝,等.滋养细胞疾病15例误诊分析.现代妇产科进展,2005,14:199

18. Yang J,Xiang Y,Wan R,et al. Recurrent gestational trophoblastic tumor:Management and risk factors for recurrence. Gynecol Oncol,2006,103:587-591

19. Cole A,Butler S. Detection of hCG in trophoblastic disease. The USA hCG reference service experience. J Reprod Med,2002,47:433-434

20. Cole A,Khanlian A,Giddings A,et al. Presentation with persistent low positive human chorionic gonadotropin test results. Gynecol Oncol,2006,102:165-172

21. Polat P,Suma S,Kantarcy M,et al. Color Doppler US in the evaluation of uterine vascular abnormalities. Radiographics,2002,22(1):47-53

22. Berkowitz S,Goldstein P. Recent advances in the management of gestational trophoblastic disease:a symposium. J Reprod Med,2002,47(5):335-336

23. Kohorn I. The new FIGO 2000 staging and risk factor scoring system for gestational trophoblastic disease:Description and critical assessment. Int J Gynecol Cancer,2001,11(1):73-77

24. Lurain R. Advances in management of high-risk gestational trophoblastic tumors. J Reprod Med,2002,47:451-459

25. Newlands S,Holden L,Seckl J,et al. Management of brain metastases in patients with high-risk gestational trophoblastic tumors. J Reprod Med,2002,47(6):465-471

26. Newlands S,Mulholland J,Holden L,et al. Etoposide and Ciplatin/Etoposide, Methotrexate, and Actinomycin D(EMA) Chemotherapy for Patients With High-Risk, Gestational Trophoblastic Tumors Refractory to EMA/Cyclophosphamide and Vincristine Chemotherapy and Patients Presenting With Metastatic Placental Site Trophoblastic Tumors. J Clin Oncol 2000,18(4):854-859

27. Crawford A,Newlands E,Rustin J,et al. Gestational trophoblastic diseases with liver metastases:the charing cross experience. Br J Obstet Gynecol,1997,104(1):105-109

28. Lurain R. Management of high-risk gestational trophoblastic disease. J Reprod Med,1998,43(1):44-52

29. Wan X,Yang X,Xiang Y,et al. Floxuridine-containing regimens in the treatment of gestational trophoblastic tumor. J Reprod Med,2004,49(6):453-456

30. Escobar F,Lurain R,Singh K,et al. Treatment of high-risk gestational trophoblastic neoplasia with etoposide, methotrexate, actinomycin D, cyclophosphamide, and vincristine chemotherapy. Gynecol Oncol, 2003, 91(3):552-557

31. Xiang Y,Sun Z,Wan X,et al. EMA/EP chemotherapy for chemorefractory gestational trophoblastic tumor. J Reprod Med,2004,49(6):443-446

32. Ghaemmaghami F,Modares M,Arab M,et al. EMA-EP regimen, as firstline multiple agent chemotherapy in high-risk GTT patients(stage Ⅱ-Ⅳ). Int J Gyneco Cancer,2004,14(2):360-365

33. Van Besien K,Verschraegen C,Mehra R,et al. Complete remission of refractory gestational trophoblastic disease with brain metastases treated with multicycle ifosfamide, carboplatin, and etoposide(ICE) and stem cell rescue. Gynecol Oncol,1997,65(2):366-369

34. Ngan S,Seckl J. Gestational trophoblastic neoplasia management:an update. Curr Opion Oncol,2007,19(5):486-491

35. EL-Helw LM,Hancock BW. Treatment of metastic gestational trophoblastic neoplasia. Lancet Oncol, 2007, 8(8):715-724

第二节　特殊类型滋养细胞肿瘤

一、胎盘部位滋养细胞肿瘤

胎盘部位滋养细胞肿瘤(placental site trophoblastic tumor,PSTT)是一种罕见的滋养细胞肿瘤。1981年Scully等首先对这一肿瘤进行了报道并予以命名。

(一)发病基础

这种罕见的滋养细胞肿瘤发病机制不是很清楚。在胚胎早期,随着绒毛形成,原先均匀分布的绒毛前滋养层分化成覆盖于绒毛表面的绒毛滋养层和位于绒毛以外的绒毛外滋养层两部分。在绒毛外滋养层中,细胞滋养细胞先经中间型滋养细胞再分化为合体滋养细胞,但大多数中间型滋养细胞常中止于此阶段而不再继续分化。在正常妊娠时,这类中间型滋养细胞可侵入底蜕膜或浅肌层。但发生恶性转化时,则向深肌层侵犯,甚至发生子宫外转移,则形成PSTT。

(二)病理特点

1. **大体标本**　PSTT的大体表现多种多样,一般可分为息肉型、肿块型和弥漫型。息肉型多突向子宫内膜腔,呈黄褐色、质软的息肉样团块;肿块型常位于子宫肌层,界限清楚,通常有局灶性出血和坏死;弥漫型较为少见,与子宫壁无明显界限,有的可穿透子宫肌层达浆膜层。

2. **镜下检查** 过度的中间型滋养细胞活性是 PSTT 最重要的镜下特点,不存在绒毛结构,见不到典型的细胞滋养细胞和合体滋养细胞。肿瘤多融合成索状或片状,且有单个单核细胞浸润子宫肌层或血管。肿瘤细胞通常为单核,形态上从多面体到纺锤形。有位于中心的、中等大小的圆形或卵圆形核,有不规则的核膜。胞浆呈嗜碱性或异嗜性,有细小颗粒。肿瘤细胞弥散于子宫平滑肌细胞之间,虽可发生血管侵蚀,但程度远小于典型绒癌的血管侵蚀,且血管壁结构大多完整。病理性核分裂像不常见,如果 PSTT 的有丝分裂数每 10 个高倍视野中多于 5 个,则提示预后不良。

3. **免疫组化染色** 免疫细胞化学检测时,HCG 阳性的细胞不足 10%,而 50% ~ 100% 的细胞 HPL 染色呈阳性。虽然 HPL 并非 PSTT 的理想标志物,但大部分 PSTT 肿瘤细胞的 HPL 免疫组化染色呈强阳性,这可能是由于肿瘤细胞分泌的 HPL 仅在原位表达,而在血液中游离的 HPL 水平并不升高,说明组织病理学检查配合 HPL 免疫组化染色是有效的确诊手段。细胞形态与强阳性 HPL 和弱 HCG 免疫组化染色有力地支持 PSTT 是中间滋养细胞肿瘤。

(三)临床特点

1. **发病年龄及孕产次** 一般均发生于生育年龄,多数为经产妇。但有报道最小年龄为 18 岁,最大年龄为 56 岁。

2. **前次妊娠性质** PSTT 可继发于流产、足月产或葡萄胎之后,文献报道,60% 继发于足月产,25% 继发于流产,约 13.6% 继发于葡萄胎妊娠。

3. **症状和体征** 主要表现为停经和不规则阴道出血,多数发生于前次妊娠终止、且月经恢复正常之后,停经时间从 1 个月至 1 年不等。阴道出血多为少量连续出血,少数患者出血较多。盆腔检查部分患者可有子宫增大,如发生远处转移,则可出现转移灶相应的症状与体征。

4. **血 β-HCG** 该类肿瘤血 β-HCG 测定可为阳性,但大多滴度不高(<1000mIU/ml 者占 84%),少数患者甚至阴性。

(四)诊断与鉴别诊断

由于 PSTT 起源于中间型滋养细胞,大多数病例血 HCG 水平不高或仅表现出轻度升高,故依赖于 HCG 诊断 PSTT 常易导致误诊。临床上继发于流产、足月产或葡萄胎之后出现不规则阴道出血,同时血清 HCG 水平轻度升高,且 B 超声提示子宫有局灶性病变,应考虑到 PSTT 的可能。

PSTT 的确诊常需依据病理诊断,其病理特征如下:①无绒毛结构,主要为中间型滋养细胞组成;②常见不到典型的细胞滋养细胞和合体细胞;③病理切片免疫组化染色大多数瘤细胞 HPL 呈阳性,仅少数细胞 HCG 阳性。某些情况下,PSTT 可通过刮宫标本作出诊断,但要全面、准确判断 PSTT 侵蚀子宫肌层的深度和范围则需依靠子宫切除的标本。

PSTT 通常容易与绒毛膜癌相区别。前者主要由中间型滋养细胞组成,只有极少散在的合体滋养细胞。后者病理特点有典型的细胞滋养细胞和合体滋养细胞及大量的出血坏死,血 HCG 水平较高,且极易经血运发生远处转移。在一些较为困难的病例,采用免疫细胞生化技术分析 HPL 和 HCG 的分布可以有助于鉴别。

PSTT 还需与合体细胞子宫内膜炎相区别。后者可发生于足月产、流产及葡萄胎妊娠之后,亦可表现为产后阴道淋漓出血。病理特征为胎盘部位浅肌层有合体滋养细胞浸润,并混有不等量的炎性细胞,过去曾被认为是绒癌的一种早期表现,实际上仅是一种局部组织反应,不属于滋养细胞肿瘤的范畴。

(五)治疗

1. **手术治疗** 以前认为子宫切除术是 PSTT 首选的治疗方法,对于较年轻的妇女,如术中未见卵巢转移,手术范围可选择全子宫及双卵管切除。曾经有观点认为,刮宫作为治疗 PSTT 的方法并不可取,认为即使病灶呈息肉状突向宫腔者,虽可通过刮宫去除部分病灶组织,但大多数 PSTT 均有中间型细胞在肌纤维索间侵蚀生长,甚至达子宫浆膜层,而这些均非通过刮宫而可治愈的。最近的观点认为,对于高度选择的病例,如病灶局限、无病理的高危因素、年轻、有生育要求,亦可以采用保留生育功能的治疗方法,如病灶为息肉型,可以通过宫腔镜下病灶切除术其或诊刮术去除病灶;如果是肿块型,可以通过开腹或腹腔镜下子宫病灶挖除术切除病灶,术前/术后辅以化疗。根据北京协和医院的资料,6 例保留生育功能的 PSTT 患者均获得了完全缓解,随诊 10 ~ 104 个月,均恢复正常月经,未见明显复发征象,其中一例足月分娩正常婴儿。

2. **化疗** 组织学结果证明,化疗对 HCG 阳性的肿瘤细胞(即合体滋养细胞)有效,而对 HPL 阳性的肿瘤细胞(即中间型滋养细胞)影响小,所以 PSTT 对化疗远不如绒癌和侵葡敏感。但随着 EMA/CO 和 EMA/EP 方案的应用,对 PSTT 的化疗出现了一些转机。现在化疗作为术后辅助治疗,在术后有残余瘤、术后复发、或已有远处转移者起着十分重要的作用,尤其对肺转移,化疗可获得完全缓解。Thomas C 报道 EMA/CO 化疗后复发的 PSTT 患者用 EMA/EP 治疗可获长期完全缓解。因此应强调顺铂对 PSTT 的重要作用,多数学者认为 EMA/EP 对 EMA/CO 耐药或化疗后复发及转移性 PSTT 有明确作用,应作为 PSTT 首选的化疗方案。EMA/EP 肾脏毒性及累积性骨髓抑制作用明显,常使化疗难以坚持进行,粒细胞集落刺激因子(G-CSF)及自体骨髓干细胞移植在支持化疗中能起一定作用。Newlands ES 等分析用 EMA/EP 方案化疗的 8 例转移性 PSTT,结果在 PSTT 发病潜伏期>2 年者,化疗完全缓解率仅为 20%;而潜伏期<2 年者,缓解率为 100%;总完全缓解率为 50%。由于 EMA/EP 对潜伏期>2 年者效果差,且副作用明显,因此还有待于开发更为有效的化疗方案。二线方案可选择其他以顺铂为主的化疗化疗,如:BEP(顺铂、VP-16、博来霉素)或 VIP(VP-16、异环磷酰胺、顺铂)等,但其效果尚缺乏长期大量的随诊资料。

(六) 预后

PSTT 通常呈良性临床经过,绝大多数预后良好,仅少数死于子宫外转移。与其他类型滋养细胞肿瘤一样,治疗前后应密切检测病情、定期随访。曾有作者报道,转移可以迟至初始治疗后 10 年才发生,由于肿瘤仅能分泌少量 HCG,因而当发现血清 β-HCG 首次升高时,就可能已经存在较大的肿瘤负荷。转移病灶多对化疗耐药,放疗也只能用于局部控制和缓解症状,在积极化疗后手术切除局部转移病灶可取得满意疗效。

PSTT 诊断的确立和对其预后的估计均较困难,以前认为只要发生了转移,无论其治疗和干预情况如何,预后均较差。有文献报道 FIGO Ⅲ ~ Ⅳ 期 PSTT 患者的完全缓解率约为 30%,而北京协和医院的资料显示,8 例 Ⅲ ~ Ⅳ 期患者(其中 Ⅲ 期 7 例,Ⅳ 期 1 例)经过 10 ~ 31 个月的随访,完全缓解率高达 87.5%。

Papadopoulos 等对 34 例 PSTT 患者的临床研究表明,肺转移和距离前次妊娠超过 4 年是 PSTT 的危险因素,病灶局限于子宫且 PSTT 距离前次妊娠小于 4 年的患者 100% 存活,病灶局限于子宫的患者中有 2/3 仅通过手术就得以治愈,FIGO 提出的 GTN 预后评分系统与 PSTT 的预后无关。据报道 PSTT 最重要的不良预后因素是子宫外扩散,其他不良预后因素包括:发病距前次妊娠时间大于 4 年(也有文献认为是大于 2 年);显微镜下有丝分裂计数大于 5 个有丝分裂像/10 个高倍视野;年龄大于 40 岁;肿瘤大小;深肌层浸润;血管间隙受累;肿瘤坏死严重,等等。

二、上皮样滋养细胞肿瘤

上皮样滋养细胞肿瘤(epithelioid trophoblastic tumor,ETT)是一种罕见而特殊的中间型滋养细胞肿瘤,1998 年由 Shih 和 Kurman 首先报道并予以命名。到目前为止全世界不足 100 例报道。

(一) 发病机制

ETT 属于中间型滋养细胞肿瘤,发病机制尚不清楚。来源于绒毛膜型的中间型滋养细胞,绒毛膜型中间型滋养细胞位于绒毛膜板中,细胞间相互黏着,排列成层状。细胞呈多边形,形态一致,体积小于种植型中间型滋养细胞,但大于细胞滋养细胞。

Oldt 等对 ETT 的分子遗传起源进行了研究,结果发现,在 ETT 的肿瘤组织中含有 Y-染色质基因位点和新的等位基因(可能是父源性的),而在肿瘤周围的正常子宫组织中则没有这些成分。尽管父源性等位基因的身份尚不清楚,但可以推测 ETT 来源于妊娠,而不是来源于患者本身。ETT 可能与完全性葡萄胎的关系不大,最常发生在正常妊娠或非葡萄胎流产后,仅有 5% ~ 8% 的患者具有完全性葡萄胎的病史。尽管 k-ras 原癌基因的突变最常与许多人类肿瘤的发生有关,但是与绒毛膜癌和葡萄胎一样,ETT 仅在 13 密码子含有野生型 k-ras,这提示 K-ras 信号途径的畸变在滋养细胞肿瘤的发生中并不起重要作用。

(二) 临床表现

ETT 主要见于生育年龄妇女,从 15 ~ 48 岁不等,平均 36 岁,但亦有发生于 66 岁绝经后患者的报道,绝大多数患者伴有流产、足月妊娠、葡萄胎及绒毛膜癌史。不规则阴道出血是最常见的临床症状,部分患者伴有下腹部疼痛,少数病例以转移症状为首发症状,罕见无症状者,多数由诊断性刮宫而明确诊断。体检除子宫内肿瘤外,有的患者伴有阴道转移,有的合并肺转移,还有些发生转移的患者子宫原发病灶常常消失。在诊断时,ETT 患者的血清 β-HCG 水平一般都有升高,但与绒毛膜癌患者相比,ETT 患者的血清 β-HCG 水平一般较低 (<2500mIU/ml)。

(三) 病理特点

1. **大体标本**　ETT 的病灶呈分散或孤立的膨胀性结节,位于子宫浅肌层、子宫下段或子宫颈管,甚至可转移至阴道。大者直径可达 5cm,并可突向子宫腔。肿瘤切面为实性、囊性或囊实性相间,典型的病灶呈浅棕色或深棕色,颜色的深浅与出血量和坏死量的多少有关。

2. **镜下检查** ETT 肿瘤境界清楚,但周围组织中可有灶性瘤细胞浸润。肿瘤细胞由高度异型性的单核细胞组成,形态较一致,细胞境界清楚,细胞质嗜酸性或透明,核较圆,染色质细,核仁不明显,核分裂象 0 ~ 9 个/10HPF(×40)不等,平均 2 个/10HPF。部分瘤细胞较大,可有双核甚至多核,瘤细胞排列成巢状、索条状或团块状伴有中央嗜伊红坏死,巢内有多核巨细胞,但较少。典型的病灶为滋养细胞岛被广泛坏死区及玻璃样基质围绕,呈"地图样"外观。典型者小血管位于细胞巢中央。瘤组织中可有灶性钙化,血管壁上可有纤维蛋白样物质沉积。位于子宫颈的 ETT 有时向表面生长,取代子宫颈的表面上皮。

3. **免疫组化** 免疫组化测定细胞角蛋白、上皮膜抗原、上皮钙粘附蛋白及表皮生长因子呈阳性表达,证实其上皮来源。滋养细胞标记物 HPL、HCG 和黑色素瘤粘附分子(Mel-CAM)局部阳性,HLA-G 呈强阳性表达,且研究表明 HLA-G 仅在中间型滋养细胞中有表达,可作为中间型滋养细胞的标记物。Ki-67 的标记指数平均为 18%±5%,范围 10% ~ 25%。子宫外 ETT 的形态和免疫组化改变与子宫 ETT 相似。

（四）诊断

由于 ETT 起源于绒毛膜型中间型滋养细胞,大多数病例血 HCG 水平不高或表现出轻度升高,故依赖于 HCG 诊断 ETT 常易导致误诊。况且,滋养细胞的标志物在非滋养细胞肿瘤中也常有所表达,单靠这些标志物的反应不足以除外其他肿瘤。因此,需根据临床病史、形态特征、病理学检查确诊。

（五）鉴别诊断

由于 ETT 是罕见滋养细胞肿瘤,较绒毛膜癌浸润性轻,与胎盘部位滋养细胞肿瘤(PSTT)的生物学行为较为相似,需与 PSTT 鉴别;又因 ETT 在细胞学和结构上有明显的上皮样表现,需与上皮性恶性肿瘤鉴别。ETT 的鉴别诊断包括:胎盘部位滋养细胞肿瘤,胎盘部位结节,绒毛膜癌,上皮性平滑肌肿瘤和子宫颈角化型鳞状细胞癌。

（六）治疗

手术切除子宫是主要的治疗手段,年轻患者酌情保留双侧附件,但如患者有强烈生育要求,病变局限于子宫,尤其是突向宫腔的息肉型患者,如各项预后指标提示无高危因素,经反复刮宫血清 HCG 水平降至正常范围以下且患者能密切随访时,可行刮宫或局部病灶剔除术而保留子宫。否则如 HCG 不能迅速下降,则宜切除子宫。术后宜辅以化疗(更生霉素、足叶乙苷和氨甲蝶呤等)。

（七）预后

由于 ETT 是最近新命名的一种滋养细胞肿瘤,ETT 的行为特征尚不十分清楚,它恶性程度较高,预后较差,目前还没有可以利用的长期随诊资料。根据北京协和医院的资料,2002 年至 2010 年期间共收治 ETT 患者 9 例,其中 8 例有转移,所有患者均接受了手术和化疗,初始治疗后 5 例患者获得了完全缓解、1 例部分缓解、3 例对治疗无反应并死于疾病进展。经过 6 ~ 107 个月的随诊,5 例完全缓解的患者中 4 例复发,其中 3 例经治疗又获得了第二次完全缓解,1 例在治疗中。增大的子宫、多发病灶、子宫全肌层的浸润及子宫浆膜层的受累可能与 ETT 患者的不良预后相关。较早期精确诊断 ETT 并根据其预后因素选择联合治疗有助于改善其预后。

总之,ETT 是一种具有独特病理学特征的滋养细胞肿瘤,正确的诊断对采取恰当的治疗策略至关重要。手术切除病灶占有重要地位,至于辅以化疗是否有效,有待进一步的研究证实。

三、PSTT 与 ETT 的鉴别

PSTT 与 ETT 是 GTN 中的罕见类型,均属于中间型滋养细胞肿瘤,病灶通常局限于子宫,也可以有淋巴结的受累和任何其他部位的转移。两者的临床及生物学特征缺乏特异性,例如:临床上均表现为不规则阴道流血和停经,伴有血清 HCG 水平轻度升高。因此,PSTT 和 ETT 成为了临床和病理上最难诊断的两种 GTN。据报道,32% 的 PSTT 或 ETT 患者最初误诊为异位妊娠。一般疾病的确诊都是依靠病理诊断,可是,有时从病理上常常也难以区分两者。据报道,39% 的患者在最初的组织病理学诊断中亦出现误诊,这主要是由于病理医师对这两种少见疾病的认识不足或免疫学特征的近似所致。不正确的诊断会导致治疗方法选择上的偏差,例如:未适时进行手术治疗或化疗方案较弱或化疗的疗程不足,而最终会影响到疾病的预后。因此,临床医师和病理医师都应尽量避免诊断上的陷阱,可以通过互联网进行网络会诊以使患者得到最有效的诊治。表 38-3 列出了 PSTT 与 ETT 的免疫组化染色鉴别方法。

表 38-3 PSTT 与 ETT 的免疫组化染色鉴别方法

两种特殊类型 GTN	P63	HPL	Ki-67
PSTT	(−)	(+++)	>1%
ETT	(+++)	(−)或(+)	>10%

（向阳 赵峻）

参 考 文 献

1. 向阳.宋鸿钊滋养细胞肿瘤学.北京:人民卫生出版社,
   2011

2. Zhao J, Xiang Y, Wan R, et al. Clinical and pathologic
   characteristics and prognosis of Placental site trophoblast-
   ic tumour. J Reprod Med, 2006, 51 (12) : 939-944

3. Cole A, Khanlian A, Giddings A, et al. Presentation with
   persistent low positive human chorionic gonadotropin test
   results. Gynecol Oncol, 2006, 102 : 165-172

4. Newlands S, Mulholland J, Holden L, et al. Etoposide and
   Ciplatin/Etoposide, Methotrexate, and Actinomycin D
   (EMA) Chemotherapy for Patients With High-Risk, Ges-
   tational Trophoblastic Tumors Refractory to EMA/Cyclo-
   phosphamide and Vincristine Chemotherapy and Patients
   Presenting With Metastatic Placental Site Trophoblastic
   Tumors. J Clin Oncol 2000, 18 : 854-859

5. Randall C, Coukos G, Wheeler E, et al. Prolonged Remis-
   sion of Recurrent, Metastatic Placental Site Trophoblastic
   Tumor after Chemotherapy. Gynecol Oncol, 2000, 76 (1) :
   115-117

6. Oldt J, Kurman J, Shih M. Molecular genetic analysis of
   placental site trophoblastic tumors and epithelioid tropho-
   blastic tumors confirms their trophoblastic origin. Am J
   Pathol 2002, 161 : 1033-1037

7. Ohira S, Yamasaki T, Hatano H, et al. Epithelioid tropho-
   blastic tumor metastatic to the vagina: An immunohisto-
   chemical and ultrastructural study. Int J Gynecol Pathol,
   2000, 19 : 381-386

8. Singer G, Kurman J, McMaster M, et al. HLA-G immuno-
   reactivity is specific for intermediate trphoblast in gesta-
   tional trophoblastic disease and can serve as a useful
   marker in differential diagnosis. Am J Surg Pathol, 2002,
   26 : 914-920

9. Ngan S, Seckl J. Gestational trophoblastic neoplasia man-
   agement : an update. Curr Opion Oncol, 2007, 19 : 486-491

10. Hyman M, Bakios L, Gualtiere G, et al. Placental site
    trophoblastic tumor: analysis of presentation, treatment,
    and outcome. Gynecol Oncol. 2013, 129 (1) : 58-62

11. Papadopoulos J, Foskett M, Seckl J, et al. Twenty-five
    years clinical experience with placental site trophoblastic
    tumors. J Reprod Med. 2002, 47 (6) : 460-464

12. Shen X, Xiang Y, Guo L, et al. Fertility-preserving treat-
    ment in young patients with placental site trophoblastic
    tumors. Int J Gynecol Cancer. 2012, 22 (5) : 869-874

13. Shen X, Xiang Y, Guo L, et al. Analysis of clinicopatho-
    logic prognostic factors in 9 patients with epithelioid
    trophoblastic tumor. Int J Gynecol Cancer. 2011, 21 (6) :
    1124-1130

14. Moutte A, Doret M, Hajri T, et al. Placental site and epi-
    thelioid trophoblastic tumours : diagnostic pitfalls. Gyne-
    col Oncol, 2013, 128 (3) : 568-572

15. Schmid P, Nagai Y, Agarwal R, et al. Prognostic markers
    and long-term outcome of placental-site trophoblastic
    tumours : a retrospective observational study. Lancet,
    2009, 374 (9683) : 48-55

第三十九章　妇科肿瘤手术中的损伤问题

在当前妇科肿瘤手术中,随着病情复杂或因复发而再次手术治疗的病例增多,手术的副损伤也有所增加。如中晚期卵巢癌、新辅助化疗或放疗后手术的宫颈癌、子宫内膜癌以及手术、放疗、化疗后的复发病例等,在手术中很容易发生损伤和出血。有些损伤在手术中发现,如血管损伤出血,必须紧急处理。肠道、输尿管、膀胱的损伤,也必须在手术中立即处理。有些手术时未能及时发现,术后应采取积极措施,妥善处理,避免发生对患者的更大伤害。因此,在手术前应该对患者有充分的术前评估和准备,尽量做到预防损伤的发生,包括是否邀请专科医生参与手术。如果在手术中发生损伤,作为合格的妇科肿瘤医师,应该能够自行处理上述损伤问题,如有困难,应及时请专科医生上台处理。

第一节　肠道的损伤和手术

在妇科恶性肿瘤的手术中,往往因为手术范围比较大,很容易损伤肠管或者因为肿瘤浸润需要行肿物完整切除时必须做部分肠切除、肠吻合或肠修补。卵巢癌多易侵犯小肠或结肠,晚期癌症往往会出现肠梗阻。宫颈癌或阴道癌常侵犯直肠。另外由于经历比较大的手术后,有些患者出现手术后粘连性的肠梗阻,放射性肠炎、肠狭窄等需要行肠造瘘手术。

一、小肠的手术

手术中发现肿瘤浸润到浆肌层或肠黏膜,造成了肠道狭窄、穿孔或者梗阻,这种情况在晚期卵巢癌初次手术中或者在复发患者的手术中都可以碰到。如果只是局限性的梗阻,则可做简单的肿瘤切除同时行部分肠切除、肠吻合。如果是放疗后的肠狭窄,应该行较大范围受损肠段的切除或行肠分流术。肠分流术还可以应用于晚期患者肠梗阻的姑息性辅助治疗。

小肠切除和吻合成功的关键是:具有无瘤断端至少3cm;无张力;血供充足;操作轻柔;预防感染(肠道准备和抗感染治疗)。

1. 肠吻合的方法　GIA(胃肠吻合器)或者手工缝合

(1) 透光看清血管的走向。

(2) 无损伤的肠钳夹闭切除的肠两端。

(3) 切开肠系膜的近端和远端,缝合血管使欲切除的肠段无张力。

(4) 吻合器吻合,首先应用胃肠的GIA胃肠吻合器在肠系膜的对侧将两段肠管的浆膜层对合后,GIA吻合器伸入肠腔内钉合,钉合线的两边各有两排缝合钉,并在中间部切开完全吻合。

(5) 放入吻合器的切口再以TA直线闭合器将小肠末端提起后夹闭吻合。两侧要重叠以防肠瘘,TA吻合器夹闭上方的多余组织即被切除。手工端端吻合:采取双侧缝合法,即第一层用3-0可吸收线或1-0的丝线从肠浆膜进穿过黏膜,然后针到对侧由黏膜层进针出浆膜行全层间断褥式缝合,针距约间隔3mm左右。第二层可以用3-0可吸收线或1-0的丝线浆肌层间断缝合。检查缝合是否紧密和肠管有无狭窄,肠管颜色是否粉红(血供充分)。1-0丝线间断关闭肠系膜,防止以后肠疝和肠管呈角扭曲的发生。

2. 小肠分流术　在不考虑切除肿瘤的姑息手术治疗中可以采取在小肠梗阻段的上方侧面切开肠壁与结肠的侧面吻合,可以采用吻合器或者侧面缝合的方法。但是小肠分流术可能在术后造成盲袢综合征,临床表现为细菌感染、腹泻、贫血、体重下降等。

二、结肠或直肠手术

部分结肠切除、直肠、乙状结肠切除、肠造瘘等手术在卵巢癌肿瘤细胞减灭术、在放疗后肠道并发症的治疗以及晚期或盆腔局部复发的妇科盆腔廓清术中常常会遇到。结肠和直肠的血管供应:结肠、直肠的血供是由肠系膜上动脉、肠系膜下动脉和髂内动脉提供的,右半结肠是由回结肠动脉、右结肠动脉和结肠中动脉的分支供应;横结肠主要是由结肠中动脉供应；降结肠（从脾曲到直肠的近端）的血供来自肠系膜下动脉，肠系膜下动脉分支为：直肠上动脉、乙状结肠动脉和左结肠动脉。直肠血供：近段是来自肠系膜下动脉的直肠上动脉、远端是来自髂内动脉的直肠中动脉和直肠下动脉。

结肠切除和吻合成功的关键：与小肠手术相似但是更应该注重血管的走形，即要切除肿瘤受侵的肠段又要保留足够的血供，预防感染也非常重要。

1. 结肠和直肠的吻合方法　如果是结肠和近端直肠吻合，采用手工缝合和吻合器效果相似；如果是远端直肠吻合则选用 EEA 端-端吻合器吻合（end to end circular stapling device，EEA）的优点更多。尤其是可以行低位和极低位的直肠吻合。EEA 端-端吻合器吻合术，广泛应用于低位结肠，直肠吻合术，解决了盆腔腹膜返折以下吻合困难。吻合器是由不锈钢主件和可装卸的塑料配件两部分组成，主件包括中心杆和器身，中心杆头部有抵钉座，器身头部可安放配件钉架，内有推钉片、钽钉，及环形切刀，将需吻合的两端调节螺杆，使近远端肠壁靠拢，打开保险杆，扳动激发手柄，缝钉驱动器将缝钉向前推出，穿过待吻合的两层管壁，将缝钉压进抵钉座内的钉槽内，弯曲成 B 形，完成组织的钉合封闭，同时，推杆推动圆刀向前，切割吻合处的多余环形组织，形成吻合口。低位直肠吻合时，吻合器由肛门内插入，中心杆头部插入结肠近端，两端肠腔用荷包缝线紧扎中心杆上，两段肠段靠拢进行切割吻合。吻合前要尽量游离乙状结肠和直肠的侧腹膜返折，使吻合的两端都无张力。切除的两端肠壁要完整，否则需要重来。手工缝合结肠端端吻合：原则同小肠吻合。但是往往需要两层缝合，第一层 3-0 可吸收线连续或间断全层缝合，线结打在肠腔内。第二层间断褥式浆肌层缝合。

结肠造口术是晚期癌症肠梗阻的治疗的方法。术前充分的肠道准备；选择造瘘的部位：经皮肤最好是经过腹直肌在脐下或脐上，无论站着或坐着时候，皮肤均为平坦无褶的地方，躲开腰的部位，适于放置粪袋；纵形开腹易于操作，周径约 3cm，游离一段正常的肠段，使其无张力；远端肠管切开并缝闭呈盲端；腹直肌前鞘十字切开；钝性分离腹直肌，注意勿损伤腹壁下血管；切开腹膜两个手指进腹；将预造瘘的肠断端提出造口外，小心勿扭曲肠系膜；清除多余的脂肪和肠系膜，清理整齐后；将肠系膜固定在侧腹膜上，以防肠疝的发生；剪除缝合的肠段，1-0 丝线间断缝合皮肤和离肠断端 1cm 浆肌层和末端的带黏膜的肠全层，线结打在肠黏膜和皮肤之

间，使肠壁呈花瓣状翻出。

2. 袢式结肠造口术（loop colostomy）　卵巢癌复发造成的大肠梗阻可以选择横结肠的近端或远端行袢式结肠造口。如果只是为了促进其他的吻合口愈合，行临时的结肠造口分流，则应该选择近端的横结肠。上腹部横切口 10～12cm，切开筋膜，纵形分离腹直肌，进腹腔，切除肠袢周的大网膜；肠系膜处切开一个缺口，便于引流管牵引肠管，将肠管拉出腹壁；缝合筋膜层，将塑胶的桥架穿过肠系膜的缺口缝合固定于腹壁，7～10 天后可以拆出；前纵形或横行切开肠壁，如上缝合肠壁黏膜肠壁浆肌层和皮肤，线结打在皮肤和黏膜之间，使造瘘袢口向外翻出。常规缝合皮肤。袢式结肠造口的还纳：肠壁可以采用手工缝合或者用吻合器（TA），与肠管的长径方向垂直，可以获得最大的肠腔径线，预防肠腔狭窄。

3. 肠梗阻导管置入　结肠镜下经肛门置入的肠梗阻导管在急性左半结肠恶性梗阻治疗中具有一定的效果，对于急性的梗阻的肠造瘘前的临时缓解或者用于晚期不适于手术的姑息治疗的患者。

第二节　泌尿道的损伤和手术治疗

一、泌尿道损伤的原因

女性的泌尿器官和生殖器官在解剖上相互毗邻，膀胱底部和三角部与子宫和阴道相邻，子宫颈与输尿管的下段只相隔 1cm 距离和 1mm 厚的筋膜组织，因此，妇科手术和放射治疗是造成泌尿道损伤的两大主要原因。

手术损伤的原因可以因为妇科疾病的本身，如癌瘤已侵犯输尿管的下段、阴道上端及膀胱底部，在手术和治疗过程中难免造成损伤，或者由于手术局部解剖不清或组织层次辨认错误而造成误伤。手术损伤的部位多发生在输尿管下段（壁间段）、膀胱顶部和底部。损伤的程度可以是不完全性断裂伤、完全断裂伤，或者在止血过程中结扎，缝扎。损伤后可以造成尿外渗、瘘管形成或者尿路梗阻。前者多发生在完全性和不完全性断裂的情况，尿外渗的范围常发生在腹膜外的骨盆间隙和腹后腔。如果术中腹膜关闭不密闭则可进入腹腔，尿外渗不及时引流造成局部的炎症或弥漫性腹膜炎，最终形成尿瘘，如输尿管阴道瘘或皮肤瘘。尿路梗阻多发生在输尿管被误扎，单侧输尿管被结扎，则造成同侧

肾积水,肾功能受损;如果双侧同时被结扎,则发生急性无尿、肾功能衰竭,后果更为严重。

妇科恶性肿瘤的输尿管损伤的发生率约为1~2%,手术中的损伤常见于困难手术中,如巨大的盆腔肿瘤、严重的盆腔粘连或广泛的癌症手术、盆腔放射治疗或化疗后的再次手术,容易发生输尿管损伤。

放射性损伤在外照射或内照射治疗过程中均可发生。损伤的范围广泛,常累及整个膀胱、小骨盆腔及输尿管的中下段。早期表现为组织的炎症反应,晚期出现局部组织的缺血、骨盆腔和后腹腔广泛瘢痕化,造成膀胱黏膜萎缩、溃疡出血或输尿管中下段狭窄。患者可以同时出现膀胱阴道瘘、肾积水、肾功能损害。

二、损伤后的临床表现

1. **尿液性状和尿量的变化** 血尿:膀胱和输尿管的损伤,一般在损伤之后的早期出现的尿中少量带血,常被忽视,因此以是否有血尿来判断输尿管膀胱损伤具有一定意义。在晚期放射性膀胱炎的患者的血尿往往比较严重,甚至出血不止,造成休克。尿量减少或无尿:当膀胱或输尿管损伤之后由于尿液外渗或单侧输尿管被结扎,从膀胱引出的尿量必然比正常减少。如果双侧输尿管损伤或被结扎,可以无尿。

2. **尿外渗引起的症状** 尿液外渗在骨盆腔内或后腹腔,因激惹腹膜后副交感神经丛,可出现严重的腹胀,伤口引流液增加,或从阴道流出尿液。当尿液流入腹腔时,出现腹胀、腹痛、全腹压痛、反跳痛等腹膜炎刺激症状,体温升高、感染、伤口长期不愈合。

3. **膀胱刺激症状** 在急性放射性损伤时膀胱黏膜水肿、充血,出现尿频、尿急、尿痛的刺激症状,常伴有肉眼血尿、小腹胀痛难忍。

4. **输尿管急性和慢性梗阻造成的症状** 单侧输尿管被结扎则引起同侧肾区胀痛,双侧被结扎则两侧肾区胀痛、压痛,伴有无尿,血中尿素氮、肌酐增高。放射性损伤造成的瘢痕逐渐压迫输尿管形成慢性梗阻,往往腰部胀痛感不明显。如果双侧输尿管同时受压,患者往往到出现慢性尿毒症症状:恶心、呕吐、食欲缺乏、头晕、耳鸣等。

5. **手术中发现损伤** 在困难手术中首先要考虑到输尿管和膀胱损伤的可能性即可及时在术中诊断并修补,如看到输尿管的断端和膀胱的破口。如果没有看到直接的损伤证据,可以通过尿管中注

射亚甲蓝来明确膀胱的损伤位置,或静脉注射芬红可以发现输尿管瘘的位置。

三、损伤的诊断与鉴别诊断

术中、术后诊断:一旦手术中发现损伤,及时给予正确的修复。手术后加强观察,包括导尿管、伤口引流管流出的尿液和引流液的性状和量。对术后尿量少并带有血性者,对伤口引流量多的患者应做进一步检查,及早发现损伤。

腹部平片和静脉肾盂造影:在输尿管断裂伤时可见造影剂外溢到腹腔,腹后腔或骨盆腔,双侧断裂伤时除造影剂外溢之外,膀胱无造影剂显影。输尿管结扎时肾脏显影迟缓,出现肾积水、肾盂和输尿管上段扩张。

膀胱镜检查和逆行尿路造影:是确定膀胱和输尿管损伤部位的直观检查方法。逆行插入输尿管导管有助于术中寻找被损伤的输尿管,并可作为输尿管吻合口术后的支架引流管。在放射性膀胱炎时膀胱黏膜苍白,血管稀少,可以直接观察到膀胱出血的部位。

B超:了解尿外渗的范围,肾形态和肾皮质的厚薄,肾盂积水的程度。必要时做肾、输尿管的CT检查,对于放疗后造成的慢性输尿管梗阻的手术方法的选择具有指导性作用。

血液生化检查:BUN、Crea、K、Na、Cl等的结果有助于了解患者的全身情况和肾脏功能的代偿能力。

四、损伤的预防

对估计可能发生泌尿系统损伤的患者必须做好充分的术前准备,掌握输尿管的解剖、预防输尿管在手术中的直接损伤同时保障输尿管的足够血供、防止周围组织的术后粘连,预防输尿管瘘和梗阻的发生。因此要掌握输尿管的解剖、预防输尿管的手术中的直接损伤同时保障输尿管的足够血供、防治周围组织的术后粘连。预防输尿管的损伤应该做到:保留适当的输尿管血供;充分暴露手术野;避免粗暴的手术操作(轻柔提拉输尿管);无张力缝合;减少输尿管周围的缝合,预防术后因为粘连造成的狭窄和缺血造成的输尿管瘘;如发现任何上述危险应该及时放置输尿管支架,早做预防。

五、损伤的治疗

(一)治疗原则

1. 早期损伤者,即在48小时内诊断出损伤者

应及早恢复尿路的连续性、完整性和通畅性，术后要充分引流尿外渗。

2. 晚期损伤的患者只作尿外渗的充分引流，在损伤48小时之后由于外渗的尿液造成周围组织感染、水肿，此时不宜做尿路的重建，因为感染、水肿的组织愈合能力差，即使伤口能愈合，以后也容易发生瘢痕狭窄。在充分引流组织形成窦道3个月至半年之后，此时局部组织炎症已消退，再重建尿路的连续性和完整性。

3. 对慢性放射性瘢痕梗阻的患者术前必须了解肾功能的状况和估计解除梗阻之后肾功能恢复的能力。对有严重尿毒症的患者应在术前施行血液透析，待BUN、Crea接近正常后手术。对肾皮质的厚度在0.5cm以下的患者估计解除梗阻之后肾功能恢复的可能性甚小，应慎重考虑。此外，这类患者术前还应该充分考虑原发病灶的状况，来决定是否手术。

4. 手术中的损伤修复要根据输尿管和膀胱损伤的部位和程度选择手术恢复的方法。

(二) 手术的种类和方法

泌尿系损伤修补术包括：膀胱修补术、输尿管的端端吻合、输尿管膀胱植入和输尿管膀胱延长皮瓣植入。

1. 膀胱修补术　在剥离子宫颈前面时容易造成膀胱壁的损伤，应及时给予修补，第一层用2-0可吸收线连续缝合膀胱黏膜层和深肌层，第二层浆肌层连续或间断缝合，膀胱内留置导尿管一周。

2. 输尿管端端吻合术　如果发现输尿管被不慎夹闭损伤或有小段肿瘤浸润受损需切除部分输尿管，且损伤在子宫动脉平面以上者，如果创面整齐，输尿管缺损在1cm以内或者经过两断端充分游离，确保吻合口无张力情况下可以做输尿管的端端吻合。吻合前要先游离输尿管使其无张力，两端各纵形剪开约3mm的管腔（相对侧），将吻合口剪成斜面，让吻合口不在一个平面上，加大吻合口处的管腔，预防狭窄；放入输尿管的支架；4-0可吸收线间断缝合4~6针。不要过密，过紧。吻合口周围放置腹腔引流管。吻合后腹腔内应留导管引流尿液。

3. 输尿管膀胱植入术　适用于输尿管缺损较长或位置在子宫动脉平面以下时，不做端端吻合而适合直接做输尿管膀胱吻合术。直接吻合法，即黏膜对黏膜，浆肌层对浆肌层的间断缝合，为了避免尿液从膀胱向上反流，可在膀胱壁做隧道埋藏2cm左右的输尿管。如果是盆腔肿瘤压迫性损伤或梗

阻，在梗阻上方结扎、切断，并尽可能的向上分离近端的输尿管以减少张力，如果做端端吻合，远端也需从腹膜附着处游离，操作中注意保护输尿管的外膜，其内有供应输尿管的血管和神经。如果牵拉保留的输尿管到膀胱之间没有张力，则直接做输尿管膀胱植入，否则需要做膀胱的延长皮瓣。

4. 输尿管膀胱延长皮瓣植入　如果输尿管缺损太长，或向膀胱植入有张力，应游离膀胱前壁切取长条膀胱壁（U型切开）做成膀胱瓣与输尿管断端吻合，可弥补3~5cm长的缺损。将膀胱壁掀起，将尿管从掀起的膀胱壁的后方植入，在腹膜外充分分离暴露膀胱，在膀胱穹隆部横行切开膀胱全层，用血管钳从膀胱内穿过膀胱后壁（离输尿管最近处），切开一小口，将输尿管牵引至膀胱内，将尿管末端切开5mm，放置输尿管支架（Double J Stent），用4-0的可吸收线缝合输尿管全层和膀胱黏膜内的黏膜和部分肌层；2-0的可吸收线连续缝合膀胱的浆肌层关闭膀胱。膀胱壁则采用斜纵形缝合，使膀胱向吻合侧的输尿管靠近并减少张力，进一步延长了膀胱的长度。对于输尿管缺损较长，吻合困难的病例可采取这种方法。延长后的膀胱可以和同侧的腰大肌缝合1~2针，以确保膀胱位置的固定，输尿管植入周围放置腹腔的引流管。在缺损更长或中下段输尿管瘢痕狭窄的病例，应考虑用回肠代替输尿管。

5. 输尿管损伤重建成功的关键　好的输尿管导管支架（猪尾巴）；良好的腹膜后引流；膀胱尿管通畅；控制感染。

6. 膀胱阴道瘘的修补术　其手术进路有经阴道、经膀胱内、经膀胱后壁和腹膜间隙和经腹腔的进路，根据医师的经验决定。原则是充分切除瘘口的瘢痕组织和游离膀胱壁与阴道壁之间组织，然后分别缝合膀胱壁和阴道，并保证缝合口无张力。

7. 输尿管的移位（尿流改道术）　早在1800年输尿管移位的概念就已经提出，相继出现过利用自体的各种组织的方法，在妇科肿瘤的手术中常用的通道还是肠管，包括小肠或大肠以及各种转位到回盲部的形成贮尿囊（代膀胱）的方法。尿流改道尚无标准的治疗方法，包括不可控性尿流改道，可控性尿流改道，膀胱重建等。

适应证：在妇科手术中多数的输尿管移位应用于盆腔廓清术中膀胱切除后的重建手术，放疗后的严重膀胱损伤。手术的方法与术者的技巧和患者的总体健康状况、预后以及患者将来自我导尿的能力相关。伴有短肠综合征、小肠炎性疾病、回肠受

到广泛射线照射的患者不适合此术式。

（1）不可控尿流改道

1）回肠膀胱术：回肠代膀胱是理想的管道，是一种简单、安全、有效的术式。主要缺点是需要腹壁造口、终身佩戴集尿袋。经过长期随访，患者出现肾功能损害的约为27%，造口并发症发生率24%，输尿管回肠吻合口并发症约为14%，死亡率为1%。

2）乙状结肠膀胱术：虽然乙状结肠离输尿管比较近最适于和输尿管吻合，但是，妇科肿瘤往往会侵犯乙状结肠或直肠，而且在接受过放疗的患者中，也同样存在着放疗后的血液供应差的问题，因此不常采用。对于有原发性肠道疾病，严重性放射性盆腔炎和不愿意接受可控性膀胱术的患者，可作为回肠膀胱术的替代术式。

3）横结肠膀胱术：对于进行过盆腔放疗或输尿管短的患者可选用。输尿管皮肤造口术适用于预期寿命短、有远处转移和姑息性手术无法利用肠管进行尿流改道或全身状态不能耐受其他手术者。

（2）可控性的尿流改道

1）可控贮尿囊：患者必须具有满意的肠道可重建成高容量低压贮尿囊、抗反流和控尿、能自行插管导尿的原则。适应证：预期寿命较长、能耐受复杂手术；双肾功能好可保证电解质平衡和废物排泄；无上尿路感染；肠道未发现病变；能自行导尿。方法：使用缩窄的末段回肠做输出道的回结肠贮尿囊；使用原位阑尾做输出道的回结肠贮尿囊；去带盲升结肠贮尿囊。晚期并发症发生率为37%，主要有输尿管狭窄或梗阻、尿失禁、导尿困难和尿路结石、代谢并发症等。缺点：需要腹壁造口。

2）利用肛门括约肌控制尿液术式：手术术式包括：尿粪合流术，如输尿管乙状结肠吻合术、输尿管结肠、结肠直肠吻合术；尿粪分流术，如直肠膀胱术，直肠膀胱、结肠腹壁造口术。输尿管乙状结肠吻合术因为易出现逆行感染、高氯性酸中毒、肾功受损和恶变等并发症，现已少用。

8. 膀胱重建或原位新膀胱（orthotopic neo-bladder）　原位新膀胱，早在1888年就已经提出，是输尿管改道的一个革命。提高了膀胱广泛切除术后女性的生活质量，可以凭借意识达到生理性的排尿。优点是不需要腹壁造口，不必长期佩戴尿袋，但是可以通过腹压或间歇性的自我导尿来完成，必要时需要自我冲洗。早期很少出现尿潴留，长期随访约有一半患者出现尿潴留。早晚期并发症约为20%~30%，主要为输尿管与肠道或新膀胱

与尿道吻合口引起。适应证：完整无损的尿道、外括约肌功能良好、术中尿道切缘阴性。术式包括：回肠原位新膀胱术、回结肠原位新膀胱术、去带回盲升结肠原位新膀胱术。一般认为回肠收缩性小、顺应性高、可达到良好的控尿率，黏膜萎缩使尿液成分重吸收少，手术方法简单，因此比其他方法更为优越。但是，如果发现膀胱有广泛的癌转移、盆腔淋巴结阳性、高剂量盆腔放疗后等则为原位新膀胱的禁忌。

第三节　血管外科的问题

妇科恶性肿瘤的手术往往因为肿瘤侵犯、粘连、解剖不清、手术范围广泛、放化疗后等原因容易造成血管损伤，引起严重的术中出血，危及患者生命和预后。因此做充分的术前评估：粘连、腹膜后肿瘤、肿瘤临床期别、放、化疗时间、肥胖、妊娠及出血倾向等。

术中探查包括充分了解病变范围、设计手术方式、预计手术的彻底性和安全性，分析术中可能发生的危险情况，尽量避免和减少大血管的损伤和做好利用各种方法预防出血和止血的准备。及时有效的处理术中的紧急出血，是妇科肿瘤医生培训中最重要的一项任务。熟悉盆、腹腔及腹膜后解剖、盆腔血管分布及淋巴分布特点。首先根据盆腹腔的解剖，我们知道，双侧的髂内动脉和肠系膜下动脉供应着骨盆腔内的血流。同时还供应着臀部、左侧结肠、脊髓末段，因此必须至少保留以上3个血流供应中的一个。

比较而言，髂内动脉最好也能保留一侧，肠系膜下动脉反而次要。因为肠系膜下动脉分出左结肠动脉、乙状结肠动脉和直肠上动脉。肠系膜下动脉与肠系膜上动脉之间存在相互沟通的边缘动脉，该动脉联系着升结肠、横结肠、降结肠、乙状结肠和直肠上端的血液供应。另外直肠上与直肠中、下动脉之间同样存在着丰富的交通。因此肠系膜下动脉损伤时做结扎处理通常不影响左半结肠的血液供应。除此之外，其他盆腔的任何血管都可以在紧急情况下予以结扎。

手术中出血的预防和处理：应充分了解容易发生出血的手术和部位：卵巢恶性肿瘤细胞减灭术、子宫颈癌、子宫内膜癌广泛性切除术、恶性滋养细胞肿瘤、淋巴清扫术、腹膜后肿瘤和妊娠期手术、主、骶韧带区、闭孔区和盆底静脉丛。

一、动脉出血的处理方法

原则:髂总或髂外动脉的损伤应当立即修补。因为结扎这些血管将导致末端肢体的严重缺血。双侧的髂内动脉和肠系膜下动脉至少要保留其一。对于提前预测的盆腔容易发生大出血的困难手术可以首先采用双侧髂内动脉结扎的方法。

手术中出血的处理,要保持镇定,应用吸引器及时暴露术野清晰,避免慌乱盲目的钳夹,用无损伤血管钳准确钳夹,或采取局部压迫、局部应用止血剂。如无法控制出血,无损伤缝合针线修补血管破口间断缝或"8"字缝合。如出血凶猛,止血困难,可以先行双侧髂内动脉结扎或腹主动脉暂时阻断或动脉栓塞。因为动脉血管壁厚和抗撕裂性强,所以比静脉更易于修补。术中发生的大动脉损伤出血往往可以应用手指压迫、纱垫压迫、近远端阻断等技术对任何大的腹部动脉活动性出血进行控制,然后游离损伤部位血管的近远端。血管阻断带可以控制髂总动脉和髂外动脉出血。修复可以应用动脉侧壁缝合、补片样血管成型、端-端吻合、大隐静脉或 PTFE 人造血管移植等方法,也可以应用同侧髂内动脉转位与髂外动脉吻合。在主动脉分叉部位的髂动脉损伤可以应用一侧髂动脉与对侧髂动脉侧壁吻合。当双髂血管损伤时,可以应用整个骨盆血管阻断的办法,即在近端阻断腹主动脉下端和下腔静脉分叉上方,远端可分别应用阻断带同时阻断髂外动静脉,这时来自髂内血管的返流血液将明显减少,之后进行血管的修复。腹主动脉可以应用 3-0 或 4-0 的无损伤不吸收的血管缝合线缝合,髂动脉则需用 5-0 的无损伤不吸收缝合线。缝合操作要果断、轻柔,避免更严重的撕裂伤。

二、静脉出血的处理方法

对来自大静脉的出血,如下腔静脉、肠系膜上静脉、肾静脉、髂静脉等同样可应用手指压迫、纱垫压迫、明胶海绵或血管阻断器械对其进行止血,尽量避免血管钳的钳夹,否则可以造成更大的撕裂伤。通常不用血管阻断带阻断血管,可以直接压迫止血。如果静脉血管损伤轻或出血已经停止,此时可不需要进行处理。如果周围组织掩盖了出血部位,不利于缝合,则要想办法充分暴露。如在右侧髂总静脉显露困难时,可以充分牵开右髂总动脉,以提高髂总静脉的显露。同样,结扎切断髂内动脉将有利于同侧髂内静脉的显露。髂静脉损伤可用 4-0 或 5-0 缝线进行侧壁修补,髂静脉结扎尤其是髂外静脉结扎的患者术后可能要进行筋膜减压手术。

盆底静脉丛出血的处理:采用局部压迫,应用止血材料,或者手指压迫后行环形间断"8"字缝合,或者应用纱条压迫,术后再取出。处理髂血管损伤时一种困难的状况是同时并发消化道损伤。由于盆腔存在的肠液或粪便污染使血管修补面临术后的盆腔感染,因此这种状况下修复血管时应尽量避免血管的端-端吻合或应用血管移植物。一种相对安全的做法是缝合近端血管,远端血管做结扎处理,创面应用无损伤的后腹膜覆盖,对于肢体末端缺血可以通过解剖外途径进行股动脉旁路手术恢复患侧下肢血运。

三、血管阻断术

在复发的妇科肿瘤手术前或者盆腔廓清术前,如果估计术中有大出血的可能,可以采用预防性的应用血管阻断术,尤其是腹主动脉的阻断术。如果发生了紧急的大出血,血管阻断术也可以作为急救的手段。可以利于快速切除肿瘤并吻合或修补受损的血管。

1. 间歇性腹主动脉阻断术 是利用绳带硅胶管阻断法进行腹主动脉下段暂时阻断,在肠系膜下动脉以下,分离腹主动脉并直角钳穿过其下方,牵引硅胶管绕过腹主动脉,钳紧硅胶管暂时阻断动脉血流。每隔 30 分钟开放 10 分钟。在分离中切忌损伤其下方的下腔静脉,所以动作一定轻柔、细心。

2. 球囊导管腹主动脉阻断 腹主动脉内球囊阻断术应用于估计手术困难,有大出血可能的患者,先用球囊导管阻断腹主动脉或一侧髂总动脉,每次阻断动脉 40~70 分钟或间隔 15~20 分钟再阻断,球囊导管腹主动脉阻断术操作简便成功率高,阻断血流可靠,控制术中出血效果与肿瘤供血动脉栓塞基本相近。避免了动脉栓塞的并发症,提高了手术安全性和成功率。对于困难的手术或以前难以切除的肿瘤有充分的时间和清晰的手术野,可以对肿瘤予以彻底的切除。

3. 手术中应保证麻醉的松弛,输血通道顺畅并给予及时输血。由于持续硬膜外麻醉 16% 不满意,特别在较大量出血时,手术野暴露不良,手术止血困难,因此对一些困难病例应施行全身麻醉,这样利于手术安全。

4. 腔静脉阻断 有报道利用下腔静脉阻断可以预防深静脉血栓和肺栓塞的发生。应用一个大的直角钳,钳夹 DeWeese-Adams 夹的后叶,穿过下腔静脉的下方,再使其前后叶扣合,使粗大的下腔静脉产生了多个小的空隙,细小的血流可以流过,阻断了手术中可能形成的静脉栓子的通过。术后必要的抗凝即可以预防深静脉血栓形成,也可以减少术后静脉炎的发生。

(陈春玲　曹泽毅)

参 考 文 献

1. Smith T,G Priore D,Curtin J,et al. An atlas of gynecologic oncology. 2nd Edition

2. Gilmour T,Das S,FLowerdew G. Rates of urinary tract injury from gynecologic surgery and the role of intraoperative cystoscopy. Obstet Gynecol, 2006, 107 (6): 1366-1372

3. Chan K,Morrow J,Manetta A. Prevention of ureteral injuries in gynecologic surgery. Am J Obstet Gynecol,2003, 188(5):1273-1277

4. Burchell C. Physiology of internal iliac artery ligation. J Obstet Gynaecol Br Commonw,1968,75(6):642-651

5. Hastings,C,Van Winkle W,Barker E,et al. The effect of suture materials on healing wounds of the bladder. Surg Gynecol Obstet,1975,140(6):933-937

6. Hurd W,Chee S,Gallagher L,et al. Location of the ureters in relation to the uterine cervix by computed tomography. Am J Obstet Gynecol,2001,184(5):336-339

7. Hatch D,Parham G,Shingleton M,et al. Ureteral strictures and fistulae following radical hysterectomy. Gynecol Oncol,1984,19(1):17-23

8. Ralph G,Tamussino K,Lichtenegger W. Urological complications after radical abdominal hysterectomy for cervical cancer. Baillieres Clin Obstet Gynaecol,1988,2(4): 943-952

9. Kindermann G,Debus-Thiede G. Postoperative urological complications after radical surgery for cervical cancer. Baillieres Clin Obstet Gynaecol,1988,2(4):933-941

10. Liakakos T,Thomakos N,Fine M,et al. Peritoneal adhesions: etiology, pathophysiology, and clinical significance. Recent advances in prevention and management. Dig Surg,2001,18(4):260-273

11. Monk J,BermanL,Montz J. Adhesions after extensive gynecologic surgery:clinical significance,etiology,and prevention. Am J Obstet Gynecol,1994,170(5 Pt 1):1396-1403

12. Al-Took S,Platt R,Tulandi T. Adhesion-related small-bowel obstruction after gynecologic operations. Am J Obstet Gynecol,1999,180(2 Pt 1):313-315

13. Montz J,Holschneider H,Solh S,et al. Small bowel obstruction following radical hysterectomy:risk factors, incidence,and operative findings. Gynecol Oncol,1994,53 (1):114-120

14. Al-Sunaidi M,TulandiT. Adhesion-related bowel obstruction after hysterectomy for benign conditions. Obstet Gynecol,2006,108(5):1162-1166

15. Mann J,Vogel F,Patsner B. Management of lymphocysts after radical gynecologic surgery. Gynecol Oncol,1989, 33(2):248-250

16. Schwandt A,Andrews J,Fanning J. Prospective analysis of a fever evaluation algorithm after major gynecologic surgery. Am J Obstet Gynecol,2001,184:1066-1067

17. Hodgson C,Malthaner A,Ostbye T. The search for an ideal method of abdominal fascial closure:a meta-analysis. Ann Surg,2000,231(3):436-442

第四节　静脉血栓性疾病

一、妇科手术后、妊娠期及产褥期易发生静脉血栓病的思考

静脉血栓形成的三大因素:血流缓慢、血液高凝状态和静脉壁损伤。为什么妇科手术后、妊娠期及产褥期易发生静脉血栓病。

(一)妇科手术后静脉血栓的形成因素的思考

妇科手术后患者麻醉后下肢肌肉松弛,阴道手术取膀胱截石位,术后长时间卧床、腹胀、肠麻痹,静脉血流速度变缓慢。手术易造成静脉壁受损伤。手术引起的大量组织破坏,释放凝血激活酶,可激活外源性凝血途径。大于50%患者术后1~10天内血小板数量逐渐升高,黏附性和聚集性增高,释放反应增强,大型手术时间长,失血过多,脱水,血容量不足使血液呈高凝状态。体外实验显示:肿瘤组织及培养的癌细胞可释放凝血激活酶;肿瘤坏死本身也可释放细胞内凝血激活酶,抗凝血酶Ⅲ及血小板数量增高,纤溶酶原激活物释放明显降低,凝血与抗凝的脆弱平衡易被破坏,而导致深静脉血栓形成(deep venous thrombosis,DVT)。据报道:术后下肢深静脉血栓发生率为17%~20%,而晚期卵巢癌和外阴癌术后深静脉血栓形成可达45%。Mitsura Shiota 2011 年报道,研究显示:肺栓塞(pulmonary thromboembolism,PTE)在妇科手术后的发生率为0.3%~0.8%,美国每年发生静脉血栓病(venous thromboembolism,VTE)60 万例,26%因漏诊而死亡。

(二)妊娠期与产褥期静脉血栓的形成因素

妊娠期及产褥期,国内外报道,静脉血栓的发

病率1‰,较非妊娠妇女高5倍。产褥期发病率是妊娠期的20倍,肺栓塞妊娠期发病率0.01%,产褥期为0.5%。妊娠期由于母体为了适应分娩时胎盘剥离,防止产后出血,血液处于高凝状态,血液中凝血系统与抗凝系统均发生相应的生理性改变,凝血功能亢进,凝血因子超过正常10倍,特别是妊娠后3个月更为明显,血浆纤维蛋白原较非孕妇女增加50%,妊娠末期可达5g/L。纤溶酶原抑制物增加,纤溶活性降低,优蛋白溶解时间延长,抗凝抑制物AT-Ⅲ及抗凝蛋白C活性明显降低,抗凝蛋白S(PS)水平及活性均有下降,可降至正常水平的40%~60%,在整个妊娠及产褥期均保持在一个低水平。这些生理性改变使妊娠期妇女血液处于高凝状态。妊娠期增大的妊娠子宫压迫下腔静脉使血流缓慢,下肢静脉压增高,静脉曲张加重,深静脉血流瘀滞。若合并妊娠期高血压疾病、糖尿病、胎盘早剥等引起血管痉挛、管腔狭窄、管壁损伤及缺血、缺氧使内皮细胞释放组织因子促进凝血。据报道剖宫产并发静脉血栓为阴道分娩的3~19倍。产褥期由于长期卧床或感染,可进一步增加血栓形成的危险,产褥期静脉血栓病的发生率较非孕期高。

据研究表明:妇产科手术后、妊娠期及分娩期,静脉血栓发生率比较高。除与血栓发生的三大因素有关之外。对于女性来说,可能还存在其他的因素,是否与遗传、性别、年龄、体质、原发病及并发症有一定关系,有待今后进一步继续思考。

二、深静脉血栓病的预测及诊断策略

1. 临床预测VTE可能性的方法　DVT临床上早期主要表现为患肢的肿胀、疼痛,活动后加重,血栓发生在小腿肌肉静脉丛时,患肢伸直,踝关节背屈时,由于腓肠肌和比目鱼肌被牵拉而刺激小腿肌肉内病变的静脉,引起小腿肌肉深部疼痛,称Homans征阳性。晚期因血栓吸收机化导致深静脉回流障碍侧支代偿出现下肢浅静脉曲张、肿胀、皮肤色素沉着、溃疡等,称DVT后综合征(postthrombosis syndrome,PTS)。如果血管腔内血栓脱落时发生肺栓塞,可出现胸闷、气促、呼吸困难、胸痛、晕厥等,但这些临床表现均缺乏特异性,导致PTE患者的漏诊、误诊及延误治疗,致残、致死率增加。

由于单纯应用临床特征诊断VTE的准确性较差,目前尚无统一的预测标准,美国医师学会推荐应用Wells预测法预测VTE的可能性(见表39-1、表39-2)。

表39-1　WELLS深静脉血栓诊断的临床评分

临床特征	分值
肿瘤	1
瘫痪、不完全瘫痪或近期下肢石膏固定	1
近期卧床>3天,或12周内需要全麻或局部麻醉的大手术	1
沿深静脉走行的局部疼痛	1
全下肢的水肿	1
与无症状侧相比,小腿水肿大于3cm(胫骨粗隆下10cm处测量)	1
局限于有症状腿部的指凹性水肿	1
既往有DVT病史	1
浅静脉的侧支循环(非静脉曲张的情况下)	1
其他诊断(可能性大于或等于DVT)	−2

预测DVT的临床可能性:低度,≤0;中度,1~2分;高度,≥3。若双侧下肢均有症状,以症状严重的一侧为准。临床可能性:低度,0~1;中度,2~6分;高度,≥7。

表39-2　WELLS肺栓塞的临床评分

临床特征	分值
既往PTE或DVT病史	1.5
心率>100次/分	1.5
近期外科手术或制动	1
DVT的临床表现	3
诊断为其他疾病的可能性小于PTE	3
咯血	1
肿瘤	1

2. 联合应用D-二聚体和Wells评价法　在急性深静脉血栓患者中,D-二聚体明显升高。D-二聚体>500μg/L有重要参考价值,D-二聚体属无创性检查,此项检查可用于DVT的筛查。由于其敏感性高,在各应激状态下亦升高,如出血、大手术后、妊娠等患者中D-二聚体明显升高,风湿类疾病尤为明显,故对DVT的诊断缺乏特异性。但有研究发现血浆D-二聚体<500μg/L,即可排除血栓栓塞可能,D-二聚体阴性的患者在3个月内DVT的发生率仅为0.5%,临床上可排除DVT。WELLS评分预测DVT的可能性为中度和高度,D-二聚体检测为阳性的患者,DVT的发生率明显升高,而D-二聚体为阴性者,WELLS评分预测DVT中度可能性者,DVT的发生率为3.5%,高度可能性者为21.4%。今后还有待进一步探讨更有价值的预测、筛查及诊断VTE

的方法。

3. 静脉血栓病诊断的思考

（1）彩色多普勒超声检查：属无创性检查。建议 Wells 评分为中度和高度可能性的 DVT 患者接受下肢静脉超声检查。常用的超声检查方法有加压超声成像（BUS）、彩色多普勒超声（TUS）。诊断 DVT 的敏感性是 93% ～ 97%，特异性是 94% ～ 99%。超声诊断无症状患者的 DVT 的敏感性较低，仅为 47% ～ 62%。对于 WELLS 预测中度、高度可能性的静脉血栓患者，但超声阴性，可选择血管造影。超声心动图可为 PTE 的首选检查方法。

（2）螺旋 CT 血管造影（DSA）：静脉造影和肺动脉造影是诊断 DVT 和肺栓塞的金标准，可准确的判断有无血栓，血栓的位置、范围、形态和侧支循环。螺旋 CT 静脉造影诊断的敏感性为 66% ～ 99%，特异性为 89% ～ 98%，动脉造影诊断的敏感性为 45% ～ 100%，特异性为 78% ～ 100%。但该检查属有创性检查，费用较高，且有发生造影剂过敏及栓塞的危险，影响了其临床使用。

（3）放射核素血管扫描检查：利用核素在下肢深静脉血流或血块浓度增加，通过扫描而显象，对 DVT 诊断是有价值的，属无创性检查。

（4）阻抗体积描记测定：对有症状的近端的 DVT 具有很高的敏感性和特异性，诊断准确率为 91% ～ 95%，但对无症状的 DVT 敏感性较差。

（5）妊娠妇女 VTE 的诊断方法：近端静脉压缩超声是诊断妊娠期 DVT 的首选辅助检查方法。若超声显示异常的髂股静脉，则可诊断妊娠期 DVT 并给予抗凝治疗。但对于有 DVT 症状和体征或存在 DVT 危险因素的孕妇，超声正常仍不能排除小腿深静脉血栓形成，故 3 ～ 7 天内应重复超声检查。若重复检查仍为阴性，则抗凝治疗可以停止。当超声诊断可疑的髂股静脉血栓形成，孕妇伴有下肢疼痛、肿胀等症状时，应考虑行脉冲多普勒、MRI 或静脉造影术检查。D-二聚体在孕期高于正常值，尤其是在子痫前期及流产的孕妇中更加明显，故而 D-二聚体在对妊娠期 DVT 诊断价值不高。临床可疑 PTE 而血流动力学稳定时，推荐行胸片检查以鉴别其他肺部疾病如肺炎或气胸。胎儿放射线暴露程度一直都是 PTE 检查具有争议的，胸片在任何妊娠阶段对胎儿的辐射量是微不足道的，但却不能对孕妇隐瞒 PTE 存在的致死的可能性。若胸片异常，高度怀疑 PTE，孕期应行肺动脉 CT 造影（CTPA）。若胸片提示异常，可行静脉超声检查。

关于静脉血栓病的预测及诊断策略存在一定争议，D-二聚体的检测结果特异性差，血管造影及放射性核素血管扫描属于有创性检查，有造影剂过敏及栓塞的危险。超声检查为无创性检查，特异性及敏感性较高，应用较广泛。关于此类疾病的辅助检查是否 D-二聚体为筛查检查，无创性超声检查为首选，根据具体情况配合其他辅助检查，是否合适有待今后进一步临床总结证实。

三、静脉血栓病的治疗进展及争议

目前各种治疗方法在临床的应用尚不统一，抗凝及溶栓治疗的疗效确切，在国内外得到认同，临床最常使用，但一定要注意检测凝血功能。如何达到有效抗凝及溶栓，又不引起出血是有待将来进一步解决的问题。导管溶栓术在临床上都取得了满意的疗效。2006 年 FDA 推荐的机械性血栓切除术（pharmacomechanical thrombectomy，PMT）方法也取得了很好的疗效。

1. 溶栓治疗　溶栓的时间愈早愈好，3 日内的新鲜血栓及非闭塞性血栓是溶栓的最好适应证。但对于近期有手术史（小于 1 个月）、严重外伤、出血性疾病、脑血管疾病、妊娠及出血倾向的患者禁用。常用的溶栓药物有尿激酶（UK）、链激酶、巴曲酶、纤维蛋白溶解酶、重组组织型纤溶酶原活化剂（rt-PA）、reteplas 等，以 UK 及 rt-PA 最常用，两者疗效方面尚无定论，国外一般采用 4400U/kg 冲击治疗，然后以 4400U/kg 持续静脉输液 12 ～ 72h，国内多采用每日 25 万 ～ 50 万 IU，静脉滴注。其最危险的并发症是颅内出血，发生率约为 1% ～ 2%。近年来，传统的全身溶栓方法已被局部微创治疗方法所替代。常采用静脉局部注射或动脉持续灌注尿激酶进行溶栓，使病变深静脉持续处于高浓度尿激酶灌注状态，溶栓较充分而颅内出血发生率降低。

2. 抗凝治疗

（1）肝素：目前的证据一致表明，低分子肝素（low molecular weight heparin，LMWH）作为 DVT 的初始治疗优于普通肝素，特别是降低死亡率和出血风险，因此建议应用 LMWH 作为 DVT 患者的初始治疗。而对于 PTE 患者，肝素或低分子肝素都可以作为初始治疗，因为两者的有效性相似。但也要注意，LMWH 起效快、治疗效果稳定，而应用普通肝素有可能过度治疗或治疗不足的情况。两种药物均可导致的肝素诱导的血小板减少症，而 LMWH 引起的抗体形成的可能性更小。VTE 急性期治疗，对于非孕患者，给予每日一次剂量的 LMWH，对于孕期患者，由于肾脏清除率增加，改变了 LMWH 的药代动力学,推荐给予每日二次 LMWH,100U/kg;此外,可应用亭扎肝素 175U/kg,日二次;依诺肝素,1mg/kg,日二次,作为急性期的初始治疗,直至病情稳定后用药转变为依诺肝素,1.5mg/kg,日一次;或达肝素钠 10 000 ~ 18 000U,日一次,根据体重调整。病情稳定后患者可自行皮下注射 LMWH 并于门诊就诊直至分娩。

(2) 华法林:为维生素 K 拮抗剂,主要通过抑制维生素 K 依赖的凝血因子合成而发挥抗凝作用,对已合成的凝血因子无效,不能首先单独使用华法林。华法林为后期抗凝治疗的常用药物,一般多先于肝素重叠使用 2 ~ 3 日,后单独使用至少三个月(多 3 ~ 6 个月,根据具体情况延长或缩短),有 PTE 者持续 9 ~ 12 个月。华法林初始剂量多为每天 5mg,维持剂量以满足延长凝血酶原时间(国际标准化比值,INR)1 ~ 1.5 倍或 INR 比值 2 ~ 3 倍为宜。使用华法林最常见的并发症是出血,严重出血者应立即停用。对长期使用华法林的患者应定期进行凝血酶原时间的检测。

(3) 抗凝治疗的时间和强度:由于一过性的危险因素导致的 VTE,抗凝治疗应坚持 3 ~ 6 个月;复发性的 VTE 患者的抗凝治疗时间应在 1 年以上。虽然目前对于特发性或复发性的 VTE 抗凝治疗时间尚无明确的定论,但有延长治疗时间有进一步获益的证据。目前最长的治疗时间是 4 年,更长时间的抗凝治疗时间的风险/获益比不详。临床医师应充分考虑延长抗凝治疗时间的获益、风险和患者的选择。在抗凝强度上,长期常规抗凝(INR,2.0 ~ 3.0)优于低强度抗凝(INR,1.5 ~ 2.0),两种方法的出血的发生率相似。但在临床上约 19% 的患者由于并发症、依从性差等原因停用了抗凝治疗,加强宣教、指导和随访很重要。

3. 抗凝治疗与分娩 对于进行抗凝治疗中的孕妇,无论是阴道分娩还是选择剖宫产,计划分娩应选择最佳时机最大限度地减小分娩出血的风险,应遵循个体化原则。为避免分娩出血综合征,在分娩或剖宫产前 LMWH 应减小至预防剂量,日一次,即依诺肝素 40mg,达肝素钠 5000U,亭扎肝素 75U/kg,术后 3 小时或拔除硬膜外导管 4 小时后再应用,术后 12 小时恢复治疗剂量。应用 LMWH 剖宫产术后切口血肿的风险增加至 2%,故皮肤切口建议订书器缝合或间断缝合以便排出血肿。椎管内麻醉应在 LMWH 停药 24 小时后实施。自然分娩情况下,可反复应用硫酸鱼精蛋白,因其持续时间短,对于接受皮下治疗剂量肝素的产妇,需要监测活化

的部分凝血活酶时间,分娩前或区域麻醉诱导 12 小时前停止皮下注射 LMWH。

4. 妊娠妇女 对于妊娠妇女的 VTE 的抗凝治疗,目前没有足够的证据。应注意避免使用维生素 K 拮抗剂,因为该药物可透过胎盘,妊娠早期应用,可导致华法林相关胚胎病,妊娠晚期应用,增加流产、胚胎中枢神经系统紊乱风险,或分娩时胎儿出血有关。目前没有可靠数据支持新型口服凝血酶抑制剂(如达比加群)或凝血酶 Xa 抑制剂(如利伐沙班或阿哌沙班)在妊娠期的临床效果,因其小分子能通过胎盘影响胎儿,故不应在妊娠及分娩时使用,普通肝素和 LMWH 不能通过胎盘且不从乳汁中分泌,LMWH 在妊娠期治疗 VTE 已经基本取代了普通肝素,多项妊娠期患者随机对照临床试验证实,LMWH 在预防 VTE 复发及血栓形成后综合征比维生素 K 拮抗剂更有效,并且不增加严重出血事件的风险,以及不导致胚胎发育紊乱或分娩时胎儿出血。故而妊娠期推荐选择应用低分子量肝素行抗凝治疗。

关于溶栓与抗凝药物的选择与配伍,用药量、持续时间及疗程、给药途径,特别是妊娠期与产褥期的预防用药,国内外有争议。今后,如何正确使用溶栓药与抗凝药,重点解决出血倾向的问题,如何达到既能起到治疗作用,又能减少出血,也是当前国内外急需解决的问题。今后有待进一步临床实验研究,总结出符合我国的静脉血栓病的治疗方法。

5. 下腔静脉滤器 下腔静脉滤器(Inferior vena cave filter,IVCF)下肢深静脉血栓形成是引起肺栓塞最主要的原因,DVT 栓子脱落沿血流进入肺动脉,PTE 发生率为 67% ~ 79%。IVCF 在保持下腔静脉血流通畅的同时,能拦截下肢深静脉的血栓,防止较大的血栓脱落造成急性致死性 PTE。IVCF 适应证:①既往有 PTE 或 DVT,有抗凝禁忌证者;②DVT 在抗凝治疗中仍出现 PTE 或出现出血并发症的患者;③反复发作的 PTE;④相对指征为髂-股静脉血栓伴漂浮血栓者,肺栓塞动脉取栓术后即脓毒性血栓肺栓塞者。IVCF 对已形成的血栓没有治疗作用,所以放置滤器后,在没有禁忌证者仍应积极抗凝及溶栓治疗。IVCF 植入的适应证及禁忌证尚存在一定的争议,且可能引起严重的并发症,滤器对人体来说终究是一种异物,其远期对人体形成一定影响,仍需进一步研究。

(韩丽英 李荷莲)

参 考 文 献

1. Heisterberg L, Sonne-HoIm S, Anderson T, et al. Risk factors in first-trimester abortion. Acta Obstet Gyneco I, 2011, 61: 357-360

2. Bates SM, Jaeschke R, Stevens M, et al. Diagnosis of DVT. Chest, 2012, 141(2 Suppl): e351S-e418S

3. Reitsma B, Moons G, Bossuyt M, et al. Systematic reviews of studies quantifying the accuracy of diagnostic tests and markers. Clin Chem, 2012, 58(11): 1534-1545

4. Bates M, Greer A, Middeldorp S, et al.. VTE, thrombophilia, antithrombotic therapy, and pregnancy. Chest, 2012, 141(2 Suppl): e691S-e736S

5. Kearon C, Akl A, Comerota J, et al. Antithrombotic therapy for VTE disease: antithrombotic therapy and prevention of thrombosis. American College of Chest Physicians evidencebased clinical practice guidelines. 9th Ed. Chest, 2012, 141(2 Suppl): e419S-e494S

6. Penaloza A, Kline J, Verschuren F, et al. European and American suspected and confirmed pulmonary embolism populations: comparison and analysis. J Thromb Haemost, 2012, 10(3): 375-381

7. Buller R, Gallus S, Pillion G, et al. Enoxaparin followed by once-weekly idrabiotaparinux versus enoxaparin plus warfarin for patients with acute symptomatic pulmonary embolism: a randomised, double-blind, double-dummy, non-inferiority trial. Lancet, 2012, 379: 123-129

8. Erkens M, ten Cate H, Bu ller H, et al. Benchmark for Time in Therapeutic Range in Venous Thromboembolism: A Systematic Review and Meta-Analysis. PLoS One, 2012; 7(9): e42269

9. Greer A. Thrombosis in pregnancy: updates in diagnosis and management. Hematology, 2012, 203-207

10. Henrike J, Geersing J, Koek L, et al. Diagnostic accuracy of conventional or age adjusted D-dimer cut-off values in older patients with suspected venous thromboembolism: systematic review and meta-analysis. BMJ, 2013, 346: f2492

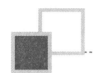

第四十章 妇科急腹症

第一节 腹腔内出血性妇科急腹症

妇科腹腔内出血临床多见,病情凶险,常危及患者生命,包括异位妊娠破裂或流产,卵巢破裂(包括生理性卵巢破裂、卵巢巧克力囊肿破裂、卵巢肿瘤破裂),出血性输卵管炎等。

一、常见的腹腔内出血性妇科急腹症及其诊断要点

(一)异位妊娠破裂

异位妊娠破裂是妇科急腹症中发病最急,病情进展最快的疾病之一。对于生育年龄的妇女,突然发作的下腹一侧撕裂样疼痛,伴有停经、阴道不规则出血或昏厥史等;腹部检查:下腹部有明显压痛及反跳痛,叩诊常有移动性浊音;妇科检查:宫颈举痛明显,常有子宫漂浮感,后穹隆穿刺可抽出不凝血;尿或血 HCG 化验阳性;B 超发现宫腔内无妊娠囊而附件区可见不均质包块及盆腔液性暗区,可诊断为异位妊娠破裂。对临床难以明确的异位妊娠,特别是陈旧性异位妊娠,可利用腹腔镜辅助诊断。

(二)卵巢破裂

指由各种原因(如卵泡、黄体、卵巢巧克力囊肿及卵巢肿瘤)引起卵巢表皮破溃,导致卵巢囊肿内液体外溢或卵泡膜血管破裂,不能迅速止血而导致的内出血。

1. 生理性卵巢破裂 包括卵泡破裂和黄体及黄体囊肿破裂。已、未婚妇女均可发生,以生育年龄最为多见。生理性卵巢破裂缺乏典型症状,易误诊为异位妊娠、阑尾炎、卵巢肿瘤蒂扭转及盆腔炎等。鉴别关键是破裂时间与月经周期的关系。若月经周期规则,卵泡破裂多发生于月经周期的第 10~18 天的成熟卵泡,黄体破裂多发生于月经前 7~10 天的黄体期。临床上一般无月经不规则或闭经史,也无阴道流血史,起病急骤,常以腹痛为主要症状,发病早期腹痛局限在一侧下腹或全下腹,并

可向肩背部放射,轻者短时间可缓解,重者全腹痛明显并渐变为持续性下腹坠痛,常有阵发性加剧,内出血多时可出现恶心、呕吐、肛门坠胀感及休克征象。腹部检查:下腹部有压痛、反跳痛,以病变侧明显,一般无肌紧张。双合诊:宫颈有举痛,子宫正常大,内出血多时后穹隆饱满,有时可触及增大的卵巢并伴压痛。B 超可见病变侧卵巢增大,外形不规则。腹腔镜往往能明确诊断。

2. 卵巢巧克力囊肿破裂 随着子宫内膜异位症发病率的上升,卵巢巧克力囊肿破裂在临床上日趋多见。患者多有痛经及卵巢肿块史,由于月经期前后囊腔内出血,致囊内压急剧升高,故发病多见于月经期或黄体期。患者无月经紊乱或闭经史,也无阴道流血,突然出现一侧下腹剧痛,继而波及全腹,持续加重,可伴恶心、呕吐,若破裂累及囊壁血管还可合并内出血及休克征。查体:腹膜刺激征明显,下腹压痛、反跳痛及肌紧张;双合诊:盆腔内可扪及境界不清之包块,常与子宫紧贴、固定、压痛明显;后穹隆穿刺可抽出咖啡色混浊液;B 超见厚壁囊肿,内有液性暗区,反光增强的光点,或见分隔状。

3. 卵巢肿瘤破裂 卵巢肿瘤约 3% 会发生破裂。自发性破裂提示肿瘤生长迅速,囊壁血供不足,多数为恶性肿瘤浸润性生长所致。患者有或无盆腔包块史,突然出现下腹疼痛,症状的轻重与破裂口大小、肿瘤内容物的性质及流入腹腔量的多少有关。小囊肿或破口小,则症状轻;大囊肿或成熟囊性畸胎瘤破裂,恶性肿瘤溃破致癌组织及坏死组织大量涌出时,腹痛剧烈,并可伴恶心呕吐,甚至休克,若供应肿瘤的血管破裂,可有腹腔内出血征象。查体:腹膜刺激征明显,宫颈举痛,后穹隆饱满,原有肿块缩小或消失。后穹隆穿刺可抽出囊液或血液。B 超示原有肿块缩小或消失,肿块边界不规则。

(三)出血性输卵管炎

当病原体侵入输卵管黏膜后,黏膜血管扩张、淤血、肿胀,白细胞大量侵入,黏膜极度充血,可出现含大量红细胞的血液渗出液,称为出血性输卵管炎。其血液由伞端流入腹腔引起积血,表现为患

突然下腹疼痛,肛门下坠感,伴有阴道流血,以及恶心、呕吐,甚至晕厥。下腹压痛,反跳痛,移动性浊音可阳性。妇科查体:宫颈抬举痛,后穹隆触痛,附件增粗,可触及包块。可伴白细胞和中性粒细胞升高,后穹隆穿刺抽出不凝固血液,与异位妊娠、卵巢破裂相似,易误诊。

二、腹腔内出血性妇科急腹症都要手术治疗吗?——期待疗法与药物治疗

临床观察已证明一些早期异位妊娠患者可以通过输卵管妊娠流产或溶解吸收自然消退。适用于:①病情稳定,无明显症状或症状轻微;②异位妊娠包块直径小于3cm,无胎心搏动,腹腔内无出血或出血<100ml;③血β-HCG小于1000IU/L且呈下降趋势者。治疗期间应密切观察临床表现、生命体征,连续测定血β-HCG、血细胞比容、超声。血β-HCG是检测滋养细胞消退的一个很好的指标,如连续2次血β-HCG不降或升高,不宜观察,需立即处理。个别病例血β-HCG很低时仍可能破裂,需警惕。

药物保守治疗适用于有生育要求的年轻妇女,特别是对侧输卵管已切除或有明显病变者。决定采取这种治疗时应具备以下条件:①患者生病体征平稳,无明显腹腔内出血;②输卵管妊娠包块3.5~5cm;③血β-HCG<5000~6000mU/ml;④肝功能正常,红细胞、白细胞及血小板正常;⑤宫角或宫颈等特殊部位妊娠。目前应用的甲氨蝶呤(MTX)治疗已得到广泛的承认。MTX是一种叶酸拮抗剂,抑制细胞内四氢叶酸和叶酸衍生物的生成,可抑制滋养叶细胞DNA合成、细胞复制和细胞生长。MTX可肌肉注射、静脉注射和病灶局部注射。临床上还有用5-FU、天花粉和中药进行治疗的病例报道,近年来不断有米非司酮成功治疗异位妊娠的报道,常用米非司酮与甲氨蝶呤联合治疗异位妊娠。

生理性卵巢破裂,轻者可卧床休息,严密观察,必要时应用止血药,并可服用活血祛瘀、攻坚破积为主的中药。病情危急,内出血过多伴有休克表现者,应积极手术治疗。卵巢巧克力囊肿破裂或卵巢肿瘤破裂,一经确诊应立即手术治疗,以免延误造成不良后果。

出血性输卵管炎以抗炎、止血为主,选用药物敏感的抗生素控制感染,但内出血量多或不能排除异位妊娠时,则考虑手术治疗。

三、腹腔镜在妇科腹腔内出血治疗中的应用

微创腹腔镜技术将是原来10~20cm的手术切口缩小到几毫米的微小开孔,大大地减少了手术给患者带来的创伤和瘢痕,是电子显示系统及高科技手术器械与传统外科手术相结合的前沿技术。

腹腔镜手术对腹、盆腔脏器干扰少,术后康复快,缩短住院时间,且腹腔镜具有放大功能,能发现腹、盆腔微小病灶,对妇科急症的诊断和治疗具有重要的价值,并有逐步取代开腹手术的趋势。

治疗异位妊娠是腹腔镜妇科手术中进行得最早、最成熟的手术之一。以往认为,异位妊娠破裂大出血是腹腔镜手术禁忌证,但近年来国内外不少学者认为,在有丰富的手术经验及良好设备的前提下,异位妊娠破裂大出血患者仍可安全接受腹腔镜手术。对于要求保留生育功能的年轻患者,腹腔镜输卵管妊娠输卵管造口术创伤小,术后恢复快。腹腔镜直视下异位妊娠部位注入MTX或宫角切除术,为治疗间质部妊娠开辟了新途径。

对于卵巢巧克力囊肿破裂或卵巢肿瘤破裂,由于常常有盆腔粘连,解剖结构不清,手术难度大,易引起周围器官如输尿管或肠管的损伤,故要遵循微创的原则,仔细操作,尽量使用低功率的能量器械进行卵巢止血,从而达到去除病灶,保护卵巢功能,防止术后粘连,促进生育的目的。术后最好辅以达那唑、孕三烯酮(内美通)或GnRHa(达菲林、诺雷得、抑那通)等药物治疗。

四、不同治疗方法对生育功能影响的探讨

一般认为妇女患异位妊娠后约20%~60%发生不孕,输卵管破裂与否对生育能力的影响不大。很多学者认为,患者的生育力主要和年龄、不孕史及输卵管疾病史有关。如果对侧输卵管正常,患侧输卵管切除术后宫内妊娠率和再次异位妊娠率分别为75%和9%左右,而对侧输卵管有粘连或损伤者为41%~56%和13%~20%,因此患侧输卵管保守性手术虽然增加再次异位妊娠的发生率,但也会给患者增加一些宫内妊娠机会。腹腔镜手术虽然较开腹手术术后粘连少,随机临床研究也表明重复异位妊娠发生率有下降趋势,但输卵管通畅率和宫内妊娠率均和开腹手术相似。

子宫内膜异位症是造成女性不孕常见的原因之一,对于卵巢巧克力囊肿破裂,腹腔镜下电凝破坏内异症病灶后,可改善患者的生育能力,但生育能力仍低于正常妇女。若患者按内异症治疗后仍不能妊娠,或年龄较大妊娠困难者,应及时使用助孕技术如宫腔内人工受精及IVF-ET等促进妊娠。

(孙宇辉 安媛)

参考文献

1. Bottomley C, Bourne T. Diagnosis and management of ovarian cyst accidents. Best Pract Res Clin Obstet Gynaecol,2009,23(5):711-724
2. Joseph J,Irvine M. Ovarian ectopic pregnancy:aetiology, diagnosis,and challenges in surgical management. J Obstet Gynaecol,2012,32(5):472-474
3. Craig B,Khan S. Expectant management of ectopic pregnancy. Clin Obstet Gynecol,2012,55(2):461-470

第二节　医源性妇科急腹症

一、计划生育手术引起子宫穿孔、脏器损伤的临床分析

计划生育手术大部分系盲视或小切口操作,手术具有一定难度,一些手术并发症可产生严重后果。放置与取出宫内节育器、负压吸宫术、钳刮术、清宫术等均可引起子宫和邻近脏器损伤,导致急腹症。

子宫损伤分子宫不全损伤(子宫肌层损伤而子宫浆膜层完整,可形成子宫肌壁间血肿)和子宫完全性损伤(子宫肌层及浆膜层均损伤)。子宫完全性损伤可分为单纯性子宫损伤和复杂性子宫损伤。前者指手术器械穿出子宫浆膜层但未造成严重不良后果。后者包括较大、多处子宫损伤或合并盆腔、腹腔内出血、阔韧带血肿、膀胱损伤和肠管损伤等。

(一) 原因

1. 受术者有以下高危因素易发生子宫损伤

(1) 子宫较小、较软:如哺乳期和绝经前后的子宫,雌激素水平低,子宫肌层薄,子宫柔软,手术操作困难。

(2) 存在子宫瘢痕者:如剖宫产术后和较大壁间或黏膜下肌瘤核除术后。

(3) 子宫复旧不良者:足月分娩后3月内、近期有引产史或连续多次人工流产术。

(4) 生殖道畸形:如阴道横隔,双子宫畸形等。宫颈暴露困难,宫颈宫腔方向扭曲导致手术器械难以进入宫腔。双子宫畸形两个子宫内侧壁均相对薄而软,更易损伤。

(5) 子宫位置高度倾曲或因粘连而子宫相对固定:手术器械不易进入宫腔。

2. 施术者原因

(1) 施术者技术不熟练,操作粗暴,手术器械进入宫腔速度过快、过深。

(2) 子宫位置检查错误,易发生子宫峡部穿孔;子宫大小检查错误,易发生子宫角部穿孔。

(3) 施术者经验不足未能及时发现单纯性子宫损伤而继续手术操作可导致子宫复杂性损伤及邻近脏器损伤。

(二) 诊断

1. 单纯性子宫损伤诊断

(1) 单纯性子宫损伤常无临床症状或仅有轻度下腹痛。术者在操作中有"落空感"或"无底感",手术器械进入宫腔深度超过原探测深度。

(2) 术者用吸管进行负压吸引时,感到空荡而滑,吸不出组织,甚至无出血,应警惕吸管在宫腔外操作,如不及时停止操作可造成其他脏器损伤。

(3) 手术操作中感到器械进入宫腔方向与原妇科检查子宫位置有误。

以上为子宫损伤预警信号,需再次妇科检查及探宫腔予以确诊或超声协助诊断。

2. 复杂性子宫损伤诊断

(1) 下腹部剧烈疼痛,并出现内出血或明显的腹膜刺激症状。内出血较多,可出现移动性浊音、休克体征等。

(2) 有阔韧带血肿时,妇科检查发现子宫偏向一侧,另一侧可触及包块,局部压痛明显。

(3) 合并肠管损伤时,除腹痛外常伴有进行性腹胀,腹部叩诊可发现肝浊音界消失,腹部 X 光透视膈下可见游离气体。

(4) 合并膀胱损伤时可吸出淡黄色尿液。

(5) 吸出或夹出异常组织,如脂肪组织、网膜组织、肠管组织等。

(三) 处理

1. 单纯性子宫损伤处理

(1) 确诊后立即停止手术操作,注意观察血压、脉搏、腹痛变化及腹部体征,严密观察有无活动性出血,特别是腹腔内出血。

(2) 在严密观察下采用保守治疗,给予缩宫素和抗生素。

(3) 宫腔内妊娠组织尚未吸出或未清除完全,生命体征稳定,在术后保守治疗观察一周后,由有经验医师避开穿孔处再次操作,宜在B超监测下进行。如有多量出血,在B超监测下立即手术,做好开腹手术准备。

2. 复杂性子宫损伤处理

(1) 立即进行腹腔镜或剖腹探查术,应根据穿孔部位、大小、有无感染决定手术方式。一般进行

子宫修补术。如胚胎及妊娠组织尚未清除干净,避免在破口处进行吸引及刮宫,可在腹腔镜监测下经阴道手术清除宫腔内残留组织。

(2)术中全面探查肠管、膀胱、大网膜、附件等邻近脏器,发现损伤及时修补,必要时请外科医师协助处理。

(3)子宫损伤严重、多处损伤、不能控制的感染,应行子宫切除术。

(四)预防

1. 严格遵守手术操作规程,术前查清子宫大小、位置、软硬度、有无畸形,对过度倾曲的子宫,尽可能纠正到中位。

2. 手术操作要轻柔、仔细,特别是对具有高危因素的个体更要慎重,宜在 B 超监测下进行。

3. 子宫颈口过紧时,一定要先扩张宫口至满意。可给予利宁凝胶放于宫颈管。

4. 绝经期妇女取器术前一周补充少量雌激素,改善宫颈条件。

5. 确定子宫穿孔后,严禁任何器械再反复通过子宫壁的穿孔部位,特别是严禁用取环器反复钩取节育器。

二、与辅助生育技术相伴随的妇科急腹症

近年来,随着辅助生育技术的普及和超促排卵药物的普遍使用,卵巢过度刺激综合征(ovarian hyperstimulation syndrome,OHSS)的发生呈上升趋势。OHSS 是由于患者对外源性促性腺激素高反应而造成,发生于排卵后黄体阶段或妊娠早期的一种医源性并发症。OHSS 确切的发病机制尚不清楚,研究认为卵巢肾素-血管紧张素-醛固酮系统,血管内皮生长因子及血管活性物质,炎性介质,一氧化氮等参与了 OHSS 的发生。

(一)诊断要点

OHSS 的特征表现为毛细血管通透性明显增加,导致体液从血管内向第三体腔转移,腹水、胸水形成,继而造成血液浓缩,低血容量,电解质紊乱,肝肾功能受损,还可引起凝血功能障碍、卵巢或附件扭转等。

临床症状通常始于腹胀,继之胃纳差、恶心、呕吐、腹痛、腹泻、少尿,甚至无尿。体检发现体重快速增加,临床腹水征或胸水征。超声显示卵巢囊性增大和明显腹水。实验室检查发现血液浓缩,电解质紊乱,肝、肾功能异常等。

(二)治疗

OHSS 是一种自限性疾病,若没有妊娠,病程约

14 天。轻、中度患者一般不需特殊处理,但需要严密随访,而重度患者应住院治疗。

1. **监护内容** 嘱患者卧床休息,避免剧烈运动,防止卵巢发生破裂或扭转。每天记录液体出入量及腹围、体重。及时复查血常规、C 反应蛋白、电解质、肝功、肾功及凝血功能。检查有无胸腔积液,必要时行血气分析。

2. **支持治疗** 鼓励患者多饮水,高蛋白饮食。维持体液外渗期的血容量和及早纠正低血容量,是预防各种循环障碍并发症的关键。依病情使用白蛋白、低分子右旋糖酐或血浆代用品扩容。少尿时多巴胺静滴用以扩张肾静脉和增加肾血流。

3. **腹水的处理** 张力性腹水患者虽经扩容,但效果不佳仍持续少尿,腹胀难忍,不能平卧,此时最好的治疗方法为 B 超定位下腹腔穿刺放腹水治疗,腹压下降后可迅速增加肾血流量,使尿量增多。要改变传统的每次放腹水量控制在 2000~3000ml 的常规方法,而是尽量放净腹腔内腹水,直至引流管中无液体流出为止。有研究报道腹水超滤后自体回输的方法,有效地使用了患者自己的蛋白和电解质,除去了细胞和细菌,减轻了循环负荷。但此方法目前在临床广泛应用还受到设备等的一定限制。

4. 适当给予抗生素预防穿刺后感染或腹水后自发腹膜炎的发生。

5. 严重患者果断终止妊娠。

6. **卵巢扭转的处理** 不规则增大的卵巢各极重量差异,明显腹水使局部空间增大,如果加上不恰当的突然动作,有可能导致卵巢扭转或附件扭转。经阴道取卵后出现严重的一侧下腹部疼痛而其他原因不能解释时,应考虑卵巢扭转的可能。妇科检查在病变侧多可触及增大的卵巢,伴有压痛,腹膜刺激症状明显。超声多普勒检查显示扭转的卵巢根部有无血流存在对选择治疗方法有重要意义。当多普勒提示患侧卵巢血流减少,考虑卵巢不完全扭转时,可在住院密切观察下屈腿卧床休息,定期复查彩色多普勒,有时不全扭转的卵巢可自行复位,腹痛随即缓解。若腹痛无好转,多普勒提示卵巢血流明显减少或无血流,不能排除卵巢完全蒂扭转时,应急诊手术。根据术中情况尽可能保留正常卵巢组织。

(三)预防

由于目前缺乏针对性强的有效的治疗方法,预防远较治疗更为重要。

1. **充分认识 OHSS 高危因素,在促排卵前全面评估** 对于年轻、瘦小、多囊卵巢综合征、过敏体

质的患者予以足够重视,促性腺激素低剂量启动,血清雌二醇联合超声严密监测卵巢反应,及时调整促性腺激素用量。强调促排卵方案个体化。

2. 减少促发卵母细胞成熟的 HCG 用量,或不注射 HCG,直接取卵,准备未成熟卵母细胞体外培养(IVM)。

3. 取卵手术时尽量吸空所有卵泡,减少雌二醇分泌。

4. 预防性应用白蛋白或血浆代用品。

5. 黄体期不用 HCG,加用黄体酮支持黄体功能。

6. 滑行(coasting)疗法:患者出现明显的 OHSS 倾向,继续每日应用 GnRH-a,停止使用促性腺激素一到数天,再使用 HCG。文献报道可减少重度 OHSS 发生。但滑行方法有时使妊娠率降低(尤其滑行>3 天),卵子质量、子宫内膜容受性是否发生改变也存在争议。

7. 单侧卵巢提前抽吸(EUFA):于注射 HCG 后 10～12 小时,先抽吸一侧卵泡,36 小时后再行另一侧卵巢取卵,可减少 OHSS 的发生。

8. 冻存所有胚胎,取消新鲜周期胚胎移植。

(郑建华 安媛)

参考文献

1. Habek D, Premuzić M, Cerkez Habek J. Syndrome of acute abdomen in gynaecology and obstetrics. Acta Med Croatica,2006,60(3):227-235

2. Sivanesaratnam V. The acute abdomen and the obstetrician. Baillieres Best Pract Res Clin Obstet Gynaecol,2000,14(1):89-102

第三节 蒂 扭 转

一、蒂扭转——个表现多样化和广泛化的妇科疾病

蒂扭转是妇科常见急腹症,最常见于卵巢囊肿蒂扭转,其次输卵管卵巢囊肿、输卵管积水等附件急慢性炎症导致的蒂扭转,子宫浆膜下带蒂的肌瘤蒂扭转。卵巢肿瘤的特性决定了蒂扭转的病理和年龄的特点;右侧卵巢由于靠近回盲部肠管蠕动及活动的空间较大,因此较左侧更容易发生蒂扭转;任何卵巢肿瘤的病理类型(良性或恶性)都可见于

蒂扭转,但良性卵巢肿瘤更多见;卵巢肿瘤扭转不足 360°为不全扭转,腹痛不明显多可以自然复位,超过 360°为完全扭转,多不能完全复位,发病年龄从青春期前至绝经期女性,80%的病例发生在 50 岁以下的女性,妊娠期由于卵巢随子宫增大、逐渐进入腹腔,活动空间增大,因此亦可发生卵巢肿瘤扭转。

二、蒂扭转治疗——风险与机遇并存

早在 1946 年,Way 提出急性蒂扭转的保守性治疗,但是在很长一段时间内治疗上采用开腹后不回复扭转附件,而是直接进行附件切除术,目的是避免潜在的静脉血栓栓塞的并发症。Zweizig 等比较了腹式激进和保守术式的术后栓塞并发症,发现两者在统计学上无显著性差异。但如何判断附件的活性还需要进一步的研究。术前影像学的检查可以提示卵巢病理学特征的有无,有助于医生初步判断扭转组织的生物活性从而决定是否保留卵巢。一般认为蒂扭转导致静脉和淋巴管的梗阻,经过一段时间后,会殃及卵巢动脉的血液供给,从而导致卵巢梗死。但 Oelsner 回顾性研究了 102 例卵巢肿瘤蒂扭转的病例,患者术中均行卵巢复位,67 例行卵巢囊肿剥除,34 例囊肿囊液吸引术,1 例行囊肿剥除及卵巢固定术,认为完全的动脉梗塞并不常见。Oelsner 认为尽管附件看上去类似坏死,附件缺血或出血的原因是由于静脉和淋巴的阻滞而并非坏死,因此在其临床观察中无一例患者切除附件,其研究认为尽管缺血时间延长,表面上受损严重的卵巢仍然有较好的结局,数据表明扭转回复后 90%的患者的卵巢恢复排卵功能。Rody 等报道 214 例卵巢肿瘤蒂扭转患者行卵巢复位保守治疗,报道称无患者行卵巢切除术。Cohen 等回顾性研究 58 例在腹腔镜下卵巢肿瘤蒂扭转外观复位,25%的患者最终行患侧附件切除。McGovern PG 等回顾性研究 309 例卵巢肿瘤蒂扭转行复位术的患者,统计研究表明发生卵巢静脉栓塞的概率为 0.12%,认为栓塞的发生与手术本身无关。

由于腹腔镜的长足发展及其优势,目前腹腔镜正在逐步取代传统的开腹手术。由于蒂扭转的发病年龄及病理,决定了其治疗策略的不同选择。

蒂扭转对青春期少女及年轻女性的未来生育能力有着不可逆的影响。当年轻女性下腹痛并且

超声提示盆腔包块时，推荐尽早进行腹腔镜探查为早期诊断和早期治疗提供可能。人们发现就蒂扭转而言，时间因素（从就诊到最后的诊断和治疗）是影响治疗效果的唯一重要的可变因素。因此，一旦怀疑蒂扭转，应立即进行诊断性腹腔镜探查，手术使扭转回复后，如卵巢恢复正常血供，可考虑保留患侧卵巢。除了出现卵巢扭转缺血性坏死表现外，手术时扭转回复或部分切除卵巢是保留生育功能的操作。卵巢的功能可以被保留时，应尽量避免行附件切除术。对于已经行一侧附件切除术的患者，如果术中发现患侧轻度扭转，可将扭转回复后行卵巢固定术。

Mathevet 等认为妊娠期卵巢蒂扭转在治疗时，除了广泛粘连和止血困难外，任何时期都可以进行腹腔镜手术。与传统手术相比，腹腔镜手术可以缩短住院时间，减少术后并发症，降低母儿的发病率。

绝经期患者不考虑保留卵巢功能。因此如患者发生蒂扭转通常行双侧附件切除术并且行术中冰冻以确定肿瘤性质。进行腹腔镜手术时应将切除的标本放在取物袋中，避免将瘤体或瘤液播散腹腔。绝经期患者发生的蒂扭转较非绝经期患者更易发生坏死，因此可能会影响术中冰冻病理对附件恶性肿瘤的诊断。

三、容易被误诊的妇科急腹症——蒂扭转

其一由于内外科医师对蒂扭转没有充分的认识，在排除了异位妊娠引起的腹痛后往往首先考虑最常见的内外科疾病如急性阑尾炎、急性胃肠炎等，导致误诊、延误治疗的最佳时机；其二由于对基本的病史采集不详细，对女性患者没有常规询问月经史、生育史等妇科情况，漏掉了重要的诊断资料。其三在实际工作中过分依赖影像学检查，没有进行常规的妇科查体导致漏诊和误诊。临床上因输卵管积水扭转未能早期诊断而最终行患侧附件切除术的病例也屡见不鲜。

对女性下腹疼痛的患者，在询问病史后应常规请妇科会诊，排除妇科急腹症，有时随着疾病的不断发展，隐匿的症状逐渐明显，必要时需反复会诊才能确定诊断，因此需密切观察病情的变化。住院医生应详细询问病史，特别是月经及生育史，了解腹痛的特点及与月经的关系，掌握好腹部及妇科专科查体的要领，查体要全面、仔细。本节重点强调

蒂扭转的重要性主要是帮助临床医生提高诊断的正确性，避免不可弥补的后果：包括卵巢组织的缺失和卵巢功能的丧失。

（孙宇辉　郑建华）

参 考 文 献

1. 王世阆. 卵巢疾病. 北京：人民卫生出版社，2004
2. Zweizig S, Perron J, Grubb D, et al. Conservative management of adnexal torsion. Am J Obstet Gynecol, 1993, 168 (6 Pt 1):1791-1795
3. Oelsner G, Cohen B. Minimal surgery for the twisted ischaemic adnexa can preserve ovarian function. Hum Reprod, 2003, 18(12):2599-2602
4. Rody A, Jackisch C, Klockenbusch W, et al. The conservative management of adnexal torsion—a case-report and review of the literature. Eur J Obstet Gynecol Reprod Biol, 2002, 101(1):83-86
5. Cohen B, Wattiez A, Seidman S, et al. Laparoscopy versus laparotomy for detorsion and sparing of twisted ischemic adnexa. JSLS, 2003, 7(4):295-299
6. McGovern G, Noah R, Koenigsberg R, et al. Adnexal torsion and pulmonary embolism：case report and review of the literature. Obstet Gynecol Surv, 1999, 54(9):601-608
7. Chapron C, Capella-Allouc S, Dubuisson B. Treatment of adnexal torsion using operative laparoscopy. Hum Reprod, 1996, 11(5):998-1003
8. Mathevet P, Nessah K, Dargent D, et al. Laparoscopic management of adnexal masses in pregnancy：a case series. Eur J Obstet Gynecol Reprod Biol, 2003, 108(2):217-222
9. Eitan R, Galoyan N. The risk of malignancy in postmenopausal women presenting with adnexal torsion. Gynecol Oncol, 2007, 106(1):211-214

第四节　子宫破裂引发的思考

子宫破裂是产科极严重的急腹症之一，起病急骤，病情重，若不能及时诊治，可导致胎儿及孕产妇死亡，国内报道子宫破裂的发生率为 1.4% ~ 5.5%，国外报道为 0.08% ~ 10%。

一、子宫破裂的原因分析及防范措施

（一）阻塞性难产

凡骨盆狭窄、头盆不称、胎位异常（忽略性横

位、面先露、额先露)、胎儿异常(脑积水,联体双胎)及盆腔肿瘤致软产道阻塞均可使胎儿先露部下降受阻,为克服阻力引起强烈宫缩导致子宫破裂。近年由于生活水平提高,孕妇营养摄入过剩,导致巨大儿增多,头盆不称风险增加,易导致子宫破裂。因此,对年龄较大的产妇以及胎儿过大、胎位不正、疑有头盆不称者,应适当放宽剖宫产指征。

(二)瘢痕子宫

在妊娠晚期或分娩期,子宫壁原有瘢痕(前次剖宫产、子宫肌瘤剥除术、子宫穿孔后修补术、子宫纵隔切除术后)因子宫收缩牵拉及宫腔内压力升高而发生破裂。宫体部瘢痕常在妊娠晚期自发破裂,多为完全性破裂;子宫下段瘢痕破裂多发生于临产后,多为不完全性破裂。随着人们观念的变化及各种社会因素,剖宫产手术指征放宽,剖宫产率明显上升,瘢痕子宫妊娠已成为子宫破裂的最常见原因。提示在临床工作中须注意以下几点:

1. **瘢痕子宫破裂的危险性和前次剖宫产术式有关** 古典式剖宫产是宫体纵切口,切口与子宫肌纤维方向不同,会切断较多的肌纤维,影响切口的愈合,再次妊娠发生子宫破裂的机会增多。"⊥"形切口为剖宫产禁忌,因为此种切口不易对合,且易发生妊娠期子宫瘢痕破裂。

2. **其他因素** 如切口位置、缝合技术、感染出血等,可使切口结缔组织增生,影响正常愈合,威胁再次妊娠。如术中切口延裂,易造成切口局部血肿和感染,愈合后瘢痕组织加大,再次妊娠时瘢痕影响子宫下段形成。

3. **瘢痕子宫破裂还与二次剖宫产术间隔时间有关** 文献报道剖宫产术后 2~3 年子宫瘢痕组织的肌肉化程度达到最佳状态,随着时间延长,子宫瘢痕肌肉化程度会越来越差,并逐渐退化,瘢痕组织失去原器官的结构,失去弹性,因此瘢痕子宫再孕的时间并不是术后越长越好,而是以剖宫产术后 2~3 年为宜。正确指导有剖宫产史者确定再次妊娠时间,是预防妊娠时瘢痕子宫破裂的重要措施之一。

4. **加强孕期管理** 对有剖宫产史者应常规 B 超检查伤口情况,注意子宫下段厚度和肌层的连续性,应于预产期前 2~3 周入院,严密监护,根据头盆情况及原手术情况综合判断决定分娩方式。一旦发现产程进展异常或子宫瘢痕压痛等先兆子宫破裂征象,应立即剖宫产。

5. **加强产程中监测** 瘢痕子宫再次妊娠的晚期和试产过程中,应加强对胎儿心率和子宫收缩的监护,异常的胎心监护图像是子宫破裂的先兆。

(三)药物引产不当

正确掌握缩宫剂引产的适应证能够提高产科质量,但缩宫素剂量过大或子宫对缩宫素过于敏感均可致强直性子宫收缩,加之先露下降受阻时可发生子宫破裂。因此,应用缩宫素引产时应有专人守护,按规定稀释,小剂量缓慢静脉滴注(5% 葡萄糖注射液 500ml 加缩宫素 2.5~5U,从每分钟 8 滴开始),根据宫缩强度适时调整滴注速度,严防发生过强宫缩。米索前列醇用于足月妊娠引产目前尚无统一标准。一般认为,米索前列醇 25μg 塞于阴道后穹隆,每 4~6 小时 1 次,连续应用不超过 3 天,临产后不宜再阴道置药,应排除头盆不称、胎位异常或曾行子宫手术者。严格遵循用药原则,合理使用药物引产,是预防子宫破裂的有效措施。

(四)外伤性子宫破裂

妊娠子宫受到各种外伤包括车祸、碰伤、跌伤等及不适当或粗暴的阴道助产术或植入胎盘强行剥离均可致子宫破裂。胎先露未完全下降行高位产钳或臀牵引术致宫颈裂伤,严重时波及子宫下段。忽略性横位行内转胎位术、断头术、穿囟术、毁胎术也是原因之一。

二、子宫破裂的处理

一旦确诊为子宫破裂,应避免任何阴道操作,在备血、补液、抗休克的同时迅速行剖腹探查术。基层医院最好向邻近的上级医院呼救,要求妇产科医生,麻醉师及血源支援,同时建立 2 个以上的静脉通道,尽量避免搬动患者。根据患者的一般情况、子宫破裂程度及时间、感染情况及有无生育要求等因素综合考虑手术方式。子宫不仅是孕育胎儿的场所,也是雌、孕激素的靶器官,保留子宫继续行经对妇女的生理和心理有重要意义,尤其对年龄小,无子女的孕产妇更为重要,应尽量行子宫修补术。如患者年轻且破裂口较小,边缘整齐,距破裂时间不超过24h,无明显感染者,或患者全身情况差不能承受大手术者,宜行子宫修补术。如破裂口大,边缘不整齐,破裂时间过长,有明显感染者,行子宫次全切除术;如破裂口大,撕裂超过宫颈者,应行子宫全切术。术中注意探查子宫周围脏器有无损伤(尤其是膀胱、输尿管),有无阔韧带、后腹膜血肿,一旦发现问题术中应及时处理,术后应用抗生素预防感染。

第五节　子宫内膜异位症与化学性盆腔腹膜炎——易误诊的妇科急腹症

子宫内膜异位症(简称内异症)在生育年龄妇女中发病率在10%左右,且呈逐年上升趋势。大样本统计研究表明,内异症的发生与社会经济地位有一定的相关性,在美国的一项调查显示,内异症在白种人的发病率明显高于黑人,因此有人亦称之为富贵病。

一、卵巢子宫内膜异位囊肿破裂——化学性腹膜炎

近年来随着人们对内异症认识的不断深入和影像学诊断技术的不断改进,内异症的早期诊断率不断升高,但临床上仍易将卵巢子宫内膜异位囊肿(卵巢巧克力囊肿)破裂常与黄体破裂、异位妊娠破裂、卵巢囊肿蒂扭转、急性盆腔炎、急性阑尾炎、急性胃肠炎相混淆。卵巢巧克力囊肿囊壁脆而缺乏弹性,异位内膜随卵巢激素水平变化出现周期性出血,导致囊肿内压力增高,当破裂孔较小时往往无明显临床症状或因症状较轻而被患者忽视。当受到外力作用时(如:用力加腹压、性生活、腹部外伤等),短时间内大量的黏稠囊液溢入腹腔、刺激腹膜,形成化学性腹膜炎,患者会出现一系列腹膜刺激症状。临床表现为:

1. 持续性腹痛,活动后加重,扩散弥散至全腹,伴有恶心、呕吐及肛门坠胀感。

2. 体温及白细胞升高。

3. 血CA125升高。

4. 妇科检查　子宫一侧或双侧附件区可触及活动性差的囊性包块或盆腔有触痛性结节。

5. 后穹隆穿刺　抽出黏稠咖啡色液体可以协助诊断,内异症容易造成子宫直肠凹陷粘连,因此临床上穿刺的阳性率并不高。

6. 超声提示子宫侧方或后方囊性或混合性包块,内有密集细小光点可协助诊断。

Uharcekp等报道的一例53岁患者,急腹症行腹腔镜探查术,术前行CA125测定大于100IU/mL、D-二聚体提示纤溶亢进,术中诊断为一侧卵巢内膜异位囊肿破裂,术中行患侧附件切除术,术后监测CA125及D-二聚体明显下降,提示卵巢子宫内膜异位囊肿破裂可诱发血液凝块改变,监测该项指标可能有助于疾病的诊断。通常卵巢子宫内膜异位囊肿患者血清中CA125会升高,但很少超过100IU/mL,但是出现破裂、恶变等情况时CA125会异常升高。Fujiwara H等报道监测一例卵巢子宫内膜异位囊肿破裂患者凝血项变化,提出当卵巢子宫内膜异位囊肿破裂,囊肿内的纤维蛋白降解产物进入腹腔在引起炎症反应的同时诱发凝血变化。

二、容易被误诊的妇科急腹症——卵巢子宫内膜异位囊肿破裂

卵巢子宫内膜异位症破裂通常不会引起大量腹腔内出血,主要以内容物引起的化学性腹膜炎症状为主,因此容易与外科的急性阑尾炎相混淆,临床上以急性阑尾炎行剖腹探查术,术中诊断为卵巢子宫内膜异位囊肿破裂的情况亦有发生。急性阑尾炎穿孔和卵巢子宫内膜异位囊肿破裂均发生腹痛、发热、腹膜刺激症状、尿妊娠试验阴性、白细胞升高、无明显腹腔内出血。由于对病史询问不够详细,尤其对于月经史的询问不够详细,既往痛经的病史没有得到足够的重视,在排除异位妊娠后往往不再考虑妇科急腹症的可能。因此对于下腹痛的女性患者必要的妇科查体和妇科超声等辅助检查对于疾病的诊断和鉴别诊断是必不可少的。对于疾病的诊断一方面是对疾病发生、发展的正确认识,另一方面也需要不断在临床工作中积累经验、教训,要善于总结。

卵巢巧克力囊肿破裂早期一旦确诊应考虑及时手术治疗;但如果囊肿破口较小、破裂时间超过48h、腹膜刺激症状不明显、临床症状体征改善等情况,应首先考虑保守治疗。随着破裂时间的延长,病灶局部组织充血水肿逐渐加重,组织的脆性增加,病灶本身存在与周围组织的粘连,手术的难度加大,病灶不容易彻底切除,容易造成周围脏器的损伤(包括直肠、膀胱的损伤),手术方式可以根据实际情况选择腹腔镜手术或开腹手术,同时结合患者的年龄、症状和生育要求,以及内异症的部位、分期和病灶的活动性等决定手术的方式和范围,手术分为:保守性手术(保留生育功能)、半根治性手术(保留卵巢功能)、根治性手术。Loh FH等1998年报道一例妊娠期卵巢子

宫内膜异位囊肿破裂的病例,成功行腹腔镜下卵巢囊肿剥除术,术后患者足月顺产一名健康女婴。因为妊娠期本身对子宫内膜异位症病程发展具有改善的效果,所以对于妊娠期子宫内膜异位囊肿破裂的相关研究报道较少。

虽然卵巢巧克力囊肿破裂的发生率占内异症总发病率的10%,但是由于其容易与妇科其他急腹症、内外科急腹症相混淆,因此很久以来没有得到足够的认识,误诊率较高,其引起的化学性腹膜炎如不能及时得到治疗,将引起盆腹腔广泛粘连的进一步加重,继发不孕和肠梗阻的发病率增加,为今后的治疗带来困难,因此作为妇产科急腹症一定要引起广大医生的重视。

(孙宇辉 郑建华)

参 考 文 献

1. Uharcek P, Mlyncek M, Ravinger J. Elevation of serum CA 125 and D-dimer levels associated with rupture of ovarian endometrioma. Int J Biol Markers, 2007, 22(3): 203-205
2. Fujiwara H, Kosaka K, Hamanishi S, et al. Acute elevation of plasma D-dimer levels associated with rupture of an ovarian endometriotic cyst: Case report. Hum Reprod, 2003, 18(2): 338-341
3. Loh H, Chua P, Khalil R, et al. Case report of ruptured endometriotic cyst in pregnancy treated by laparoscopic ovarian cystectomy. Singapore Med J, 1998, 39(8): 368-369

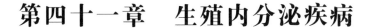

第四十一章 生殖内分泌疾病

第一节 青春期多囊卵巢综合征

多囊卵巢综合征(polycystic ovary syndrome, PCOS)是常见的一种女性内分泌及代谢异常所致的病理状态,是慢性无排卵的主要原因。根据美国卫生研究院(NIH)标准,其患病率为6%~10%,根据更广泛的鹿特丹标准则高达15%。PCOS的临床表现不一,但通常包括稀发排卵/无排卵、高雄激素血症(临床性或生化性)以及卵巢多囊性病变。P-COS的病因尚不明确,其表现形式多样,至今尚未完全阐明。

人们已经注意到PCOS患者多起病于青春期。对青春期PCOS的关注,以及对PCOS代谢异常起源的研究,让我们对PCOS有了新的认识:即PCOS不单纯是育龄妇女的疾病,而是可能从围青春期,甚至是胎儿期就开始发生发展的,持续影响妇女一生的疾病。由于青春期的生理特点,在青春期诊治PCOS仍存在不少疑难点及争议。以下谈谈现阶段对青春期PCOS的认识及一些有关问题。

一、认识青春期多囊卵巢综合征的必要性、重要性,以及目前认知和存在问题

出生前就雄性化的动物实验提示PCOS的某些激素变化是可以出生时就存在,这提示在生命的早期,PCOS可能存在的一些"易感因素"在青春期的生理变化和多因素作用中获到"活化"或"激化"而表现出典型的PCOS。相关的代谢异常可以在早至初潮前就表现出来。由于生理情况下下丘脑-垂体-性腺轴逐渐发育成熟即建立稳定的正反馈机制、最终建立排卵型月经周期往往在月经初潮1~3年后,PCOS的卵巢功能异常往往也在此后才突显出来,在此之前,相关的代谢异常易被忽略。

青春期PCOS和一系列健康问题相关。回顾性的资料显示:青春期发病的PCOS患者功血的发生比一般人群高2.5倍,发生T2DM比非PCOS者高

5~10倍,发生心血管疾病比非PCOS者高3倍,缺血性心脏病和心肌梗死发生率升高7.4倍,卵巢癌发生率高2.5倍,其高血压、子宫内膜癌、不孕症的发生均升高,子痫的发病率升高3~5倍。尤其值得关注的是青春期PCOS患者的成年后不育问题,她们在青春期的时候尚无关于生育的问题,但是到了成年后,这个问题就显得尤为突出。事实上,很多PCOS是在成年人因为不育而寻求治疗的时候才被诊断。大概三分之一的PCOS妇女妊娠可能发生自发流产,或妊娠继续但伴随着妊娠期糖尿病,先兆子痫,早产,巨大胎儿和死产的可能性增加。还有研究显示,与无PCOS的少女比较,患PCOS的少女对生育力的关注程度增加3.4倍。毛发过度生长,痤疮,黑棘皮症,肥胖,以及月经不规则和不育问题令PCOS少女有了心理负担与自卑,最终导致忧郁症的高发。与一般的感情障碍青少年相比,她们的生活质量大大降低,大约1/2的PCOS少女在一定程度上遭受忧郁症的困扰。此外,研究显示,大概三分之一的PCOS妇女有着不正常的饮食模式,6%的PCOS妇女食欲旺盛,患PCOS的青少年如果能够得到有效治疗以及正确调整饮食和加强锻炼以预防肥胖,她们的生活质量问题可能可以得到解决,日后的并发症可以得到控制或减缓,拥有无并发症的妊娠和健康孩子的机会就可以明显增加。

因此,判别有发生PCOS危险的女孩并在PCOS发展的早期实施治疗可能是防止这一综合征的远期并发症的有效方法。

二、青春期PCOS的发病机制

除了研究较多的遗传因素外,在青春期或更早发病的PCOS可能还与环境、青春期发育亢进等因素有关。青春期前的与PCOS相关的因素有:①基因、环境、情绪;②胎儿起源(宫内营养不良或营养过剩,宫内高雄激素环境);③早发肥胖;④月经初潮提早或肾上腺皮质功能早现。以上因素作用点主要在胰岛素抵抗为主的代谢异常和高雄激素血

症为主的内分泌异常。

1. 遗传因素 目前认为 PCOS 是一种遗传与环境共同作用的疾病,其病因学尚不清楚,其表型各不相同。美国、欧洲和亚洲正在进行一些单独针对 PCOS 的全基因组关联的研究,并且已发现一些有趣或令人困惑的新候选基因。我国陈子江教授牵头的对多中心大样本 PCOS 和对照组女性全基因组关联分析显示,PCOS 可能与胰岛素信号通路、性激素功能和 2 型糖尿病的相关基因有关,此外,还可能与钙信号通路及细胞内吞作用的相关基因有关,这为发现 PCOS 的生物学机制提供了新的视野和方向。

2. 高雄激素血症的形成机制 有确切证据表明 PCOS 患者卵巢的卵泡膜细胞可持续分泌过多雄激素,但也有研究提示 PCOS 患者同时还存在肾上腺性雄激素合成异常。许多与 PCOS 相关的因素同时也与交感神经活动增多相关。卵巢的交感神经活动增强可通过刺激雄激素的分泌来促进 PCOS 形成。

神经生长因子(NGF)是交感神经活动一个明显标志物,最近有研究显示,PCOS 患者卵巢 NGF 明显升高,有实验数据提示卵巢 NGF 过度产生是造成多囊卵巢形态学改变的一个原因。低频率电刺激和运动(两者均被证明可调节交感神经活动)可降低体内循环中高水平的性激素前体、雌二醇、雄激素和雄激素结合球蛋白代谢水平,改善 PCOS 患者月经规律性,打破雄激素过多的恶性循环。这个发现起码可以部分解释低频电刺激和运动对 PCOS 女性的益处。

3. 卵泡闭锁的机制 研究发现,雄激素可能促进卵泡闭锁,停止发育,导致无排卵及多囊性卵巢的出现;而胰岛素导致 LH 受体的过早获得又可能会使卵泡过早黄体化。研究发现,PCOS 患者抗苗勒管激素(AMH)水平升高,且无排卵的 PCOS 患者较排卵的 PCOS 患者明显,最近的数据显示那些 AMH 水平下降的患者对诱导排卵的应答最好。这些研究提示,过高 AMH 可能有抑制卵泡发育的作用。Kit 配基(KL)是一个卵巢内细胞因子,其在动物模型中对卵泡发育具有多方面促进作用,有研究显示多囊卵巢(PCOS)中卵母细胞发育异常、卵泡增多和间质密度增厚、卵泡膜增厚以及内膜细胞雄激素合成增加,这些生物过程紊乱好发于伴高雄激素血症、尤其是无排卵的 PCOS 患者。因此,KL 可能在多囊卵巢的形成过程中起重要作用。

4. 卵巢形态的决定因素——促性腺激素的影响 PCOS 中存在从增加的卵泡池向优势卵泡选择过程的丢失,这可能与甾体激素合成增加、雄激素过多、高胰岛素血症及生长分化因子 9(GDF9)缺乏有关,但卵泡刺激素(FSH)不应性可能是关键。腹腔镜下卵巢打孔术后,有反应的患者会出现 FSH 水平反应性快速上升。因此,2～5mm 大小卵泡池对卵泡闭锁似乎有独立而重要的促进作用。卵巢内适当的促性腺激素活性对女性和 PCOS 患者具有恢复卵泡发育和排卵的作用,而 PCOS 患者不适当的促性腺激素分泌是造成卵巢形态改变的主要决定因素,尽管该说法目前仍存在争议。

5. 发育起源学说 关于 PCOS 的胎儿期睾酮过多模型显示,成年雌性或雄性恒河猴均可存在代谢缺陷。用睾酮处理母猴,可导致其出现轻度到中度的糖耐量异常,即宫内暴露于过多雄激素可能导致出生后代谢紊乱,这可以用来解释宫内暴露于过多雄激素的雌性和雄性后代均会在成年时出现代谢缺陷现象。宫内暴露过多睾酮的雌性后代亦显示出胎儿头围增长及出生后体重轻微增加,并且出现部分胎儿高血糖症和出生后高胰岛素。在暴露于过多雄激素的雌性新生儿中,高胰岛素血症可能与高雄激素血症在增加脂肪合成和肌肉蛋白质合成方面有协同作用,使得其胰岛素敏感组织质量增加,从而参与其成年后脂肪堆积和胰岛素抵抗的机制。母亲在妊娠期间伴有 PCOS 或代谢异常的青春期前女孩被发现伴有胰岛素抵抗,亦为 PCOS 表型的一种重要发育学说提供了证据。

6. 青春发育亢进学说 有学者通过比较 PCOS 病理生理与青春期生理变化的关系发现,两者有较多相似之处,存在着重叠现象。故认为 PCOS 可能是青春期的延续及扩大,因青春期启动异常与发育亢进而发病,称为青春期发育亢进现象,其中最主要的原因是青春期生理性胰岛素抵抗由于某种原因发展为病理性胰岛素抵抗和(或)胰岛素抵抗持续到成年期,成为 PCOS 发病的中心环节。较多研究认为代谢异常可能起源于围青春期,近年来多项研究显示,在部分人群中,肾上腺皮质功能初现提前与胰岛素抵抗有关,且可导致月经初潮后发生卵巢高雄激素风险增加,这种相关性在早产女孩中尤为显著。在卵巢的第二个生长时期,临近初潮前和青春期促性腺激素水平升高、生长激素(GH)增加、胰岛素样生长因子 1(IGF-1)和胰岛素活动,这些因素均对卵巢产生作用。有学者提出,部分女孩 PCOS 可能起源于青春期高胰岛素和 IGF-I 导致的 PCOS 改变,这种状况持续到青春期后发展成 PCOS。

7. 脂肪因子异常分泌 有研究显示,脂肪组织不仅是一个被动的能量储存器,还具有调节机体内分泌、能量代谢及炎症的内分泌作用。以脂肪因子为切入点研究相关内分泌因子异常与肥胖、胰岛素抵抗(IR)、代谢综合征(MBS)和PCOS的关系已成为当前热点。脂肪细胞分泌多种细胞因子,参与胰岛素抵抗的形成和发展,胰岛素抵抗与PCOS的肥胖又存在明显关联,脂肪细胞因子与胰岛素抵抗相互促进的恶性循环可能是PCOS发生发展的主要机理之一。PCOS以生殖功能异常为基本特征,伴有免疫细胞、细胞因子的分泌及调节异常。对脂肪因子的深入研究可能可以为内脏型肥胖与全身低度炎症反应、IR、PCOS及糖尿病、心血管疾病的发生发展提供新的视野,并可能把这些内分泌紊乱作为一个连续变化的统一整体来理解。

三、对青春期PCOS认知存在的问题和争议

对青春期PCOS的认知和争议最多的是因为青春期的生理特点:生理性高胰岛素血症、高雄激素血症和无排卵,这些特点与PCOS的表现有重叠难以辨别。由此引出了是否应该在青春期诊治PCOS的争议。我们先来看看青春期的生理特点。

(一)青春期生理性高胰岛素血症的发生期限和程度

胰岛素抵抗的经典定义是指胰岛素敏感细胞对胰岛素介导的葡萄糖摄取及处置的抵抗或对内源性或外源性胰岛素生物学反应性降低。机体对胰岛素的敏感性下降,出现胰岛素抵抗,并代偿性引起胰岛素分泌增加,形成高胰岛素血症。随着青春期各期的发育,机体对胰岛素的敏感性不断发生着变化。青春期开始,在Tanner II期,机体对胰岛素的敏感性开始明显下降,胰岛素水平升高;Tanner III和Tanner IV期机体对胰岛素的敏感性进一步缓慢下降,胰岛素水平进一步升高;到Tanner V期时机体对胰岛素的敏感性回升到青春期前水平。机体对胰岛素的敏感性在最低的Tanner II和III期比儿童期下降幅度大约为30%,尤以III期最为显著。在身高增长高峰时,血浆空腹胰岛素可升高至青春期前的2~3倍,女孩比男孩胰岛素抵抗更明显,并与体脂含量有关。

(二)青春期高雄激素的生理变化

与成人妇女不同的是,青春早期的生理性高雄激素血症以肾上腺性雄激素为主,并随着青春期启动和卵巢功能的发育,卵巢性雄激素分泌逐渐增多,并且生理性高雄激素的时限与高胰岛素有着较多相同之处。肾上腺皮质功能出现(adrenarche)领先于性腺发育2年,肾上腺性雄激素脱氢表雄酮、硫酸脱氢表雄酮和雄烯二酮分泌明显增加。此时垂体GH分泌增加,IGF-1水平增高;游离的IGF-1与GH、胰岛素、促性腺激素和胰岛素抵抗的发展一起发生在肾上腺出现向青春早期转化的过程中,促进卵泡膜细胞雄烯二酮的合成、协同增强LH和抑制素刺激的雄烯二酮和睾丸酮的产生,增加了肾上腺和卵巢的雄激素合成,导致肾上腺和卵巢来源的高雄激素血症。胰岛素和IGF-1增加还引起SHBG降低(见前述)。

(三)青春期卵巢的多囊性改变

已有人报道卵巢的多卵泡改变最早可以在6岁女孩身上出现,有些女孩甚至出生时就有卵巢的多卵泡。正常青春期少女多卵泡卵巢不同多囊卵巢,区别主要在于:前者卵泡数量6~10个,直径4~10mm,卵泡均匀分布于整个卵巢,卵巢基质回声和面积正常,总体积较小。青春期PCOS患者超声下可见卵巢多个卵泡,多超过10~12个,卵泡分布与卵巢外周,基质回声增强及体积增大(>10ml)。

四、PCOS的主要临床特征与青春期的生理变化的辨别

(一)青春期PCOS的主要病理生理特征与青春期的生理变化的相似之处

青春期少女体内会发生一系列生理变化,主要有:①月经初潮后1~3年内大多是无排卵周期,随着下丘脑-垂体-性腺轴逐渐发育成熟而在青春期晚期建立排卵功能;②胰岛素抵抗及代偿性高胰岛素血症;③雄激素分泌增多及高雄激素血症;④正常青春期少女超声检查常见多卵泡卵巢,随着青春期发育和排卵功能的建立,小卵泡数目逐渐减少;⑤青春期促性腺激素呈脉冲式分泌,LH对促性腺激素释放激素反应增强,LH分泌量渐增加,醒睡差异逐渐消失,使LH/FSH比值由<1转变为>1;此外,约40%青春期发育阶段少女出现中心性型肥胖等变化。

由此可见,青春期的生理变化与青春期PCOS的主要病理生理特征十分相似,因此准确鉴别青春期PCOS和青春期生理变化非常重要,有助于早期筛查或诊断青春期PCOS的准备。

(二)青春期PCOS的主要临床特征的鉴别

无论是否患有PCOS,痤疮在青春期都很常见。然而,多毛症通常是PCOS随时间发生的典型伴随

症状。在青少年期,高雄激素血症可能是诊断PCOS更好的标志。对所有年轻女性来说,紧随初潮后一段时间的不规则月经相当普遍。初潮后的第一年,大约有85%女性在月经周期中无排卵,而且第三年仍然有高达59%的女性是无排卵月经。在一项研究中,长期的月经稀发与升高的雄激素、黄体生成素水平或者超声示卵巢多囊性病变并无关联。相反,体重指数(BMI)的增加却是长期无排卵的主要危险因子。月经失调的青春期女性中,只有大约40%在超声下显示有卵巢多囊性病变。

1. **青春期 PCOS 的高雄激素血症** 与青春期生理性高雄激素不同的是,青春期 PCOS 患者常常有多毛症和(或)在初潮前后发生的严重痤疮,主要与卵巢雄激素生成增加有关,LH 水平通常张力性升高,且 LH/FSH 比值可能升高,在高水平 LH 的长期刺激下,多囊卵巢分泌过量的雄烯二酮和睾酮,并同时合并肾上腺雄激素生成增加,以及促性腺激素的异常分泌和胰岛素抵抗。Julia Warren-Ulanch 研究发现青春期 PCOS 患者游离睾酮、LH 水平及胰岛素水平都升高。赵晓苗、杨冬梓等资料显示青春期 PCOS 患者 F-G 评分、T、FT 和 FAI 都明显高于青春期同龄对照组。

近年研究显示,青春期 PCOS 还与肾上腺功能早现(见前述)和阴毛早现有关。约60%的 PCOS 患者 DHEAS 水平轻到中度升高(300~600μg/dl),并且通过促肾上腺皮质激(ACTH)试验和肾上腺闪烁扫描中获得肾上腺过度反应的证据。有研究显示肾上腺皮质功能初现提前与高胰岛素水平和(或)胰岛素抵抗有关,并增加月经初潮后发生卵巢高雄激素的风险,这种联系在早产女孩中尤为显著。PA 女孩中,IGFBP-1 和 ACTH 刺激的肾上腺雄激素呈负相关,IGFBP-1 被认为是 PCOS 妇女和青春期早期少女胰岛素敏感性的标志之一。阴毛早现女孩同样可能存在肾上腺过度反应,胰岛素和IGF-1 水平升高,SHBG 和 IGFBP-1 水平降低。有阴毛提前出现的女孩,特别是那些胰岛素抵抗的女孩,比其他女孩更容易在青春期发展为 PCOS。因此,对于肾上腺功能早现和阴毛早现的青春期少女,尤其是伴有胰岛素抵抗者,是青春期 PCOS 的高危人群,应对其青春期发育过程严密随访,必要时进行高雄激素血症的相关检查。

2. **青春期 PCOS 的月经特征** 青春期 PCOS 的月经模式主要表现为月经稀发或继发性闭经。多个人群调查研究结果显示,初潮后头3年月经不规则的瘦型青春期少女游离睾酮、LH 和 LH/FSH显著升高,提示:青春期月经稀发的女孩如伴有临床和生化的高雄激素表现,45%~57%患者可能发展为青春期 PCOS。杨冬梓等对 1294 名高一女生进行流行病学调查研究,发现初潮 2 年内月经规则者为69%,初潮后 3 年及 3 年以上比例分别升至72%和83%;初潮 2 年内月经稀发或闭经者为28%,初潮 3 年后比例降至15%;月经稀发或闭经女生发生生化高雄和多毛的风险与月经规则者相比,OR 值分别为 1.961 和 0.651。肥胖女生(BMI ≥25kg/m²)PCOS 患病率为15%,明显高于体重正常女生(BMI<23kg/m²)的 3%。因此,目前认为初潮满 2 年后仍持续有月经稀发或闭经的青春期女生,特别是合并有肥胖、LH 和雄激素水平升高者,不能用青春期 HPO 轴发育成熟的过渡阶段来解释,而可能是 PCOS 的早期征兆,应该及时行有关PCOS 的筛查,并追踪其月经情况。

3. **超声下卵巢形态特征** PCOS 患者卵巢中发育卵泡增多,但由于各种原因卵泡发育障碍影响卵泡发育成熟,大部分卵泡闭锁,形成 B 超下的卵巢多囊性改变,Atimo 等发现卵泡主要分布在卵巢外周,呈典型的"珍珠串"样外观,同时伴有基质面积增多、回声增强的特异性改变。青春期 PCOS 患者超声下可见卵巢多个卵泡,多超过 12 个,卵泡分布于卵巢外周,基质回声增强及体积增大(>10ml)。Van Hooff 报道月经稀发的青春期女孩中多囊卵巢发生率为45%。Silfen 等经腹部 B 超发现非肥胖 PCOS 青少年患者、75% 肥胖 PCOS 患者和31% 肥胖对照组有卵巢多囊性改变。Fulghesu 等提出,通过阴道超声发现卵巢的基质/总面积(S/A)>0.34 对诊断 PCOS 具有较高的敏感度。陈亚肖、杨冬梓等对青春期 PCOS 和青春期正常对照组行阴道或直肠 B 超检查发现,青春期 PCOS 患者的平均卵巢体积和较大卵巢体积分别为(9.33±3.88)ml 和(11.04±4.82)ml,明显高于对照组的(4.93±1.68)ml 和(6.05±2.51)ml;病例组卵泡数目平均为(12.93±2.91)个,而对照组为(7.78±2.76)个。以 Youden 指数评估青春期 PCOS 的 B超诊断界值发现,以平均卵巢体积≥6.4ml 和(或)较大卵巢体积≥8.6ml 诊断 PCOS,Youden 指数均为 0.72,尽管样本例数较小,但结果仍提示阴道或直肠 B 超检测卵巢对于青春期 PCOS 具有很好的诊断价值。

4. **青春期 PCOS 的胰岛素抵抗和高胰岛素血症** 胰岛素抵抗是 PCOS 在青春期的早期标志,青春期 PCOS 患者的胰岛素敏感性较同龄肥胖对照组降低50%,而正常青春期少女最低仅降低30%（见前述）。有PCOS遗传基因的女性,青春期的胰岛素和IGF-1升高促发PCOS表型。陈晓莉、杨冬梓等对99例青春期PCOS患者和23例青春期对照组的研究发现,青春期PCOS患者HOMA指数明显高于青春期对照组,QUICKI指数明显低于青春期对照组,提示青春期PCOS胰岛素抵抗程度较青春期对照组明显。

高胰岛素血症和胰岛素抵抗,与高雄激素血症共同在PCOS发病机理中发挥着重要作用。空腹胰岛素水平和循环睾酮及雄烯二酮水平呈正相关。黑棘皮症被认为是胰岛素抵抗的标志,高雄激素血症和胰岛素抵抗与黑棘皮症相关,黑棘皮症、高雄激素血症妇女的临床表现取决于高胰岛素血症的存在和严重性,与胰岛素抵抗程度呈明显的正相关,而与经OGTT测定的高胰岛素血症呈负相关。流行病学研究显示,不同疾病情况下的高胰岛素血症患者,包括胰岛素受体的基因缺陷,先天性脂质营养失调的基因缺陷,因患糖原积累病而接受高剂量口服葡萄糖治疗和患1型糖尿病的青少年中,PCOS患病率较正常青春期女性升高。因此在青少年或成年时期,任何原因引起的高胰岛素血症都可能启动并诱发PCOS的发展。

青春期前的PCOS相关因素有:①基因、环境、情绪;②胎儿起源（宫内营养不良或营养过剩,宫内高雄激素环境）;③早发肥胖;④月经初潮提早或肾上腺皮质功能早现。以上因素作用点主要在胰岛素为主的代谢异常和雄激素为主的内分泌异常。综上所述,胰岛素抵抗或高胰岛素血症和高雄激素血症成为PCOS的两个关键的、互为恶性循环的环节。

五、青春期PCOS的筛查和诊断

（一）对青春期PCOS的筛查和诊断的建议

1. 青春期PCOS的高危因素 针对青春期PCOS在发病机理方面的特点,有人提出了对初潮2~3年后的青春期月经不规则者,如有以下高危因素,需进行PCOS的筛查:①家族史（PCOS、男性秃顶、糖尿病、高血压、肥胖）;②青春期前肥胖;③胎儿时生长受限、出生后快速生长或过高出生体重;④肾上腺皮质功能早现或阴毛提早出现;⑤月经初潮提早;⑥超重或肥胖;⑦持续无排卵;⑧高雄激素血症;⑨代谢综合征;⑩不同疾病情况下的高胰岛素血症,包括胰岛素受体的基因缺陷,先天性脂质营养失调的基因缺陷,因患糖原积累病而接受高剂

量口服葡萄糖治疗和患1型糖尿病。

2. ESHRE/ASRM发布的青春期PCOS诊断标准 欧洲人类生殖及胚胎学会和美国生殖医学学会（ESHRE/ASRM）至今共主办了三届PCOS的共识研讨会。第三届PCOS共识研讨会于2012年2月发表关于PCOS的妇女健康的共识（以下简称"共识"）。该"共识"提出关于青春期PCOS的诊断,鹿特丹标准中提到的3个指标都须具备;青春期PCOS的诊断必须在初潮后至少两年或以上。

3. 该共识关于青春期PCOS提出的意见 还包括:①对于青春期和育龄女性PCOS的诊断标准是有差异的（B级）;②应该把有风险的人群（例如肥胖、多毛症、月经不调）鉴定出来。但是医生也应注意避免PCOS的过度诊断（假阳性）（B级）;③对青春期PCOS的临床表现如肥胖、多毛症和月经不调应给予治疗（B级）。

4. 临床高雄激素血症的判别 PCOS高雄激素血症的常见临床表现有无排卵、多毛、痤疮、肥胖和男性化表现等,关于临床高雄激素血症的评价,2012年"共识"提到青春期PCOS高雄激素诊断主要依赖多毛和血雄激素的测定进行诊断。现今临床医生常采用F-G毛发评分系统来判断多毛,记录上唇、下颌、胸、背上部、背下部、上腹部、下腹部、臂、大腿9个部位毛发特征,并对每一部位作1~4级评分。赵晓苗、杨冬梓等提出中国年轻妇女（20~25岁）的多毛评分标准为总分大于等于6。由于人种的差异,在一项对430名15~74岁的以西方人种为主的妇女的研究中,4.3%的妇女评分>7分,1.2%的妇女评分>10分,研究推荐采用F-G评分≥8分诊断为多毛。值得注意的是,Ferriman-Gallwey毛发评分系统评价的是终毛的分布,而不是长短,所有部位的0级是指没有终毛。因为,睾酮能够诱导毛囊内酶的产生,一旦一根终毛开始生长,仅需要少量的雄激素就能够刺激它的继续生长。同样原理,判断高雄激素血症的治疗效果则是以生化指标（游离睾酮下降）衡量。国内常用基于抗原-抗体反应的酶联免疫吸附法（ELISA）和化学发光法检测生化雄激素,关于这些方法,赵晓苗、杨冬梓等的研究发现:FT≥26.00pmol/l,DHEAS≥4.92μmol/l,TT≥2.39nmol/l;FAI≥6.1可考虑作为生化高雄诊断界值。

然而,气相色谱-质谱分析法（GC-MS）或液相色谱-质谱分析法（LC-MS）是目前国际公认的甾体类激素定量的金标准,该方法学结合了气相色谱或液相色谱光学仪器的高分辨能力和质谱分析的高

敏感性和特异性,但所需设备昂贵,对操作人员具有较高的技术要求,对雄激素的测定目前缺乏正常参考值。

(二) 青春期 PCOS 的胰岛素抵抗检测

近 10 年来,PCOS 的糖耐量改变得到了充分的研究。葡萄糖耐量减低(IGT)是介于糖尿病(DM)和正常血糖之间的一种特殊代谢状态,具有潜在的可逆性,其特点为餐后高血糖,餐后 2 小时血糖 ≥7.8mmol/l,<11.0mmol/l 可诊断为 IGT。成年 PCOS 妇女 IGT 的发生约为 31%~35%,而 2 型 DM 的发生为 7.5%~10%,她们从 IGT 发展至 2 型 DM 的概率比正常妇女提高 5~10 倍,提示 PCOS 妇女是 IGT 和 DM 的高危人群。正常青春期少女的生理性胰岛素抵抗不伴有糖耐量受损,青春期 PCOS 患者不仅有胰岛素抵抗,部分还存在糖耐量异常,肥胖加重胰岛素抵抗程度。陆湘报道青春期 PCOS 患者 IGT 发生率达 51.7%,糖耐量受损的发生率为 24.1%,胰岛素抵抗组更高达 40%。林金芳报道青春期 PCOS 的胰岛素抵抗发生率为 33.5%。杨冬梓等的研究结果发现:①102 例(18~30 岁)PCOS 患者空腹血糖都在正常值范围内,但 OGTT 发现 20.5% 患者存在 IGT,1.9% 患者有 NIDDM;②青春期 PCOS 患者 IGT 发生率为 29.6%;③PCOS 患者高胰岛素血症发生率 27%,胰岛素峰值后移发生率 27.5%。同时还发现,PCOS 组存在高胰岛素血症,表现在空腹和口服葡萄糖后的各时点胰岛素分泌均增加。尽管理论上正常青春期存在生理性胰岛素抵抗,但是杨冬梓等的研究显示正常对照组无一例达到胰岛素抵抗的诊断标准,病例组胰岛素抵抗程度发生率高,因此两组胰岛素抵抗还是存在本质差别,提示青春期 PCOS 的胰岛素抵抗并不完全因为生理性胰岛素抵抗,可能还存在病理性胰岛素抵抗。

因此,对于青春期胰岛素抵抗伴有高危因素者,如肥胖、糖耐量减退、高脂血症等时,应及时进行必要的筛查和及早开始干预。对有如前述的高危因素的青春期 PCOS 患者建议行定期 OGTT 检测。

总而言之,关于青春期 PCOS 的认识近年已经有了很大的进展。目前仍存在的尚未解决的问题或者说仍需要研究的方向建议如下:

1. 缺乏青春期多种生化指标的标准界值。

2. 缺乏在青春期明确诊断 PCOS 的全球公认的标准。

3. 缺乏对青春期 PCOS 症状严重程度与今后疾病严重程度的关系的资料。

4. 在青春期对 PCOS 进行干预的价值评估仍需要循证医学证据。

在探讨上述问题的基础上,做到及早发现青春期 PCOS 以在发病早期阻断其内分泌紊乱,防治与胰岛素抵抗密切相关的代谢综合征,有效预防远期并发症,有效改善患者健康。

(杨冬梓　赵晓苗　陈晓莉
李琳　陈亚肖)

参 考 文 献

1. Balen H, Conmwy S, Homburg R, et al. Polycystic Ovary Syndrome. Taylor & Frncis, 2005

2. Balen H. Paediatric and Adolecent Gynaecology. London: Cambridge University Press, 2004

3. 杨冬梓,石一复. 小儿与青春期妇科学. 北京:人民卫生出版社, 2008

4. 杜敏联. 青春期内分泌学. 北京:人民卫生出版社, 2006

5. 李秀钧. 代谢综合征胰岛素抵抗综合征. 北京:人民卫生出版社, 2007

6. Li L, Chen X, He Z, et al. Clinical and Metabolic Features of Polycystic Ovary Syndrome among Chinese Adolescents. J Pediatr Adolesc Gynecol, 2012, 25(6): 390-395

7. Li L, Yang D, Chen X, et al. Clinical and metabolic features of polycystic ovary syndrome. Int J Gynaecol Obstet, 2007, 97(2): 129-134

8. Zhao X, Ni R, Li L, et al. Defining Hirsutism in Chinese Women: A Cross-sectional Study. Fertil Steril, 2011, 96(3): 792-796

9. Chen X, Ni R, Mo Y, et al. Appropriate BMI levels for PCOS patients in Southern China. Hum Reprod, 2010, 25(5): 1295-1302

10. Chen Y, Li L, Chen X, et al. Ovarian volume and follicle number for polycystic ovaries in Chinese women. Ultrasound Obstet Gynecol, 2008, 32(5): 700-703

11. Chen Y, Yang D, Li L, et al. The role of ovarian volume as a diagnostic criterion for Chinese adolescents with polycystic ovary syndrome. J Pediatr Adolesc Gynecol, 2008, 21(6): 347-350

12. Chen X, Yang D, Li L, et al. Abnormal glucose tolerance in Chinese women with polycystic ovarian syndrome. Hum Reprod, 2006, 21(8): 2027-2032

13. Buggs C, Rosenfield L. Polycystic ovary syndrome in adolescence. Endocrinol Metab Clin N Am, 2005, 34(3): 677-705

14. Margrit U. The genetics of the polycystic ovary syndrome. Nature Clinical Pratice Endocinology & Metabolism. 2007, 3(2): 103-111

15. Dumesic A, Abbott H, Padmanabhan V. Polycystic ovary

syndrome and its developmental origins. Rev Endocr Metab Disord. 2007 ,1573-1606

16. The Rotterdam ESHRE/ASRM-sponsored PCOS consensus workshop group. Revised 2003 on diagnostic criteria and long-term health risks related to polycystic ovary syndrome（PCOS）. Human Reproduction,2004,19（1）: 41-47

17. 陈亚肖,杨冬梓,李琳,等. B 超测量卵巢体积和卵泡数目在青春期多囊卵巢综合征诊断中的价值. 中华妇产科杂志,2007,42（9）:586-589

18. 陈亚肖,杨冬梓,李琳,等. 青春期和成年多囊卵巢综合征患者卵巢体积和卵泡数目的比较. 中国临床医学影像杂志,2007,18（5）:330-332

19. 陈子江,刘嘉茵. 多囊卵巢综合征——基础与临床. 北京人民卫生出版社,2009

20. 杨冬梓. 妇科内分泌疾病检查项目选择及应用. 北京:人民卫生出版社,2011

第二节　化疗患者的卵巢功能保护

女性卵巢储备功能是指特定年龄阶段卵巢内存留的卵子数量与质量。女性卵巢内卵子的数量随年龄增长逐渐减少,不能再生。内外环境因素可能导致卵巢功能下降。而化疗药物对女性卵巢功能破坏后常导致卵巢早衰（premature ovarian failure,POF）,表现为卵泡发育及排卵功能不可逆性的丧失,从而出现一系列躯体及精神心理症状,如月经失调、绝经、不孕等症状。肿瘤治疗技术的进展使恶性肿瘤患者的治愈率越来越高,而这些患者将面临的是由于卵巢功能衰竭而带来的负面影响。近年来对恶性肿瘤化疗患者的卵巢功能保护受到肿瘤学家和内分泌专家的关注。保护卵巢功能的方法主要有在体卵巢功能保护、生殖细胞或组织冷冻、胚胎冷冻等技术。

一、化疗患者卵巢功能保护的损害及影响因素

化疗药物对性腺损伤的病理学机制尚未完全被阐明。目前所知化疗药物可以直接损伤卵母细胞使卵泡闭锁、凋亡,并破坏卵巢内部微血管网,使卵巢组织出现纤维化,最终导致卵巢内存留的卵泡数量明显减少甚至耗竭。临床上对化疗导致的POF 发生率难于估计,发生率报道在 0～100%。多种因素可能与化疗后卵巢早衰相关,但较公认的影响因素是化疗药物的种类、化疗药物的累计剂量以及化疗时患者的年龄。

1. 化疗药物的种类　基于化疗药物的种类不同,化疗患者 POF 的发生率可在 20%～100% 之间波动。因为化疗时多联合用药,因而较难评估单个化疗药物对卵巢功能的影响,但已有的研究结果表明:在各类化疗药物对卵巢毒性作用中,以烷化剂（包括环磷酰胺、白消安、美法仑、氮芥）最为明显,其次为顺铂、阿霉素;对卵巢毒性较小的化疗药为氟尿嘧啶、甲氨蝶呤、放线菌素 D、博来霉素、长春新碱和巯嘌呤;而紫杉碱类药物对卵巢功能的损害近年来亦见报道,学者提出其与烷化剂合用将加重对卵巢的损伤。

2. 化疗药物的剂量　化疗药物的累计剂量是影响永久性卵巢功能衰竭的关键因素。据报道,乳腺癌患者用 1 个疗程的 CMF 方案（氟尿嘧啶+甲氨蝶呤+环磷酰胺）,POF 的发生率为 10%～33% ,6 个疗程后上升为 33%～81%（环磷酰胺累计剂量为 8400mg/m^2）,12 个疗程后高达 61%～95%（环磷酰胺累计剂量为 16 800mg/m^2）。

3. 化疗患者的年龄　随着年龄的增大,卵巢对细胞毒性药物的敏感性增加,据报道,小于 40 岁的乳腺癌化疗妇女在 6～16 个月内发生闭经,而大于 40 岁的妇女仅在 2～4 个月内发生闭经;另一项研究表明:单用环磷酰胺,引起闭经的平均剂量在 40 岁妇女是 5200mg,在 30 岁妇女是 9300mg,在 20 岁妇女是 20 400mg。可见,化疗患者年龄是影响POF 发生的一个重要因素,其原因可能为随着年龄增长,原始卵泡储备趋于减少,从而受化疗影响后更易耗竭。

二、保护化疗患者卵巢功能的方法

1. GnRH 激动剂保护卵巢功能　学者观察发现初潮前女性化疗后卵巢功能的受损较轻,猜测用药物模拟初潮前内分泌状态可能会达到保护卵巢功能的目的。早在 1985 年,Ataya 等开始在动物模型中观察到长效 GnRH 激动剂可以保护环磷酰胺导致的卵巢耗竭。随后多个学者的动物实验证实了 GnRH 激动剂在动物体内的卵巢功能保护作用。

1987 年,Waxman 等开始使用 GnRH 激动剂保护青春期化疗女性的卵巢功能。自 1999 年,Blumenfeld 等报道了大样本、年轻女性淋巴瘤患者在化疗前及化疗中辅以 GnRH 激动剂,结果显示使用 GnRH 激动剂组卵巢早衰的发生率明显下降。在 Pacheco 的研究中,多重化疗的肿瘤患者（包括淋巴瘤、白血病、胸腺瘤）被分为三组,A 组为月经初潮前,B、C 组为月经来潮后,其中 A 组和 C 组为对照

组只进行单纯化疗,B 组为实验组,多重化疗联合应用亮丙瑞林,观察 5 年,结果 B 组患者都恢复了正常周期性的卵巢功能,而 C 组均出现低雌激素伴高促性腺激素闭经。Fox 等对早期乳腺癌年轻女性患者进行研究发现化疗同时辅以亮丙瑞林治疗能有效保护卵巢功能,其研究中 13 例乳腺癌患者在化疗结束后的 4.9 个月内恢复了月经周期。Francescol 等报道的一项研究中,选择 64 例绝经前(年龄 27～50 岁)的早期乳腺癌患者,在手术后,于化疗前和化疗同时用戈舍瑞林干预,结果 86% 患者恢复正常月经,84% 患者治愈,94% 的患者存活,提示 GnRH-a 联合化疗,既不影响治疗效果,同时又起到保护卵巢功能的作用。

近年来有少数前瞻性随机对照临床研究结果发表,Badawy 等报道 78 例随机对照研究,使用戈舍瑞林保护乳腺癌化疗患者卵巢功能,发现化疗后使用 GnRH-a 组有 89.6% 恢复月经,而对照组仅有 33.3% 恢复月经。而 Del Mastro 等的大样本研究,结果显示在化疗后 12 个月时,使用 GnRH-a 组有 8.9% 患者出现闭经,而对照组 25.9% 出现闭经。他们均认为 GnRH-a 可以保护化疗患者卵巢功能。

GnRH-a 保护化疗患者卵巢功能适用于所有未绝经,准备接受化疗而希望保留卵巢功能的女性患者。一般建议在化疗前 7～10 天开始使用,每 28 天使用一次,全程伴随化疗进行。使用 GnRH-a 期间,可能出现低雌激素症状,如潮热、盗汗、烦躁、骨质疏松等,必要时可以视情况反向添加雌激素。

2. 卵巢组织、卵子及胚胎冷冻 随着辅助生育技术的发展,化疗患者可以选择在化疗前利用冷冻技术,把全部/部分卵巢组织、卵母细胞、胚胎冷冻保存。目前保存生殖细胞的方法有胚胎冷冻、成熟卵子或不成熟卵子冷冻,其中冷冻胚胎技术成熟,临床可行,成功的报道较多,但在年轻单身女性可行性差;卵母细胞的冷冻技术虽然经过了 20 多年的研究,但获得成功妊娠率非常低,仅为 1.5%～4.2%,其中冷冻损伤如透明带变性、细胞骨架破坏、染色体异常以及受精能力下降等至今仍然是卵母细胞保存的主要障碍;不成熟卵子冷冻具有损伤相对较小的优势,但体外成熟并获得妊娠成功率较成熟期卵泡低。另外,上述方法注重的只是卵巢生殖功能的保存,还未能顾及卵巢内分泌功能的保护。近期,冷冻卵巢组织块、冷冻整个卵巢进行原位、异位或异体移植技术也逐步由动物实验开始走向临床,并陆续有移植后获得妊娠的报道。

3. 干细胞技术 间充质干细胞(mesenchymal stem cell,MSC)是干细胞家族的重要成员,来源于发育早期的中胚层和外胚层。间充质干细胞在体内或体外特定的诱导条件下,可分化为脂肪、骨、软骨、肌肉、肝、心肌、内皮等多种组织细胞,连续传代培养和冷冻保存后仍具有多向分化潜能,可作为理想的种子细胞用于衰老和病变引起的组织器官损伤修复。随着对干细胞研究的深入,科学家们开始探讨 MCF 用于卵巢功能保护方面的研究。

有研究使用环磷酰胺构建了雌性大鼠卵巢功能衰退的模型,分别对它们采取干细胞治疗、安慰剂治疗和完全不治疗的措施。结果发现,接受干细胞治疗的大鼠的卵巢功能完全恢复,8 周之后,其体内激素水平与正常大鼠相当。日本学者 Takehara Y 的研究显示,脂肪组织中分离出来的 MSC 同样有修复卵巢功能的作用,可以促进血管新生,保存卵巢中卵泡的数量;同时在 F1 和 F2 代大鼠中没有发生畸形、肿瘤生成或者死亡,证明局部注射 MSC 没有明显的副作用。近年来国内也有学者开展了利用骨髓间充质干细胞和人脐带间充质干细胞治疗卵巢早衰的研究。这些初步的研究结果提示干细胞移植用于卵巢功能保护的治疗思路是很有前景的,不过,要将类似疗法应用于人类,还有很长的路要走。

三、困惑和热点问题

1. 化疗后卵巢损伤的评估指标的差异 学者们开始研究化疗对卵巢的损伤时,研究的评估指标多用化疗相关性闭经(chemotherapy-related amenorrhea,简称 CRA)的发生情况。Fisher 等最早报道乳腺癌患者在化疗后有 40% 会出现 CRA。之后大量的报道均以 CRA 作为评价化疗后女性患者卵巢功能状况的指标。不同的研究报道的 CRA 发生率各异,从 26% 到 95%。同时,不同研究对 CRA 的定义不同,报道中有 3～12 个月不等,不同年龄、不同定义使 CRA 的研究结果差异很大。另外,研究提示恶性肿瘤化疗后患者即使月经规则,但卵巢储备其实已经大大下降。Scmidt 等评估化疗后患者的卵巢储备的报道指出,即使化疗后月经恢复的患者,血清抑制素-B 水平无法检测或者 FSH 水平大于 50IU/ml。另外即使出现闭经的患者也可能是暂时性的,有报道患者在停经 1～2 年后恢复月经周期。因此 Bukulmez 等提出仅以闭经或月经不规则作为研究化疗后患者卵巢储备的研究终点是不可靠的。

我们需要更准确可靠的客观指标评估化疗对卵巢储备的损伤以及评价保护卵巢方法的有效性。

FSH、E$_2$是临床上用于评估肿瘤患者化疗后卵巢储备功能的常用指标。FSH升高提示卵巢储备下降，但多个研究所采用的FSH截断值并非统一。不同的截断值导致不同的报道卵巢功能衰竭发生率差异较大。而且血清FSH及E$_2$的测定受月经周期的限制，而患者随访的时间不可能控制在卵泡期，因此FSH以及E$_2$水平并不能准确评估化疗患者的卵巢储备功能。

抗苗勒管激素（anti-müllerian hormone，简称AMH）是近年来备受关注的反映卵巢储备的指标。AMH由人类卵巢的初级卵泡、窦前卵泡以及小窦卵泡的颗粒细胞表达分泌。其水平高低能反映卵巢内存留卵泡的数量，间接反映卵巢储备量。近年来学者开始尝试用AMH作为评估卵巢储备受损的状况，Irene Su等的研究显示，化疗后患者的AMH较正常对照组明显下降，提出AMH的检测可以有力的补充原有激素指标评估化疗后患者卵巢储备功能的不足。Anderson等也认为AMH是较FSH、抑制素B等更敏感的预测指标。

超声指标也是卵巢储备评估的常用指标，包括窦卵泡计数（antral follicle count，简称AFC）和卵巢体积。AFC是指双侧卵巢中直径2~8mm的卵泡总数。它对卵巢储备下降的预测价值高于卵巢体积、基础FSH、E2。AFC、AMH是目前公认反映卵巢储备的推荐指标。但这两个指标仅与目前卵巢储备状态有关，而无法预测化疗后患者的卵巢寿命，即真正距离绝经的时间长短。更准确地评估指标应为卵巢组织活检进行原始卵泡计数，但这需要进行手术取样，在临床上是无法实施的。

综上所述，以月经周期恢复与基础FSH水平作为评估化疗患者卵巢储备功能以及保护作用的有效性是不可靠的，建议使用较敏感指标如AFC、AMH。仅仅使用月经及FSH作为评价指标的研究结果可能缺乏说服力。

2. GnRH-a保护卵巢临床研究的有关争议 尽管GnRH激动剂对化疗患者的卵巢功能保护的临床应用逐渐被肿瘤专家所接受，但对其真正的有效性仍然被质疑，其中一个原因是其作用机制一直未完全阐明。按照Ataya等人的观点，化疗药物（例如环磷酰胺）主要对生长卵泡产生杀伤作用，性激素分泌减少，垂体在反馈机制作用下增加促性腺激素的分泌，促进初级卵泡向生长卵泡的发展，后者再受CTX的破坏，由此形成恶性循环，最终导致卵巢储备的耗竭。因此传统理论认为使用GnRH激动剂干预可以通过对垂体的降调节，抑制促性腺激素的合成与分泌，打破CTX损伤卵巢的恶性循环，从而达到保护卵巢的目的。但是该理论未能满意解释GnRH激动剂的保护作用，因为研究发现促性腺激素（主要是FSH）只是对初级卵泡以后的生长发挥作用，而原始卵泡的初始募集（从原始卵泡到初级卵泡）不依赖促性腺激素。而且按照该理论，与GnRH激动剂同属GnRH类似物的GnRH拮抗剂（GnRH-ant）应该也能够起到保护卵巢的作用，因为GnRH-ant与GnRH-a虽然在垂体的作用机制略有差别，但最终都可以抑制垂体内源性促性腺激素的分泌。并且GnRH-ant与GnRH-a相比还具有其优势，GnRH-ant通过竞争性抑制GnRH与受体结合，在给药后数小时内迅速降低血浆FSH及LH水平，没有应用GnRH-a后先升后降的过程，从而消除"flare up"效应（所谓"flare up"效应是指在应用GnRH-a的最初1~2周内，由于垂体表面的GnRH受体还未被耗竭，GnRH-a可刺激促性腺激素短暂增高，在此期卵巢因受刺激而对化疗药物更为敏感）。但是实验研究却发现GnRH拮抗剂虽然同样可以抑制垂体内源性促性腺激素的分泌，但是GnRH拮抗剂不但没有像GnRH激动剂那样起到保护卵巢的作用，反而增强化疗药物对卵泡的破坏作用，降低卵巢的卵泡储备。这些研究结果同时也提示我们除了垂体功能的降调节以外，GnRH激动剂保护卵巢的机制可能还存在于下丘脑-垂体轴之外。

另外，关于GnRH-a保护卵巢功能的临床效果仍然受到质疑。有研究机构发表随机临床研究结果提出，GnRH-a并不能对化疗患者的卵巢储备功能起保护作用。Gerber等在2011年报道的随机对照试验结果发现，在化疗期间加用戈舍瑞林并未增加患者化疗后月经恢复的发生率。而Leonard的结果也提示GnRH-a并不利于化疗月经周期恢复。这两个研究仅以月经的改变作为评价指标成为其最大的局限性。而2012年Munster发表的研究结果提示，使用GnRH-a伴随化疗后有88%患者恢复月经，而对照组有90%患者恢复月经周期，FSH、抑制素A和抑制素B的水平两组间未见区别，均较化疗前明显下降。他们认为化疗同时使用GnRH-a并不能保护化疗患者的卵巢功能。由此可见，根据目前已有的研究报道，尚未能有力证实GnRH-a对化疗卵巢的保护作用，仍需要进行严谨的、大样本的随机对照试验，并应选用准确的评估指标。

3. 冷冻技术在保护化疗患者卵巢功能方面应用存在的问题 在恶性肿瘤患者化疗前保留胚胎

或配子、卵巢的各种方法中,胚胎冷冻技术最成熟,妊娠成功率高。但该方法有其局限性,必须在化疗前进行促排卵、取卵等治疗,因此化疗需要延迟2～6周。要冷冻保留胚胎必须要求女方有固定伴侣,国内必须为已婚夫妻才能进行辅助生育治疗,对单身者并不适用。另外,胚胎冷冻保存还存在伦理问题,万一患者去世,存留的所谓的"孤儿胚胎"如何处理将是棘手的问题。

卵子冷冻技术也日渐成熟,目前已有通过解冻卵子获得临床妊娠的报道。获取卵子时不需要男性伴侣而且不存在制造"孤儿胚胎"的伦理难题。但同样需要进行促排卵和取卵治疗,并不适用于初潮前女性患者。而且卵子冷冻技术难以掌握,而妊娠率低,需要改善现有技术以提高卵子解冻后妊娠率才能广泛应用于临床。值得指出的是,无论是冷冻胚胎还是冷冻卵子,仅能保存患者生育的可能,但并不能保存患者的内分泌功能,即只能保存生殖功能,而不是真正全面保护卵巢功能。

鉴于以上方法的局限性,有学者尝试利用冷冻技术保存患者的卵巢组织,化疗前通过手术把部分或全部卵巢切下并冷冻保存。后期的处理包括卵巢原位或异位移植、卵巢组织分离卵泡体外培养成熟。冷冻卵巢组织块前景美好,保存成功率较高,但目前冷冻方案不统一,并且对细胞骨架的损害仍难以避免,另外移植后肿瘤微小病灶的再种植、移植后卵巢功能的再恢复以及移植后再次化疗的卵巢功能损害是其存在的主要问题。

四、关于保护化疗患者卵巢功能的现有共识

虽然肿瘤患者保护卵巢功能的治疗越来越受到重视,虽然很多的方法尚处于研究中,各国相关机构均致力于制订规范的临床诊治指南。美国临床肿瘤协会(American Society of Clinical Oncology,ASCO)和澳大利亚临床肿瘤协会(Clinical Oncological Society of Australia,COSA)以及国际生育能力保护协会(International Society for Fertility Preservation,ISFP)等均发布了相关的临床指南,国内的肿瘤患者卵巢功能保护的诊治指南也正在制订中。总结各指南,业界的共识有以下几点:

1. 医务人员在肿瘤开始治疗前应告知生育年龄期的患者治疗后发生不育的可能性,并提供清晰和全面的保留生育功能的相关信息,这应该作为肿瘤治疗前患者教育和知情同意的一部分。

2. 组成肿瘤生育学(oncofertility)专家团队或小组,包括肿瘤医生、肿瘤放疗医生、病理科医生、辅助生育专科医生、妇科内分泌医生等,制订相应的合作机制和工作流程以保证能进行清楚和及时的沟通。

3. 尽管患者最初可能仅仅关注肿瘤诊断和治疗,医疗团队应尽早地告知患者治疗后不育的风险和可能性,结合患者的具体情况,提供个体化的保留生育功能方案。

4. 目前,卵子和胚胎冷冻作为生殖医学经典治疗方案,广泛应用。其他保留生育功能的方案仍在初始探索阶段,应由相关领域有经验的专家进行操作和研究。

5. 长期的随访尤其重要,包括肿瘤治疗后的随访、生育情况、绝经情况、不孕及性生活状况对心理影响等情况的随访。

五、展望

全球每年被确诊恶性肿瘤的女性患者不断增加的现状和恶性肿瘤治愈手段的不断完善,使越来越多的生育年龄女性面对化疗后卵巢功能下降带来的不良反应。肿瘤专家在诊治生育年龄的女性患者时,不仅仅讨论肿瘤的治疗与预后,而且需要让患者了解到化疗后将面对的生殖内分泌问题,同时给予全面的保存生育能力的相关咨询。但目前所有可选择的卵巢功能保护的方法中均存在技术局限性,而且对于方法的选择缺乏统一的指引。建议多种方法综合使用,如已婚有性伴侣的患者可以推荐选择冷冻胚胎和药物保护在体卵巢结合。未婚患者可以选择冷冻卵子、卵巢和药物保护在体卵巢结合。而对于青春期前的女性可以选择卵巢组织冷冻。

从肿瘤治疗到卵巢功能、生殖功能的保存牵涉多个学科,包括各肿瘤专科、生殖内分泌专家、胚胎学家等,目前已经有新兴的学科肿瘤生育学(oncofertility)队伍组成。临床实践中应根据患者的肿瘤解剖部位,组织学类型,临床分期,生育状态,生活方式和偏好,治疗后不育的风险,肿瘤复发的几率等相关因素进行综合考虑,制订个体化的治疗。对于各种方法的应用仍需进一步的临床研究获得循证医学证据。

(杨冬梓 何钻玉)

参 考 文 献

1. Blumenfeld Z, Eckman A. Preservation of Fertility and Ovarian Function and Minimization of Chemotherapy-Induced Gonadotoxicity in Young Women by GnRH-a. J Natl Cancer Inst Monogr,2005,(34):40-43

2. Ataya M, McKanna A, Weintraub M, et al. A luteinizing hormone-releasing hormone agonist for the prevention of chemotherapy-induced ovarian follicular loss in rats. Cancer Res,1985,45(8):3651-3656

3. 袁光文,沈铿,杨佳欣. 促性腺激素释放激素激动剂对化疗损伤卵巢功能保护作用的实验研究. 中华妇产科杂志,2005,40(10):666-669

4. Waxman H, Ahmed R, Smith D, et al. Failure to preserve fertility in patients with Hodgkin's disease. Cancer Chemother Pharmacol,1987,19(2):159-162

5. Blumenfeld Z, Avivi I, Ritter M, et al. Preservation of fertility and ovarian function and minimizing chemotherapy-induced gonadotoxicity in young women. J Soc Gynecol Investig,1999,6(5):229-239

6. Pereyra B, Mendez M, Milone G, et al. Use of GnRH analogs for functional protection of the ovary and preservation of fertility during cancer treatment in adolescents:a preliminary report. Gynecol Oncol,2001,81(3):391-397

7. Fox R, Ball E, Mick R, et al. Preventing chemotherapy-associated amenorrhea (CRA) with leuprolide in young women with early-stage breast cancer. ProcASCO,2001,20:25a

8. 彭萍,杨冬梓,郑澄宇,等. 促性腺激素释放激素类似物干预化疗大鼠卵巢功能损害的作用. 中华妇产科杂志,2007,42(8):546-550

9. Takehara Y, Yabuuchi A, Ezoe K, et al. The restorative effects of adipose-derived mesenchymal stem cells on damaged ovarian function. Lab Invest,2013,93(2):181-193

10. Blumenfeld Z. Chemotherapy and fertility. Best Practice & Research Clinical Obstetrics and Gynaecology. 2012,26(3):379-390

11. Schmidt T, Andersen Y, Loft A, et al. Follow-up of ovarian function post-chemotherapy following ovarian cryopreservation and transplantation. Hum Reprod, 2005, 20(12):3539-3546

12. Bukulmez O, Arici A. Assessment of ovarian reserve. Curr Opin Obstet Gynecol,2004,16(3):231-237

13. Su I, Mary D. Sammel, Jamie Green, et al. Anti-mullerian hormone and inhibin B are hormone measures of ovarian function in late reproductive-aged breast cancer survivors. Cancer,2010,116(3):592-599

14. Anderson A, Themmen P, Al-Qahtani A, et al. The effects of chemotherapy and long-term gonadotrophin suppression on the ovarian reserve in premenopausal women with breast cancer. Hum Reprod,2006,21(10):2583-2592

15. Gerber B, von Minckwitz G, Stehle H, et al. Effect of luteinizing hormone-releasing hormone agonist on ovarian function after modern adjuvant breast cancer chemotherapy:the GBG 37 ZORO Study. J Clin Oncol,2011,29(17):2334-2341

16. Leonard C, Adamson D, Anderson R, et al. The OPTION trial of adjuvant ovarian protection by goserelin in adjuvant chemotherapy for early breast cancer. J Clin Oncol,2010,28(Suppl.):15s

17. Munster N, Moore P, Ismail-Khan R, et al. Randomized trial using gonadotropin-releasing hormone agonist triptorelin for the preservation of ovarian function during (neo) adjuvant chemotherapy for breast cancer. J Clin Oncol,2012,30(5):533-538

18. Badawy A, Elnashar A, El-Ashry M, et al. Gonadotropin-releasing hormone agonists for prevention of chemotherapy-induced ovarian damage:rospective randomized study. Fertil Steril,2009,91(3):694-697

19. Del Mastro L, Boni L, Michelotti A, et al. Effect of the gonadotropin-releasing hormone analogue triptorelin on the occurrence of chemotherapy-induced early menopause in premenopausal women with breast cancer:A randomized trial. JAMA,2011,306(3):269-276

20. Danforth R, Arbogast K, Friedman I. Acute depletion of murine primordial follicle reserve by gonadotropin-releasing hormone antagonists. Fertil Steril, 2005, 83(5):1333-1338

21. Gupta K, Flaws A. Gonadotropin-releasing hormone (GnRH) analogues and the ovary:do GnRH antagonists destroy primordial follicles? Fertil Steril, 2005, 83(5):1339-1342

22. Massimo F. Establishment of oocyte population in the fetal ovary:primordial germ cell proliferation and oocyte programmed cell death. Reprod Biomed Online,2005,10(2):182-191

23. Vaskivuo E. Tapanainen JS. Apoptosis in the human ovary. Reprod Biomed Online,2003,6(1):24-35

24. Woodruff K, Snyder K. Oncofertility:Fertility Preservation for Cancer Survivors. Springer,2007:163-170

25. Loren W, Mangu B, Lindsay, et al. Fertility Preservation for Patients With Cancer:American Society of Clinical Oncology Clinical Practice Guideline Update. J Clin Oncol,2013,31(19):2500-2510

26. Clinical Oncological Society of Australia. Fertility preser-

vation options for AYAs diagnosed with cancer:Guidance for health professionals. http://wiki. cancer. org. au/australia/COSA:AYA_cancer_fertility_preservation/Key_messages_and_recommendations

27. Kim S, Donnez J, et al. Recommendations for fertility preservation in patients with lymphoma, leukemia, and breast cancer. J Assist Reprod Genet,2012,29(6):465-468

第四十二章　女性性发育异常的处理

第一节　概　　述

人类生殖泌尿系统的发育异常存在着非常复杂的问题。直到现在,还不能建立一个完善和统一的分类法。核型与表型不能统一,同一核型有不同表型的表现:如表型为索条状卵巢的个体,就有21种核型;又如45,X核型,在表型上有索条状卵巢,能排卵的卵巢,还有两性化带隐睾的个体。内分泌的影响可以造成生殖系统的发育异常,但情况也相当复杂。例如阴蒂肥大,既可以由肾上腺皮质网状带分泌过多的睾丸酮所致,也可以由卵巢门细胞过度增殖分泌过量的睾丸酮所产生。总之,病因错综复杂,而临床所见种类繁多,很难满意地系统论述。在此仅选基因诊断明确或基因研究比较深入的疾病进行介绍。

在临床上,人类性别可分为五大类:外生殖器性别、核型性别、性腺性别、抚育性别和社会性别。

一、分类方法的历史延革

(一)国外的多种分类法

直到现在,国际上尚无统一的分类法。既往习惯于以性腺病理为基础进行分类即按真假两性畸形分类。目前临床所见性发育异常病因种类繁多,真假两性畸形分类已不足反映目前临床所见的各种类型。性发育异常还存在核型与表型不能统一,同一核型有不同表型的现象:如表型为索条状卵巢的个体,就有21种核型;又如45,X核型,在表型上有索条状卵巢,能排卵的卵巢,还有两性化带隐睾的个体。内分泌的影响可以造成生殖系统的发育异常,但情况也相当复杂。例如阴蒂的肥大,即可以由肾上腺皮质网状带分泌过多的睾丸酮所致,也可以由卵巢门细胞过度增殖分泌过量的睾丸酮所产生。总之,病因错综复杂,且临床所见种类繁多,很难满意地系统论述。

Dewhurst于1981年提出新的性发育异常分类法(表42-1),按性染色体水平、性腺水平及假两性畸形分类。Shearman 1985年的修改分类法大致与前者相似(表42-2)。

表 42-1　Dewhurst(1981)分类法

染色体水平	Turner 综合征及 Turner 嵌合体
	超雌
	曲细精管发育不全
	XYY 男性
	H-Y 抗原变异:XX 男性
	XY 女性
	混合性性腺发育不全
性腺水平	真两性畸形
	单纯性腺发育不全
	抗苗勒管因子缺乏
	间质细胞发育不全
靶器官不敏感	胞浆受体缺乏:完全型睾丸女性化
	不完全型
	5α 还原酶缺乏:家族性
	散发性
女性两性畸形	进行性:先天性肾上腺皮质增生
	非进行性:母亲雄激素过多
	外源性合成孕激素
	自发性

在 Leon Speroff 和 Mare A Fritz 主编的第7版 Clinical Gynecological Endocrinology and Infertility (2005)中将异常性分化按性腺形态学分类如下(表42-3):

(二)我国专家的分类法及其根据

我国葛秦生等人提出人类性别可归纳为6种:染色体性别(核型性别)、性腺性别、内外生殖器官性别、性激素性别、社会性别、心理性别。将性发育过程中三个最关键的环节即性染色体、性腺与性激素作为性发育异常的分类基础,将其按病因归入三大类(表42-4)。

表 42-2　Shearman(1985)分类法

染色体水平	Turner 综合征,Turner 嵌合及其他 X 缺失
	超雌
	曲细精管发育不全
	XYY 男性
	XO/XY(混合性性腺发育不全)
	H-Y 抗原变异
性腺水平	真两性畸形
	单纯性腺发育不全
	抗苗勒管因子缺乏
	胎儿期雌激素缺乏:间质细胞发育不全
	合成雄激素酶缺乏
靶器官不敏感	雄激素受体缺乏
	睾丸女性化
	Refenstein(及其他以人名命名的)综合征
	不完全型睾丸女性化:5α 还原酶缺乏
	受体后不敏感
女性两性畸形	进行性:先天性肾上腺皮质增生
	非进行性:母亲雄激素过多
	外源性孕激素
	丹那唑
	自发性

表 42-3　异常性分化分类

胎儿内分泌异常		
女性男性化(女性假两性畸形)	先天性肾上腺皮质增生症	21-羟化酶缺乏
		11β-羟化酶缺乏
		3β-羟化酶缺乏
	母亲雄激素过多	服用药物
		母体疾病
		芳香化酶缺陷
男性男性化不全(男性假两性畸形)	雄激素不敏感综合征(雄激素受体异常)	
	5α 还原酶缺乏	
	睾酮生物合成缺陷	3β-羟基类固醇脱氢酶缺陷
		17β-羟化酶缺陷
		17α-羟基类固醇脱氢酶缺陷
		先天性肾上腺类脂性增生症
	睾丸促性腺激素抵抗	
	抗苗勒管激素缺陷	
性腺发育异常		
男性假两性畸形	原发性性腺缺陷——Swyer 综合征	
	无睾症	
真两性畸形		
性腺发育不全	Turner 综合征	
	性腺嵌合体	
	正常染色体核型-Noonan 综合征	

表 42-4　性发育异常葛氏(1994)分类法

性染色体异常(包括性染色体数与结构异常)	性激素与功能异常
特纳综合征 　　XO/XY 性腺发育不全 　　超雌 　　真两性畸形(嵌合型性染色体) 　　46,XX/46,XY 性腺发育不全 　　曲细精管发育不良(Klinefelter)综合征	雄激素过多:先天性肾上腺皮质增生 　　　　　　　　　早孕期外源性雄激素过多 　　雄激素缺乏:17α 羟化酶缺乏 　　　　雄激素功能异常(雄激素不敏感综合征): 　　　　　　　　　完全型 　　　　　　　　　不完全型
性腺发育异常 　　XX 单纯性腺发育不全 　　XY 单纯性腺发育不全 　　真两性畸形(46,XX 或 46,XY) 　　睾丸退化	

二、现行诊断与治疗要点

(一) 性分化异常诊断流程图

性分化异常经常表现为原发性闭经,其诊断流程见下表 42-5。

(二) 常见性分化异常疾病治疗要点

1. Turner 综合征

(1) 疾病的概述:Turner 综合征(45,XO)又称先天性卵巢不发育。本征的别名繁多。曾被称为

"45,X 综合征"、"Albright Ⅱ 型综合征"、"XO 综合征"、"生殖腺侏儒"、"先天性性腺发育不全(congenital gonadal dysgenesis)"及"Turner-Varvy 氏综合征(Turner-Varvy's Syndrome)"。

(2) 发病特点和流行病学:本征是由于一个 X 染色体的完全或部分缺失所致,其性染色体异常主要有如下几种核型:

1) X 单体型(45,XO):无染色质。具有典型的本综合征表型,最多见。

表 42-5　性分化发育异常诊治流程

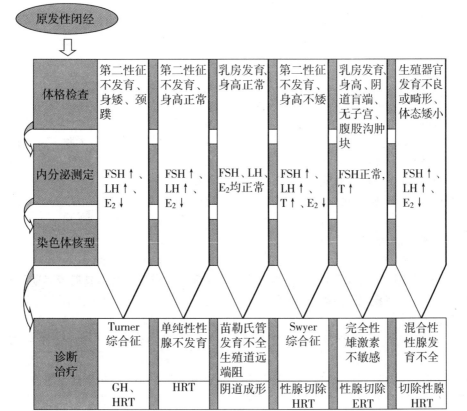

2）X染色体缺失:46,X del(Xp)。

3）等臂染色体:46,X(Xqi),其表型与 XO 相似,但约有1/5伴发甲状腺炎和糖尿病。

4）嵌合体:核型为 XO/XX,XO/XXX 或 XO/XY。表型有很大差异,可从完全正常到典型的 XO 表型。

其发生率为新生儿的 10.7/10 万或女婴的 22.2/10 万。据报道占流产胚胎的 3% ~ 10% 不等。仅 0.2% 的 45,X 胎儿达足月,其余在孕 10 ~ 15 周死亡。是一种最为常见的性发育异常。

（3）临床诊断:诊断除根据临床表现外,最主要的是染色体核型检查。

1）临床特点为身矮、生殖器与第二性征不发育和一组躯体的发育异常。具体描述如下:

①95% 以上患者为身长短,出生体重较轻。江静等人分析 213 例 Turner 综合征患者的终身高为 (139.1±8.3)cm。在嵌合体患者,身高受各类细胞比例的影响,45,XX 的细胞占比例大的患者可以有正常身高。

②智力:一般尚可,但常比同胞低,常表现听力和理解力差。

③面部:颌面部发育不成比例:颏小,缩颌。常有内眦赘皮,偶见双眼距过宽,斜视(内斜或外斜),辐辏功能不足,外展麻痹,眼球可发生轻突或震颤,上睑下垂,近视,椭圆形角膜,角膜薄翳,蓝色巩膜,先天性青光眼或原发性开角青光眼,白内障等。耳廓大而低位,偶见先天性重听或耳聋。上唇圆曲,下唇直短(呈鲨鱼样)。

④80% 表现颈项短粗,50% 患者有颈蹼,发际低,甚至低达肩部。

⑤胸部宽,30% 呈桶状或盾牌状,两乳头小而相距远,乳头位于锁骨中线外,乳腺不发育。

⑥心血管:35% 有先天性心脏病,约 1/2 ~ 1/4 病例有主动脉弓狭窄以及原发性高血压,偶见肺动脉瓣狭窄。

⑦骨骼畸形或异常:肘外翻(75%),脊柱发育不良(80%),骨质疏松,"阳性掌骨征"(四、五掌骨短小),锁骨外端与骶骨翼发育不良,小指短且弯曲,胫骨内侧可有外生骨疣,锥体扁平,身矮,通常成年身高不超过 150cm。

⑧皮肤及指甲:多痣,皮肤总嵴纹数增加,有黏液性水肿,指甲常有生长不良,过度凸起。

⑨生殖、泌尿系统异常:卵巢发育不全呈白色条索状,内外生殖器官呈幼稚型,95% ~ 98% 为原发性闭经和不孕。嵌合体患者可表现为卵巢早衰,或能怀孕,流产死产亦多。阴、腋毛缺如或稀少。偶见马蹄肾。

⑩其他异常:偶见微血管扩张、甲状腺抗体增高,对葡萄糖不耐受,中枢神经识别、空间感觉和定向障碍。寿命与正常人相同。

⑪实验室检查:自 10 ~ 11 岁起 LH 和 FSH 显著升高,FSH 的升高大于 LH 的升高,雌激素水平低。染色体检查见典型核型。

本征可有多种异常表现,但很少有患者具有全部异常表现。

核型为 45,XO(包括上述核型)即可确诊。需有足够数量的细胞以明确是否有嵌合体的存在。若属结构异常,尚需通过分带技术了解缺失或易位部分的染色体。

2）应与以下几种疾病鉴别

①Ullich-Noonan 综合征:有身矮,生殖器不发育及各种躯体异常的表现,但染色体为 46,XX,故亦称为 XX Turner。其主要区别除性染色体外是在青春期可有正常的性发育和受孕,为常染色体显性遗传。

②单纯性性腺发育不全:外表呈女性,有性腺发育不全的特征,但无身矮及其他躯体异常,性染色体核型为 46,XX 或 46,XY。详见有关部分。

（4）治疗方法的选择原则:治疗方法的选择要根据就诊时的年龄而设定主要目的。

1）目的:促进身高,刺激乳房与生殖器发育,防止骨质疏松。

2）促进身高:对促进身高的治疗方法,注射生长激素(GH)已被接受证明有效安全,推荐剂量为 0.045 ~ 0.050mg/(kg·d)(0.27mg/(kg·w))或 0.15U/(kg·d),每天睡前皮下注射。据报道,治疗 2 ~ 7.5 年后,大部分患儿身高超过 150cm。开始治疗年龄越小的患儿效果越明显。吴谨等观察了 25 例用生长激素治疗的 Turner 综合征患者,结果平均每 3 个月长高 2cm,治疗 1 年以上者长高 7.5 ~ 8cm。有人建议生长激素治疗可从 4 岁或 5 岁开始使用。也可从 12 岁起用 2 年小剂量雄激素。应尽可能地延迟青春期的发育直至生长完全,以避免骨骺提早闭合。过早应用雌激素促使骨骺早期愈合。

3）促进性征和生殖器发育:一般先促进身高,骨骺愈合后或已无望增高者(一般在 12 ~ 14 岁)开始用雌激素使乳房和生殖器发育。对有子宫的患者应用雌激素周期序贯疗法,可有月经来潮。剂量应个体化。有生育要求的患者可通过供卵体外受精,胚胎移植而怀孕。45X/46,XX 嵌合型,正常细胞占多数,垂体促性腺激素水平无明显升高者可望生育。

（5）RCT 报道和临床经验交流：一项为期两年的多中心研究将 91 例特纳氏综合征患儿（平均年龄 10.3±2.3 岁），随机分为两组，一组单用思真（即生长激素）（n=47），一组用思真加氧雄龙（n=44）。在第一年两组思真的剂量都为 18IU/（m² · w）[0.2mg/（kg · w）]，第二年单用思真组使用剂量加至 24IU/（m² · w）[0.27mg/（kg · w）]。研究中氧雄龙第一年的剂量为口服 0.1mg/（kg · d），第二年调整为 0.05mg/（kg · d）。结果显示单用思真治疗的第一年平均生长速率从治疗前（4.0±1.0）厘米/年增加到（6.4±1.3）厘米/年。在试验期间平均生长速率一直维持在基线以上，经过两年的治疗平均净增高为 4cm。加用氧雄龙的思真治疗组在两年的治疗中线性生长更显著。平均身高速率第一年从（4.2±1.2）厘米/年增加到（8.5±1.7）厘米/年，第二年增加到（6.2±1.5）厘米/年。

北京协和医院报道用苯丙酸诺龙 25mg 肌内注射，每 2 周一次，3~6 个月；停药半年，骨骺未愈合可重复治疗，共治疗 28 例，增高最多 17.5cm；用利维爱（Livial）治疗 7 例患者身高分别增高 3~10cm。后者口服方便。

（6）要点

1）Turner 综合征是最常见的染色体异常导致的性发育异常。

2）主要表现为原发性闭经、身材短小及性幼稚。

3）诊断的关键是染色体核型分析。

4）对有望增高的患儿首先予促进身高治疗，可以用生长激素。然后用雌孕激素替代治疗。有生育要求的患者可通过供卵体外受精，胚胎移植而怀孕。

2. XO/XY 性腺发育不全

（1）疾病的概述：XO/XY 性腺发育不全（又称 45,X/46,XY 嵌合体，或称混合性性腺发育不全）是性分化发育异常的一种。

（2）发病特点和流行病学：45,X/46,XY 嵌合体的个体具有 45,X 细胞系，同时至少有一个细胞系含有 1 条 Y 染色体。其表现型有从伴有隐睾或会阴部尿道下裂的外观几乎正常的男性到难与 45,X 的 Turner 综合征区别的女性的不同类型。其不同的表现型推测是与不同组织中不同的细胞系分布有关，有时存在结构异常的 Y 染色体。

凡有 Y 染色体而性腺发育不全者，性腺发生肿瘤的可能性较大。据报道其肿瘤发生率为 10%~20%。此类患者容易发生性母细胞瘤。约 1/5 在条索状性腺切片时发现。有时可合并生殖细胞瘤、内胚窦瘤、胚胎性癌或绒癌等恶性肿瘤。性母细胞瘤本身恶性程度低，转移少。

（3）临床诊断

1）诊断主要根据临床表现及染色体核型测定。本病的表现型有以下三种类型：

①表现为女性生殖器：具有 Turner 综合征的特征，但临床上可能区别于 Turner 综合征。这种个体往往身高正常，躯体无异常。由于缺乏性激素的刺激，其外生殖器、阴道、子宫和输卵管均发育不良，乳房无发育。阴毛、腋毛稀少或缺如。如有乳房发育，应警惕有分泌雌激素的肿瘤如性腺胚胎瘤或无性细胞瘤。有约 25% 的 45,X/46,XY 患者性腺发生恶性肿瘤。偶尔由于条索状性腺受促性腺激素作用而出现男性化。

②表现为假两性畸形，也称为混合性性腺发育不良症（mixed gonadal dysgenesis）。

其一侧性腺为条索状，另一侧为发育不良的睾丸；或一侧是睾丸或条索状性腺，对侧是性腺肿瘤。可能是 45,X 细胞影响发生条索状性腺，而 46,XY 细胞促使发生睾丸；两种细胞同时存在导致睾丸发育不良，异常的睾丸又易发生肿瘤。这种个体通常表现为两性化的外生殖器。其一个重要的临床表现是通常有苗勒管衍生器官，如子宫。这对诊断很有帮助，因为在几乎所有其他的男性假两性畸形类型中均无苗勒管衍生器官存在。因此只要一个两性畸形的个体具有两侧睾丸和一个子宫，无论是否鉴定出两种细胞遗传学的细胞系，都可诊断其为 45,X/46,XY 嵌合体。偶尔，表现为始基子宫或仅单侧输卵管或与睾丸同侧的输卵管。

③表现型为男性：这是最常见的类型。产前通过羊水细胞检查确定为 45,X/46,XY 胎儿的 90% 属此类型。外生殖器有一定程度的女性化，如阴囊很小，近乎平坦，内有发育不良的小睾丸。与表现型为女性者比较，其性腺恶变的发生率较低。

2）染色体核型测定需注意

①血中没有 45,X/46,XY 嵌合体存在，可能需作多种组织染色体检查，因不能除外其他组织中存在嵌合体。

②血中 45,X/46,XY 细胞之比不反映其他组织中这些细胞的比例。

3）产前诊断：羊水细胞测定胎儿细胞染色体

核型。

4）鉴别诊断

①其他类型的男性假两性畸形。

②Turner综合征。

（4）治疗方法的选择原则：治疗主要根据其表现型。

1）表现型为两性畸形或女性化外生殖器的患者，应尽早切除性腺，青春期后使用雌激素补充疗法。发育较好的子宫可保留，留待今后可通过捐赠卵子或胚胎而获妊娠。

2）表现型为男性的患者可保留性腺，定期行B超或触诊检查阴囊了解睾丸变化情况。

3）外生殖器的手术矫形。

（5）要点

1）染色体核型测定可确认诊断。

2）治疗主要根据表现型决定性腺的去留和外生殖器官矫形。

3. 真两性畸形

（1）疾病的概述：患者有双重性腺性别，即体内同时有睾丸及卵巢，并可有双重遗传性别或遗传性别和性腺性别相矛盾。因之按分类的定义既可归入性染色体异常，亦可归入性腺发育异常。

（2）发病特点和流行病学：真两性畸形染色体核型大部分为46,XX（约占80%～90%）约2/3的患者被当作男性抚养；也可为46,XY（约10%），极小部分为嵌合体（chimera）。

真两性畸形极为罕见。真两性畸形的发病率在黑种人或非洲较高。

由于患者具有两种性腺，体形多有两性表现，而且往往与染色体核型没有直接关系。除了生殖器官发育畸形外，无特殊体征，未见身体上的畸形，也没有明显的智力障碍。

1）乳房发育：多数真两性畸形的卵巢在青春期后分泌雌激素，有排卵时还分泌孕激素，乳房发育成女性较多。乳房发育可见于任何核型，乳腺的发育可能出现较晚，但也有乳房不发育者。

2）子宫：嵌合体真两性畸形病例中子宫发育的比较多，而XX核型及XY核型的真两性畸形中子宫发育良好者较少，约有一半仅有子宫的残遗体，或发育不良或与体外不沟通而产生经血潴留。

3）输卵管、输精管：一般在睾丸的一侧没有输卵管形成，部分病例在卵巢的同侧有输卵管形成，或有输卵管及输精管形成。

4）外生殖器：真两性畸形的外生殖器主要有三种表现：

①外生殖器男性化：有不够完善的男性化，长短不一的阴茎，合并尿道下裂或阴茎系带及唇囊皱襞合并不全等。

②外生殖器两性化：可见阴蒂增大，唇囊皱襞合并不全，没有阴道或阴道下端闭锁，或与尿道沟通。无阴道者约占真两性畸形的1/4。

③外生殖器基本上女性型：有阴道及阴蒂肥大，大小阴唇发育不良，青春期后有月经来潮。

5）性别的定向养育：真两性畸形多数以男性定向养育，因为多数有男性体形或男性化的表现。

（3）临床诊断

1）临床诊断

①有诊断意义的病史：母亲妊娠史、早期妊娠的药物或疾病史、家族中不明原因的围产期和新生儿死亡史、不育或间性新生儿史。

②体检：包括行为举止、喉结、乳房变化的观察，阴囊（大阴唇）及腹股沟的触诊，来区别睾丸、卵巢或卵睾及子宫。此外，还要仔细检查尿道口、阴道、尿生殖窦并行直肠指检，以了解其相互关系及有无宫颈、子宫和前列腺。有报道新生儿直肠指检最容易触及铅笔样子宫。体检可见性征及外生殖器发育的间性状态或畸形。但对其性别的判定有时非常困难，尤其在青春期前，第二性征尚未发育，很难做出正确的判断。而早期确定两性畸形患者的性别，并给以相应的治疗又是非常重要的。所以应该进一步做实验室检查。

2）实验室检查

①染色体核型鉴定与性染色质试验：核型鉴定对两性畸形的诊断与处理有一定帮助，但对真两性畸形却难以从核型来确定性腺，因其核型大部分为46,XX，也可为46,XY或嵌合体。

可用简单经济的X染色质试验代替。X染色质又称Barr小体，是一条失活的X染色体在间质细胞核内的表现，它的数目与形态和失活的X染色体有密切关系。根据剂量补偿规律，女性的2条X染色体必须有1条失活，则X染色质试验阳性；而男性仅有的1条X染色体不失活，X染色质试验阴性。

②*SRY*和*ZFY*基因检测：对核型正常的患者，利用PCR扩增*SRY*并结合染色体分析，可判断患者的真实性别。

③分子细胞遗传荧光原位杂交检测：使用X、Y染色体全染色体或其特殊位点的探针标志，可以测定X、Y染色体易位。

④类固醇激素及其代谢产物、垂体-肾上腺轴

和垂体-性腺轴功能检查：尿 17 酮类固醇测定、血皮质醇及 ACTH 测定可帮助鉴别肾上腺皮质增生引起的女性假两性畸形。性腺发育不良者可有 FSH、LH 增高。HCG 兴奋试验有助于了解有无具备功能的睾丸组织及其睾酮合成能力。

3）影像学检查

①超声、CT 或 MRI 检查：了解有无子宫或性腺（卵巢或未下降的睾丸）以及尿道情况，但对混合性性腺发育不良者不能分辨卵巢或未下降的睾丸；了解肾上腺或肾脏形态学变化。

②逆行尿生殖窦造影：膀胱镜经尿生殖窦开口插入确定阴道状况，有无子宫、宫颈及尿道开口部位，并可作逆行造影明确内生殖管道解剖结构。

4）剖腹探查或腹腔镜检查

对临床不能扪及性腺者是必要的检查步骤，可查明腹内苗勒管结构及作性腺活检。常用冰冻切片快速作出诊断。其表现形式有三种：

①一侧为睾丸，另一侧是卵巢，约占 40%。

②每侧性腺中既有睾丸组织又有卵巢组织，称卵睾，约占 20%。

③一侧为卵巢，另一侧是卵巢或睾丸，约占 40%。

卵巢位置多正常，其旁附有输卵管。病理学检查：卵巢正常，青春期后卵泡发育，有黄体及白体。卵睾及睾丸常在睾丸下降的位置上，睾丸附有输精管，卵睾旁常附有输卵管，偶见输卵管和输精管同时存在。

5）鉴别诊断

①性激素与功能异常：真两性畸形与性激素与功能异常如先天性肾上腺皮质增生症不易鉴别，需对性腺行病理检查，染色体核型分析是重要的鉴别诊断手段。

②性腺发育缺陷：见于 46,XY 或 46,XX 性腺发育不良、睾丸退化综合征、Klinefelter 综合征。

（4）治疗方法的选择原则：治疗方法的选择首先是根据性别确认来决定整形手术。

1）性别选择的重要决定因素是外生殖器解剖条件以及外科整形后所能具备的性功能，遗传性别并非性别决定的要素。生育力虽应考虑，但与其他因素相比不作为首要考虑。

2）对于外貌及外生殖器大体属于女性的，应切除肥大的阴蒂、腹腔中的睾丸及卵睾，必要时扩大阴道，行阴道成形术，并以雌激素治疗使女性化更趋完善。

3）对于主要体形及生活习惯属于男性的，应修补尿道下裂，切除阴茎系带，切除腹腔中的卵巢。如果睾丸的功能不够完善，应给予雄激素治疗。

4）女性表型患者剖腹探查中发现发育不良的性腺应予以切除防备恶变，因为有 Y 染色体的个体，其腹腔内的性腺尤其是发育不良者恶变率高。

（5）新观点的探讨

1）46,XX 核型的真两性畸形的发病机理有以下学说：

X-Y 异常交换学说：Ferguson-Smith 等在 1966 年就提出：在父源减数分裂过程中，X 和 Y 染色体的假常染色体区发生交换，若交换的断裂点延伸到 TDF 基因（即现在证实的 SRY 基因），Y 染色体的 TDF 基因易位到 X 染色体上，则可出现 46,XX 男性或 46,XX 真两性畸形。此后，多位学者的研究也证实了这一学说。但对 X-Y 发生交换的 46,XX 患者，为什么多数成为 46,XX 男性，而少数发展为 46,XX 真两性畸形，目前有几种解释：①X-Y 染色体易位时出现 SRY 位点的重排或突变；②在 Y 的易位处由于侧翼顺序造成 SRY 表达减弱；③缺少可能在决定睾丸分化中起重要作用的其他 Y 顺序；④因 X 易位中的时间、位置或 X 失活程度所致。

其他基因突变：目前仅发现少数 46,XX 真两性畸形含有 Y 染色体顺序，人们已认识到 X 染色体及常染色体上也存在影响睾丸分化的基因。有人发现，小鼠 17 号染色体及人 9 号染色体的变异会导致睾丸分化不全，于是提出人和哺乳动物性别决定可能以 SRY 基因为主，常染色体和性染色体多个基因协调参与的调控串模式。若 SRY 基因的某一靶基因发生突变而自行表达，则在没有 SRY 作用下也可使睾丸发育，出现 XX 男性；若表达不完全致使睾丸发育不全，出现无 Y 的真两性畸形。

2）46,XY 真两性畸形的发病机理诸学说

①SRY 基因点突变：近年，人们已认识到 SRY 基因是最重要的 TDF，由此推测 SRY 基因若发生点突变，则可能出现 46,XY 女性或 46,XY 真两性畸形。1993 年，Braun 等报道了一位核型为 46,XY 真两性畸形的患者，性腺为卵巢组织，外周血白细胞及性腺组织切片 DNA 均含 SRY 基因。对 SRY 测序发现外周血白细胞 SRY 是正常的，而性腺组织同时存在野生型及突变型 SRY 基因的两种细胞系。

②SRY 基因缺失或移码突变：在 46,XY 女性性反转患者中，已经发现存在 SRY 基因缺失及缺失四个核苷酸而引的移码突变，认为因缺失 SRY 蛋白或编码无功能的 SRY 蛋白而导致睾丸决定或分化过程受阻。真两性畸形患者尚未见有关报道。

③其他基因突变:正如前文所述,常染色体和X染色体上也存在影响睾丸发育的基因,这些基因的突变活化可能导致46,XX及其他核型患者睾丸发育不全。最近,Marcanvnio等报道了一个46,XY女性患者,SRY探针杂交发现SRY均正常。作者认为可能与SRY的下游基因突变后脱离SRY作用有关。真两性畸形的病因学研究还需对X染色体及常染色体上的有关基因做进一步研究。在大多数南非地区发现的46,XX真两性畸形患者都不能检测出Y染色体物质,这表明导致真两性畸性其他原因的存在。

④H-Y抗原异常:H-Y抗原基因定位在Y染色体长臂靠着丝粒部位或远端部位。曾有同一家系里发现三个46,XX真两性畸形病例的报道,所有的三位患者和母亲都含H-Y抗原,而父亲缺乏H-Y抗原。原位杂交方法检测发现部分Y染色体长臂易位到X染色体短臂末端。这表明H-Y抗原在真两性畸形发生过程的作用。

以上的发病机理都涉及SRY基因、H-Y抗原以及常染色体上的多种基因。除了性连锁之外,已有足够的证据说明真两性畸形遗传方式也包括常染色体显性遗传。

(6)要点

1)发病机制不清。

2)患者个体具有卵巢和睾丸组织。

3)应及早做出诊断并作相应的手术治疗以便及早做性别定向。性别教育是一个重点。

4. XX单纯性腺发育不全

(1)疾病的概述:此类患者出生后按女性生活,性腺条索状,青春期乳房不发育,原发闭经,常因此而就诊。

(2)发病特点和流行病学:表型为女性,身高正常,类去睾体型,原发闭经,乳房及第二性征不发育,内外生殖器为发育不良的女性,有输卵管、子宫与阴道,性腺条索状,用人工周期可来月经。神经性耳聋发生率稍高。成年时血清雌激素水平低下,促性腺激素水平升高。性腺发生肿瘤甚少,此点与XY单纯性腺发育不全者不同。

已有报道多个家族姐妹中有2个以上的患者,父母中有近亲史,提示可能是一种隐性常染色体遗传病,但仅限于46,XX个体。性腺发育不全可来自基因突变,亦可由于染色体异常,因此染色体正常并不除外性腺发育不全。因基因而造成性腺发育不全,其姐妹或母系其他后裔有可能发生此病。

(3)临床诊断:染色体为46,XX区别于XY类型。对于染色体为46,XX的原发闭经患者,通过腹腔镜或超声扫描或剖腹探查观察到双侧条索状性腺即可诊断。与先天性卵巢发育不全(Turner)的区别是此患者身高,且无其他Turner的躯体异常特征。

(4)治疗方法的选择原则:此类患者不需要手术治疗。青春期后应给予周期性雌-孕激素替代疗法。可有撤退性月经样出血,并促进女性第二性征发育,预防骨质疏松。

(5)要点

1)其性腺为条索状无产生性激素功能。

2)患者有正常的平均身高。

3)用激素替代疗法有效,并可接受供卵辅助生育。

5. XY单纯性腺发育不全(XY pure gonadal dysgenesis)

(1)疾病的概述:Swyer(1955年)首先描述了此类疾病,故亦称为Swyer syndrome。为46,XY女性表型。

(2)发病特点和流行病学:病因或是Yp末端部分缺失,或是SRY基因突变所致。属骨骼系统疾病的Campomelir dyslasia部分病例有反性表型,即核型为46,XY而具有女性表型。在胚胎早期睾丸不发育,中肾管缺乏睾酮刺激,未能向男性发育;副中肾管未被MIS抑制而发育为输卵管、子宫与阴道上段;外生殖器不受雄激素影响而发育为女性外阴。

女性外观,第二性征发育欠佳,无阴毛、腋毛、乳房不发育,外阴呈幼稚型,可有阴蒂肥大。用人工周期可来月经。体内有条索状性腺,可见发育不全的子宫和输卵管。原发性闭经。30%~60%的本症患者可发生性腺肿瘤。常因青春期乳房不发育或原发性闭经而就诊。

本病患者智能正常,不矮。部分患者体型类去睾者,上肢长,指距大于身高。成年后的血清促性腺激素水平升高,雌激素水平低下,而睾酮的水平可能高于正常女性。骨密度显著低于正常。

(3)临床诊断:根据上述临床表现,测定染色体核型行诊断。借助B超可了解有无子宫及其发育情况。病理学检查可见条索状性腺无生殖细胞,还可发现性腺恶性肿瘤。需与完全性雄激素不敏感综合征和46,XY 17α羟化酶缺乏鉴别。

(4)治疗方法的选择原则:其条索状性腺有发生恶变的可能,应予切除,如手术时性腺已有肿瘤,存在性母细胞瘤者仅需性腺切除即可;如有无性细胞瘤或其他恶性肿瘤时,需要更彻底的手术及辅助治疗。肥大阴蒂可以切除。青春期始可使用周期性雌-孕激素替代疗法。已有通过供卵和体外胚胎移植的助孕技术成功妊娠的报道。

（5）要点

1）患者为女性表型,染色体核型为46,XY。

2）其性腺为条索状无产生性激素功能。

3）具有正常分化的输卵管和子宫,但发育幼稚,第二性征发育差。

4）性激素低下。

5）应手术切除性腺,用激素替代疗法,并可接受供卵辅助生育。

6. **非典型(迟发性)先天性肾上腺皮质增生**

（1）疾病的概述:典型的先天性肾上腺皮质增生症(congenital adrenal hyperplasia,CAH)是于胎儿期起病,由于肾上腺皮质激素生物合成过程中以21-羟化酶为主多种必需酶缺乏所引起的一组疾病。CAH属常染色体隐性遗传。轻型CAH发病较晚,为一种亚临床类型,也称迟发性、部分性、非典型性CAH。后者常常需与其他生殖器官发育异常、女性内分泌性疾病鉴别。无明显临床症状者只有通过生化检验才能确诊。

（2）发病特点和流行病学:CAH发病率为1:10 000~15 000活产儿,美国Alaska局部地区达1:282。其发病率种族间差异很大,犹太人中最常见。

先天性肾上腺皮质增生症的基本病变为胎儿肾上腺合成皮质酮的一些酶缺乏,如21-羟化酶、11β-羟化酶、3β-羟类固醇脱氢酶、17α-羟化酶、18-羟化酶及20,22裂解酶的缺乏等,其中以21-羟化酶缺乏为最多见,占总比例的约95%。这些酶的缺乏造成有关的皮质激素合成障碍,对下丘脑和垂体前叶的负反馈作用消失,导致垂体前叶增量分泌促肾上腺皮质激素(ACTH),刺激肾上腺皮质增生,促使皮质激素分泌增加。如产生的皮质激素足够身体需要,则代偿完全,如代偿不全,则仍具有肾上腺皮质功能减退的症状。酶缺乏致使皮质激素生物合成终止于某一阶段,造成中间产物堆积。若中间产物具有生理活性,例如皮质酮增多,则可引起高血压和低血钾症。增生的肾上腺皮质生成大量雄激素,引起女性男性化或女性假两性畸形和男性性早熟。该病的临床特征谱广泛,从新生儿时期的失盐及男性性征发育到成人期的非典型性或称迟发性的先天性肾上腺增生表现均可出现。

胎儿在20周前发病时,外生殖器正在分化与形成过程中,若此时受增高睾酮的影响,外生殖器类似男性,阴蒂显著增大似阴茎,阴茎基底部为尿生殖窦,类似尿道下裂,生殖隆起部融合;或尿道口在阴茎头部,生殖隆起完全融合,此型常误认为有隐睾与尿道下裂的男性。胎儿在20周后发病,阴道与尿道已分化形成,外生殖器将表现阴蒂较大,阴道口为漏斗型。但阴道与尿道口仍分开。

非典型CAH患者发病时间从幼年到成年不等。临床症状可以是多毛(82%)、痤疮(25%)、月经过少(50%),阴毛早现,骨龄超前,骨骺融合过早,体形矮小等;或青春期乳房不发育,原发性闭经,不育,音调粗沉,体毛增多类似男性等。三分之一的患者超声检查发现多囊卵巢,40%可发现肾上腺瘤或增生。

（3）临床诊断与分期的方法和意义

1）诊断:有上述临床表现者需行实验室检查。主要是测定血17α羟孕酮与睾酮水平。17α羟孕酮可由黄体产生,应在月经周期的卵泡期检查,避免在黄体期检查可能出现的假阳性,因有昼夜波动,须在上午9点抽血。若17α羟孕酮水平高则进一步行地塞米松抑制试验(口服地塞米松0.75mg,每6小时一次,共5天。于服药前和服药时1、3、5天晨8时抽血测血清17羟孕酮;服药前和服药第5天后晨8时抽血测血清睾酮水平。患者血清17羟孕酮基础可高达10~1000ng/ml,抑制试验后降至正常范围(<2ng/ml或6.06nmol/l)。

11-羟化酶缺陷的实验室检查表现有去氧皮质酮的基础值和ACTH激惹后血清值的升高,雄激素及其尿中代谢物四氢-11-脱氧皮质醇,四氢脱氧皮质酮和17-类固醇值升高,并在糖皮质激素治疗后下降;在未治疗时,由于过多的去氧皮质酮的水钠潴留作用而常继发性抑制血管紧张肽原酶和醛固酮的活性。

2）鉴别诊断

①女性外生殖器两性畸形须与男性假两性畸形和真两性畸形鉴别。可采用口腔黏膜细胞涂片法或外周血染色体核型分析。

②成年女性的闭经、多毛须与多囊卵巢和卵巢中男性肿瘤相鉴别,地塞米松抑制试验和血浆睾酮测定结果可资区别。

③排除非肾上腺皮质增生的女性男性化,如孕期中不适当地使用性激素如衍生于19-去甲睾酮的合成孕酮、雄激素等。

（4）治疗方法的选择原则:CAH的治疗主要是补充所缺乏的皮质激素。可每天夜间服地塞米松 0.25 ~ 0.5mg,仍未能恢复排卵功能的可稍加剂量。

女性外生殖器畸形需手术整形。如缩小增大的阴蒂,扩大融合的会阴。约 50% 的非典型患者不需要整形手术。

多毛痤疮明显者可用抗雄激素药物。

(5)临床经验交流:产前治疗:首例 21-羟化酶缺陷型病例的产前治疗早于 1970 年报道,但胎儿是一位杂合子。首例纯合子患病胎儿的产前治疗报道于 1983 年。到目前为止,已有近百例进行产前治疗的病例报道。由于胎儿外生殖器男性化的发生始于 8 ~ 9 孕周,理论上在此时期对患病女性胎儿的垂体-肾上腺轴的抑制可以防止生殖器两性化的发生而于 9 孕周后的继续治疗可以防止进行性的阴蒂异常增大。孕妇治疗常用的药物是氢化可的松和地塞米松,剂量由 0.5mg/d 到 2.0mg/d 不等。用药原则宜早和小剂量且连续至分娩。据 1996 年欧美 53 例总结,予以小于孕 10 周开始连续用药至分娩的 43 例的效果最好,其中的 14 例(32%)没有发生男性化,23 例(53%)只有轻度的男性化而不需要出生后手术治疗,发生男性化而需要手术纠正的仅占 6 例(14%)。

(6)新观点的探讨:对于非典型 CAH 女性患者是否应该用地塞米松进行产前治疗尚存在争议。尚无非典型 CAH 母亲产出男性化女婴的报道。她们生产典型 CAH 的婴儿的风险估测为 1:1000,因此胎儿男性化的风险较低,所以有人认为没有依据对这组患者进行孕期治疗。但她们产出的婴儿应该在新生儿期测定 17α 羟孕酮以进行筛查。

新的可能疗法是:抗雄激素和芳香化酶抑制剂。

(7)要点

1)>90% 的病例是由于缺乏 21α-羟化酶。

2)遗传方式为常染色体隐性遗传。

3)血清 17-羟孕酮(17-OHP)测定是诊断和疗效监测的主要手段。

4)需要终身的激素替代治疗。

7. 完全性雄激素不敏感综合征

(1)疾病的概述:雄激素不敏感综合征(androgen insensitivity syndrome,AIS)患者虽有睾丸形成,但因雄激素受体缺陷而导致体形及外生殖器的女性化异常发育。根据组织对雄激素不敏感程度的差异,又可分为完全性(又曾称睾丸女性化综合征 testicular feminization syndrome)和不完全性两种。

本病属 X-连锁隐性遗传,且以家族性患者占多数。基因定位在 Xq11-Xq12。疾病通常按 X-连锁隐性遗传方式在家系出现,故女性携带者的男性胎儿患病风险是 50%。

(2)发病特点和流行病学:发病率为 1/20 000 活产儿。占原发性闭经 6% ~ 19%。

本病发病的根本原因是雄激素受体(androgen receptor,AR)缺陷,导致男性生殖系统靶器官对男性激素无反应。其细胞溶质的睾丸酮和双氢睾丸酮受体数减少。病理改变是靶器官对雄激素不敏感,60% ~ 70% 的病例缺乏雄激素受体,30% ~ 40% 病例受体阳性。

在胚胎期,AIS 患者睾丸间质细胞分泌的睾酮由于雄激素受体异常而不能刺激中肾管发育形成男性内生殖器,双氢睾酮对泌尿生殖窦和外生殖器不起作用而导致分化成阴道下段与女性外阴。睾丸支持细胞能分泌正常 MIS,中肾旁管被抑制而没有输卵管、子宫、宫颈和阴道上段。到青春期后,由于完全缺乏雄激素的抑制,少量的雌激素即可导致乳房发育和女性体态。研究发现 AIS 患者对雌激素的敏感性是正常男性的 10 倍。

完全型雄激素不敏感综合征出生时表型完全为女性,因而按女性抚养。青春期后原发闭经,乳房发育丰满,乳头发育欠佳,乳晕较苍白,阴毛、腋毛多缺如,阴道为盲端且较短浅,无子宫及输卵管。两侧睾丸大小正常,位于腹腔内、腹股沟、偶可在大阴唇内扪及,以腹股沟部多见。身材高,四肢长。婚后性生活尚称满意,但没有月经,不能生育。

性腺恶变的发生率约为 22%,随着年龄增长,恶变机会增多,到了 30 岁以后恶变可达总数的 1/4。不少病例在少年时已切除性腺,故发生率难以统计。目前估计的发生率仅约为 5%。

(3)临床诊断

1)有诊断意义的病史:家族史很重要,甚至一个家族中数人患此病。

2)体检:有上述性征及生殖器的异常表现。在阴囊或大阴唇内及沿睾丸下降通道经上行至腹股沟外环口触诊性腺,多数可扪及腹股沟肿块。

3)实验室检查

①内分泌测定:17-羟皮质酮水平正常,偶尔升高。青春期前 AIS 患者的 LH 和 T 水平与其年龄相符,青春期后血浆 T 水平和 LH 水平比正常男性高,FSH 水平正常,生殖腺切除后明显升高。血浆雌二醇值也高于正常男性(约为正常男性的 2 倍)。

②染色体核型及性染色质试验:46,XY 核型,

性染色质试验阴性。

③HCG 刺激试验:有血 T 和 DHT 的正常增加,这在鉴别诊断中很有意义。

④性腺病理检查:完全型雄激素不敏感者睾丸处于发育不成熟状态,曲细精管充满了支持细胞,有少数精原细胞,但没有精母细胞。青春期后没有精子生长的现象,曲细精管的基膜变厚,个别段落有透明变性,间质细胞过度增生。约 50% 患者有附睾,但其组织多纤维化。

(4) 鉴别诊断:需与 46,XY 单纯性腺发育不全和 17α 羟化酶缺乏鉴别。对于一个 46,XY 患者,HCG 刺激后血 T 和 DHT 的正常增加是诊断 AID 的必要条件。

(5) 治疗方法的选择原则:完全型雄激素不敏感综合征患者大多数的外生殖器为完善的女性,且按女性抚养。原则上按女性处理。阴道不够长或狭窄,应在适当时延长或扩大。

对于 AIS 患者按女性生活者,经腹腔镜或腹股沟肿块活检证实为睾丸后,应在青春期前后予以切除。必要时行疝修补术。行性腺切除的手术时机仍有争议。本病极少在 25 岁前发生性腺肿瘤,有人建议 25 岁后切除性腺,以便女性第二性征更好地发育;也有人建议尽早切除性腺,因为在 AIS 病例中有最早在 2 个月婴儿中发现性腺恶变的报道。在 AIS 明确诊断后,手术的时机和方式应根据患者的社会性别、AIS 的类型、睾丸的部位和外生殖器畸形的程度决定。一般建议在 16 ~ 18 岁进行性腺切除。术后可给予雌激素治疗以改善阴道情况和预防骨质疏松。

在患者到达有性别概念之前,性别定向手术治疗十分重要。在患者建立较完整的性别概念之后,性别教育是重点。对于确定以女性抚养的患者遵循女性教育方向,并提供疾病有关知识,减轻生育能力的思想压力,帮助患者解决子女收养问题。

(6) 新观点的探讨:对这种患者须给予心理咨询和鼓励。国际雄性激素不敏感综合征支援组织(Androgen Insensitivity Syndrome Support Group,AISSG)总部设在英国,网址是 http//www.medhelp.org/www/ais/。

(7) 要点

1) 完全型雄激素不敏感综合征患者发病的根本原因是雄激素受体(androgen receptor,AR)缺陷,导致男性生殖系统靶器官对男性激素无反应。

2) 其染色体是 46,XY,但为女性表型。

3) 血清睾酮正常或轻度升高,LH 升高。

4) 确诊后应择期切除性腺。

(陈晓莉　杨冬梓)

第二节　治疗方面存在的问题

性分化异常的诊治面临的主要问题归纳起来有以下几个方面,分述如下:

一、促进身高

有的性分化异常患者如特纳综合征患者的身材矮小是其突出的问题。性激素治疗呈现短期促生长作用,但加速骨骺成熟,对最终身高可能有负面作用。采用生长激素(GH)对这类患者有促进身高的作用。采用 GH 早期开始治疗是目前广泛应用的对特纳综合征患者身材矮小的治疗方法。在经验丰富的专科医生指导下,应用 GH 治疗最终可能达到正常人身高。用法为 rhGH 1.0IU/(kg · w),需每周分 6 次皮下注射,于睡前 10 ~ 11pm 注射。

一般 6 ~ 7 岁开始治疗,有报道可以 4 ~ 5 岁开始,早期开始才可以获得最佳治疗效果。12 岁后加用性激素。当患者≥14 岁,年生长速率已≤2.5cm 可终止应用 GH。

二、性别确定取向的伦理和医学技术的指导原则

尽管医疗手段和技术的进步使整形手术的成功率不断提高,但在性发育异常的患者,其性别取向的决定在的伦理认可和可获得的医疗技术方面仍有矛盾和困难。患者及其家人需要从医生方获得充分咨询和知情同意。一般的医疗处理原则指引如下:

1. XO/XY 性腺发育不全

(1) 表现型为两性畸形或女性化外生殖器的患者,应尽早切除性腺,青春期后使用雌激素补充疗法。发育较好的子宫可保留,留待今后可通过捐赠卵子或胚胎而获妊娠。

(2) 表现型为男性的患者可保留性腺,定期行 B 超或触诊检查阴囊了解睾丸变化情况。

(3) 外生殖器的手术矫形。

2. 真两性畸形患者

(1) 性别选择的重要决定因素是外生殖器解剖条件以及外科整形后所能具备的性功能,遗传性别并非性别决定的要素。生育力虽应考虑,但与其他因素相比不作为首要考虑。

（2）对于外貌及外生殖器大体属于女性的，应切除肥大的阴蒂、腹腔中的睾丸及卵睾，必要时扩大阴道，行阴道成形术，并以雌激素治疗使女性化更趋完善。

（3）对于主要体形及生活习惯属于男性的，应修补尿道下裂，切除阴茎系带，切除腹腔中的卵巢。如果睾丸的功能不够完善，应给予雄激素治疗。

3. 先天性肾上腺皮质增生

（1）女性外生殖器畸形需手术整形，即缩小增大的阴蒂，扩大融合的会阴。过去行单纯增大阴蒂切除术，因阴蒂为性敏感器官，现提倡予以保留。将增大的阴蒂部分切除，保留龟头及其血管与神经。术前可行膀胱阴道造影术，了解解剖情况。术时注意勿损伤尿道括约肌。单纯阴蒂整形术可在儿童期进行。术时需加大皮质激素用量。早手术对患者心理创伤较少。阴道整形术应在发育后进行。

（2）外生殖器属 Prader Ⅳ、Ⅴ型且已按男性生活者，成年后不易改变生活，可行阴茎成形术，切除女性生殖器官。

4. 雄激素功能异常（雄激素不敏感综合征）

（1）完全型雄激素不敏感综合征患者大多数的外生殖器为完善的女性，原则上按女性处理，且按女性抚养。经腹腔镜或腹股沟肿块活检证实为睾丸后，应在青春期前后予以切除。必要时行疝修补术。阴道不够长或狭窄，应在适当时延长或扩大。

（2）不完全型雄激素不敏感综合征患者的外生殖器的两性化程度不同。青春期后外生殖器能否进一步趋向男性化也很难预料，故治疗相比完全性者困难。因此，最好按女性养育，因为矫正为女性在技术上比较容易。只要切除阴蒂和睾丸组织，必要时进行阴道成形术。

（3）呈男性外阴者决定于阴茎大小及对雄激素的反应，若阴茎短于 1.9cm，一般难以达到正常男性长度，应选择女性性别；若长于 1.9cm 的小阴茎可给足量雄激素治疗，治疗后不能增大者应尽早选择女性性别并行外阴整形术，雄激素治疗后能增大者可选择男性性别，进行尿道下裂修补术、隐睾固定牵引术及切除副中肾管结构等。

三、性激素补充

先天性卵巢不发育和条索状性腺患者，性别取向为女性，从青春期开始须用性激素替代治疗，由此启动性发育和维持性成熟，促进体格生长并增加骨密度。一般从骨龄 12 岁开始，每天给予结合雌激素 0.3mg 或雌二醇 0.5mg；2 年后改为每天结合雌激素 0.625mg 或雌二醇 1.0mg；有子宫者加每月 10～12 天孕激素制剂的序贯疗法。同时补充钙剂和维生素 D。

由于此疗法为长期用药，需按照性激素替代疗法的规范操作，每年体检评估其使用的安全性和有效性。

四、性腺的去留

女性表型者，如性腺组织含有任何 Y 染色体成分，一经确诊就应尽快切除性腺，以免发生性腺恶性肿瘤，这一观点已经获得共识。条索状性腺有发生恶变的可能，应予切除，如手术时性腺已有肿瘤，存在性母细胞瘤者仅需性腺切除即可；如有无性细胞瘤或其他恶性肿瘤时，需要更彻底的手术及辅助治疗。

对于 AIS 患者按女性生活者，行性腺切除的手术时机仍有争议。在完全性 AIS 患者，性腺肿瘤发生较晚，有人建议青春期之后切除性腺，以便女性第二性征更好地发育；也有人建议尽早切除性腺，因为在 AIS 病例中有最早在 2 个月婴儿中发现性腺恶变的报道。在 AIS 明确诊断后，手术的时机和方式应根据患者的社会性别、AIS 的类型、睾丸的部位和外生殖器畸形的程度决定。

五、性分化发育异常患者的生育问题

先天性卵巢不发育和条索状性腺妇女可通过赠卵辅助生育技术获得生育，这已取得满意的效果。

各种性腺发育不全但有月经的患者虽能妊娠，据报道其生育的后代中先天性异常发生率约 30%。性染色体异常多见于母亲为嵌合体的子女。对这种患者妊娠期应行产前羊水分析或绒毛膜活检。

性腺发育不全患者在青春期可能仍有卵泡存在，为保存其未来的生育力，可试进行卵巢组织冻存。

（陈晓莉　杨冬梓）

第三节　性分化调控的研究进展

性分化调控的研究发现

（一）染色体基因的调控

正常情况下人类性别的确定取决于受精卵有无 Y 染色体。有 Y 染色体的为男性，无 Y 染色体的为女性。所以染色体核型为 46,XX;45,XO 和 47,XXX;48,XXXX 等个体均属女性或发育不全的女性表现,而染色体核型为 46,XY;47,XXY;47,XYY;48,XXYY;49,XXXXY 等个体均属男性或发育不全的男性表现。

20 世纪 70 年代,人们曾经认为 H-Y 抗原就是 TDF,以后 H-Y 抗原、基因的位点和小鼠实验结果否定了这一理论。随后在 XX 男性的碱基序列检测中又很快否定了 Y 短臂上的 ZFY 基因就是 TDF 这一假设。90 年代初 Sinclair 等在上述研究的基础上发现了 TDF,当时命名为 SRY,并认为是 TDF 的最佳候选基因。SRY 基因是一个高度保守的单拷贝基因,编码 80 个氨基酸序列的核蛋白,在胚胎发育早期的性腺中有短暂的表达。这个 SRY 蛋白通过与特异的 DNA 序列结合,对其他受控基因的转录和表达进行调控。在这个过程中 SRY 蛋白起着"开关"的作用,使胚胎的原始组织向睾丸组织分化,最终使胚胎发育成雄性个体;同时,如果 SRY 基因结构有改变,特别是核心区中氨基酸序列的改变,将影响 SRY 基因的功能。

(二) 激素的调控

生殖管道和外生殖器的自然发育方向是女性,因为激素的作用,XY 的胚胎才得以向男性方向分化。

1. 抗苗勒激素(AMH)睾丸分泌　睾丸分化后不久,即尚未分泌睾酮和午非管开始分化之前,在 SRY 的作用下,胚胎睾丸支持细胞首先合成 AMH,并于第 8 周前促使同侧苗勒管退化。去除 AMH 基因的小鼠仍能发育出正常的睾丸和卵巢。在无 AMH 影响时,胚胎副中肾管会发育出输卵管、子宫及阴道上段。性分化需要先有中肾管的分化,因此,如肾管系统发育异常,则多会有输卵管、子宫及阴道上段发育异常。AMH 除抑制苗勒管功能外,还具有其他作用。如抑制卵母细胞减数分裂、促使睾丸下降、阻止表面活性物质在肺中聚积等。

2. 睾酮(T)和双氢睾酮(DHT)　男性体内 T 和 DHT 两种雄激素的活性最高,但只有一种睾酮-5α 还原酶-双氢睾酮-雄激素受体(AR),两者均是该受体的特异配基,这就是所谓的"两配基一受体"学说。DHT 和 AR 的亲和力是 T 的 4～20 倍,所以 DHT 被认为是人体内最强的天然雄激素。T 和 DHT 虽然与相同的受体结合,却发挥不同的生物效应。T 在男性胎儿性分化过程中刺激中肾管发育

成男性内生殖器官;在青春发育期启动并维持精子发生,反馈调节垂体促进性腺激素的合成分泌。DHT 刺激 46,XY 胎儿尿生殖窦原基分化形成男性外生殖器,刺激前列腺分化形成,促进青春期第二性征的发育。并且 DHT 具有两方面作用:一是放大信号、强化或扩大 T 的生物学效应;二是调节某些特殊靶基因的特异功能。

(三) 酶的调控

目前研究最多的是 5α-还原酶(5α-R),它与男性外生殖器发育、前列腺疾病的发生及生精功能密切相关,并在中枢神经系统参与中枢性分化过程。男子体内至少有两种类型的 5α-R 存在。Anderson 等人从前列腺组织中分离出一种新型 5α-还原酶 Ⅱ型,并且有 2 例 5α-R 缺陷所致的男假两性畸形患者正是由于缺乏 5α-R Ⅱ型,而其 Ⅰ型是正常的。AR 系统作为一个整体在男性生殖中具有关键地位。该酶对雄激素生成、代谢和转化尤其重要。因为 5α-R 将 T 不可逆地还原为活性更强的 DHT。另外,脑内 5α-R 不仅参与调节激素分泌和刺激动物的交配过程,并对胚胎脑组织分化具有重要作用。

近来的研究证实 5α-R 对精子成熟过程具有调控作用,而且其活性的正常对精子生成也具有重要意义。研究表明,5α-R 及其代谢产物 DHT 在男性精子的发生中可能起着一定的调控作用。DHT 可以抑制正常雄性大鼠的血清 LH 和 T 水平,去势雄性大鼠及时补充 DHT 可以抑制 LH 和 FSH 的升高。在雄性节育的研究中,O'Donnell 等发现,联合应用 T 和雌激素可以抑制雄性大鼠的生精功能,在停用 T 与雌激素合剂后的生精功能恢复期,如果给予 5α-R 抑制剂将严重影响生精功能的恢复。但是,澳大利亚 Mclachlan 等和英国 Kinnibergh 等学者分别将 5α-R 抑制剂与 T-孕激素类似物合剂合并使用,结果发现加用 5α-R 后并没有增强对受试者生精功能的抑制。这表面上似乎与以往的研究结果有矛盾,但 5α-R 活性及 DHT 水平对雄性精子生成和成熟肯定有影响,这两项实验结果也没有推翻以往的结论,只是揭示 T-5α-R-DHT-AR 系统中还有许多未知的内容。

另外,21-羟化酶、11β-羟化酶、3β-羟类固醇脱氢酶、17-羟化酶、17β-羟类固醇脱氢酶等在正常性分化与发育过程中发挥着不可替代的作用。

(陈晓莉　冯淑英　杨冬梓)

参 考 文 献

1. 曹泽毅. 中华妇产科学. 第 2 版. 北京：人民卫生出版社,2004
2. DeCherney H. 现代妇产科疾病诊断与治疗. 第 9 版. 北京：人民卫生出版社,2004
3. 杨冬梓. 小儿和青春期妇科学. 第 2 版. 北京：人民卫生出版社,2008
4. Speroff L. 临床妇科内分泌学与不孕. 第 7 版. 济南：山东科学技术出版社,2005
5. 陆国辉. 遗传病产前诊断学. 广州：广东科技出版社,2002
6. 曾畿生,王德芬. 现代儿科内分泌学-基础与临床. 上海：上海科学技术文献出版社,2001
7. Crowe J, Rekers-Mombarg T, Robling K, et al. Effect of growth hormone dose on bone maturation and puberty in children with idiopathic short stature. J Clin Endocrinol Metab,2006,91(1):169-175
8. Carroll V,Drake M,Maher T,et al:Comparison of continuation or cessation of growth hormone (GH) therapy on body composition and metabolic status in adolescents with severe GH deficiency at completion of linear growth. J Clin Endocrinol Metab,2004,89(8):3890-3895

第四十三章　子宫内膜异位症和子宫腺肌病

第一节　子宫内膜异位症概述

子宫内膜组织（腺体和间质）出现在子宫内膜及子宫肌层以外的部位时，称为子宫内膜异位症（内异症）。内异症是生育年龄妇女的多发病，主要引起疼痛及不育，发病率有明显上升趋势，症状与体征及疾病的严重性不成比例，病变广泛、形态多样，极具浸润性，可形成广泛、严重的粘连，是激素依赖性疾病，易于复发。

内异症的发病机制尚未完全明了，以 Sampson 经血逆流种植、体腔上皮化生以及诱导学说为主导理论。郎景和继承并发展了 Sampson 经血逆流种植学说，提出了"在位内膜决定论"，认为子宫内膜在宫腔外需经黏附、侵袭、血管形成过程，得以种植、生长、发生病变，而在位内膜的特质可能起决定作用。异位内膜完成上述过程中，机体全身及局部免疫状态和功能，激素、细胞因子和酶等起重要作用。内异症有家族聚集性。

根据中华医学会妇产科分会子宫内膜异位症协作组制定的"子宫内膜异位症的诊断与治疗规范"，内异症的临床病理类型可分为腹膜型内异症（peritoneal endometriosis, PEM）、卵巢型内异症（ovarian endometriosis, OEM）、深部浸润型内异症（deep infiltrating endometriosis, DIE）和其他部位的内异症（other endometriosis, OtEM）。腹膜型内异症指盆腹腔腹膜的各种内异症病灶，主要包括红色病变（早期病变）；蓝色病变（典型病变）以及白色病变（陈旧病变）。卵巢型内异症形成囊肿者，称为子宫内膜异位囊肿（习惯称"巧克力囊肿"）。根据囊肿大小和异位病灶浸润的程度分为以下几种卵巢型内异症：Ⅰ型：囊肿直径多小于 2cm，囊壁有粘连、层次不清，手术不易剥离。Ⅱ型：又分为 ABC 三种亚型，ⅡA：内膜种植灶表浅地累及卵巢皮质，未达囊肿壁，常合并功能性囊肿；ⅡB：内异症的种植灶已累及巧囊壁，但与卵巢皮质的界限清楚；ⅡC：异位种植灶穿透到囊肿壁并向周围扩展。囊壁与卵巢皮质致密粘连并伴有纤维化或多房，卵巢与盆侧壁粘连，体积较大。

一、诊断与治疗的要点

（一）诊断要点

育龄妇女有进行性痛经和（或）不孕史，妇科检查时扪及盆腔内有触痛性硬结或子宫旁有不活动的囊性包块，可初步诊断为内异症。特殊部位内异症的各种症状常有周期性变化，可合并盆腔内异症的临床表现。消化道内异症表现为大便次数增多或便秘、便血、排便痛等症状。泌尿道内异症有尿频、尿痛、血尿及腰痛，甚至造成泌尿系梗阻及肾功能障碍。呼吸道内异症可出现经期咯血及气胸。腹壁瘢痕内异症系剖宫产等手术后切口瘢痕处出现结节，经期增大，疼痛加重。病灶在会阴者切口或伤口瘢痕结节于经期增大，疼痛加重。

超声、CT 和 MRI 等主要适合于有子宫内膜异位囊肿的患者。MRI 对诊断深部浸润型内异症较超声和 CT 均准确，新近兴起的内镜超声诊断肠壁内异症的准确性甚至优于 MRI。血 CA125 测定可作为一种非创伤性检查，Ⅰ～Ⅱ期内异症血 CA125 多正常，Ⅲ～Ⅳ期有卵巢子宫内膜异位囊肿、病灶浸润较深、盆腔粘连广泛者血 CA125 多升高。而腹腔镜诊断是国内外公认的诊断内异症的最常用的方法，镜下看到典型内异症病灶或对可疑病变进行取活组织检查即可确诊。根据腹腔镜所见，按照美国生殖医学协会修正的内异症分期法（ASRM 1996，表 43-1）作出疾病分期，指导临床治疗。

（二）治疗要点

治疗的要点是减灭和消除病灶、缓解和解除疼痛、改善和促进生育、减少和避免复发。治疗原则是手术为主，药物为重要的辅助治疗。

表43-1 ASRM修正子宫内膜异位症分期法(1996年)

患者姓名 _____ 日期 _____

Ⅰ期(微型):1~5分　　　腹腔镜 _____ 剖腹手术 _____ 病理 _____

Ⅱ期(轻型):6~15分　　推荐治疗 _____

Ⅲ期(中型):16~40分　　_____

Ⅳ期(重型):>40分

总分 _____　　　　　　　　预后 _____

异位病灶		病灶大小			粘连范围			
		<1cm	1~3cm	>3cm		<1/3包裹	1/3~2/3包裹	>2/3包裹
腹膜	浅	1	2	4				
	深	2	4	6				
卵巢	右浅	1	2	4	薄膜	1	2	4
	右深	4	16	20	致密	4	8	16
	左浅	1	2	4	薄膜	1	2	4
	左深	4	16	20	致密	4	8	16
输卵管	右				薄膜	1	2	4
					致密	4	8	16
	左				薄膜	1	2	4
					致密	4	8	16
直肠子宫陷凹		部分消失	4	完全消失	40			

注:若输卵管全部被包裹,应为16分

其他子宫内膜异位灶: _____ 相关病理: _____

现已普遍认为,腹腔镜手术是最好的手术治疗,抑制卵巢功能是最好的药物治疗;妊娠是最好的期待疗法。微创外科技术在内异症治疗中的地位显得越来越重要,国内外已经开始使用机器人做腹腔镜手术。国内外经验均证明,腹腔镜手术较开腹手术创伤小、恢复快、腹部瘢痕小、术后粘连轻,已成为公认的治疗内异症的最佳方法。手术种类有保守性手术、半根治手术和根治性手术。保守性手术指保留患者的生育功能,手术尽量去除肉眼可见的病灶,剔除卵巢内异症囊肿以及分离粘连,适合年轻或需要保留生育功能者。半根治性手术指切除子宫和病灶,但保留卵巢,主要适合无生育要求但希望保留卵巢内分泌功能者。根治性手术指切除全子宫及双附件以及所有肉眼可见的病灶,适合年龄较大、无生育要求、症状重或者多种治疗无效者。具体治疗时还要结合患者的年龄、婚育状态、妊娠希望、症状及病变程度和过去的治疗情况等,制订个体化治疗方案。中华医学会妇产科分会子宫内膜异位症协作组制订的内异症的诊治流程见图43-1。

二、国内外科研立题情况

国内外科研立题主要在内异症发病的遗传学因素,分子生物学因素,异位内膜与在位内膜的生物学异同,腹腔内环境对内异症发病的影响,环境因素的致病作用,内异症的非创伤性诊断,内异症合并不孕的原因及治疗,内异症导致疼痛的机制及其治疗,内异症和恶性肿瘤的关系,内异症的复发及治疗,深部内异症的诊断及治疗,内异症的新的治疗技术和途径,内异症治疗的新药探讨。

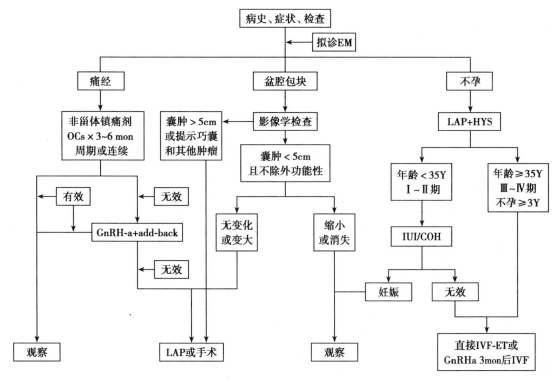

图 43-1　内异症的诊治流程

第二节　内异症治疗的难点

一、手术治疗的安全有效问题

(一) 手术目的

即去除异位病灶和巧克力囊肿、分离粘连、恢复盆腔器官正常的解剖及生理状态,以促进生育,缓解疼痛。对有严重痛经,同时患子宫肌瘤或腺肌病又无生育要求者切除子宫可缓解痛经,减少复发。

(二) 常用的内异症病灶去除手段

可直接使用剪刀切除内异症病灶,一般出血不多,遇活动出血时用电凝止血。也常使用单极、双极电凝或热凝直接破坏内异症病灶。单极电凝最好用针状或勾型电极,否则因单极电凝热损伤范围较大,不够安全。双极电凝治疗小的、表浅的异位病灶较理想,热凝则只能破坏表浅病灶。电凝法较简单,但破坏的深度不易掌握,破坏浅时治疗可能不彻底,破坏深时又可能损伤位于其下方的重要脏器。为安全起见,输尿管上和肠管表面的异位病灶禁用单极电凝处理。国外学者推荐使用高能二氧化碳激光,疗效肯定,安全性高。二氧化碳激光不能穿过水,若以水分离配合切除腹膜异位病灶为最

佳选择。一般认为其他激光穿透能力强,不适合做内异症手术。有作者用微波去除内异症病灶,认为疗效满意,有待于进一步积累经验。我国学者多用超声刀治疗内异症,疗效满意。

(三) 推荐的内异症病灶去除方法

1. 卵巢子宫内膜异位囊肿(异位囊肿)　异位囊肿做单纯抽吸囊内液体或做部分囊壁切除复发率高达 50% 以上。国内外有报道腹腔镜下或超声监测下囊肿穿刺抽液注入无水乙醇,认为创伤小、恢复快,囊肿复发率减少。然而,近年来,内异症病灶非典型增生及恶变已引起人们的重视。有作者建议在治疗异位囊肿前先行囊肿穿刺抽吸,液体送细胞学检查,囊内衬行镜下观察,对可疑处取活组织送冰冻病理检查,待病理证明为良性后,通过小型手术内镜使用激光或电凝破坏内壁深度 3 ~ 4mm。循证医学资料证明,囊肿剥除术(stripping technique)临床效果优于囊肿切开内壁电凝术,已经成为国内外公认的最佳手术方法。

近年来,无论是手术医生还是助孕专家均十分关注囊肿剥除术对卵巢的形态与功能及生育力的影响。目前有研究显示,手术剔除囊肿可造成正常卵巢组织特别是卵巢门周围的卵巢组织丢失,切除了部分卵巢皮质和腔镜下使用能源系统(如超声刀、双极电凝)止血的热损伤,可导致卵巢储备功能

下降和卵巢反应性降低,因此术中要注意卵巢功能的保护。结合我们多年的临床经验,囊肿剥除术按顺序可以分为粘连分离、囊肿剥除、妥善止血和预防粘连等四个步骤。

(1) 粘连分离:手术从分离粘连开始,充分暴露盆腔手术野,将卵巢从子宫直肠陷凹和(或)侧盆壁分离,异位囊肿还经常与子宫骶骨韧带有致密粘连,病灶纤维化甚至使卵巢固有韧带贴近子宫骶骨韧带,导致子宫后倾后屈,活动受限。因此,应充分分离这些粘连,使卵巢远离侧盆壁粘连下方的输尿管和内侧的肠管,可大大减少损伤它们的机会,这是保证安全、彻底剥除异位囊肿的关键。由于异位囊肿在分离粘连时几乎均破裂,容易造成污染,尤其是大的囊肿破裂后还会污染腹腔,因此,对较大的异位囊肿我们喜欢先行穿刺抽吸冲洗,然后继续分离囊壁与周围的粘连。使用抓钳抓起卵巢向上提起,找到卵巢与阔韧带及子宫骶骨韧带粘连的界面,一般比较容易辨认,沿此界限分离卵巢,边分离,边冲洗。辨认困难时,可用吸引器头向上方对卵巢用力,将卵巢从阔韧带上分离,必要时用剪刀或超声刀剪开致密粘连。粘连分离时注意不要将卵巢皮质残留到周围组织上,否则,即使做了子宫和两侧附件切除,仍有发生残余卵巢综合征导致以后再次甚至多次手术的可能。

(2) 囊肿剥除:不同类型的异位囊肿可以采用略有不同的手术方式。Ⅰ型异位囊肿虽然较小,但因纤维化与粘连很难将其完整切除,可以用活检钳钳取,穿刺抽吸后使用激光、电凝等汽化烧灼或行局部切除。ⅡA 型异位囊肿通常粘连较轻,囊壁呈黄色时一般容易切除。ⅡB 型异位囊肿粘连可以较重,但除异位结节附着处外,囊壁容易从卵巢皮质及间质剥离。ⅡC 型异位囊肿粘连致密而广泛,剥除较为困难。

准确找到囊壁与卵巢组织之间的界面是剥除术成功的关键。囊肿穿刺抽吸冲洗可通过囊壁反复扩张与缩小,促使囊壁与周围卵巢组织的分离。之后用吸引器和弯钳深入囊肿的破口内将破口撕开接近囊肿周长的 1/3 ~ 1/2,此时囊壁已经与周围卵巢组织分离,容易找到正确的剥离面。也有的医生喜欢先在破口周围切除一些薄层卵巢组织,直到见到正确的剥离面再做剥离,不过这样做或多或少会丢失一些正常卵巢组织。国外也有一些医生在卵巢间质与囊肿之间注射 5 ~ 20ml 林格液,然后用抓钳抓住囊壁基底做囊肿剥除。囊肿剥除时用一把有齿抓钳抓住囊肿壁,用另一把抓钳抓住其外侧

的正常卵巢,两把抓钳向相反方向用力,撕剥下囊肿壁。有时,将囊肿壁向一个方向旋转,可加快剥离速度。

应注意,一个卵巢内可能有多个异位囊肿(我们曾在一个复发内异症患者的左右两个卵巢内分别剥除 5 个和 6 个共计 11 个大小不等的异位囊肿),这种情况并不少见。除非异位囊肿较小而且位于卵巢的一端,否则囊肿剥除后的卵巢会成为凹陷的圆盘状,对明显增厚或突起的组织内都应警惕有小型异位囊肿的可能。

由于大多数异位囊肿为继发性,因此,在彻底去除囊壁后,应寻找并破坏囊肿周围的异位结节即破坏其原发病灶。根据我们的经验,异位病灶多位于与囊肿粘连的子宫骶骨韧带上,靠近卵巢固有韧带的地方也常能发现紫蓝结节或微型异位囊肿,我们一般采用切除或电烧灼的方法处理。

如果仅一侧卵巢病变且粘连非常严重,症状也仅限于患侧,而对侧卵巢正常,也可考虑行患侧输卵管卵巢切除术。患侧卵巢切除后,异位症复发危险明显减少,同时由于只有健侧卵巢排卵,生育力可能还会得到提高。

(3) 妥善止血:出血不多时囊肿剥除后再止血,有明显出血时可以一边剥离一边止血,以双极电凝为佳。冲洗创面后,只需电凝活动出血点,尽量不要对整个卵巢创面盲目电凝。靠近卵巢门的出血电凝要适度,电凝不易止血时可采用缝合止血,以免影响卵巢血供。有研究显示,囊肿剔除后缝扎手术比囊肿穿刺抽吸后囊壁电凝烧灼术后复发率低,卵巢对促排卵刺激反应性好,妊娠率高。缝合止血比超声刀、双极电凝止血能更大程度地保护卵巢的储备能力。

(4) 预防粘连:根据动物实验及临床经验,卵巢的创面无需缝合。用低能激光或单、双极电凝持续烧灼创口内部 1 ~ 2 秒,卵巢皮质就会向内卷曲,使创口缩小,但要避免过度烧灼。对直径 5cm 以上囊肿剥除后较大的卵巢缺损,也可在卵巢间质内缝合 1 针,将切缘对合,线结打在卵巢内,不要穿透皮质或露出卵巢表面,以最大限度减少粘连形成。也有学者报道用 2/0 可吸收线做连续内翻缝合。不过,卵巢外露缝线的缝合法费时又易引起粘连。我们习惯于对较大的卵巢创面及粘连剥离面喷洒生物蛋白胶或透明质酸钠,术毕腹腔内留置地塞米松 10mg 以预防粘连。也有报道术毕将卵巢暂时悬吊在前腹壁上,术后 5 ~ 7 天待卵巢窝粘连面愈合后再放回卵巢,认为有助于预防卵巢与周围的粘连。

2. 内异症病灶 表浅腹膜病灶较小时用电凝、汽化或切除,5mm以上时需使用连续汽化或切除术,连续烧灼可以由浅至深破坏病灶,直到看见正常无色素组织。输尿管上表浅异位种植病灶可用水分离技术治疗。比如在侧盆壁腹膜下注射20~30ml乳酸林格液,将腹膜掀起,形成水垫。在隆起表面切开0.5cm长小口。将吸引器头插入切口内,沿输尿管走行向后腹膜内加压注入乳酸林格液。使液体渗入到输尿管周围,将输尿管向后推移,这样,就可以做该部位表浅腹膜的激光切除或汽化手术。水垫做好后,可用二氧化碳激光或其他任何切割器械做汽化或切除。如果病灶较大,可围绕病灶周围边缘做环型切开。用无创伤钳提起腹膜,使用切除器械及吸引器探头将其撕下。如果异位病灶已埋入腹膜并在腹膜下结缔组织形成瘢痕,水分离时水会进入病灶下方,常常能松解瘢痕组织,这样就可协助安全地切除病灶。膀胱内异症如果病灶表浅,也可用水分离与汽化法或切除法治疗。手术时经常用水冲洗,除去碳痂,看清汽化或切除深度,确保病灶未累及膀胱肌层和黏膜层。

3. 缓解疼痛 痛经严重者还可行骶前神经切除术。近年来提倡做腹腔镜子宫神经去除术(laparoscopy uterine nerve ablation,LUNA),即从子宫骶骨韧带根部0.5cm开始切除长2~3cm、深1cm的子宫骶骨韧带,手术简单易行,但注意勿损伤输尿管,近期疗效同骶前神经切除术,痛经缓解率可达80%,但远期效果不如骶前神经切除术。虽然有循证医学资料认为LUNA对缓解内异症引起的痛经无效,但我们认为如果子宫骶骨韧带有明显的内异症病灶,仍应争取彻底切除该处的病灶,实际上同时还是做了LUNA。

二、药物治疗及新药应用探讨

鉴于内异症手术难于治愈,术后又易于复发,因此,药物治疗仍占据重要地位。药物治疗可分为术前用药或术后用药。术前用药可缩小病灶、缩小子宫、减轻盆腔粘连及充血、抑制卵巢生理性囊肿的生成,对腹腔镜手术应该有利。但也有观点认为,术前用药增加复发的几率。加上腹腔镜技术已广泛用于临床,往往患者在诊断明确的同时进行了腹腔镜手术治疗,所以术前药物治疗应用不多。

目前内异症药物治疗多为术后用药,术后用药可减灭残余病灶、推迟内异症复发。主要适合于异位病灶广泛、未能彻底切除者或肉眼所见异位病灶已被清除,但无生育要求的有疼痛症状者。国外发表的循证医学资料表明,对有疼痛症状的患者在腹腔镜保守性手术后再用药治疗以6个月为宜。对肉眼所见异位病灶已被清除,希望近期生育者可鼓励患者尽早怀孕。对重度内异症有生育要求者,术后是否有必要行药物治疗仍有争议,虽然药物治疗推迟了患者的妊娠时机,但也有报道认为积极助孕治疗后妊娠机会还会增加。

治疗内异症常用而有效的药物有达那唑(danazol)、孕三烯酮(gestrinone)、促性腺激素释放激素类似物或激动剂(gonadotropin-releasing-hormone analogue,GnRH-a)、孕激素类药物及口服避孕药物等。芳香化酶抑制剂和免疫治疗主要用于难治性子宫内膜异位症的药物治疗。循证医学资料表明,上述药物治疗内异症的疗效相差不大,然而副作用各不相同,价格也有很大差异。因此,在选择用药时应与患者充分交流沟通,共同制订治疗方案。

1. 达那唑 为17-a-乙炔睾酮的衍生物,有一定的雄激素作用。自月经期第1~5天内开始服用,每次200mg,每天2~3次,以闭经为准,可适当调整药量,最大用量每日800mg,连服半年。副作用主要是男性化表现,如毛发增多、情绪改变、声音变粗;此外,还可能影响脂蛋白代谢、引发肝功能损害以及体重增加等。用药期间应每月复诊并检查肝功能。对肝功轻度升高者可加服联苯双脂继续用药。偶尔有肝功过高者,宜及时停药并给予保肝治疗。停药后2~4周肝功能一般恢复正常。用药期间宜采用工具避孕,发现妊娠应立即停药。有生育要求者应于停药后月经正式恢复后试行妊娠。

2. 孕三烯酮 为19-去甲睾酮的衍生物,其作用机制类似达那唑,也有一定的雄激素作用。自月经期第1~5天内开始服用,每次2.5mg,每周2次,连服半年。以闭经为准,可加大用药量,但最大用量为每周10mg。不良反应发生率与达那唑相似,程度较轻,注意事项也同达那唑。

3. GnRH-a 是目前公认的治疗内异症最有效的药物。常用药物为戈舍瑞林(goserelin)、醋酸亮丙瑞林(leuprolide acetede)和曲普瑞林(triptorelin)。根据不同剂型分为皮下注射和肌内注射,每月1次,共用3~6个月。GnRH-a可下调垂体功能,造成药物暂时性去势及体内低雌激素状态。副作用主要是低雌激素血症引起的更年期症状,如潮热、阴道干燥、性欲下降、失眠及抑郁等,长期应用可引起骨质丢失。用药期间宜采用工具避孕,发现妊娠应立即停药。有生育要求者应于停药后月经正式恢复后试行妊娠。

GnRH-a 注射后患者血清 E_2 水平常<20pg/ml。根据内异症治疗所需要的"雌激素窗口"学说,用药后患者血清 E_2 水平以 30～50pg/ml 较为理想,因此,现在多主张补充小剂量雌激素和孕激素,即所谓的"反向添加疗法"(add-back therapy),如每天服结合雌激素 0.3～0.625mg 和醋酸甲羟孕酮 2～5mg,或每天利维爱 1.25～2.5mg,既可防止骨质丢失,又减少了低雌激素的副作用,同时并不降低对内异症的疗效。建议反向添加从应用 GnRH-a 第 2～3 个月开始,也有主张与 GnRH-a 同步应用,用 GnRH-a 超过 6 个月时,必须行"反加治疗"。配合"反加治疗"可以较安全地延长 GnRH-a 的使用时间至 3～5 年甚至更长时间。

4. 孕激素类药物 常用药物有炔诺酮(妇康片)、甲地孕酮(妇宁片)、醋酸甲羟孕酮和左炔诺酮宫内缓释系统(LNG-IUS,曼月乐)等。口服孕激素自月经期第 1～5 天内开始,每次剂量 5～10mg,一次顿服,以闭经为准,可适当调整药量。醋酸甲羟孕酮有长效针剂(Depo-普维拉),每 3 个月注射一针(150mg),疗程一般均为半年。对病情重者可延长到 9 个月。炔诺酮副作用类似丹那唑,有时还有恶心、呕吐等消化道症状。用药期间应定期检查肝功。孕激素治疗期间突破性出血较多见,量较多或持续时间较长时可加用小剂量雌激素。

LNG-IUS 是一种新型激素宫内避孕系统,为 T 型宫内节育器,含有 52mg 的 LNG,日释放量为 20μg,激素效能可持续 5 年。LNG-IUS 可抑制子宫内膜增殖和促进内膜变薄、萎缩,从而减少经量,甚至闭经,减少逆流腹腔的经血量,达到预防异位内膜种植发生内异症和治疗内异症的目的。LNG-IUS 可增加子宫动脉阻力,减少子宫血流量,减少内源性前列腺素 I_2、血栓素 A_2 的产生,有效缓解痛经。其副作用主要为阴道不规则出血和经期延长,头痛、乳房胀痛、痤疮,还可以引起非赘生性卵巢囊肿,一般无需特殊处理。

5. 复方雌孕激素类药物 为口服避孕药物。此类药物安全、价格便宜、依从性好,可以长期使用,是治疗内异症的一线药物。醋酸甲羟孕酮新型药物如去氧孕烯炔雌醇(妈富隆,Marvelon)等副作用较轻受到推崇,在逐步取代假孕疗法。自月经期第 1～5 天内开始服用,每次 1～2 片,连服半年。用药量以闭经为准调整。常见的副作用主要为恶心、呕吐、体重增加和肝功能损伤。对血脂代谢有不良影响。另外,因为避孕药内的雌孕激素会刺激子宫肌瘤长大,故有肌瘤者慎用。

6. 芳香化酶抑制剂 以阿那曲唑(anastrozole)和来曲唑(letrozole)为代表的芳香化酶抑制剂作为一种治疗内异症的新方法受到人们的关注。芳香化酶抑制剂通过抑制卵巢和卵巢外组织芳香化酶的活性,降低血清和内异症病灶局部雌激素的浓度。芳香化酶抑制剂单独使用疗效不佳,但联合用药治疗常规方法治疗失败的盆腔疼痛、性交痛患者,症状均得到明显缓解。一项随机对照研究比较来曲唑(2.5mg/d)联合醋酸炔诺酮(2.5mg/d)和来曲唑(2.5mg/d)联合注射亮丙瑞林(11.25mg/3m)共 6 个月治疗深部浸润型内异症,结果表明两者均能降低内异症相关的疼痛症状的强度,前者不良反应发生率和停药率均较低,芳香化酶抑制剂的副作用主要是低雌激素症状,如潮热、骨质疏松、不规则阴道流血等,绝经前妇女有可能刺激卵巢引发囊肿。

7. 其他药物 他莫昔芬可用于痛经患者,自月经周期第 1～5 天内开始服用,每次 10mg,每天 2～3 次。副作用有潮红、恶心呕吐及体重增加等。用药后部分患者出现月经紊乱、月经稀发甚至闭经。长期大剂量(每天用药量超过 30mg)用药时,有类雌激素效应,可引起子宫肌瘤迅速长大,子宫内膜息肉,内膜增生过长甚至诱发恶变,值得注意。用药期间还可能出现功能性卵巢囊肿或卵巢巧克力囊肿增大。

米非司酮治疗内异症国内近年来报道明显增多,认为闭经率高,副作用轻,控制疼痛效果满意,但有报道认为其消除异位病灶作用较差,长期用药时子宫内膜处于单纯雌激素刺激而无孕激素拮抗状态可能引发子宫内膜病变。用法为每天 10～25mg,连服 3～6 个月。

和 GnRH-a 相比,GnRH 拮抗剂治疗后不会出现血雌激素水平一过性升高的"点火效应",作用理应更为迅速,但确切疗效需要与 GnRH-a 比较后才能下结论。

近来研究显示,肿瘤坏死因子-α(TNF-α)抑制剂、基质金属蛋白酶抑制剂、环氧合酶-2 抑制剂及他汀类抗炎药物可能成为未来有希望的治疗内异症药物。

三、深部浸润型病灶的治疗策略

深部浸润型子宫内膜异位症(deep-infiltrating endometriosis,DIE)指浸润深度 ≥5mm 的子宫内膜异位症,是不同于腹膜型和卵巢型的盆腔内异症类型,常累及肠道、输尿管、膀胱等重要脏器,与疼痛、不孕有关，严重影响患者的生存质量。

治疗应根据患者症状的轻重、病灶的大小制订个体化的治疗方案。无症状者可随访观察，症状明显或出现肠道梗阻者应及时采取药物或手术治疗。所有治疗子宫内膜异位症的药物对肠道子宫内膜异位症均有效，但药物的作用都是暂时的，停药半年后，患者的症状和体征常常恢复到用药前状态。因此，药物治疗主要应用于不愿手术、手术前预处理或者手术后的巩固治疗。目前 DIE 病灶的治疗主要以腹腔镜手术为主的外科手术处理。对于病灶仅仅侵犯骶子宫韧带和子宫直肠陷窝或者直肠阴道隔者，有经验者可在腹腔镜下完全切除病灶，即使有后穹隆侵犯，亦可在腹腔镜下或者在腹腔镜辅助下经阴道将受累的阴道部分切除。北京协和医院的数据表明，单纯型手术切净率可达到95.1%，术后平均随访 3 年，疼痛缓解率高达72.4%，仅有 5.6% 复发。相比而言，累及重要脏器的深部浸润型内异症手术则具有较高手术并发症，手术切净率低，术后复发率高其中以直结肠内异症最为突出。

当 DIE 病灶浸润肠道时称为肠道子宫内膜异位症（bowel endometriosis，BE），包括内异症病灶侵入或生长于部分或全部肠壁的浆肌层。病灶可出现在肠道的许多部位，以直肠、乙状结肠和直肠交界处最常见。经阴道超声、经直肠超声、直肠内镜超声、直肠气钡双重造影、磁共振成像（MRI）、多层螺旋 CT 等检查有助于明确诊断。手术方式的选择应根据肠管病灶的分布、范围、数量和浸润程度来决定。手术方式包括：①肠道表面病灶切除术（laparoscopic rectosigmoid shaving resection）：BE 病灶较小，仅累及结直肠的浆肌层，可用剪刀或超声刀削除位于肠管表面病灶，缺损的肠壁用 2-0 可吸收缝线间断缝合修补；②病灶碟形切除术（laparoscopic rectosigmoid discoid resections）：病灶直径<2cm，并浸润肠道肌层，但病灶少于所处肠道周径 1/3，可以行肠道病灶碟形切除术，切口两端用缝线缝合，使其成为横形切口，然后用 2-0 可吸收缝线分两层横形间断缝合切口。也可使用吻合器经直肠切除病灶；③节段性肠切除吻合术（laparoscopic rectosigmoid segmental resections）：病灶较大，直径≥2cm，且浸润肠壁深度达 50% 或以上，或多个病灶同时存在，影响了肠道的通畅性，甚至出现周期性便血时，则需节段性切除受累肠管，然后行肠吻合术。

肠道子宫内膜异位症手术切除的并发症有肠管狭窄、肠吻合口瘘、直肠阴道瘘、输尿管损伤、盆腔脓肿等。部分患者会出现便秘、排便困难和肠道激惹症状如腹泻等，术后数月一般可恢复正常。当切除累及骶子宫韧带子宫内膜异位症病灶时，可能损伤支配膀胱的神经，出现暂时性膀胱功能障碍如排尿困难、尿潴留。因此，有学者主张保留神经的异位病灶彻底切除术（nerve-sparing complete excision），可能会减少神经损伤带来的膀胱潴留和大便干结等，但是需要手术医生有高超的手术技巧。膀胱及排尿功能一般在术后数周至数月恢复，罕有长期尿潴留发生。Meuleman 等回顾总结了 49 篇文献，总计 3894 例患者，其中 71.3% 行肠切除后吻合术，9.8% 行肠道全层碟形切除后缝合，17.4% 行肠表面病灶切除，总体手术并发症 0～42.9%。手术并发症的发生率取决于病灶大小及组织切除的范围，病灶越小，切除范围越小，手术越安全。大的内异症病灶常累及多个组织和器官如肠壁肌层，骶子宫韧带，输尿管及阴道壁，根治性病灶切除会增加手术并发症风险。

手术操作技巧：子宫直肠陷凹及阴道处的病灶手术时，为了更好地认清解剖关系及组织分界，可令助手站在患者两腿之间，一手将硬性带弯度的举宫器向上举，同时做直肠和（或）阴道检查。如果卵巢影响视野可将其暂时缝合到前外侧腹壁上，看清正常解剖后，用穿刺针向直肠侧窝里注入含血管加压素的稀释液体（12u 溶于 50ml 生理盐水中），然后用超声刀、剪刀等分离腹膜粘连，打开盆底筋膜，将直肠游离，进入直肠阴道间隙。此时可继续在镜下，也可在直视下切开阴道后穹隆再转为经阴道手术切除病灶。术中若遇粗大血管出血，可用双极电凝、血管夹或缝合止血。直肠病变广泛时，可以同时行乙状结肠镜检查，指导医生操作，排除肠穿孔的可能。手术结束前向子宫直肠陷凹内注入冲洗液，再往直肠内灌气，镜下观察子宫直肠陷凹处，如见气泡表明有肠穿孔，需行修补或肠切除吻合术。

膀胱内异症根据病灶的大小施行病灶切除或部分膀胱壁切除。输尿管内异症根据病变情况以及输尿管梗阻程度施行粘连松解或部分输尿管切除及吻合术。

绝大部分研究中，DIE 手术可以显著改善患者生存质量，患者的疼痛症状有所缓解。但手术范围越大，手术并发症的发生风险也越高。因此，无论选择哪种手术方式，均要权衡手术的效果和并发症的影响，需取得胃肠外科和泌尿外科医生的协助与合作。

四、如何有效防治内异症治疗后的复发

内异症复发指经成功的手术和规范药物治疗后,症状缓解、体征消失,但经历一段时间(约3个月后),再次出现临床症状,其程度达到治疗前水平或加重,或者再次出现子宫内膜异位病灶。较公认的诊断标准是:

(1)术后症状缓解3个月后,病变复发并加重。

(2)术后盆腔阳性体征消失后又出现或加重至治疗前水平。

(3)治疗后超声检查发现新的内异症病灶。

(4)血清CA125水平下降后又升高,且除外其他疾病。

符合上述(2)(3)(4)项标准之一伴/不伴第(1)项标准者诊断为复发。

(一)了解内异症复发的相关因素,从源头上遏制或延缓内异症的复发

内异症作为一种慢性、激素依赖性疾病,复发是其特点之一,无论经过怎样的治疗,患者总要面临复发的危险。我们应该从了解内异症复发的相关因素入手,希望从源头上遏制或延缓内异症的复发。

1. 年龄　年龄与内异症复发相关。年龄≤24岁是手术后复发的独立危险因素。因为青少年内异症患者的异位灶多为红色病灶,在腔镜下较之成年人的棕色或黑色病灶更难识别,在手术中又往往会考虑到患者年轻而尽量保留卵巢组织,故遗留内异症病灶的可能性增加。另外,青少年患者雌激素水平相对较高,内异症病灶有更强的侵袭力,因此内异症复发的危险性也相对增高。年龄>45岁的内异症复发率降低。因此,在制订治疗方案时应根据患者的年龄综合考虑,从而达到预防治疗后复发的目的。

2. 围手术期处理及手术方式　有学者认为,术前应用促性腺激素释放激素激动剂(GnRH-a)等药物,因内异症病灶缩小,致使一些微小及不典型病灶不易辨认而难以清除,卵巢异位囊肿也因囊壁皱缩似瘢痕化而使囊壁难以剥除,导致术后复发。术前药物治疗也可能使病变部位细胞核变异,从而使病变易于复发。内异症手术有在黄体期复发率增高的特点,建议手术最好在月经净后3~7天进行。手术的方式及彻底性决定着内异症的术后复发率,保守性手术复发率最高,半根治性手术其次,

根治性手术复发率最低。

3. 病理类型及临床期别　内异症的复发与病理类型有一定的关系,DIE及混合型内异症患者明显高于卵巢型及腹膜型。可能因DIE累及直肠阴道隔等多部位,手术复杂,病灶难以切净有关。多数学者认为,内异症的临床分期与复发呈正相关,重度内异症患者复发率显著高于轻度内异症患者。

4. 术后用药及妊娠　术后应用GnRH-a及孕激素等治疗可以减少复发,应用疗程以6个月为宜。术后妊娠是减少内异症复发的保护性因素,对于有生育要求的患者,术后应鼓励尽早妊娠或积极辅助生育,达到减少复发,有效控制疾病,尽早完成生育的目的。

(二)选择恰当的治疗方式有效治疗内异症复发

对复发的内异症的治疗基本遵循初治时的原则,但应个体化。治疗方法包括手术和药物治疗。卵巢子宫内膜异位囊肿的治疗可进行手术(囊肿剥除,无生育要求者卵巢切除)或超声引导下穿刺,术后药物治疗。药物治疗后痛经复发,应手术治疗;手术后痛经复发,可先用药物治疗,仍无效,应考虑手术。如年龄较大、无生育要求且症状重者,可考虑根治性手术。合并不育者如有子宫内膜异位囊肿则可进行手术治疗或超声引导穿刺,予GnRH-a 3个月后进行IVF-ET;未合并卵巢子宫内膜异位囊肿者,给予GnRH-a 3个月后进行IVF-ET。

保守性手术或保守性手术联合药物巩固治疗后复发患者,可宫腔放置LNG-IUS。放置LNG-IUS 6~12个月后,可有效缓解痛经、慢性盆腔痛或性交痛等临床症状,且可以降低血清CA125水平,控制或缩小卵巢内异症囊肿。

五、内异症合并不孕的治疗

不孕患者中,子宫内膜异位症发生率高达35%~50%,30%~50%的内异症患者伴有不孕。一项系统回顾分析显示子宫内膜异位症通过引起排卵功能障碍、卵泡发育障碍、植入缺陷、胚胎质量下降、盆腔腹膜的免疫环境异常和黄体期的问题等而影响受孕,认为即使轻度(Ⅰ、Ⅱ,ASRM)的子宫内膜异位症也对妊娠结果产生负面影响。通过哪些手段处理内异症合并不孕可以提高妊娠率,是长期以来大家一直关注的问题,许多学者致力于这方面的研究。

(一)评估引起不孕的因素

内异症合并不孕的治疗,首先应对患者的年

龄、不孕年限等生育能力,盆腔疼痛、内异症分期等病变严重程度以及引起不孕的因素进行评估。

2010 年 Adamson 和 Pasta 在 ASRM,1996 分期系统的基础上,对患者年龄、不孕年限、妊娠史、输卵管及其伞端结构及卵巢功能状态进行量化评分,提出了新的评估体系——内异症生育指数(endometriosis fertility index,EFI)(表 43-2、表 43-3)。有临床研究显示,EFI 用于预测妊娠率与实际的妊娠率吻合度较高,EFI 总分为 9~10 分时,患者的 3 年累计妊娠率可达 70% 以上;EFI 为 0~3 分时,患者的 3 年累计妊娠率不到 10%。提示 EFI 可能成为一个评估和预测内异症患者生育力的简便、可靠的评估系统。EFI 已逐渐被人们用于预测内异症术后的生育结局,指导辅助生育的临床干预。但该评估系统仍存在一些不足,如评分未考量子宫情况,内异症合并子宫腺肌病的患者并不少见;输卵管与卵巢分值标准相同,但输卵管与卵巢病变对妊娠率的影响是否不同等。因此,EFI 被认可度的提高,仍有赖于更多的临床研究和实践。

表 43-2 EFI 总评分标准

病史因素	分值(分)	手术因素	分值(分)
年龄		LF 评分	
≤35 岁	2	7~8 分	3
35~39 岁	1	4~6 分	2
≥40 岁	0	1~3 分	0
不孕时间		r-AFS 病灶评分	
≤3 年	2	<16 分	1
>3 年	0	≥16 分	0
妊娠史		r-AFS 总分	
有	1	<71 分	1
无	0	≥71 分	0

注:EFI 评分=病史总分+手术总分;AFS 评分标准参考 r-AFS 分期标准(1996 年)

表 43-3 LF 评分标准

器官	描述	分值(分)
输卵管		
正常	外观正常	4
轻	浆膜轻度损伤	3
中	浆肌层中度损伤,活动性中度受限	2
重	输卵管纤维化。轻至中度结节性输卵管峡部炎症(SIN)。活动性严重受限	1
无功能	输卵管完全阻塞,广泛纤维化或 SIN	0
输卵管伞端		
正常	外观正常	4
轻	伞端轻度受损,瘢痕轻微	3
中	伞端中度受损,瘢痕中度,伞端结构中度丧失,伞端内纤维化轻	2
重	伞端重度受损。瘢痕重度,伞端结构重度丧失,伞端内中度纤维化	1
无功能	伞端严重受损,瘢痕广泛,伞端结构完全丧失,输卵管完全阻塞或输卵管积脓	0
卵巢		
正常	外观正常	4
轻	卵巢正常大小或接近正常,浆膜轻微或轻度损害	3
中	卵巢体积减少 1/3 或以上,表面中度损害	2
重	卵巢体积减少 2/3 或以上,表面严重损害	1
无功能	卵巢缺如,或卵巢完全包裹于粘连组织内	0

注:将左右两侧的输卵管及卵巢分别评分,左右两侧相加的分值等于 LF 评分。若一侧卵巢缺如,则将对侧卵巢评分的两倍作为 LF 的评分

(二)选择合理的方法及恰当时机治疗内异症合并不孕

应用激素类药物治疗内异症虽然有效但只是暂时控制症状而不能治愈,停药后复发率非常高,且由于药物治疗有效抑制了排卵从而延误了自然妊娠的机会。因此,药物治疗对于内异症相关性不孕并无单独应用的价值。目前国内外治疗内异症合并不孕的方法主要有手术治疗和助孕治疗。

多数的研究资料表明,手术可以去除内异症病灶、清除盆腔炎性介质、恢复盆腔正常结构、缓解性交痛等症状、缓解疾病进展、提高生活质量,从而提高术后妊娠率。手术方法的应用上,腹腔镜术后妊

娠率明显高于经腹手术,建议首选腹腔镜手术。合并不孕的轻度内异症患者,手术对提高生育能力的优势不明显,不提倡单纯为提高妊娠率而进行手术。腹腔镜手术更多的应用于卵巢子宫内膜异位囊肿的剥除,通过手术可以明确囊肿性质,减少囊肿破裂、感染等并发症发生的机会,并可改善盆腔局部环境,增加术后自然妊娠机会,但并不提高体外受精-胚胎移植(IVF-ET)后的妊娠率。因此在选择手术治疗卵巢内异症囊肿的适应证时,要充分考虑是否合并其他不孕因素,权衡手术利弊,谨慎选择。同时注意选择恰当的手术方式和技巧保护卵巢功能。对于Ⅰ、Ⅱ期内异症合并不孕、年龄<35岁的年轻女性,推荐保守治疗或者辅助生育;对于年龄≥35岁或卵巢储备功能下降的患者,应考虑积极的辅助生育治疗方案。Ⅲ、Ⅳ期内异症合并不孕的患者,保守性手术有一定的优势。若术后未获妊娠,辅助生育是有效的选择。DIE合并不孕的手术复杂且困难,手术应考虑手术医生及医院的技术水平,充分评估DIE病灶部位、手术风险及难度,由有经验的医生主持手术。

术后应用GnRH-a、孕三烯酮等辅助治疗,与术后期待治疗相比,并不能提高内异症不孕患者的妊娠率,相反还会延迟患者术后受孕的时间,减少受孕机会,因此对于无明显其他因素的内异症不孕患者,鼓励术后尽早试行自然妊娠。如患者年龄偏大,卵巢储备功能下降,男方精液常规分析异常,建议尽早助孕。DIE导致不孕的妇女推荐先行两个周期的体外受精-胚胎移植术,无效后再考虑手术治疗。

辅助生育技术主要包括:①宫腔内人工授精(IUI);②体外授精-胚胎移植(IVF-ET)或胞浆内单精子注射技术(ICSI)等。

IUI主要针对输卵管通畅、盆腔无粘连的轻度内异症患者;重症患者、期待或IUI处理3~6个月未成功临床妊娠轻症患者建议IVF-ET/ICSI。主张在IVF-ET前使用GnRH-a预处理1~3个月,有助于提高助孕成功率。用药长短依据患者内异症严重程度、卵巢储备进行调整。

综上所述,药物治疗内异症合并不孕的作用是有限的,而手术和辅助生殖技术可以提高受孕率。但是患有子宫内膜异位症的妇女比其他原因引起不孕的患者的怀孕率要低。决定是否手术或采用辅助生殖将取决于多种因素,如患者的症状、超声提示存在复合性包块、卵巢储备能力、IVF的预计可获卵数、手术的风险和费用。一些患有子宫内膜

异位症的不孕妇女可能会受益于辅助生殖技术和手术治疗相结合。

六、攻克上述难点的新思路

内异症的病因学以及发生机制仍是近年来有关内异症研究的热点,环境因素的探讨、利用各种分子生物学技术对异位内膜的基因调控、蛋白质的差异表达在内异症的发生、发展中作用的研究,将为临床诊治提供新的思路。利用蛋白质谱技术比较异位内膜与在位内膜的分子生物学异同可能进一步提高内异症的非创伤性诊断水平。对内异症疼痛机制的研究将有助于寻找缓解疼痛的有效方法,对深部内异症的诊断及治疗的研究有可能使该病的治疗水平上一个新的台阶,估计在相当长的时间内,新药的持续开发及应用仍将是内异症药物治疗的主题。

(周应芳　叶元)

参 考 文 献

1. 郎景和.内异症的临床病理类型及其对治疗的意义.中华妇产科杂志,2001;36(11):699-702
2. 中华医学会妇产科分会子宫内膜异位症协作组.子宫内膜异位症的诊断与治疗规范.中华妇产科杂志,2007;42(9):645-648
3. 周应芳.子宫内膜异位症临床诊断和治疗的现状(讲座).中华妇产科杂志,2005,40(1):67-70
4. 周应芳.腹腔镜手术在子宫内膜异位症中的应用.中国实用妇科与产科杂志,2007,23(8):588-591
5. Hart J,Hickey M,Maouris P,et al. Excisional surgery versus ablative surgery for ovarian endometriomata. Cochrane Database Syst Rev,2008,2:CD004992
6. Alborzi S,Ravanbakhsh R,Parsanezhad E,et al. A comparison of follicular response of ovaries to ovulation induction after lapaeoscopic ovarian cystectomy or fenestration and coagulation versus normal ovaries in patients with endometrioma. Fertil Steril,2007,88(2):507-509
7. Li Z,Liu B,Wen Q,et al. The impact of electrocoagulation on ovarian reserve after lapaeoscopic excision of ovarian cysts:a prospective clinical study of 1991 patients. Fertil Steril,2009,92(4):1428-1435
8. 李长忠,韦德英,王飞等.腹腔镜卵巢内异症囊肿剥除术中不同止血方法对卵巢储备功能的影响.中华妇产科杂志,2013,48(1):11-15
9. Ferrero S,Venturini L,Gillott J,et al. Letrozole and norethisterone acetate versus letrozole and triptorelin in the treatment of endometriosis related pain symptoms:a randomized controlled trial. Reprod Biol Endocrinol,2011,21

（9）：88-94

10. 戴毅，冷金花，郎景和，等. 后盆腔深部浸润型子宫内膜异位症的临床病理特点及腹腔镜手术治疗效果. 中华妇产科杂志,2010,45(2) 93-98

11. 陈淑琴,金文艳,姜红叶等. 腹腔镜手术治疗肠道子宫内膜异位症 54 例临床分析. 中国实用妇科与产科杂志,2013,29(1)38-42

12. 姚书忠,梁炎春. 肠道子宫内膜异位症诊断及治疗. 中国实用妇科与产科杂志,2013,29(1)14-17

13. Meuleman C,Tomassetti C,D'Hoore A,et al. Surgical treatment of deeply infiltrating endometriosis with colorectal involvement. Hum Reprod Update,2011,17(3): 311-326

14. 顾美皎. 复发性子宫内膜异位症的处理. 中国实用妇科与产科杂志. 2009,25(9):645-648

15. Vignali M,Binachi S,Candiani M,et al. Surgical treatment of deep endometriosis and risk of recurrence. J Minim Invasive Gynecol,2005,12(6):508-513

16. 徐肖文,张译文,何芳芳等. 左炔诺孕酮宫内缓释系统用于子宫内膜异位症保守性手术后复发的治疗. 中华妇产科杂志,2011,46(4):250-254

17. Nezhat F,Datta S,Hanson V,et al. The relationship of endometriosis and ovarian malignancy:a review. Fertil Steril,2008,90:1559-1570

18. CarvaLho F,BeLow A,aBrão S,et al. Minimal and mild endometriosis negatively impact on pregnancy outcome. Rev Assoc Med Bras 2012;58(5):607-614

19. Adamson G,Pasta J. Endometriosis fertility index:the new,validated endometriosis staging system. Fertil Steril,2010,94(5):1609-1615

20. 杨冬梓. 内异症合并不孕处理中的几个问题. 中华妇产科杂志. 2013,48(1):3-5

21. Andreas N,Chalvatzas A,Hornemann C,et al. 94months follow-up after laparoscopic assisted caginal resection of septum rectovaginale and rectosigmoid in women with deep infiltrating endometriosis. Arch Gynecol Obstel,2011,283(5):1059-1064

22. Darai E,Dubernard G,Coutant C. Randomized trial of laparoscopically assisted versus open colorectal resection for endometriosis morbidity, symptoms, quality of life, and fertility. AnnSurg,2010,251(6):1018-1023

23. 马彩虹. 深部浸润型子宫内膜异位症与不孕. 中国实用妇科与产科杂志,2013,29(1);19-22

24. Koch J,Rowan K,Luk Rombauts L,et al. Endometriosis and Infertility-a consensus statement from ACCEPT (Australasian CREI Consensus Expert Panel on Trial evidence). Australian and New Zealand Journal of Obstetrics and Gynaecology 2012;52(6):513-522

25. 戴毅,李雷,冷金花. 第十一届国际内异症会议纪要. 中华妇产科杂志,2012,47(3):237-240

第三节 子宫腺肌病概述

子宫内膜侵入子宫肌层称为子宫腺肌病。好发于经产妇。子宫腺肌病发病率较高,已成为妇科常见病,因而受到人们的重视。子宫腺肌病病理特点为子宫内膜及腺体侵入子宫肌层。与正常子宫内膜相比,位于肌层内的内膜类似基底层子宫内膜,对孕激素缺乏反应,常处于增殖期。本病约20%～50%合并内异症,约30%合并子宫肌瘤,合并盆腔粘连也很常见。

一、诊断与治疗的要点

（一）诊断

痛经和月经过多是子宫腺肌病的主要症状,少数患者有不孕。查体子宫增大,多为均匀性,较硬,一般不超过 12 孕周大小,否则,可能合并子宫肌瘤。若为子宫腺肌瘤,也可表现为非对称性增大。根据症状和体征可做出初步诊断,依靠 B 超、MRI 等辅助检查可进一步明确诊断。子宫腺肌病诊断的金标准仍然是病理学诊断。

超声检查是协助诊断子宫腺肌病最常用的方法,阴道超声较腹部超声诊断准确性高,子宫肌层内的小囊样回声是最特异的诊断指标。经阴道彩色多普勒超声(TVCDS)观察,子宫肌壁间的异位病灶内呈星点状彩色血流信号,可探及低流速血流,病灶周围极少探及规则血流。经阴道三维能量图(3-DCPA)检查,可见子宫病灶内血管增粗、紊乱,管壁光滑、清晰,且为高速高阻动脉频谱;而子宫肌瘤的血流灌注呈球体网架结构,且为高速低阻动脉频谱。超声诊断虽然简便,无创伤,但不能确诊。超声引导下的穿刺活检对子宫腺肌病有确诊价值。

MRI 诊断子宫腺肌病的特异性优于阴道超声,是国内外公认诊断子宫腺肌病最可靠的非创伤性方法。但对体积>400cm^3($>$12 孕周大小)的大子宫诊断效能也较差。宫腔镜检查子宫腔增大,有时可见异常腺体开口,并可除外子宫内膜病变。腹腔镜检查见子宫均匀增大,前后径更明显,子宫较硬,外观灰白或暗紫色,有时浆膜面突出紫兰色结节。有条件时可行多点粗针穿刺活检确诊。子宫腺肌病患者血 CA125 水平明显升高,阳性率达 80%,而子宫肌瘤 CA125 阳性率仅为 20%。

（二）治疗

1. 手术治疗

（1）子宫切除术:是主要的治疗方法,也是唯一循证医学证实有效的方法,可以根治痛经和(或)月经过多,适用于年龄较大、无生育要求者。手术可经腹、经阴道或腹腔镜进行,主要依据患者子宫的大小、盆腔粘连的严重程度以及术者的手术经验来选择,近年应用最多的是腹腔镜手术,以全子宫切除为主。有研究表明腺肌病主要见于子宫体部,罕见于宫颈部位,只要保证切除全部子宫下段,年轻患者仍可考虑行子宫次全切除术。

(2)保守性手术:主要有子宫腺肌病病灶挖除术、子宫内膜去除术(endometrial ablation)和子宫动脉栓塞术。还有腹腔镜下子宫动脉阻断术和病灶消融术(使用电、射频和超声等能量)。

1)子宫腺肌瘤病灶切除术:适用于年轻、要求保留生育功能的患者。子宫腺肌瘤及局限型子宫腺肌病病灶可以完全或大部分切除,缓解症状。虽然弥漫型子宫肌腺病做病灶大部切除术后妊娠率较低,仍有一定的治疗价值。术前可使用 GnRH-a 治疗 3 个月,以缩小病灶利于手术。切除前在手术部位注射稀释的垂体后叶素盐水(12U 溶于 50ml 生理盐水中)可明显减少出血,降低手术难度。我们一般使用单极电钩,在病灶最突出处做横梭形切口,注意保留外围肌肉组织,之后分两层缝合创面,近年来已经有数十例手术的经验。吕嬿等的研究资料也提示腹腔镜子宫腺肌瘤病灶切除术后 2 年,患者痛经程度减轻,子宫体积缩小,血清 CA125 值下降;术后症状复发率 34.7%,复发中位时间 30 个月;术后妊娠率 68.8%,分娩率 46.9%,妊娠距离手术的中位时间为 13 个月,认为对于有生育要求的局限性腺肌瘤患者,腹腔镜子宫腺肌瘤病灶切除术能有效缓解症状,促进妊娠。但年轻、子宫体积大患者容易复发。

由于保守性手术的局限性,通常不能保证子宫腺肌病病灶完全切除,往往需要增加减痛治疗手术:如子宫骶神经切断术(laparoscopic uterosacral nerve ablation,LUNA)或骶前神经切断术(presacral neurectomy,PSN)。

2)子宫内膜去除术:宫腔镜下行子宫内膜去除术治疗子宫腺肌病,术后患者月经量明显减少,甚至闭经,痛经好转或消失,对伴有月经过多的轻度子宫腺肌病可选用。夏恩兰等用经宫颈子宫内膜切除术(TCRE)治疗子宫腺肌病 28 例,术后随访 3~34 个月,26 例疗效满意,成功率 92.86%,患者

月经均有改善,贫血治愈,18 例术前痛经者 77.8% 术后痛经消失,22.2% 减轻。国外也有较多类似报道。但对浸润肌层较深的严重子宫腺肌病有术后子宫大出血急诊行子宫切除的报道。有作者报道 TCRE 术毕宫腔即刻放置 LNG-IUS 可明显增加术后一年的闭经率,减少了再干预率。也有报道子宫腺肌病患者经宫颈行子宫内膜去除术后月经减少,痛经也消失。由于该方法简单,安全,值得进一步研究。

3)子宫动脉栓塞术(uterine arterial embolization,UAE):作为治疗子宫腺肌病的一种新的保守性治疗方法已经被证实具有良好的近期疗效。以 Seldinger 技术完成双子宫动脉超选择插管,造影证实后注入混合抗生素或博来霉素及对比剂碘海醇的海藻酸钠微球(直径 500~700μm)颗粒在 X 线透视的监测下栓塞子宫动脉,治疗后 3~6 个月,月经量减少约 50%,痛经缓解率达 90% 以上,子宫及病灶体积缩小显著,彩色超声显示子宫肌层及病灶内血流信号明显减少。UAE 治疗子宫腺肌病的远期效果也较理想。但 UAE 治疗还有一些并发症尚未解决,对日后生育功能的影响还不甚清楚,对操作技术及仪器设备要求较高,适合有条件的医疗单位开展。

4)腹腔镜下子宫动脉阻断术:子宫动脉阻断术可以有效地减少子宫血液供应,减缓子宫腺肌病的发展。也可于局部病灶切除前实施,有效减少手术中创面出血,是一种安全、有效治疗子宫腺肌病的新方法,近期疗效显著,患者接受程度高。

5)病灶消融术:高强度超声聚焦(high intensity focused ultrasound,HIFU)是一种已获临床应用的新型肿瘤热消融治疗技术。其利用超声波可穿透皮肤和软组织、易聚焦的物理特性,将超声波聚焦于体内靶组织,利用其高温热效应、空化效应、机械效应,实现对不同形状、大小的实体瘤消融的目的。HIFU 治疗子宫腺肌瘤已取得了较好的临床效果,治疗后患者痛经、月经量增多等症状明显改善,治疗后 6 个月病灶缩小率可达 57.16%。HIFU 治疗子宫腺肌病的优势还在于其治疗方便快捷(多数患者仅需一次治疗),术后恢复快,保留了子宫,适用于有生育要求的患者。

微波凝固治疗、自凝刀微创技术、酒精硬化剂局部治疗等治疗子宫腺肌病也有较多成功的经验,

但与 HIFU 治疗技术一样,远期效果仍待进一步深入观察。

2. 药物治疗　药物治疗子宫腺肌病疗效只是暂时性的,对年轻有生育要求,近绝经期者或不接受手术治疗者可试用达那唑、内美通、孕三烯酮、米非司酮或促性腺激素释放激素类似物或激动剂(GnRH-a)等,用药剂量及注意事项同内异症的治疗。

近年来国内外越来越多的研究结果显示,宫内放置 LNG-IUS 长期有效释放左炔诺孕酮,能降低子宫腺肌病患者血清 CA125、E2 水平,缩小子宫体积,从而有效治疗子宫腺肌病引起的痛经及月经过多。LNG-IUS 对月经过多和轻中度痛经效果显著,对重度痛经效果也较好,病患满意度高,副作用少。在保守性手术后应用,治疗效果更加显著并可减少术后复发。因 LNG-IUS 临床使用时间较短,其治疗子宫腺肌病的有效性和安全性还需前瞻性、大样本、多中心的研究。

中医中药化瘀消癥方,散结镇痛胶囊等治疗子宫腺肌病也有一定疗效,特别在缓解痛经及性交痛方面。但中医中药的远期疗效尚待积累更多临床资料、延长随访时间加以证实。

综上所述,手术是子宫腺肌病的最佳治疗方法,子宫切除术和病灶切除术都能有效治疗子宫腺肌病带来的痛经及月经过多,前者已得到循证医学的证实。口服避孕药、宫内放置曼月乐以及中医中药等药物治疗子宫腺肌病也呈现了较好的应用前景。也有研究显示,子宫腺肌病病灶切除术等保守性手术后辅助 GnRH-a、避孕药等药物治疗,能更有效的控制临床症状、减少复发,对于不能耐受 GnRH-a 副作用或经济困难者,口服避孕药是不错的选择。

二、合并不孕的治疗

子宫腺肌病若合并不孕处理通常比较棘手,尚缺乏明确的有效的处理方案,应个体化治疗。若患者同时还有内异症,可先按内异症治疗观察。症状和子宫增大不明显、CA125 值正常的年轻患者,给予生育指导,观察期待,不必接受药物及手术治疗。对单纯性弥漫性子宫腺肌病有报道用 GnRH-a 治疗 3~6 个月,停药后有一定妊娠率。对局限性子宫腺肌病也可考虑手术挖除病灶或选择 HIFU 等保守性手术,术后也有一定的妊娠率。腹腔镜或介入治疗阻断子宫动脉术治疗子宫腺肌病合并不孕,其近期及中期疗效已被认可,但要注意以下问题:卵巢的血液供应来源于卵巢动脉和子宫动脉上行支的卵巢支,但也有仅来自子宫动脉的,因而阻断子宫动脉可能造成卵巢功能下降或卵巢早衰。由于腹腔镜下无法判断卵巢血液供应的来源,因此对年轻且有生育要求的患者,选择腹腔镜子宫动脉阻断术应慎重。在子宫血管的超选择方面,介入治疗优于腹腔镜手术。对药物和(或)手术治疗无效者或年龄较大者,应及时使用助孕技术如宫腔内人工受精及 IVF-ET 等促进妊娠。在 IVF-ET 前可使用 GnRH-a 做预处理。

（周应芳　叶元）

参 考 文 献

1. 周应芳,白文佩.子宫腺肌病诊断及治疗研究进展.中华妇产科杂志,2006,41(2):142-144
2. 吕嬿,冷金花,戴毅,等.腹腔镜保守手术治疗子宫腺肌瘤疗效观察.中国实用妇科与产科杂志,2011,27(10):753-756
3. 夏恩兰,段惠兰,张玫.子宫内膜切除术治疗子宫腺肌病 28 例分析.实用妇产科杂志,1997,13(5):256-257
4. 艾志刚,杨彦粉,管洁.子宫动脉栓塞治疗子宫腺肌病 80 例疗效分析.介入放射学杂志,2010,19(4):325-327
5. 陈春林,刘萍,曾北蓝.子宫动脉栓塞术治疗子宫腺肌病的中远期临床疗效观察.中华妇产科杂志,2006,41(10):660-663
6. 徐惠成,梁志清,陈勇,等.腹腔镜下子宫动脉阻断术治疗子宫腺肌病的疗效分析.第三军医大学学报,2004,26(22):2009-2011
7. 冷金花,郎景和,李华军,等.腹腔镜下子宫腺肌病病灶切除术联合子宫动脉阻断术治疗痛经的临床观察.中华妇产科杂志,2006,41(6):424-425
8. 宋楠,王艳艳,冷金花.散结镇痛胶囊对子宫内膜异位症及子宫腺肌病痛经治疗效果观察.中国实用妇科与产科杂志.2010,26(3):222-223
9. 李金芯,洛若愚,廖仕翀,等.病灶切除术联合药物治疗子宫腺肌病 89 例临床分析.实用妇产科杂志,2011,27(3):207-210

第四十四章　盆底功能障碍性疾病

第一节　压力性尿失禁

一、概述

尿失禁(urinary incontinence,UI)是尿液不自主流出的一种尿控失常状况,属于较为常见的一类盆底功能障碍性疾病(pelvic floor dysfunction diseases,PFD)。尿失禁分为压力性尿失禁、急迫性尿失禁、混合性尿失禁(压力性和急迫性尿失禁合并存在)、充溢性尿失禁和泌尿生殖道瘘。女性尿失禁绝大多数为压力性尿失禁和混合性尿失禁。压力性尿失禁(stress urinary incontinence,SUI)是指腹压突然增高导致的非自主性排尿,而不是由逼尿肌收缩或膀胱内压力增高引起的排尿过程,多在咳嗽、大笑、运动等腹压增加状态下发生。其特征是正常状态下无遗尿,而腹压突然增高时尿液自动流出。也称真性压力性尿失禁、张力性尿失禁或应力性尿失禁。

自20世纪90年代中期开始,尿失禁被认为是影响人类的五大疾病之一。尿失禁的发病主要集中于老年女性群体,严重影响患者的身心健康和生活质量。重度尿失禁患者在日常生活中多需长期穿戴纸尿裤,身体及衣物的异味及心理上的自卑感使他们不愿参与社交活动,甚至引发自闭症,因此有学者将尿失禁称为"社交癌"。尿失禁造成了一些列的社会经济问题,2002年美国用于此病的费用高达163亿美元,如涵盖日常消耗的成人尿片的间接花费则相当可观。而我国关于此方面的医疗花费尚无详尽统计数据。美欧等发达国家在二十年前就高度重视该类疾病并成立妇产科学下的新的亚学科—妇科泌尿学。

二、流行病学与病因的认知

流行病学研究表明,尿失禁(urinary incontinence,UI)在老年女性中发病率极高,与绝经后雌激素水平降低有关,绝经妇女中压力性尿失禁发生率约为15%。巴西的一项16 261名妇女问卷调查,有15年以上UI症状者,在80岁以上女性人群占46.2%,70~79岁女性人群占34.9%,60~69岁人群中占26.6%,50~59岁人群中占21.5%,其中SUI、混合性尿失禁和急迫性尿失禁分别占31.3%、26.4%和38.6%。女性比男性更多受尿失禁的困扰。2006年由北京协和医院主持完成了全国六大区2万成年女性尿失禁的流行病调查,研究结果表明中国成年女性尿失禁发生率为30.9%,压力性、急迫性及混合性尿失禁患病率分别为18.9%、2.6%和9.4%。50岁为SUI发病的第一个患病高峰期,年龄、肥胖、便秘、绝经、呼吸系统疾病、慢性盆腔痛等为相关因素。

分娩是SUI发病的另一个独立影响因素。阴道分娩引起的盆底创伤性改变,尤其是导致盆底神经完整性的破坏是发生女性SUI的主要原因。法国对2783名49~61岁的妇女通过队列研究产科历史与SUI发生关系,发现第1次分娩情况及分娩次数是SUI发生的独立风险因素。一项关于阴道分娩情况与尿失禁发生的分析结果提示:尿失禁的发生与胎儿出生体重是否≥4000g、是否发生Ⅲ度会阴撕裂、有无阴道侧切、分娩时产妇的体重指数(BMI)>19kg/m^{2}或<19kg/m^{2}及胎儿头围>36cm或<36cm等因素有关。

三、临床表现的基本特点

(一)临床表现与分型

腹压增加下不自主溢尿是最典型的症状,而尿急、尿频,急迫性尿失禁和排尿后膀胱区胀满感也是常见的症状。80%的SUI患者伴有膀胱膨出。临床分为解剖型和尿道内括约肌障碍型两型。

90%以上为解剖型SUI,为盆底组织松弛引起。盆底组织松弛的原因主要有妊娠与阴道分娩损伤、绝经后雌激素水平降低等。最为广泛接受的压力传导理论认为SUI的病因在于盆底支持结构缺损而使膀胱颈/近端尿道脱出于盆底外。因此,咳嗽时腹腔内压力不能被平均地传递到膀胱和近端的尿道,导致增加的膀胱内压力大于尿道内压力而出现漏尿。不足 10% 的患者为尿道内括约肌障碍型，为先天发育异常所致。

（二）分度

有主观分度和客观分度 2 种方法。客观分度主要基于尿垫试验，临床常用简单的主观分度：

Ⅰ级：尿失禁只有发生在剧烈压力下，如咳嗽，打喷嚏或慢跑。

Ⅱ级：尿失禁发生在中度压力下，如快速运动或上下楼梯。

Ⅲ级：尿失禁发生在轻度压力下，如站立时，但患者在仰卧位时可控制尿液。

客观分度依据 1 小时、3 小时和 24 小时尿垫试验，临床多用 1 小时尿垫试验，分度如下：

轻度：1 小时尿垫试验小于 2g。

中度：1 小时尿垫试验 2～10g。

重度：1 小时尿垫试验大于 10g。

四、综合性的诊断思路

（一）诊断性试验

SUI 以患者的症状为主要依据，无单一的 SUI 的诊断性试验。SUI 除常规体格检查、妇科检查及相关的神经系统检查外，还需相关压力试验、指压试验、棉签试验和尿动力学检查等辅助检查，排除急迫性尿失禁、充盈性尿失禁及感染等情况。

1. 压力试验（stress test）　患者膀胱充盈时，取截石位检查。嘱患者咳嗽的同时，医师观察尿道口。如果每次咳嗽时伴随着尿液的不自主溢出，则可提示 SUI。延迟溢尿、或有大量的尿液溢出提示非抑制性的膀胱收缩。如果截石位状态下没有尿液溢出，应让患者站立位时重复压力试验。

2. 指压试验（Bonney test）　检查者把中食指放入阴道前壁的尿道两侧，指尖位于膀胱与尿道交接处，向前上抬高膀胱颈，再行诱发压力试验，如 SUI 现象消失，则为阳性（图 44-1）。

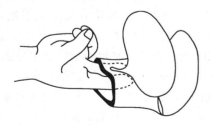

图 44-1　指压试验示意图

3. 棉签试验（Q-tip test）　患者仰卧位，将涂有利多卡因凝胶的棉签置入尿道，使棉签头处于尿道膀胱交界处，分别测量患者在静息时及做 Valsalva 动作（紧闭声门的屏气）时棉签棒与地面之间形成的角度。在静息时及做 Valsalva 动作时该角度差小于 15° 为良好结果，说明有良好的解剖学支持；如角度差大于 30°，说明解剖学支持薄弱；15°～30° 时，结果不能确定（图 44-2）。

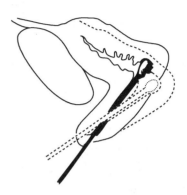

图 44-2　棉签试验示意图

4. 尿动力学检查（urodynamics）　是把尿失禁的症状用图和数字表现出来并为患者的痛苦提供病理生理的解释，为临床制订正确治疗方案和客观评估治疗女性尿失禁的转归提供客观依据。包括膀胱内压测定和尿流率测定，膀胱内压测定主要观察逼尿肌的反射以及患者控制或抑制这种反射的能力，膀胱内压力的测定可以区别患者是因为非抑制性逼尿肌收缩还是 SUI 而引起的尿失禁。尿流率测定可以了解膀胱排尿速度和排空能力。与 SUI 最易混淆的尿失禁是运动急迫性尿失禁和混有急迫性和 SUI 的混合型尿失禁。通过尿动力学检查，压力试验时咳嗽引起的膀胱内压升高源于腹压增加，则为 SUI；若膀胱内压升高有逼尿肌收缩的因素则应考虑为运动急迫性尿失禁或混合型尿失禁。所以，SUI 常经过尿动力学检查才能确诊。

尿道膀胱镜检查（cystoscopy）和超声检查可辅助诊断。

（二）鉴别诊断

急迫性尿失禁在症状和体征上最易与 SUI 混淆，可通过尿动力学检查来鉴别明确诊断。

五、治疗方案的选择与评价

（一）SUI 的非手术治疗

用于轻、中度 SUI 治疗和手术治疗前后的辅助治疗。非手术治疗包括盆底肌肉锻炼（Kegel 运动）、盆底电刺激、膀胱训练、尿道周围填充物注射、α-肾上腺素能激动剂（α-adrenergic agonist）和阴道局部雌激素治疗。非手术治疗能使 30% ~60% 的患者改善症状，并治愈轻度的 SUI。

（二）SUI 手术术式变迁

SUI 的治疗术式繁多，据统计已超过 150 余种，归纳起来可分为三类：阴道前壁修补术、耻骨后膀胱尿道悬吊术和尿道下方悬吊带术。在历经近半个世纪的临床实践和论证后，耻骨后膀胱尿道悬吊术在业内得到了广泛的认同和肯定，并成为评价后来各种新术式疗效的标准。随着新技术的不断发展，近些年来阴道无张力尿道中段悬吊带术（TVT、TVT-O 术式）已逐渐成为 SUI 治疗的金标准术式。

1. 阴道前壁修补术（Kelly operation） 以 Kelly 手术为代表的阴道前壁修补术方法简单，通过对尿道近膀胱颈部筋膜折叠缝合达到增加膀胱尿道阻力作用，曾一直为治疗 SUI 的主要术式，但解剖学和临床效果均较差。该术式短期治愈率仅在 31% ~72% 之间，且远期复发率较高。目前已不再作为治疗 SUI 的有效术式。

2. 耻骨后膀胱尿道悬吊术（retropubic urethropexy） 手术操作在腹膜外（Retzius 间隙）进行，缝合膀胱颈和近端尿道两侧的筋膜至耻骨联合（Marshall-Marchetti-Krantz，MMK 术式）或 Cooper 韧带（Burch 手术）而提高膀胱尿道连接处的角度，从而增加膀胱颈的阻力以提高患者控制排尿的能力。Burch 手术应用稍多，有开腹途径、腹腔镜途径和"缝针法"。手术适用于解剖型 SUI。手术后一年治愈率为 85% ~90%，随着时间推移会稍有下降。并发症有膀胱和输尿管损伤、术后逼尿肌不稳定、出血、泌尿道感染等。

3. 阴道无张力尿道中段悬吊带术 除解剖型 SUI 外，尿道内括约肌障碍型 SUI 和合并有急迫性尿失禁的混合性尿失禁也为该手术适应证。悬吊带术可用自身筋膜或合成材料。使用不同材料、不同途径而有不同的名称如阴道无张力尿道中段悬吊术（tension free vaginal tape，TVT/TVT-O）、经阴道悬吊带术（intravaginal sling，IVS）、经闭孔悬吊带术（trans-obturator tape，TOT）。目前合成材料的悬吊带术现已成为一线治疗 SUI 的方法，术后 1 年治愈率在 90% 左右，最长术后 11 年随诊的治愈率在 70% 以上。

（三）SUI 手术治愈标准的评判

SUI 是非致命性疾病，其治疗理念和模式已有较大改变。很多医生相信自己能在临床诊疗中准确评估患者生活质量，一般患者术后不再漏尿，即被手术医生认为是"治愈"。但循证 A 级证据显

示：医生试图评价盆底疾病手术治疗患者生活质量是困难的和不准确的。治疗"成功"定义很难确定，一个患者因尿失禁行手术治疗，手术后不再漏尿，但出现尿急、尿频等症状，也不能称之为治疗成功。所以，我们需要一种更客观、更合理的方法用于评价患者的自觉症状。该方法应是一种相对客观的、而非主观判断的方式，必须以患者为主导完成数据收集，并遵循心理测量学理论原则来设计，同时具备可重复、可计量的特性。经过多年实践证明，症状问卷调查表是用于评价疾病对患者日常生活质量和身心健康的影响的最有效方法，故在临床工作中应更多地使用以患者为主导的症状问卷评价术后整体状况。内容包含患者症状的评估、患者的生殖道和泌尿道和消化道的功能评估、患者生活质量和社会经济评估。使用中文验证后的国际推荐的循证 A 级和 B 级问卷。

第二节 子宫脱垂

一、概述

女性生殖器官正常位置的维持需要依靠盆底多层肌肉、筋膜的解剖和功能正常。当盆底组织退化、创伤、先天发育不良或因某些疾病引起损伤，从而张力减低导致其支持能力减弱，使女性生殖器官及相邻脏器位置下移，称为盆腔器官脱垂（pelvic organ prolapse，POP），临床上表现为子宫脱垂、阴道前后壁膨出等疾病。子宫从正常位置沿阴道下降，宫颈外口达坐骨棘水平以下，甚至子宫全部脱出阴道口以外，称为子宫脱垂（uterine prolapse）。

根据妇女健康研究（WHI）定义标准，在美国 50~79 的妇女中 POP 的发病率为 41.1%，前壁膨出占 34.3%，后壁膨出占 18.6%，子宫脱垂占 14.2%。大约 19% 的 POP 患者需接受手术治疗，其中 30% 需要再次接受手术治疗。在美国，每年超过 22.6 万的 POP 女性接受手术治疗，其医疗费用超过 10 亿美元。2005 年，德国、法国、英国住院手术治疗的 POP 患者所花费的治疗费用分别为 1.4 亿欧元、0.8 亿欧元及 0.8 亿欧元。随着人口老龄化，防治 POP 的社会及个人经济费用将增加，在 1988 年超过 65 岁的人口数目是 3 千万，到 2019 年其数目将高达 5 千万，预计从 2010—2050 年，POP 的数目将增加 50%，用于治疗 POP 的花费将会越来越多。POP 在世界范围内被妇产科同道们重视，已形成一个新的亚学科——盆底重建外科（elvic reconstructive surgery）。

二、盆底解剖新概念

女性盆腔是由骨骼、肌肉、韧带、器官组成的一个整体。随着对盆底解剖研究认识的深入，1990—1993年Petros和Ulmsten提出了著名的盆底整体理论（integry theory）。该理论从矢状面将盆底结构分为前盆腔（anterior compartment）、中盆腔（middle compartment）、后盆腔（posterior compartment）。前盆腔包括阴道前壁、膀胱及尿道；中盆腔包括阴道顶部及子宫；后盆腔包括阴道后壁及直肠，由此将脱垂量化到各个腔室。在水平方向上，按现代盆底解剖学将阴道支持轴分为DeLancey三个水平，即：①第一水平：顶端支持，由骶韧带-子宫主韧带复合体垂直支持子宫、阴道上1/3；②第二水平：水平支持为阴道中段的侧方支持；③第三水平：远端支持。包括会阴体和会阴隔膜。不同腔室和平面之间的损伤可能是相互独立的，例如第1层面的顶端缺陷常导致子宫脱垂和阴道顶部脱垂，第2、3层面的缺陷多导致阴道前壁和后壁膨出。同时，不同腔室和水平的损伤又可能是相互影响和共同存在的，例如压力性尿失禁在行耻骨后膀胱颈悬吊术（Burch术）后常有阴道后壁膨出发生；阴道顶部脱垂在行骶棘韧带固定术（sacrospinous ligament fixation）后常会发生阴道前壁膨出。总之，不同腔室，不同支持轴水平是一个解剖和功能的整体。盆底的肌肉、神经和结缔组织是作为一个整体的动力系统相互协调而发挥作用的。

三、病因的认识与启示

妊娠、分娩是目前公认的导致POP发生的危险因素，其原因为妊娠期间盆腔结缔组织为适应妊娠而过度延伸和持续的腹内压增加。妊娠期子宫重量随妊娠期的进展而逐渐增加，子宫在盆、腹腔的位置也逐渐变垂直，到孕晚期子宫几乎变成了一个垂直的器官，可直接导致压向盆底支持组织的压力增加，从而诱发POP的发生。分娩过程中软产道及其周围的盆底组织极度扩张，肌纤维拉长或撕裂，特别是助产手术分娩所导致的损伤。若产后过早参加体力劳动，特别是重体力劳动，将影响盆底组织张力的恢复，导致未复旧的子宫有不同程度下移，常伴发阴道前后壁膨出。

临床报道中指出随着孕产次和胎儿体重增加POP发病率也相应的增加。在接受手术治疗的POP患者中有多次孕产史的较多，平均孕产史2.3~5.5次，而以剖宫产为分娩方式的人群POP的发生率同样比非孕妇女高3倍则更能说明问题。POP发生的另一个重要危险因素是阴道分娩，阴道分娩女性的POP患病风险大大提高（OR＝10.85）。国外资料显示小于1%的未产妇患有POP，而分娩一个孩子的妇女发生POP的风险是未产妇的4倍，分娩2个孩子的妇女发生POP的风险是未产妇的8倍。而分娩时胎儿的体重大于4kg，POP发生风险升高（OR＝2.9）。另有研究认为从事体力活动的女性POP风险显著高于从事脑力劳动的女性，有慢性便秘或慢性咳嗽病史的人群的POP发病率明显高于同龄对照组。

POP的病因是多方面的，目前公认的危险因素有妊娠、阴道分娩损伤、绝经、长期腹压增加（肥胖、咳嗽）及盆底肌肉薄弱。这些因素加上遗传及先天因素造成的盆腔支持组织如韧带、筋膜、肌肉和神经组织的支持力下降，进而导致POP的发生。全子宫切除术可在一定程度上破坏盆底支持组织，尤其是可能损伤盆底第一水平的支持。阴道穹隆脱垂是子宫切除术后较常见的并发症，多数发生在术后2~13年，其发病率在0.1%左右。

四、临床表现的基本特点

（一）症状

轻症患者一般无不适。重症子宫脱垂可牵拉子宫韧带，盆腔充血，患者有不同程度的腰骶部酸痛或下坠感，站立过久或劳累后症状明显，卧床休息则症状减轻。重症子宫脱垂常伴有排便排尿困难，便秘、残余尿增加，部分患者可伴压力性尿失禁。但随着膨出的加重，其压力性尿失禁可消失，取而代之的是排尿困难，甚至需要手压迫阴道前壁帮助排尿，易并发尿路感染。外阴肿物脱出后经卧床休息，有的能自行回缩，有的患者经手也不能还纳。暴露在外的宫颈和阴道黏膜长期与衣裤摩擦，可致宫颈和阴道壁发生溃疡而出血，如感染则有脓性分泌物。子宫脱垂不管程度多重一般不影响月经，轻度子宫脱垂也不影响受孕、妊娠和分娩。

（二）体征

不能回纳的子宫脱垂常伴有阴道前后壁膨出，阴道黏膜增厚角化，宫颈肥大并延长。随着脱垂子宫的下移，膀胱、输尿管下移与尿道开口形成正三角区（图44-3）。

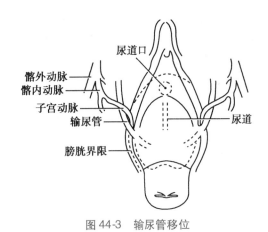

图 44-3 输尿管移位

（三）POP 分期

国际上采用 1995 年由 ICS 提出的 POP-Q（the pelvic organ prolapse quantitative examination）分类法。采用阴道上 6 个指示点（阴道前壁 Aa、Ba；后壁 Ap、Bp；中间 C、D）与处女膜之间的距离描述器官脱垂程度。指示点位于处女膜内，以负数记录；位于处女膜外，以正数记录；处女膜部位为 0。另外还有 3 个衡量指标：①生殖道缝隙（gh）：尿道外口中点至阴唇后联合之间的距离；②会阴体（pb）：阴唇后联合至肛门中点的距离；③阴道总长度（TVL）：将阴道顶端复位后的阴道深度。除 TVL 外，其他指标以用力屏气时为标准。如图 44-4、表 44-1、表 44-2 所示：

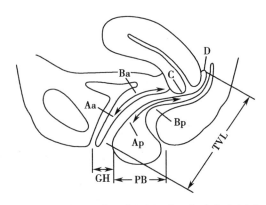

图 44-4 盆腔器官正常位置 POP-Q 分度法各测量点及径线示意图

表 44-1 盆腔器官脱垂评估指示点（POP-Q 分期）

指示点	内容描述	范围
Aa	阴道前壁中线距处女膜 3cm 处，相当于尿道膀胱沟处	-3 ~ +3cm
Ba	阴道顶端或前穹隆到 Aa 点之间阴道前壁上段中的最远点	在无阴道脱垂时，此点位于 -3cm，在子宫切除术后阴道完全外翻时，此点将为 +TVL
C	宫颈或子宫切除后阴道顶端所处的最远端	-TVL ~ +TVL
D	有宫颈时的后穹隆的位置，它提示了子宫骶骨韧带附着到近端宫颈后壁的水平	-TVL ~ +TVL 或空缺（子宫切除后）
Ap	阴道后壁中线距处女膜 3cm 处，Ap 与 Aa 点相对应	-3 ~ +3cm
Bp	阴道顶端或后穹隆到 Ap 点之间阴道后壁上段中的最远点，Bp 与 Ap 点相对应	在无阴道脱垂时，此点位于 -3cm，在子宫切除术后阴道完全外翻时，此点将为 +TVL

表 44-2 盆腔器官脱垂分期（POP-Q 分期法）

分度	内容
0	无脱垂，Aa、Ap、Ba、Bp 均在 -3cm 处，C、D 两点在阴道总长度和阴道总长度 -2cm 之间，即 C 或 D 点量化值 < [TVL-2] cm
I	脱垂最远端在处女膜平面上 > -1cm，即量化值 < -1cm
II	脱垂最远端在处女膜平面上 < 1cm，即量化值 > -1cm，但 < +1cm
III	脱垂最远端超过处女膜平面 > 1cm，但 < 阴道总长度 -2cm，即量化值 > +1cm，但 < [TVL-2] cm
IV	下生殖道呈全长外翻，脱垂最远端即宫颈或阴道残端脱垂超过阴道总长度 -2cm，即量化值 [TVL-2] cm

注：POP-Q 分期应在向下用力屏气时，以脱垂完全呈现出来时的最远端部位计算。应针对每个个体先用 3×3 表格量化描述，再进行分期。为了补偿阴道的伸展性及内在测量上的误差，在 0 和 IV 度中的 TVL 值允许有 2cm 的误差

五、诊断面临的难点及应思考的问题

根据病史及妇科检查，子宫脱垂容易确诊，但其通常不会单独发生，诊断的难点就在于子宫脱垂往往同时合并盆腔其他结构缺陷。由于盆腔器官与结构均以阴道为连接点，因此，其损伤可表现为阴道前壁、后壁、近端与远端各部位的缺陷或整体的缺陷。而我们在检查时能看到的仅仅是阴道壁与子宫颈的变化，阴道的前面、后面和顶端发生的异常不能直接看到，故常常造成临床诊断不全面导致治疗决策失误、并发症发生、脱垂复发及新发症状等问题。因此，手术前准确评估损伤类型与结构对于制订手术方案、保证手术效果十分重要。

我们的临床评估路径可采用以下流程：病史（症状筛查）-阴道检查-必要的临床试验与选择性

检查-POP-Q 评分，最后得出评估结论。对 POP 的评估应包括 3 个方面内容：①脱垂的类型与程度：主要通过阴道检查与 POP-Q 评分评估。②伴随的症状：通过症状询问及选择性检查评估。症状包括脱垂本身引起的症状、泌尿症状及排便症状。评估时应注意盆底结构与功能的非线性关系，症状与脱垂不总是呈正相关。③损伤涉及的部位与结构：有些损伤不易察觉，需要仔细检查判断。

应用 POP-Q 分期系统正确进行妇科检查至关重要，应注意以下几个问题：一是需注意被检查者的体位及检查时是否为患者的最大脱垂程度。由于患者多为年迈，多无法充分完成用力向下屏气（Valsalva 动作），这时可让患者下地活动直至她认为脱垂已达其平时最重程度时再做检查，或采用坐位或站立位一条腿向外稍抬高的体位下进行检查。二是由于 POP-Q 系统未对阴道的旁侧缺陷和一些特定部位的缺陷，以及肠膨出、尿道高活动性、宫颈长度、会阴体下降程度等加以描述，因此需注意检查的内容、顺序和使用的检查器械。对保留阴道功能者，要特别注意术前、术后阴道和阴裂长度；对阴道穹隆脱垂的检查，应在患者 Valsalva 用力下，用双叶窥器轻轻将阴道前、后壁下压，并慢慢移动接近穹隆，由此可单独观察和评价穹隆的支持情况。还可在卵圆钳的轻轻牵拉下，细心观察宫颈或穹隆周围的缺陷，如主、宫骶韧带和宫颈周围环是否被拉长或断裂，是否存在肠膨出等；检查阴道壁膨出，则应使用阴道单叶拉钩。检查前壁时，用拉钩拉开后壁及穹隆，反之则拉开前壁。但要注意使用单叶拉钩不能太用力，否则可能造成假象。检查前壁时，应注意两侧的前阴道壁侧沟情况，前侧沟反映耻骨宫颈周围环与盆筋膜腱弓的连接，即阴道旁缺陷。也可采用卵圆钳将阴道前壁两侧沟抬高的方法来鉴别此缺陷；阴道前壁检查时应同时观察膀胱膨出的部位，是侧方、中央性，还是横向的，是否同时有尿道膨出，以评价可能存在的压力性尿失禁（stress urinary incontinence，SUI）；后壁膨出的检查除视诊外，要做肛查及阴道肛门双手检查，以评价直肠下端或上端的膨出、缺陷，是否有肠膨出和一些具体、孤立的筋膜缺陷。同时还强调对会阴体的观察，评价是否存在会阴体膨出。

六、治疗方案的选择与评价

（一）POP 非手术治疗

包括盆底肌康复训练、子宫托、药物治疗及针灸等，这些方法通常主要用于轻中度的脱垂。治疗目标在于增加盆底肌肉的强度、耐力和支持力；预防脱垂加重；减轻症状的严重程度；避免或者延缓手术干预。对于脱垂程度轻（POP-Q 分期Ⅰ度和Ⅱ度脱垂最低点位于处女膜之上）或无症状的患者仅推荐症状指导性治疗并定期观察脱垂的进展。

1. 盆底肌肉锻炼和物理疗法　可增加盆底肌肉群的张力。适用于国内分期轻度或 POP-Q 分期Ⅰ度和Ⅱ度的子宫脱垂者。

2. 放置子宫托　子宫托是唯一的特异的非手术治疗方法。子宫托能在阴道穹隆部对盆腔器官提供支持作用的工具。用于由于医学原因不能手术，希望避免手术或者脱垂的严重程度使得其他非手术方法不可行时，其扩展指征包括妊娠相关的膨出以及老年妇女的脱垂和尿失禁。临床常用的有两种类型的子宫托-支撑型和填充型。环形子宫托（有隔膜）是常用的支撑型子宫托，Gelhorn 子宫托是常用的填充型子宫托。环形和其他支撑型子宫托用于Ⅰ度和Ⅱ度脱垂的患者，填充型子宫托适用于Ⅲ度和Ⅳ度脱垂的患者。

3. 中药和针灸　补中益气汤（丸）等有促进盆底肌张力恢复、缓解局部症状的作用。

（二）POP 手术及术式选择

对脱垂最低点超出处女膜且有症状的患者可考虑手术治疗，手术的基本点是通过解剖的恢复达到功能恢复的目的。根据患者脱垂类型、严重程度、年龄、性生活及生育要求及全身健康状况，选择不同手术途径（经阴道、经腹及经腹腔镜）、手术方式及是否选择植入材料，治疗应个体化，合并压力性尿失禁患者应同时行尿道中段悬吊手术。

1. 传统手术　传统手术特点为切除脱垂的器官与多余的组织，并重新缝合已经受损的组织，它是一种姑息性手术，复发率较高；子宫在脱垂中常为被动的角色，单纯子宫切除术和子宫切除术合并阴道前后壁修补术并不能治疗潜在的穹隆支持缺陷问题。当因子宫脱垂行子宫切除术时，一定要注意进行恢复穹隆的支持。具体的术式包括：

（1）曼氏手术（Manchester 手术）：包括阴道前后壁修补、主韧带缩短及宫颈部分切除术。适用于年龄较轻、宫颈延长的子宫脱垂患者。

（2）经阴道子宫全切除及阴道前后壁修补术：

适用于年龄较大、盆腔器官膨出程度较轻、无需考虑生育功能的患者。

（3）阴道封闭术：分为阴道半封闭术（又称Le-Fort手术）和阴道全封闭术。该手术将阴道前后壁分别剥离长方形黏膜面，然后将阴道前后壁剥离创面相对缝合以部分或完全封闭阴道。术后失去性交功能，故仅适用于年老体弱不能耐受较大手术者。

2. 顶端悬吊手术-治疗穹隆脱垂

（1）高位骶韧带悬吊术（laparoscopic high utero-sacral ligament suspension，LHUS）：子宫切除后，先行阴道前壁修补和抗尿失禁手术，在辨认输尿管走行后，距骶骨岬4cm处，连续折叠缝合缩短子宫骶韧带，并缝合到同侧阴道断端，同时在子宫直肠陷凹深处用可吸收缝线环形缝合双侧宫骶韧带及直肠浆膜层，封闭子宫直肠陷凹，可同时进行阴道后壁修补。

高位骶韧带悬吊术的病例分析显示，术后随访4年，脱垂复发率4%～18%。骶韧带悬吊术输尿管损伤风险高达11%，术中应行膀胱镜检查，排除膀胱及输尿管损伤。

（2）骶棘韧带固定缝合术（sacrospinous liga-ment fixation，SSLF）：阴式子宫切除术后，通过阴道后壁切口分离黏膜与直肠间隙，即可到达坐骨棘和骶棘韧带。将阴道残端缝合固定于此韧带上，能较好地保留阴道功能及保持阴道位于肛提肌板上的水平轴上，且效果持久可靠。一般行单侧SSLF即可达到上述目的，如阴道顶端组织够宽，也可行双侧SSLF。该术式的治愈率约80%，对未婚、未育有生育要求者也可进行此手术。

（3）子宫骶骨固定术（sacrak colpopexy）：经典的子宫骶骨固定术为使用网片，将其两头分别缝合在双侧宫骶韧带与S1椎体盆腔面的前纵韧带上。子宫骶骨固定术把子宫上提至正常解剖位置，使宫颈和阴道顶端上提，并使阴道轴恢复正常。

3. 盆底重建术　2004年法国的Michel Cosson提出应用网片的全盆底重建手术。预先修剪好的网片系统包括前部、后部及结合部，可从前、中、后三个区域对整个盆腔进行重建。全面纠正盆底缺陷，也可剪为两个部分，分别用于前、后壁修补。该手术方式具有安全、有效、省时和微创等特点，更重要的是符合盆底的力学平衡。

盆底是一个平衡的功能体，其解剖结构相互协调、相互依赖，形成一个整体，处于一个平衡的环境中，执行正常的功能。盆底结缔组织结构的支持既具有区域性，又具有协同性、统一性和整体性，每个

细微的损伤都会造成盆底的失平衡。因此，手术要注意恢复盆底整体力的平衡，防止出现新脱垂或新症状，从而恢复功能。手术方式包括Prolift全盆底重建手术、Avaulta手术。

（三）关于保留子宫的手术问题

对于希望保留子宫者，可经阴道行宫骶韧带悬吊术或骶棘韧带悬吊术，或经腹行骶骨子宫固定术及经腹腔镜行子宫骶骨固定术。手术对妊娠结局影响的及脱垂结局的资料更少。理想状态下，应先完成生育后考虑手术治疗脱垂，避免再次妊娠及分娩造成脱垂复发的可能。脱垂手术后妊娠及分娩方式的决定缺乏证据，应根据具体病例决定。

（四）合成网片在盆腔器官膨出手术修复争议

近十多年来，随着现代盆底学理论的发展、手术器械的改进以及修补材料的发明和应用，盆底修补和重建手术有了突破性的进展。基于传统手术复发率高的缺点，借鉴外科疝修补术和应用吊带治疗压力性尿失禁成功的经验，从2004年开始，阴道网片（transvaginal mesh，TVM）用于POP手术应运而生，盆底修复成品套盒治疗POP的病例迅速增多。据FDA的资料，2010年美国至少有10万例POP患者接受了加用网片的修复术，其中大约7.5万例是经阴道操作完成。其在中国的应用也日趋普遍。

相对应用自体组织筋膜的盆底重建手术，其主要优点是能最大限度地简化手术操作，能够同时纠正中央缺陷和侧方缺陷，实现手术的标准化和规范化，给临床工作带来了很多便利，Ⅰ级证据说明经阴道前壁网片的植入手术能降低解剖学复发率。但是这类新手术本身尚属"年轻"阶段，缺乏高水平的循证医学证据全面评价其安全性和有效性。美国FDA在2005～2007年三年中收到超过1000例来自9个厂商关于在治疗POP及压力性尿失禁手术中放置网片后出现相关并发症的不良事件报道，美国食品药物管理局为此2008年10月专门发布安全信息通告，以期引起全球妇科泌尿医生的重视。此后不良事件数量持续攀升，FDA器械不良反应注册数据库（Manufacturer and User Facility Device Experience Database）调查显示2008年1月1日—2010年12月31日间又发生了2874例使用网片修复相关的损伤、死亡和失效的病例，其中1503例与POP手术相关，较2005～2007年期间增加了5倍。为此，2011年7月FDA针对在POP手术中使用网片再次发出警告，科学全面地分析阴道植入网片手术的利弊。

对于从未做过经阴道网片植入手术的医生，只

有在完成足够的理论和技术培训后，具有良好的经阴道手术经验的前提下，才能慎重开展此类手术。对于已经开展此类手术的医生，也应该重视和掌握非网片类的盆底重建手术，充分权衡加用经阴道网片的利弊，只有对利大于弊的患者才考虑审慎使用。经阴道网片植入手术的主要适应证为：

1. POP 手术治疗后复发患者。
2. 重度初治患者或有合并症不能耐受开腹或

腔镜更大手术创伤者，且患者不适用阴道封闭手术。

对于阴道内大面积放置人工合成网片的盆底重建手术对性生活影响，目前尚无循证医学结论，故在年轻、性生活活跃的患者，选择时应慎之又慎。对术前即有慢性盆腔痛或者性交痛的患者也不宜选择经阴道植入网片手术。

（洪莉 朱兰）

参 考 文 献

1. Sand K, Koduri S, Lobel W, et al. Prospective randomized trial of polyglactin 910 mesh to prevent recurrence of cystoceles and rectoceles. Am J Obstet Gynecol, 2001, 184 (7):1357-1362

2. Withagen I, Milani L, den Boon J, et al. Trocar-guided mesh compared with conventional vaginal repair in recurrent prolapse: a randomized controlled trial. Obstet Gynecol. 2011; 117(2 Pt 1):242-250

3. Nieminen K, Hiltunen R, Takala T, et al. Outcomes after anterior vaginal wall repair with mesh: a randomized, controlled trial with a 3 year follow-up. Am J Obstet Gynecol, 2010,203(3):235. e1-8

4. Sivaslioglu A, Unlubilgin E, Dolen I, et al. A randomized comparison of polypropylene mesh surgery with site-specific surgery in the treatment of cystocoele. Int Urogynecol J Pelvic Floor Dysfunct, 2008,19(4):467-471

5. Nguyen N andBurchette J. Outcome after anterior vaginal prolapse repair: a randomized controlled trial. Obstet Gynecol, 2008,111(4):891-898

6. Altman D, Väyrynen T, Engh E, et al. Nordic Transvaginal Mesh Group. Anterior Colporrhaphy versus Transvaginal Mesh for Pelvic-Organ Prolapse. N Engl J Med, 2011, 364 (19):1826-1836

7. Jia XGlazener C, Mowatt G, et al. Efficacy and safety of using mesh or grafts in surgery for anterior and/or posterior vaginal wall prolapse: systematic review and meta-analysis. BJOG, 2008,115(11):1350-1361

8. Foon R, Toozs-Hobson P, Latthe M. Adjuvant materials in anterior vaginal wall prolapse surgery: a systematic review of effectiveness and complications. Int Urogynecol J pelvic floor dysfunct, 2008,19(12):1697

9. Maher C, Feiner B, Baessler K, et al. Surgical management of pelvic organ prolapse in women. Cochrane Database Syst Rev, 2010,14;(4):CD004014.1

10. Sung VW, Rogers RG, Schaffer JI, et al, Society of gynecologic surgeons systematic review group. Graft use in transvaginal pelvic organ prolapse and urinary incontinence. Obstet Gynecol, 2008,112(5):1131-1142

11. Food and Drug Administration. FDA safety communication: UPDATE on serious complications associated with transvaginal placement of surgical mesh for pelvic organ prolapse. Silver Spring (MD): FDA; 2011 July: 27

12. Committee on Gynecologic Practice Vaginal placement of synthetic mesh for pelvic organ prolapse. Female Pelvic Med Reconstr Surg, 2012,18(1):5-9

13. American Urogynecologic Society's Guidelines Development Committee. Guidelines for providing privileges and credentials to physicians for transvaginal placement of surgical mesh for pelvic organ prolapse. Female Pelvic Med Reconstr Surg, 2012,18(4):194-197

14. Stanford E, Moen M. Patient safety communication from the Food and Drug Administration regarding transvaginal mesh for pelvic organ prolapse surgery. J Minim Invasive Gynecol, 2011,18(6):689-691

15. Murphy M, Holzberg A, van Raalte H. Pelvic Surgeons Network et al. Time to rethink: an evidence-based response from pelvic surgeons to the FDA Safety Communication: "UPDATE on Serious Complications Associated with Transvaginal Placement of Surgical Mesh for Pelvic Organ Prolapse". Int Urogynecol J, 2012,23(1):5

16. Chow D, Rodríguez V. Epidemiology and prevalence of pelvic organ prolapse. Curr Opin Urol. 2013 Apr 24. [Epub ahead of print]

17. Petros E, Ulmsten I. An integral theory and its method for the diagnosis and management of female urinary incontinence. Scand J Urol Nephrol Suppl, 1993,153:1-93

18. Bump C, Mattiasson A, BøK, et al. The standardization of terminology of female pelvic organ prolapse and pelvic floor dysfunction. Am J Obstet Gynecol, 1996,175(1):10-17

19. United States Food and Drug Administration (Jul 2011) FDA safety communication: update on serious complications associated with transvaginal placement of surgical mesh for pelvic organ prolapse

第四十五章　性及性功能障碍

第一节　概　述

一、迟来的分类（AFUD，1998）

相对于广泛热衷的男性性功能障碍的研究和治疗，人们较少关注女性的性问题。临床研究和实践的主要问题在于对女性性功能障碍（female sexual dysfunction，FSD）缺少一个详细说明及广泛认可的诊断框架和分类。

诊断性的分类在不同的诊断系统中各不相同。精神病学方面的官方分类标准主要有 ICD-10、DSM-Ⅳ等，泌尿科学方面的官方分类，现在还主要在使用 1998 年美国泌尿系统疾病基金会的分类法。

根据 WHO《国际疾病分类》第 10 版（ICD-10）对性功能障碍的定义包括："男性或女性不能按其意愿参与性活动的各种表现形式"。在这命名系统中的特殊类别包括：性欲减退或缺失，性厌恶，生殖器反应丧失，性高潮功能障碍，非器质性阴道痉挛，非器质性性交困难和性欲亢进。

相对而言，美国精神病学协会的《美国精神病诊断统计手册》第 4 版（DSM-Ⅳ）的分类中命名更注重于精神疾患，而不是对引起 FSD 的器质性病因进行分类。在 DSM-Ⅳ分类中，性功能障碍被定义为："在性反应周期中性欲和性心理生理的各种紊乱，它可以引起显著的挫折感和社交困难。"女性患者包括性欲低下，性厌恶，女性性唤起障碍，女性性高潮障碍，性交困难和阴道痉挛。与更宽泛的 ICD-10 分类标准相比较，DSM-Ⅳ分类则仅仅以"显著的挫折感和社交困难"作为 FSD 的结果评价标准。两种分类法在定义性功能障碍时都认识到需要把主观的挫折感作为评价标准。

ICD-10 和 DSM-Ⅳ两种分类法都极大依赖于人类性反应周期理论。这个理论模型强调了性反应有一种时间上的顺序性和几个时相上的相互协调。这些时相包括性欲、性唤起、高潮和性满意。并且

这两种系统都认为性反应是一种"心理和生理的过程"。DSM-Ⅳ的分类法提供了一种独立的诊断类别——"由一般的医学问题所引起的性功能障碍"，而这种性问题被诊断为完全是由某种医学情况所产生的生理作用。另一方面，很多性问题诸如勃起障碍，性交困难和阴道痉挛诊断时通常未给出病因，而这些性问题在一些病例中很大程度或完全是器质性的。在对 FSD 患者的研究过程中，研究者意识到性功能障碍往往同时存在心理和生理两方面的因素。因此需要一个新的可用于医疗和精神卫生机构的诊断系统。对于 FSD 改进其分类系统是很有必要的，这将有助于它的临床和基础研究赶上男性同类研究的步伐。

正是由于 FSD 的病因和治疗研究的明显滞后，1998 年，由美国泌尿系统疾病基金会（American Foundation for Urologic Disease，AFUD）的性功能保健委员会组织并召开了关于 FSD 的国际性的跨学科的会议，会议邀请了来自 5 个国家的 19 名从事 FSD 领域的权威人物。会议开始关注 FSD 分类所存在的不足和问题。与会者目标明确，即制订一个全面的 FSD 的定义和分类系统，这个系统将 FSD 全面定义为心理和器质性疾病并进行分类。

会议从一篇综述开始，文章阐述了 FSD，性反应周期模型的优缺点和目前诊断系统的优势和弱点的当前流行病学数据。随后，与会者进行讨论和用兰德（Rand）法制定了 FSD 的定义和分类系统。

诊断结果的标准是用改良的 Delphi 方法进行评估的。这个共识的达成是通过专家小组对某一特定议题的集中分组讨论，并且按照严格的数学公式投票而形成。这种方法被称为兰德（Rand）法，经常用于医学决策与技术评估。它综合了临床医师和研究专家的意见，被设计来用于对临床程序或诊断决策的指导方针达成共识。这种方法的优势在于成本效益与及时性方面，因为它利用了评估时可用的广泛的临床和研究数据。而主要的缺点在于当时可用数据的局限性，及分组决策过程的主观性质。

最终的分类系统采用与 DSM-Ⅳ 和 ICD-10 类似的结构（表 45-1）。

表 45-1 FSD1998 年 AFUD 分类系统

Ⅰ. 性欲障碍（sexual desire disorders）
　　A. 性欲低落（hypoactive sexual desire disorder, HSDD）
　　B. 性厌恶（sexual aversion disorder）
Ⅱ. 性唤起障碍（sexual arousal disorder）
Ⅲ. 性高潮障碍（orgasmic disorder）
Ⅳ. 性交疼痛（sexual pain disorders）
　　A. 性交困难（dyspareunia）
　　B. 阴道痉挛（vaginismus）
　　C. 其他性交疼痛障碍（other sexual pain disorders）

表中四个主要功能障碍类别，包括性欲障碍、性唤起障碍、性高潮障碍和性交疼痛被保留下来。另一方面，也改变了一些功能障碍的定义以反映最新的临床和研究进展，并且加入了一个新的类别——性交疼痛，包括其他性方面疼痛。

新的分类系统的定义包括以下四个方面：

1. **性欲障碍** 性欲低落是经常或反复出现缺乏性幻想，和（或）缺乏接受性活动的愿望，而导致个人痛苦。性厌恶是经常或反复出现病态性恐惧和拒绝与性伴侣接触，而导致个人痛苦。

2. **性唤起障碍** 经常或反复发生不能获得或维持足够的性刺激，而导致个人的困扰，其可表现为主观兴奋、生殖道润滑及膨大或其他身体反应的缺乏。

3. **性高潮障碍** 经常或反复出现的在充分的性刺激和性唤起后获得性高潮困难、延迟及缺乏性高潮，而导致个人的痛苦。

4. **性交痛** 是指反复或经常在性交时出现生殖器疼痛。阴道痉挛指反复或经常在阴道下 1/3 处肌肉有不自主的痉挛，导致阴茎不能插入阴道，而导致个人的痛苦。其他性方面痛是指反复或经常出现非性交形式引起的生殖器疼痛。

这个新诊断分类系统的一个关键要素在于把个人痛苦标准引入这一系统下的大部分诊断类别。因此，对于性欲低落、性唤起障碍、性高潮障碍及阴道痉挛，诊断的一个要素就是这种情况会引起患者明显的个人沮丧和痛苦。而对这种个人痛苦的评估可由临床问答或标准问卷来得到。

和 DSM-Ⅳ 只考虑精神因素相比较，这种新的分类系统适用于所有性质的 FSD，而不依赖于病因。因此把器质性和心因性的性功能障碍都包括在内。

二、FSD 诊治现状

FSD 发病率很高，且对患者的生活质量会造成严重的影响。但是由于涉及患者个人的隐私，长期以来并未得到足够的重视。因此，目前国内外有关的研究都还处于起步阶段。同时由于疾病的病因复杂，对该类疾病的定义和分类还存在较大的争议，所以给本病的诊断和治疗也带来较大的困难。全面认识女性性功能障并展开相关的研究有着重要的理论和临床意义。近年来随着对男性阴茎勃起反应的生理学方面的了解，及治疗男性勃起功能障碍药物有效性和安全性的介绍，FSD 也逐渐引起重视。

目前的流行病学调查大多是在各种医疗机构中进行的，由于选择的样本人群不同，所以结论差异性很大。例如性高潮障碍在不同的医疗机构中得到的发病率从 18%～76% 不等，而在社区样本中得到的发病率是 5%～20%。良好的调查应该是基于人口学的大样本调查，并且必须保证出色的应答率。1992 年美国国家健康和社会生活调查（National Health and Social Life Survey, NHSLS）的一项包括了近 1500 名年龄在 18～59 岁之间的家庭妇女的调查，基本上代表了美国这个年龄段中 97% 的妇女的现况。巴西的一份 1200 人调查的发生率为 49%。

因为 FSD 与女性的生理和心理相关，原因复杂，诊断主要结合主观诊断和客观诊断两方面，对女性性心理和生理作全面评价。主观诊断目前最简单可行的方法是调查问卷，不仅用于诊断，也用于普查，缺点是比较主观。客观诊断一种简单的方法是每日日记和性活动日志，优点在于能对女性性功能提供量化的资料。缺点是不适合评价一些主观指标，如性欲和性唤起等。

体格检查主要是盆腔的检查判断是否存在阴道萎缩干燥、有无疼痛的触发点。内分泌方面的检查，包括卵泡刺激素、黄体生成素、血清雌二醇、脱氢表雄酮、总睾酮、游离睾酮、泌乳素的水平。诊断的直接证据有：①光学体积描记法（photoplethysmograph），它可以记录阴道血流量和阴道脉冲幅（vaginal pulse amplitude, VPA）。VPA 被认为是最敏感可靠的指标，常常被用于观察疗效，但目前还没有应用于临床。②多普勒超声可用于观察和测量阴蒂、阴道、阴唇在性刺激中的变化。③其他评价女性生殖器充血的方法，比如测量阴道内温度和感觉变化、测量阴道内松弛度、阴唇温度、阴蒂血流、磁共振,也在研究中,但是没有一个是目前广泛应用的。这些指标与调查表结合起来的结果可以比较全面的评估女性的性生活质量。

对 FSD 的正确评估是形成最优化的治疗方案的基础。治疗方案应当包括可能影响性功能障碍的所有方面,包括对正常解剖和生理及内分泌因素(如雌雄激素水平的改变)的适当教育和治疗其他的基础疾病。告知患者避免使用那些可能影响性功能的药物,并鼓励戒酒和戒烟。保持健康状态和纠正可逆的医学问题是优化性功能的重要步骤。

FSD 的治疗需要综合心理和药物两方面。目前还没有特效治疗。对于有正常生理反应和解剖的患者进行疏导是必要的。除了一般的认知疗法、行为疗法、系统脱敏法、精神分析、人本主义疗法、生物反馈疗法和催眠疗法以外,现在还有一种计算机辅助的虚拟性治疗,即在特定的治疗场所中按设计的程式让患者去体验各种性感受,得到相应的治疗,但是费用昂贵,目前尚未进入临床。

在对 FSD 的治疗上虽然有许多方式可供选择,但没有一种对所有的患者都是有效的。目前研究的重点是药物治疗,现在国内外临床上或研究中所使用的药物大多是借鉴男性性功能障碍的治疗,针对于女性患者的研究,还刚刚处于起步阶段。主要的治疗药物有雌激素、睾酮、选择性磷酸二酯酶 5 型(PDE-5)抑制剂及 α 受体激动剂和阻滞剂。在我国还结合中草药综合治疗。

雌激素和雄激素的激素治疗研究得比较彻底,雌激素对治疗性交困难和雄激素对治疗性欲低下的有效性已经被证明。目前选择性雌激素受体调节剂(SERMS)正在临床试验中。由于长期使用雄激素治疗所产生的副作用较多,故目前对长期应用睾酮替代的治疗方法持强烈保留态度,现在雄激素的研究倾向于寻找副作用小的制剂。Shifren 等报道睾酮的透皮贴剂应用于治疗卵巢切除术后性功能下降是有效的,疗效与剂量大小相关,且不会引起痤疮和多毛。选择性雄激素调节剂(SARMS)的疗效也正在研究中。

特异的 PDE-5 抑制剂代表药物是西地那非(sildenafil)。对于男性来说西地那非是治疗勃起功能障碍的特效药物,有效率80%以上。在动物实验中,西地那非明显增加卵巢切除和处女动物的阴蒂和阴道血流,增强阴道分泌。所以该药理论上适用于 FSD 的患者。然而实际上女性的性行为更复杂,总的来说西地那非在女性中的应用效果不佳。

目前西地那非还没有被 FDA 批准用于 FSD 的治疗。

α 受体激动剂和阻滞剂的效果目前都不明确。

其他药物例如前列腺素 E₁——一种阴道内使用的乳膏制剂正在临床研究中。国外研究表明对于女性性唤起障碍有效。现在此种所谓"女伟哥"(Femprox)在国内进入三期临床。另有商品名为"Avlimil"的药物是由多种草药组合而成,其有效性尚待验证。还有,2000 年 FDA 批准了一种提高女性性功能的阴蒂真空泵装置上市(EROS-CTD),在患者性欲、高潮、满意度、阴道分泌方面,都有不同程度的提高。

许多新的有希望的干预方法将很快出现用于对性功能障碍的治疗。随着更多的临床试验进入实施阶段,医师将会有更多的药物治疗方法来治疗性功能障碍患者。

(段涛 金露青)

参 考 文 献

1. World Health Organization：ICD-10：International Statistical Classification of Diseases and Related Health Problems. World Health Organization：Geneva,1992

2. American Psychiatric Association：DSM-IV：Diagnostic and Statistical Manual of Mental Disorders. 4th Edition. Washington,D. C. ：American Psychiatric Press,1994

3. Segraves B,Segraves T. Hypoactive sexual desire disorder：prevalence and comorbidity in 906 subjects. J Sex Marital Ther,1991,17(1)：55-58

4. Rosen C,Taylor F,Leiblum R,et al. Prevalence of sexual dysfunction in women：results of a survey study of 329 women in an outpatient gynecological clinic. J Sex Marital Ther,1993,19(3)：171-188

5. Spector P,Carey P. Incidence and prevalence of the sexual dysfunctions：a critical review of the empirical literature. Arch Sexual Behavior,1990,19(4)：389-408

6. Laumann O,Paik A,Rosen, C. Sexual dysfunction in the United States：prevalence and predictors. JAMA,1999,281(6)：537-544

7. Abdo N,Oliveira J. Prevalence of sexual dysfunctions and correlated conditions in a sample of Brazilian women-results of the Brazilian study on sexual behavior. International Journal of Impotence Research,2004,16(2)：160-166

8. Rosen C. Assessment of female sexual dysfunction：review of validated methods. Fertil Steril,2002,77(Supple 4)：S89-93

9. Utian H,Shoupe D,Bachmann G,et al. Relief of vasomo-

tor symptoms and vaginal atrophy with lower doses of con-
jugated equine estrogens and medroxyprogesterone ace-
tate. Fertil Steril,2001,75:1065

10. Mazer A. Shifren L. Transdemmal Testosterane for
    Women. A New Physiological Approach for Androgen
    Therapy. Obstetrical & gynecological survey,2003,58
    (7):489-500

11. Aschenbrenner S. Avlimil Taken for Female Sexual Dys-
    function. Am J Nurs,2004,104(10):27-29

12. Debbie J. FDA approves device for female sexual dys-
    function. British Medical Joumal,2000,320:1427

第二节　女性性功能障碍诊疗的难点问题

女性性功能障碍(FSD)使女性在生活质量、人际关系处理和工作等各个方面都受到影响。因此准确地诊断女性性功能障碍,寻找发生性功能障碍的原因,是成功治疗的关键。然而,由于性功能障碍是女性的一种主观主诉、患者不情愿提及、医生与患者讨论性功能时常会面临着一些尴尬、治疗需要有医生的指导和患者心理调整及丈夫配合等综合,加之心理、生理及器质性等多方面因素的影响,使得女性性功能障碍的诊断和治疗成为医生和患者共同面对的难题。

性反应受生理、环境和心理的影响,对其认识和理解经历了不同的过程。最初人们把性反应分为性兴奋期/性唤起期、平台期、性高潮期和性消退期四个基本的生物反应阶段,后来,发展了欲望、觉醒、高潮三阶段模式,再后来,增加了更加复杂的、非线性的女性性反应,整合为亲昵行为、性刺激、性满足。目前综合各种周期模式,多分为性欲期、性兴奋期、性持续期、性高潮期和性消退期。依据DSM-Ⅳ-TR,性功能障碍的特征是欲望、觉醒、高潮困难所致的任何抱怨或性交痛所致的沮丧或人际关系困难。美国精神疾病诊断与统计学手册第4版(DSM-Ⅳ)将女性性功能障碍分为性欲障碍、性唤起(性觉醒)障碍、性高潮障碍和性交疼痛,在同一个女性患者中可能不只存在一种性功能障碍,医生需要判断哪一个是主要的,如何伴随疾病发展的。

一、女性性功能障碍产生机制的复杂性

对女性性功能障碍发生机制的理解是实施正确治疗的基础。不同类型的性功能障碍,其发生机制有所不同。女性的性体验是一个不可置信的复杂现象,是不同的文化素养、家庭背景、配偶关系及生物学因素共同作用的结果。心理因素在女性性活动中起着极其重要的作用,来自动物实验的研究结果与来自人类的研究结果不尽相同,这也给女性性功能障碍产生机制的研究带来了一定困难。

(一)性欲障碍的产生机制

人的性欲既是心理现象又有生理现象。性欲望障碍包括性欲望减退和性厌恶。依据DSM-IV-TR,性欲望减退/性厌恶是指持久的或经常发生的性欲望缺乏或对性活动的接受能力缺乏/对性同伴生殖器接触的厌恶导致的沮丧或人际关系困难。女性性中枢主要集中在下丘脑,最低级中枢则在$S_{2\sim4}$段侧角。这些部位兴奋后,电信号经交感神经的腹下丛($L_{1\sim3}$)、副交感神经的盆腔丛($S_{2\sim4}$)以及体神经的阴部神经传到生殖器官,造成阴蒂和阴道的平滑肌松弛,阴蒂勃起,阴道长度增加和宽度扩展,便于性交。动物实验证明,破坏下丘脑前1/3区,则动物将失去性交行为。雌、孕激素对动物的性欲也起到调节作用。给雌鼠注入雌二醇(E_2)后再注入孕激素(P)则雌鼠立即出现脊柱前弓、臀部抬高、暴露外阴以利雄鼠爬背的求爱行为。研究发现,E_2、P可增加脑内和脊髓内性中枢的兴奋性,促进脑功能发育,同时也促进女性会阴、外生殖器神经末梢的发育和敏感性,切除卵巢的动物和人,在性欲降低的同时各级性中枢兴奋性均降低、外生殖器感觉迟顿、神经末梢萎缩消失。可见E_2、P是保持人的基本性欲所必需的。但在人类研究中,人的性欲在E_2、P处于正常水平时,虽大量注入E_2、P并不立即出现性欲亢进,提示心理及其他因素对人的性欲起着重要的直接作用。

(二)性唤起障碍的产生机制

性唤起障碍指的是没有充足的润滑而不能完成性活动导致沮丧或人际关系困难,女性性唤醒反应如同男性勃起反应,是由性心理机制和性反射机制共同参与的。性幻想、性欲意念、色情刺激都可通过脑的各级性中枢兴奋,引起$S_{2\sim4}$侧角副交感中枢兴奋,通过盆神经释放信使物质,引起血管平滑肌内Ca^{2+}浓度降低,血管扩张,出现阴道滑液分泌、阴唇充血肿胀、阴蒂勃起、会阴热感;性中枢兴奋还可使E_2释放增加,经一氧化氮介导引起全身血管扩张,同时抑制胸、腰侧角交感神经元,使乳房充血肿胀、乳头竖起、胸腹部皮肤潮红等性兴奋反应。但这种生理性机制很容易受心理因素如潜意识中的性压抑、紧张、焦虑、担心、抑郁、不合理的信念、恐

惧而被压抑。

(三) 性高潮障碍的产生机制

DSM-IV-TR 把女性性高潮障碍定义为持久或复发性的性高潮延迟或缺乏,导致显著沮丧或人际关系困难。性高潮产生是反射性机制。感觉冲动来自大脑性快感感觉和阴蒂、阴阜阴唇、乳头等处外周触压觉刺激,经脑内各级性中枢兴奋扩散到呼吸中枢(呼吸急促)、心血管中枢(血压升高、脉搏加快、皮肤潮红)、肌张力中枢(肌张力升高),最后兴奋会聚下丘脑、脑干,再经由 $T_{12} \sim L_2$,$S_{1 \sim 4}$ 段传出,引起坐骨海绵体肌、球海绵体肌、会阴横肌节律性收缩。当大脑性快感感觉缺乏,阴蒂及乳头等处触压觉刺激不足,大脑注意力不集中并处于意识迷蒙状态,而对会阴部肌肉节律性收缩感觉迟钝,均会使性高潮反射障碍。此外,妇女不合理的性观念、性创伤回忆、夫妇关系不和、抑郁、焦虑等心理因素,必然通过高级中枢压抑性高潮反射。

(四) 性交疼痛的产生机制

性交疼痛包括性交困难和阴道痉挛,性交困难指的与性交相关的生殖器疼痛,阴道痉挛指的是无意识的阴道肌肉痉挛妨碍性交,两者均可为复发性或持续性,导致显著沮丧或人际关系困难。阴道很少有痛觉感受器。所以,从理论上说是不会产生性交疼痛的。性交疼痛的产生多由于妇女对性器官解剖生理缺乏认识,加上双方缺乏性生活知识和经验,在女方无性兴奋反应时,阴道未容纳性舒张、无滑液分泌、阴茎插入过深顶撞子宫颈部及韧带所致的不适被认为痛。阴道痉挛亦称性交恐惧症,是患者对阴茎及性交"伤害"的极度恐惧所致。

二、诊断女性性功能障碍的困难性

估计在"正常"女性中 19% ~50% 有性功能障碍,而 68% ~75% 对性不满意或存在问题。在一项医师统计的疾病分类登记中,只有 2% 的女性有性问题,而另一项通过医师询问妇科门诊患者的调查结果显示,60% 患者有性问题。不同文献报道的不同类型 FSD 统计结果也不同。这些统计结果的巨大差异说明评判女性性功能障碍的困难性。临床上女性性反应远不如男性性反应那样容易观察,也很难做出客观定量分析,这样就给诊断带来一定的难度。目前,女性性功能障碍的诊断无金标准和客观指标,主要依靠临床判断,诊断的必要条件是女性自身因性现状引发的精神痛苦,而患者不一定真实地向医生说出自己感受,或发生的一些变化连女性自己也难于察觉,而有关性功能的问卷调查主观性较强,一些客观的辅助检查手段准确性都较差,在临床上都较少应用。如前所述的,用于评估女性性兴奋期阴道充血程度的光敏体积描记法技术,容易因运动而产生伪迹,不适合于患者高潮期的研究,它只适合于中低度性兴奋期的测定,而且所测的数值并非绝对值而是估计值。此外,生殖器血流测定、阴道容积、压力和顺应性测定、阴道湿润度测定、盆底肌张力测定、功能磁共振脑部成像等用于测定女性性反应的方法虽然比较客观甚至量化,但由于女性的主观上性唤起和生殖道客观的性反应并不始终一致,妇女需要更多地依据主观感受来评价自身的性生活满意度,所以各种物理测定的方法有临床局限性。

三、女性性功能障碍治疗的困难性

FSD 病因学诊断是治疗的关键,然而,女性性功能障碍病因复杂、种类繁多,又有交叉和重叠,一种因素可以引起多种类型的性功能障碍,反之,一种类型的 FSD 又可由多种因素造成,这使得对女性性功能障碍的治疗成为困难。产生女性性功能障碍的原因包括心理因素、年龄、躯体疾病、药物等因素。心理因素在女性性活动中起着极其重要的作用,目前认为女性性功能障碍的发生原因 90% 以上为心理因素。常见的心理因素包括:①与性伴侣的情感关系、②既往负面的性经历或性伤害史、自我性认同水平低、自我身体认同水平低、③缺乏安全感、④对性的错误或消极认识、情绪紧张、抑郁或焦虑、体力或精神疲劳等。因此,治疗需要以心理因素为主的包括躯体疾病和药物等方面的综合治疗。治疗时需要考虑心理、生理和器质性等方面的因素,还受主、客观因素的影响,包括医生的重视和正确指导、患者自身的调整和丈夫的积极配合。由于不同种类的性功能障碍发生机制不完全相同,治疗方法也不尽相同,对性欲低下目前尚无明确的治疗药物,有用药指征时可补充性激素,雄激素治疗处于临床试验阶段;性厌恶因为大部分患者拒绝谈论起性功能障碍因而治疗困难;性唤起障碍治疗时不能单纯只针对患者,必须夫妻双方共同参与,必须要改善社会心理问题以及有良好的亲密关系作为基础;性高潮障碍是由于社会、文化、精神因素压制了女性感受性快感,治疗需鼓励和教育夫妇通过互相交流学习使女方性唤起的技巧和过程。性功能障碍复杂的病因学因素,需要医生通过详细的病史采集,鉴别是确实的病因还是全身或妇科疾病的伴随状态,在病史询问时必须创造一个能让患者敢开表达的环境,要明确性功能障碍在什么时候发作、持续情况、是情景性的还是长期的，情景性的性功能障碍是在同特定伴侣，或在特定环境下发生的。不同性功能障碍是相互依赖的，比如一个主诉性欲减退的患者可能是因为长期没有充分的性刺激而性高潮障碍所引发的。因此，治疗性高潮障碍可能将间接地增加性欲。相反，单纯治疗性欲障碍可能无效反而使患者失去信心导致性功能障碍恶性循环。

　　女性生命的大部分时间在性成熟期后，各种妇科疾病患者就医时均可能面临性问题，即便是妇科恶性肿瘤的患者，在其疾病得到有效治疗之后仍有和同龄女性相同的性要求和希望寻求医生在性生活方面的帮助指导，女性性功能障碍的治疗不同于其他器质性疾病，极少药物治疗，医生应予以关注，并利用现有知识和手段帮助患者解决存在的问题。

（崔满华）

参 考 文 献

1. 曹泽毅. 中华妇产科学(临床版). 北京：人民卫生出版社，2010
2. Ponholzer A, Roehlich M, Racz U, et al. Female sexual dysfunction in a healthy Austrian cohort: prevalence and risk factors. Eur Urol, 2005, 47(3): 366-374
3. Annamaria G, Alessandra H, Rellini P, et al. Female Sexual Arousal Disorders. Sex Med, 2013, (10): 58-73
4. Kerstin S, Fugl M, Nina B, et al. Standard Operating Procedures for Female Genital Sexual Pain. Sex Med, 2013, (10): 83-93
5. Ohannes B, Annamaria G, Jim P. Sexual Desire and Hypoactive Sexual Desire Disorder in Women. Introduction and Overview. Standard Operating Procedure (SOP Part 1) J Sex Med, 2013, (10): 36-49

第三节　女性性功能障碍面临的问题

一、女性性功能障碍的定义

　　尽管性学家研究性及治疗性问题已有很长历史，但如何定义性功能障碍仍是争论热点。一些学者认为，明确性功能障碍的定义有助于更好的治疗，另一些学者认为，这些定义不能反映妇女多种多样的性体验。有的学者认为，目前分类的依据是性反应过程的性欲、性唤起、性高潮的三相模型，这非常适合男性。但并不能反应很多女性的性体验。

有学者认为"在性活动时不是每个女性都要追求性高潮"，但根据这三相模型，如果没有达到性高潮则认为性过程不正常。很多学者担心，如果机械地定义什么是正常，什么是功能障碍，则会使女性性功能障碍扩大化。1999年发表在JAMA杂志上文献报道，对1749名妇女调查发现有43%的女性缺乏性欲、不能达到性高潮、不能性唤起等，在男性则是31%。从这个数字上看，有学者质疑"女性有性问题的远超过男性，是不是女性天生有性缺陷？"研究者认为，如果有一半以上的人有性问题，应该不是问题，而是在下定义时没有从多数人的情况考虑。目前的分类只将性问题引起痛苦时才诊断为性功能障碍，这样调查的结果只有24%妇女认为自己有性功能障碍。但也有学者认为，即使自己没有感到痛苦的异常也应该是功能障碍，就像有人不担心自己肥胖，但这不能认为他们就没有肥胖一样。

　　2003年国际定义协会一个有多学科专家组成的小组，系统回顾并提出了传统的女性性反应周期的证据，并在第二届国际性医学会议上提出对女性性功能障碍分类的修改意见。指出基于一些循证医学研究发现：①满足性欲不是妇女常见的或刺激妇女进行性活动的动机。女性性欲经常是在性刺激后已经引起了主观性唤起后才出现，性欲和性唤起相互作用相互加强。因此认为，只有在整个性活动中始终没有性欲才定义为性欲障碍。②主观性唤起几乎与血管充血无相关性，主诉缺乏主观性唤起的妇女仍有明显的生殖器血管充血。因此将性唤起障碍分成生殖器性唤起障碍、主观性唤起障碍、持续的性唤起障碍三种亚类。③性高潮障碍只限于当有强烈的主观性唤起后仍缺乏高潮。④性交困难的定义反映了阻止性交的可能性大小。因为阴道括约肌紧张度的可变性及缺乏阴道痉挛时的客观发现，因此在定义阴道痉挛性疼痛障碍只注重疼痛的特征，而忽略是否有肌肉痉挛。性交疼痛分插入阴道时的局部疼痛和性交过程中的疼痛。⑤同时一致认为女性的性功能与性背景因素密切相关，如过去性心理发展过程、目前性相关的情况及身体健康情况。同时要描述引起痛苦的程度。

　　同年，美国泌尿疾病基金会根据以往的分类标准重新修订了女性性功能障碍的分类体系，分以下亚类：①性欲或性兴趣障碍；②主观性唤起障碍；③生殖器性唤起障碍；④混合性唤起障碍，指具有明显或缺乏主观性唤起，但生殖器性唤起降低或缺乏；⑤持续的主观性唤起障碍，指持续的乳头、阴蒂等勃起；⑥性高潮异常；⑦阴道痉挛；⑧性交困难。

最新分类的合理性在于将女性性功能看作是目前心理社会和个人背景相结合的结果,考虑到妇女的性生活史、既往病史和治疗史对性功能的影响。但这种分类尚未在临床实践中广泛应用。

二、女性性功能障碍药物治疗的疗效和不良反应

虽然已经有众多治疗男性勃起功能障碍的药物用于妇女,但目前除了卵巢功能衰竭患者的激素替代治疗外,所有药物治疗尚处于早期临床试验阶段,需要进行大样本的前瞻性临床研究提供循证医学证据。

枸橼酸西地那非的作用是能增加盆腔至阴蒂及阴道的血流,但临床试验表明西地那非不能使血管充血。尽管使用西地那非后行性刺激时会出现阴道充血,但主观的性觉醒试验并不可靠。在随机临床试验中,枸橼酸西地那非治疗性觉醒障碍的结果仍有争议。

一些研究表明使用雄激素后性欲及性活动增加,但很少有关于长期使用雄激素治疗女性性功能障碍的前瞻性研究报道,使用雄激素治疗存在多毛、痤疮、女性男性化和心血管并发症等风险。睾酮和经皮使用睾酮治疗女性性欲减退尚未获美国FDA认。目前许多人对雄激素治疗女性性功能障碍提出质疑。甲睾酮、微粒化睾酮、脱氢表雄酮用于治疗女性性功能障碍尚无循证医学证据,均为超适应证使用。目前,前瞻性的、随机的、高质量的临床试验仍很有限。

绝经期妇女补充雌激素,除可缓解更年期综合征症状外,还能增加阴蒂敏感性,提高性欲,但对绝经前妇女使用雌激素是否能提高性欲或减少阴道痉挛的发生尚未定论。长期口服使用可能增加雌激素相关性肿瘤发生的风险,此外,还可能面临着体重增加、高胆固醇血症等副作用。阴道局部用雌激素有助润滑阴道,提高阴道黏膜成熟度,降低阴道pH,改善性感不快、阴道干燥情况,减少或消除性交痛,阴道使用雌激素全身吸收有限,但治疗者的血清雌激素浓度仍高于不治疗的患者,因此主张应用最低有效剂量及最短总计治疗时间来缓解症状,治疗持续时间仍不能确定。

三、妇科手术与性功能的矛盾

手术作为一种治疗手段,在为众多妇女解除病痛的同时,也会带来包括精神、心理障碍、功能改变等不同程度的病症与不适。妇科手术手术术后盆腔粘连导致的慢性盆腔疼痛、手术造成的解剖关系的改变、手术切除性器官及术后性激素缺乏等对性健康的影响越来越受到重视。阴道滑润、性高潮时阴道周围括约肌和子宫肌肉的收缩以及良好的心境与性生活质量有密切关系。尽管临床研究不断增加,但由于不同的定义、不同研究设计、病历数的限制等,使有关妇科手术对女性性功能的作用存在争议。

(一) 盆腔脏器脱垂手术对性功能的影响

有学者通过对发表的文献进行综述,统计盆腔脏器脱垂及其手术治疗对妇女性健康的影响,结果发现多数资料统计学效能非常低,因为在开始研究时并没有把对性功能的影响作为观察指标。综合文献报道,无张力阴道悬吊(TVT)治疗张力性尿失禁不到半数患者术后性功能得到改善,7% ~ 20%术后性功能受到损害,主要为性欲减退和性交困难,其余的手术对性功能无影响。

(二) 不同子宫切除手术对性功能的影响

子宫颈管的腺体在性兴奋时分泌黏液,起到润滑的作用。性生活时,宫颈起着高潮触发器的作用,阴茎插入和反复的接触,挤压宫颈引起子宫及韧带的摆动,刺激子宫收缩和周围腹膜产生快感;子宫平滑肌的收缩对女性的性高潮起支持作用,宫颈和阴道上端局部神经纤维在性生活时,可以起到提高感受性、增加唤起力,改善阴道润滑度的作用。目前的研究表明子宫不仅是生殖器官,还是一个复杂的内分泌器官,子宫内膜不但能分泌多种活性物质,还有丰富的受体参与生理活动,调节局部及全身的病理生理过程,特别是绝经前子宫与卵巢间的内分泌保持着精确而细微的动态平衡。子宫全切除时,切除了供给宫颈的神经血管,阴道不同程度的缩短,白带来源减少,子宫次全切除术缺乏子宫平滑肌收缩对女性性高潮的支持作用。那么,子宫切除手术后是否会导致性功能障碍?不同的术式、不同的切除范围、不同的手术途径是否对性功能产生不同的影响?一些问卷调查发现行子宫切除手术的患者60.4%术后性生活质量无变化,18.3%性生活质量下降,子宫切除后对性生活的不利影响发生率在13% ~ 37%。但也有作者对患者术后2年的随访中,发现术后性欲、性交频率、性高潮、性满意度较术前明显增加。前瞻性研究均表明子宫次切及全切术前与术后的性交频率、性高潮频率、性关系发生率均相似,腹腔镜下子宫切除术和经阴道子宫切除术两种手术方式对患者性功能的影响较开腹子宫切除

手术轻微。回顾性调查比较筋膜内全子宫切除与普通全子宫切除对性功能的影响,结果两种手术方式无明显差异。但单纯或根治性子宫切除后对性功能影响不同,在比较子宫颈癌患者初次根治性子宫切除及盆腔淋巴切除或放射治疗5年后对性功能的影响,发现放疗较单纯手术治疗明显损害性功能,手术前后性生活频率和质量自身对照也均有下降。基于这些负面影响,一些学者报道了在子宫切除时切除或不切除神经的区别,认为不管在腹腔镜下手术或传统的手术,在性根治性子宫切除时尽量保留盆腔神经的结构以减少对性功能的影响。

（三）妇科手术后雌激素缺乏对性功能的影响

妇科手术后雌激素缺乏常见的原因:①子宫切除同时切除双侧卵巢,导致激素缺乏;②因子宫切除影响了卵巢血运和功能:卵巢激素尤其是雌激素的产生,依赖于丰富的血液供应,卵巢血供的50%~70%来自于子宫动脉卵巢支,子宫切除时,切断该血管,同时切除输卵管,影响卵巢血运,子宫切除后保留的卵巢如发生粘连、扭曲,使卵巢血供明显减少;③卵巢良性病变病灶剥除时,因病灶较大,剩下的正常卵巢组织少、腹腔镜病灶剥除后电凝止血过度,损伤卵巢皮质、剩余卵巢组织缝合过密等,均可影响卵巢的血运和功能。基于上述原因,在建议在达到治疗目的的前提下,尊重患者的意愿选择手术方式,可提现人性化治疗的理念。

（四）其他手术对性功能的影响

外阴根治术、阴道手术等直接破坏生殖器解剖,对性功能的负面影响极大。乳房根治术可因性敏感区和体型的破坏或因心理因素影响性功能。

（崔满华）

参考文献

1. Tianmin X,Weiqin C,Manhua C,et al. How to prevent the complications caused by the changes of pelvic anatomical relationship after gynecological surgery? Clin Exp Obstet Gynecol,2013,40(1):81-84

2. Connell A. Elastogenesis in the vaginal wall and pelvic organ prolapse. N Engl J Med,2011,364(24):2356-2358

3. Morgan M,Larson K,Lewicky,et al. Vaginal support as determined by levator ani defect status 6weeks after primary surgery for pelvic organ prolapse. Int J Gynaecol Obstet,2011,114(2):141-144

4. Gorlero F,Lijoi D,Biamonti M,et al. Hysterectomy and women satisfaction:total versus subtotal technique. Arch Gynecol Obstet,2008,278(5):405-410

5. De Ziegler D,Streuli M,Borghese B,et al. Infertility and endometriosis:a need for global management that optimizes the indications for surgery and ART. Minerva Ginecol,2011,63(4):365-373

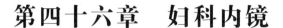

第四十六章 妇科内镜

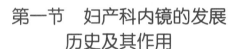

第一节 妇产科内镜的发展历史及其作用

内镜的问世,是近代外科发展史上的一次重要革命,也是一个新的里程碑。经过百余年的发展,至今已蔚然成为一种世界的潮流,带来了妇科的微创手术时代。

一、腹腔镜的发展史

妇科腹腔镜是融现代妇科手术和内镜诊治技术为一体的微创妇科诊治技术,是传统的手术与现代电子信息、光导工艺等技术相结合的产物。妇科腹腔镜技术的兴起与发展,使传统的妇科诊断与治疗发生了前所未有的深刻变革。其发展至今,除晚期癌症外,几乎所有经开腹实施的手术,都能在腹腔镜下完成,现已成为妇科最常见的操作技术之一。

(一)腹腔镜的起源(1901 年)

1901 年 von Ott 通过后穹隆切开,在头镜反射光照明下,使用膀胱镜首次检查了孕妇的盆腔,由此他成为第一个穹隆镜专家。1902 年 Kelling 向德国生物医学会报道了通过腹腔镜检查人的食道和胃,以及通过膀胱镜检查狗的腹腔等情况。1910 年瑞典 Jacoaeus 医生用腹腔镜观察了人体的腹腔、胸腔和心腔,这是人类第一次真正意义上的腹腔镜检查。一个月后,Kelling 教授又报道了 45 例腹腔镜检查的情况,描述了腹腔镜下人体腹腔内肿瘤和结核的形状。鉴于 Jacobaeus、Kelling 和 von Ott 三位先驱在腹腔镜临床应用研究方面所作出的成就和贡献,人们称他们为腹腔镜之父。

(二)腹腔镜诊断时代(1911—1947 年)

腹腔镜技术起始于欧洲,最初主要由内科医生用于诊断肠道结核和肝脏疾病。1911 年,南美的 Bertram Bernheim 使用 10mm 的直肠镜检查了腹腔。1912 年,哥本哈根的 Nordentoeft 在术中采用膀胱截石位,以使肠管从盆腔内移出。1924 年瑞士的 Zol-

likoffer 使用 CO_2 灌注膨胀腹腔,较好地解决了第一个穿刺套管进入腹腔时的安全问题。1929 年 Kalk 在腹腔镜下通过第二个穿刺套管实施了肝脏活检手术。1933 年 Fervers 在腹腔镜下通过高频电进行了粘连松解手术,由于使用氧气作膨胀介质,术中曾出现了氧化放电并看到了火焰。次年,美国 John Ruddock 设计了单一孔道的手术腹腔镜,在手术同时能够进行组织活检和电凝止血。1936 年到 1937 年,瑞士 Bosch 和美国 Anderson 分别在腹腔镜下通过电凝的方法进行了女性绝育手术。腹腔镜输卵管绝育技术的开展对腹腔镜手术产生了极大推动作用。1938 年,Janos Veress 发明了一种辅助肺结核治疗的穿刺针,由于针尾的弹簧结构使针头具备自动回缩的功能,后来用于腹腔穿刺形成气腹,减少了盲目穿刺所引起的肠道损伤。正值腹腔镜技术方兴未艾、蓬勃发展的时候,第二次世界大战的爆发制约了国际间的技术交流与合作,从 20 世纪 40 年代初期到 60 年代末期的很长时期内,在许多医疗中心曾经用穹隆镜代替了腹腔镜。第二次世界大战结束后,在被誉为现代手术腹腔镜之父的 Raoul Palmer 和 Hans Frangenheim 的影响下,腹腔镜技术又在欧洲重新开始繁荣。1947 年 Raoul Palmer 报道了在局部麻醉下实施腹腔镜手术的经验,提出了术中使用举宫器和气腹机,介绍了气腹针通过左上腹部穿刺技术,以避免盆腔和腹腔内的粘连。至今,这种穿刺方法仍在临床使用,左锁骨中线上较低的肋骨下穿刺点也被称为 Palmer 点。

(三)腹腔镜手术时代(1977—1997 年)

1977 年 Hubert Manhes 和 Maurice Bruhat 系列报道了采用腹腔镜输卵管切开术保守治疗宫外孕的方法,Kurt Semm 也报道了在腹腔镜下切开输卵管系膜,经凝固止血后,再用 Roeder 环结扎并切除输卵管治疗宫外孕的方法。1979 年法国 Hubert Manhes、Maurice Bruhat 和 Gerard Mage 将激光应用于腹腔镜手术中。目前这一手术方法已经成为治疗宫外孕的"金标准"。与之同时,蓬勃发展的显微外科手术逐渐替代了传统的开腹输卵管手术。对于不孕症的显微外科治疗,通过显微镜的放大作用以及微型手术器械和缝合装置的使用,术中能够仔细地止血,减少对组织的损伤,特别是避免了盆腔内组织暴露在干燥的空气中,取得了较好的手术效果。而腹腔镜下显微外科输卵管手术与单纯显微外科手术相比,不仅具有同样的治疗效果,而且术后不适轻微,住院时间短,因而影响了众多的显微外科医生逐步从单纯显微外科转向腹腔镜治疗,对腹腔镜手术的发展产生了极大的推动作用。80年代中期,腹腔镜下异物袋的应用使卵巢肿瘤手术能够在袋子内进行,避免了肿瘤内容物溢出污染盆腔的情况。

进入90年代以后,腹腔镜卵巢肿瘤手术开始普及,许多医疗中心都在开展这种手术,大样本手术报道也相继发表。Gjonnaes尝试了腹腔镜下卵巢烧灼打孔治疗PCOS患者,这种方法不仅术后自发排卵率高,而且术前对克罗米芬治疗失败的患者,术后也显出了极高的敏感性。遗憾的是手术效应持续时间短,只有12~15个月,虽不能作为PCOS的长久治疗,但是仍给患者创造了受孕机会。80年代初期,腹腔镜手术对输卵管-卵巢脓肿的治疗也产生了重要的影响。这种疾病起因于盆腔上行感染,致病病原体种类繁多,虽然高效抗生素能够控制病情发展,但是常常遗留广泛的盆腔致密性粘连,导致盆腔痛和不孕症。1984年Henry-Suchet在腹腔镜下钝性分离引流脓液,取得了较好的治疗效果。1987年,Harry Reich又在腹腔镜下通过水分离和冲洗法去除盆腔内的纤维蛋白性粘连组织及分泌物,这种治疗方法对于恢复输卵管卵巢的正常结构极为有利,与传统的输卵管卵巢脓肿治疗相比,显然是向前迈进了重要的一步。在妇科领域,初期的腹腔镜手术只是作一些简单和保守性的手术操作,如卵巢囊肿切除、宫外孕输卵管切开、子宫内膜异位病灶减灭和粘连分解等,随着技术和设备的进步,腹腔镜下器官摘除已经成为可能。

1988年美国Harry Reich实施了第1例腹腔镜子宫切除手术。早期的腹腔镜子宫切除手术由于使用电手术操作或钉合器械,常造成输尿管和膀胱损伤,特别是许多未经过正规培训的医生实施这种复杂手术时,更增加了手术并发症的发生率。尽管有各种腹腔镜子宫切除方法,腹腔镜辅助阴道子宫切除仍然广为应用。随着时间的推移和经验的积累,手术并发症将会越来越低。目前认为,腹腔镜子宫切除手术的并发症与阴道和开腹手术基本相同。20世纪80年代末期开始,腹腔镜技术得到了

飞速发展,在短短的几年里开展了包括腹腔镜下恶性肿瘤手术、盆底修补术、尿失禁矫治以及子宫肌瘤治疗等复杂的手术操作。

第1例腹腔镜阴道悬吊手术是由Thiery Vancaille按照Burch方法实施,取得了较好的术后效果。随后,大样本相关的随机对照性研究,通过尿动力学和患者的满意度评价,证实了腹腔镜阴道悬吊长期疗效与开腹Burch相同。

率先对传统盆底修补手术进行挑战的是美国Vancaillie T和Liu CY,他们认为盆底缺陷的修补重建需要全面了解盆底解剖和神经解剖,传统的阴道盆底修补方法不仅是无效的,而且扭曲了盆底的正常解剖关系,腹腔镜修补盆底缺陷所致的生殖道脱垂能够恢复盆底正常解剖关系,取得满意的术后效果,从而大大拓宽了腹腔镜手术的治疗领域。

早在1977年Semm已经在他的宫、腹腔镜手术图谱中描述了使用组织粉碎器和体内、体外缝合技术进行子宫肌瘤剔除手术。直到1992年法国的Jean Bernard Dubuisson才报道了腹腔镜下子宫肌瘤剔除手术的临床应用。这种手术需要时间长、技术难度大,术中必须严格止血,确保缝合不留死腔,伤口愈合有足够的张力以承受妊娠和分娩。直径超过8cm和3个以上的肌瘤不适合在腹腔镜下手术。虽然有人尝试通过Nd-YAG激光破坏肌瘤血供使其自行吸收,达到肌瘤消融的目的,但是该法常造成严重的术后粘连,而且有术后发生肠梗阻的报道。以后,Gallinat使用带有双极电凝的肌瘤消融探针对这种手术方法进行了改进,并由Goldfarb和Phillips相继应用于临床。为了得到满意的手术效果,进行肌瘤消融术前必须进行3个月的GnRH-a预处理,只有那些能够缩小的肌瘤才能实施这种手术。1995年Ravina实施了首例双侧子宫动脉栓塞术,证实这种方法能够更为准确有效地阻断肌瘤的血供,随后,Goodwin和Walker将此技术在美国和英国广为传播。

腹腔镜技术在妇科恶性肿瘤诊治领域里的应用开展较晚。80年代,在美国许多医疗中心,泌尿外科医生曾尝试腹腔镜下盆腔淋巴结切除手术,但由于缺乏镜下手术操作经验,发生了一系列致命性的并发症。尽管如此,人们并没有停止对这种手术方法的探索,1987年Verts报道了腹腔镜下腹膜后盆腔淋巴结活检术;次年,法国Daniel Dargent和Denis Querleu又相继报道了腹腔镜下盆腔淋巴结切除手术。

1992年Nezhat等首次实施了腹腔镜下腹主动

脉旁淋巴结切除手术,但施术对象是一例宫颈癌ⅠA2期的患者,不需要常规进行这种手术。1993年Joel Childers在腹腔镜下实施了1例有适应证的腹主动脉旁淋巴结切除手术,同年Querleu和他的小组也报道了应用腹腔镜行腹主动脉旁淋巴结活检的经验。

（四）近年腹腔镜以及我国在宫腔镜诊治方面的进展（1997年至今）

近年来腹腔镜手术在妇科恶性肿瘤中的应用进一步深入,表现为:①早期子宫内膜癌腹腔镜手术预后与开放式手术无差别;②宫颈癌的腹腔镜手术可达到与开放式手术相同的手术范围;③临床探索证实腹腔镜盆腔淋巴结清扫加根治性宫颈切除是早期宫颈癌保留生育功能的安全有效的手术方式。

对于卵巢癌,腹腔镜能全面探察盆、腹腔内脏器,对上腹部横膈的探查更清晰,特别是能辨别横膈有无肿瘤转移,可避免大切口、大创伤。Obermair等认为,与开腹手术相比,腹腔镜能更好地明确肿瘤分期,而术后卵巢肿瘤的转移与肿瘤本身的组织类型和浸润特性相关,腹腔镜和开腹手术后肿瘤复发的危险性相似。近年来针对手术导致肿瘤转移的机制探索出一系列无瘤技术,包括:

1. 预防套管处转移 用缝线将套管固定在腹壁上,腹壁切口取出标本时,用镜头套使切口与瘤体隔离,手术结束时先放气再拔穿刺套管,防止"烟囱"效应。

2. 减少气腹影响 CO_2 气腹可促进肿瘤细胞生长与种植转移。应尽量缩短 CO_2 气腹持续时间,CO_2 气体加温至37℃建立气腹,降低肿瘤细胞雾化状态,术中调节气腹压力 ≤14mmHg,流量<5L/min维持。

3. 防止腹腔感染及癌细胞残留 开展腹腔蒸馏水和化疗药物联合的热灌注化疗,是一种集温热效应、药物化疗和机械灌洗于一体的综合疗法,具有对癌细胞多重杀伤的效果。腹腔镜手术还可用于盆腔重建,如盆底缺损修补、阴道侧壁缺损修补、肠疝修补、宫骶韧带折叠缩短、阴道骶骨固定,腹腔镜阴道成形术,腹腔镜下带血管蒂回肠移植阴道成形术,腹腔镜腹膜代阴道成形术、腹腔镜环扎带宫颈内口环扎术等。

21世纪以来腹腔镜技术又有许多新进展:

1. 单孔腹腔镜技术 将腹腔镜的多通道整合为一个通道,应用有3个孔的套管(triport),只需在体表打一个洞就可以用前端可弯曲的器械(real-hands)进行腹腔镜操作,使得腹腔镜技术变得更加微创,更容易为患者接受。2008年Sotelo等报道28例应用多通道套管行单孔腹腔内镜(laparo-endoscopic single site(LESS))的初步经验。其中5例子宫切除,平均手术时间112分钟(90~160分钟),平均出血118ml(100~160ml)。认为LESS是可行的可复性手术,有体表美容的效果。

2. 自然腔道内镜外科(natural orifice transluminal endoscopic surgery,NOTES) NOTES指通过人体的自然腔道如口腔、肛门、尿道及阴道等置入软性内镜,分别穿刺空腔脏器如胃、直肠、膀胱及阴道后壁等到达腹腔,建立操作通道和气腹或水腹,在内镜下完成各种盆腹腔外科手术。NOTES是跨学科的新兴超微创外科技术,具有较多优点:

（1）无腹壁损伤、体表无瘢痕,消除了腹壁损伤后的术后疼痛。

（2）无腹壁穿刺点所引起的切口感染、切口疝等相关并发症。

（3）减轻了术后机体炎症反应的程度,降低了术后全身并发症的发生。

（4）减少了术中、术后麻醉药物和镇痛药物的用量。

（5）手术创伤小,加快了术后恢复过程,缩短了住院时间,减少了住院费用。

（6）由于是内镜手术,患者不需要全麻,可以在内镜室或床旁对重症患者实施手术。

（7）对行腹腔镜和开腹手术有风险和难度的患者,如肥胖患者,NOTES手术可能更为适合。妇科的经阴道手术包括经阴道注水腹腔镜和生育镜(fertiloscopy),绝育术。其优点为创伤小,感染少,住院短,费用低,美容。外科经阴道可行胆囊切除术,阑尾切除术。妇科的另一途径为经胃切除附件手术。

3. 机器人腹腔镜手术(robotic laparoscopy) 2000年FDA批准达·芬奇机器人技术在妇科领域应用,其优势在于提高了光学仪器的高分辨率和三维立体成像,改善了操作仪器的移动范围和手术的灵巧性,由机器人控制摄像,提高工作效力,减轻手术者的疲劳。不仅可行肌瘤切除、输卵管通液、卵巢囊肿及肿瘤分级,还逐步开展了子宫切除手术。美国一些中心采用该技术治疗子宫内膜癌和宫颈癌患者,彻底改变了沿袭几百年的外科手术方式,但是机器人没有触觉,无法分辨组织的韧度和触摸血管搏动,没有温热觉,无法分辨体内不同组织间的温度差异;缺乏握力及压力反馈系统,对大的动作有"力反馈"作用,对精细动作却不起作用;术中控制台与机械臂之间的无线通信易受到干扰。机器人体积庞大,手术的成本比较高。此外,对其适应证和手术效果还需要大量的临床探索。

4. 腹腔镜设备及器械的进步 腹腔镜能源的改进,经历了单极电刀、双极、等离子刀和超声刀的发展,超声刀刀头的温度低于80℃,周围传播距离小于5微米,极少产生烟雾、焦痂,无电火花,对机体无电生理干扰,切割精确,可凝结3～4mm的血管组织,止血牢固,可控性强。Ligasure可闭合7mm以内的血管,闭合时局部温度不高,热传导仅1.5`～2mm。PK等离子刀利用蒸汽脉冲原理在能量间断时产生冷却效果,使组织局部温度<100℃,热扩散<1mm,可以永久闭合7mm以下的血管,并支持300mmHg的持续压力。VIO系统是高频电外科领域的最新产品,具有电外科手术所需的电切、电凝、组织失活汽化、大血管闭合和盐水下等离子双极电切等全部功能。妇科常用的百克钳即VIO电外科工作站众多模块之一,可闭合7mm以下的血管,有自动调节功率输出和自动停止的功能,为电外科提供了最大安全保障。

5. 腹腔镜下操作的进步——子宫动脉阻断术 2001年Liu氏报道腹腔镜双极电凝阻断子宫动脉和卵巢动脉吻合支治疗有症状子宫肌瘤87例,手术成功率97.7%,有效地改善了月经过多和痛经症状,肌瘤体积缩小,还有个例妊娠。2005年Holub对比研究TLM术先阻断子宫动脉与未阻断子宫动脉的术中出血量为70.1ml:33.9ml($P<0.05$),显示出TLM术阻断子宫动脉的又一优越性。在传统开腹手术的基础上行腹腔镜下阻断子宫动脉的技术难度不大,阻断子宫血管可应用钛夹、电凝、缝扎、结扎等多种方法,均无并发症发生。即使阻断了子宫动脉主干根部,仍有妊娠的报道,治疗有症状子宫肌瘤的效果与子宫动脉栓塞(UAE)相同,但无UAE的腹部剧痛,还可用于治疗子宫动静脉瘘,辅佐氨甲蝶呤治疗宫颈妊娠,说明此术的实用性和可行性。

(五)腹腔镜发展史上的里程碑

1805—Bozzini:在蜡烛光下通过简单的管道窥视尿道。

1865—Desormeaux:第一个内镜:膀胱镜问世,用镜子反射煤油灯的光亮做光源。

1880—Edison:发明了白炽灯。

1883—Newman:使用白炽灯做光源的膀胱镜。

1901—Kelling:在狗身上穿刺充入空气制造气腹后,向狗腹腔内插入膀胱镜。

1910—Jacobaeus:使用套管穿刺人体腹腔,制造气腹后,通过套管插入膀胱镜。

1920—Orndoff:发明锥状套管穿刺针和防止漏气的套管鞘。

1924—Zollikoff:首次用CO_2制造气腹。

1927—korbsch:出版第一本有图谱的腹腔镜教科书。

1933—Fervers:分离粘连。

1934—Ruddock:单穿刺的手术性腹腔镜问世。报道镜下900例盆腔检查结果。宫外孕58例,镜下诊断100%正确。

1935—Boesch:使用头低臀高位检查患者。

1937—Andermn:使用热凝法进行输卵管绝育。

1941—Powers & Barnes:烧灼法进行输卵管绝育。

1944—Decker:介绍穹隆镜。

1947—Palmer:在临床上第一位使用腹腔镜的妇科医师。

1953—Hopkins & kapany:光缆纤维用于内镜。

1962—Palmer:在腹腔镜下用电凝进行输卵管绝育。

1963—Semm:发明自动气腹机和盆腔镜手术器械。

1967—Steptoe:第一本英文腹腔镜教科书出版。

1972—Hulka:发明在腹腔镜下用于输卵管绝育的Hulka夹。

1973—Rioux:双极电凝进行输卵管绝育。

1974—Yoon:使用塑料环在腹腔镜下进行输卵管绝育术。

1980—Nezhat:进行电视腹腔镜手术。

1985—Muhe:腹腔镜下第一例胆囊切除手术。

1988—Harry Reich:腹腔镜下第一例全子宫切除手术。

1993—井坂惠一:首创将悬吊式腹腔镜应用于妇科手术。

2000—Dargent D:腹腔镜下第一例保留子宫体的早期宫颈癌根治术。

(六)腹腔镜发展的将来

腹腔镜技术发展至今,除晚期癌症外几乎所有经开腹实施的手术,都能够在腹腔镜下进行,这种技术对患者损伤小,不适轻微,住院时间短,术后恢复快。不容置疑,随着科学技术的飞速发展,特别是随着腹腔镜技术在发展中国家的逐步开展和普及,在不久的将来,更加灵巧实用和经济耐用的微型化手术设备和操作器械将会更多更快地应用于腹腔镜下的各种显微外科手术中,许多手术治疗可在局部麻醉下进行而无需住院。其次,很重要的一点就是要增加从事这一技术的专业人员,为更多的患者造福。现在腹腔镜手术一直没有成为全世界公认和实施的手术方式,其重要原因是一些人至今仍然有守旧观念,他们抵制这种手术并且也不愿意学习和实施这种手术。有统计表明,大约有15%的医生是由于手眼的协调能力差而不能胜任这种手术,但是大多数医生经过适当的培训后是能够掌握和安全地进行这种手术操作的。要摆脱那种认为腹腔镜手术非常困难的观点。在新的世纪里,我们的使命是鼓励尽可能多的妇科医生从事这项技术,我们的目的是确保内镜手术更加安全,更少的并发症发生。

如今电子信息技术的发展,如宽带高速网络的发展及电子计算机的广泛应用,使腹腔镜远程手术,远程示教,远程实时会诊成为可能,将极大拓宽腹腔镜手术治疗的领域。

(夏恩兰)

参 考 文 献

1. Anderson T. Peritoneoscopy. American Journal of Surgery, 1937,35:136-139

2. Chen J,Wang H,Yuan C,et al. Successful pregnancy in a woman with symptomatic fibroids who underwent laparoscopic bipolar coagulation of uterine vessels. Fertil Steril, 2002,77(4):838-840

3. Hald K,Langebrekke A,Klow E,et al. Laparoscopic occlusion of uterine vessels for the treatment of symptomatic fibroids:Initial experience and comparison to uterine artery embolization. Am J Obstet Gynecol,2004,190(1):37-43

4. Holub Z,Jabor A,Lukac J,et al. Laparoscopic myomectomy with lateral dissection of the uterine artery. JSLS, 2005,9(4):447-453

5. Holub Z,Lukac J,Kliment L,et al. Minimally invasive surgical treatment of symptomatic myomas using laparoscopic dissection of uterine vessels:prospective clinical study(part I). Ceska Gynekol,2003,68(3):147-152

6. Holub Z,Lukac J,Kliment L,et al. Variability of the origin of the uterine artery:laparoscopic surgical observation. J Obstet Gynaecol Res,2005,31(2):158-163

7. Lichtinger M,Hallson L,Calvo P,et al. Laparoscopic uterine artery occlusion for symptomatic leiomyomas. J Am Assoc Gynecol Laparosc,2002,9(2):191-198

8. Lin H,Kung T. Combination of laparoscopic bilateral uterine artery ligation andintraamniotic methotrexate injection for conservative management of cervical pregnancy. J Am Assoc Gynecol Laparosc,2003,10(2):215-218

9. Liu M,Ng T,Wu C,et al. Laparoscopic bipolar coagulation of uterine vessels:a new method for treating symptomatic fibroids. Fertil Steril,2001,75(2):417-422

10. Liu M,Tzeng R,Yi C et al. Combining the uterine depletion procedure and myomectomy may be useful for treating symptomatic fibroids. Fertil Steril, 2003, 82(1):205-210

11. Muzii L,Marana R,Caruana P,et al. Postoperative administration of monophasic combined oral contraceptives after laparoscopic treatment of ovarian endometriomas:a prospective, randomized trial. Am J Obstet Gynecol, 2002,183(3):588-592

12. Obermair A,Hiebl S. Laparoscopy in the treatment of ovarian tumours of low malignant potential. Aust N Z J Obstet Gynaecol,2007,47(6):438-444

13. Palep JH. Robotic assisted minimally invasive surgery. 2009,5(1):1-7

14. Sinha Y,Hegde A,Warty N,et al. Laparoscopic devascularization of uterine myomata followed by enucleation of the myomas by direct morcellation. J Am Assoc Gynecol Laparosc,2004,11(1):99-102

15. Sotelo R,Astiqueta C,Carmona O,et al. Laparo-endoscopic single site(LESS). Actas Urol Esp. 2009, 33(2):172-181

16. Wittich P,Mearadji A,Marquet L,et al. Irrigation of port sites:prevention of port site metastases? J Laparoendosc Adv Surg Tech A,2004,14(3):125-129

17. Wu C,Liu M,Yuan C,et al. Successful treatment of symptomatic arteriovenous malformation of the uterus using laparoscopic bipolar coagulation of uterine vessels. Fertil Steril,2001,76(6):1270-1271

18. Yen K,Liu M,Yuan C,et al. Laparoscopic bipolar coagulation of uterine vessels to treat symptomatic myomas in women with elevated Ca 125. J Am Assoc Gynecol Laparosc,2001,8(2):241-246

第二节　宫腔镜的发展史

(一)宫腔镜的起源(1869年)

为了更直观地探索人类宫腔的奥秘,各国的医学工程学家及妇产科的先驱为此付出了大量的艰辛劳动和努力,经历了相当漫长的道路。第一个提出应用内镜检查子宫腔的人是德国法兰克福外科医生 Philipp Bozzini。1840年,他利用日光源做成最早的不同内镜器械,不仅可以窥视宫腔,还可以进行口腔、鼻腔、膀胱等器官的检查，故 Bozzini 医生被认为是"内镜之父"。但随着 Bozzini 医生的不幸早逝，所有关于光导系统的研究工作都被迫停止，然而他有的关内镜的理论和设想一直影响着许多学者为之奋斗。

1853 年，法国医生 Antonin J. Desomeaux 应用早期的内镜观察了"子宫内口"，并报道为首次成功的"宫腔检查"。1869 年，爱尔兰的 Pantaleoni 为一位绝经后异常子宫出血的患者进行了宫腔镜检查，并发现宫腔息肉样新生物。Pantaleoni 医生首先在英国杂志上提出了宫腔镜（hysteroscopy）的概念，又被称为子宫镜（metroscopy or uteroscopy），从而揭开了人类探索应用宫腔镜的序幕。

（二）宫腔镜诊断时代（1869—1978 年）

虽然宫腔镜起源较早，但由于宫腔狭窄、出血、照明不佳及光源不良等障碍，使宫腔镜在之后几十年的发展处于停滞状态，直到 1904 年，David 发明了远端照明和密封放大镜后，才又重新唤起人们对宫腔镜的兴趣，之后一段时间宫腔镜发展有所加快，同时，改进后的器械向人们展示了宫腔镜确为一种有效的诊断工具，从而加速了宫腔镜的进一步发展。

1914 年，美国的 Heineberg 首次介绍了使用液体膨宫进行宫腔镜检查，不断流动的液体可冲刷宫腔内的血液，使检查更加清晰，1925 年 Rubin 首次使用 CO_2 膨宫，但由于技术原因未能进展。

1928 年，德国的 Gauss 教授对膨宫液问题进行了详细的探索，经过反复实践，他们发现膨宫液需达到一定压力（5.3Kpa）才能取得满意的效果，其压力若超过 7.3Kpa，液体可通过输卵管开口进入腹腔。

1952 年，法国的 Fourestier 将冷光源及光导纤维引入内镜设备中，从而使宫腔镜检查更清晰准确，更安全。1967 年，德国的 Menken 开始使用冷光源型宫腔镜，从而取代了安装在物镜端的微型灯泡。1968 年，德国的 Marleschki 首次报道了接触式宫腔镜，他应用这一设备将被视物体放大了 24 倍，并可观察到子宫内膜血管内的血液流动。1970 年，瑞士的 Edst rom 等开始使用高黏度的右旋糖苷液作为膨宫液，使膨宫效果明显改善。1975 年，Siegler 等报道在全麻下进行宫腔镜检查，之后又进展到局麻。此后，随着宫腔镜制作工艺的改进，专门用于检查的各种类型细径宫腔镜不断问世（modern narrow-diameter hysteroscope），使检查时无需扩宫及麻醉，患者痛苦小，耐受性大。如今在发达国家，对异常子宫出血的患者，宫腔镜检查及直视下活检，已成为门诊常规工作，基本取代了 D&C（扩宫及诊刮）。

由于光源、膨宫液及器械问题均已取得了突破性的进展，使宫腔镜检查技术水平大大提高，从而促进了宫腔镜手术的开展，使宫腔镜的临床应用从此开始了新的篇章。

（三）宫腔镜手术时代（1978—1997 年）

由于种种原因，宫腔镜技术发展缓慢，直到进入 20 世纪以来，宫腔镜技术才逐渐完善起来，尤其是近 20 年来，手术宫腔镜技术（operative hysteroscopic technique）的诞生，对某些妇科疾病的治疗带来了划时代的变革。

1978 年，Neuwirth 等首次报道应用泌尿科的前列腺电切镜切除子宫黏膜下肌瘤，从而改变了宫腔镜只能检查不能手术的传统观念，赋予了宫腔镜以新的面貌，标志着子宫内镜手术的开始。1981 年 DeChirney 等应用电灼法破坏子宫内膜用于治疗药物治疗无效的异常子宫出血者而使患者免于切除子宫。同年，Hamou 等在接触性宫腔镜基础上装上一组放大镜片，放大 20、60 或 150 倍，可看到内膜腺体结构达 80mm 深。1983 年 Goldrath 报道使用激光汽化破坏子宫内膜，使之达到了足以防止再生的深度，治疗更彻底、更有效、更安全。

1987 年 Hallez 等开始使用可连续灌注的子宫内膜电切器，标示着子宫内膜切除术（transcervicalresection of the endometrium，TCRE）进入新的时代，同时促进了经宫颈子宫肌瘤切除术（transcervical resection of myoma，TCRM）的开展，TCRE 和 TCRM 术为久治不愈的功血患者和有生育要求的子宫黏膜下肌瘤的妇女开创了替代子宫切除的治疗新途径，保证了生活质量。

1989 年 FDA 正式批准使用宫腔电切镜。20 世纪 80 年代末新技术的产生不仅使器械相继得到改进，而且大大推动了宫腔镜手术的开展和实施。采用持续灌注系统可有效地控制液体流速和宫腔压力，此项改进又带来了附加器械的问世，人们发明了不同的单极和双极电切，后者的应用可减少术中因液体吸收引起的低钠血症。同时，随着器械微型化和安全性能的增加，使某些宫腔镜手术可在门诊实施。

1992 年专门用于妇科的手术宫腔镜问世，加之一些配套设施的完善和技术的进步，使宫腔镜手术实现了质的飞跃。在进行精巧手术的同时，最大限度地减少了患者因手术而造成的各种损伤，与腹腔镜共同成为 20 世纪妇科手术界具有划时代意义的变革。1997 年，Glasser 报道了应用双极汽化电切子宫内膜和黏膜下肌瘤的初步经验，较单极电切术更安全有效，但因价格昂贵从而限制了临床的扩大应用。

宫腔镜从诊断发展到手术，手术从简单（如内膜活检、IUD 及异物的取出等）发展到复杂（如分解粘连、纵隔及黏膜下肌瘤切除等），手术方式亦由机械性操作（如剪刀、活检钳等）进而引入电能（如单极电切、电凝等）和激光用于切除较大的黏膜下肌瘤和部分肌壁间肌瘤、内膜切除术等，从而使宫腔镜手术进入临床实用阶段。

（四）近年宫腔镜以及我国在宫腔镜诊治方面的进展（1997 年至今）

近年来宫腔镜发展取得很大进步，各项功能日趋完善，实用性强，主要凭借下述诸方面的进展：

1. 镜柱光学系统的完善。
2. 膨宫装置的发明。
3. 光导纤维和冷光源的应用。
4. 镜下手术器械的微型化。

20 世纪 90 年代美国推出了同轴双极电极电切、电凝系统和子宫球囊热凝固子宫内膜疗法。前者既有电凝作用且具有激光汽化功能，又减少了单极电切术意外电灼伤的概率；后者仅需宫腔镜初筛、预治和随访，使手术操作更加简单有效和安全，值得深入研究和科学总结。

此外，还有为特殊用途而专门设计的宫腔镜，如用于采集妊娠早期（7~9 周）绒毛供作产前诊断的绒毛活检镜、胚胎-胎儿镜以及经宫腔直视下引导的纤细、软管型输卵管镜（检查和疏通输卵管内腔）等，但目前尚多在研究阶段，其实用价值还有待评估。在我国，宫腔镜技术起步较晚，但发展迅速。早在 20 世纪 50 年代末，我国已有医技人员开始探索和研制宫腔镜。1958 年解放军 202 医院应用膀胱镜对狗的子宫进行活体观察。1976 年临床试用硬性直管型前斜式宫腔镜，效果满意。1981 年冯缵冲等首次报道了 186 例宫腔镜检查术，66 例宫腔镜治疗病例，被称为我国宫腔镜技术的奠基者。1990 年北京复兴医院夏恩兰开展了电切割宫腔镜手术取得成功，并成立国际宫腔镜培训中心亚洲分中心，对促进我国宫腔镜手术起着积极而广泛的推动作用。

近 10 年来我国的宫腔镜技术发展迅速，但全国各地区发展极不平衡，如某些地区达到或超过国际水平，但某些边远地区尚未开展此项技术。随着

科技发展，一些无损伤或少损伤的高科技仪器，如超声显像、磁共振等日趋普及，有可能替代诊断性宫腔镜检查术，但不可能替代手术性宫腔镜，因为后者在获得正确诊断的同时可给予手术治疗，是理想的高新技术。

（五）宫腔镜发展史上的里程碑

1869—潘德尼（Pantaleoni）：首次应用改良的 Desormeaux 膀胱镜进行宫腔镜检查。

1896—多普（Duplay）和克拉多（Clado）：第一本专著《宫腔镜技术手册》。

1907—迪维：第一例不用膨宫液的接触式宫腔镜。

1925—鲁滨（Rubin）：应用 CO_2 气体膨宫。

1927—米库里（Mikulicz）-罗德（Radecki）：首次报道液体灌注膨宫。

1928—歌思：采用压力灌流系统和低黏度灌流液膨宫。

1957—罗曼（Norment）：首次应用电切环的电切镜。

1958—弗罗思达（Fourestier）：使用石英光导纤维冷光源。

1965—马里思肯（Marleschki）：最现代接触式宫腔镜。

1975—墨瑞（Mohri）：首次使用带有光学视管的纤维宫腔镜。

1981—高斯：应用 Nd-YAG 激光进行子宫内膜去除术。

1987—贝吉斯（Baggish）：发明全景宫腔镜。

1987—赫兹：使用可持续灌注的子宫内膜电切器。

1987—莱维斯：应用泌尿外科电切镜切除黏膜下肌瘤。

1991—瑟登（Serden）：应用妇科切割镜。

1995—布克斯（Brooks）：汽化黏膜下肌瘤。

1999—维斯（Vilos）：应用同轴双极电极。

（六）宫腔镜发展的将来

纵观宫腔镜百余年发展历程，从早期少数热心的开拓者仅用于宫腔内检查，发展为目前妇产科学界普遍认可和接受并能进行多种宫腔内手术治疗的一项新颖且有前景的诊疗技术，图像显示传播技术的进步使电视宫腔镜成为现实并普遍应用。随着临床教学和科研等需要，宫腔镜技术会不断发展而达到更高的水平；在 21 世纪预期关注改进人类自身的科学技术研究将会得到重视和发展；宫腔镜检查和手术更趋安全、有效、简单、微型化和显微

化,适应证也将会不断扩大,从而为广大妇女造福。但是宫腔镜技术仍然面临许多问题,如灌流系统及灌流液、手术所用的动力系统等,将是今后研究的重要课题,从而提高宫腔镜手术的安全性,尽量减少并发症,使这一微创外科技术更加安全有效和普及推广。

(冯力民)

参 考 文 献

1. 冯缵冲,邵敬於.实用宫腔镜学.上海:上海医科大学出版社,1999
2. 夏恩兰.宫腔镜技术的近年进展.中国实用妇科与产科杂志,2000,16(3):182-184
3. 余艳红,全松,Yang M.子宫内膜切除术治疗月经过多.中国实用妇科与产科杂志,2002,18(8):503-505
4. Behrman J. Hysteroscopy:an overview. Clin Obstet Gynecol,1976,19(2):307-314
5. David C. Endoscopie de I'uterus apres I'avortement et dans lessuites de couches normales et pathologiques. Soc Obst de Paris,1907,10:288-297
6. DeCherney A,Polan L. Hysteroscopic management of intrauterine leisions and intractable uterine bleeding. Obstet Gynecol,1983,61(2):392-397
7. Edstrom K,Fernstrom I. The diagnostic possibilities of a modified hystroscopic technique. Acta obstet Gynecol Scand,1970,49(4):327-330
8. Gauss J. Hysteroscoie. Arch Gynaekol,1928,133:18-24
9. Glasser H. Endometrial ablation and hysteroscopic myomectomy by electrosurgical vaporization. J Am Assoc Gynecol Laparosc,1997,4(3):369-374
10. Goldrath H,Fuller A,Segal S. Laser photovaporization of endometrium for the treatment of menorrhagia. Am J Obstet Gynecol,1981,140(1):14-19
11. Hallez P. Transcervical intrauterine resection. A surgical technique that is safely controlled and non-traumatic. J Gynecol Obstet Biol Reprod,1987,16(6):781-785
12. Hamou J, Microhysteroscopy:a new procedure and its original applications in gynecology. J Reprod Med,1981, 26(2):375-382
13. Heineberg A. Uterine endoscopy:an aid to precision in the diagnosis of intra-uterine disease:a preliminary report with the presentation of a new uteroscope. Surg Gynec Obstet,1914,18(2):513-515
14. Isaacson K. Office hysteroscopy:a valuable but underutilized technique. Curr Opin Obstet Gynecol,2002,14(4):381-385
15. Marleschki V. Hysteroscopic determination of the spontaneous perfusion fluetuations in the human endometrim.

Zentralbl Gynakol,1968,90(32):1094-1097
16. Menken C. Endcervical endoscopy. Bull Soc Sci Med Grand Duche Luxemb,1967,104(2):97-101
17. Neuwirth S. A new technique for and additional experience with hysteroscopic resection of submucous fibroid. AmJ Obstet Gynecol,1978,131(1):91-94
18. Neuwirth S. Hysteroscopy. Major Probl Obstet Gynecol, 1975,8(1-79):103-113
19. Pantaleoni D. On endoscopic examination of the cavity of the womb. Med Press Circ. London,1869,8:26-28
20. Rubin C. Uterine endoscopy, endometrioscopy with the aid of uterine insufflation. Am J Obstet gynecol,1925, 10:313-319
21. Seamark J. The demise of the D &C. JR Soc Med,1998, 91(2):76-81
22. Siegle M. The early history of hysteroscopy. J Am Assoc-Gynecol Laparosc,1998,5(4):329-332
23. Siegler M,Kemmann E. Hysteroscopy. Obstet Gynecol Surv,1975,30(2):567-588
24. Stucki D,Sporri S,Rytz R. New minimally invastive approaches in gynecology. Rev Med Suisse Romande, 2001,121(8):603-606
25. Westin B. Hysteroscopy in 2001:a comprehensive review. Acta Obstet Gynecol Scand,2002,81(7):681-687

第三节　内镜手术的能源及其利弊的研究

现今内镜手术技术因具有创伤小、并发症少、安全、康复快的特点,近几年来,发展很快,随着内镜技术发展及医师技能水平的不断提升,内镜手术已广泛应用于妇科各种手术中,但是其伴随的并发症尤其是严重并发症也越来越受到人们的重视,而内镜手术能源所固有的严重并发症,主要是热损伤(脏器及大血管损伤,甚至是死亡)在临床应用中逐渐呈现。

一、内镜手术能源及利弊

在内镜手术中,通过腹腔镜各种能源系统提供高频电流产生热效应,作用于机体的细胞和细胞外基质,从而完成组织的切割、凝固和电灼,达到切除病灶、止血的目的。临床中常用的能源系统包括单极、双极、激光、超声刀、内凝固器。一种高频电流的波形及其所产生的热量即为最终热效应效果。当我们使用连续的高频电流波形时,电流在瞬间产生大量的热量和极高的温度,并使组织细胞发生汽化从而使组织分离,达到电切效果。而当输出的电流波形呈间歇性时,瞬间产生的热量明显较少,温度也相对较低,不足以使组织汽化分离而仅仅产生烫伤的效果,即电凝效果。这种对组织切开、凝固或边凝边切时所产生的使正常组织汽化、蛋白质凝固、细胞坏死、酶失活、脉管收缩封闭、微血栓形成、继发组织坏死、机体免疫反应等作用的总称即热损伤(thermal injury,TI;电热损伤 electrothermal injury,ETI)。热损伤是一柄双刃剑,使用得当可达到良好的止血、切割作用,使用不当则可能造成严重的并发症。

1. **单极**　具有电切、电凝、电灼等作用。在单极模式中,主要由单极、患者极板、接连导线和电极组成。在使用中,电流通过导线和电极作用于患者手术部位,再经身体从患者负极板流出返回高频电刀的发生器,形成一个完整的高频电路。为避免在回路中电流继续对组织加热以致灼伤患者,患者极板必须具有足够大的面积,以提供低阻抗和低电流密度的通道。单极高频电极 40～60W 作用 2 秒时,一次电切热损伤带(zones of thermal necrosis,ZTN)约 1mm,一次电灼热损伤带约 1mm,一次电凝热损伤带约 3mm。电流作用的时间越长,周边组织的损伤越大。在相同条件下单极热损伤最大,源于作用电极直接损伤。高频电流有可能通过无法预测的路径返回,感应出一些电流强度很高的不稳定区域,所以意外灼伤肠管、血管、输尿管或皮肤的危险性较大。单极使用过程中烟雾大。

2. **双极**　主要用于电凝。双极与单极的区别在于双极取消了患者极板,将两个电极分别接在双极镊子的双叶片上,在叶片尖端之间形成电流回路,通过两叶片向机体组织提供高频电能,使双极叶片两端之间的血管脱水而凝固,达到止血的目的。其所需的电量仅为单极电凝的 1/4～1/3。它的作用范围只限于镊子两端之间,对机体组织的损伤程度和影响范围远比单极要小,尤其适用于对小血管(直径<4mm)和输卵管的封闭。结扎速血管闭合系统(LigaSure)是近年来常用的新型止血设备,是利用双电极输出适当的能量使人体组织的胶原蛋白和纤维蛋白熔解变性,血管壁熔合形成透明带,产生永久性的管腔闭合。其能闭合<7mm 的血管,热损伤小,但随着血管径线增粗 TI 也增加,适用于外科腔镜和开放手术。PK 刀是改进的高频电刀,是采用双极技术,利用射频电场,在刀头电场周围形成等离子体薄层,离子被电场加速后将能量传给组织,打断组织中的分子键使靶细胞以分子单位

解体,从而达到电凝和电切的效果。其热损伤小,可以闭合 7mm 以下的血管,凝血较可靠和完全,切割准确,操作简单,但产生烟雾较大。

3. **激光**　激光是将光能转化为热能使组织细胞脱水、炭化、汽化从而使组织凝固、切开。组织 TI 最小,无迷路电流和热传导,电作用限于作用位点,无电流通过患者机体。能见度好,切割止血准确。

4. **超声刀**　同时具有凝固和切割功能。超声刀发生器产生高频电流,能量转换器将电流转换成超声振动并传送到手控器械,手控器械与组织接触摩擦,产生凝固与切割作用。超声刀摩擦组织使组织升温达 80～100℃,不产生焦痂,切割不产生烟雾,手术野清晰。在工作时间较短的情况下,超声刀的穿透深度明显比电手术小,当延长作用时间时,其穿透深度与电手术相当。超声刀作用点外的热损伤明显低于电手术,一般最多在 0.2mm 以内,增加安全性。超声刀工作温度低于 100℃,故术后粘连少,这是由于其避免了高温组织破坏引起的巨噬细胞渗出和由此引起的术后粘连。超声刀工作时无电流通过人体,因此不会发生电手术有关的意外损伤。超声刀能与电手术兼容,当踩下高频电刀的脚踏开关,超声刀发生器的输出即被切断而转为高频凝固,这对在手术中难以夹持的组织止血非常方便。超声刀的缺点是价格昂贵,且其凝固作用不如电手术快捷。

5. **热内凝固器**　是一种电流非直接作用于人体,而是通过加热器械产生热量后作用于组织,使组织细胞破坏产生蛋白变性而达到凝固作用。术后粘连少,无电流通过人体。

二、电热损伤在妇科内镜手术中的利弊分析

1. **腹腔镜下电凝止血方法的利弊探讨**　电凝止血是腹腔镜手术的一项基本操作,通过使血管周围及管壁组织蛋白凝固、融合、管腔闭塞,机械性阻断血流、继发血栓形成,加强止血效能达到止血目的。但止血能力受血管管径、血压及电凝产生的组织热效应、凝血、纤溶机制等多种因素影响。单极和双极是临床常用的电凝止血工具,对直径<4mm 的血管出血凝血效果较好,且费用低,操作简单,但术中烟雾大、热损伤大,易造成周围组织损伤、组织焦痂较多。脉冲式电凝比持续电凝止血效果较好,双极比单极止血效果好。单极时:电极越细,电切越强,电极越宽,电凝作用越好。电流作用的时间越长,电切或电凝作用时间长,周边组织的损伤越

大。双极时：电极越细电凝越精确、周围组织损伤越少、要求的功率水平越低。相反，宽头造成较大组织损伤，仅用于电凝较大静脉。应该注意，钳子周围1mm范围内组织温度有较大的升高。电流时间太短将产生不充分的凝固，时间太长使组织粘在钳子上，增加周围损伤的危险。双极电凝在钳子两叶之间的组织产生大量热量，某些组织，例如静脉，很容易爆开，产生与希望作用相反的结果。在此情况下，需用低功率水平的电凝，钳叶间钳夹相对多的组织。脉冲式电凝每次作用时间短暂，间歇期组织散热，可在一定范围内控制组织温度上升，避免温度过高，较少发生炭化及粘连。近年来临床越来越多使用结扎速血管闭合系统（Ligasure），其优点是热损伤小，能闭合<7mm的血管，闭合带可达到与缝线结扎相似的强度，极少粘连和焦痂形成，但缺点在于价格较贵，且不宜用于分离较精细组织等。超声刀：可以安全凝固直径3mm以下的动静脉，甚至可以凝固粗至直径5mm的血管，对周围组织的损伤远小于电刀，其精确的切割作用，使其可安全地在重要的脏器和大血管旁边进行分离切割；少烟少焦痂使腹腔镜手术视野更清晰、缩短手术时间；无电流通过人体使手术更安全。但相对于电刀，超声刀凝固与切割的时间要长，目前常用于腹腔镜肠道手术中。

2. 腹腔镜手术中卵巢电外科器械处理的利弊探讨　腹腔镜常用于卵巢良性肿瘤的治疗。术中卵巢门和囊肿剥离面的出血最常见。目前常用的止血方法为电凝止血。行卵巢囊肿剥除时，可先用单极电切囊皮，注意避免囊肿破裂，钝性分离囊肿，在剥离至基底部时，可先用双极电凝凝固基底部血管，再行切除囊肿，可有效止血和减少对卵巢的损伤。腹腔镜卵巢良性囊肿剥除尤其是巧克力囊肿剥除术中出血明显者，止血往往困难，而电凝由于简便易行且效果肯定，是目前最常见的止血方法。但电凝止血给卵巢带来的热损伤，影响其储备功能，进而引起的卵巢功能减退、卵巢早衰等并发症越来越引起人们的重视。电凝止血尤其是效果不良重复止血则ZTN重，导致低性激素现象。ZTN可使卵巢囊肿剥离后皮质厚度的50%到全层受累，阻断卵泡成熟和排卵，所以内分泌功能和生育功能均可受到一定影响。单极电凝造成的ZTN比双极宽，多种改变更重。因此，腹腔镜手术中卵巢的止血尽量选用双极或损伤更小的激光或超声刀，以最大限度保存卵巢功能。使用电凝过程中在对创面在达到止血效果的同时应尽量缩短电凝时间，减少电灼组

织的面积，减少热损伤，让患者得到真正意义上的微创治疗。

3. 内镜手术中子宫处理的探讨　在腹腔镜手术中术者均用组织"变白、肿胀、起泡、变硬"等作为产生组织热效应的判断指标。根据以往学者提出的子宫电手术中，作用位点持续电凝4秒以内相对安全，7秒时最大ZTN可达4.325mm，超过安全作用范围。盲目延长手术时间增大热损伤的危险性，特别是对子宫角、子宫下段肌壁较薄弱处，供血差、血流散热作用差处，应注意较少热损伤，避免术中术后并发症。创面止血最好用超声刀或双极，单极电凝渗透深度大，组织损伤范围大，影响预后。对止血困难者，应结合其他止血措施如缝合。剔除阔韧带肌瘤时应尤其注意防止损伤输尿管，尽量较少电凝。

4. 腹腔镜下大网膜、粘连带分离方式的探讨　有盆腹腔手术史或炎症史的患者，盆腹壁、肠道、子宫、附件相互或与大网膜广泛粘连，影响术野暴露，因此腹腔镜手术时必须首先解除粘连。粘连松解的操作包括剪刀、超声刀、电刀分离和缝合打结等。

（1）若粘连带为无血管透明区，可直接用剪刀剪开分离，剪刀分离常与电刀相结合，先用剪刀剪开，如遇出血用电刀止血。

（2）有小血管用电切时应适当远离肠管、输尿管等管状空腔脏器表面，避免经粘连带的高密度电流导致脏器穿孔或ZTN后瘢痕愈合致管腔狭窄等术中、术后并发症。

（3）对已形成血管的粘连带，不宜盲目使用电手术分离，宜先以套扎、结扎或超声刀、双极电凝阻断血流，再电切以准确止血、分离。当单极电极作用于小组织时，热效应出现在组织缩窄处，接触面积小、电流密度增加而作用于非电极处，所以热损伤可能不在术者视野之内，无法预测热损伤范围，导致术中或术后的损伤退变、出血。双极电器的热效应位点就在电极作用位点，而且相同电功率和时间条件下双极的TI小。所以在腹腔手术中，单极电极虽广泛应用，但双极电器尤其是超声刀更为安全。

（李　斌）

参 考 文 献

1. KUNDE D，WELCH C. Ultracision in gynaecological laparoscopic surgery. Journal of Obstetrics and Gynaecology，2003，23（4）：347-352

2. 简萍,李斌.腹腔镜卵巢巧克力囊肿剥除术电凝止血对卵巢储备功能的影响.实用妇产科杂志,2009,25(11):664-666
3. 罗珊,杨延林.腹腔镜单极高频电手术在不同组织热效应的研究.实用妇产科杂志,2003,19(4):221-223
4. 罗珊,杨延林.卵巢热损伤的初步研究.实用妇产科杂志,2006,22:439
5. 姚安龙,朱维铭.术中止血技术的进展.中国实用外科杂志,2010,30:145-148

第四节 妇科腹腔镜微创手术中的"无形创伤"——CO_2气腹对机体的影响

腹腔镜手术因其创伤小、恢复快等优点,已被广大外科医生和患者所接受,随着腹腔镜手术技术的不断提高和腹腔镜器械的不断改进,腹腔镜手术在外科领域的应用也得到了突飞猛进的发展。然而,不同于传统开腹手术的CO_2气腹对机体是否会产生影响,是否会造成"创伤"?本文就此予以综述,供临床参考。

1. CO_2气腹对循环系统的影响 CO_2气腹对循环系统的影响主要是血液动力学变化,产生原因主要是CO_2气腹所引起腹内压(IAP)的增高和CO_2吸收溶解于体液导致的高碳酸血症所引起的生理学影响,其程度与气腹的持续时间和IAP增高的程度有关。IAP<5mmHg(0.66kPa)时生理学变化很小,IAP>15mmHg(2.0kPa)时则产生严重的反应。有别于压力因素,CO_2气体经腹膜吸收产生与高碳酸血症有关的血液动力学变化。

Safran等将CO_2气腹所引起的血液动力学变化加以说明(表46-1)。

表46-1 高碳酸血症和腹内压增高对血液动力学的影响

血液动力学指标	高碳酸血症*	腹内压增高△
平均动脉压	↑	↑
全身血管阻力	↓	↓
心输出量	↑	↑↓▲
中心静脉压	↑	↑↓
下腔静脉阻力	↑	↑
心率	↑	↑
每搏输出量	↑	↑↓

* $PaCO_2$:7.33~10.0kPa;△腹内压:2.0kPa
▲受循环血量影响且与心功能的基线水平有关

大量向腹腔内充入CO_2气体,尤其是快速大流量充气时,导致IAP的增高,初期使静脉回流量短暂增加,是因腹腔大血管容易受压所致。随后腹部和下肢静脉的血流由于IAP的增高而回流减慢,此时测定静脉压力增高,流速减慢,IAP的增高正向传导到心包膜引起心脏充盈压升高,平均动脉压(MAP)升高。气腹直接压迫腹腔动脉系统使血供及静脉回流减少,心脏后负荷增加影响到心脏指数、体循环阻力明显增加,心肌耗氧量增加。

CO_2气腹后经腹膜吸收入血的CO_2气体虽可经肺排除,但长时间的CO_2气腹仍会导致高碳酸血症形成。在CO_2充气后短时间内,CO_2气体经肺的排除量约为27~37ml/min,随后由于腹腔内压的增高,腹膜表面扩张使血管受压,对腹腔内CO_2气体的吸收减少。高碳酸血症和酸中毒可引起交感神经兴奋增加,血管紧张素及儿茶酚胺等生物活性物质分泌亦增加。高碳酸血症对心血管系统的直接效应为心肌抑制和小动脉扩张,而儿茶酚胺的直接效应为心肌的收缩,两者共同作用的结果是使平均动脉压、中心静脉压、心搏量和左室每搏输出量增加,而周围血管阻力下降。

CO_2气腹引起的循环系统变化,可使心脏功能受到一定程度的影响,对于心功能正常的患者,CO_2气腹的IAP<15mmHg时,机体可以代偿,通常是相对安全的,而对于那些有心脏功能不全的患者,其心脏功能指数明显下降导致十分明显的影响。因此,对于心脏功能不全的患者,腹腔镜手术使用CO_2气腹则特别慎重,亦可考虑选择非气腹腹腔镜方法,必要时应放弃腹腔镜改为开腹手术。

2. CO_2气腹对呼吸系统的影响 腹腔镜手术CO_2气腹对呼吸系统的影响主要是IAP使膈肌上升,运动受限,使胸腔内压力增高,限制了肺的扩张性,使肺的顺应性下降,导致潮气量和功能残气量减少,气道峰压和气道的平台压均增高,肺泡的死腔增大,CO_2分压($PaCO_2$)增高,从而导致了通气/血流比例失调。Salihoglu等观察了不同体位(头高位和头低位)腹腔镜胆囊切除术(LC)的血气及呼吸功能的改变,结果充气后$PaCO_2$升高,动脉血pH值降低,但与体位无关,而气道阻力增加、肺顺应性下降和终末吸气压升高,头低位要比头高位变化更加明显($P<0.05$),且随着气腹时间延长变化越来越明显。表明头高位时对呼吸功能的影响比较小。Leighton等报道膈肌每上抬1cm,肺的通气量就减少300ml,不同体位和不同手术时间以及CO_2气腹充气速度的快慢都对呼吸功能产生不同的影响。

现已公认 CO_2 气腹对呼吸功能有一定程度的影响，且与体位、手术时间及气腹充气速度的快慢等因素有关。对于肺功能正常的患者，通常可以代偿，而对于原有肺功能障碍的患者，术中增加给氧浓度和通气量的措施应尽早实施，应密切监护，必要时可采取降低 IAP、尽量避免头低位、暂时放气以及相应药物治疗等措施。

3. CO_2 气腹对植物神经系统的影响　心率变异性（HRV）是反映植物神经张力的最敏感的指标，目前多采用频域分析法来研究。正常人 HRV 频谱图由低频（LF）、中频（MF）、高频（HF）组成。LF 与外周血管的舒缩张力有关，其大小主要受交感神经系统、肾素-血管紧张素-醛固酮系统的影响；HF 与呼吸周期有关，仅反应副交感神经系统活性，特异性较高。Uemura 等对 CO_2 气腹和非气腹 LC 的 HRV 指标进行了检测，结果 CO_2 气腹组 HF 明显降低，LF/HF 明显升高，而非气腹组则无明显变化；CO_2 气腹组的室性或室上性心律失常的发生率比非气腹组高。Barczynski 等对 LC 不同 IAP（7mmHg 和 12mmHg）时的 LF 和 HF 进行检测，结果 LF 升高与 HF 降低的程度，高 IAP 组比低 IAP 组更明显，表明腹腔镜手术所特有的 CO_2 气腹（IAP 增高和高碳酸血症）是引起交感和副交感神经系统活性变化的主要原因，其变化程度与 IAP 相关。通过对 HRV 的监测，可以了解腹腔镜手术中植物神经张力的改变，对术中监测和管理患者，减少并发症的发生具有一定的临床意义，尤其对那些年龄大或有心肺合并症的患者。

4. CO_2 气腹对免疫系统的影响　外科手术所致的应激反应会不同程度地干扰机体免疫功能。应激反应的调节过程往往表现出免疫抑制作用。创伤中，在神经内分泌因子的作用下，机体的体液免疫、细胞免疫、和非特异免疫系统均可受到抑制。有关腹腔镜手术 CO_2 气腹对免疫功能的影响，已有很多报道。

张建萍等对开腹子宫切除术（AH）和腹腔镜子宫切除术（LH）各 35 例的血清免疫指标进行了检测，结果 AH 和 LH 组术后 24 及 28 小时血清中白细胞介素-6（IL-6）、白细胞介素-8（IL-8）、C 反应蛋白（CRP）水平均明显高于术前，而且 AH 组术后 24 及 28 小时 IL-6、IL-8 和 CRP 水平显著高于 LH 组；免疫球蛋白 IgA、IgM 及补体 C3 在术前术后两组均无明显变化，而 IgG 两组术后均明显下降，AH 组比 LH 组下降更为显著。Li Wen 等对 AH（32 例）和 LH（32 例）血清免疫指标进行检测，结果 IL-6、CRP

和肿瘤坏死因子-α（TNF-α）水平在两组中均明显高于术前，AH 组显著高于 LH 组，LH 组术后外周血中 T 细胞亚群 $CD3^+$、$CD4^+$ 和 $CD8^+$ 与术前相比，无明显变化，而在 AH 组则明显比术前降低。Christopher 等通过动物实验观察注入 KLH 抗原后测定皮肤迟发型过敏反应（DTH）来分析不同情况下的免疫反应，发现开腹组术后免疫反应明显降低，而对照组（仅做麻醉）和腹腔镜组无明显区别。Burpee 等也得出了相同的实验结果。上述结果均表明，腹腔镜手术对机体免疫功能无明显影响或比开腹手术对机体免疫功能影响小。但是，也有少数学者持有不同观点，认为腹腔镜手术对机体免疫功能有明显影响或与开腹手术对机体免疫功能影响无显著差异。Sheen-Chen 等观察 9 例 LC 和 8 例开腹胆囊切除术（OC）前后免疫功能变化，发现术后两组 sFas 水平均比术前明显降低，而 sL-selectin 和 TGFbetal 水平 OC 组比 LC 组明显增高。总之，关于腹腔镜手术对机体免疫功能的影响目前尚有争议，今后还需进一步研究。

5. CO_2 气腹对肝肾功能影响　Tan 等对 LC 286 例和 OC 40 例以及腹腔镜结直肠癌切除术（LCR）18 例和开腹结直肠癌切除术（OCR）23 例患者的血清肝脏转氨酶（ALT 和 AST）进行检测，结果在腹腔镜组术后 48 小时内的 ALT 和 AST 均显著升高，而开腹组则无明显升高，两组之间有统计学意义；除 LCR 组以外，术后一周肝酶均恢复到正常水平，LCR 组仍然保持较高水平。产生机制主要是 IAP 增高压迫内脏血管，使胃肠血管、肝血管和门静脉阻力增加，从而导致内脏动脉反射性收缩以防止内脏毛细血管床压力升高而使体液外渗，进一步减少内脏血流。其次 IAP 增高和腹膜张力增大可直接刺激垂体加压素的释放从而腹腔内血管如肠系膜上血管收缩使门静脉血流减少，还有 CO_2 气腹引起的高碳酸血症亦可增高门静脉压力以及肠系膜血管的收缩性，而使肝血流减少。肝功能的损害是由于肝脏缺血缺氧使肝细胞内 ATP 合成下降，引起各种离子出入细胞内外，导致细胞生物膜、细胞骨骼及线粒体功能障碍造成肝细胞损害。另外，手术结束时突然解除气腹，血流再通，内脏血流再灌注，出现一过性充血，在修复缺血缺氧的同时，亦会产生缺血-再灌注损伤，不可避免地引起活性氧增多，使磷脂、蛋白质、核酸等过度氧化损害，进一步造成肝细胞损伤甚至坏死。肝供血受 CO_2 气腹影响程度的不同、损伤的耐受和修复功能的不同，使肝功能受到不同程度的影响，肝功能损害的恢复时间也不同。因此有效地减少腹腔镜手术 CO_2 气腹对肝功能影响的关键在于尽可能地降低气腹压力和缩短手术时间。对于肝功能异常的患者慎用腹腔镜。

Nguyen 等通过对腹腔镜胃分流术（LGB）54 例和开腹胃分流术（OGB）50 例患者的术前、术中和术后的肾功能的相关指标进行检测，结果 LGB 组比 OGB 组尿量明显减少（$P<0.01$），两组的尿素氮和肌酐水平无明显变化均在正常范围之内，血中抗利尿激素、醛固酮水平及肾素的活性在手术开始 2h 时出现高峰，但两组之间无差异。McDougall 等对 15mmHg 气腹压力时猪的肾髓质和皮质血流进行测量，结果皮质灌注减少 28%，髓质灌注减少 31%，肾静脉血流、肾有效血流量、肾小球滤过率明显降低，肾皮质压力增高，这与尿量减少相一致。此外，CO_2 气腹可刺激抗利尿激素释放、增高肾素的活性及血中浓度，通过肾素-血管紧张素-醛固酮系统的调节引起尿量减少。Koivusalo 等的研究发现 CO_2 气腹后尿 N-乙酰葡萄胺酶（ANG）比气腹前增加了 153%，直到放气后 3 小时才恢复正常。尿 ANG 增高表明肾小管功能受损，是否会引起不可逆的肾功能损伤目前尚有争议，但大多数学者的研究表明是暂时的，可逆的。尽管如此，对于原有肾病或潜在性肾功不全以及手术时间较长的腹腔镜手术，应用 CO_2 气腹时应谨慎。手术中应严密观察尿量，持续少尿时，可应用 β 受体阻滞剂艾莫洛尔等药物降低肾血管阻力，增加肾的灌注保护肾功能，必要时临时放气解除气腹直至尿量恢复正常。

关于腹腔镜 CO_2 气腹的相关研究还有很多方面的报道，如腹腔镜对内分泌、代谢、应激反应、腹膜炎性反应等方面影响的研究，但结论均尚未一致，在此不再论述。

综上所述，腹腔镜 CO_2 气腹对机体影响的研究在很多方面尚存在着分歧，需要进一步深入研究，为准确地把握腹腔镜手术适应证，减少并发症的发生提供必要的基础理论依据。

（王世军 崔恒）

参 考 文 献

1. Bardoczky I. Venilaory effects of pneumoperitoneum monitored with continous spirometry. Anesthesia, 1993, 48 (4):309-311

2. Safran B, Orlando R. Physiologic effects of pneumoperitoneum. Am J Surg, 1994, 167(2):281-286

3. Kendall AP, Bhatt S, Oh E, et al. Pulmonary consequences of carbon dioxide insufflation for laparoscopic cholecystectomies. Anesthesia, 1995, 50(4):286-289

4. Irwin G, Ng K. Transoesophageal acoustic quantification for cardiac function during laparoscopic surery. Anesthesia, 2001, 56(7):632-639

5. Salihoglu Z, Demiroluk S, Cakmakkaya S, et al. Influence of the patient positioning on respiratory mechanics during pneumoperitoneum. Middle East J Anesthesiol, 2002, 16 (5):521-528

6. Leighton A, Liu Y, Bongard S, et al. Comparative cardiopulmonary effects of carbon dioxide versus helium pneumoperitoneum. Surgery, 1993, 113(5):527-531

7. Uemura N, Nomura M, Inoue S, et al. Changes in hemodynamics and autonomic nervous activity in patients undergoing laparoscopic cholecystectomy: difference between the pneumoperitoneum and abdominal wall-lifting method. Endoscopy, 2002, 34(8):643-650

8. Barczynski M, Herman M. Influence of different pressures of pneumoperitoneum on the autonomic system function during laparoscopy. Folia Med Cracov. 2002:43(1-2): 51-58

9. 张建萍, 卢丹, 郑平, 等. 腹腔镜与开腹子宫切除术对机体免疫功能影响的比较研究. 实用妇产科杂志, 2002, 18(2):88-90

10. Li W, Liu Y, Jin J, et al. Effects of laparoscopic hysterectomy on immune function. Acad J Sec Mil Med Univ, 2003, 24(3):272-275

11. Christopher I, Mario S, Mark A, et al. Cell-mediated immune response is better preserved by laparoscopy than laparotomy. Surg, 2000, 127:65-70

12. Burpee E, Kurian M, Murakame Y, et al. The metabolic and immune response to laparoscopic versus open liver resection. Surg Endosc, 2002, 16(6):899-904

13. Sheen-chen M, Chen S, Eng L, et al. Systemic immune response after laparoscopic and open cholecystectomy. World J Surg, 2002, 26(12):1418-1422

14. Tan M, Xu F, Peng S, et al. Changes in the level of serum liver enzymes after laparoscopic surgery. World J Gastroenterol, 2003, 9(2):364-367

15. Nguyen T, Perez V, Fleming N, et al. Effect of prolonged pneumoperitoneum on intraoperative urine output during laparoscopic gastric bypass. J Am Coll Surg, 2002, 195 (4):476-483

16. McDougall M, Bennett F, Monk G, et al. Functional MR imaging of the porcine kidney: physiology changes of prolonged pneumoperitoneum. J Soc laparoendosc Surg, 1997, 1(1):29-35

17. Koivusalo M, Kellokumpu I, Ristkari S, et al. Planchnic and renal deterioration during and after laparoscopic

cholecystectomy: a comparison of the carbon dioxide pneumoperitoneum and the abdominal wall lift method. Analg,1997,85(4):886-891

第五节　腹腔镜附件手术的临床研究

在女性生殖系统中,输卵管、卵巢以及周围结缔组织被统称为附件,在这个区域实施的手术谓之附件手术。卵巢是附件的重要组成部分,亦是女性重要的生殖内分泌器官,具有产生卵子和分泌甾体激素双重功能;卵巢功能的发挥有赖于卵巢皮质中卵泡的正常发育、排卵以及卵巢髓质中血管和神经的营养支持。输卵管亦是附件的重要组成部分,左右各一,既是连通女性盆腔与外界的管道,又承担着提供精子与卵子相遇的场所和准确运送受精卵进入子宫腔的任务。输卵管卵巢是自然状态下子宫腔妊娠不可或缺的器官。

腹腔镜手术借助长杆状望远镜与纤细的手术器械实施手术操作,以其不需开腹、定位准确、创伤小、出血少等优势已经成为实施附件手术的首选方式;其手术种类涵盖了各类输卵管的通畅度检查与整复性手术、各类卵巢占位性病变的剥除手术以及输卵管卵巢的切除等,临床上,几乎100%的单纯附件手术可以通过腹腔镜手术实施。

一、输卵管病变相关的腹腔镜手术

(一) 输卵管妊娠

输卵管妊娠是临床常见的异位妊娠,占异位妊娠总数的95%~98%;其中,又以输卵管壶腹部妊娠最为多见,高达66.92%,其次为峡部妊娠16.34%,间质部妊娠4.21%。近年来,输卵管妊娠发生率逐年增加,并且大部分患者尚未生育,渴望恢复输卵管功能的治疗需求日渐增高。因此,对输卵管妊娠的处理要求既要治疗妊娠部位造成的破坏、尽可能保留/存输卵管的功能,又要减少手术创伤和盆腔再粘连形成。

1973年,Shapno首次报道了通过腹腔镜手术治疗输卵管妊娠,大量临床实践证明,腹腔镜手术视野清晰、盆腹腔脏器干扰小、术中出血少、术后恢复快以及疼痛轻微等,目前已经成为输卵管妊娠的首选治疗方式。手术方式由最初的患侧输卵管切除(根治性手术)到如今输卵管切开取胚(保守性手术)术,与此同时,还可以进行输卵管与周围组织的粘连分离、造口与整复性操作等。手术方式的选择要充分考虑患者的生育要求、输卵管妊娠的部位、大小、破裂与否、对侧输卵管情况以及盆腔同存病变与程度等。目前认为,输卵管切除主要适用于已有子女,不需保留生育功能、对侧输卵管正常;或妊娠侧输卵管广泛损伤,以及经非手术处理或保守性手术失败者。而输卵管的保守性治疗则适用于输卵管妊娠部位未破裂妊娠部位≤3cm,患者要求保留生育功能,或已切除一侧输卵管者。

输卵管的保守性手术即腹腔镜下输卵管线形切开取胚术,是1978年法国学者Bruhat首创并报道的。其操作要点是在输卵管系膜对侧未破裂的输卵管妊娠膨大处,使用针状电极纵行切开,深达管腔(已破裂的输卵管则沿破口处向两侧延长),水压分离或钳夹取出其内妊娠胚物组织;遇有切缘出血应仔细对点止血或显微镜下缝合止血。如术中怀疑有绒毛残留,可在患侧输卵管系膜注射甲氨蝶呤。

近年来,随着科普宣传和患者就诊意识增强,妇科彩色多普勒超声技术以及高灵敏度血清HCG检测的广泛应用,使得输卵管妊娠的早期诊断成为现实,进而也使得输卵管妊娠的保守性手术广泛开展,无疑为未育妇女和要求保留输卵管功能的年轻患者带来了福音。但是,腹腔镜保守治疗后输卵管是否能够恢复正常的解剖和生理功能,是决定术后能否正常妊娠的重要因素。围绕这一问题,国内外学者开展了大量的临床研究,通过随访术后患者输卵管通畅率、术后宫内妊娠率及异位妊娠率来评价该术式的临床效果。研究发现,输卵管切开取胚术后3~6月,HSG(子宫输卵管造影)证实,患侧输卵管的通畅率可达50%~80%,显著高于使用甲氨蝶呤药物保守治疗的患者,并且有更少的住院费用及更短的住院时间。因腹腔镜手术可清晰看见病变情况,更彻底清除管腔内妊娠物,减少组织机化,同时松解盆腔粘连,恢复输卵管正常解剖位置,从而提高患侧输卵管复通率;而药物治疗易导致机化组织吸收困难而阻塞输卵管管腔,影响输卵管的通畅。针对输卵管切开取胚手术而言,影响其手术疗效的因素包括:术前血清hCG水平、妊娠包块的大小以及盆腔病变的程度等。总体而言,随着血清hCG水平的升高与妊娠包块的增大,术后输卵管通畅率下降。血清hCG水平越高提示绒毛的活性越强,在输卵管肌层种植越深,使得术中取出绒毛组织时越易损伤输卵管肌层;输卵管妊娠包块越大,说明妊娠物或局部的出血越多,输卵管腔受损面积越大,以上均易造成术后输卵管局部粘连、闭锁甚至缺失,进而影响手术疗效。

与腹腔镜输卵管切除术相比,虽然实施输卵管切开取胚的保守性手术患者术后宫内妊娠率增高,但是,再次输卵管妊娠的发生率也随之增高。Anne报道,实施腹腔镜输卵管切开取胚术后正常妊娠率为61.4%;再次输卵管妊娠率高达15.4%。而对于患侧输卵管切除的患者,其术后妊娠率38.1%,再次输卵管妊娠发生率仅9.8%。国内学者报道,保守性手术术后2~5年宫内妊娠率为71.60%,再次异位妊娠发生率为15.4%。可见,对于要求保留生育功能的患者,实施输卵管保守性手术具有较好的治疗效果。关于手术入路是否影响保留输卵管手术治疗效果,多数学者认为,在排除不良孕史及对侧输卵管病变的混杂因素后,因腹腔镜手术对盆腔脏器干扰少,减少了输卵管周围粘连发生,使患者术后有更好的生殖结局。

腹腔镜输卵管保守性手术后不可忽视的远期并发症是持续性异位妊娠(persistent ectopic pregnancy,PEP)。经过研究显示,其发生率为3%~20%。有学者分析其相关因素发现,停经时间小于40天,或超过60天,术前血HCG水平过高,输卵管间质部或峡部妊娠,以及术中未行甲氨蝶呤预防用药等,均是术后发生PEP的高危因素。鉴于有关腹腔镜输卵管切开术后治疗效果及持续性异位妊娠影响因素的分析,目前认为除了术中轻柔操作,彻底清除病灶,选择合适方式止血,预防性用药以外,严格选择手术适应证才是提高手术疗效,预防PEP发生的有效方法。对于①无生育要求;②术前血HCG>5000mIU/ml;③妊娠包块>5cm;④间质部及峡部妊娠,不应选择输卵管的保守性手术。

(二) 输卵管因素不孕

在女性不孕症中,输卵管因素约占30%~40%,包括输卵管管腔的损伤、阻塞以及输卵管外部病变造成的粘连、扭曲和结构破坏,通常与盆腔炎性疾病、盆腔或输卵管手术、子宫内膜异位症等有关。输卵管周围粘连,致输卵管扭曲,不通,炎症致输卵管伞端粘连闭锁,积水,输卵管手术致输卵管部分离断,缺失等。既往判断输卵管功能最常用的方法是子宫输卵管碘油造影(HSG),此检查方法简单无创,在一定程度上能显示宫腔内病变及输卵管通畅度,但受输卵管痉挛、造影操作技术水平等因素影响,其准确率仅为60%~80%,致使临床常见假阳性或阴性的报道。作为形态学异常所致的通畅度受阻,实施腹腔镜输卵管通液已成为检查输卵管通畅度的"金指标"。其可直视观察输卵管的

形态、走向、阻塞部位,伞端有无闭锁,全面评价盆腔的病变、粘连与否及其程度,与此同时,进行相应手术操作,恢复输卵管解剖与功能。

腹腔镜输卵管手术方式主要包括以下几种:

1. 输卵管粘连松解术　在腹腔镜直视下分离盆腔粘连(可使用双极电凝/剪切分离、超声刀分离,剪刀锐性分离等),恢复输卵管的正常解剖位置和游离度,同时,也对卵巢和子宫周围以及盆腔组织的粘连实施分离操作,恢复其正常解剖形态。

2. 输卵管伞端成形术　通过子宫腔加压通液,使输卵管伞端膨胀,仔细辩别伞部形态结构并进行钝性分离和扩张,使输卵管伞端的黏膜面外翻,尽量恢复伞端原状。

3. 输卵管伞端造口术　通过加压通液使输卵管末端膨胀,当伞端粘连变形无法作伞端成形术时,在膨胀末端针状电极或剪刀剪开粘连的内膜,并外翻造口形成"人工伞"状。

4. 输卵管吻合术　治疗由各种疾病引起的输卵管阻塞,或是逆转以前的绝育手术。利用腹腔镜的放大作用可以准确找到病变/阻塞的部位,剪刀切除之,通过输卵管支架再将远端和近端的创面对接,以6-0可吸收缝线准确对位缝合输卵管。

输卵管整复性手术后总体妊娠率为20%~40%,影响手术疗效的因素主要包括术前输卵管病变的范围与程度、盆腔内有无病变及其程度等。因此,选择使用腹腔镜盆腔粘连及输卵管功能评价及分度体系,对于选择个体化治疗方案及判断预后有重要的意义。临床上常用的评分系统是1994年加拿大粘连评分组提出的,包括盆腹腔粘连评分系统及输卵管最低功能评分系统。研究发现盆腔粘连Ⅰ度、Ⅱ度患者的术后宫内妊娠率明显高于Ⅲ度及Ⅳ度患者,输卵管功能Ⅰ级、Ⅱ级患者的术后宫内妊娠率明显高于Ⅲ级及Ⅳ级患者,提示重度粘连的患者虽然可以通过手术解除盆腔粘连,恢复卵巢和输卵管的解剖位置,但输卵管的内部结构和外部功能已经遭到破坏。因此对于术前盆腔粘连或输卵管功能损害严重患者,建议术后行体外受精及胚胎移植(in vitro fertilization and embryo transfer,IVF-ET)。

输卵管积水的处理一直是临床医生讨论的热点问题。常用的手术方式包括:输卵管造口术、输卵管切除术、输卵管近端结扎术等。输卵管造口术有术后伞端再次粘连闭锁形成输卵管积水可能,积水逆流进入宫腔,可降低IVF-ET的胚胎种植率及临床妊娠率。输卵管切除术由于损伤了子

宫动脉自宫角分出的卵巢支和卵巢动脉在输卵管-卵巢系膜内吻合组成的动脉弓,导致同侧卵巢的血供减少,可能会损伤卵巢的储备功能。因此目前多数学者建议采用输卵管近端结扎术,既避免了积水逆流入宫腔,也降低了损伤卵巢血运的风险。

腹腔镜诊治输卵管性不孕,尽管有视野开阔,盆腔内干扰少,手术快等诸多优势,但不能代替宫腔镜检查宫角部输卵管开口处情况,对输卵管近端难以评价。宫腔镜检查可弥补此缺陷,直观输卵管开口的全貌,检查有否息肉、粘连并处理,将输卵管导管插至输卵管开口,加压通液,利于近端输卵管阻塞的诊断和疏通,同时宫腔镜可了解宫腔内的情况,对宫腔内病变进行处理。宫、腹腔镜联合手术诊断、治疗输卵管性不孕,可充分发挥腹腔镜和宫腔镜各自的优势,弥补了单独手术的不足,术后妊娠率显著高于单独手术方式,已成为输卵管性不孕者的首选治疗方法。

二、卵巢相关手术

(一)卵巢囊肿剥除术

腹腔镜手术是治疗卵巢良性肿瘤的首选手术方式,基本取代了开腹手术。腹腔镜卵巢囊肿剥除术适用于包括卵巢单纯囊肿、上皮性良性肿瘤、成熟畸胎瘤、卵巢冠囊肿及子宫内膜异位囊肿等在内的各类卵巢良性肿瘤。

无论是何种类型的卵巢囊肿,实施腹腔镜卵巢囊肿剥除手术的总体原则是,手术操作过程中尽量保持囊肿剥除的完整性,避免因囊肿破裂后内容物外溢所致的盆腹腔污染或恶性种植,以及由此引起化学性腹膜炎等;对于卵巢子宫内膜异位囊肿或巨大囊肿,术中一旦破裂,术毕应充分冲洗盆腹腔尽量除去内容物残留。剔除囊肿的关键是寻找囊肿与正常卵巢之间的界限,层次清晰,钝性分离,减少出血,尽量保留正常的卵巢组织。对卵巢剥离面如何止血,是临床医生讨论的热点问题。腹腔镜下电凝止血是利用高频电流对局部组织产生热效应,使血液凝固,达到止血作用。只是在电凝止血的同时,也增加了对血管周围正常卵巢组织的电热效应,即组织损伤。理论上讲卵巢手术对电流的功率越大,作用时间越长,作用面积越大,对卵巢组织的损伤越大。究竟腹腔镜手术中使用电凝止血是否增加卵巢储备功能降低甚至卵巢早衰的风险?如何在施术中实现对卵巢功能的保护?

有研究认为,腹腔镜卵巢囊肿剥除术电凝止血后卵巢储备功能明显下降,甚至发生卵巢早衰。近年随着生育年龄的推后及不孕症发病率的增高,IVF-ET已广泛应用于临床,对这部分人群实施卵巢囊肿手术时,卵巢储备功能保存有重要的临床意义。

有研究比较腹腔镜卵巢囊肿剥除手术中,使用单极电凝、双极电凝及镜下缝合止血,术后对卵巢储备功能的影响。结果发现:术后个6月,单、双极电凝组 FSH、LH 显著高于术前水平,E_2 显著低于术前,且单极电凝组较双极电凝组术后 E_2 出现更明显下降,而镜下缝合组手术前后 FSH、LH、E_2 无显著性差异。提示对卵巢囊肿剥离面直接电凝止血可能会造成卵巢功能损伤,单极电凝可造成约 5～10mm,会远处扩散热损伤;双极电凝电流只在钳夹于作用电极中间的组织产生破坏作用,对邻近组织相对损伤小,但盲目多次电凝止血,亦会增加组织损伤的机会。因此,为了手术安全,临床医生多采用双极电凝,少用单极电凝,尽量减少电凝时间和面积,特别注意对卵巢门处的血管使用电凝止血,避免卵巢血运受到影响;采用缝合方法止血能够显著避免上述损伤,较好地保护卵巢功能,可作为首选止血措施。

妊娠合并卵巢肿瘤较非孕期危害大,有生长发展快、扭转、破裂、感染、出血、梗阻性分娩等风险,因此需谨慎处理。近年来,腹腔镜手术逐渐应用于妊娠期卵巢囊肿治疗。研究表明腹腔镜手术较开腹手术不增加妊娠期并发症风险,其安全性得到越来越多的证实。并有以下优点:①减少开腹手术时对子宫的搬动和不必要的刺激。有文献报道腹腔镜术后的子宫收缩及早产率较开腹手术低;②术后恢复快、下床活动早,可减少妊娠期血栓发生的几率;③术后伤口疼痛感轻,减少了应用麻醉或镇痛药物后对胎儿所造成的不良影响。妊娠期腹腔镜手术风险主要存在以下几方面:

(1)全身麻醉:孕期全身的生理改变以及增大的子宫使全身麻醉的风险增加。

(2)CO_2 气腹:腹压过大可以导致胎盘血流减少和胎儿吸收 CO_2。

(3)各种电外科器械应用对胎儿的影响:单极电极与人体间形成的电流回路会对胎儿产生影响;电凝时产生的有害气体也危害胎儿。

(4)气腹建立的风险较非妊娠期明显增加,妊娠期子宫增大,行气腹针或 Trocar 穿刺时极易造成损伤。因此妊娠期腹腔镜手术时需注意:①手术宜在妊娠 14～20 周进行;②卵巢囊肿直径≤8cm,囊肿活动无粘连;③术前检查排除恶变;④气腹压力不宜超过13mmHg;⑤术中尽可能避免使用电外科器械,单极电器械应绝对禁止使用;⑥第一切口根据宫底高度选择脐与剑突之间,其他Trocar位置较非孕期相应增高;⑦围手术期常规给予保胎治疗。

(二)腹腔镜卵巢打孔术

腹腔镜卵巢打孔术是多囊卵巢综合征合并不孕的备选手术治疗方法,多用于药物促排卵治疗无效者。其治疗机制:通过打孔使卵巢组织受到一定程度的破坏,卵巢分泌的激素水平迅速下降,解除了对卵巢颗粒细胞的抑制作用,卵泡得以正常发育;重建了下丘脑和垂体的反馈机制,使LH、FSH比值恢复正常,促进优势卵泡的发育并排卵。文献报道腹腔镜打孔术后排卵率为80%~94%,5年累计妊娠率64%~77%,与传统卵巢楔形切除术效果相近,但其微创性优于传统开腹卵巢楔形切除术。

腹腔镜卵巢打孔术以其创伤小,恢复快,简单易掌握,卵巢过度刺激综合征发生低,近期效果肯定优点,成为是目前治疗多囊卵巢综合征合并不孕症的方法之一。但仍存在卵巢过度损伤和术后粘连的问题,在临床上曾有腹腔镜打孔后卵巢萎缩的个案报道;也有文献报道腹腔镜下打孔术致术后粘连发生率为3%~5%;且远期疗效的随访尚缺乏前瞻性研究。为了提高其疗效,减少术后并发症,国内外学者在打孔器械、功率、时间和打孔数量上,进行了许多研究。2006年中华医学会妇产科学分会内分泌学组建议:腹腔镜卵巢打孔术每侧卵巢打4孔,可根据卵巢大小个体化处理,原则上打孔数不宜过多;孔径8mm(深)×2mm(直径);电极功率30W/孔;时间5s/孔。打孔后即用冷生理盐水冲洗卵巢表面,手术结束前以生理盐水充分冲洗盆腔。

三、附件切除术

实施附件切除的手术指征主要包括:

1. 年长、无生育要求的输卵管卵巢病变,特别是当患侧卵巢囊肿过大,超声检查囊肿回声有异常、周边血流丰富、血清肿瘤标记物异常升高者。

2. 年轻、需要保留生育功能的一部分卵巢交界性肿瘤,认真分析评估患者的全身情况、囊肿的组织病理学结果等,在充分评估肿瘤对人体影响的前提下实施。

3. 需要切除卵巢的病变在实施手术时,应考虑同侧输卵管的切除,目前对肿瘤的病因机制研究认为,卵巢恶性肿瘤的"罪魁祸首"可能离不开输卵管的参与。因此,对于不需保留生育功能的单侧附件切除术,加行对侧输卵管切除是合理的。

(段华　彭燕蓁)

参　考　文　献

1. Fujishita A, Khan KN, Kitajima M, et al. Revaluation of the indication for and limitation of laparoscopic salpingotomy for tubal pregnancy. Eur J Obstet Gyneeol Reprod Biol,2008,137:210-216
2. 张军. 腹腔镜保守性手术治疗输卵管妊娠的效果及其影响因素分析. 中华妇产科杂志,2010,45(2):84-88
3. 谢咏. 输卵管妊娠患者腹腔镜保守性手术后生育状况及其影响因素分析. 中国实用妇科与产科杂志,2007. 23(6):433-436
4. Chan C, Ng H, Li F, et al. Impaired ovarian blood flow and redueed antral follicle count following laparoscopic salpingectomy for eetopic pregnancy. Hum Reprod, 2003, 18(10):2175-2180
5. Nakagawa K Ohgi S, Nakashima A, et al. Laparoscopic proximal tubal division can preserve ovarian reserve for infertility patients with hydrosalpinges. J Obstet Gynaeeol Res,2008,34(6):1037-1042
6. Strandell A, Lindhard A. Why dose hydrosalpinx reduce fertility? The importance of hydrosalpinx fluid. Hum Reprod,2002,17(5):1141-1145
7. Tulikangas K, Smith T, Falcone T, et al. Gross and histologic characterisfies Of laparoscopie injuries with four different energysources. Fertil Steril,2001,75(4):806-810
8. Corneille G, Gallup M, Bening T, et al. The use oflaparoscopic surgery in pregnancy:evaluation of safety and efficacy. Am J Surg,2010,200(3):363-367
9. Mathevet P Nessah K, Dargent D, et al. Laparoscopic management of adnexal masses in pregnancy:a case series. Eur J Obstet Gynecol Reprod Biol,2003,108(2):1217-1222
10. Api M, Gtirgen H, Cain A. Lapatoseopic ovarian drilling in polycystic ovary syndrome. Eur J Obstet Gynecol Reprod Bid,2005,119(1):76-81

第六节　腹腔镜子宫肌瘤剥除术的术式选择及预后评价

子宫肌瘤是女性生殖系统常见病、多发病,可引起月经量过多、异常子宫出血等不适及不孕,患者自行触及下腹部包块时更可引起恐慌。随着女性婚育年龄的推迟,未育女性罹患子宫肌瘤的患者逐渐增多;女性对生殖内分泌健康状态的日益重视,更多的妇女希望保留子宫的完整性,要求行子宫肌瘤剥除术。由于腹腔镜下子宫肌瘤剥除术出血多、瘤腔缝合困难,故将其归为腹腔镜Ⅳ类手术。随着腹腔镜手术的普及和操作技巧的普遍提高,受腹腔镜手术微创优势的吸引,越来越多的妇科内镜学家尝试于腹腔镜下行子宫肌瘤剥除术,使该术式逐步发展成熟。

1. **子宫肌瘤的临床特征**

(1) 子宫肌瘤的位置特征:单发性子宫肌瘤;多发性子宫肌瘤;子宫浆膜下肌瘤:有蒂,广基;子宫肌壁间肌瘤;子宫黏膜下肌瘤:Ⅰ、Ⅱ、Ⅲ型;子宫阔韧带内肌瘤;子宫颈肌瘤。

(2) 子宫肌壁间肌瘤的位置特征:

Ⅰ型:突向子宫浆膜面;Ⅱ型:位于子宫肌壁间;Ⅲ型:突向子宫内膜面。

(3) 子宫肌瘤包膜特性:

Ⅰ型:松散型,肌瘤完整、表面光滑,肌瘤与包膜间疏松粘连,周边血管稀疏;Ⅱ型:黏着型,肌瘤表面呈桑葚状,结节不平,肌瘤与包膜错综粘连,周边血管较为丰富。

2. **腹腔镜子宫肌瘤剥除术的适应证** 在熟练掌握腹腔镜手术技巧和镜下缝合技术的前提下,腹腔镜下子宫肌瘤剥除术是可行的,但是应该强调适应证的选择。下列情况可考虑行腹腔镜子宫肌瘤剥除术:

(1) 术者应该掌握娴熟的腹腔镜下缝合技巧。

(2) 单发或多发子宫浆膜下肌瘤,肌瘤最大直径≤10cm,带蒂肌瘤最为适宜。

(3) 单发或多发子宫肌壁间肌瘤,肌瘤最小直径≥4cm,最大直径≤8cm。

(4) 多发肌瘤者肌瘤数目≤6个。

(5) 术前已经除外肌瘤恶变之可能。

3. **腹腔镜子宫肌瘤剥除术的禁忌证**

(1) 子宫有恶性肿瘤之征兆。

(2) 妊娠子宫:妊娠期子宫、盆腔充血,术中出血多;妊娠期血液处于高凝状态,术后易形成血栓及栓塞。

(3) 直径<3cm的子宫肌壁间肌瘤,尤其是子宫肌壁间多发性"碎石样"小肌瘤,术中探查时难以发现肌瘤位置,容易遗漏。

(4) 多发性子宫肌瘤,肌瘤数目超过10个。

(5) 瘤体过大,影响手术视野的暴露,一般认

为瘤体超过12cm不宜施行腹腔镜下子宫肌瘤剥除术。

(6) 肿瘤生长部位特殊,手术困难,如子宫颈部、阔韧带内、近输尿管、膀胱或子宫血管处。

其中(5)~(6)为相对禁忌证。子宫体积过大者,术前可使用促性腺激素释放激素类似物(gonadotropin-releasing hormone analogue, GnRH-a)治疗2~3个月,可以纠正贫血、使肿瘤体积缩小,利于手术实施。

4. **腹腔镜子宫肌瘤剥除术的手术方式** 腹腔镜子宫肌瘤剥除术的手术方式有腹腔镜子宫肌瘤剥除和腹部小切口辅助腹腔镜子宫肌瘤剥除。

腹腔镜子宫肌瘤剥除术手术步骤可分为:

(1) 切开肌瘤假包膜。

(2) 剥除瘤核。

(3) 缝合瘤腔。

(4) 取出瘤体。

四个步骤,可在腹腔镜下完成,部分步骤也可于下腹部作切口按传统开腹手术方法完成。(1)~(4)全部在腹腔镜下完成者称为腹腔镜肌瘤剥除(laparoscopic myomectomy,简称LM),如果腹腔镜仅完成一或两步,而其余步骤经腹完成,则为腹腔镜辅助经腹肌瘤剥除术(laparoscopic assistant myomectomy,LAM),两者各有优缺点。LM腹部仅可见TROCAR穿刺孔,损伤小,美观;但是无法触摸宫体,可能遗漏隐藏的小肌瘤;取出瘤体需使用特殊设备;缝合瘤腔困难。LAM需在下腹部做一长4~6cm的切口,部分手术步骤可将子宫提出腹壁进行,如同常规子宫肌瘤剔除术,可用手触摸宫体,寻找隐藏的小肌瘤;取出瘤体不需使用特殊设备,方便、快捷;常规方法止血及缝合瘤腔。在腹腔镜辅助下,可更好探察盆腹腔,分离粘连,在剥离大的子宫肌瘤时不必做很大的切口,缩短腹腔暴露时间,降低手术难度,减少创伤。此术式适用于肌瘤体积过大、数量过多等对术者来说手术难度较大的患者。术前、术中应根据患者及术者的实际情况,选择合适的术式。

5. **腹腔镜子宫肌瘤剥除术不同手术方式选择的依据——手术难度评分系统** 术前、手术探查后、术中实时使用手术难度评分系统,进行手术难度指数(difficulty degree index, DDI)评定(表46-2),对腹腔镜下子宫肌瘤剥除术的难度进行评价,可帮助术者理智选择手术方式,避免过于延长手术时间,过于增加术中失血,保证手术质量,避免将微创转为巨创。

表 46-2 子宫肌瘤腹腔镜下剥除术
手术难度评分系统（DDI）

项　目	特　征	分值
1. 肌瘤位置	浆膜下	
	广基	0
	无基	1
	肌壁间	
	Ⅰ：突向浆膜	1
	Ⅱ：肌壁间	3
	Ⅲ：突向黏膜	5
	黏膜下	5
	阔韧带内	5
2. 肌瘤大小	5～7cm	1
	8～10cm	2
	>10cm	4
	肌壁间碎石样	18
3. 包膜类型	Ⅰ型	1
	Ⅱ型	2
4. 肌瘤数量	单发	0
	≤3 个	2
	≥3 个,≤10 个	4
	≥10 个	6
5. 肌瘤囊性变	无	0
	有	2
6. 内膜异位症	无	0
	有	1
7. 子宫肌腺症	否	0
	是	8
8. 术者手术技巧	娴熟	2
	一般	10
	生疏	14
合计 DDI		
结论：		

腹腔镜子宫肌瘤剥除术手术难度评分系统（DDI）的应用：

- DDI<15,手术难度较低,LM 一般可以成功;
- DDI≥15,<18,手术难度中等,LM 多数情况下可成功;
- DDI≥18,手术难度较大,LM 极为困难,建议选择 LAM。

6. 减少术中出血的方法　手术中减少出血和止血尤为重要,因为出血不仅会加重患者创伤,更会使手术野暴露不清,影响电凝效果,增加手术难度、延长手术时间。术中出血主要源于肌瘤包膜和基底部,手术时应该注意这些部位出血的预防性处理,防患于未然。

（1）切开子宫肌壁时应分清解剖层次,镜下仔细辨认血管位置,遇到血管时应先凝后切。

（2）肌瘤包膜全层切开后,可于出血部位用双极电凝做局部全层凝固止血。

（3）肌瘤即将娩出瘤腔之际,正是引起难以控制的瘤腔内出血之时,不可急于求成,此时应仔细辨认肌瘤基底,基底部常常是肌瘤主要血液供应的必经之路,宜先使用双极电凝凝固止血,之后将其切断,血管应紧贴瘤体凝固、分离包膜,循序渐进,则事半功倍。若行大面积的钝性分离,难以控制的出血将会使手术陷入窘境。

（4）包膜内注射催产素盐水混合液,既可水压分离,又可促进子宫平滑肌的收缩,减少术中出血。亦有使用血管加压素者的报道,但是由于血管加压素可以导致血压急剧上升、随后出现严重心肺损伤,在欧洲一些国家是禁止使用的。国内学者也有使用垂体后叶素的报道,垂体后叶素的成分更为复杂,引起患者心肺损伤的可能性更大。目前,对于该两种药物相关的不良反应无详细记录,因不良反应造成的费用的相关数据亦不充足,然而对做出任何一个恰当决定前,必须权衡预期的利弊和费用。我国药典对上述现象虽然没有描述,但是出于对手术安全性的考虑,笔者不建议在子宫肌瘤剔除时使用上述两种药物。催产素较少影响循环系统,相对安全,其组织分离及减少出血的功效已经足以满足手术需要。

（5）缝合是有效的止血措施,应按黏膜肌层、肌层、浆膜肌层逐层缝合创面。

（6）术中电凝面积不可过大,以免影响创面愈合。

7. 腹腔镜子宫肌瘤剥除术对生育能力的影响　育龄妇女罹患子宫肌瘤者多有不孕或流产史,传统子宫肌瘤剔除后可明显改善生育功能,腹腔镜子宫肌瘤剔除术后是否也可改善生育功能呢？结论是肯定的,且无不良产科结局。笔者前期临床研究表明腹腔镜子宫肌瘤剔除术后有生育要求的患者的妊娠率为 54.9%,肌瘤切除术后妊娠的影响因素为手术方式和肌瘤类型,腹腔镜与经腹术后妊娠率差异有显著性（$P < 0.05$），浆膜下肌瘤妊娠率为70.4%，肌壁间肌瘤为37.5%，差异显著（$P < 0.05$）。Landi 等报道 354 例腹腔镜肌瘤剥除术患者，术后妊娠 76 例，其中 4 例妊娠 2 次，1 例双胎妊娠。12 例早孕期流产，1 例异位妊娠，1 例胚胎停止发育，1 例葡萄状胎块。31 例妇女足月阴道分娩，26 例剖腹产终止妊娠，未发现子宫破裂者。Malzoni 等研究巨大子宫肌瘤腹腔镜剥除术后患者妊娠情况，瘤体直径 5～18cm，平均 7.8cm，144 例患者，有不孕史者占 70.8%，术后妊娠 26 例，阴道分娩 9 例，剖腹产 12 例，流产 4 例，异位妊娠 1 例，未发现子宫破裂。Dessolle 等报道，腹腔镜子宫肌瘤剥除术后妊娠率高达 40.7%，妊娠率的差别与患者年龄有关，年龄<35 岁、不孕时间<3 月者，妊娠率高。由此可见，腹腔镜子宫肌瘤剥除术可改善生育功能，患者可阴道分娩。但是患者子宫毕竟有瘢痕，腹腔镜术后子宫破裂偶见报道，患者孕期应严密监控，防止子宫破裂的发生，一旦发生保证得到及时救治，方可确保母婴平安。

8. **腹腔镜子宫肌瘤剥除术的复发率**　如同传统子宫肌瘤剥除术一样，腹腔镜子宫肌瘤剥除术后，仍然有肌瘤复发的危险，笔者前期临床研究显示，腹腔镜子宫肌瘤剔除术后 5 年复发率为 20%，开腹子宫肌瘤剔除术后 5 年复发率为 19%。Rossetti 等研究 253 例经腹及腹腔镜子宫肌瘤剥除患者，两者术后 2 年后复发率分别为 23% 和 23.5%。Doridot 等连续观察 196 例腹腔镜子宫肌瘤剥除术者，观察 4～95 月，平均 42 月，总复发率 22.9%，2 年累计复发率为 12.7%，5 年累计复发率为 16.7%。其中 8 名患者需要再次接受手术治疗。作者认为腹腔镜肌瘤剥除术后 5 年累计复发率略高于经腹子宫肌瘤剥除术，但是与腹腔镜给患者所带来的益处相比，腹腔镜子宫肌瘤剥除术值得推荐。因此，对于经验丰富的妇科内镜医师来说，腹腔镜手术并没有增加术后肌瘤复发的风险。

9. **腹腔镜子宫肌瘤剥除术的并发症**　腹腔镜子宫肌瘤剥除术术中如果止血及缝合不当，术中、术后可出现大量出血，甚至需要输血，手术麻醉时间过长。笔者略有耳闻，曰：剔除单发肌瘤耗时 6～8 小时之久、出血 2000～3000ml 之巨者。过长的手术时间、过多的麻醉、不必要的输血及很可能不完善的缝合等，给患者带来的不必要伤害不言而喻。子宫肌瘤剔除术后还可发生子宫内膜炎和粘连，妊娠期子宫破裂偶见报道。

10. **腹腔镜子宫肌瘤剥除后避孕时间**　无论是开腹还是腹腔镜下子宫肌瘤剥除，对子宫壁均有不同程度的创伤，依据创伤的程度，确定患者术后的避孕时间。关于手术后的避孕时间，传统观念认为子宫体部肌瘤剥除后的避孕时间是 2 年。目前由于患者准备怀孕的年龄较前增大，求子心切，因此对于术后避孕时间可以个体化对待：对于子宫全层损伤者应严格避孕 2 年，子宫带蒂浆膜下肌瘤术后避孕 3 月，Ⅱ 型肌壁间肌瘤术后避孕 1～2 年。当患者年龄超过 35 岁时，手术后避孕时间过长影响患者怀孕几率。患者怀孕后要充分告知妊娠期间子宫破裂的风险，要在产科医生的密切注意下维持妊娠。子宫肌瘤剥除并不是剖宫产的绝对指证。

11. **小结**　综上所述，腹腔镜下子宫肌瘤剥除是可行的和高度选择性的，应该强调个体化治疗，不论对于患者还是医生，不论对于肌瘤本身还是手术方式。不同的患者应该选择不同的术式，不同的医生应选择不同的患者，以免将微创转为巨创。结合子宫肌瘤本身特点和术者手术熟练程度而制订的腹腔镜子宫肌瘤剥除术手术难度评分系统可实时评估手术难度，指导术者理智地选择手术方式，确保手术质量。

（张震宇）

参考文献

1. Malzoni M, Rotond M, Perone C, et al. Fertility after laparoscopic myomectomy of large uterine myomas: operative technique and preliminary results. Eur J Gynaecol Oncol, 2003, 24(1): 79-82

2. Trehan N. Laparoscopic myomectomy: methods to control bleeding. J Gynecol Endosc Surg, 2011, 2(1): 33-35

3. Hobo R, Netsu S, Koyasu Y, et al. Bradycardia and cardiac arrest caused by intramyometrial injection of vasopressin during a laparoscopically assisted myomectomy. Obstet Gynecol, 2009, 113(2 Pt 2): 484-486

4. Kongnyuy J, van den Broek N, Wiysonge S. A systematic review of randomized controlled trials to reduce hemorrhage during myomectomy for uterine fibroids. Int J Gynaecol Obstet, 2008, 100(1): 4-9

5. 瞿红, 张震宇, 刘崇东, 等. 子宫肌瘤剔除术后复发危险因素的分析. 实用妇产科杂志, 2007, 23(12): 726-727

6. Landi S, Fiaccavento A, Zaccoletti R, et al. Pregnancy outcomes and deliveries after laparoscopic myomectomy. J Am Assoc Gynecol Laparosc, 2003, 10(2): 177-181

7. Dessolle L, Soriano D, Poncelet C, et al. Determinants of pregnancy rate and obstetric outcome after laparoscopic

myomectomy for infertility. Fertil Steril, 2001, 76 (2):274-370

8. Rossetti A, Sizzi O, Soranna L, et al. Long-term results of laparoscopic myomectomy: recurrence rate in comparison with abdominal myomectomy. Hum Reprod, 2001, 16(4):770-774

9. Doridot V, Dubuisson B, Chapron C, et al. Recurrence of leiomyomata after laparoscopic myomectomy. J Am Assoc Gynecol Laparosc, 2001, 8(4):495-500

10. Dubuisson B, Fauconnier A, Deffarges V, et al. Pregnancy outcome and deliveries following laparoscopic myomectomy. Hum Reprod, 2000, 15(4):869-873

第七节 腹腔镜子宫切除术

一、腹腔镜子宫切除术的发展过程

子宫切除术已有一百多年的历史,早在19世纪40年代,法国及美国的医生已开始尝试经阴道或腹部将病变的子宫切除,这两种术式直到现在仍是许多医院治疗子宫疾病的常用术式。腹腔镜技术起始于20世纪60年代,起初只为诊断腹腔内疾病。随着仪器设备改进及手术技术提高,腹腔镜手术逐渐发展为可进行各种类型腹腔内手术的一种新型手术方式。1989年,Reich医生报道了第一例腹腔镜子宫切除术,作者在腹腔镜下将子宫血管切断,然后经阴道手术切除子宫。这一手术标志着腹腔镜在妇科的应用开辟了新纪元,使更多的患者能够用微创手术进行治疗。腹腔镜子宫切除术因具有微创特点,如住院时间短、术后疼痛轻、恢复正常生活和工作快、腹部伤口微小美观、术后粘连少等,使得这一术式受到广大患者和妇产科医生的青睐,并在业界迅速普及开来。

二、与子宫切除相关的女性生殖道解剖

子宫:子宫是一个有腔的肌性器官,由子宫体和子宫颈两部分组成。上部分较宽称宫体,上端隆突部称宫底,宫底两侧为宫角。下端较窄呈圆柱状称宫颈。在宫体与宫颈之间形成最狭窄的部分称子宫峡部。子宫位于盆腔中央,膀胱与直肠之间,是一个半腹膜外器官,其下端通过宫颈连接阴道,形成阴道穹隆,两侧宫角部与附件相连。

子宫的韧带:子宫依靠其两侧的四对韧带固定于盆腔。分别是圆韧带、阔韧带、子宫骶骨韧带、主韧带。圆韧带起于宫角前面、输卵管近端的下方,终于大阴唇前端。阔韧带是子宫两侧双层腹膜皱襞,呈翼状。子宫骶骨韧带从宫颈后侧方开始向两侧绕过直肠达第2、3骶椎前面的筋膜。主韧带横行于子宫颈两侧和骨盆壁之间,固定宫颈位置。

子宫的血管供应:子宫主要由子宫动脉和卵巢动脉两组血管供血,并有同名静脉伴行。子宫动脉由髂内动脉前干分出,向内在距子宫颈两厘米处跨过输尿管,在子宫峡部分为上行支和下行支,分别供应子宫体和子宫颈部。卵巢动脉由腹主动脉分出,沿骨盆漏斗韧带进入卵巢系膜,主要供应卵巢血液,并与子宫动脉在宫角部有吻合支相连。

子宫切除指用不同方法切断子宫两侧支配子宫的血管神经和固定子宫的韧带,并切断子宫峡部或连接子宫颈的阴道穹隆部,将子宫体或整个子宫切除,分别称为子宫次全切除或全切除。由于女性生殖道的特点,使得子宫切除手术可以经剖腹或经阴道单独完成。前者自宫角开始由上向下切断子宫两侧韧带和血管,最后切断阴道穹隆切除子宫。而后者则是由切开阴道穹隆开始,自下向上切断子宫两侧韧带和血管,最后切断圆韧带及输卵管及卵巢固有韧带,切除子宫。腹腔镜子宫切除术采用膀胱截石位,采用阴道手术和腹部手术相结合的方法,最大限度地发挥阴式手术及开腹手术的优势,完成任何复杂类型的子宫切除术,达到微创手术的目的。

三、腹腔镜子宫切除术的术式

1. 腹腔镜全子宫切除术(total laparoscopic hysterectomy,TLH) 指经过腹腔镜下操作将子宫周围的韧带、宫旁组织、血管、阴道壁切断,将子宫体及子宫颈全部切除后自阴道取出,然后经腹腔镜下缝合阴道断端。

2. 腹腔镜辅助阴式子宫切除术(laparoscopic-assisted vaginal hysterectomy,LAVH) 使用腹腔镜处理附件将附着于子宫体部的韧带(圆韧带、卵巢固有韧带、阔韧带、输卵管)切断,然后经阴式手术切除子宫旁剩余部分(主韧带、子宫骶骨韧带、子宫血管),自阴道取出子宫,并经阴道缝合阴道壁关闭腹腔。

3. 腹腔镜次全子宫切除术(laparoscopic supracervical hysterectomy,LSH) 指经腹腔镜将子宫峡部以上的子宫体部切除,并用特殊器械将切除的子宫体逐块取出,将子宫颈完整保留。

四、腹腔镜子宫切除术的适应证

全子宫切除术及腹腔镜辅助阴式子宫切除术可全部切除子宫颈及子宫体,因此既可用于子宫良性病变,如子宫肌瘤、子宫腺肌症、功能失调性子宫出血等需要切除子宫者,也可用于早期子宫恶性肿瘤及癌前病变,如子宫颈原位癌、子宫颈上皮内瘤样病变、子宫内膜不典型增生等适合全子宫切除的患者。次全子宫切除术只可用于治疗子宫良性病变如子宫肌瘤、子宫腺肌症、功能性子宫出血的患者。

五、腹腔镜下子宫切除的基本手术步骤

(一)全子宫切除术

1. 切断圆韧带。
2. 切断输卵管峡部。
3. 切断骨盆漏斗韧带或卵巢固有韧带。
4. 分离膀胱腹膜返折,并下推膀胱。
5. 切断子宫血管。
6. 切断主韧带及子宫骶骨韧带。
7. 切开阴道穹隆,完整切除子宫颈。
8. 自阴道取出子宫。
9. 缝合阴道残端及主、骶韧带,加固盆底。
10. 缝合盆腔腹膜,包埋创面。

(二)腹腔镜辅助阴式子宫切除术(LAVH)

腹腔镜下完成的手术步骤:
1. 切断圆韧带。
2. 切断输卵管峡部。
3. 切断卵巢固有韧带或骨盆漏斗韧带。
4. 打开膀胱腹膜返折,下推膀胱至阴道壁。
5. 切开阴道前后穹隆,转为阴道手术。
从阴道完成的手术步骤:
1. 阴道壁环形切开。
2. 切断子宫骶骨韧带和主韧带。
3. 切断子宫血管。
4. 自阴道取出子宫。
5. 缝合主韧带及子宫骶骨韧带残端及阴道壁。
6. 腹腔镜下再次检查创面及止血。

(三)腹腔镜下次全子宫切除术的手术步骤

1. 切断圆韧带。
2. 切断输卵管峡部。
3. 切断骨盆漏斗韧带或卵巢固有韧带。
4. 分离膀胱腹膜返折,并下推膀胱。
5. 切断子宫血管。
6. 切断子宫峡部,切除子宫体。
7. 缝合子宫颈断端、盆腔腹膜及膀胱腹膜返折,包埋创面。

六、腹腔镜子宫切除术的基本操作要点

(一)各种术式均需经腹腔镜下完成的手术操作

腹腔镜子宫切除,无论是何种术式,子宫体两侧必须分离并切断,这就是腹腔镜下必须完成的手术步骤:①切断圆韧带;②切断输卵管和卵巢固有韧带(需保留附件者),或者切断骨盆漏斗韧带(需附件切除者);③打开阔韧带前后叶腹膜,分离宫旁组织,暴露血管;④分离膀胱腹膜返折,下推膀胱。

1. 圆韧带及附件处理　保留附件时,需将位于宫角部的卵巢固有韧带、输卵管峡部切断。此时要注意位于其中的子宫动脉到卵巢及输卵管的分支及其伴行静脉。在切断这些组织结构时,可先将圆韧带、输卵管和卵巢固有韧带分别凝固剪断,然后凝固宫角部血管束,这样比较容易将血管凝固、闭合并止血;如果子宫肌瘤位于子宫角部,使子宫变形,此时宫角部结构不易辨认,特别要注意辨认子宫血管与卵巢血管的吻合支,分别凝固切断。切除附件时,可用双极电凝在靠近卵巢处凝固闭合卵巢血管、然后剪断骨盆漏斗韧带,也可先将卵巢系膜处腹膜打开,将骨盆漏斗韧带内血管结扎或电凝闭合后剪断。这两种方法均可避免在输尿管进入骨盆入口处被损伤。

2. 阔韧带处理　分离阔韧带时可将阔韧带无血管区腹膜一起凝固切断而不必分开,直到膀胱腹膜返折水平,阔韧带切口要离开宫壁,以避免伤及沿子宫侧壁上行的子宫血管。输尿管不必分离出来,一般不会损伤。如果肌瘤位于阔韧带内,则需要将阔韧带前后叶腹膜打开,贴着肌瘤表面将腹膜推开,游离出肌瘤。如果肌瘤位于子宫侧壁近峡部,要特别注意分离出子宫血管并凝固切断。如果肌瘤来源于子宫颈,向下生长于阴道直肠膈内,可先将子宫血管凝固切断,然后解剖出位于阴道直肠膈的肌瘤,再切除子宫。

3. 分离膀胱腹膜返折及推开膀胱　正常情况下,膀胱腹膜返折与膀胱上缘相距约 2 厘米,用单极电凝、超声刀或剪刀均可将其剪开并分离。使用杯状举宫器可将阴道前穹隆撑起,使推下膀胱非常容易。

（二）不同腹腔镜子宫切除术式的操作要点

1. 腹腔镜下全子宫切除术　对于腹腔镜下全子宫切除术，腹腔镜下尚需完成以下步骤：①切断子宫血管；②切断子宫骶骨韧带和主韧带；③切开阴道穹隆，切除宫颈并取出子宫；④经腹腔镜下缝合阴道残端。

（1）子宫血管的处理：在分离阔韧带并推开膀胱腹膜返折后，将子宫推向一侧，即可在子宫峡部暴露子宫血管束，可用双极电凝钳贴近子宫将其凝固并切断。由于血管束较厚，完全钳夹不易将血管凝固透彻，可采用分层凝固的方法，即将电凝钳插入组织内达子宫肌层或子宫颈组织处，分层凝固血管及其周围组织，这样可将组织凝固透彻，在剪断时不会出血。术时先缝扎子宫血管，然后电凝切断，操作稍繁琐，但也是一种方法。还有一种方法，是在手术开始时先分离出子宫动脉并切断，然后完成子宫切除。操作要点是将圆韧带和输卵管之间的腹膜切开，分离阔韧带内的疏松结缔组织，找到输尿管，在输尿管隧道入口处即可辨认出子宫动脉。将子宫动脉逆行分离至其从髂内动脉分出处，即可电凝切断子宫动脉。也可从阔韧带后叶、输尿管上方切开，向盆壁方向分离找到子宫动脉并电凝切断。还可以先分离出侧脐韧带，然后沿脐韧带分离出子宫动脉并切断。

（2）子宫骶骨韧带及主韧带切断：在行全子宫切除时只要紧贴宫颈切断韧带即可。在此处使用超声刀将韧带切断将达到既切割组织又良好止血的效果。使用双极电凝将其凝固并剪断也是比较好的方法。在阴道内放置杯状举宫器，将阴道穹隆顶起，可以清楚显示主韧带和子宫骶骨韧带与宫颈的关系，准确切断韧带与宫颈的连接处，避免损伤输尿管。

（3）阴道壁切断：使用杯状举宫器经阴道举宫及摆动子宫是暴露宫颈旁解剖结构的关键，也是避免损伤膀胱及输尿管的关键。杯状举宫器置于阴道内，将整个穹隆顶起，便于分离膀胱阴道间隙及切开阴道穹隆，分离宫颈与阴道壁的连接，完整切除子宫颈。切断阴道壁时要留少许与宫颈相连，这样在经阴道取出子宫时容易找到子宫颈。

（4）阴道断端缝合：阴道断端缝合可有多种方法。可在腹腔镜下间断缝合，也可连续扣锁缝合。经阴道连续缝合阴道壁断端及韧带断端因在直视下操作，更加容易。

2. 腹腔镜辅助阴式子宫切除术　腹腔镜手术部分至切开阴道前后穹隆后转为阴式手术，常分为以下手术步骤：①环形切开阴道黏膜；②切断子宫骶骨韧带及主韧带；③切断子宫血管；④缝合韧带加固盆底并缝合阴道壁。

逐步说明：暴露宫颈，找到阴道前后穹隆的切口并以此为标志环形切开阴道黏膜，向两侧扩大切口，即可从子宫前后进入腹腔并暴露子宫骶骨韧带及主韧带，用弯钳钳夹、切断双侧主韧带及子宫骶骨韧带并缝合止血。切断韧带后，将子宫颈拉向一侧，暴露子宫血管。钳夹、切断子宫血管并缝扎。子宫血管切断后即可自阴道取出子宫。将主韧带及子宫骶骨韧带残端对缝在一起，加强盆底支撑作用。然后将阴道黏膜连续缝合。最后再次腹腔镜检查，确认无活动性出血后结束手术。

（三）腹腔镜下子宫次全切除术

如果施行子宫次全切除术，则是在完成了前述4个手术步骤后，继续完成以下手术步骤。①电凝切断子宫血管（具体操作方法见前述）；②切断子宫峡部，切除子宫体，用子宫粉碎器逐块取出子宫组织；③镜下缝合宫颈峡部，关闭宫颈管，缝合盆腔腹膜及膀胱腹膜返折，包埋创面。

七、腹腔镜子宫切除的并发症

腹腔镜子宫切除的并发症，是指在腹腔镜子宫切除术后近、远期出现的相关问题。常见以下几个方面：

1. 术后腹腔内出血　由于出血点未完全止血，或者术后凝固血管焦痂脱落所致。患者可出现腹胀、血红蛋白下降、血压下降或休克等表现。要根据患者具体情况，选择腹腔镜手术止血或开腹止血。术后经穿刺孔放置胶管引流有助于及早发现腹腔内出血并处理。预防术后出血的关键是在手术结束时仔细检查手术创面及各个血管断端，确认无活动出血后结束手术。

2. 盆腔血肿形成　多由创面渗血所致。血液在盆腔积聚可形成大小不等的血肿。这种情况不需再手术，只需加强抗感染，待血肿慢慢吸收。

3. 阴道残端出血　阴道残端出血可由感染或组织水肿消退后缝线松脱引起。少量出血可采用纱布压迫止血，同时使用消炎止血类药物；有时发生明显活动性出血，可经阴道缝合止血。

4. 肠道损伤　全子宫切除时损伤肠管主要是乙状结肠及直肠，这种损伤常见于盆腔粘连严重的子宫内膜异位症或子宫腺肌病患者，如果试图将粘连分开及切除子宫内膜异位症病灶，则有可能引起相应肠管受损。肠穿孔可用直肠注气试验确诊。

在盆腔内灌满生理盐水，然后经直肠注入气体，如有气泡从水中溢出，则证实有穿孔。如果术前肠道准备充分，这些穿孔可在镜下一期缝合。否则，应行近端结肠造瘘，形成人工肛。3个月后待穿孔自行愈合，再行造瘘口还纳。对于子宫后壁粘连严重者，不必先分离粘连，可将附件处理及圆韧带切断后，下推膀胱腹膜返折，先将子宫血管分离并切断，这样就会明显减少分离子宫后壁粘连时出血，使分离粘连容易且层次清楚。如果粘连致密仍不能分离，可在镜下将阴道前穹隆切开，将子宫体自阴道前穹隆翻出，此时粘连于子宫后壁的肠管会自然分开。少数患者可发生直肠阴道瘘，需要横结肠造口及二期修补。有些患者在横结肠造口后瘘口可愈合，只需将造口肠管封闭还纳即可。

5. 膀胱损伤　腹腔镜全子宫切除时损伤膀胱主要因为分离膀胱腹膜返折时，尤其多见于有剖宫产史患者，在分离膀胱腹膜返折时，如因瘢痕粘连（剖宫产后）、界线不清而分离困难，可从宫颈两侧疏松组织处向内侧分离，找到膀胱与宫颈之间的间隙，先将膀胱自宫颈及阴道前壁分开，最后紧贴子宫瘢痕处切开腹膜返折，推开膀胱。使用杯状举宫器将阴道前壁撑起，有利于将膀胱自宫颈及阴道前壁分离。术中发现血尿或尿袋充气应怀疑膀胱损伤，经尿管注亚甲蓝液可明确诊断。膀胱穿孔可在腹腔镜下修补，术后保留尿管10~14天。

6. 输尿管损伤　腹腔镜全子宫切除时输尿管损伤多为电凝引起的热损伤。多发生于在处理子宫血管时，子宫血管凝固不彻底而剪断，即向外侧回缩。此时回缩的血管断端即在输尿管附近，此时不恰当地使用电凝止血往往导致输尿管损伤。重度子宫内膜异位症患者因盆腔解剖关系异常更易误伤输尿管。输尿管损伤在术中一般不易发现，术后表现为高热，腰痛。如果高度怀疑输尿管损伤，可经膀胱镜置入双"J"管，术后2个月左右经膀胱镜取出。如果术时发现输尿管被切断，可行腹腔镜下输尿管吻合术，必要时转开腹手术。预防输尿管损伤的关键操作是紧贴子宫壁彻底凝固子宫血管并切断。使用杯状举宫器可使解剖结构清晰，有利于辨认相关解剖以避免损伤。

7. 泌尿生殖道瘘形成　瘘管形成是全子宫切除术后较常见的一种并发症，多为膀胱阴道瘘和输尿管阴道瘘，是由膀胱或输尿管电热损伤或被缝合所致。这种情况术中不易发现，术后则形成泌尿生殖道瘘。瘘管形成多在术后1周左右，表现为阴道排出清亮尿液。经导尿管向膀胱注入亚甲蓝液可诊断膀胱阴道瘘，膀胱镜检查可明确瘘口的位置和大小。小的膀胱阴道瘘可行保守治疗，使用导尿管持续引流，瘘孔可自愈。漏孔较大，经保守治疗无效，可在3个月后手术修补。输尿管阴道瘘的诊断可经静脉注射亚甲蓝液（亚甲蓝4毫升加生理盐水20毫升慢推注射），在尿液变蓝的同时阴道内有蓝色液体排出即可明确诊断。静脉肾盂造影和超声检查可判断输尿管阴道瘘的部位。对于输尿管阴道瘘，首先应尝试经膀胱镜或输尿管镜置入输尿管导管（双"J"管），放置2~3个月后取出，瘘孔可能自愈。如果不能置入双"J"管，则需在3个月后行输尿管膀胱种植术，这种术式也可在腹腔镜下完成。

8. 术后感染　盆腔感染主要表现为发热、腹胀、腹部有压痛和反跳痛。术中充分止血，术毕放置腹腔引流管可减少盆腔感染。单纯盆腔感染多在加强抗感染治疗后症状迅速缓解。如果怀疑由肠道穿孔引起盆、腹腔感染，必须及时剖腹探查。

八、各类腹腔镜下子宫切除的评价

（一）各种术式的主要特点

腹腔镜下全子宫切除术完全等同于传统的开腹子宫切除，它经镜下完全将子宫附着的韧带及血管切断，将子宫自阴道取出。

腹腔镜辅助阴式子宫切除术则是经腹腔镜完成子宫切除的部分步骤，经阴道完成子宫切除的部分步骤，然后从阴道将子宫取出。它避免了单纯阴式子宫切除术对盆腔不能清楚检查的缺陷，也可同时处理盆腔粘连、附件肿瘤等并存病变，扩大了阴式子宫切除的适应证。

腹腔镜下子宫次全切除术是将病变的子宫体取出，保留子宫颈，使盆底结构及阴道长度完全不受影响。对年轻患者应是首选术式。

（二）手术难度

全子宫切除术是腹腔镜下子宫切除中难度最大的手术，次全子宫切除则是相对简单的手术。腹腔镜辅助阴式子宫切除则需要术者具有阴式手术的基础。

（三）并发症

腹腔镜辅助阴式子宫切除手术由于没有经腹腔镜切断子宫动脉，不易损伤输尿管，腹腔镜全子宫及次全子宫切除术由于需要切断子宫动脉，损伤输尿管机会大大增加。对于膀胱损伤，两种术式均有机会引起，但以全子宫切除术的可能性较大。膀胱损伤在曾经作过剖腹产的患者比较容易发生。

九、结语

腹腔镜子宫切除已成为妇科腔镜的一种标志性手术在各级医院开展。其手术效果与开腹手术基本相同。它是妇科腔镜手术的一个重要发展方向，也是子宫切除的一个新术式。但是，腹腔镜子宫切除并不能完全代替传统的开腹手术，其局限性在于不能安全处理合并盆腔严重粘连的患者，也不宜用于巨大的子宫肌瘤患者。术式的选择应结合术者经验、患者需求、病变情况、仪器设备等因素综合考虑。选择适当患者，作恰当手术，医生、患者都将受益无穷。

（姚书忠）

第八节　腹腔镜在妇科恶性肿瘤诊治中的应用

妇科肿瘤的腔镜手术是 20 世纪科学技术的发展与外科手术技术结合的重要进展，它融合了信息科学、生命科学、材料科学和医学工程学等诸多当代技术创新。将光学技术（光导纤维）、成像技术、计算机技术、机械技术、多能源凝血技术、超声和等离子刀等大量现代科学技术和人类智慧整合，使妇科肿瘤外科手术发生革命性变化，彻底改变了传统的手术概念和操作方法。妇科肿瘤腔镜技术的发展突出体现了"生物、社会、心理"医学模式的内涵，充分展现了人文医学、循证医学、价值医学和个性化医疗等先进理念。现代妇科肿瘤外科提倡在治疗疾病的同时尽可能考虑到患者的精神和心理健康和康复，而追求手术微创伤和努力达到切除的彻底性和治疗效果始终是外科的一对矛盾的对立统一。从手术创伤程度分析妇科肿瘤腔镜手术并未明显减少组织创伤，但由于其能通过微小切口完成大范围复杂手术操作，出血少、对机体干扰小，可明显减少常规手术的并发症和具有突出的美容效果等特点，在妇科肿瘤患者术后的精神和心理康复方面具有常规手术难以达到的突出效果。符合黄志强院士提出的："能得到比现行标准的外科手术更小的创痛、更佳的内环境稳定状态、更精准的操作步骤、更准确的手术结果、更短的住院时日、更好的心理效应"的微创外科的概念。这一妇科肿瘤手术技术的进步，可能使妇科医生长期追求的创伤更小、治疗效果更好、在治愈疾病的同时兼顾患者的美观和心理效应的手术目标得以实现，使患者最终实现身心一体化康复。妇科肿瘤腔镜手术属于技术创新，虽然并未改变妇科肿瘤外科学的本质，但已从多方面改变现行妇科肿瘤手术技术的面貌，提高了妇科肿瘤外科医生的手术治疗效能，改善了手术效果，使患者的收益度提高。经过二十余年的探索和发展，妇科恶性肿瘤腹腔镜手术以其特有的临床效果和微创优势，正在改变着妇科肿瘤医生的传统理念，作为妇科肿瘤外科新的、重要的诊治手段，显示出其广阔的应用前景。

一、腹腔镜在妇科恶性肿瘤诊治中应用的发展历程

自 1989 年，Querleu 开创了腹腔镜下盆腔淋巴结切除术的先例，此后有学者报道腹腔镜下切除盆腔和腹主动脉旁淋巴结。1992 年，法国人 Dargent 报道了腹腔镜盆腔淋巴结切除术和腹腔镜辅助的经阴道广泛子宫切除术，同年美国人 Nezhat 报道了首列腹腔镜下广泛子宫切除术和盆腔淋巴结切除术治疗子宫颈癌患者。之后该技术逐渐用于临床，并取得了满意的临床效果。同时在 1992 年 Dargent 还报道了采用腹腔镜行盆腔淋巴结切除术和经阴道的根治性子宫颈切除术，以治疗年轻、希望保留生育功能的子宫颈癌患者，并获得成功。随着技术和设备的进步和更新，腹腔镜下手术经验的积累，使一些常规开腹手术也非常困难的手术得以在腹腔镜下完成。包括：子宫颈或阴道残端癌的广泛阴道及子宫颈旁切除术、阴道癌的全阴道切除术、卵巢癌的全面分期手术、外阴癌的腹股沟区淋巴结切除术以及中心复发子宫颈或子宫内膜癌的盆腔廓清术。迄今，绝大多数妇科恶性肿瘤均可以在腹腔镜下完成分期和手术治疗。

国内妇科恶性肿瘤的腔镜手术开展较晚，2000 年蒋庆春等率先报道了子宫颈癌的盆腔淋巴结切除术，同年梁志清等报道了子宫内膜癌的盆腔淋巴结切除术和广泛子宫切除术，之后相继一些单位也有个案报道。2004 年梁志清等报道了腹腔镜辅助的根治性子宫颈切除术治疗有生育要求的早期子宫颈癌，2009 年徐惠成报道经腹壁路径的腹腔镜腹股沟区域淋巴结切除术，至此，奠定了国内妇科恶性肿瘤腹腔镜下分期和手术治疗的基础，并在近年得以推广和发展。

二、妇科肿瘤腹腔镜手术的适应证

（一）子宫内膜癌

子宫内膜癌的手术目的在于临床病理分期和治疗疾病，文献报道，Ⅱb 期以下的子宫内膜癌，包

括Ⅱb期患者,均可以在腹腔镜下完成分期和治疗手术,而对于临床分期Ⅲ期以上的患者也可以进行腹腔镜下淋巴结的采样进行临床病理分期,以利于进一步的治疗选择。

(二) 子宫颈癌

目前,绝大多数的文献报道,对于Ⅱa期的子宫颈癌适合在腹腔镜下行广泛子宫切除术(Ⅲ型)和盆腹腔淋巴结切除术,以达到治疗的目的。也有文献报道认为Ⅱb期的子宫颈癌也可以在腹腔镜下完成Ⅳ型广泛子宫切除手术,甚至也有采用腹腔镜行Ⅲa期子宫颈癌行腹腔镜下Ⅳ型根治术的报道,但手术难度大,目前只有个案。因此,对于子宫颈癌的治疗,何种期别适合手术治疗,目前尚无统一意见,最近的文献认为Ⅱb期患者适合腹腔镜下手术,因为手术的目的是分期和完全切除病灶(包括转移病灶),只要能达到上述要求,就可以获得理想的治疗效果。对于患者而言,即获得生存时间的最大化原则,所以,通过腹腔镜探查,可以评估手术的可能行及彻底性,以及对患者通过手术可能获得的利弊进行判断,如果手术治疗的利于大于弊,则可以选择进行手术治疗。

子宫颈癌淋巴结受累的程度影响预后。CT、MRI和超声的敏感性和特异性很低,在探查淋巴结方面,病理学检查是唯一可行的方法,因此1998年Shingelton提出宫颈癌手术分期的概念,且经过一段时间的临床实践,逐步得到广泛认可。2003年FIGO会议后发布的妇科恶性肿瘤分期和临床实践指南已将腹腔镜下盆腔和腹主动脉旁淋巴切除术推荐为妇科恶性肿瘤疾病评估和手术病理分期的重要手段,也是手术治疗的重要组成部分。无论临床期别早晚的宫颈癌,均可在腹腔镜检查和镜下淋巴结切除时了解盆腹腔脏器及腹膜后淋巴结有无肿瘤转移。先行盆腔和(或)腹主动脉旁淋巴结活检或系统切除,如冰冻病理检查提示肿瘤已有淋巴结转移,可在腹腔镜下切除增大的淋巴结或系统切除盆腔和腹主动脉旁淋巴结后辅以放射治疗,也可直接转为放疗。如果术中病理检查提示淋巴结无肿瘤转移,则直接通过腹腔镜完成根治性子宫切除术。

(三) 阴道癌

阴道癌的手术目的和方式和子宫颈癌相似,一般适用于Ⅰ期和Ⅱa期的局部浸润的患者。对于位于阴道中上1/3的患者,可以采用广泛全子宫和全阴道切除术加盆腔淋巴结切除术。同时对于Ⅰ期的阴道癌患者可以采用保留生育功能的局部阴道

切除术加盆腔淋巴结切除术,同样可以取得了良好的效果。目前,有关腹腔镜下行全阴道切除术治疗阴道癌的报道不多,多为个案报道。

(四) 卵巢癌

腹腔镜下卵巢癌的全面分期手术是难度较大的一类手术,也是最受争议的手术。迄今,绝大多数妇科肿瘤学家不主张采用腹腔镜下的手术方式,认为可以加速肿瘤的复发与转移,最新的研究表明,对于早期、低危或低度恶性的卵巢肿瘤患者其腹腔镜下手术的5年生存率与开腹手术相似。因此,为未来腹腔镜卵巢癌的手术奠定了理论基础,同时为多年来腹腔镜不适合行卵巢癌手术的争论提出了挑战。但是,无论如何在发现附件肿瘤为恶性时,实施卵巢癌的腹腔镜分期手术必须符合以下情况:

1) 肿瘤直径小于10cm。

2) 腹腔内其他部位或脏器无明显的的转移灶。

3) 术者有足够的技术完成整个分期手术。

除了对原发性卵巢癌行腹腔镜全面分期以外,还有报道采用腹腔镜或机器人辅助腹腔镜行卵巢癌肿瘤细胞减灭术成功的报道,但难度大,不适合推广应用。

卵巢癌的二次探查和细胞减灭术,适合于手术化疗后出现CA125升高,且伴有腹腔内病灶的患者,可以根据手术探查的结果采用不同的策略,对于单个或孤立的病灶可以在腹腔镜下完成病灶清除术,而对于弥漫性病灶可以完成活检术。同时可以对腹腔内广泛复发的病例进行评估,评定是否需要进一步的开腹肿瘤细胞减灭术。

(五) 外阴癌

对于Ⅱ期及部分Ⅲ期外阴癌,广泛外阴切除加腹股沟区域和盆腔淋巴结切除是治疗浸润性外阴癌的标准术式,常规手术切除腹股沟区淋巴结时由于皮肤切口大,皮下组织彻底切除后,手术区域皮肤血供受影响,常导致切口愈合不良是外阴癌手术后最常见的并发症,在临床上处理也较棘手,往往需要换药数月,给患者带来极大的痛苦。腹腔镜下切除腹股沟浅淋巴结,尽管皮下组织切除彻底,影响了皮肤的血供,但由于皮肤无伤口,发生皮肤缺血坏死的可能性很小,因此术后一般不会出现皮肤愈合不良,可明显促进术后患者的恢复,减轻医护人员的负担。但腹腔镜下切除腹股沟浅淋巴结难度较大,主要是手术视野的暴露。

我们首创经腹壁路径的腹腔镜下腹股沟淋巴

结切除术的技术,同时兼顾盆腔淋巴结切除术,取得满意的临床结果。手术前应严格选择病例,对于腹股沟区淋巴结明显增大、质硬、不活动的患者除非腹腔镜技术非常熟练,否则应选择常规手术。

三、腹腔镜手术治疗妇科恶性肿瘤的原则及关键技术

(一) 妇科肿瘤(子宫颈癌)腹腔镜手术的准则

近年来,以腹腔镜手术为代表的微创外科技术得到了长足进步,但是我们应该明确:腹腔镜手术只是手术技术的改进和创新,并未改变妇科肿瘤外科治疗的本质,妇科恶性肿瘤的腹腔镜下手术首先必须遵循传统开腹手术的肿瘤根治术的原则。自1992年Dargent开创了腹腔镜辅助的广泛性子宫切除和盆腔淋巴结切除术以来,大量的临床研究表明,腹腔镜手术无论从技术操作还是从肿瘤治疗的原则上都适用于妇科恶性肿瘤的治疗,其对早期宫颈癌和子宫内膜癌的治疗效果,与传统的开放手术相比无显著差异。其所具有的创伤小、疼痛轻、肠道功能恢复快、能较早进食和恢复活动、住院时间短、不增加围手术期并发症、减少肠粘连等优越性,已经得到了证实,同时其还具有传统开放手术无法比拟的微创、美容效果。

妇科肿瘤腹腔镜手术的理想目标是治疗有效性、手术安全性、临近器官和重要组织功能的保护和干预微创化的统一。手术的有效性在于彻底清除目标病灶,安全性在于操作部位或器官、组织周围临近器官及功能充分保护,微创化要求以最小的创伤代价完成安全而有效的手术,三者之间是密切联系又彼此制约的复杂关系。切除足够大范围病灶周围组织以彻底去除目标病灶的病理学要求与最大化保留病灶周围的神经等组织的生理学原则之间存在矛盾冲突。在获取最佳康复效果的目标下如何实现彻底去除病灶、最大子宫颈周围器官功能保护和最小创伤侵袭三者的统一是现代精准妇科肿瘤外科手术的核心准则。

1. 彻底清除目标病灶的准则和策略 彻底清除目标病灶是实现腹腔镜精准解剖性广泛子宫切除术的最佳治疗和康复效果的前提。目标病灶是指在其切除后能治愈疾病的全部病变,以及可能被肿瘤浸润的子宫颈周围组织。

(1) 精确目标病灶范围评估及分期:子宫颈癌的术前评估是依据病史、临床表现、影像学检查、实验室检查、病理学检查结果,以及临床物理检查,系统了解病变的性质及其在子宫颈内外的分布及子宫颈周围脉管和淋巴系统受累状况,以及临床分期等。

(2) 肿瘤组织的整块切除和彻底的淋巴结清扫:手术的目的除了去除病灶以外,还需要对疾病进行准确的分期,就要求对子宫颈周围组织完整切除,同时进行系统的淋巴结切除术,包括盆腔和腹主动脉旁淋巴结切除,以完成疾病的手术病理分期,为肿瘤的辅助治疗提供依据。

(3) 遵循无瘤手术原则:精准解剖性广泛子宫切除术同样应遵循无瘤原则以避免肿瘤残留和医源性播散。应依据肿瘤浸润转移特性在瘤体外无瘤浸润的正常子宫及子宫颈周围组织中将肿瘤整块切除。对切除的淋巴结等肿瘤可能侵犯的组织采用样本袋放置的技术,使其与腹腔脏器隔离。对于侵犯子宫颈周围重要脉管结构的恶性肿瘤病例联合血管切除重建可显著提高肿瘤的治愈性切除率。

2. 最大限度保护子宫颈周围器官功能的准则和策略 子宫颈周围器官即膀胱、输尿管和直肠,其功能及其结构完整性是决定手术安全的关键因素。

(1) 膀胱、输尿管和直肠结构完整性的保护:对于中晚期的巨块型子宫颈癌,可以采用术前化疗或放疗,使肿瘤减期,瘤体缩小,增加子宫颈周围间隙的空间,从而增加手术的安全性,减少对泌尿系和直肠的损伤风险。

(2) 膀胱、直肠生理功能的保护:保留支配膀胱和直肠的植物神经能有效保护膀胱、直肠功能,术中精细的解剖可以辨认清楚神经的走行,用锐性分离和间隙解剖技术和策略,可以有效保护植物神经纤维细胞,而采用冷刀分离和切割同样可以避免植物神经纤维细胞的热损伤。

3. 最大限度减低手术创伤反应的准则和策略 实施涵盖手术治疗全过程的微创化策略和措施,包括减轻手术入路创伤、控制术中出血和输血、避免子宫颈周围脏器和组织损伤、围手术期加速康复外科处理等系列手段。

(1) 控制术中出血:尽量减少术中出血是精准解剖性广泛子宫切除的基本要求,在策略和方法上尤其要优先考虑控制大出血。应尽量将子宫颈周围脉管进行精细解剖,分离和暴露各静脉,以防止子宫深静脉和阴道静脉丛及其分支的撕裂,同时合理选择应用有效闭合静脉的方法和策略。

(2) 减轻组织损伤:术中精心呵护人体组织,

尽可能减轻手术创伤。术中轻柔操作，精细解剖，在离断子宫颈周围韧带时逐一显露并精确处理断面上的脉管结构。避免大块切割组织，避免粗暴牵拉和挤压脏器等"野蛮"操作。

（3）加速机体康复：基于加速康复外科理念，采用早期下床活动和肠内营养等一系列旨在加速创伤愈合和减轻创伤反应的围手术期处理方法，加快患者的康复。特别注意预防术中大出血、腹腔感染、脓毒症等，更需要高度重视围手术期管理并制订完善的处理方案。

（二）妇科肿瘤腹腔镜下手术的关键技术

1. 腹腔镜下广泛子宫切除术　目前的腹腔镜广泛子宫和盆腔淋巴结切除术仍然采用的是开腹手术的分类标准和评估措施，即采用的是经典的Piver 五种分型。对于Ⅰa2～Ⅰb1 期的患者，绝大多数文献报道采用Ⅲ型根治术，而Ⅰb2～Ⅱb 期患者，多采用Ⅳ型根治术。切除的范围是严格按照手术的标准进行，包括切除骶骨韧带 3cm，主韧带的2/3，或完整切除，阴道切除的长度在 3cm 以上等。

关键技术之一：子宫动静脉的处理，在子宫动脉从髂内动脉分叉后的 1cm 处用双极电凝使其脱水，然后用超声刀切断。必要时用 4 号缝线双重结扎后，再用超声刀切断。提起子宫动脉断端，游离子宫旁组织，剪开近子宫颈的盆段输尿管前的结缔组织，用弯分离钳沿着输尿管内上侧方向游离子宫动脉，注意勿损伤膀胱及输尿管。

关键技术之二：子宫颈周围间隙的分离与拓展，打开膀胱腹膜返折后，用超声刀之锐面分离膀胱与阴道间的疏松组织，直达子宫颈外口水平下 3～4cm，向侧方钝性分离阴道旁间隙，是一个三角形的无血管结构；再从膀胱动脉外侧分离膀胱子宫颈韧带外侧方的膀胱旁间隙，直达盆壁，可见盆壁的提肛肌表面；然后提起子宫骶骨韧带，于其外侧与髂内动脉之间钝性分离疏松的筋膜组织，拓展建立直肠侧间隙，至此子宫颈周围间隙完全分离和建立。

关键技术之三：输尿管的游离，提起并向子宫颈方向提起子宫动静脉断段，切断输尿管与子宫动静脉之间的系膜，往盆壁方向推开输尿管。再用弯分离钳轻轻分离膀胱子宫颈韧带前叶，并向前钳夹和牵拉膀胱子宫颈韧带前叶，用超声刀切断之，即可游离输尿管，直至其进入膀胱壁，至此，子宫颈段的输尿管已完全游离。

关键技术之四：子宫颈周围韧带的处理，按照下列顺序依次切断膀胱子宫颈韧带、主韧带和骶韧带。分离前提起输尿管，游离并辨认子宫深静脉，用双极电凝处理后用超声刀分离于其进入髂内静脉处约 1cm 切断，再切断膀胱中和下静脉分支。再用超声刀切断膀胱子宫颈韧带，使阴道侧间隙与膀胱侧间隙融合，再从直肠侧间隙开始，往膀胱侧间隙方向切断主韧带，使直肠侧间隙和膀胱侧间隙融合，以完成主韧带的切断。再将直肠阴道间隙打开，推离直肠后，再切断双侧子宫骶骨韧带。至此，子宫颈周围韧带完全切断，再横断阴道，完成广泛子宫切除。

2. 盆腔及腹主动脉周围淋巴结切除术　淋巴结切除的范围也按照开腹手术的要求，对不同的疾病切除不同范围的淋巴结。特别是对腹主动脉周围和髂血管周围的淋巴结均在血管鞘内切除，闭孔和腹股沟深淋巴结切除务必完整彻底，包括闭孔神经后方的淋巴结切除。

腹腔镜盆腔淋巴结切除术的技术关键与传统开腹淋巴结切除术相同，可用"直视、锐性、间隙、完整"八字形容。所谓"直视"是指手术要有良好的暴露，整个手术都在腹腔镜直视下完成；"锐性"是指整个手术用超声刀进行分离；"间隙"是指淋巴结的完整切除需打开血管鞘和血管壁之间的间隙，同时沿腰大肌和闭孔内肌筋膜与腹膜后脂肪淋巴组织之间的间隙分离，再切断各部位淋巴组织；"完整"是指将整个盆腔淋巴结和腹主动脉周围淋巴结完整切除，不论血管表面还是侧方的淋巴结，均须分离其与血管之间的间隙，并彻底切除不能遗漏其系膜的脂肪组织。而采用腹腔镜手术更容易抵达位置相对较深的闭孔及盆底深部并放大局部视野，且对血管鞘和血管壁之间间隙的判断和入路的选择更为准确。

四、腹腔镜手术的难点及策略

（一）妇科肿瘤腹腔镜手术的难点

腹腔镜手术是术者借助于腹腔镜手术器械，在电视屏幕的二维图象中进行操作，不能进行三维空间观察；同时通过手术器械牵拉、触碰组织，而无直接的触觉功能，故手术有相当的难度。特别是采用腹腔镜对妇科恶性肿瘤进行分期或治疗时，由于涉及更多的大血管和神经解剖，以及输尿管的游离和盆底结缔组织的解剖，因而手术难度更大。所以要施行复杂的妇科肿瘤腹腔镜手术必须具有良好设备，手术者必须具备非常丰富的妇科手术经验和良好的外科手术技巧，方能在治疗疾病的同时减少并发症的发生。

（二）解决问题的策略

1. 学习曲线的优化 腹腔镜手术虽然有一定的难度,但是这些困难可以通过训练而克服。作为一个妇科肿瘤学医生,无论是行开放手术或腹腔镜手术都经历过对某一类手术从不熟练到熟练的过程。在达到腹腔镜手术的稳定状态前的最初手术阶段,即为腹腔镜医师的学习阶段,学习曲线是以手术例数来衡量的。

腹腔镜子宫颈癌根治术和盆腔淋巴结切除术要求术者不仅有娴熟的腹腔镜操作技术,且需进行开放性广泛子宫切除术和盆腔淋巴结切除术的专业训练和丰富的开放手术的经验。作为一个准备开展腹腔镜子宫颈癌根治术和盆腔淋巴结切除术的医师,之前应该独立开展至少50例开腹手术,以熟悉子宫周围及盆腔的解剖结构和手术中相关问题的认识和处理。这样有利于缩短学习曲线时间,提高手术效果。但是,目前尚有部分手术者缺乏其中之一技能,因此可以先进行良性疾病的腹腔镜下全子宫切除术,我们的经验显示,100例腹腔镜下全子宫切除术是必需的。同时,还必须对恶性肿瘤的学习曲线进行量化,我们的经验表明,开展30例手术后,手术时间可以较前明显缩短,出血量也明显减少。随着例数的增加,各组淋巴结清扫数及其总数逐渐增多。我们的经验表明,开展了腹腔镜子宫颈癌根治术和盆腔淋巴结切除术50例后,其技术熟练程度将有一个飞跃。

2. 创新技术和理念的应用与演绎 21世纪以来妇科肿瘤手术学的发展进入了精准外科的时代。以疾病为中心和技术至上的生物医疗模式正在被以患者为中心的生理、心理、社会综合医疗模式所替代,只有符合人文精神的循证决策和微创化、精细化、个性化手术才能代表21世纪的现代肿瘤外科,对患者整体健康和生命内在质量的关怀成为妇科肿瘤外科治疗的新理念和新标准。单纯追求手术治疗的物理效果不再是外科手术的终极目标,对手术质量的评价已由过去片面强调彻底清除病灶转向"最小创伤侵袭、最大脏器保护和最佳康复效果"的多维度综合考量,从而导致传统经验外科模式向着现代精准外科模式的转变。

我们通过多年的腹腔镜广泛子宫切除术的经验及临床解剖学的研究提出:基于间隙解剖法的腹腔镜精准解剖广泛子宫切除的理念,经临床应用取得了良好的手术结果。

（1）腹腔镜精准解剖性广泛子宫切除理念的形成:精准外科理念在妇科肿瘤手术学的演绎突出体现为精准解剖性广泛子宫切除。近年来,精细解剖这一名词用于对广泛子宫切除手术技术方法的描述偶见于国外文献报道,但是关于精准解剖性广泛子宫切除的概念及其内涵迄今尚未提及和论述。精准解剖性广泛子宫切除是在21世纪人文医学、循证医学和价值医学兴起的背景下,依托当前高度发达的生物医学、信息及计算科学技术、影像学和腹腔镜微创技术支撑而形成的一种全新的妇科肿瘤手术学理念和技术体系,旨在追求彻底切除目标病灶的同时,确保子宫临近重要器官、组织结构和功能完整,并最大限度控制和减少手术出血,以及降低盆腔组织、脏器和全身性创伤侵袭,最终使手术患者获得最佳治疗和康复效果。精准解剖性广泛子宫切除是针对不同分期的个体病例,在高精度和高效度标准的要求下,一系列现代科学理论和技术与传统外科方法在妇科肿瘤手术学中的综合优化应用。

（2）腹腔镜精准解剖性广泛子宫切除的理论基础:妇科肿瘤手术学的发展高度取决于医学理论的创新和治疗观念的演变,精准解剖性广泛子宫切除以对子宫周围器官组织的解剖结构、生理功能和子宫颈癌的病理特征的现代认识为理论基础（图46-1）。

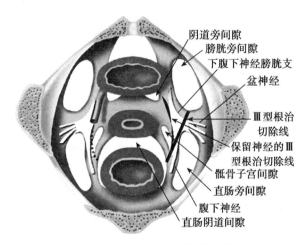

图46-1 子宫颈周围筋膜间隙

子宫颈周围解剖的复杂性在于子宫颈周围存在子宫动静脉、阴道静脉丛和子宫深静脉及其分支等四组彼此交织的脉管系统和支配子宫、膀胱、直肠和外阴的植物神经,并与膀胱、输尿管和直肠紧密相邻。近20年来,为了减少宫颈癌广泛性子宫切除术中出血、器官损伤及术后排尿和排便功能障碍的发生,很多研究者提出了多种新的保留植物神经的手术方式和策略,包括全系膜子宫切除术、膀胱子宫颈韧带内第四间隙的应用、宫颈周围精细解剖手术等。所有的这些技术和策略均基于对尸体的解剖或手术中的肉眼观察所见，而对子宫颈周围的精细解剖结构和变异并未深刻认识和准确定位，特别是对子宫深静脉的分支及其走向理解尚不清楚，结果导致术中出血、植物神经和输尿管及膀胱损伤的发生率增加。

腹腔镜技术的引入，为精准解剖和分离子宫颈周围的血管和神经，以及有效实施保留神经的广泛性子宫切除术提供新的策略和途径。利用腹腔镜具有 10 倍左右的放大作用，通过手术实体解剖学的实践，我们在既往已有的子宫颈周围四组间隙的基础上，提出了阴道旁间隙的概念，并提出了以筋膜间隙为手术入路的间隙解剖法手术策略。率先明确了阴道旁间隙及其毗邻器官、组织的结构关系，以及其在广泛子宫切除术中的作用，通过优化的间隙解剖手术路径和步骤，采用精细解剖技术，斩获了宫颈周围组织结构的最新重要解剖学信息，明确了子宫颈周围重要血管和神经的分布规律及走向特征，为精准解剖性广泛子宫切除术的策略提供了解剖学和理论基础。

同时，近年来由于子宫颈癌生物学行为、病理特征和分期的研究进展，为合理选择子宫颈癌的手术切除范围和术式提供了理论依据。子宫颈癌早期是一种局灶性疾病、中晚期呈沿子宫颈周围脉管系统及宫旁主骶韧带内淋巴结等结缔组织播散，而子宫颈周围的筋膜间隙一般不受侵犯的特征，远处沿淋巴管及淋巴结转移，这就决定了精准解剖性广泛子宫切除术是治疗子宫颈癌的理想术式。

五、腹腔镜技术在妇科恶性肿瘤诊治应用中的优势

（一）腹腔镜技术本身的优势

腹腔镜手术的优势体现在以下几个方面：

1）腹腔镜下手术采用超声刀切割组织，因此不会留下结扎组织所需的组织间距，所以可以彻底切除需要切除的组织，不会因为顾及要结扎组织而留下一定的组织间距，包括主韧带的完整切除术等。

2）由于腹腔镜具有"内窥"作用，即通过术野切换能使"内在"解剖得到很好展现，另外，光学视管的可移动性和可变带来的灵活视角，能够显示一些以往很难看到的隐蔽区域，同时其本身就是照明充足的光源，可为操作提供适宜的术野亮度。因此，特别是在处理膀胱宫颈韧带和阴道旁间隙和组

织时，操作准确性可以明显提高，这是开腹手术不具备的优势。

（二）手术效益及疗效优势

Steed 等比较了腹腔镜辅助的阴式广泛性子宫切除和经腹广泛性子宫切除两种术式治疗早期宫颈癌的基本情况和术后无复发生存率情况。结果显示腹腔镜辅助的阴式广泛性子宫切除与经腹广泛性子宫切除两组患者手术中位时间分别为 3.5 和 2.5 小时，术中出血量分别为 300ml 和 500ml。术后住院中位时间分别为 1 天和 5 天。两组随访中位时间分别为 17 个月和 21 个月，2 年无复发生存率均为 94%，提示腹腔镜手术损伤小，出血量少，而两种手术途径治疗早期宫颈癌的疗效相当。

关于淋巴结清扫的平均手术时间，根据文献报道，单纯腹腔镜下淋巴结清扫的手术时间为 25 ~ 180 分钟，多数可在 60 ~ 120 分钟内完成。最短的时间可以控制在 20 ~ 40 分钟之间。如加上随后进行开腹广泛切除手术的时间，则达 4 小时 13 分钟。手术时间与术者的熟练程度有关，操作熟练者完全可在与开腹手术相似，甚至比开腹手术缩短时间。

有关术中失血量，根据文献报道，单纯腹腔镜淋巴结清扫的手术失血量大多为 50 ~ 300ml，而开腹手术则为 500 ~ 1000ml。

（三）内脏神经保留的中的优势

盆腔交感神经（下腹下神经）位于骶韧带外侧，在此处应作锐性分离以找到并游离出下腹下神经主干，并沿其走行方向分离子宫颈旁组织，直达主韧带表面的盆神经丛，以保护该神经。进入盆腔后，在盆神经丛内侧将该神经丛与骶韧带分离，而使继续下行的膀胱丛的纤维得以保留。同时在处理主韧带时，将主韧带分层解剖、切断，可以辨认和完整保留支配膀胱或阴部的神经纤维。由此可见，在手术中对韧带的锐性分离、对上腹下丛、腹下交感神经以及盆腔神经丛的辨认与解剖，由于腹腔镜本身的放大作用，使神经组织更易辨认，这是腹腔镜子宫颈癌手术神经保护的优势所在。

六、妇科肿瘤腹腔镜诊治存在的若干问题及争论

（一）腹腔镜手术的彻底性和淋巴结切除效率问题的争论

妇科肿瘤腹腔镜手术能不能彻底切除盆腔淋巴结是颇受争议的问题，近年来多位学者比较了腹腔镜腹膜后淋巴结切除的有效性和彻底性，有学者在腹腔镜下进行盆腔和（或）腹主动脉旁淋巴结切

除后,开腹重新进行腹膜后淋巴结清扫,结果近100%的腹膜后淋巴结能够通过腹腔镜手术切除。开腹手术虽然仍可得到部分的淋巴结,但均为无肿瘤转移的良性淋巴结。2007年Frumovitz M等比较了2004年至2006年54例和35例分别接受开腹广泛子宫切除术和全腹腔镜广泛子宫切除术的早期宫颈癌患者。两组患者年龄、肥胖程度、一般状况、肿瘤体积、组织学类型、浸润深度、手术边缘、血管间隙受累、盆腔淋巴结转移方面均匹配。结果显示:术后两组患者病理学检查宫旁、阴道残端无瘤率等方面均无显著差异。关于腹腔镜下切除淋巴结数目,早期的宫颈癌的平均切除的淋巴结为16~23个。一般认为,开腹手术切除盆腔淋巴结数为20个左右。由此可以认为,腹腔镜手术可以达到开腹手术切除淋巴结数目的要求。因此认为,腹腔镜下首次淋巴结切除率为85%~93%,在子宫颈旁切除范围与淋巴结切除彻底性两方面可以达到甚至超过开腹手术。

(二)腹腔镜手术后切口转移与 CO_2 气腹关系的争论

目前使用的腹腔镜技术多采用二氧化碳气腹,二氧化碳气腹能否促进肿瘤细胞增殖和扩散是目前妇科恶性肿瘤施行腹腔镜手术最受争议的问题,而临床上也可遇到穿刺器孔种植的病例,目前备受重视。有试验研究报道,二氧化碳气腹改变了腹膜的局部环境、血液循环及免疫功能等,可致全身及腹膜局部免疫和代谢变化,对术后肿瘤细胞种植转移可能有促进作用。另外二氧化碳气腹对腹膜间皮细胞及肿瘤细胞粘附分子的表达均产生一定的影响,腹腔镜手术过程中,由于肿瘤解剖、电刀应用、维持气腹气体吹入等操作,可在腹腔内形成一定量的悬浮肿瘤细胞,这些均可能促进肿瘤细胞增殖和扩散。但也有一些研究发现,二氧化碳能抑制肿瘤细胞的生长。迄今,绝大多数的研究均发现二氧化碳气腹对肿瘤的复发转移无影响,同时由于腹腔镜技术对腹腔内环境的扰动小,使腹腔的免疫细胞或因子不受抑制,而有利于肿瘤细胞的杀灭。且,我们大宗的临床观察显示,腹腔镜手术后发生穿刺孔转移的几率约1/1000。因此,对二氧化碳气腹对妇科恶性肿瘤手术切口转移的影响目前已经不再是研究的热点。

(三)妇科肿瘤腹腔镜手术的远期疗效及复发的争论

盆腔和(或)腹主动脉旁淋巴结切除加上根治性子宫切除或简单全子宫切除是腹腔镜治疗早期子宫颈癌和子宫内膜癌的主要方式。新近文献对于腹腔镜手术治疗子宫内膜癌和子宫颈癌的远期疗效进行了报道,并与开腹手术进行了比较研究。

关于腹腔镜下广泛子宫切除术和盆腔淋巴结切除术治疗子宫颈癌的5年生存率,已经有文献报道,对于I期患者,其5年生存率达94%以上。而对于IIa期子宫颈癌的5年生存率也达到87.6%。说明其5年生存率与开腹手术相当。国内的相关报道结果也获得了类似的结果,5年生存率为84.2%。说明腹腔镜下行子宫颈癌根治术是可行的,不影响肿瘤患者的5年生存率。

关于子宫内膜癌的长期存活率,有5篇文献进行了报道,总共480名患者,平均随访18~34个月,复发率为2.5%~7%。与传统开腹手术相比较,长期存活率无明显差异(表46-3)。

表46-3 腹腔镜手术与传统开腹手术长期存活率比较

	腹腔镜手术			开腹手术		
	例数	随访时间(月)	复发率(%)	例数	随访时间(月)	复发率(%)
Gemignani(1999)	59	18	6	235	30	7
Tabbakh(2002)	100	27	7	86	48	10
Malur(2001)	37	16	3	33	16	3
Holub(2002)	177	33	6	44	45	7
Hatch(2003)	111	33	7	55	33	14

(四)妇科肿瘤腹腔镜手术中并发症发生率问题的争论

腹腔镜下施行广泛全子宫切除术及盆腹腔淋巴清除术,是镜下操作难度最大的手术,由于手术范围大,并发症相对较多,特别是镜下操作不熟练时更易出现意外。因此,进行腹腔镜下妇科恶性肿瘤的手术,必须具备以下条件:

1)坚实的妇科恶性肿瘤诊治基础。

2）熟悉盆腔脏器解剖。

3）良好的妇科恶性肿瘤开腹手术经验。

4）良好的腹腔镜操作技术。

5）处理术中各种并发症的经验。

因为如处理不当会导致严重并发症,直接危及患者的生命。但是如果术者已经具备以上条件,腹腔镜手术术中并发症的发生率并不高于传统开腹手术。

腹腔镜手术术中并发症主要有:

1）术中血管损伤。

2）膀胱的损伤。

3）输尿管的损伤。

4）肠道损伤。

韩国 Nam 等以 1997 年 10 月至 2005 年 12 月期间接受腹腔镜下广泛性子宫切除术+盆腔淋巴结清扫+腹主动脉旁淋巴结清扫的 245 例 I A-II A 期宫颈癌患者为观察组,以同时期接受开腹广泛性子宫切除术、年龄匹配的 142 例 I B1 期宫颈癌患者为对照组,对围手术期并发症发生率和生存期等进行了比较。发现无论接受腹腔镜手术还是开腹手术,其切除淋巴结的数目和围手术期并发症发生率均无显著性差异。腹腔镜组和开腹组的五年无复发生存率分别为 95.7% 和 96.8%。腹腔镜组 245 例患者按手术时间分为两个阶段,第一阶段(1997—2000 年,65 例患者)和第二阶段(2001—2005 年,180 例患者)。第一阶段围手术期并发症发生率显著高于第二阶段(12.3% 对 3.3%)。6 例复发的患者中 5 例为第一阶段患者(7.7%),1 例为第二阶段患者(0.6%)。提示:腹腔镜下广泛性子宫切除术是治疗早期宫颈癌安全、有效的方式,其复发率和并发症发生率与开腹手术相似,且并发症发生率将随着手术技术的熟练而下降。梁志清等报道了 317 例侵袭性宫颈癌患者行腹腔镜下广泛性子宫切除术+盆腔淋巴结清扫治疗术中术后并发症发生情况。其中 313 例行腹腔镜下盆腔淋巴清扫,143 例患者行腹腔镜下主动脉旁淋巴切除术,术中并发症发生率为 4.4%(14/317),其中膀胱损伤 7 例(5 例在腹腔镜下成功修补),术后并发症发生率为 5.1%(16/317),包括 5 例输尿管阴道瘘,4 例膀胱阴道瘘,1 例输尿管狭窄,6 例膀胱功能障碍。研究者认为,腹腔镜下广泛性子宫切除术+盆腔淋巴结清扫术已经成为妇科肿瘤治疗中的常规方法,虽然的确存在腹腔镜特有的并发症,但是随着技术的熟练和经验的积累,这种并发症就已经逐渐减少。

（五）解决问题的科研思路

腹腔镜作为妇科肿瘤外科新的诊治手段,近年来发展十分迅速,但是目前大多数妇科肿瘤医生对腹腔镜外科领域相关疾病的研究,主要集中在对既往病例的回顾性分析上,缺少大样本多中心的前瞻性临床研究,因此尽管许多中心已经有较大宗的病例报道,但在循证医学中证据级别较低,腹腔镜外科技术在妇科肿瘤治疗中的真正优势还未能得到其他同行的普遍认同。另外还应该加强基础研究,观察腹腔镜技术中的特有因素(如 CO_2)对恶性肿瘤组织基因组、蛋白质组及相关因子的影响,探索其对妇科恶性肿瘤细胞侵袭、转移能力的作用,并且还可以研究其对患者免疫功能的影响及患者局部组织是否存在缺氧或缺氧性损伤,以明确腹腔镜手术与传统手术方式相比究竟有何利弊。

七、未来妇科肿瘤腔镜外科的发展方向

妇科肿瘤腹腔镜手术技术是从经典的腹腔镜外科发展而来,开始时间不长,需要经历引进、继承、创新和发展的过程,目前妇科肿瘤腹腔镜手术尚不能完全替代大多数常规妇科肿瘤手术。尚有许多技术问题有待解决和完善,在理论上亦存在诸多需要研究和探索的问题。诸如有关手术的成熟度、手术技巧和手术适应证需要进一步探索和规范;腹腔镜子宫颈癌广泛子宫切除术和盆腔及腹主动脉周围淋巴结清扫术的安全性和疗效需论证和评价,远期效果有待循证医学的验证;并发症的处理要及时总结经验;腹腔镜妇科肿瘤手术对患者的生活质量、心理状态和社会效益的影响以及相关经济学指标评价等是现代医学给外科医生提出的新的课题。因此,目前尚应审慎开展妇科肿瘤腹腔镜手术。开展妇科肿瘤腹腔镜手术需要一定的条件。除了必要的物资装备以外,开展妇科肿瘤腹腔镜手术者应有熟练的妇科肿瘤外科手术基础,具备常规手术和腹腔镜手术两种手术技巧;同时具备处理各种疑难、复杂和意外情况的经验和能力;开展妇科肿瘤腹腔镜手术的单位,应具有一定的科研能力和保障条件,对将准备开展手术的风险进行充分论证,并经过预实验。避免腹腔镜胆囊切除手术初期部分单位盲目上马,导致一些不应有的并发症增加的教训。建议有条件的单位能够在取得一定经验后,及时举办学习班对相关技术加以规范和推广,避免重复不必要的弯路。

可以想象经过妇外科医生的不懈努力,随着相

关技术的成熟和发展,妇科肿瘤外科手术可能摆脱传统的巨大切口。因此,妇科肿瘤腹腔镜手术技术的成熟可能标志着妇科肿瘤外科手术治疗一个新的时代的开始。

(梁志清)

第九节 机器人手术系统在妇科手术中的应用

手术是治疗的手段,同时又带来新的创伤。提高治疗效果,降低手术创伤,加快手术后恢复,保留生理功能,个体化手术是当代妇科手术的发展趋势和目标。20 世纪 90 年代以来,随着腹腔镜技术在妇科手术中的广泛应用和成熟、经阴道手术技术的发展和适应证拓展、各种新型电外科器械和手术材料的应用等将妇科微创手术(minimally invasive surgery)推进到了一个新的水平。近年来,机器人手术系统开始逐步应用于妇科手术,并迅猛发展。这一崭新的技术融合了远程控制、计算机三维图象处理、仿生学和人体工程学技术等创新科技,使妇科微创手术进入了一个新的发展时代,机器人手术(robotic surgery)将成为新一代的妇科微创手术。

一、机器人手术的发展历史和现状

20 世纪 80 年代,几种机器人开始应用于外科手术,这些机器人只能根据预先设计好的程序完成手术操作,可以称为第一代的手术机器人。1984年,经过改装的工业机器人 PUMA-560 被用于辅助 CT 引导的立体定位脑组织活检,这是世界上首例机器人用于外科手术的报道。1989 年,英国学者设计了一种名为 PROBOT 的机器人,装有超声刀头,专门用于辅助经尿道前列腺手术。1992 年,另一种 ROBODOC 机器人被应用于骨科的全髋关节置换。

20 世纪 90 年代,名为 AESOP 的机器人开始应用于临床。这是一种由手术医生通过声音或脚踏控制来操作腔镜的机械臂,用以代替手术助手操作腔镜,显示了机器人具有节省人力的作用。这一系统是第二代手术机器人。

1998 年,宙斯(Zeus)手术机器人系统将远程控制的概念应用于机器人手术系统的设计,成为第三代手术机器人。采用这一系统进行手术时,手术医生坐在操作平台,控制手术床旁的机械臂,通过机械臂上的腔镜器械完成手术。手术过程中,医生和患者并无直接接触,保持一定的距离。这个距离可以是在同一手术室内的几米,也可以远隔几千公里。这就是远程控制理论的实际应用。2001 年,Marescaux 等采用宙斯机器人手术系统完成了世界上首例跨大西洋远程手术。患者是一位 68 岁女性胆囊炎患者。主刀医生坐在美国纽约的操作平台前,通过高速互联网(法国电话公司服务)操纵距离超过 14 000 公里外的法国斯特拉斯堡(Srasbourg)手术室的机器人机械臂,顺利完成了胆囊切除术,手术历时 54 分钟。

目前,在临床上广泛应用的机器人手术系统是达·芬奇(da Vinci)机器人手术系统,是目前临床上唯一通过美国食品和药品管理局批准的机器人手术系统。1999 年,Loulmet 等报道了一例采用达·芬奇机器人手术系统完成的冠状动脉搭桥手术。这是世界上首例采用达·芬奇机器人手术系统完成的手术。目前,达·芬奇机器人手术系统已广泛应用于心脏外科、胃肠外科、肝脏外科、胸腔外科、泌尿外科等领域,成为微创外科手术新的发展热点。截至 2011 年,共有 1933 台达·芬奇机器人手术系统在全世界 1560 家医院进入临床应用。2007 年,美国估计完成了 50 000 例机器人前列腺广泛切除术。

机器人手术系统在妇科手术中的应用已经有十余年的历史,近年来发展更为迅猛。1998 年,Mettler 等采用 AESOP 的机器人手术系统完成妇科手术,这是首个机器人妇科手术的临床报道。此后,宙斯系统被应用于输卵管再通术,获得了满意的临床结果。目前,达·芬奇机器人手术人系统已被应用于子宫切除术、子宫肌瘤剔除术、盆底手术、广泛性全子宫切除术和盆腹腔淋巴结清扫术等。根据美国妇科肿瘤学会最近的调查报道,在对调查有回复的妇科肿瘤专科培训中心,90% 拥有达·芬奇机器人手术系统,并开展妇科恶性肿瘤的手术。美国南加州大学妇产科每年完成的妇科机器人手术达到 300 余例,占所有妇科手术的 30% 以上。美国 Mayo 医学中心妇产科从 2003 年 4 月至 2007 年 7 月,完成的机器人妇科恶性肿瘤的根治性手术也达到 300 余例。2011 年,美国妇产科杂志发表了美国一家医院在 2006 年至 2009 期间完成的 1000 例机器人妇科手术的临床报道。这是迄今为止,最大的一组妇科机器人手术临床报道。2013 年,在美国医学协会杂志 JAMA 上发表的全子宫切除术的调查报告显示,2007 年至 2010 年,美国 441 家医院共完成 264 758 例良性病变子宫切除术,机器人子宫切除术所占比例在 2007 年为 0.5% ,2010 年增加到 9.5% 。所有这些数据显示,机器人手术可能是今后妇科微创手术的发展方向。

二、达·芬奇机器人手术系统的构成和使用

达·芬奇的机器人手术系统由 3 部分组成。第一部分是操作平台（surgeon console）。医生坐在这一平台，通过手柄（master control）控制机器人腔镜臂和手术器械臂。所采用的电脑控制系统，可以过滤人手的抖动。第二部分是达·芬奇手术机械臂系统（patient side cart），由 3～4 个机械臂组成。其中 1 个机械臂安装有三维、高分辨率的立体腔镜。另外 2～3 个机械臂安装 EndoWrist 腔镜手术器械。这一器械模仿人的手腕动作，可以完成 7 个自由度的动作，而普通腔镜器械在手术医生的操作下，只能完成 4 个自由度的动作。第三个部分是 InSite vision 图像处理系统。这一系统通过对 12mm 的腔镜提供的图像进行处理，获得放大 10～15 倍的高分辨率的三维图像。

进行妇科手术时，患者截石位，机械臂系统置于患者两腿间，操作平台和图象处理系统分别置于手术床两侧。术者坐在操作平台。在患者腹部置 5 个套管针。通常在脐上 3cm、中线旁开 3cm 处置 12mm 直径套管针，与腔镜臂连接，安装腔镜。由此向下 15 度，距离 8～10cm 处，左右各置 8mm 直径套管针，分别与器械臂连接，左臂安装双极电凝钳，右臂安装单极电剪或电铲。缝合时，两个臂均安装针持。另在 12mm 套管针左上 15 度，距离 8～10cm，置 5mm 直径套管针。在髂前上嵴旁开 3cm 处置 10mm 直径套管针。5mm 和 10mm 套管针分置入普通腔镜器械，由手术助手操纵，完成暴露视野、吸引等协助动作。还可以采用第三器械臂完成助手的操作。

三、机器人手术系统在妇科良性肿瘤和疾病手术中的应用

1. 子宫切除术　2002 年，Diaz-Arrastia 等首次报道了机器人辅助阴式子宫切除术。共完成 11 例手术。术者采用机器人手术系统完成输卵管、卵巢固有韧带等的切除。其他手术步骤则经阴道完成。手术时间 270～600 分钟，出血量为 50～1500ml。这一报道显示机器人手术系统可以应用于子宫切除手术。2005 年，Beste 等报道了在 2001 年 11 月到 2002 年 12 月间完成的 10 例机器人全子宫切除术。作者采用达·芬奇机器人手术系统完成全子宫切除、阴道残端缝合等所有步骤。这是第一个机

器人腹腔镜全子宫切除术的临床报道，手术时间为 148～277 分钟，出血量为 25～350ml。作者认为机器人全子宫切除术可以成为一个新的选择。2009 年，Boggess 等报道了 2005 年 5 月至 2008 年 5 月完成的 152 例机器人全子宫切除术，手术时间平均为 122.9 分钟，出血量为 79.0ml，平均住院时间为 1 天。与以往的临床资料比较，Boggess 等的手术时间较短，出血量较少，显示手术水平在完成一定量的临床病例后能有较大提高。

目前，机器人全子宫切除术与腹腔镜全子宫切除术的临床疗效的比较成为研究的关注点。Payne 和 Dauterive 回顾性比较分析了 100 例腹腔镜子宫切除术和 100 例机器人腹腔镜子宫切除术。机器人手术平均时间比腹腔镜手术长。但是，如果将 100 例腹腔镜平均手术时间与最后 25 例机器人手术比较，前者较后者时间长。腹腔镜手术的平均出血量是机器人手术的两倍。机器人手术平均住院时间较腹腔镜手术短。腹腔镜手术的中转开腹率高于机器人手术。这一比较研究显示机器人手术与常规腹腔镜手术比较具有优点。但是，2011 年，Sarlos 和 Kots 等分析了迄今为止所发表的 6 篇机器人与常规腹腔镜子宫切除术比较研究的临床数据，发现机器人手术的时间较腹腔镜手术为长，而出血量、并发症和住院天数均相近，手术费用则机器人手术较高。因此，仍然需要多中心、前瞻性、随机对照和大样本的研究，从而回答机器人子宫切除术与普通腹腔镜手术比较，其真正的优势是什么？

2. 子宫肌瘤剔除术　子宫肌瘤剔除术需要有良好的缝合技术，掌握腹腔镜下的子宫肌瘤剔除术有较长的学习曲线期。机器人手术系统所拥有的特点，使机器人子宫肌瘤剔除术很快应用于临床。2007 年，Bocca 等报道了首例机器人子宫肌瘤剔除术后成功妊娠并足月分娩的病例。

Advincula 等采用回顾性病例配对方法，比较研究了机器人子宫肌瘤剔除术和开腹子宫肌瘤剔除术。机器人手术的时间较长，出血量较少，手术住院时间较短，并发症较少。这一比较研究显示机器人子宫肌瘤剔除术与开腹手术比较具有手术恢复快等优点。但是，机器人子宫肌瘤剔除术与腹腔子宫肌瘤剔除术比较，相关的临床疗效并无差异。Nezhat 等回顾性比较了 15 例机器人子宫肌瘤剔除术与 35 例腹腔镜子宫肌瘤剔除术。机器人手术平均时间是 234 分钟，较腹腔镜手术时间 203 分钟长。手术失血量、术后并发症和住院时间等均无差异。作者认为，对于一个熟练的腹腔镜医生来说，

机器人手术系统并无突出的优势,但是这项新技术仍然提供了新的应用前景。2009年,Bedient等比较了40例机器人子宫肌瘤剔除术和41例腹腔镜子宫肌瘤剔除术,同样没有发现手术时间、出血量、住院时间的差异。必须指出的是,目前机器人手术开展的时间短、所积累的病例较少,而子宫肌瘤剔除术疗效受到肌瘤位置、大小、个数、手术技巧等多方面的影响,更重要的是术后妊娠情况及结局等长期疗效的观察,使得机器人手术与腹腔镜手术的进一步比较研究非常困难。

3. **输卵管再通术**　输卵管再通术后的妊娠成功率依赖手术中的良好视野和精细缝合。机器人手术系统的三维、放大的视野及器械的活动度,为这一手术提供了良好的技术平台。2000年,Falcone等采用宙斯机器人手术系统为曾行输卵管结扎术的10个患者行输卵管再通术。作者将输卵管分两层吻合,每层用8个零的合成线缝合4针。术中通液,所有输卵管均通畅。术后6周行子宫输卵管造影,89%(17/19)输卵管通畅。共有6例妊娠。采用达·芬奇手术系统完成输卵管再通术,也获得了类似的良好的临床结果。

Rodgers等比较了26例机器人输卵管再通术与41例开腹输卵管再通术。机器人手术平均时间较开腹手术时间长。输卵管通畅率、妊娠率、宫外孕发生率均无差异。但是,机器人手术的费用较高。Dharia Patel等也比较了机器人输卵管再通术与开腹输卵管再通术。发现机器人手术时间较开腹手术长,但术后住院时间和恢复正常工作时间较短。宫外孕和自然流产在机器人手术组较多。目前,仍然没有机器人输卵管再通术与腹腔镜输卵管再通术的比较研究。

4. **妇科盆底手术**　2006年,Elliott等首次报道了机器人骶骨阴道固定术,采用达·芬奇机器人手术系统完成了30例子宫切除术后阴道穹隆膨出患者的骶骨阴道固定,所有患者经过平均24个月的随访,均达到满意效果。2007年,Daneshgari等报道了15例机器人阴道/子宫骶骨固定术。采用POP-Q(pelvic organ prolapse quantification scale,POP-Q)评估了手术效果,发现术后所有患者的阴道膨出均有明显改善。Geller等回顾性比较分析了73例机器人阴道骶骨固定和105例开腹子宫骶骨固定术。术后6周也采用了POP-Q评估,发现机器人手术的疗效好于开腹手术。同时发现,机器人手术时间较长、失血量较少、住院时间较短。从短期效果观察机器人手术有一定的优势。

5. **其他手术**　目前,机器人手术系统还被应用于附件切除术、膀胱阴道瘘修补术、子宫颈环扎术以及重度子宫内膜异位症患者的直肠壁病灶结节切除、部分膀胱切除、输尿管膀胱再植等手术。这些临床病例报道显示了机器人手术系统在妇科手术领域的广泛应用和所能达到的水平。

四、机器人手术系统在妇科恶性肿瘤手术中的应用

1. **机器人手术系统在宫颈癌手术中的应用**　广泛性全子宫切除术+盆腔淋巴结清扫术是治疗ⅠA2-ⅡA期子宫颈癌的常规方法。2006年,挪威的Sert和Abeler报道了世界首例机器人广泛性全子宫切除术+盆腔淋巴结清扫术。随后,他们进一步报道了15例机器人广泛性全子宫切除术+盆腔淋巴结清扫术,平均手术时间为241分钟,平均出血量71ml,平均住院天数为4天。2008年,Kim等报道了10例机器人广泛性全子宫切除术。手术时间平均为207分钟(120~240分钟),失血量平均为355ml,清扫淋巴结数目平均为27.6个(18~52个)。同年,Fanning等报道了20例机器人广泛性全子宫切除术。平均手术时间为6.5小时(3.5~8.5小时),失血量300ml(100~475ml),清扫淋巴结数平均为18个(15~35个)。2009年,美国5个妇科中心联合报道了42例宫颈癌的机器人广泛性全子宫切除术+盆腔淋巴结清扫术。平均手术时间为215分钟,平均出血量为50ml,平均清扫盆腔淋巴结数为25个。这些病例报道初步显示了机器人手术系统在子宫颈癌手术中的成功应用。

必须进一步了解的是,与开腹手术和腹腔镜手术比较,机器人宫颈癌手术是否有优势。目前,共有5个比较机器人广泛性全子宫切除术与开腹手术比较的研究发表。这些研究均是回顾性的比较研究,累计报道了157例宫颈癌的机器人广泛性全子宫切除术和156例开腹手术,所有5个研究均显示机器人手术的时间较长,但出血量较少,清扫的淋巴结数较多或无差异,住院时间较短。机器人宫颈癌广泛性全子宫切除术与腹腔镜手术的比较研究的结果则存在差异。Estape等报道了32例机器人宫颈癌广泛性全子宫切除术,并与17例腹腔镜宫颈癌广泛性全子宫切除术比较,发现手术时间和出血量没有差异,但机器人手术的淋巴结清扫数多于腹腔镜手术,住院时间短于腹腔镜手术。Magrina等和Sert等的比较研究也显示机器人手术的手术时间较短、出血量较少、住院时间较短。但是,

Nezhat 等比较了 13 例机器人宫颈癌广泛性全子宫切除术和 30 例腹腔镜手术，发现上述指标均无差异。目前，无论是机器人宫颈癌手术与开腹手术或是与腹腔镜手术的比较，报道的病例数少，都是回顾性的病例对照，所观察的也只是短期疗效指标。因此，还需要多中心、前瞻性、大样本、随机对照的比较研究和长期疗效的随访观察。目前，美国妇科腔镜医师协会正在进行多中心腹腔镜、机器人、开腹广泛性全子宫切除术治疗早期宫颈癌的三期随机对照临床试验。

机器人手术系统还在宫颈癌的腹主动脉旁淋巴结清扫术、保留生育功能的宫颈广泛切除术、保留神经的广泛性全子宫切除术、阴道残端癌的广泛切除术中也得到了成功应用。

2. 机器人手术系统在子宫内膜癌手术中的应用　机器人手术系统在子宫内膜癌分期手术中也得到了应用，已有多个相关的病例研究发表。2008 年，Seamon 等报道了 105 个机器人子宫内膜癌分期手术，13 个转开腹，平均手术时间为 242 分钟，平均出血量为 99ml，平均盆腔淋巴结清扫术为 21 个，腹主动脉旁淋巴结清扫数为 9 个，平均住院天数为 1 天。Lowe 等报告了 2003 年 4 月至 2009 年 1 月期间的、多中心的 405 例机器人子宫内膜癌分期手术。平均手术时间 170.5 分钟，平均出血量 87.5ml，平均淋巴结清扫数 15.5 个，平均住院日 1.8 天。还有多个研究比较了机器人子宫内膜癌分期手术与开腹和腹腔镜手术，结果显示机器人手术的出血量少、淋巴结清扫数目多或相当、并发症少、转开腹率低、住院时间短。机器人手术时间较开腹手术时间长，但短于腹腔镜手术或无差异。

子宫内膜癌患者多合并肥胖，为手术带来困难。机器人手术系统在肥胖患者的子宫内膜癌分期手术中也得到了成功应用。Gehrig 等报道了 49 例患者体重指数超过 $30kg/m^2$ 的机器人子宫内膜癌分期手术，所有病例均顺利完成手术。并且与腹腔镜手术比较，机器人手术在手术时间、出血量、淋巴结清扫数等主要数据上均优于腹腔镜手术。Seamon 等将 92 例体重指数超过 $40kg/m^2$ 的机器人子宫内膜癌分期手术与 162 例体重指数超过 $40kg/m^2$ 开腹子宫内膜癌分期手术进行了比较，发现机器人手术的术中输血比率较低、并发症较少、伤口问题较少、住院时间较短、清扫淋巴结数则无差异。

3. 机器人手术系统在卵巢癌手术中的应用　美国 Mayo 医学中心在 2006 年 1 月至 2008 年 2 月完成了 21 例机器人卵巢癌手术。其中包括 12 例首次分期手术、4 例辅助化疗后的分期手术、5 例再次分期手术。机器人手术系统除了能够完成全子宫切除术、盆腔淋巴结切除术和大网膜切除术外，还完成了乙状结肠切除术、小肠切除术、横膈切除术和肝转移瘤切除术。手术时间 103 ~ 454 分钟，出血量不超过 300ml。这是机器人手术系统在卵巢癌手术中应用的初步尝试。但是，机器人手术在卵巢癌手术中的应用和腹腔镜手术一样，由于手术过程复杂和变化，以及套管部位的肿瘤转移和种植的现象，存在一定的争议。

五、解放军总医院机器人妇科手术的初步经验

解放军总医院于 2008 年 12 月 24 日在国内率先开展了机器人妇科手术，完成了首例机器人全子宫切除术。并于 2008 年 12 月 31 日完成了首例机器人广泛性全子宫切除术+盆腔淋巴结切除术。目前，已经开展了宫颈癌、子宫内膜癌的全机器人广泛性全子宫切除术+盆腔淋巴结切除术，所有手术步骤均应用机器人完成。2012 年 4 月，我们又开展了国内首例机器人卵巢癌分期手术，应用 da Vinci 机器人完成了全子宫双附件切除术+腹主动脉旁和盆腔淋巴结切除术+大网膜和阑尾切除术。2012 年 12 月我们完成了国内首例机器人广泛性宫颈切除术，我们完成的机器人妇科恶性肿瘤手术已超过 150 例。我们的初步经验显示，机器人手术将能在妇科恶性肿瘤的手术上发挥重要作用。

六、机器人妇科手术的优势、局限和展望

手术的微创化，个体化，更加重视功能的保存和生活质量的提高是目前手术治疗的发展方向和目标。机器人手术系统的出现和广泛的临床应用为微创手术带来了革命性的变革。其主要的优点首先是外科医生手术视野的极大改进。以往的开腹手术，缺乏视野放大，在完成精细操作时，需要放大镜或显微镜；而腹腔镜虽然能够将术野放大，但只能提供二维图像。达·芬奇机器人手术系统提供了高分辨率的三维立体视觉，使外科医生的视野有了深度和距离，提高了辨别能力和精度，使术者具有开腹手术的视野。而放大 10 ~ 15 倍的图像，使术者又具有显微手术的视野；其次，机器人手术系统配备的 EndoWrist 腹腔镜器械模仿人手腕动作，具有 7 个自由度的活动范围，超过了人的手腕

动作范围,更超过了普通腔镜的4个自由度动作,能够精确完成切割、分离、缝合和打结等手术步骤,特别是在深窄的空间中能精确的完成复杂操作;第三,由电脑控制的手术系统可以过滤人手的抖动,控制力超过人手。第四,外科医生坐在控制平台上进行操作,能比较好的节省体力。第五,初步的研究显示,相对于腹腔镜手术,机器人手术的学习曲线相对较短。没有腹腔手术经验的医师,也能够较快掌握机器人手术。上述优点使机器人手术系统同时结合了开腹手术、腹腔镜手术、显微手术的优点,增加了手术精确度,减少了损伤,术后恢复加快。2011年,Nam等首次报道7例单孔机器人妇科手术,包括5例全子宫切除术、1例筋膜外全子宫切除术、1例广泛性全子宫切除术。单孔腹腔镜技术和机器人手术技术的结合,这一方面说明了机器人手术的具有广泛的拓展潜力,又探索了一种新的妇科微创手术模式,其今后的发展值得关注。

机器人手术系统的优势使机器人手术在外科领域迅速而广泛应用。但是我们也必须认识到,机器人手术系统只是外科医生强化手术操作的工具,不可能代替外科医生的人体解剖知识、手术技巧、实践经验。机器人系统本身仍然存在一些局限性。首先,机器人手术系统没有对组织的触觉;第二,相对普通腹腔镜器械所具有的各类电外科和超声器械,机器人手术器械仍然较单一,功能也有待改善;第三,机器人手术系统仍较庞大,需要进一步的小型化;第四,机器人手术系统的费用较开腹手术和腹腔镜手术高。这些局限性使机器人手术系统的进一步推广和应用受到挑战。2008年,美国微创机器人协会和美国胃肠内镜协会联合发表了专家共识,认为今后机器人手术要在四个方面上进一步完善和发展:①手术技能培训和资格认证;②临床应用范围的选择和拓展;③机器人手术风险评估和费用分析;④机器人手术的研究。

机器人手术系统在妇科手术中的应用同样需要更多中心的采用,更多病例的积累,更长时间的病例随访,特别是大样本、多中心、前瞻性、随机对照的研究。我们认为,机器人手术将在首先在广泛性全子宫切除术、盆腹腔淋巴结清扫术、子宫肌瘤剔除术和输卵管再通术等需要精确分离和缝合技术的手术中显示出优势。我们相信,机器人手术将成为新一代的妇科微创手术。

(姚元庆)

参 考 文 献

1. Kwoh S, Hou J, Jonckheere A. A robot with improved absolute positioning accuracy for CT guided stereotactic brain surgery. IEEE Trans Biomed Eng, 1988, 35:153-160

2. Davies L, Hibberd D, Coptcoat J, Wickham JE. A surgeon robot prostatectomy-a laboratory evaluation. J Med Eng Technol, 1989, 13:273-277

3. Bauer A, Borner M, Lahmer A. Clinical experience with a medical robotic system for total hip replacement. In: Nolte LP, Ganz R, editors. Computer assisted orthopedic surgery. Bern: Hogrefe & Huber; 1999. pp 128-133

4. Allaf E, Jackman V, Schulam G, et al. Laparoscopic visual field voice vs foot pedal interfaces for control of the AESOP robot. Surg Endosc, 1998, 12:1415-1418

5. Marescaux J, Leroy J, Rubino F, et al. Transcontinental robot-assisted remote telesurgery: feasibility and potential applications. Ann Surg, 2002, 235:487-492

6. Carpentier A, Loulmet D, Aupecle B, et al. Computer-assisted cardiac surgery. Lancet, 1999, 353(9150):379-380

7. http://investor. intuitivesurgical. com

8. Wexner D, Bergamaschi R, Lacy A, et al. The current status of robotic pelvic surgery: results of a multinational interdisciplinary consensus conference. Surg Endosc, 2009, 23(2):438-443

9. Mettler L, Ibrahim M, Jonat W. One yearof experience of working with the aid of a robotic assistant (the voice-controlled optic holder AESOP) in gynaecological endoscopic surgery. Hum Reprod, 1999, 13:2748-2750

10. Falcone T, Goldberg M, Margossian H, et al. Robotic-assisted laparoscopic microsurgical tubal anastomosis: a human pilot study. Fertil Steril, 2000, 73:1040-1042

11. Mendivil A, Holloway W, Boggess F. Emergence of robotic assisted surgery in gynecologic oncology: American perspective. Gynecol Oncol, 2009, 114:S24-S31

12. Magrina F, Kho R, Magtibay M. Robotic radical hysterectomy: Technical aspects. Gynecol Oncol, 2009, 113:28-31

13. Paley J, Veljovich S, Shah A, et al. Surgical outcomes in gynecologic oncology in the era of robotics: analysis of first 1000 cases. Am J Obstet Gynecol, 201, 204:551.e1-9

14. Diaz-Arrastia C, Jurnalov C, Gomez G, et al. Laparoscopic hysterectomy using a computer-enhanced surgical robot. Surg Endosc, 2002, 16:1271-1273

15. Beste M, Nelson H, Daucher A. Total laparoscopic hysterectomy utilizing a robotic surgical system. JSLS, 2005, 9:13-15

16. Boggess F, Gehrig A, Cantrell L, et al. Perioperative out-

comes of robotically assisted hysterectomy for benign cases with complex pathology. Obstet Gynecol,2009,114: 585-593

17. Payne N,Dauterive R. A comparison of total laparoscopic hysterectomy to robotically assisted hysterectomy: surgical outcomes in a community practice. J Minim Invasive Gynecol,2008,15:286-291

18. Sarlos D,Kots A. Robotic versus laparoscopic hysterectomy: a review of recent comparative studies. Curr Opin Obstet Gynecol,2011,23:283-288

19. Bocca S,Stadtmauer L,Oehninger S. Uncomplicated full term pregnancy after da Vinci-assisted laparoscopic myomectomy. Reprod Biomed Online,2007,14:246-249

20. Advincula P,Xu X,Goudeau S 4th, Ransom SB. Robot-assisted laparoscopic myomectomy versus abdominal myomectomy: a comparison of short-term surgical outcomes and immediate coasts. J Minim Invasive Gynecol,2007, 14:698-705

21. Nezhat C,Lavie O,Hsu S,et al. Robotic-assisted laparoscopic myomectomy compared with standard laparoscopic myomectomy—a retrospective matched control study. Fertil Steril. 2009,91:556-559

22. Bedient E,Magrina F,Noble N,et al. Comparison of robotic and laparoscopic myomectomy. Am J Obstet Gynecol,2009,201:566. e1-5

23. Falcone T,Goldberg M,Margossian H,et al. Robotic-assisted laparoscopic microsurgical tubal anastomosis: a human pilot study. Fertil Steril,2000,73:1040-1042

24. Vlahos F,Bankowski J,King A,et al. Laparoscopic tubal reanastomosis using robotics: experience from a teaching institution. J Laparoendosc Adv Surg Tech A,2007;17: 180-185

25. Rodgers K,Goldberg M,Hammel P,et al. Total anastomosis by robotic compared with outpatient minilaparotomy. Obstet Gynecol,2007,109:1375-1780

26. Dharia P,Steinkampf P,Whitten J,et al. Robotic tubal anastomosis: surgical technique and cost effectiveness. Fertil Steril,2008,90:1175-1179

27. Elliott S,Krambeck E,Chow K. Long-term results of robotic assisted laparoscopic sacrocolpopexy for the treatment of high grade vaginal vault prolapse. J Urol,2006, 176(2):655-659

28. Daneshgari F,Kefer C,Moore C,et al. Robotic abdominal sacrocoplpopexy/sacrouteropexy repair of advanced female pelvic organ prolaspe (POP): utilizing POP-quantification-based staging and outcomes. BJU int, 2007,100:875-879

29. Geller J,Siddiqui Y,Wu M,et al. Short-term outcomes of robotic sacrocolpopexy compared with abdominal sacrocolpopexy. Obstet Gynecol,2008,112:1201-1206

30. Magrina F,Espada M,Munoz R,et al. . Robotic adnexectomy compared with laparoscopy for adnexal mass. Obstet Gynecol,2009,114:581-584

31. Melamud O,Eichel L,Turbow B,et al. Laparoscopic vesicovaginal fistula repair with robotic reconstruction. Urology,2005,65:163-166

32. Schimpf O,Morgenstern H,Tulikangas K,et al. Vesicovaginal fistula repair without intentional cystotomy using the laparoscopic robotic approach: a case report. JSLS, 2007,11:378-380

33. Hemal K,Kolla B,Wadhwa P. Robotic reconstruction for recurrent supratrigonal fistulas. J Urol,2008,180:981-985

34. Wolfe L,DePasquale S,Adair D,et al. Robotic-assisted laparoscopic placement of transabdominal cerclage during pregnancy. Am J Perinatol,2008,25:653-655

35. Barmat L,Glaser G,Davis G,et al. Da Vinci-assisted abdominal cerclage. Fertil Steril,2007,88:1437 e1-3

36. Liu C,Perisic D,Samadi D,et al. Robotic-assisted laparoscopic partial bladder resection for the treatment of infiltrating endometriosis. J Minim Invasive Gynecol, 2008;15(6):745-748

37. Chammas F,Kim J,Barbarino A,et al. Asymptomatic rectal and bladder endometriosis: a case for robotic-assisted surgery. Can J Urol. 2008;15(3):4097-4100

38. Williams SK,Leveillee RJ. Expanding the horizons: robot-assisted reconstructive surgery of the distal ureter. J Endourol,2009,23(3):457-461

39. Sert M,Abeler M. Robotic-assisted laparoscopic radical hysterectomy (Piver type III) with node dissection-case report. Eur J Gynaecol Oncol,2006,27:531-533

40. Sert B,Abeler V. Robotic radical hysterectomy in early-stage cervical carcinoma patients,comparing results with total laparoscopic radical hysterectomy cases. The future is now? Int J Med Robot,2007,3:224-228

41. Kim T,Kim W,Hyung J,et al. Robotic radical hysterectomy with pelvic lymphadenectomy for cervical carcinoma: A pilot study. Gynnaecol Oncol,2008,108:312-316

42. Fanning J,Fenton B,Purohit M. Robotic radical hysterectomy. Am J Obstet Gynecol,2008,198:649

43. Lowe P,Chamberlain H,Kamelle A,et al. A multi-institutional experience with robotic-assisted radical hysterectomy for early stage cervical cancer. Gynecol Oncol, 2009,113:191-194

44. Maggioni A,Minig L,Zanagnolo V,et al. Robotic approach for cervical cancer: comparison with laparotomy: a case control study. Gynecol Oncol,2009,115:60-64

45. Estape R,Lambrou N,Diaz R,et al. A case matched analysis of robotic radical hysterectomy with lymphadenectomy compared with laparoscopy and laparotomy. Gy-

necol Oncol,2009,113:357-361

46. Ko M,Muto G,Berkowitz S,et al. Robotic versus open radical hysterectomy:a comparative study at a single institution. Gynecol Oncol,2008,111:425-430

47. Boggess F,Gehrig A,Cantrell L,et al. A case-control study of robot-assisted type Ⅲ radical hysterectomy with pelvic lymph node dissection compared with open radical hysterectomy. Am J Obstet Gynecol,2008,199:357. e1-7

48. Magrina F,Kho M,Weaver L,et al. Robotic radical hysterectomy:comparison with laparoscopy and laparotomy. Gynecol Oncol,2008,109:86-91

49. Sert B,Abeler V. Robotic radical hysterectomy in early-stage cervical carcinoma patients,comparing results with total laparoscopic radical hysterectomy cases. The future is now? Int J Med Robot,2007,3(3):224-328

50. Nezhat R,Datta S,Liu C,et al. Robotic radical hysterectomy versus total laparoscopic radical hysterectomy with pelvic lymphadenectomy for treatment of early cervical cancer. JSLS,2008,12:227-237

51. Yim W,Kim W,Nam J,et al. Role of robot-assisted surgery in cervical cancer. Int J Gynecol Cancer,2011,21:173-181

52. Vergote I,Pouseele B,Van Gorp T,et al. Robotic retroperitoneal lower para-aortic lymphadenectomy in cervical carcinoma:first report on the technique used in 5 patients. Acta Obstet Gynecol Scand,2008,67:783-787

53. Magrina F,Kho R,Montero P,et al. Robotic extraperitoneal aortic lymphadenectomy:Development of a technique. Gynecol Oncol,2009,113:32-35

54. Chuang T,Lerner L,Liu S,et al. Fertility-sparing robotic-assisted radical trachelectomy and bilateral pelvic lymphadenectomy in early-stage cervical cancer. J Minim Invasive Gynecol,2008,15:767-770

55. Geisler P,Orr J,Manahan J. Robotically assisted total laparoscopic radical trachelectomy for fertility sparing in stage IB1 adenosarcoma of the cervix. J Laparoendosc Adv Surg Tech A,2008,18:727-729

56. Magrina F,Pawlina W,Kho M,et al. Robotic nerve-sparing radical hysterectomy:feasibility and technique. Gynecol Oncol,2011,121:605-609

57. Ramirez T,Schmeler M,Wolf K,et al. Robotic radical parametrectomy and lymphadenectomy in patients with invasive cervical cancer. Gynecol Oncol,2008,111:18-21

58. Seamon G,Cohn E,Richardson L,et al. Robotic hysterectomy and pelvic-aortic lymphadenectomy for endometrial cancer. Obstet Gynecol,2008,112:1207-1213

59. Lowe P,Johnson R,Kamelle A,et al. multiinstitutional experience with robotic-assisted hysterectomy with staging for endometrial cancer. Obstet Gynecol,2009,114:236-243

60. Hoekstra V,Jairam-Thodla A,Rademaker A,et al. The impact of robotics on practice management of endometrial cancer:transitioning from traditional surgery. Int J Med Robot,2009,5:392-397

61. Seamon G,Fowler M,Richardson L,et al. A detailed analysis of the learning curve:robotic hysterectomy and pelvic-aortic lymphadenectomy for endometrial cancer. Gynecol Oncol,2009,114:162-167

62. Boggess F,Gehrig A,Cantrell L,et al. A comparative study of 3 surgical methods for hysterectomy with staging for endometrial cancer:robotic assistance,laparoscopy,laparotomy. Am J Obstet Gynecol,2008,199:360. e1-9

63. DeNardis A,Holloway W,Bigsby E 4th,et al. Robotically assisted laparoscopic hysterectomy versus total abdominal hysterectomy and lymphadenectomy for endometrial cancer. Gynecol Oncol,2008,111:412-417

64. Bell C,Torgerson J,Seshadri-Kreaden U,et al. Comparison of outcomes and cost for endometrial cancer staging via traditional laparotomy,standard laparoscopy and robotic techniques. Gynecol Oncol. 2008,111:407-411

65. Gehrig A,Cantrell A,Shafer A,et al. What is the optimal minimally invasive surgical procedure for endometrial cancer staging in the obese and morbidly obese woman? Gynecol Oncol,2008,111:41-45

66. Seamon G,Bryant A,Rheaume S,et al. Comprehensive surgical staging for endometrial cancer in obese patients:comparing robotics and laparotomy. Obstet Gynecol,2009,114:16-21

67. Bandera A,Magrina F. Robotic surgery in gynecologic oncology. Curr Opin Obstet Gynecol,2009,21:25-30

68. 姚元庆,李秀丽,晏红,等. 机器人辅助广泛性全子宫切除术和盆腔淋巴结切除术的初步研究. 中华妇产科杂志,2009,44:828-831

69. 姚元庆. 机器人妇科手术//曹泽毅. 中华妇产科学. 北京:人民卫生出版社. 2014

70. Nam J,Kim W,Lee M,et al. Robotic single-port transumbilical total hysterectomy:a pilot study. J Gynecol Oncol,2011,22:120-126

71. Herron M,Marohn M,SAGES-MIRA Robotic Surgery Consensus Group. A consensus document on robotic surgery. Surg Endosc,2008,22:313-325

第十节 宫腔镜在"宫腔占位性病变"诊治中的应用

常见的宫腔占位有子宫内膜息肉和黏膜下子宫肌瘤,少见的还有子宫内膜癌、剖宫产瘢痕妊娠、宫腔异物以及肉芽肿性子宫内膜炎。宫腔占位可以有阴道出血、腹痛等伴随症状,也可以无症状,而因体检 B 超发现宫腔内有异常回声。B 超无创、易于操作,是妇产科应用最普遍的检查,可以在影响学上首先发现病变或鉴定病变的性质,但无法获得最终的病理诊断,与实际情况存在一定差距。分段诊刮及诊断性刮宫是获取病理诊断的常用方法,虽可获取标本,但具有一定的盲目性,会对患者造成一定的损伤,例如宫腔粘连。并使原有组织破碎,形态不完整,影响病理诊断,而宫腔镜检查和治疗可以弥补上述两种方法的缺憾,在微创的条件下达到较理想的去除病灶。下面就宫腔镜在几种常见宫腔病变诊治中的应用做一简介。

宫腔占位病变的分类

(一) 子宫内膜息肉

子宫内膜息肉(endometrial polyp,EP)可发生于青春期以后任何年龄,但常发生在 35 岁以上的妇女,也是绝经后阴道流血的常见原因之一。Dreisler 等对 1660 位 20~74 岁丹麦妇女进行了普查,子宫内膜息肉在整体人群的发生率为 7.8%,30 岁以前的妇女的发生率仅为 0.9%,绝经前妇女为 5.8%,而绝经后妇女高达 11.8%。近年来由于生活水平的提高,无症状而体格检查及应用激素补充治疗人数的增多,子宫内膜息肉的发生率、检出率明显上升。

子宫内膜息肉的发病机理和病因至今仍未十分明确。一般认为其属慢性子宫内膜炎的范畴,与流产、分娩、放置宫内节育器及绝经后子宫内膜菲薄易感染有关。但目前多数学者认为与内分泌紊乱有关,他莫昔芬(TAM)服用者 EP 发病率是通常患者的 2~3 倍,子宫肌瘤、子宫内膜异位症并发 EP 较常见,均提示 EP 与孕激素的关系。绝经后 EP 发生率较高的原因亦与雌激素的持续作用有关。但在同一激素水平下,激素在靶组织中产生生物学效应的强弱,取决于靶细胞受体的含量。

子宫内膜息肉是子宫内膜表面的隆起病变,由不规则排列的腺体、厚壁血管及富含细胞的基质组成。子宫内膜息肉由子宫内膜基底层腺体和间质增生而成,可呈舌状,指状,多位于宫底部,以单发性多见,直径约 0.5~2cm,与周围内膜的色泽相似。息肉周围的子宫内膜,可符合正常的月经周期变化如增生期、分泌期、萎缩改变,部分有子宫内膜增生等其他病理改变。

显微镜下子宫内膜息肉三面被覆子宫内膜上皮,间质由梭形的纤维母细胞和结缔组织以及大的厚壁血管组成,是区别于周围子宫内膜的一个重要特征。显微镜下子宫内膜息肉分型:

(1) 良性萎缩性。

(2) 腺囊性(增殖或分泌改变)。

(3) 单纯/复杂增生。

(4) 单纯/复杂增生伴细胞异型。

(5) 癌性。

按内膜息肉对卵巢激素反应的不同还可将其分为 3 类:

(1) 功能性息肉:由有周期性改变的子宫内膜组成,约占 27%,腺体结构形态与周围内膜相似,且对月经周期的循环激素变化产生反应-应用孕激素可使异常出血模式正常,经期可部分甚至全部脱落,有自愈的可能。

(2) 非功能性息肉:来源于基底细胞层,由未成熟的子宫内膜组成,约占 65%,持续地对雌激素有反应,宫腔镜下息肉切除是理想选择,能够去除息肉的基底内膜细胞,从而防止持续存在和息肉复发。孕激素无效。

(3) 腺肌瘤型息肉很少见,占 8%,体积较大,多见于绝经后患者。

AAGL 搜集了 1951 年到 2010 年 medline 与 embase 上有关子宫内膜息肉的文献,并通过美国预防服务工作组的标准进行了回顾分析:临床表现上:

B 水平(结论基于有限的研究)证据的结论有:年龄增长、服用它莫西芬、不育是子宫内膜息肉的高危因素;有内膜息肉的妇女,最常见的症状是异常子宫出血;随年龄增长,息肉恶变并不增长,但服用它莫西芬,有异常出血的症状能提高恶变的可能;

A 水平(结论基于充分的证据)的证据有:在 25% 的患者,息肉有可能会自然消退,尤其是小息肉(<10mm)。

诊断上皆为 B 水平证据:经阴道超声能为子宫内膜息肉的检出提供较可靠的依据,有条件时应进行该项检查;彩超能提高经阴道超声检出子宫内膜息肉的几率;增强宫内对比(不论有无 3D 超声),皆能提高子宫内膜息肉的诊断水平;盲视下的诊刮或活检不应用于子宫内膜息肉的诊断,而宫腔镜有可能是个不错的选择。

AAGL 治疗上回顾性分析:

A 水平的证据:保守治疗对于无症状的小息肉是可以的;对于不育的患者,进行宫腔镜息肉切除术后,不论是自然受孕还是及进行辅助生殖都能提高受孕的几率;

B 水平的证据:药物治疗目前尚不推荐;宫腔镜息肉切除术是仍治疗的金标准;对于有症状的绝

经后患者,应进行组织学检查;

C 水平(证据是基于专家们之间的共识)的结论:目前不同的宫腔镜息肉切除术的临床结果尚无不同;由于创伤更小,花费更低,对患者的危险更小,宫腔镜下息肉移除术要先于息肉切除术使用。

对于息肉样增生、组织病理伴有增生(包括不典型增生)、有高危因素(服用 Tamoxifen,HRT 等)、有生育要求的患者可行内分泌治疗。可月经后半期口服孕激素抑制内膜增生或宫腔内放置释放左旋炔诺酮的宫内节育器(曼月乐)。其优点:持续释放孕激素 5 年,副作用少,可应用于腺肌症患者;缺点:治疗期间同时避孕,取出后可恢复生育力。部分患者开始少量不规则出血,部分患者需二次手术。对于无生育要求的患者可口服避孕药避免手术后息肉复发。对于有生育要求患者孕激素治疗同时应积极促排卵治疗。

Reslova 等分析了 245 例宫腔镜下子宫内膜息肉切除术(TCRP)的患者,研究术后内膜息肉复发高危因素,认为 TCRP 时切除了基底层可预防内膜息肉持续存在及复发。亦有研究提示子宫内膜息肉的发生发展与雌、孕激素及表皮生长因子的协同作用有关,建议切除息肉的同时也应酌情切除息肉旁的内膜,以预防复发。国外学者将服用 TAM 的内膜息肉患者分别行宫腔镜下单纯息肉切除术和切除息肉的同时行内膜去除术,随访 18 个月以上,两组的复发率分别为 60% 和 10%,说明同时行子宫内膜去除术可进一步减少息肉复发。对于无生育要求的患者如果单纯切除息肉,仅解决了局部的增生,周围其他异常增生的内膜会继续生长,再次出现息肉或更严重的内膜增殖症。所以对于无生育要求者息肉切除同时内膜切除,防止息肉的复发。子宫内膜电切术切除了病变的组织,内膜多数不再增生,息肉不再复发,保留了患者的子宫,保持了盆底的正常解剖结构,可作为替代全子宫切除的治疗内膜息肉的微创手术方法。

对于保留生育功能的患者,进行单纯的子宫内膜息肉切除,如果患者同时合并子宫内膜息肉样增生,可在子宫内膜息肉切除同时应行浅层内膜切除;而绝经后的子宫内膜息肉,如同时合并子宫内膜息肉样增生,同时行子宫内膜剥除。

多发子宫内膜息肉合并内膜增殖症者其形成根源为内分泌紊乱,需保留生育功能者术前内分泌治疗无效,行浅层内膜切除后再辅助药物治疗。手术改善了子宫局部环境是否有益于内分泌治疗,还需大样本资料证实。

针对宫颈管息肉,过去多采取宫颈管内钳夹术,给患者带来宫颈管过多损伤。宫腔镜下宫颈管电切术可在直视下切除病灶,不致切除过多的正常宫颈组织。对病变组织较硬、局部增生显著者,可反复多次切割,彻底切除病灶,切割与止血可同时进行。要把握切割的深度、范围,防止过深,尤其是在宫颈 0 点及 9 点处更不宜电切过深,以免损伤子宫动静脉阴道支。

子宫内膜异位症的妇女子宫内膜息肉的发生率增高,数据显示有统计学意义,这种增高见于子宫内膜异位症的所有期别。子宫内膜息肉的存在可能是一些症状,如不规则月经,经量增多,月经中期出血出现的原因。而且子宫内膜的占位病变,如:内膜息肉和黏膜下肌瘤,是不孕症的病原学因素。手术去除息肉后,控制了异常出血、有益于胚泡植入,使妊娠率提高。研究结果提示:不孕妇女检查确诊为子宫内膜异位症,甚至在 HSG 和 TVS 没有提示息肉存在的情况,也必须行宫腔镜检查。相反,如果 HSG 和 TVS 或者宫腔镜检查提示子宫内膜息肉,建议行腹腔镜检查确定是否有子宫内膜异位症的存在。

子宫内膜息肉恶变的机制尚不明确,估计恶变率在 0.5% ~6% 之间。绝经后息肉的癌变率明显高于绝经前(10% ~15% :0.5% ~1%),且息肉可与内膜癌伴发,有资料报道息肉伴内膜癌的发生率为 3.2% 。

子宫内膜息肉(伴典型或不典型增生)恶变病理亚型主要为内膜样癌,极少数为浆乳癌。来源于内膜息肉的内膜癌除浆乳癌外,多为早期、预后好。

息肉恶变的诊断标准为:必须看到整个子宫内膜息肉的形态,恶变限于子宫内膜息肉内,且周围的内膜无癌变。

一项研究发现患者>60 岁,恶性或潜在恶性息肉的患病率增加 3.28 倍,与无症状妇女比较,绝经后出血妇女恶性或潜在恶性息肉的患病率增加 3.71 倍。

除上述因素外,子宫内膜息肉的大小与其恶变或发生癌前病变有关。Wang JH 等研究发现大的息肉(直径>1cm)可增加其恶变或发生癌前病变的几率。在无症状的绝经后妇女中,息肉的大小是其发生异常组织类型(癌变、息肉样癌、非典型增生)的相关因素。

AAGL 对子宫内膜息肉进一步研究的建议:对于异常子宫出血行息肉切除术的患者,进行临床随机对照试验;不同子宫息肉去除术的花费比较;药物治疗子宫内膜息肉(包括炔诺酮宫内缓释系统)的随机对照试验;对于绝经后患者息肉恶变的多中心前瞻性研究,宫腔镜息肉切除术后的内膜息肉的复发率的前瞻性研究。

(二) 子宫肌瘤

子宫肌瘤是女性生殖器最常见的良性肿瘤。在 30 ~ 50 岁的妇女中,其患病率可以达到 70% ~ 80%。对于有症状或者较大的肌瘤,传统的治疗方法以开腹手术治疗为主。近年来,微创外科及其微小的手术创伤、无碍美观的手术切口、更快的术后恢复、符合患者心理要求等特点,运用于子宫肌瘤的微创治疗。

宫腔镜下行经宫颈子宫肌瘤切除术(transcervical resection of myoma,TCRM)被认为是治疗子宫黏膜下肌瘤最简单有效的方法。尤其是对患有症状性肌瘤而希望保留子宫、改善其生育能力的妇女。宫腔镜手术治疗子宫肌瘤与经腹剔除肌瘤相比具有许多优点。而手术的预后,可以和传统的开腹手术相媲美。

荷兰 Haarlem 国际宫腔镜培训学校按肌瘤与子宫肌层的关系将黏膜下肌瘤分为三种类型:0 型:为有蒂的黏膜下肌瘤,未向肌层扩展;Ⅰ型:无蒂,向肌层扩展小于 50%;Ⅱ型:无蒂,向肌层扩展大于 50%。

虽然宫腔镜手术治疗子宫肌瘤安全有效,但是适应证的选择十分重要,应遵循以下原则:

1. 0 型及Ⅰ型黏膜下肌瘤是宫腔镜手术的最佳适应证。

2. Ⅱ型黏膜下肌瘤应视突向宫腔的程度而决定手术方式,一般突向宫腔应>50%,这样术中切除肌瘤时由于电切割刺激子宫壁,使子宫收缩,可将肌壁间肌瘤挤向宫腔,以保证术中肌瘤的切除范围≥70%。

3. 欲切除肌瘤的大小应<6cm,否则切除难度增大,手术时间延长。

4. 对于多发性子宫肌瘤,要选择以黏膜下肌瘤为主的患者。

对于 0 型黏膜下肌瘤,切割前先看清肌瘤与周围肌壁的解剖关系,找到肌瘤的蒂,先用环形电极和(或)滚球电极电凝肌瘤表面的大血管和瘤蒂的血管,以减少术中出血,蒂部直径<2cm 者,可切断瘤蒂后钳出,而对于体积大者(直径>3cm),先用环形电极分次片状切割瘤体使肌瘤体积缩小,将肌瘤分割成数块取出。

重点在于肌瘤"蒂部"的处理,用环形电极电切肌瘤蒂部,若蒂部较细,可完全电切切除,也可切除部分蒂部使其变细后应用"夏氏五步法"可顺利取出,然后渗血处予电极电凝止血。多可完整切除肌瘤。

"夏氏五步法"分别为:

1. **切割** 用环行电极自肌瘤基底部沿肌瘤长轴顺行切割,缩小肌瘤横径,用水平电极自肌瘤下极逆行切割,将肌瘤纵行分割成数个条块,再在肌瘤条块中段顺行或逆行切割出 X 的蜂腰状凹陷,以适合卵圆钳钳叶夹持。

2. **钳夹** 在 B 超引导下将卵圆钳置入宫腔内钳夹肌瘤,并向下牵拉。

3. **捻转** 顺时针或逆时针方向转动卵圆钳的手柄,以使肌瘤自其基底分离。

4. **牵拉** 在捻转肌瘤数周后,用力向下牵拉。

5. **娩出** 在向下牵拉的过程中,肌瘤逐渐下降,自宫颈娩出。

对于Ⅰ型子宫黏膜下肌瘤,因有部分肌瘤位于肌壁,应努力增加黏膜下肌瘤的突出度从而完整切除肌瘤。超声波的严密监视下,环形电极沿着肌瘤底部逐步切开被膜,明确肌瘤与肌层之间的分界层,可利用镜体的先端,一边压迫肌瘤,一边钝性剥离肌层,高频电的刺激使子宫肌收缩,子宫腔内压有所改变,同时电切镜的插入与拔出也促使肌瘤向子宫腔内突出,切除到一定程度,可改用夏氏五步手法完成手术,渗血处可应用电切环或滚球电凝止血。

对于较大的无蒂黏膜下肌瘤及内突型壁间肌瘤可将肌瘤切除至与子宫壁平行,术中充盈的膀胱和宫腔内的膨宫液形成两相对比,使用腹部 B 超进行监视,可清楚显示宫腔方向、宫腔占位性病变及子宫壁厚度。

Ⅱ型肌瘤,行子宫肌瘤电切术时,因肌壁间肌瘤电切随时有穿透肌层可能,需在 B 超引导下手术治疗。对位于肌壁较深的肌瘤,应先超声引导下先将瘤体切除至与子宫内壁平行,必要时可予缩宫素静点促进子宫收缩,将瘤体"挤入"宫腔,可再次将残余子宫肌瘤切除;进行该操作时应避免切除过深导致子宫穿孔,需小心分多次操作。

对于不要求生育者,可先环形电极于肌瘤蒂部刨切,使其成为有蒂的肌瘤,采用夏氏五步法手术,也可以在肌瘤最突出的表面切开黏膜及肌瘤包膜,静点缩宫素使肌瘤突向宫腔,再逐渐切割肌瘤直至切净。

对于要求生育者,常采用开窗术,即先用针状电极在宫腔内突出的肌瘤表面(黏膜面)划开黏膜暴露肌瘤的包膜并打开解压,随后静脉点滴缩宫素,促进肌瘤向宫腔进一步突出,然后换用环状电极,在肌瘤的表面逐渐切割直至切净肌瘤,尽量不伤及周围正常子宫内膜。

对于较大的Ⅱ型肌瘤,国际一项试点研究方法为:OPPIuM technique。这种方法是通过一种切割装置或双极装置裁开子宫肌瘤表面的内膜组织,沿着子宫壁的方向直至切割到肌瘤与假包膜,这种操作主要作用于突出于子宫黏膜层的子宫肌瘤部分,对于深入肌壁间的子宫肌瘤部分则于下次月经周期后再行切除。大多数患者都可在2个月经周期后完成此项操作。

若肌壁间肌瘤较大,为使瘤体成分向腔内突出便于切除,可应用①缩宫素静推或宫颈注射;②水按摩:宫内压的突然变化可引发子宫收缩;③用电切镜喙部自界面顶推肌瘤,迫使肌瘤与包膜分离。若不能将宫壁内的肌瘤完全切除,则切至与子宫内壁平行即可。

对于Ⅱ型子宫黏膜下肌瘤选择宫腔镜手术治疗时,术前一定要充分评估手术的必要性、手术难度及手术风险,特别要从以下几项综合评价:

(1) 肌瘤向肌层扩展的深度:肌瘤向肌层扩展的深度应要<70%,贯穿子宫壁全层的肌瘤不宜选择宫腔镜电切术。

(2) 肌瘤边缘距子宫浆膜面的距离:明确肌瘤外缘距子宫浆膜层的距离,严格控制在>5mm方可手术。因为电切术中电刀的热量可以传导到子宫外侧,可能损伤子宫邻近的肠管和膀胱;剩余肌层过薄,不利于将肌瘤向宫腔内挤压,增加手术难度。术前宫腔镜联合超声检查,宫腔镜检查可判断肌瘤在宫腔的位置及突出程度,宫腔内注水后行超声检查可清楚地判断肌瘤的大小、位置及肌瘤外缘距子宫浆膜面的距离。

宫腔镜对于0型、Ⅰ型和大部分Ⅱ型黏膜下肌瘤或接近子宫内膜的壁间肌瘤在术中可以一次性全部切除。对于少部分无法一次性全部切除的Ⅱ型黏膜下肌瘤切除范围可以大于70%,并对剩余肌瘤部分进行电热损伤处理。有资料表明宫腔镜治疗子宫肌瘤满意率达91.2%,其中0型、Ⅰ型黏膜下肌瘤的术后满意率达100%。术后随访均有不同程度缩小。

现有文献均肯定了TCRM术的有效性,无论单纯切除肌瘤,还是同时去除子宫内膜,90%以上的过量出血得到控制。术后肌瘤残留若无严重出血

和(或)剧痛者,3个月后随访,约50%消退或脱落,必要时"补切除"。TCRM的远期随访中,22.3%出现异常子宫出血,16.1%需进一步手术。切除多发黏膜下肌瘤和内突壁间肌瘤者,复发率为25%。术后子宫的解剖学形态和功能良好者,术后6个月为95.6%,术后1年保持94.6%,到2年89.7%,3年87.8%,4年83%,5年76.3%,6年73.2%,到7年以后,稳定在67.6%。TCRM是替代经腹剔除黏膜下肌瘤和促进妊娠的有效方法,宫腔镜术后的妊娠率为8%~35%,与开腹肌瘤剔除术相近。有作者报道宫腔镜切除小于2cm的肌瘤,术后妊娠率为25%,直径大于3cm的肌瘤术后妊娠率为75%,直径大于5cm的肌瘤术后妊娠率将明显提高。荷兰Wamsteker等报道16例不孕者中,9例(56%)TCRM术后怀孕,8例(50%)足月分娩。部分肌瘤存留在宫壁间,日后有子宫切除或再次宫腔镜切除肌瘤的可能,Gravello等报道196例TCRM,61例作过第2次切除,Fernandez等报道200人次、286例次TCRM术,因肌瘤大,35例作过3~5次切除,术后74%症状改善。

夏恩兰对宫腔镜电切术治疗子宫肌瘤962例疗效进行分析发现患者的子宫大小平均为孕(7.4±1.3)周(5~11周),宫腔深度平均(8.3±1.4)cm(7~13cm),切除肌瘤最大直径为7.2cm。一次手术成功率为99.77%。切除肌瘤重量平均(23±31)g(4~145g)。手术时间平均(32±173)分钟(9~145分钟)。术中出血平均(8±19)ml(5~400ml),无输血者。并发症为:一过性发热3例,子宫出血1例,子宫穿孔1例,TURP综合征2例。术后月经减少的比例为84%~100%,术后痛经减轻的比例为78%,贫血治愈比例82.95%。认为TCRM切除子宫肌瘤安全、高效,是子宫黏膜下和壁间肌瘤的首选治疗方法。

罗马尼亚Malor教授等比较育龄妇女宫腔镜子宫肌瘤切除术(TCRM,51例)与腹式子宫肌瘤切除术(TARM,47例)治疗黏膜下肌瘤的生殖预后。术后3个月行宫腔镜检查,有轻至中度宫腔粘连者TCRM组11例,TARM组10例;术后妊娠TCRM组29例,其中20例足月分娩;TARM组妊娠18例,足月分娩4例。由此可见,与TARM比较,TCRM更有利于宫腔形态的恢复和提高术后妊娠及足月分娩率。罗马尼亚Malor教授的研究结果提示,子宫黏膜下肌瘤患者宫腔镜手术的生殖预后优于开腹手术。

Casadio P等人挑选了13位单个且≤5cm二型

子宫平滑肌瘤的患者,而没有考虑肌瘤在肌层的游离缘;在术中采用 B 超等监测肌瘤肌层游离缘的变化;对于有经验的术者,Ⅱ型肌瘤的切除可以不用考虑距子宫肌层游离缘;每次当切除的时候,肌瘤的游离缘就会上升。

Ricardo Bassil Lasmar 教授等提出了新的一个分类(表 46-4),并按该分类观察了 205 例患者,肌瘤完整切除率为 190/205(92.7%),不完全切除率为 15/205(7.3%);其中 ESGE 分类 156/164(95.1%)例 0 型和 Ⅰ 型肌瘤,34/41(82.9%)例 Ⅱ 型肌瘤被全切;而采用 STEPW 分类一组评分小于或等于 4 分的全切率为 140/140(100%),评分大于 4 分的全切率为 50/65(76.9%),未能完全切除的 15 例评分都大于 4 分,并且评分大于 4 分者手术时间长、并发症多、过度水化、使用 GnRHa 的机会相对较高,对于手术困难度的预测较好。

表 46-4 STEPW 黏膜下肌瘤分类

	尺寸(cm)	位置	基底部扩展	深入肌层	侧壁	总计
0	2~5	低	≤1/3	0	+1	
1	2~5	中	1/3~2/3	≤50%		
2	>5	高	>2/3	>50%		
分数	+	+	+	+		

分数	分级	手术难度与所选的治疗
0~4	Ⅰ	低难度的宫腔镜肌瘤电切术
5~6	Ⅱ	高难度的宫腔镜肌瘤电切术;考虑术前使用 GnRH 类药物或采用两步法宫腔镜肌瘤电切术
7~9	Ⅲ	考虑宫腔镜手术的替代方法

AAGL 对于子宫平滑肌瘤进行了类似于息肉的总结,其中 A 水平证据:对于平滑肌瘤导致的不育,尽管术后生育率会提高,但仍会低于子宫正常的人群;制订治疗方案时要考虑到 50 岁以下的患者,黏膜下肌瘤恶变率极低;宫腔镜、超声子宫造影和 MRI 对于黏膜下肌瘤诊断的特异性和准确性都很高,而子宫输卵管造影对于诊断黏膜下肌瘤的特异性却低于前 3 者,经阴道超声的准确性与特异性也低于宫腔镜与超声子宫造影;在揭示肌瘤与子宫的肌层和浆膜的关系时,MRI 要好于其他几种检查;对于 2 型黏膜下肌瘤和月经过多,同时有没有生育要求的患者,子宫内膜剥除术是一有效的治疗方法;宫腔镜肌瘤切除术前进行宫颈准备,能减少扩宫的要求和子宫的损伤,可以术前使用昆布类和前列腺素类的药物,也可以术中行宫颈旁注射稀释的血管加压素;术前使用 GnRHa 有利于减轻黏膜下肌瘤术前的贫血。以下是基于 B 水平的证据:黏膜下肌瘤能导致月经过多,详细机制仍不明确,增加早孕流产的风险,LNG-IUS 能减少黏膜下肌瘤的发生;如果患者没有症状,且不打算生育,可以观察;含有孕激素的激素治疗,如口服孕激素、LNG-IUS 或醋酸甲羟孕酮可以治疗异常子宫出血,延缓黏膜下肌瘤的生长;肌瘤剥除器械对于黏膜下肌瘤周围子宫内膜的影响尚不清楚;使用 GnRHa 的目的应是缩短手术时间,减少膨宫液的吸收以及肌瘤残留的几率;对于有生育要求的患者,当肌瘤数目大于 3 个,或肌瘤位于宫腔镜切除会损伤大片子宫内膜的位置时,应采用经腹入路手术;术后出血可用卡孕栓或球囊宫腔压迫处理;严格计算液体丢失量,尤其是使用监测系统,并遵循协会之前制订的液体丢失标准可以减少膨宫液引起的并发症;单极电切时将外鞘紧靠在宫颈上;当不接触组织时,不启动电切,确保电极和周围隔离,减少使用高压电流的次数,会减少生殖道灼伤的机会;多个肌瘤切除术后,宫腔内的粘连更常见,在这种情况下,如果不育,二探并行粘连松解术是很必要的。以下是基于 C 水平的证据:异常子宫出血,且近绝经年龄的患者可以 GnRHa 提前绝经;如果患者有生育要求,那么不应进行栓塞和射频、冷冻、阻抗等肌瘤剥除治疗;宫腔镜术者应熟悉电外科的知识,使用单极时要注意电解质液的使用;当治疗深部的 2 型黏膜下肌瘤时,可以联合腹腔镜和超声;手术时,如果肌瘤对面的内膜没有切除,可以减少粘连的形成;对于术后粘连的患者,可以二探治疗。

(三)子宫内膜增生与子宫内膜癌

子宫内膜癌是常见的女性生殖道恶性肿瘤之一,与子宫颈癌比较,子宫内膜癌发病年龄推迟约 10 年,多见于 50 岁以上妇女,75% 的患者发生于绝经后,约60%的患者绝经年龄被推迟至50岁以上。临床与流行病学研究发现,Gimpelson等曾报道即使有经验的妇科医生每次刮宫仍会有10%~35%的子宫内膜区域刮不到。对于老年妇女由于宫颈萎缩,需扩宫才能完成刮宫,增加了对患者的损伤和痛苦。盲刮对子宫内膜癌的病灶位置及范围难以做出正确判断。Clark等分析了65篇关于功血患者宫腔镜下诊断子宫内癌和子宫内膜增生准确性的研究文献,在26 346例患者中,有3.9%宫腔镜怀疑是癌,在这3.9%的患者中71.8%是癌;而在没被怀疑是癌的患者中,仅有0.6%是癌。故认为宫腔镜诊断子宫内膜癌准确率高,但仅限于子宫内膜病变。Marchetti等回顾分析181例子宫内膜癌患者,宫腔镜诊断的敏感度为93.10%,特异性99.9%,阳性预测值99.96%,阴性预测值98.18%。宫腔镜检查结合子宫内膜定位活检,其敏感度和特异性可提高到96.55%和100%。Agostini等回顾分析宫腔镜电切组织块病理诊断子宫内膜非典型增生17例,子宫切除的组织病理学诊断发现1例子宫内膜癌,因子宫内膜非典型增生做宫腔镜手术发现子宫内膜腺癌的危险度为5.9%(1/17)。

子宫内膜癌在宫腔镜下主要表现为局部病灶的形态及表面血管异常。总体来讲为乳头状或息肉状突起,与周围正常子宫内膜或萎缩性内膜分界清楚,病灶高低不平,表面灰白无光泽,呈污秽样,并见不规则扩张的血管,有的伴出血和坏死。常见表现:

菜花样新生物:肿物可生长在宫腔的任何部位,但以宫腔前后壁及宫底部最为多见,肿物呈菜花样或细小乳头状,往往合并出血和坏死,致使肿物表面呈褐色或灰褐色。乳头表面有形态异常的血管,血管的形态多种多样,多数呈稀奇古怪状,可见血管成团或螺旋状围绕腺体周围。

弥漫型病变:宫腔内病变范围大,表现为内膜弥漫性增厚,表面呈乳头样改变,其内有粗细不等的异常血管;

局灶性息肉状物:内膜癌患者宫腔内病变可表现为息肉样新生物,此时肿物表面血管分布明显增多,可有粗细不等的异型血管。

Mkrtchian等报道B超和宫腔镜对不典型增生和早期子宫内膜癌患者预后评估的失误率分别为14.3%和5.5%,两者有明显的差异。Cicinelli等研究了100例病理确诊为子宫内膜癌的患者,术前均行宫腔镜、TVS及MRI判断宫颈受累情况。研究结果表明,有15例有宫颈受累,宫腔镜诊断敏感性最高;MRI诊断特异性最高,但三者结果相近;

宫腔镜、MRI对诊断准确性(0.89,0.91)相近,高于TVS(0.78);TVS的阴性似然比高达14.16,是宫腔镜的2.08倍,是TVS的4.68倍。故作者认为宫腔镜排除宫颈受累更可靠,而MRI预测宫颈浸润最可靠。

90年代初,有病例报道宫腔镜检查可以造成子宫内膜癌的盆腔转移、子宫血管内瘤栓甚至肺转移。在FIGO1988年的分期中腹水或腹腔冲洗液细胞学阳性旧分期为ⅢA期,但FIGO2009年最新的手术-病理分期中,删去细胞学检查结果。即认为细胞学阳性结果不改变分期,这是基于近年多项大样本病例对照研究结果。近年来,大部分学者认为宫腔镜检查可以造成腹腔冲洗液细胞学阳性,但不影响预后。Lévesque等报道了19例临床Ⅰ期的子宫内膜癌患者在子宫切除前进行了宫腔镜检查,并于开腹手术中常规进行腹腔冲洗液的细胞学检查,7例发现阳性,但以后的随访未发现腹膜复发。Lo等研究了162例子宫内膜癌患者,在开腹手术前行宫腔镜检查,对其中120例患者,应用CO_2膨宫70例,盐水膨宫50例;结果有8例患者腹腔冲洗液细胞学检查癌细胞阳性,其中盐水膨宫7例,CO_2膨宫1例,两者相比有显著差异。所有腹腔细胞学阳性的患者均未附加另外的治疗,随访无瘤生存12~34个月。表明用盐水较用CO_2做膨宫介质更易使癌细胞扩散到腹腔,对临床预后的影响还有待于进一步随访观察。Kuzel等研究42名有子宫内膜癌危险的妇女,行液体膨宫的宫腔镜检查,定位活检和刮宫术,并分别于宫腔镜检查前、定位活检后和刮宫后取腹腔冲洗液检查。共有11次冲洗液阳性结果,在宫腔镜检查前和定位活检后冲洗液阳性无统计学意义,在定位取材后和刮宫后则分别为33.3%和88.9%,有显著差异。表明刮宫术本身而非宫腔镜下的定位活检促进了瘤细胞进入腹膜腔。Arikan等研究了24个因子宫内膜癌而行全子宫和双侧附件切除术的离体标本,无子宫浆膜面和子宫外病变,内膜癌病变面积大于1cm,用5mm硬管行宫腔镜检查,最大灌注压力为100mmHg,流速150ml/min,灌注3分钟,收集经输卵管流出的液体,离心沉淀后,进行细胞学检查和细胞黏附生存能力的实验,结果在20/24例(83%)中收集到液体,17/24例(71%)发现癌细胞,10/24例(42%)中扩散的癌细胞有再生种植能力。这个实验模型得出结论,宫腔镜检查会造成癌细胞的扩散,而且扩散的癌细胞具有黏附和种植能力。日本曾作过大规模的调查,结论是宫腔镜检查与5年存活率无关。Revel 回顾性分析了 1980—2001 年 Medline 上所有有关宫腔镜检查内膜细胞播散的文章,得出结论是:目前尚不能确认腹膜上的内膜细胞是因宫腔镜灌注冲洗、逆流至盆腔;也无前瞻性、随机研究证实宫腔镜检查或手术会造成肿瘤播散。目前尚无研究证实行宫腔镜检查的内膜癌患者预后较其他传统检查的内膜癌患者预后差。尽管如此我们在临床中仍强调行宫腔镜检查时必须尽量降低膨宫压力,而且应尽量避免加压,有研究显示当宫腔内的压力小于 40mmHg 时,没有膨宫液从输卵管漏出的危险,而当压力小于 70mmHg 时,液体漏出的风险明显减少,当大于 100mmHg 时明显增多。目前尚无足够循证医学的资料来证实究竟应用多大的膨宫压力可避免宫内膜细胞播散,也还没有足够的证据说明腹水细胞学阳性与复发风险和治疗效果有何关系。

1. 子宫内膜异常增生的治疗 子宫内膜异常增生的传统治疗包括药物和子宫切除,宫腔镜下治疗对于无生育要求的患者是指行子宫内膜去除术,常用的有经宫颈子宫内膜电切术(transcervical resection of endometrium, TCRE)和子宫内膜剥除术(endometrial ablation, EA)。MePherson 等对 8900 例因异常子宫出血行 TAH 或 TCRE 的患者进行了 5 年前瞻性随访,发现 TAH 后性欲缺失、性欲低下和阴道干涩等性心理障碍的发生率高于 TCRE,同时行卵巢切除的患者更为明显。Sui 等对 5 名因不典型增生行 TCRE 的患者(3 名患者不能耐受 TAH,2 名患者不愿切除子宫)进行了 3~4 年的随访,发现 4 名患者闭经,1 名点滴出血,所有患者子宫内膜厚度均不超过 5mm。作者认为对那些不愿或不能行全子宫切除术的不典型增生患者,TCRE 术具有微创、保留子宫、恢复快的优点。Vilos 等回顾分析 10 例宫腔镜诊断子宫内膜单纯性、复杂性增生有/无异型的患者,TCRE 术 8 例病理提示非典型增生。随访 1~9 年,7 例无月经,情况良好,1 例无月经,术后 2 年死于结肠癌,2 例子宫切除,标本中未见残留内膜。作者认为对于高危非典型增生有随访条件患者,熟练的宫腔镜电切术可作为子宫切除术的替代方法。

2. 子宫内膜癌的治疗 Vilos 等在 2007 年回顾性分析了 1990 年 1 月至 2005 年 12 月的 3401 例因 AUB 行滚球电极子宫内膜电凝术和(或)TCRE 术的患者。其中病理确诊为子宫内膜癌的 19 例患者,按照已制订的临床实践方针给予处理,并随访 1 到 14 年。其中 1 例在部分内膜切除术后同意行子宫切除术,1 例孕激素治疗,内膜恢复到复杂性增生,4 年后要行子宫切除术,没发现残余癌。另 1 例拒绝子宫全切术,在行全部内膜切除后的第 5 年仍健在。死亡的几例患者中,1 例于 2 年后死于胆囊癌;2 例 4 年后死亡,1 例 87 岁自然死亡,1 例死于与癌症无关的肾衰竭;14 例仍健在继续 5 至 14 年随访;另外 2 人继续 1 到 4 年随访。皆无癌症复发迹象。TCRE 用于子宫内膜癌前病变及早期子宫内膜癌的治疗多见于下述情况:

(1)拒绝行子宫切除术。

(2)有生育要求的年轻女性。

(3)年龄过大、过度肥胖、糖尿病或高血压等不利手术或有手术禁忌证的患者。

在 FIGO2009 年新的手术-病理分期中,在Ⅲc期中再细分Ⅲc1 和Ⅲc2 期,将盆腔淋巴结和主动脉旁淋巴结转移分开,即子宫内膜癌患者未考虑腹主动脉旁淋巴结情况者术后复发风险很高,但是淋巴结阴性手术中清扫淋巴结手术风险高却无益处。盆腔和腹主动脉旁淋巴结清除术风险大,容易造成严重的手术并发症,如淋巴囊肿、淋巴水肿、大量出血、肠梗阻、泌尿道和血管损伤等。尤其是一些级别高的子宫内膜癌患者,健康状况差,尤其是伴有肥胖、糖尿病及高血压的患者,淋巴结清扫危险性高,难以接受。Cabanas 在 1977 年提出,首先接受区域淋巴引流的那一组淋巴结为前哨淋巴结(sentinel lymph node, SLN),恶性肿瘤细胞如果前哨淋巴结不发生转移,则其他淋巴结发生转移的可能性 <1‰。术前确定前哨淋巴结可提高手术切除淋巴结的几率并避免行不必要的系统性淋巴结清除术。前哨淋巴结检测方法主要有蓝色生物染料示踪法和放射性同位素标记示踪法两种。Gien 等在 16 例子宫内膜癌患者中,用宫腔镜将异舒泛蓝注射入肿瘤周围组织来探查 SLN。一定时间后,解剖显露着色的淋巴管,沿着色淋巴管找到蓝染淋巴结,并取出行病理检查。结果显示,13 例(81%)患者的淋巴系统吸收了异舒泛蓝,总 SLN 识别率为 44%,阴性预测值为 86%。Fersis 等分析 10 例子宫内膜癌,术前经宫腔镜将^{99m}Tc 注入癌灶周围,6 小时后行淋巴闪烁造影术探测 SLN,术中首先用手提式扫捕器探测 SLN 并切除,8/10SLN 可用闪烁法探测到,7/8 的 SLN 可在术中探测到,故作者认为子宫内膜癌患者探测 SLN 是安全可行的方法。Niikura 等联合使用上述两种方法,术前宫腔镜瘤旁注射^{99m}Tc 一硫胶体及异舒泛蓝方法,对 25 例子宫内膜癌患者进行术中前哨淋巴结探测,其中探测到 18 例并与手

术病理分期的结果进行比较,发现前哨淋巴结在判断淋巴结转移中的灵敏度和特异度均达到100%。这种利用宫腔镜探测前哨淋巴结的新技术,不仅术中通过发现示踪剂在SLN的浓聚,对SLN进行识别活检,而且可以判断整个淋巴引流区域内有无肿瘤转移,这无疑为子宫内膜癌的治疗提供了新的思路和手段。

3. 子宫内膜剥除术后内膜癌的发生　Baggish报道1983—1994年560例内膜剥除,8例二次内膜剥除,平均45~55岁,最短随访时间1年,仅1例术后一年因异常出血,内膜病理提示高分化腺癌,子宫切除仅浅肌层浸润。Valle报道了8例TCRE术后子宫内膜癌病例。

子宫内膜剥除术后对于有内膜癌高危因素的患者仍然存在内膜癌倾向,故而子宫内膜电切术后也应注意严密随访、及时诊断;由于术后宫腔粘连,对于粘连上方内膜癌的发生,尤其是双侧输卵管开口区域,可能隐匿癌阴道出血的预报;子宫内膜剥除术后需HRT的患者,仍然需要佐用孕激素。

(四)　剖宫产瘢痕妊娠

剖宫产术后子宫瘢痕妊娠(cesarean gear pregnancy,CSP)是指受精卵着床于既往剖宫产子宫瘢痕处的异位妊娠,将导致胎盘植入、子宫破裂甚至孕产妇死亡,是剖宫产术后远期潜在的严重并发症。

近年来,CSP发病率呈上升趋势。1978年,Larsen和Solomon首次报道了CSP。此后,截至2002年1月,仅有19例CSP报道,但在随后的6年中,CSP报道例数明显增多,接近200例。这既与世界范围内剖宫产率的升高导致CSP的发病率上升有关。也与对该疾病的认识和经阴道超声检查等诊断CSP的诊断率升高有关。Jurkovic等报道就诊的妇女中,CSP发病率为1:1800。Seow等总结了6年的CSP病例,其发病率为1:2216,占总体有剖宫产史妇女的0.15%,占前次剖宫产史妇女中异位妊娠的6.1%。CSP患者的平均发病年龄为(33±6)岁,体外受精-胚胎移植(IVF-ET)妊娠也可导致CSP的发生。

CSP出现症状的时间早晚不一,可早至妊娠5~6周,晚至妊娠16周,平均诊断孕周为(7.5±2.5)周,距离前次剖宫产时间为4个月至15年。不规则阴道出血通常为CSP的首发症状,占38.6%,可为点滴状或大出血,有或无明确停经史。15.8%的患者伴有轻~中度的腹痛,8.8%的患者表现为单纯下腹痛,36.8%的患者无症状,超声检查偶然发现。剖宫产切口瘢痕妊娠未破裂时,症状常不明显,可有瘢痕局部疼痛和压痛。随着妊娠的进展,CSP发生子宫破裂和大出血的危险逐渐增加。

CSP的超声检查诊断标准为:

(1)宫腔及宫颈管内未探及妊娠囊。

(2)妊娠囊或混合性包块位于子宫峡部前壁宫颈内口水平处或既往剖宫产瘢痕处。

(3)妊娠囊或包块与膀胱之间,子宫下段前壁肌层变薄或连续性中断。

(4)彩色多普勒血流成像在妊娠囊滋养层周边探及明显的环状血流信号,脉冲多普勒显示高速(峰值流速>20cm/s)低阻(搏动指数<1)血流图,与正常早期妊娠血流图相似。

(5)附件区未探及包块,直肠子宫陷凹无游离液(CSP破裂除外)。

2000年,Vial等依据CSP瘢痕处受精卵种植的深浅,提出两种类型的CSP:第一型受精卵种植于瘢痕宫腔侧,妊娠囊向宫腔方向生长,该类型有可能发育为活胎,但有子宫破裂、大出血的风险;第二型受精卵种植于瘢痕处深肌层,妊娠囊向膀胱、腹腔内方向生长,该类型在孕早期即可发生子宫破裂。然而,在临床实际工作中,发现子宫瘢痕妊娠的表现呈现多样化,而且一些不典型的病例常常被误诊为滋养细胞肿瘤而导致误治。

向阳等将CSP分为以下3型:Ⅰ型:瘢痕处宫腔内孕囊存活型。孕囊大部分位于剖宫产瘢痕上方的子宫下段宫腔内,可见胚胎及胎心搏动,绒毛下局部肌层薄,孕囊周围局部肌层血流信号丰富。Ⅱ型:瘢痕处肌层内孕囊型。孕囊生长于子宫前壁下段瘢痕处肌层,孕囊附着处肌层缺如或者变薄,常常胚胎结构模糊,孕囊周围局部肌层血流信号丰富。Ⅲ型:包块型或者类滋养细胞疾病型。主要表现为子宫前壁下段可见囊实性或实性混合回声包块,局部肌层缺如或变薄,与正常肌层界限不清,局部血流信号丰富,可探及高速低阻的血流频谱。该类型可以是前两种类型CSP清宫不全或不全流产后残留的妊娠组织继续生长后形成的,超声图像容易和滋养细胞疾病混淆而导致误诊。

宫腔镜检查组织损伤相对较小,充分膨宫后,全面探查宫腔,可发现宫腔空虚,子宫下段前壁的肌壁内病灶向宫腔方向凸出,同时还可发现既往剖宫产的瘢痕痕迹。对于难以确诊的CSP病例,腹腔镜检查可作为诊断手段。腹腔镜下宫体大小一般与孕周相符,子宫下段膨大,呈蓝紫色,在原剖宫产瘢痕处可见外凸病灶,双侧输卵管及卵巢外观正常。

有关CSP的治疗无统一规范,但公认的是确诊

CSP后,切忌盲目行病灶清除术,否则会引起致命性大出血。因此,其治疗措施包括杀胚和病灶清除,对并发大出血者尚应紧急止血。根据入院时血β-HCG水平和病灶部位、大小、表面肌层厚度、血供及阴道流血情况进行综合考虑,选择个体化治疗方案。对于孕周<8周、无腹痛、生命体征平稳、影像学检查无子宫破裂征象的CSP患者,β-HCG<5000IU/L者可选择甲氨蝶呤注射全身给药治疗;对β-HCG>5000IU/L者应选择子宫动脉甲氨蝶呤灌注+栓塞的介入治疗。CSP分病灶突向宫腔的Ⅰ型和病灶突向浆膜的Ⅱ型,对Ⅰ型患者,当表面肌层厚度>12mm时,宜行宫腔镜引导下清宫术;表面肌层厚度<12mm时,宜行宫腔镜引导加腹腔镜监视的清宫术。对Ⅱ型患者,当病灶直径≥4cm或血流丰富时,宜行经腹病灶切除加子宫修补术;对病灶<4cm且血流少的患者可行腹腔镜下病灶切除加子宫修补术。当CSP并发大出血时,对血β-HCG水平>5000IU/L的患者宜行UAE紧急止血;对血β-HCG水平<5000IU/L且出血不很凶险或清宫术时出血较多的患者,可采用Foley导尿管宫腔压迫止血。

宫腔镜治疗CSP主要用于妊娠组织向宫内生长的病例。2005年Wang等首次报道宫腔镜治疗CSP以来,迄今已有多篇报道。用宫腔镜手术成功治疗CSP,患者术后再次正常妊娠。宫腔镜手术能够更好地观察妊娠囊位置及周围情况,周边血管分布,帮助进一步明确诊断。宫腔镜直视下环形电极电切或搔刮,将妊娠囊及陈旧机化的组织从子宫壁分离清除,及时清除病灶,减少了盲目刮宫引起的大出血,同时避免了对宫腔其他部位内膜的损伤,减少宫腔粘连的可能,并通过定点电凝止血,减少和预防术中、术后出血,手术结束同时可明确宫腔内是否有残留组织,而且可适当修整子宫切口瘢痕局部缺陷,防止再次发生CSP及子宫切口憩室存在可能,最大限度地保留子宫完整性,是目前CSP病灶切除术式中最微创的途径。

Deans等对比观察行MTX全身用药、MTX妊娠囊局部注射治疗及行宫腔镜手术治疗CSP,证明宫腔镜手术安全,治疗时间短,出血少,术后恢复快(血β-HCG下降快),不影响再次正常妊娠。

宫腔镜手术风险主要来自出血和电损伤及术后再次CSP。

(1)宫、腹腔镜检查明确病灶后,在切割前,宫壁或宫颈注射10IU垂体后叶素,可大大减少术中出血。对术后出血者可用Foley管压迫24小时。

(2)结合患者情况,采用合适的宫腔镜或腹腔镜途径。B超提示孕囊部分突出宫腔,血β-HCG偏低,包块直径<3cm者可考虑选择宫腔镜治疗。否则采用腹腔镜途径更安全。

(3)对有胎心搏动者,术前采用MTX化疗或子宫动脉栓塞预处理,这样可降低绒毛活性,减少局部血供,减小手术过程中出现难以控制的大出血的风险。

(4)宫腔镜下手术时,尽量用环形电极刮取和切割病灶,只在见明显出血点时才采用点状电极短暂电凝止血。妊娠物着床的底部子宫壁不要切割过深。腹腔镜下手术时,要充分推离膀胱,完全暴露子宫下段包块及部分周围正常宫壁组织,以减少对膀胱等周围组织电损伤。

(5)手术中除了清除妊娠组织及血块外,还应至少切除妊娠组织着床处的子宫瘢痕组织,修整周边组织,一方面保证手术彻底,另一方面可去除子宫壁的微管道,预防子宫切口憩室存在的可能,预防术后月经淋漓不尽,降低CSP复发的风险。

宫腔镜及腹腔镜替代开腹手术清除CSP病灶有着明显的优势,宫腔镜适用于病灶凸向宫腔内的病例,而腹腔镜适用于病灶凸向膀胱和腹腔内的病例。腔镜手术要求在患者生命体征平稳,术者技术熟练且器械条件具备的情况下进行,如果术中出现大出血,止血困难,必须立即转为开腹手术。

(五)宫腔异物

人流术中、产时上环,因其宫腔大、软,子宫复原程度无法正确估计,以致环号偏大,易发生嵌顿、下移,宫颈、宫腔粘连;哺乳期子宫软、偏大,以致环号偏小,造成环位下移,尤其下移后造成颈管部位嵌顿,发生出血、腰酸背痛等不适。

IUD异位、断裂、嵌顿、环穿出子宫、IUD尾丝迷失都可以造成IUD取环失败。其中IUD嵌入子宫肌层往往是造成IUD断裂或取出困难的常见原因。患者IUD嵌顿的原因有多种:上环时间不当:患者上环时为哺乳期妊娠行人流术后,此时子宫软、偏大、未复旧,且术后出血时间长易宫腔感染;环的形状为V行;上V型环时子宫软推举至宫底过紧、子宫软、结合子宫复旧,IUD易嵌顿肌层;再就是上器操作不当,可致内膜损伤或宫腔感染而宫腔粘连。

宫腔镜下取环目前认为是一种准确、实用、安全有效的方法。宫腔镜检查可发现宫内异物,但不能发现嵌入宫壁或埋藏于子宫内膜下的异物,TCRF术时B超同步监测是非常重要的。

B超监测有很多优点:可为异物定位,引导宫腔镜器械的置入，显示切除异物的范围和深度；帮助判断环的牵拉方向，牵拉是否有效。强行牵拉，不仅容易损害器械，而且造成环的再次断裂、残留；及时判断有无残留，防止切割过深导致子宫穿孔，避免再次宫腔操作，减少患者痛苦。

环嵌入较深，阻力很大时，传统方法仅刮除宫内膜松动环往往困难，可以考虑用刮齿或抓钳，亦可使用电切镜去除环四周少许浅肌层，左右轻摇使环松动后再取，非常有效。对嵌顿肌层过深，甚至穿出浆膜层，应选用宫腹腔镜联合诊治。

绝经后卵巢功能减退，雌激素水平下降，致阴道穹隆部及宫颈明显萎缩，宫颈口和颈管狭窄，子宫萎缩宫腔变小，致使IUD相对过大，与宫壁粘连，容易嵌入子宫肌层，造成取器困难。其中子宫萎缩特别是子宫颈萎缩是绝经后妇女取器的主要困难。

TCRF为不定型手术，手术方案常需在术中决定，故可能使用的设备最好应有尽有，包括3.1mm、3.6mm、4.9mm的诊断性纤维宫腔镜，3.0mm、4.5mm、5.5mm的硬质诊断性宫腔镜，8mm的治疗性宫腔镜及各种微型器械，7mm、8mm、9mm宫腔电切镜与各种电极，以及间隔5mm的3～12号Hegar扩张器、卵圆钳、胆石钳、长弯血管钳、取环钩等常规器械。

不同电极在该术式中扮演不同的角色；水平电极适合切割宫腔中央型粘连；针状电极，适合划开宫底、子宫侧壁和周边型粘连；7mm关闭式环型电极，适合打开闭锁的宫腔，并可进入宫角，取出异物；垂直开放式环型电极适合刮除内膜，切除较深的肌壁组织，并可夹带、取出异物。

经宫颈预处理和(或)术时扩张宫颈，是手术成功的关键。生育期妇女，术前可放置海藻棒、球囊导尿管等扩张宫颈；绝经期及绝经后妇女，可因宫颈萎缩导致宫颈钳无处钳持；子宫口狭小或宫颈宫腔粘连，探针通过困难或探针无法进入宫颈管和宫腔，可口服雌激素，如补佳乐1mg/d，共2周，并外用雌激素软膏，如更宝芬，术前给予软化宫颈的药物，如米索前列醇。

（冯力民）

参考文献

1. Goldstein R. Evaluation of Endometrial polyps. Am J Obstet Gynecol,2002,186(4):669-674

2. 冯力民,王伟娟,张红霞等.宫腔镜手术治疗子宫内膜息肉的临床分析.中华妇产科杂志,2003,38:611-615

3. 彭雪冰,夏恩兰.子宫内膜息肉中雌激素受体和孕激素受体的表达特点及意义.首都医科大学学报,2006,27(1):117-119

4. AAGL Advancing Minimally Invasive Gynecology Worldwide. AAGL practice report:practice guidelines for the diagnosis and management of endometrial polyps. J Minim Invasive Gynecol,2012,19:3-10

5. Wamsteker K,Emanuel H,deKruif H. Transcervical hysteroscopic resection of submucous fibroids for abnormal uterine bleeding:Results regarding degree of intramural extension. Obstet Gynecol,1993,82:736-740

6. AAGL Advancing Minimally Invasive Gynecology Worldwide. AAGL practice report:practice guidelines for the diagnosis and management of endometrial polyps. J Minim Invasive Gynecol,2012,19:152-171

7. Casadio P,Youssef M,Spagnolo E,et al. Should the myometrial free margin still be considered a limiting factor for hysteroscopic resection of submucous fibroids? A possible answer to an old question. Fertil Steril,2011,95:1764-1768

8. RicardoL. A New System to Classify Submucous Myomas:A Brazilian Multicenter Study. Journal of Minimally Invasive Gynecology,2012,19:575-580

9. Clark J. Accuracy of hysteroscopy in the diagnosis of endometrial cancer and hyperplasia:a systematic quantitative review. JAMA,2002,288(13):1610-1621

10. Mkrtchian B. Transvaginal ultra sonography in atypical hyperplasia and early cancer of endometrium (diagnostic significance and prognostic evaluation). Georgian Med News,2007,(145):12-16

11. Cicinelli E,Marinaccio M,Barba B,et a1. Reliability of diagnostic fluid hysteroscopy in the assessment of cervical invasion by endometrial carcinoma:a comparative study with transvaginal sonography and MRI. Gynecol Oncol,2008,111(1):55-61

12. Bedner R. Hysteroscopy with directed biopsy versus dilatation and curettage for the diagnosis of endometrial hyperplasia and cancer in perimenopausal women. Eur J Gynaecol Oncol,2007,28(5):400-402

13. Saygili H. Histopathologic correlation of dilatation and currettage and hysterectomy specimens in patients with postmenopausal bleeding. Eur J Gynaecol Oncol,2006(27)2:182-184

14. Garuti G. Accuracy of hysteroscopic diagnosis of endometrial hyperplasia:a retrospective study of 323 patients. J Minim Invasive Gynecol,2005,12(3):247-253

15. Garuti G. Hysteroscopic view in atypical endometrial hyperplasias:A correlation with pathologic findings on hysterectomy specimens. J Minim Invasive Gynecol,2006,13(4):325-330

16. Solima E,Brusati V,Ditto A,et al. Hysteroscopy in endo-

metrial cancer:new methods to evaluate transtubal leakage of saline distension medium. Am J Obstet Gynecol, 2008;198:214. e1-214. e4

17. Sui L. Management of abnormal uterine hemorrhage with atypical endometrial hyperplasia by transcervical resection of endometrium. Int J Gynecol Cancer, 2006, 16 (3):1482-1486

18. Vilos A. Resectoscopic surgery in 10 women with abnormal uterine bleeding and atypical endometrial hyperplasia. J Am Assoc Gynecol Laparosc,2002,9(2):138-144

19. Vilos A, Edris F, A1 Mubarak A, et al. Hysteroscopic surgery does not adversely affect the long-term prognosis of women with endometrial adenocarcinoma. J Minim Invasive Gynecol,2007,14(2):205-210

20. Kodama J, Seki N, ojima Y et al. Risk factors for early and late postoperative complications of patients with endometrial cancer. Eur J Obstet Gynecol Reprod Biol, 2006,1 24(2):222-226

21. Baggish S. Endometrial ablation:A series of 568 patients treated over an 11-year period. American Journal of Obstetrics and Gynecology,1996,174(3):908-913

22. Valle F,Baggish S. Endometrial carcinoma after endometrial ablation:high-risk factors predicting its occurrence. Am J Obstet Gynecol,1998,179(3):569-572

23. Rotas A, Habeman S, Levgur M. Cesarean scar ectopic pregnancies:eti0109y, diagnosis, and management. Obstet Gynecol,2006,107:1373-1377

24. 任彤,赵峻,万希润,等. 剖宫产瘢痕妊娠的诊断及处理. 现代妇产科进展,2007,16:433-436

25. Ash A, Smith A, Maxwell D. Caesarean sc pregnancy. BJOG,2007,114:253-263

26. 向阳. 关于剖宫产瘢痕妊娠的分型与治疗方法的选择. 中国妇产科临床,2012,13:401-404

27. Vial Y,Petignat P,Hohlfeld P. Pregnancy in a ceaserean scar. Ultrasound Obstet Gynecol,2000,16:592-593

28. Wang L,Su H,ChenS. Operative laparoscopy for unruptured ectopic pregnancy in a caesarean scar. BJOG, 2006,113(9):1035-1038

29. Deans R, Abbott J. Hysteroscopic management of cesarean scar ectopic pregnancy. Fertil Steril, 2010,93(6): 1735-1740

30. Yang Q,Piao S,Wang G, et al. Hysteroscopic surgery of ectopic pregnancy in the cesarean section scar. J Minim Invasive Gynecol,2009,16(4):432-436

31. Ash A,Smith A, Maxwell D. Caesarean scar pregnancy. BJOG,2007,114(3):253-263

32. Lee H,Kim H,Cho H,et al. Laparoscopic surgery of ectopic gestational sac implanted in the cesarean section scar. Surg Laparosc Endosc Percutan Tech, 2008, 18 (5):479-482

第十一节　子宫畸形的宫、腹腔镜联合手术

一、子宫畸形的概念与分类

子宫畸形是胚胎发育早期双侧苗勒氏管的发生发育融合障碍所引起的一系列表现。主要包括双侧未发育所致的始基子宫、发育不全如幼稚子宫;一侧发育与发育不全的单角子宫、残角子宫;双侧发育和发育不全的双子宫(阴道斜隔)、双角子宫以及双侧副中肾管融合吸收障碍所形成的中隔子宫等。子宫畸形所引致的子宫解剖学异常,一直被认为是影响受孕和引起妊娠与产科并发症的根源。在临床上,由于子宫畸形所引致的不孕、反复流产、早产、胎儿异常以及异位妊娠等并不罕见;也有不少子宫发育异常终生未被发现。在所有妊娠分娩的产妇中,子宫畸形的发生率估计为 0.1% ~ 0.5%,在晚期自然流产的孕妇中估计发生率为 15% ~22%,在不孕症患者中发生率为 6.3%。在反复流产者中的发生率约占 13%。

在各类子宫畸形中,中隔子宫最为常见,约占全部子宫发育异常的 80% ~90%,可导致不孕、反复流产、早产、胎膜早破等与生育相关的危害。根据中隔子宫的形成机制,中隔子宫与正常子宫外形特征基本相同或略有不同,典型的中隔子宫外形特征是子宫横径略大于前后径,宫底平坦(见书末彩图46-2)。根据中隔组织的形态和中隔末端的附着位置,分为不全子宫中隔和完全子宫中隔。不全子宫中隔的末端终止在子宫内口以上水平,将子宫腔一分为二,大部分子宫中隔属于该种类型,在宫腔镜下可见不全中隔组织,将宫腔分为左右两部分,以鼻中隔分隔鼻腔称为"鼻孔征"(见书末彩图46-3)。联合 B 超检查,探头横扫,中隔子宫,可见二个宫腔声影,称为"猫眼征";完全子宫中隔末端终止在子宫内口以下水平或宫颈外口,外观似"双宫颈",约占子宫中隔的 14% ~17%,约有 20% ~25% 的子宫中隔合并阴道纵隔。

阴道斜隔综合征也是相对常见的子宫畸形,发生机制主要与副中肾管发育异常有关,可能是副中肾管向下延伸未达到泌尿生殖窦所致。其形态学特征为双子宫、双宫颈、双阴道和一侧阴道完全或不完全闭锁;常伴闭锁阴道侧泌尿系统发育异常,以肾脏缺如多见。阴道斜隔起始于两个宫颈之间,向远侧端偏离中线斜行,与阴道侧壁融合,遮蔽一

侧宫颈形成盲端,通常称之为"隔后腔"。斜隔综合征分为3型,Ⅰ型:无孔斜隔型。一侧阴道完全闭锁,隔后的子宫与外界及对侧子宫完全隔离;月经来潮后经血聚积在隔后腔内,该型容易误诊为阴道壁囊肿或者盆腔肿物;Ⅱ型:为有孔斜隔型,一侧阴道不完全闭锁,隔上有一个直径数毫米的小孔,隔后子宫亦与对侧隔绝,经血可通过小孔滴出,但流出不畅;Ⅲ型:无孔斜隔型,常合并宫颈瘘管,两侧宫颈之间或隔后腔与对侧宫颈之间有瘘管形成,也会有引流不畅(图46-4)。

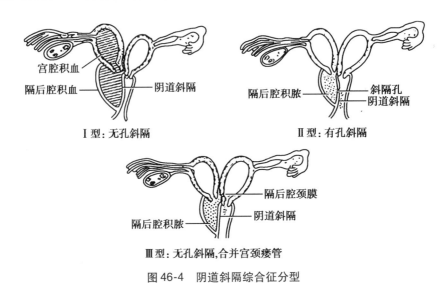

图46-4　阴道斜隔综合征分型

残角子宫与双角子宫也是由于双侧或一侧副中肾管发育不正常造成的非对称性和对称性子宫发育畸形。目前各种分型方法尚不统一。按照美国生殖医学会(1998年)的分型标准,残角子宫属于Ⅱ型子宫畸形,又分为4个亚型:Ⅱa型:残角子宫有腔,与对侧子宫腔相通;Ⅱb型:残角子宫有腔,与对侧子宫腔不相通,此类约占25%,常因月经初潮后残角子宫腔经血潴留造成积血而出现痛经,并进行性加重,或残角妊娠破裂,具有重要的临床意义;Ⅱc型:残角子宫为一无腔的实体,仅以纤维带与对侧单角子宫相连;Ⅱd型:残角子宫未形成,对侧子宫呈单角状。Ⅱa、Ⅱc型残角子宫多无临床症状,不易诊断,常在手术中被发现。临床意义较大的是Ⅱb型残角子宫,常因宫腔积血、周期性腹痛或妊娠后急腹症被发现。在青春期后因经血不能外流,出现宫腔积血,并可因经血逆流继发出现子宫内膜异位症,患者可有进行性加重的痛经,并可导致不孕。一经确诊均需手术切除残角子宫及同侧输卵管。

双角子宫在所有子宫畸形中的发生率约占13.6%,但其对妊娠及其妊娠结局的影响却较大,大约40%的双角子宫可引起自然流产、早产,分娩异常。

需要提醒的是,子宫畸形常常与泌尿系畸形同时存在,文献报道,大约30%的残角子宫畸形同时伴有同侧泌尿系统畸形。

二、子宫畸形的诊断

长久以来,子宫畸形的诊断主要依靠影像学检查,如子宫输卵管碘油造影(hysterosalpingography,HSG)、超声(utrasonography,US)和磁共振成像(magnetic resonance imaging,MRI)检查等。HSG作为子宫畸形的经典诊断方法,不仅可以观察子宫腔内的异常,同时还能够评估双侧输卵管的通畅情况,临床较为常用。但是,作为一种间接检查方法,HSG对子宫畸形的诊断没有特异性征像,容易受造影剂、子宫腔形态以及读片解释差异等因素影响,判断子宫畸形时的准确性和可靠性较差。US检查以其无创伤性和可重复性广泛应用于临床,也是子宫畸形最常用的检查手段,特别是通过三维超声检查,能够对子宫的冠状平面和子宫颈管的轮廓特征扫描显影,区分子宫内膜与肌层的关系,从而使诊断的准确性大为提高,阴道三维超声在诊断包括子宫畸形在内的宫腔异常中的灵敏度为84.5%,特异度为98.7%,阳性预测值98.0%,阴性预测值89.2%。尽管如此,由于受宫腔变形或宫腔线紊乱的影响,超声检查时容易把子宫内膜息肉、宫腔粘连和中隔子宫相混淆因而影响其诊断的特异性。MRI是一种准确而又无创的诊断方法,能够提供子宫的形态计量学信息,诊断子宫畸形的准确性相对较高,例如诊断中隔子宫的灵敏度及准确度均可达到 100%，但是，由于检查费用昂贵及不能详细提供输卵管开放与否等情况，在临床上尚未作为子宫畸形的常规诊断方法。

近年来，随着宫腔镜在临床的应用与普及，对子宫腔内病变和结构异常的直视诊断成为可能，也使得子宫发育畸形诊断的准确性大为提高。国外学者通过宫腔镜和三维超声对 3850 例不孕患者的子宫腔因素进行了对比研究，在经宫腔镜诊断的 894 例子宫腔结构异常者中，中隔子宫畸形占 570 例，其中 5 例被三维超声检查遗漏，表明宫腔镜对观察子宫畸形的子宫腔内解剖学变异，具有其他检查方法无法比拟的优势，并且确认宫腔形态异常的同时，还可以诊断其他宫腔内病变如子宫内膜息肉、宫腔粘连等。尽管如此，宫腔镜作为对子宫腔内的检查手段，受观察视野的局限，无法了解子宫腔以外的结构异常，尤其是不能判定子宫的外形轮廓以及区分子宫畸形的类型，如中隔子宫、双角子宫和弓形子宫，单角子宫与残角子宫等，可能具有相同的宫腔特征，呈现相似的宫腔镜图像，但其子宫底部以及子宫的外形特征显著不同。因此，必须要在全面观察子宫外形轮廓基础之上，结合对子宫腔内的直视检查结果，才能对子宫畸形作出正确的诊断。

宫腔镜联合腹腔镜检查，是在直视观察子宫腔的同时，对子宫外形结构和轮廓特征进行的同步检查，其诊断的准确性已被大量临床研究证实。Braun 等通过宫腔镜、腹腔镜的联合检查，对 HSG 诊断的子宫畸形进行对比验证，12 例不全子宫中隔者中，5 例接受宫腔镜联合腹腔镜检查，其中 1 例为正常宫腔；4 例 HSG 提示中隔子宫的患者，仅 2 例在联合检查中证实；而在 1 例 HSG 提示单角子宫合并阴道纵隔的患者，联合检查证实为双子宫畸形。在上述共计 10 例接受宫腔镜联合腹腔镜检查的患者中，其中 4 例与 HSG 诊断结果不符合。可见，宫腔镜联合腹腔镜检查是诊断子宫畸形的"金标准"。

通过宫腹腔镜进行诊断是以畸形子宫的形态学特征为依据的。以中隔子宫为例，在宫腔镜下的特征表现：①不完全中隔，可见中隔组织自宫底纵向向下延伸，将宫腔一分为二，每侧宫腔顶端仅见一个输卵管开口，中隔上宽下窄，边缘钝圆，外观色泽苍白或粉红，质地坚韧，表面覆盖薄层内膜，与宫腔其他部分的内膜可形成对照；②完全中隔，宫腔失去正常解剖学形态，镜下见两侧"羊角状"腔隙，顶端仅见单个输卵管开口，内膜常无明显异常。对于中隔子宫，腹腔镜下的特征表现是子宫底部浆膜面平坦，子宫横径增宽大于前后径，子宫底凹陷不明显或仅有轻微凹陷，借此可与双角子宫、鞍状子宫进行鉴别。

三、宫腹腔镜联合治疗子宫畸形

子宫畸形的传统矫治方法是经腹子宫整形术，手术创伤大，出血多，术后子宫和腹壁的瘢痕以及形成的子宫腔和盆腹腔内粘连，又可成为影响手术疗效和引起不孕、不育的关键。宫腔镜联合腹腔镜矫治子宫畸形，不开腹、不需切开子宫，在微创环境下整复子宫的异常结构，使子宫腔恢复正常解剖学形态，去除引起不孕与不育的原因。由于不破坏子宫肌壁的完整性，因而显著缩短了术后需避孕等待、子宫修复的时间，而且也减少了妊娠后子宫破裂的风险，成为子宫畸形治疗的理想办法。

（一）中隔子宫畸形矫治术

在宫腔镜问世前，中隔子宫的手术方法为 Jones 和 Tompkins 提出的经腹子宫成形术。Jones 经腹子宫成形术为楔形切除宫底和中隔部分，并进行子宫肌壁重建；Tompkins 的术式是在宫体中线上由前到后切开宫体，横向切除中隔组织进行缝合。这些手术方法均需要开腹和切开子宫，患者住院时间较长，术后恢复慢，而且由于对子宫肌壁组织的破坏，必须严格避孕 2 年以上才能妊娠；对那些术后妊娠并能维持至足月的患者往往需要剖宫产分娩以预防子宫破裂。1974 年，Edstrom 报道了首例宫腔镜下子宫中隔切除术，1981 年，Chervenak 及 Neuwirth 又分别报道了宫腔镜切除子宫中隔后妊娠成功的病例。自此，经宫颈子宫中隔切除术这一整复性手术方式，以其出血少，住院时间短，术后病率低等优势在临床日益得到普及。由于该术式对子宫内膜干扰小，术后受孕间隔时间短，子宫壁无瘢痕，可经阴道试产分娩，充分显示了与开腹手术无法比拟的优势，目前已成为公认的治疗中隔子宫的手术方式。

手术适应证：①原因不明的不孕症者；②有 ≥2 次自然流产史者；③准备实施辅助生殖者。手术时机选择在早卵泡期为宜，此时子宫内膜菲薄，宫腔视野清晰，便于观察中隔的形态、把握手术范围和对中隔组织切除或分离的深度。手术前日晚需要进行宫颈软化预处理，便于手术操作。

手术操作通常分三个步骤，第一步，宫腔镜联合腹腔镜检查：全面观察子宫腔形态、子宫大小、形状、双输卵管卵巢外形以及盆腔其他部位存在的病变，明确诊断，决定手术方案。第二步，腹腔镜监护宫腔镜手术：经宫颈置入宫腔电切镜，自中隔的最低点开始分离或切割，横向左右交替直到中隔基底部，将宫腔镜置于宫底切割创面处，调暗腹腔镜光源，观察子宫底部子宫腔内透出的光亮是否均匀，与周围子宫肌壁透光程度一致,直到确定中隔组织完全分离或切除为止。第三步,腹腔镜手术:完成宫腔内操作后,对盆腔内同存的病变进行相应治疗。

术中腹腔镜监护有以下优点:①对于术前诊断不明确者,术中可在直视下了解宫底形态,排除双角子宫,进一步明确诊断;②一旦术中发生子宫穿孔,可在直视下进行穿孔部位缝合修补;③对于合并盆腔疾患者,特别是不孕症的患者,可同时进行盆腔疾病的处理,输卵管通液检查等。但是,作为一种侵入性的监测方法:①腹腔镜监护为有创性手术,需要全麻,费用较高,并有肠管和血管损伤等并发症的可能;②腹腔镜监护,不能及时、准确地判断切割的深度和程度。当术中发现子宫表面苍白、有水疱形成时,子宫肌壁已受到一定程度的损伤。国内学者探讨了 B 超监护的可行性,比较了腹腔镜监护与 B 超监护对宫腔镜子宫中隔切除术的临床效果,发现两者术后二次手术率、正常妊娠率、流产率均无明显差异。因此提出 B 超监护简便,经济,无创,能清晰显示宫底的切割程度,及时提示术者终止手术,防止子宫穿孔及切割不全等。但是,对于合并不孕症或盆腔病变,或术前与双角子宫或者其他子宫畸形鉴别困难时,联合腹腔镜手术与监护更具优势。

子宫中隔切除术后为预防宫腔创面粘连形成,通常放置宫内节育器(IUD),同时给予雌、孕激素周期治疗促进创面修复。雌、孕激素周期治疗 2~3 个月后,建议进行宫腔镜二探,全面评估宫腔解剖学形态并取出 IUD,对于宫腔形态恢复正常者,酌情指导受孕;如若中隔残留过多(超过 1cm),或妊娠再次流产,应考虑二次中隔切除或分离手术。由于宫腔镜子宫中隔切除或分离手术,不破坏子宫肌壁的完整性,宫腔创面的组织修复约在术后 2~3 个月完成,显著缩短术后需避孕等待子宫修复至妊娠的时间,通常于手术后 3 个月即可试孕妊娠。

尽管目前临床常规用宫内放置 IUD 加人工周期预防术后粘连,但对其临床效果仍存在争议,宫腔镜子宫中隔分离术后放环者宫腔镜检查时发现 IUD 被包裹粘连甚至取环困难的现象也绝非罕见。有些学者提出 IUD 作为宫内异物,在起到物理屏障作用而阻隔粘连形成的同时,又可能增加术后感染的危险并介导粘连;并且对于合并有盆腔子宫内膜异位症、子宫腺肌症、子宫内膜息肉的患者,外源性激素刺激有加重原发疾病可能,不利于患者术后正常妊娠和生育。进一步的研究发现,放置 IUD 与不放置组术后 3 月宫腔镜检查时子宫形态无显著性差异,应用人工周期与不用组子宫创面覆盖的内膜厚度亦无差异。而术后早期行宫腔镜检查,对防治

粘连有重要意义。有研究发现术后第 1 个月宫腔镜检查时宫腔内粘连为轻度膜样,通过镜体划动即可达到分离效果。对于宫腔粘连又同时合并子宫内膜异位症/子宫腺肌病的患者术后使用 GnRH-a 类药物一方面以抑制子宫内膜生长,达到对子宫内膜异位症/子宫腺肌病的治疗作用;另一方面,也有预防再粘连的作用。理论上 GnRH-a 可以通过作用于血管内皮生长因子和基质纤维母细胞生长因子影响新生血管形成、减少术后炎症介质生成等,从而预防术后粘连的形成。因此,对于合并雌激素依赖性疾病的患者,术后使用 GnRH-a 类药物既可治疗原发病,又能防止再粘连的发生。

临床研究表明,宫腔镜子宫中隔切除后明显提高受孕率,降低自然流产率,足月妊娠率和活婴率不同程度提高,术后自然流产的发生率从 88% 降至 12.5%,围产儿存活率由 73.3% 升至 90.5%。术后妊娠的孕妇与正常孕妇具有相同的妊娠结局,尽管如此,对于子宫中隔矫治术后妊娠的孕妇仍要加强孕期管理,临产后应严密监护产程,以保证母子平安。

(二)双角子宫畸形矫治术

双角子宫畸形手术治疗的目的是将两个狭窄的子宫角融合成为一个正常的宫腔形态,传统手术是开腹行 Strassman 术式。随着宫腔镜、腹腔镜手术技术的成熟和普及,应用宫腹腔镜联合成功矫治双角子宫畸形的报道越来越多。

手术操作步骤:①腹腔镜监护下宫腔镜手术:在腹腔镜监护下,宫腔镜针状电极划开突向子宫腔的凹陷组织,即子宫底部中线处肌壁组织直至宫底正中浆膜层,形成"人工穿孔"使子宫底部与腹腔相通;②腹腔镜手术:腹腔镜下沿子宫底部中线横行向两侧延长切口,至距离双侧子宫角 1~1.5cm 处,然后纵向间断缝合子宫底部肌壁组织,融合子宫底;③术后宫腔放置宫内节育器,辅助人工周期 2~3 个月促进子宫内膜生长。术后需严格避孕至少 1 年方可考虑妊娠,以防子宫破裂发生。

(三)阴道斜隔综合征矫治术

对于阴道斜隔综合征的治疗首先是明确诊断,由于斜隔综合征患者具有双子宫、双宫颈、双阴道和一侧阴道的完全或不完全闭锁,因此,通过宫腹腔镜联合对子宫腔和盆腹腔以及子宫外形轮廓的直视观察,在诊断同时进行必要的鉴别诊断,提高手术治疗的有效性。通常分为两步进行,第一步宫腔镜评估,将宫腔镜置入阴道内,评估斜隔的部位、形态及其与子宫颈的关系,同时观察斜隔上有无孔道以及隔后腔内有无积血等;然后将宫腔镜经膈外侧的子宫颈置入子宫腔内,观察该侧为单角子宫

腔,仅见一侧输卵管开口。第二步腹腔镜评估,腹腔镜下见盆腔内各有一单角子宫,分别与同侧输卵管卵巢相连。诊断明确后,对于有孔型斜隔,可在宫腔镜直视下扩大隔孔,使隔后腔完全暴露,充分引流;对于无孔型隔,可通过穿刺针定位抽吸隔后腔积血,然后扩大该处黏膜,使隔后腔完全暴露。阴道斜隔综合征治疗的主要目的是解除斜隔引起的经血流出障碍,生育问题待患者出现不孕不育相关症状再酌情进行治疗。

(四)残角子宫的处理

需要进行处理的残角子宫是Ⅱb型和Ⅱa型残角子宫。Ⅱb型由于经血不能流出,多在青春期发病;Ⅱa型在生育年龄,一旦残留子宫妊娠,可能发生子宫破裂致命。一旦诊断,均应手术切除残留侧子宫。

腹腔镜实施残角子宫切除时,应连同残留侧输卵管一并切除。操作方法与子宫切除步骤相同,双极电凝凝固并切断残角子宫圆韧带及卵巢固有韧带,打开该侧阔韧带前后叶腹膜及膀胱子宫返折腹膜,分离宫旁组织并推开膀胱,凝固并切断残角子宫侧子宫血管;分离暴露残角子宫与对侧单角子宫的连接组织,紧贴残角子宫表面分离并切开之,游离并切除残角子宫与同侧输卵管,取出腹腔。

宫、腹腔镜联合进行子宫畸形的矫治,实现了对子宫畸形由诊断、鉴别诊断到手术的同期展开,结合子宫内、外部解剖学结构的改变全面评估,诊断准确率高;手术创伤小、出血少,术后恢复快,是子宫畸形治疗的首选方法。

(段华 彭燕蓁)

参 考 文 献

1. 段华.中隔子宫的特点及处.实用妇产科杂志,2009,25(9):520-521
2. 黄晓武,夏恩兰,刘玉环,等.宫腔镜下子宫纵隔电切术监护方法探讨.中国内镜杂志,2006,12(7):737-739
3. 段华,李长东,成九梅,等.应用宫腔镜联合腹腔镜诊治子宫畸形.中华医学杂志,2006,86(45):3222-3224
4. 郑杰,夏恩兰.子宫中隔切除术后预防粘连方法探讨.中国基层医药,2008,15(6):938-940
5. 夏恩兰,刘玉环,黄晓武,等.宫腹腔镜联合完全双角子宫矫形术-附一例报道.中华临床医师杂志,2009,3(1):135-139
6. Zlopasa G,Skrablin S,Kalafaticcc D,et al. Uterine anomalies and pregnancy outcome following resectoscope metroplasty. Int J Gynaecol obstet,2007,98(2):129-133
7. 段华,赵艳,于丹,等.子宫中隔及宫腔镜子宫中隔切除术对妊娠及其结局的影响.中华妇产科杂志,2005,40(11):735-737
8. 赵艳,段华,夏恩兰,等.子宫中隔的诊断及处理进展.2003,38(6):379-381
9. Vallerie M,Breech L. Update in Müllerian anomalies:diagnosis,management,and outcomes. Curr Opin Obstet Gynecol,2010,22(5):381-387
10. Mazouni C,Girard M,Deter R,et al. Diagnosis of Mullerian anomalies in adults:evaluation of practice. Fertil Steril,2008,89(1):219-221
11. 朱兰,Felix Wang,郎景和.女性生殖器官发育异常微创手术及图谱,人民卫生出版社,2010

第十二节 宫腔镜在妊娠相关疾病诊治中的应用

一、宫颈妊娠(cervical pregnancy)

宫颈妊娠(cervical pregnancy)是指受精卵着床在宫颈管组织学内口下方,并继续发育的异位妊娠,多见于经产妇。宫颈主要由血管丰富的结缔组织构成,有收缩功能的平滑肌纤维仅占15%,当宫颈妊娠流产或刮宫时宫颈收缩弱,妊娠产物不能迅速排出,血窦开发不能及时闭合,引起大出血不止,甚至危及患者生命。其发生率文献报道不一,1:2500~1:18 000,不足异位妊娠的1%,近年来有上升趋势。

(一)宫颈妊娠的病因

尚不清楚,大多数学者认为可能与下列因素有关:

1. 受精卵发育正常而运行过快,在其具有种植能力以前已进入宫颈管并种植生长发育。或受精卵游走速度正常而滋养层发育迟缓,通过宫腔时尚无种植能力,从而种植并分裂在宫颈管。受精卵游走或发育异常可能与染色体异常有一定关系。

2. 子宫内膜缺陷 慢性子宫内膜炎、人工流产、刮宫、中期引产、Asherman's综合征、剖宫产及宫内节育器等,使子宫内膜受损,引起的子宫内膜瘢痕形成、粘连或损伤,子宫蜕膜生长不全,影响孕卵的正常着床,可能是导致宫颈妊娠的重要原因之一。

3. 子宫发育异常、子宫畸形、子宫肌瘤、内分泌失调以及其他原因引起的子宫内膜理化性质改变,均不利于受精卵正常着床。

4. 近年来,随着助孕技术的广泛应用,宫颈妊娠的发病率也有所增加。可能与移植过多或母体的排异反应有关。

5. 其他因素 特异性感染,胚胎异常,吸烟,口服避孕药等。宫颈妊娠的诊断包括临床诊断和病理诊断两种。

（二）诊断

近年来，随着妇产科医师对宫颈妊娠的认识及各种辅助检查特别是高分辨率超声技术的应用，使早期诊断率明显提高，病死率由过去的 40%～50% 降至 0～6%。目前，宫颈妊娠的临床诊断主要依据以下几方面：

1. **临床表现** 妊娠早期发生无痛性阴道出血，流产或刮宫时，因宫颈收缩力弱，不能迅速排除妊娠组织，血窦开放不能闭合，临床上常出现无法控制的大出血。

2. **妇科检查** 宫颈膨大，变薄变软，外观极度充血呈紫蓝色，无触痛，宫颈外口扩张，内口紧闭。子宫体稍大或正常，与膨大的宫颈形成葫芦状。附件无异常，刮宫宫腔内未见任何妊娠产物。

3. **B 超检查** 子宫体正常大小或略大，蜕膜较厚，宫腔内未见孕囊回声。宫颈管膨大，明显大于宫体；宫颈管内可见变形的孕囊，并侵入宫颈的前壁或后壁，宫颈内口关闭，双附件外观无异常。膀胱位置明显上移。彩色多普勒超声可见胚胎着床后特征性的滋养层血流。

4. **HCG** 血 β-HCG 水平升高，但较宫内妊娠低。

5. 需与宫内妊娠流产、滋养细胞肿瘤、宫颈肿瘤性或炎症性疾病等相鉴别。

（三）治疗

目前宫颈妊娠的治疗方法较以往有更多的选择，除根治性全子宫切除外，各种保守性治疗方法可联合使用，具体的方法选择根据患者的妊娠周数、出血程度及生育状况等因素综合决定。早期确诊的病例，若保守治疗成功，可以改善患者的预后。各种药物治疗的方法与效果，需要密切随访。当药物治疗无效或出现难以控制的大出血时，切除子宫是挽救患者生命的最后选择。

1. **药物治疗** 目前使用最多的药物是 MTX，可全身给药，或阴道超声介导下氯化钾及 MTX 妊娠囊内注入，子宫动脉栓塞结合局部 MTX 灌注。

2. **搔刮去除宫颈管病灶** 可在应用药物治疗或子宫动脉栓塞后应用，以去除病灶。有时出血多，可联合应用下列止血方法：

（1）局部缝扎止血；

（2）明胶海绵局部压迫止血或宫颈管填纱压迫止血或气囊导尿管压迫止血。

（3）宫颈环扎术：1995 年 Serrati 等报道宫颈环扎及搔刮术治愈宫颈妊娠成功病例。

（4）子宫动脉宫颈支或双侧髂内动脉结扎术。

（5）联合治疗：不同的治疗方法都有一定的优点和局限性，临床上应根据具体病情，将不同方法联合应用，以达到最佳的治疗效果。

3. **宫腔镜病灶切除术** 宫腔镜手术具有直视、微创、恢复快的优点，已广泛应用于妇产科疾病的诊断与治疗。1996 年 Ash 等首次应用宫腔镜治愈 1 例宫颈妊娠后，国内外陆续有宫腔镜治疗宫颈妊娠的报道。宫腔镜可直视切除妊娠组织，并能电凝止血达到治疗的目的。但是也有文献报道，宫腔镜操作可引起宫颈难以控制的大出血。近年来有报道，先在腹腔镜下结扎子宫动脉，再行宫腔镜切除妊娠组织治疗宫颈妊娠取得满意的疗效。

（1）手术指征：病灶<5cm，血 β-HCG<500IU/L，生命体征稳定。

（2）术前准备

1）术前常规检查血常规、出凝血时间、肝肾功能、心电图、丙肝病毒抗体、梅毒抗体、艾滋病抗体。

2）可疑感染者，手术前使用抗生素。

3）超声检查：确定妊娠物附着部位、大小、类型、肌层厚度、血流信号。

4）测定血 HCG 水平。应用米非司酮口服、MTX 肌注、或子宫动脉栓塞灌注 MTX 化疗。使血 β-HCG<500IU/L。

5）手术备血。

（3）操作步骤

1）置入宫腔镜，检查子宫颈管、子宫颈内口，直视下观察胚物的部位、大小。

2）用双极或单极电切系统，自浅向深切除宫颈管的病灶。出血点电凝止血。

3）术终宫颈管内填塞纱布，如出血多，可放置球囊压迫和经阴道宫颈峡部环扎。

（4）术后处理

1）切取组织全部送病理检查。

2）术后酌情给予抗生素预防感染。24～48 小时取出填塞纱布。

3）应用卡前列酯栓或米索前列醇减少出血。

4）放置球囊压迫和经阴道宫颈峡部环扎者术后 2 日取出。

5）随访血 HCG：术后每周复查血 HCG，直至降为正常，至正常月经来潮为止。

（5）难点及解决方案

1）术前应用药物杀胚，或子宫动脉栓塞灌注化疗。使血 β-HCG 降低，可以减少妊娠组织的侵袭力，减少术中和术后出血。

2）手术全程 B 超声监护。

3）宫颈妊娠时妊娠物附着部位肌层薄,手术时要轻柔操作,电切幅度要小,避免子宫穿孔及损伤血管。术中如出血过多,可行预防性腹腔镜子宫动脉阻断术以减少宫颈出血量。

4）术后要监测 HCG 水平,警惕滋养细胞残留,若有妊娠持续状态发生的可能,应及时药物治疗。

（夏恩兰）

参考文献

1. 乐杰,主编. 妇产科学. 第 7 版. 北京:人民卫生出版社,2008

2. 杨清,朴曙花,王光伟. 宫腔镜手术治疗剖宫产术后子宫瘢痕妊娠 64 例临床分析. 中华妇产科杂志,2010,45(2):89-92

3. Molina A,Calvo O,Amoroso A,et al. Failure in the conservative treatment of a cervical ectopic pregnancy case using methotrexate. Ginecol Obstet Mex,2012,80(5):348-354

4. Bouyer J,Coste J,Fernandez H,et al. Sites of ectopic pregnancy:a 10 year population-based study of 1800 cases. Hum Reprod,2002,17:3224

5. Mashiach S,Admon D,Oelsner G,et al. Cervical Shirodkar cerclage may be the treatment modality of choice for cervical pregnancy. Hum Reprod,2002,17(2):493-496

6. Serrati A,Loverro G,Cormio G. Transabdominal cerclage in the management of cervical pregnancy:three case reports. Arch Gynecol Obstet,1995,256(2):103-106

7. Ash S,Farrell A. Hysteroscopic resection of cervical ectopic pregnancy. Fertil Steril,1996,66(5):842-844

8. Scutiero G,Nappi L,Matteo M,et al. Cervical pregnancy treated by uterine artery embolisation combined with office hysteroscopy. Eur J Obstet Gynecol Reprod Biol. 2013,166(1):104-106

9. Pereira N,Grias I,Foster E,et al. Acute Hemorrhage Related to a Residual Cervical Pregnancy:Management with Curettage, Tamponade, and Cerclage. J Minim Invasive Gynecol,2013,20(6):907-911

二、剖宫产切口妊娠(cesarean sear pregnancy,CSP)

剖宫产切口妊娠是妊娠着床于前次剖宫产瘢痕处的一种罕见特殊类型的异位妊娠,可导致胎盘植入、子宫破裂、大出血甚至患者死亡,为剖宫产的远期严重并发症之一。其发生率为 1:2216 妊娠,占异位妊娠的 6.1%。近年来,随着剖宫产率的增加,其发生率亦呈上升趋势。剖宫产切口妊娠有两种不同的妊娠结局:一种是孕卵向子宫峡部或宫腔内发展,为内生型,结局是继续妊娠,个别形成低置或前置胎盘,有可能生长至活产,但胎盘植入的机会大大增加;另一种是妊娠囊从瘢痕处向肌层内深入种植,为外生型,形成早期妊娠绒毛植入,在妊娠早期就可有出血发生。

（一）剖宫产切口妊娠的病因

尚不完全清楚。可能与剖宫产切口愈合不良有关。剖宫产术后切口的瘢痕可能存在一些微小裂隙,受精卵可以进入微小裂隙,侵入子宫肌层,进而在裂隙或其附近着床,发育,长大。愈合不良的剖宫产切口常有内陷,局部内膜发育不良或缺如,受精卵在此着床后,绒毛直接侵入肌层,甚至穿透肌层,形成植入胎盘。

（二）诊断

1. 有剖宫产史。

2. 临床表现　妊娠早期有停经史、血 hCG 水平上升,与正常妊娠无异,随着妊娠时间延长,日益增大的妊娠囊和包括可引起阴道出血或腹痛。

3. B 超检查　随着超声学的发展,CSP 的早期诊断成为可能,B 超声诊断 CSP 的标准为:

（1）宫腔及宫颈内未探及妊娠囊;

（2）妊娠囊或包块位于子宫前壁峡部或既往剖宫产瘢痕处;

（3）妊娠囊或包块与膀胱之间的子宫前壁下段肌层菲薄或连续性中断;

（4）彩色多普勒血流成像在妊娠囊或包块周边探及明显的环状血流信号;

（5）附件区未探及包块,子宫直肠陷凹无游离液体(CSP 破裂除外)。

上述各项指标同时存在方可诊断。需与宫内妊娠流产、宫颈妊娠相鉴别。

（三）治疗

主要采用药物治疗、清宫术、子宫动脉栓塞、开腹妊娠病灶切除术+子宫瘢痕修补术、子宫切除术,宫腔镜病灶切除术等方法。

1. 药物治疗　治疗 CSP 的药物有甲氨蝶呤(methotrexate,MTX)、米非司酮、5-氟尿嘧啶(5-FU)等。目前使用最多的药物是 MTX。可经肌注给药,阴道超声介导下氯化钾及 MTX 妊娠囊内注入,子宫动脉栓塞结合局部 MTX 灌注。

2. 刮宫术　只适用于药物治疗或子宫动脉栓塞治疗后出血减少、血 β-HCG 下降至<100IU/L、妊娠物≤3cm,距浆膜≥2mm 的病例。因为有可能导致大出血,Timor-Tritsch 和 Monteagudo 指出:作为单

一疗法,应该尽量避免。

3. 病灶切除术或子宫楔形切除加子宫修补术 适用于病灶生长突向膀胱和腹腔患者,血 β-HCG 水平高、绒毛活性强、妊娠包块大,仍有生育要求的患者。

4. 子宫切除术　仅适用于无法控制的阴道大出血、保守治疗失败或无生育要求者。

5. 宫腔镜 CSP 病灶电切术　宫腔镜能够清楚地辨认妊娠物及其种植部位,将妊娠物自子宫壁分离,可以尽量完整地切除剖宫产瘢痕处的妊娠病灶,创面小,局部包块吸收快。可通过超声监测有效地防止子宫穿孔。或采用腹腔镜监护下宫腔镜 CSP 病灶切除术。这不仅能更直观地了解病灶侵及子宫肌层的情况,而且一旦发生子宫穿孔,可以在腹腔镜下进行病灶切除及修补,提高了手术的安全性。在严格把握适应证的情况下,宫腔镜下病灶电切术是治疗 CSP 的有效治疗方法。具有病灶切除确切,可保留子宫,手术时间短,出血少,恢复快、住院时间短、费用低等优点。Wang 等报道 IVF-ET 宫内妊娠合并 CSP1 例,孕龄 7 周,宫腔镜直接取出 CSP 的胚胎,患者日后足月分娩。术前应用甲氨蝶呤,宫腔镜手术易于成功,术后 β-hCG 水平下降快,消失早,缩短了随访时间。

(1) 手术指征:内生型 CSP,包块小于 5cm,子宫肌层厚度>3mm,生命体征稳定。

(2) 术前准备

1) 术前常规做血常规、出凝血时间、肝肾功能、心电图检查、丙肝病毒抗体、梅毒抗体、艾滋病抗体。

2) 阴道超声检查:确定妊娠位置、大小、类型、肌层厚度、血流信号。

3) 测定血 hCG 水平。可先应用米非司酮口服或 MTX 肌注 2～7 天,或子宫动脉栓塞 7 天后复查血 hCG 水平。

4) 手术备血。

(3) 操作步骤

1) 应用超声监测或腹腔镜监护。

2) 扩张子宫颈到 Hegar11 号。置入宫腔镜,依次检查子宫颈管、子宫颈内口、子宫底和子宫腔四壁、子宫角及输卵管开口,直视下观察胚物的部位、大小、形状等。

3) 用双极或单极电切系统,自浅向深,自边缘向中心切除胚物,出血点电凝止血。

4) 超声监测子宫浆膜层厚度及其与膀胱间的距离。或腹腔镜监护子宫浆膜层是否变白及有无穿孔。

(4) 术后处理

1) 切取组织全部送病理检查。

2) 术后酌情给予抗生素预防感染。

3) 应用缩宫素或米索前列醇减少出血,或使用球囊导尿管置入宫腔,压迫止血。

4) 放置球囊压迫和经阴道宫颈峡部环扎者术后 2 日取出。

5) 随访血 hCG:术后每周复查血 HCG,直至降为正常,至正常月经来潮为止。

(5) 难点及解决方案

1) 术中注意,先在宫腔镜下明确定位,避免损伤其他部位的子宫内膜,保证患者术后月经的恢复。

2) 手术全程 B 超监护。

3) 如果胚胎组织体积大、附着较致密,可先行超声引导下负压吸引或刮宫术,去除大部分病灶后再用宫腔镜电切,自浅向深,自边缘向中心切除胚物物。由于妊娠物附着部位肌层较薄,手术时要十分谨慎、轻柔操作,手术视野要清晰,电切幅度要小,电切功率不宜过大,避免子宫穿孔。

4) 腹腔镜下若见妊娠部位粗大血管,血运丰富,宫腔镜下难以切除病灶时,可行宫腹腔镜联合手术,切除病灶,修补子宫。

5) 术后要监测 hCG 水平,警惕滋养细胞残留,若有妊娠持续状态发生的可能,应及时药物治疗。

(夏恩兰)

参 考 文 献

1. 赵姝静,崔金全. 宫腔镜电切治疗剖宫产切口妊娠 31 例临床分析. 医药论坛杂志,2013,34(6)83-85

2. 杨清,朴曙花,王光伟. 宫腔镜手术治疗剖宫产术后子宫瘢痕妊娠 64 例临床分析. 中华妇产科杂志,2010,45(2):89-92

3. Yial Y, Petignat P. Pregnancy in acesaream scar. Ultrasound Ohset Gynecol,2000,16(4):592-593

4. Seow M, Huang W, Lin H,et al. Cesarean scar pregancy: issues in management. Ultrasound Obstet Gynecol,2004, 23(3):247-253

5. Rotas A, Habermen S, Levgur M. Cesarean scar ectopie Pregnaneies: etiology, diagnosis, and management. Obstel Gynecol,2006,107(6):1373-1381

6. Timor-Tritsch E, Monteagudo A. Unforeseen consequences of the increasing rate of cesarean deliveries: early placenta accreta and cesarean scar pregnancy. A review. Am J Ob-

stet Gynecol,2012,207(1):14-29

7. Wang J,Tsai F,Chen C,et al. Hysteroscopic management of heterotopic cesarean scar pregnancy. Fertil Steril, 2010,94(4):1529. e15-18

8. Deans R,Abbott J. Hysteroscopic management of cesarean scar ectopic pregnancy. Fertil Steril,2010,93(6):1735-1740

9. Korkontzelos I,Tsirkas P,Antoniou N,et al. Successful term pregnancy after treatment of a cesarean scar ectopic gestation by endoscopic technique and conservative therapy. Fertil Steril,2008,90(5):2010. e13-15

三、宫角妊娠(cornual ectopic pregnancy)/间质部妊娠(interstitialpregnancy)

宫角妊娠(间质部妊娠)是最危险的异位妊娠类型之一,占异位妊娠的2%~4%。输卵管的间质部近端部分位于子宫肌层内,宽0.7cm,长约1~2cm,从子宫腔斜向上和向外延伸,走行稍微弯曲。妊娠于此称为间质部(宫角)妊娠[interstitial(cornual)pregnancy]。孕卵种植在子宫腔的侧角,位于子宫输卵管交界和圆韧带的内侧,称为角妊娠(angular pregnancy)。角妊娠必须与宫角妊娠区别,宫角妊娠的胚胎种植在圆韧带的外侧。腹腔镜可以辅助区别两个诊断,并进行治疗。宫角妊娠的受精卵种植部位特殊,妊娠早期易发生流产,妊娠中期易发生宫角破裂。宫角处血运丰富,一旦破裂,出血较汹涌,甚至发生致命性大出血,病死率2.0%~2.5%。因此,早期发现,早期诊断,及时终止妊娠十分重要。

(一)宫角妊娠的病因

一般认为其病因可能与子宫内膜发育不良或损伤、性激素影响、放置宫内节育器、体外受精和胚胎移植等有关。

(二)诊断

1983年Auslender等提出以下标准:

1. 子宫腔空虚。

2. 妊娠囊与子宫腔分离,与子宫腔边缘<1cm。

3. 菲薄肌层包绕胚囊。

随着妊娠的进展,子宫角渐成不对称增大,患者感到腹痛,继以流产或阴道分娩;腹腔镜或开腹可见子宫角一侧扩大,伴有圆韧带外侧移位,胎儿娩出后胎盘常滞留在子宫角部。

超声影像学诊断宫角妊娠的标准为:

(1)胚囊型:胚胎位于宫角部位,胎囊外包绕完整子宫肌层,胎囊与宫腔子宫内膜线相连。

(2)不均质包块型。

(3)残留型。

(三)治疗

1. 药物治疗　适用于妊娠早期。目前使用最多的药物是MTX。可经肌注给药,阴道超声介导下宫角妊娠囊内注入氯化钾及MTX,腹腔镜介导下氯化钾及MTX妊娠囊内注入,子宫动脉栓塞后局部MTX灌注等。

2. 腹腔镜或开腹子宫切除　为根治性手术,适用于出血危及生命者。

3. 腹腔镜　子宫角切除术、子宫角切开术、输卵管切开术、输卵管切除术、子宫动脉阻断术、子宫角破裂修补术等保守性手术,适合于有生育要求的患者,但要注意日后妊娠有子宫破裂的可能。

4. 宫腔镜病灶切除术　适用于不愿行药物治疗或药物治疗失败患者。

(1)手术指征:孕周小于10周,未破裂型的宫角妊娠。

(2)术前准备

1)术前常规做血常规、出凝血时间、肝肾功能、心电图检查、丙肝病毒抗体、梅毒抗体、艾滋病抗体。

2)阴道超声检查:确定宫角妊娠位置、大小、类型、包绕肌层厚度、血流信号。

3)测定血HCG水平。应用米非司酮口服或MTX肌注2~7天。

4)手术备血。

(3)操作步骤

1)应用超声监测或腹腔镜监护:必要时腹腔镜阻断子宫动脉,以减少术中出血。

2)扩张子宫颈到11号:置入宫腔镜,依次检查子宫颈管、子宫颈内口、子宫底和子宫腔四壁、子宫角及输卵管开口,宫腔镜下见一侧宫角深、形态消失,有孕囊或组织物嵌顿。直视下观察残留组织物的部位、大小、形状、类型。

3)观察胚胎附着部位:可于监测下经负压吸引或刮匙搔刮宫角组织。或自浅向深双极电切除突入宫角的病灶。靠近输卵管口处病灶,使用电切环未通电状态下探查病灶与子宫壁界限,自边缘处向中心处电切病灶,出血点电凝止血。

4)超声监测子宫浆膜层是否完整:或腹腔镜监视子宫浆膜层是否变白及有无穿孔。

(4)术后处理

1)切出组织送病理检查。

2)术后酌情给予抗生素预防感染。

3）应用缩宫素或米索前列醇减少术后出血。

4）随访血 HCG。术后每周复查血 HCG，直至降为正常至正常月经来潮为止。

（5）难点及解决方案

1）手术前超声可以报告子宫角处肌层厚度、包块的大小、周围血流信号、胎儿和胎芽大小、胎心有无等情况，为宫腔镜手术提供重要的参考依据。超声虽是常规检查手段，Tulandi 等报道超声诊断子宫角妊娠的敏感度为 80%，特异性为 99%。宫腔镜下宫角妊娠的特点：宫腔镜下均见患侧宫角深而大，输卵管开口位置抬高，紧靠输卵管开口见宫角部位有白色绒毛样组织或灰色、褐色、紫黑色的机化组织物，甚至可见完整的胎囊。清除胚物后输卵管开口清晰可见，输卵管开口扩大，宫角着色偏深。

2）因为子宫角有子宫及卵巢双重血供，宫角一旦穿孔即易引起大出血，而中转开腹手术。因此，所有患者均需做可以立即中转开腹或腹腔镜手术和输血、自家输血准备的准备。

3）术中注意，先宫腔镜下明确定位，避免对其他部位子宫内膜的损伤，可保证患者术后月经的恢复。胚囊型宫角妊娠可先行超声引导下负压吸引，再行宫腔镜检查是否残留或活动出血。或用宫腔镜环形电极机械性搔刮病灶，可减少对子宫内膜的损伤。胚胎组织体积大、附着较致密时，用等离子双极宫腔镜电切系统，自浅向深切除胚物，以清除宫角的妊娠物。由于宫角部位的肌层较薄，妊娠时和膨宫时宫角扩大，宫角肌层延伸，会更加薄化，手术时要十分谨慎、轻柔操作，手术视野要清晰，电切幅度要小，电切功率不宜大，避免子宫角穿孔。

4）膨宫压力不宜过大，应 <100mmHg。

5）术后要监测 HCG 水平，警惕滋养细胞残留的问题，若有持续性宫角妊娠的可能，应及时行化学治疗。

6）西文文献中有宫腔镜治疗宫角妊娠的报道。1989 年 Meyer 和 Mitchell 在腹腔镜监导下用手术宫腔镜钳取出宫角的胚物。2002 年 Sanz 和 Verosko 为 MTX 治疗失败患者行宫腔镜手术时宫角穿孔，最后在超声引导下卵圆钳夹出所有胚物。2003 年 Pal 等综合使用了上述宫腔镜、腹腔镜、超声三项技术，并通过腹腔镜于宫角注入垂体加压素，成功取出宫角胚物，未发生子宫穿孔。2011 年许胜峰和金小英报道宫腔镜在宫角妊娠、输卵管间质部妊娠诊治中的临床价值，认为 B 超联合宫腔镜检查能明确诊断宫角妊娠，并立即给予相应治疗，

减少误诊及不必要的等待，减少疾病风险，是行之有效的诊治方法。

（夏恩兰）

参 考 文 献

1. 许胜峰，金小英. 宫腔镜在宫角妊娠、输卵管间质部妊娠诊治中的临床价值. 见：浙江省妇产科学术年会暨"妇产科常见疾病的临床研究新进展"学习班论文汇编. 杭州：浙江省医学会妇产科学分会，2011

2. Radwan F，Martin S. Review Management of corneal（interstitial）pregnancy. The Obstetrician & Gynaecologist，2007，9：249-255

3. Confidential Enquiry into Maternal and Child Health. Why Mothers Die 2000-2002. The Sixth Report of the Confidential Enquiries into Maternal Deaths in the United Kingdom. London：RCOG Press，2004

4. Auslender R，Arodi J，Pascal B，et al. Interstitial pregnancy：early diagnosis by ultrasonography. Am J Obstet Gynecol，1983，146：717-718

5. Tulandi T，Al-Jaroudi D. Interstitial pregnancy：results generated from the Society of Reproductive Surgeons Registry. Obstet Gynecol，2004，103：47-50

6. Pal B，Akinfenwa O，Kevin H. Hysteroscopic management of corneal ectopic pregnancy. BJOG，2003，110：879-880

7. Meyer R，Mitchell E. Hysteroscopic removal of an interstitial ectopic gestation. A case report. J Reprod Med，1989，34：928-929

8. Sanz LE，Verosko J. Hysteroscopic management of cornual ectopic pregnancy. Obstet Gynecol，2002，99：941-944

9. Chou M，Tseng J，Yi C，et al. Diagnosis of an interstitial pregnancy with 4-dimensional volume contrast imaging. Am J Obstet Gynecol，2005，193：1551-1553

第十三节　胎儿镜应用进展

应用胎儿镜进行某些胎儿疾病的宫内治疗已有超过 30 年的历史。1990 年，在大量的动物试验研究的基础上完成了首例胎儿镜下激光凝固胎盘血管交通支技术治疗双胎输血综合征（twin-twin transfer syndrome，TTTS）。1993 年，有报道胎儿镜下脐带结扎术治疗双胎动脉反向灌注序列（twin reversed arterial perfusion，TRAP，又名无心畸形），此后，胎儿镜宫内治疗技术在复杂性双胎治疗领域受到广泛重视并进一步应用。胎儿镜也可以应用于产前诊断，了解胎儿宫内的情况，并进行胎儿镜指导下取胎儿血液、皮肤及肌肉活检等。

一、胎儿镜宫内治疗技术

（一）胎儿镜激光凝固交通血管术（fetoscopic laser occlusion of chorioangiopagous vessels，FLOC）

双胎输血综合征（twin-to-twin transfusion syndrome，TTTS）在单绒毛膜双胎妊娠中的发生率为10%～15%，未经治疗者，胎儿及新生儿死亡率高达80%～100%。目前 TTTS 常采用的治疗方法包括羊水减量术、隔膜造孔术、选择性激光凝固胎盘血管交通吻合支（selective laser photocoagulation of communicating vessels，SLPCV）及选择性减胎术。其中 SLPCV 是目前公认的首选治疗方法。

胎盘血管激光电凝术的目的是阻断两胎儿之间血管交通吻合支，从根本上改变两个胎儿间的血液循环模式，成为功能上相对独立的胎儿胎盘循环。De Lia 于 1988 年首次在全麻下切开子宫置入内镜通过激光成功阻断胎盘血管。Ville 进行了改进，采用经腹部置入 2mm 内径的纤维内镜以减小创伤。1996 年，Quintero 提出了 TTTS 的分期，并对胎盘血管之间的吻合特点进行了研究，认为可以对胎盘表面的交通血管进行识别和凝固，最终实现胎盘的功能性分割的作用，并提出了 SLPCV 以及序贯式选择性交通血管电凝术（sequential selective laser photocoagulation of communicating vessels，SQLPCV）的手术方式，也是我们目前推荐的最优的治疗 TTTS 的方法。

目前多数学者认为孕周介于 16～26 周并且诊断为 TTTS Ⅱ～Ⅳ期者是激光电凝手术适应证。对于 TTTS Ⅰ期是否接受激光治疗，目前仍有争议。有学者根据临床验证 TTTS Ⅰ期羊水减量和激光治疗的预后无差异，但是由于样本量小，而且并非严格的随机对照研究，仍需大样本量的多中心研究。北京大学第三医院的粗浅体会认为如果 TTTS Ⅰ期，羊水最大深度介于 8～9cm 而宫颈长度大于2.5cm 时可以继续严密观察，酌情采取反复抽吸羊水方法，同时地塞米松促胎儿肺成熟，可以延长孕周至 29～34 周分娩，预后多良好。对于 TTTS Ⅴ期者，国外学者提出如果能够明确胎死宫内发生在 24 小时之内，行胎盘血管激光电凝术也可以减少存活胎儿脑损伤的风险，由于病例较少需要进一步研究。总之临床中需要制订个体化的治疗方案。手术的禁忌证包括母体的炎症、胎膜破裂或者胎膜分离、胎儿结构异常或胎儿染色体异常，反复的羊水抽吸不除外已经造成隔膜穿孔者。

决定手术要慎重，术前明确诊断、充分评估并与患者及家属充分沟通是非常重要的。术前组织多学科会诊，包括产科医生（手术医生）、超声医师、麻醉医师、遗传咨询医生、儿科医生及手术室和病房护理团队，针对患者的个体情况进行讨论并制订相应的处理策略，并将手术利弊风险详细告知患者及家属。

1. 术前器械的准备 胎儿镜包括治疗镜及检查镜，检查镜根据需要可以选择 5°、25°或 75°检查镜，其直径一般为 1.0mm。治疗镜有直径及弯镜两种，直径分别为 1.3mm 和 2.0mm 两种；北京大学第三医院目前已完成 40 余例 TTTS 激光治疗手术，应用直径 1.3mm 的治疗镜即可满足基本的需求。治疗镜直镜适应于后壁胎盘手术，而前壁胎盘可以应用弯镜进行手术。激光光纤的操作通道位于胎儿镜镜鞘内，光纤直径为 600μm。在特殊情况下也可以借助检查镜得到更好的视野，以明确是否有遗漏血管交通吻合支。Quintero 建议使用 5°和 25°镜对于后壁胎盘进行检查，而 25°也可以对于侧壁胎盘进行检查，75°镜更适合于前壁胎盘的检查。激光设备多选用镱铝石榴石（Nd：Yag）激光设备或半导体激光设备，两者均可通过激光能量使血红蛋白受热后变性，从而凝固血管，但是随着使用时间的延长，光纤会出现衰竭，从而输出的功率下降，最高的输出功率约为 50w。

2. 超声监测 激光电凝手术需要在超声引导下进行，确定两胎儿脐带插入位置及胎膜分割部位以确定腹部穿刺部位，术中监测胎心及胎儿血流动力学变化。

手术可以选用局部麻醉、区域麻醉或全身麻醉。一般来讲，采用局部麻醉或区域内麻醉即可以满足手术要求。腹部手术野皮肤消毒与剖宫产手术范围相同，超声监测下选择 Trocar 穿刺的位置，避开孕妇子宫及腹壁血管进行穿刺，对于胎盘位于子宫前壁者，需要仔细检查以决定穿刺部位，原则上避开胎盘，因为一旦胎盘血管出血会污染羊膜腔，影响手术视野。进入受血儿羊膜腔后，如术前未行产前诊断需要先留取 20ml 羊水送染色体检查。先使用检查镜明确胎膜分隔、脐带与交通血管的位置，判定重要的交通血管，进行记录。注意识别交通血管，以 A-V 进行命名，如 DRAV 即为供血儿至受血儿的 A-V 交通，动脉颜色较深，而且跨在静脉上方，交通血管往往从一侧的脐带跨过隔膜延续至另一侧脐带。完整记录镜下所有的交通血管后，置入激光光纤，距离交通血管 0.5cm 左右进行凝固,血管凝固后变白,说明凝固成功。凝固的功率一般在 15~20W 之间,很少超过 25W,最终确认上述记录的所有血管被凝固后,可酌情以检查镜再重复检查,以防有遗漏的血管吻合支,手术结束后再行羊水减量至 AFD 约为 5~6cm。此外宫颈情况不容忽视,如果存在宫颈内口开大或宫颈长度小于1.0cm 可同时行宫颈环扎术。

术后原则上无需使用宫缩抑制剂,适当宫缩有益于减少子宫穿刺口出血或羊水渗漏,如果宫缩加重则可以适当少量使用宫缩抑制剂。术后 24 小时、一周及此后每两周进行定期监测,包括羊水量、胎儿生长状况与脐带及大脑中动脉血流情况和宫颈长度。术后除羊水量外,彩色多普勒频谱的改变最为明显。术前受血儿往往右心功能受损,继发出现三尖瓣反流,也可以出现由于右心室肥厚、肺动脉灌注不足而导致的肺动脉狭窄等。术后 48 小时内受血儿 40%~50% 上述情况可得到一定程度的恢复,如果术后心脏功能恢复不良预示远期预后差。供血儿 1/4 会发生心脏功能的恶化,包括心脏扩大、三尖瓣反流、静脉导管异常血流。此外,需要关注母体的并发症包括胎膜早破及发热等。术后24 小时可以酌情出院。

TTTS 激光治疗手术母体并发症很少见,胎盘早剥的发生率约为 1%,北京大学第三医院激光电凝治疗 40 余例,术中置换羊水量 800~3000ml,另有 37 例行羊水减量术,均未发生胎盘早剥。胎膜早破常发生在术后 3~4 周。流产的发生率为5%~23%。

较多见的并发症是 TTTS 的复发和双胎贫血-红细胞增多序列征(twin anemia polycythemia sequence,TAPS),与胎盘交通血管的残留有关,因33% 的病例在术后依然存在胎盘交通血管的残留。因此需要在术后严密监测胎儿大脑中动脉血流(middle cerebral artery peak systolic velocity,PSV-MCA)如果出现供血儿 PSV-MCA 大于 1.5MOM 或者受血儿 PSV-MCA 低于 0.8MOM 时,可以进行脐带血穿刺检查,了解是否存在血色素或血气的异常,根据发生孕周决定是否终止妊娠或宫内输血。并发症中最为关注者是胎儿脑损伤,国外资料统计中神经系统受损是指出现以下任意两种异常,包括:脑瘫,1 次或 1 次以上的抽搐,需要进行脑积水引流者,脑室间出血,脑室周围白质软化,发育迟滞,视力和听力受损。TTTS 病例随访研究表明脑损伤尤其是脑瘫的发生与 TTTS 的血流动力学变化有关,尤其是 TTTS 受血儿出现心肌肥厚和水肿者

出现脑瘫的风险较供血儿明显增加,而与激光手术无明显关系。脑损伤的出现与早产儿出生的孕龄和体重明确相关,其发生率约为 10.8%。严重的脑损伤包括脑室间出血 Ⅱ~Ⅳ级、脑室周围白质软化及严重的脑积水等。因此 TTTS 的病例需要严密监测随访,并且向患者充分告知术后存活胎儿远期脑损伤的风险。

选择性的胎盘血管交通支凝固手术是治疗TTTS 推荐方案,严格的病例筛选是基础,规范化的手术流程是提高手术治疗效果的根本(见书末彩图46-5)。

(二)胎儿镜辅助脐带血管阻断减胎术

单绒毛膜双胎妊娠胎盘之间存在血管交通吻合支,可以引起特殊并发症,如 TTTS、TRAP、胎儿多血贫血序列征(TAPS,twin anemia polycythemia sequence)、一胎儿畸形的双胎发育不一致及双胎选择性宫内发育受限(sIUGR,selective intrauterine growth restriction)等,一旦发生上述情况,其中一胎儿死亡风险明显增加,尤其是当一胎儿死亡后,由于血压骤降致使存活胎儿通过血管交通吻合支反向输血而引起急性失血,最终导致存活胎儿脑损伤和脏器损伤的发生率高达 30%~50%,在一胎儿频临宫内死亡前行减胎术可以降低存活胎儿脑损伤的风险。目前针对 MCDA 特殊并发症的减胎方法包括脐带双极电凝术、脐带结扎切断术(仅仅针对脐带缠绕可能的单羊膜病例)、射频消融术以及胎盘血管激光凝固手术。因此胎儿镜下的脐带血管阻断手术的适应证有以下情况:单卵三胎及更高序列多胎妊娠,孕 16 周~27[+6] 周要求减少胎儿数目者;对于 28 周之内发现的一胎儿严重异常或致死性畸形影响存活胎儿的安危者,也可行选择性减胎术;双胎反向动脉灌注序列中符合以下条件之一者宜行减胎手术:①无心畸胎的腹围与供血儿相等甚至大于供血儿;②伴有羊水过多(AFD>8cm);③供血儿出现严重的超声血流异常包括脐动脉舒张期血液返流或者消失,脐静脉血流搏动或者静脉导管血流反向;④供血胎儿水肿(胸腹水等腔隙积水);⑤单羊膜囊出现脐带缠绕(估计无心畸胎体重大于或等于正常胎儿体重的 1/2,疑有正常胎儿右心衰竭;单羊膜囊出现脐带缠绕);单绒毛膜双胎严重的双胎生长不一致,sIUGR 伴血流异常,估计远期预后不好且有可能影响健康胎儿者。

手术应在超声监测下进行,尽可能避开胎盘穿刺,置入胎儿镜,观察胎儿脐带胎盘等,另选择操作孔穿刺,用 1 号丝线结扎被减胎儿脐带 1~2 次,超

声证实脐带血流完全消失,如为单绒毛膜单羊膜有脐带缠绕者结扎后剪短并松解缠绕脐带,观察断端有无出血情况。手术结束时抽吸羊水至最大象限深度(AFD)为5~6cm,如文末彩图46-7~彩图46-9。如进行双极电凝脐带阻断术,则仅需要一个穿刺孔,在超声监测下进行钳夹凝固,双极的初始功率15~30W,每次30秒,可逐渐上调电凝功率直至B超监测脐带血流消失。如果应用Nd:YAG激光进行脐带血管凝固术,需在距离脐带根部较近的部位,光纤距离脐带1cm,每次凝固5~10秒,逐渐增加功率,不超过30~50w,直至血流完全消失。射频消融阻断术则不需要胎儿镜的辅助,仅仅在超声下即可以完成,但以上各种技术各有特点,一般认为由于脐带逐渐增粗,血管管径增大而使得激光凝固脐带血管局限在较小的孕周,文献报道一般在16~20周,而20周以上失败率明显增加。20周以上的病例则可以采用双极电凝脐带血管达到减胎的目的,由于双极电凝钳在临床使用中存在钳夹最大直径不能超过1.5cm,因此在脐带增粗尤其是胎儿水肿时,脐带的胶质增厚致使手术难度大,血管不能迅速闭塞,存在存活胎儿脑损伤风险。临床实践中凝固过程常会出现阻断不彻底和阻断过程中血管出血而造成手术失败,北京大学第三医院采用双极电凝阻断脐带血管4例,其中2例出现了术中脐血管破裂出血,1例失败改为脐带结扎手术获得成功,另一例进行羊水置换的同时继续凝固胎盘断端止血。由于其可以在超声引导下进行手术,创伤较小,有一定的优势。但文献报道医源性的胎膜早破的发生率高达30%。射频消融减胎术是较晚开展的减胎技术,利用高频电流产生热效应,在组织局部高温,破坏组织,阻断胎儿重要的血液循环,导致胎儿死亡。射频消融术是在超声介导下,17G射频穿刺针刺入脐带附近的组织内,发射射频后监测组织温度,一般在启动后5分钟内温度达到100~110℃,组织开始凝固坏死,停止射频后,观察血流,如血流消失则表明手术成功,有学者建议反复三次操作以保证治疗效果。最早在2007年有文献报道母体电凝贴片处出现烧伤,此后无类似的报道。RFA的并发症包括早产,胎膜早破和胎死宫内,发生率约为40%,脑损伤的发生率约为5%。文献中报道有羊膜带综合征的个案报道。需要注意的是,由于脐带随着孕周增加而逐渐增粗,而射频的效果与血液流速明显相关,故大于23周后手术者失败率增高。

与前述三种减胎的方法比较,脐带结扎阻断血管的术式安全可靠,与其他三种不同,脐带结扎适用的孕周范围较广,尤其24周以后,脐带直径明显增加,双极电凝和射频减胎手术的失败率均明显增高,更适宜于选择脐带结扎术。

(三) 羊膜束带综合征

羊膜束带综合征是指部分羊膜破裂产生纤维束或纤维鞘,使胚胎或胎儿与羊膜带粘连、束缚、压迫、缠绕胎儿,使胎儿受累器官出现分裂或发育畸形。常见于头部、躯干和四肢,从肢体完全离断或产生环形缩窄,包括手、脚及指(趾)等小的畸形到复杂的全身多发性畸形。在排除了胎儿染色体异常后,可以通过胎儿镜切除粘连带以保全受累肢体,解除受累部位的缩窄,甚至恢复正常的生长。

(四) 胎儿镜下膈疝气管封堵术

先天性膈疝(congenital diaphragmatic hernia, CDH)是由于膈肌发育缺陷导致的一种先天性畸形,可以导致纵隔和心脏移位,继之影响静脉回流及羊水吞咽,严重者可导致胎儿水肿,并可能出现胸腔积液、腹水和羊水过多等。通过二维超声测定肺/头比值是宫内评估CDH肺发育程度的最常用指标,宫内干预手段目前应用最多的是胎儿镜气管封堵术。目前临床多选择手术时间在孕25~29周,胎儿未合并其他明显的畸形及染色体核型异常。该手术可在全身麻醉或局部麻醉下实施。用20~22G穿刺针在超声引导下给予胎儿肌注或者脐静脉注射肌松剂以保证在手术过程中胎儿体位不变。放置特制的带有鞘管的穿刺器支架进入羊膜腔,继而进入胎儿口腔,并且通过上颚中线、舌、悬雍垂及会厌。声带是进入气管的标识,看到气管隆突后,将支架打开置入球囊。术后动态超声下监测球囊位置及胎儿生长情况。一般在34周取出球囊,取出方式包括胎儿镜下取出或者在分娩时同时接受新生儿手术。

二、胎儿镜检查术

胎儿镜下可以进行胎儿体表畸形的观察,如唇腭裂、指趾畸形、外生殖器畸形、脊柱裂及腹壁裂等,虽经超声及MRI检查,但仍难以确诊者;部分遗传性疾病可以在胎儿镜下进行皮肤毛发的观察以及肌肉皮肤组织的活检等。由于基因诊断存在一定的漏诊的风险,胎儿镜下活检进行病理诊断仍是部分遗传性疾病的诊断金标准。

随着"胎儿即患者(fetus as a patient)"的观念逐渐被人们所接受,胎儿医学得以快速发展,胎儿镜作为重要的胎儿治疗的工具也将发挥愈来愈广泛的作用,但是建立胎儿治疗规范,适时实施合适的胎儿镜技术将是母胎医学临床的焦点。

(赵扬玉 魏瑗)

参 考 文 献

1. Simpson L. Twin-twin transfusion syndrome. Society for Maternal-Fetal Medicine(SMFM),Am J Obstet Gynecol,2013,208(1):3-18

2. De E,Cruikshank P,Keye J. Fetoscopic neodymium:YAG laser occlusion of placental

3. vessels in severe twin-twin transfusion syndrome. Obstet Gynecol,1990,75(6):1046-1053

4. Quintero A,Morales J,Allen H,et al. Staging of twin-twin transfusion syndrome. JPerinatol 1999;19:550-555

5. Quintero A. Twin-twin transfusion syndrome. Clin Perinatol,2003,30(3):591-600

6. Van Mieghem T,Klaritsch P,Doné E,et al. Assessment of fetal cardiac function before and after therapy for twin-to-twin transfusion syndrome. Am J Obstet Gynecol,2009,200:400. e1-400. e7

7. Habli M,Bombrys A,Lewis D,et al. Incidence of complications in twin-twin transfusion syndrome after selective fetoscopic laser photocoagulation:a single-center experience. Am J Obstet Gynecol,2009,201:417. e1-7

8. Chmait H, Assaf A, Benirschke K. Residual Vascular Communications in Twin-twin Transfusion Syndrome Treated with Sequential Laser Surgery:Frequency and Clinical Implications. Placenta,2010,31:611-614

9. Vanderbilt L,Schrager M,Llanes A,et al. Prevalence and risk factors of cerebral lesions in neonates after laser surgery for twin-twin transfusion syndrome. Am J Obstet Gynecol,2012,207:320. e1-6

10. Hyodo M,Unno N,Masuda H,et al. Myocardial hypertrophy of the recipient twins in twin-to-twin transfusion syndrome and cerebral palsy. International Journal of Gynecology and Obstetrics,2003,80:29-34

11. O'Donoghue K,Barigye O,Pasquini L,et al. Interstitial laser therapy for fetal reduction in monochorionic multiple pregnancy:loss rate and associationwith aplasia cutis congenita. Prenat Diagn,2008,28:535e43

12. Zhao Y,Wei Y,Qiao J. Application of fetoscopy in the management of monochorionic multiple pregnancies Chinese Medical Journal 2010;123(1):105-107

13. Paramasivam G,Wimalasundera C,Wiechec M,et al. Radiofrequency ablation for selective reduction in complex monochorionic pregnancies. BJOG,2010,117(10):1294e8

14. Lee H,Wagner J,Sy E,et al. Efficacy of radiofrequency ablation for twin-reversed arterial perfusion sequence. Am J Obstet Gynecol,2007,196(5):459. e1-4

15. Quintero A,Romero R,Reich H,et al. Inutero percutaneous umbilical cord ligation in the management of complicated monochorionic multiple gestations. Ultrasound Obstet Gynecol 1996,8:16e22

16. Deprest J,Gratacos E,Nicolaides H;FETO Task Group. Fetoscopic tracheal occlusion(FETO)for severe congenital diaphragmatic hernia:evolution of a technique and preliminary results. Ultrasound Obstet Gynecol,2004,24(2):121-126

第四十七章 避孕与节育

第一节 避孕方法

一、概述

尽管在过去几十年间,计划生育工作取得了很大的进步,但是某些人群仍缺乏避孕方法选择和使用的知识,担心其不良反应和对健康的影响而不能正确的选择合适的避孕方法。遵循 WHO 的建议,计划生育是在保证人们享有充分的生殖权利和自愿选择生育的前提下,通过充分的咨询,帮助服务对象了解和掌握避孕节育的知识,根据自身情况,自主地选择适合自己的安全、有效、可获得、可负担得起的避孕方法并得到相应技术服务的过程。再版的目的是介绍各种避孕方法的正确使用方法、避孕效果,以及不良反应及不孕失败后补救措施。

（一）女性避孕方法

避孕定义:避孕是指选择合适的药具,用科学的方法,破坏受孕条件,达到不受孕的目的。

避孕原理:主要有几个环节:①抑制精子、卵子的产生;阻止精卵结合;②改变子宫内环境使之不利于精子获能、生存,使受精卵不宜着床和生长;③免疫避孕。

我国使用的避孕方法种类很多,其特点是专业性很强,包括工具避孕、药物避孕、屏障避孕、绝育术、自然避孕法等。

从避孕期限考虑,可分为短效避孕措施和长效避孕措施。

为叙述方便分为:

1. 女性类固醇药物避孕

（1）复方短效口服避孕药。

（2）长效口服避孕药。

（3）避孕针。

（4）探亲避孕药。

（5）皮下埋植避孕。

（6）阴道药环。

（7）复方避孕贴剂。

2. 宫内节育器

（1）宫内节育器分类。

（2）宫内节育器避孕机制。

（3）宫内节育器避孕效果。

（4）宫内节育器选用的医学标准。

（5）宫内节育器的放置。

（6）几种特殊时期放置宫内节育器。

（7）放置宫内节育器的副作用和并发症。

（8）放置宫内节育器的远期安全性。

（9）宫内节育器的取出。

（10）几种特殊情况下取出 IUD。

3. 屏障避孕

（1）阴道隔膜。

（2）宫颈帽避孕。

（3）女用避孕。

4. 外用药物避孕

5. 女性自然避孕

（1）日期计算避孕法。

（2）基础体温避孕法。

（3）比林斯法避孕。

6. 免疫避孕

7. 事后避孕

紧急避孕。

8. 避孕方法的比较

9. 输卵管绝育术和复通术

（二）男用避孕方法

1. 男用避孕套。

2. 体外排精。

3. 输精管结扎术。

二、女性避孕方法

（一）女性类固醇药物避孕

1. 复方短效口服避孕药　大多是由人工合成的孕激素和雌激素配伍而成,1956 年美国 Pincus 和美籍华人张明觉利用人工合成的孕激素作为抑制排卵的避孕药获得成功之后,却发现只有孕激素,突破性出血发生率较高,在避孕药中加入雌激素,不仅控制了突破出血,还提高了避孕效果。避孕药的问世改变了整个节育技术和计划生育形势,是人类生育控制史上的一次革命。据 WHO 估计,目前有 1.5 亿妇女正在使用,据统计欧美国家使用复方短效口服避孕药占其育龄妇女的 10%～30%,而我国选用避孕药的妇女约占育龄妇女的 3%左右。

我国为什么使用率这么低呢?(请思考)

对避孕药的研究在过去几十年内有许多突破性进展,如雌激素剂量降低以提高安全性,孕激素更新换代以增强效果和降低副作用,改变剂型以方便使用等。尤其对避孕药的安全性研究,与吸烟、心血管、肿瘤、血栓性疾病等方面的关系获得了更多的了解。在适应证和使用限制方面得到不断的更新,使其得到更为广泛的应用。现代低剂量指雌激素含量在 50μg 以下。口服避孕药效果好、安全、可逆、与性生活无关,尤其对未婚有性生活和婚后暂不生育的妇女更为适用,以避免非意愿妊娠。

(1) 口服避孕药的研究发展趋势

1) 降低雌激素剂量:我国自 20 世纪 60 年代研制成功炔诺酮和甲地孕酮避孕药后,国内老一辈

专家们进行了多次减量研究,将复方炔诺酮片由原先每片含炔诺酮 2.5mg 和炔雌醇 0.05mg 分别减量为 0.625mg 和 0.035mg(1/4 剂量);复方甲地孕酮由原先每片含甲地孕酮 4.0mg 和炔雌醇 0.05mg,分别减量为 1.0mg 和 0.035mg(1/4 剂量),能达到与全量相同的避孕效果。为此,国际公认我国首创了低剂量的短效口服避孕药,我国比西方国家早七、八年使用低剂量的口服避孕药。

2) 合成新型的不同类型的具有高活性的孕激素:为了提高孕激素的活性,降低药物剂量增强避孕效率,增加对人体的健康作用,减少对生理代谢的不利影响和副作用。

理想的孕激素是具有强孕激素活性及抗雌激素作用并且无雄激素活性,抑制排卵作用强。新型孕激素主要来源于 19-去甲基睾酮。其中炔诺酮为第一代,左炔诺孕酮为第二代,去氧孕烯、孕二烯酮、诺孕酯为第三代。

另一种新型孕激素来源于 17-α 螺内酯,为屈螺酮,它具有以上特点外,还具有抗盐皮质激素活性和抗雄激素活性,有更多的妇女健康益处。各种孕激素活性比较见表 47-1。

表 47-1　各种孕激素活性比较

名称	孕激素	雌激素	雄激素	抗雄激素	抑制排卵 mg/d	内膜转化 毫克/周期
黄体酮	+	-	-	±	300	4200
炔诺酮	±	+	±	-	0.5	100～150
左炔诺孕酮	+	-	+	-	0.05	6.0
环丙孕酮	+	-	-	++	1	20
去氧孕烯	+	-	+	-	0.06	2.0
孕二烯酮	+	-	+	-	0.03	3.0
屈螺酮	+	-	-	+	2	40～60

+有效;-无效;±作用较小

3) 改变用药途径和剂型:各种缓释系统如皮下埋植剂、阴道药环,含药宫内释放系统,长效混悬剂和微囊剂避孕针等研制成功。既可达到长效作用,又可减少每日药物剂量,提高了安全性。

4) 改进包装:有 21 片为 1 盒,21+7 片为 1 盒,24+4 片为 1 盒。

(2) 常用的复方短效口服避孕药:见表 47-2。

(3) 复方短效口服避孕药作用原理

1) 抑制排卵:孕激素的作用是抑制下丘脑-垂体-卵巢轴功能,使 FSH(卵巢刺激素)和 LH(黄体生成素)均为低水平,进而抑制卵泡生长发育,抑制排卵或干扰 GnRH 的分泌与释放,或通过更高一级神经中枢影响下丘脑-垂体。

避孕药也可能阻断 GnRH 对卵巢的作用,从而抑制排卵。此可能是干扰了 GnRH 与卵巢受体的结合,或是干扰了卵巢的生物合成过程。

2) 宫颈黏液改变:孕激素改变宫颈黏液使黏稠度增加,细胞数目增加,拉丝度降低,羊齿状结晶消失或不典型,不利于精子穿透。

表 47-2 常用复方短效口服避孕药

种 类	雌激素（mg）	孕激素（mg）
1 号避孕片（复方炔诺酮）	炔雌醇 0.035	炔诺酮 0.625
2 号避孕片（复方甲地孕酮片）	炔雌醇 0.035	甲地孕酮 1.0
复方左炔诺孕酮	炔雌醇 0.03	左炔诺孕酮 0.15
三相避孕片		
1～6 片	炔雌醇 0.03	左炔诺孕酮 0.05
7～11 片	炔雌醇 0.04	左炔诺孕酮 0.075
12～21 片	炔雌醇 0.03	左炔诺孕酮 0.125
复方孕二烯酮	炔雌醇 0.03	孕二烯酮 0.075
妈富隆	炔雌醇 0.03	去氧孕烯 0.15
美欣乐	炔雌醇 0.02	去氧孕烯 0.15
达英-35	炔雌醇 0.035	环丙孕酮 2.0
特居乐同"三相避孕片"		
优思明	炔雌醇 0.03	炔螺酮 3.0
YAZ★（优思悦）	炔雌醇 0.02	屈螺酮 3.0

★即将在我国上市（已完成临床试验）

3）子宫内膜变化：使子宫内膜不利于受精卵着床。

4）输卵管蠕动改变：改变输卵管收缩的节律、振幅、强度及输卵管内液体差，造成子宫内膜与受精卵的发育在时间上不同步，干扰受精卵着床。

（4）复方短效口服避孕药的适用人群及禁忌证

1）适用人群：凡是健康育龄妇女均可选用，包括新婚期、生育后。WHO 指南：从月经初潮至 40 岁以前妇女、不吸烟、血压正常、血糖正常、不肥胖（体重指数正常），无静脉血栓史及家族史均可使用。

2）禁忌证：根据 WHO 避孕方法选择的医学标准，对某避孕方法的适用和禁忌情况分为四级：

①在任何情况下均可使用此方法。

②通常可以使用此种方法（使用利>弊）。

③除非其他方法不能提供或不被接受，一般不推荐使用此种方法（使用弊>利）。

④不能使用此种方法。

其中第 4 级相当于禁忌证，第 3 级相当于相对禁忌证。

第 3 级包括：年龄在 35 岁以上，吸烟<15 支/日；产后 6 周至 6 个月内，母乳喂养；高血压 140～159/90～99mmHg；高血脂；偏头痛（年龄<35 岁）；乳腺癌史，5 年内无复发迹象；糖尿病有并发症；轻度肝硬化；胆囊疾病药物治疗中。

第 4 级包括：年龄在 35 岁以上，吸烟>15 支/日；产后 6 周内，母乳喂养；高血压病史，血压 ≥160/100mmHg；血管疾病；深静脉血栓；长期不能活动；已知和凝血相关的突变；缺血性心脏病；脑血管意外史；心脏瓣膜病有并发症（肺动脉高压、房颤、亚急性心内膜炎史）；偏头痛（年龄≥35 岁，有局灶性神经症状）；现患乳腺癌；其他血管病变或糖尿病 20 年以上；病毒性肝炎活动期；肝硬化重度；肝脏肿瘤。

正在哺乳的妇女能使用复方短效口服避孕药吗？不能，为什么？请思考。

（5）复方短效口服避孕药服药方法

1）开始服药时间及服药方法：第 1 次开始于月经第 1～5 日均可，每日 1 片连续服完一盒（21 日或 22 日），停药 7 日，开始下一周期。此后依此规律，服药 21 日，停药 7 日，28 日为一周期。停药 7 日中一般有月经，即使无月经也无需等待，第 8 日开始下一盒药。

初使用者如果已超过月经 5 日，在排除妊娠的可能后，也可以开始服用，但必须在服药的第 1～7 日期间禁欲或使用避孕套。

流产后的妇女，无论是自然流产、手术流产，还是药物流产，均可在流产后即开始服用复方短效口服避孕药。

哺乳期:产后未哺乳的妇女,最早可于分娩后3周开始服药。如果已恢复月经,服用方法同月经规律妇女;如果尚未恢复月经,则需确定未受孕以后开始服用,同时在服药的第1~7日期间禁房事,或使用避孕套。产后哺乳妇女,在产后6个月后婴儿添加辅食后可考虑开始服用复方短效口服避孕药。

已使用宫内节育器的妇女,如需更换为复方短效口服避孕药,可以在月经来潮的5日内开始服用复方短效口服避孕药,经净后取出宫内节育器。

已使用其他类固醇激素避孕药的妇女,可以在原来药物的开始时间更换为复方短效口服避孕药。

已使用皮下埋植剂避孕的妇女,如需更换为复方短效口服避孕药,在取出皮下埋植剂当日,可以开始口服复方短效避孕药。

2)复方短效口服避孕药如果漏服了怎么办:原则是一旦发现漏服了马上补服1片,同时继续服用当天的1片,这1日可能在同一时间服2片药,以后继续每日按时服药。

在一个周期中如果漏服1~2片药问题不大,及时补上,无需加用其他方法。

如果连续漏服药片比较多,可能导致失败。如何补救请思考。

3)避孕效果:正确、坚持使用,避孕效果高效、可靠,按国际妇女年,成功率在99.9%,按Pearl公式计算,失败率=失败例数×1200/服药周期总数;成功率=100%-失败率。

(6)服用复方短效口服避孕药有什么副作用吗?少数人在服药后有不同程度的症状,由于各类避孕药所含成分或剂量各有不同,以及服药者对药物的反应与耐受性存在个体差异,用药后出现的副作用也因人而异。如果在服药期间发生严重的头痛、胸痛、腹痛、下肢痛、视物模糊等,且比较持续,应立即停药并诊治。

1)月经改变情况:月经期间在26~30日占多数,经期较前稍有缩短,经量无明显变化或减少,于健康无害,无需处理。对月经失调妇女服用药物后,月经多转为规律。月经过多者经量可转为正常。使痛经减轻或消失。服药5年以上,经量减少发生率增加。

2)类早孕反应(胃肠道情况):于服药第1~2周期少数人有轻度恶心、食欲减退,个别人有呕吐,一般不需处理。随着用药时间的延长,可自行消失。若严重者,可对症处理。

3)头晕、乏力、嗜睡:较少见,一般发生在服药初期,服药时间长,其发生率下降。

4)不规则阴道出血:少数人于服药期间有不规则阴道出血,表现为点滴出血或月经样出血。为什么?请思考。

5)体重:体重增加一般是暂时性的,在服药最初几个月较明显,也有少数人体重降低。控制饮食和加强锻炼是控制体重的最好方法,因为引起体重增加的原因可能包括:食欲增加,而活动量未相应增加;19-去甲基睾酮类避孕药的蛋白质同化作用,雌激素促进钠、氯从肾小管再吸收而使体液潴留。

6)皮肤:个别妇女有皮肤瘙痒,偶见过敏性皮疹,表现为丘疹或出血性红斑,也有个别妇女面部有色素沉着,呈蝶形或雀斑状。停药后可消退,减轻或不变。

7)情绪改变:由于因素复杂,存在不同看法,有人认为有抑制作用,既往有抑郁症或经前期紧张症病史者,服药后易于发生。发生抑郁症可能与其干扰色氨酸和磷酸吡哆醛代谢,改变脑胺代谢有关。也有人认为妇女妊娠的顾虑消除,生活质量提高,而感到愉悦。

8)性欲:少数人主诉性欲或增加或减退。性欲减退的主要因素是心理作用或是药理作用,不清楚。而对部分妇女对怀孕有恐惧、担心的妇女,解除发生妊娠的顾虑,性欲可能增加。

9)闭经:产生闭经的原因,是什么?请思考,如何治疗?

(7)HIV阳性的妇女能服用复方口服避孕药吗?感染HIV,患AID或正在接受抗逆转录病毒(ARV)治疗的妇女,可以安全地使用COCS(复方短效口服避孕药)。

督促这些妇女在服用COCS的同时使用避孕套。坚持并正确使用,避孕套有助于防止HIV和其他STDs的传播。避孕套也可为接受ARV治疗的妇女提供额外的避孕作用。尚不能确定ARV药物是否会降低COCS的效果。

(8)复方口服避孕药的延长和连续使用,及其益处和缺点:一些使用者并不按照常规的方法服用COCS,即没有遵从服用3个星期的含激素的活性片,随后一个星期服用不含激素的空白片。有些妇女连续12个星期都服用含激素的活性片,中间没有间断,随后服用一周不含激素的空白片(或不服药),这是延长使用。而另一些妇女完全没有间断地服用含激素的活性片,这是连续使用。

1)延长和连续使用的益处

①妇女一年只有4次阴道出血或根本没有出血。

②对某些妇女,减少在不服药那周经常发生的头痛、经前期综合征,情绪改变,月经过多和痛经的频率。

2）延长和连续使用的缺点:

①在使用的最初6个月可能有持续存在的不规则出血,尤其是那些从未使用过COCS的妇女。

②需要提供更多的药量。

（9）药物间的相互作用:避孕药与其他药物的相互作用,两种或两种以上药物合并或先后序贯使用时可能相互影响,使药物作用增强或减弱,作用发生或快或慢,作用时间延长或缩短。

1）影响避孕药避孕效果的药物（主要是诱导肝微粒体酶）:是什么？

2）你知道避孕药对降压药、抗凝血药、抗抑郁药有什么影响吗？

（10）复方短效口服避孕药安全性:自口服避孕药问世以来就给予了关注。

1）代谢方面

①糖代谢:类固醇避孕药对糖代谢可能有一定影响。避孕药引起糖代谢的机制是综合性的,可能与生长激素与游离皮质激素的增加,胰岛素受体的减少有关。

②脂代谢:一般规律为雌激素可使三酸甘油脂及高密度脂蛋白升高,并与剂量呈正比;孕激素则降低TG、HDL（高密度脂蛋白）。19-去甲基睾酮类孕激素如炔诺酮、左炔诺孕酮具有雄激素活性,对脂代谢可能有不利影响,使HDL-胆固醇、APOA（载脂蛋白A）下降,使LDL（低密度脂蛋白）、APOB上升。17α-羟孕酮类不具有雄激素样作用。在剂量适当时,对脂代谢影响较小。低剂量复方短效口服避孕药,可使血脂处于相对平衡状态。对血脂无明显影响。

③蛋白质代谢:服复方避孕药的妇女,抑郁症发生率较采用其他避孕方法为高,既往有抑郁症或经前紧张征病史者,用药后更易发生,可能与避孕药干扰色氨酸和磷酸吡多醛代谢,改变脑胺代谢有关。

2）与静脉血栓的关系:深静脉血栓的危害大,因此,有血栓栓塞性疾病史是作为禁忌证的。目前所知,深静脉血栓的发生与种族、遗传、基因突变有关;与吸烟、年龄、糖尿病、高血压及家庭因素,肥胖等有关;与雌激素剂量和孕激素种类有关。

3）对生育的影响

①避孕药对生育的影响是可逆的,即服药期间可避免妊娠,停用后可恢复生理周期和生育能力。

避孕药本身无畸形作用,对停药后的妊娠无影响。停药后第一个月经周期就可以恢复排卵,恢复生育功能。关于生育力,还必须考虑年龄因素,年龄对生育的影响是不容忽视的,受孕能力随着年龄的增长而降低。

②在使用避孕药期间对生育力还有保护作用。首先具有可靠的避孕效果,可减少意外妊娠（宫内和宫外妊娠）,从而减少了因流产导致的各种并发症及对生育的影响;其次,避孕药可调节月经,使妇女免于因月经失调导致的疾病;其三,避孕药还能降低盆腔感染的发生,从而使输卵管的功能得到保护。

③对子代健康:避孕药本身无致畸作用,我国曾对应用口服避孕药1号的妇女及对照组进行外周血淋巴细胞培养,分析其姐妹染色单体互换率,未发现致突变及致癌效应。

4）复方短效口服避孕药与肿瘤风险:随着避孕药中药物组成的改进及剂量的降低,目前的看法是,对健康的妇女,使用口服避孕药不增加疾病的风险。长期服药可以降低一些癌症的风险,如卵巢癌的风险降低50%～80%,子宫内膜癌的风险降低50%,还可能减少结肠癌风险。低剂量口服避孕药不增加肝细胞腺瘤或肝癌风险,不增加乳腺癌风险。1971年国内对口服避孕药1号、2号的10 549人（其中758人服药时间在5年以上）,未服药者81 354人,两组中乳腺癌的发生率分别为0.19‰与0.01‰;两组中患宫颈癌者分别为0.09‰与0.66‰,两组间两种癌的发病率无明显差别。

关于子宫内膜癌与卵巢上皮癌风险的结论是一致的,主要的争议是关于乳腺癌。早期雌激素剂量高可能增加乳腺癌的风险,停药后此风险消失,与不服药妇女相似;而目前低剂量口服避孕药不增加乳腺癌的风险。

乳腺癌:有关COCS和乳腺癌的研究结论尚难以解释。

①研究发现使用COCS 10年以上的妇女发生乳腺癌的风险与从未使用COCS的妇女相似。相反的,目前正在使用和在过去10年内使用过COCS的妇女,被诊断出乳腺癌的可能性有所增加。

②目前正在使用或既往使用过COCS的妇女被诊断为乳腺癌时,其癌症的恶性度低于在其他妇女当中诊断出的乳腺癌。

③尚不清楚这些发现是否能用COCS使用者中已存在的乳腺癌患者被较早发现还是COCS对乳腺癌的生物学作用来解释。

1990 年发表的病例对照组研究提示,服用口服避孕药 10 年以上可轻微增加乳腺癌的风险,RR 为 1.3(95% CI:0.19 ~ 1.9)。

2000 年在南非发表的病例对照研究,20 ~ 54 岁黑人与其他有色人种,服用口服避孕药与乳腺癌的 RR 为 1.2(95% CI:1.0 ~ 1.5);35 岁以上人群近期服用口服避孕药的 RR 为 1.0(95% CI:0.8 ~ 1.3);过去曾经服用口服避孕药者 RR 为 0.9(95% CI:0.8 ~ 1.0)。相对风险并不随着使用时间的延长而增加。

关于宫颈癌,90% 以上的宫颈癌与 HPV 感染有关,而口服避孕药并不增加 HPV 感染的发生率。而对 HPV 感染人群,长期口服避孕药可能有促进宫颈恶变的作用。

宫颈癌:

①宫颈癌是由某种类型的人乳头瘤病毒(HPV)引起。HPV 是一种常见的性传播感染,这种感染通常无需治疗而自行清除,但有时持续存在。

②使用 COCS 5 年或以上,似乎加速持续存在的 HPV 感染进展为宫颈癌。与 COCS 使用相关的宫颈癌的数据认为非常少。

③建议口服避孕药的使用者和其他所有的妇女每 1 ~ 2 年筛查一次,以发现任何宫颈的癌前病变,癌前病变是可以除去的。增加宫颈癌风险的已知因素包括以下:

a. 在 18 岁以前开始有性生活。

b. 目前或多年以来有许多性伴侣。

c. 性伴侣有或曾经有许多其他性伴侣。

d. 多次生育、分娩(分娩的次数越多风险越大)。

e. 吸烟。

f. 免疫系统薄弱(包括感染 HIV/患 AIDS 的妇女)。

g. 存在其他性传播感染。

h. 使用复方口服避孕药超过 5 年。

5)口服避孕药与心血管疾病的关系

①高血压:国内报道血压正常妇女,长期服用复方口服避孕药可能引起少数人收缩压与舒张压稍升高,多无临床意义,绝大多数停药后可恢复正常。

引起高血压主要是避孕药刺激肝脏合成较多的肾素底物(血管紧张素原)从而引起肾素-血管紧张素-醛固酮的活动增加有关。但由于肾脏负反馈机制,可使血浆肾素活性降低,因此,大多数服药者的血压是正常的。缺乏负反馈调节者,才导致血压

升高。雌激素还可直接作用于肾小管,产生水、钠潴留,进而使细胞外液量增加,导致循环血量及心排出量增加,当心排出量增加持续存在,使血管平滑肌受到过度牵拉,血管收缩,外周阻力增加,使血压升高。另外,避孕药引起交感神经系统活性增加,动脉血压增高者往往伴随血浆中多巴胺 β 羟化酶活性增高,总之避孕药引起高血压的机制,还待进一步探讨。

②心肌梗死:据 WHO 报道,无高危因素的妇女,如吸烟及患高血压、糖尿病、高血脂症等,服用低剂量避孕药不增加心肌梗死的风险,但如吸烟妇女,服用避孕药,其发生心肌梗塞的相对风险增加 10 倍。

③卒中:低剂量口服避孕药与卒中无关。一项包括 6 个病例对照研究的 Meta 分析显示,服药妇女发生卒中的总体 OR 为 0.96(95% CI:0.70 ~ 1.31)。这方面还有待于更多的研究报道。

2. 长效口服避孕药　我国 1969 年开始临床试用复方炔雌醚类口服长效避孕药,是以长效炔雌醚为主药,配上一种短效孕激素制成复方片,口服 1 片可避孕 1 个月。

1973 年又开始临床研究复方甲孕环酯避孕片,是以长效甲孕环酯为主药,配以少量炔雌醚制成的复方片(即以孕激素为主药),每月服 2 次,可避孕 1 个月,此法可减少雌激素的副作用。特点是服法简便,避孕效果好,但由于一次经口服摄入较大剂量的药物,其安全性不如短效口服避孕药,现已不推荐使用,已退出计划生育避孕药具政府采购目录。故略。

3. 避孕针

(1) 世界范围内推广应用的长效避孕针约 16 种制剂,可分为复方孕-雌激素及单孕激素两类。

国内:

复方己酸孕酮避孕针(避孕针 1 号)

复方炔诺酮庚酸酯(庚炔诺酮)长效避孕针

复方甲地孕酮避孕针及减量针剂

复方炔诺孕酮避孕针,每月肌注 1 次

国外:

复方苯甲孕酮、甲孕酮避孕针等,皆每月注射 1 针,避孕 1 个月。

纯孕激素避孕针炔诺酮庚酸酯每 2 个月注射 1 针,甲孕酮醋酸酯避孕针每 3 个月注射 1 针。

适应证和禁忌证同口服避孕药。

国内、外常用的长效避孕针及其用法见表 47-3。

表 47-3　国内、外常用的长效避孕针

名　称	成分	剂量(mg)	用　法
单纯孕激素			
醋酸甲孕酮避孕针	醋酸甲孕酮	150	首次周期第 5 天肌注 1 支,以后每 3 个月肌注 1 支
庚炔诺酮避孕针	庚炔诺酮	200	首次周期第 5 天肌注 1 支,以后每 2 个月肌注 1 支
复方雌、孕激素			
复方已酸孕酮避孕针(1 号)	17-α 已酸孕酮戊酸雌二醇	250 5	首次月经第 5 天肌注 2 支,以后每周期 10~12 天肌注 1 支
复方醋酸羟孕酮避孕针(Luhelle)	醋酸甲羟孕酮环戊丙酸雌二醇	25 5	首次月经第 1~5 天肌注 1 支,以后每隔 30 天左右再肌注 1 支
复方庚炔诺酮避孕针(Mesig-yna)	庚炔诺酮戊酸雌二醇	50 5	首次周期第 1~5 天肌注 1 支,以后每次周期第 10 日肌注 1 支
改良复方醋酸甲地孕酮避孕针(美尔伊,Mego-E)	醋酸甲地孕酮17-β 雌二醇	25 3.5	首次周期第 5 天和 10~12 天各肌注 1 支,以后在周期的 10~12 天肌注 1 支

（2）长效避孕针达到长效作用的原理:有三类:一类是由于将 17-α-羟孕酮接上已酸酯(如避孕针 1 号),或在 19-去甲基睾酮上接上庚酸酯(如炔诺酮庚酸酯),使其提高脂溶性。肌注后,药物贮存于局部及体内脂肪组织,缓慢释放而发挥其长效作用;还由于药物在体内(主要在肝内)水解较为缓慢有关。另一类是将避孕药制成微细颗粒,配制成水混悬注射液作肌肉注射,药物贮存于局部,并缓慢吸收而发挥其长效作用。第三类是将类固醇避孕药微囊或微球化,注入肌肉组织后 15 日内微囊膜可保持完整,药粒在囊内嵌合贮存,均匀从局部释放出来,每日以一定量速率释放入血液循环,起到长效作用。

（3）副作用及治疗

1）不规则阴道出血:可能是由于卵巢内卵泡生长受到抑制,内源性雌激素分泌量不足引起。月经后出现不规则出血。宜补充雌激素,每日口服炔雌醇 0.0125~0.025mg,服到本月注射针为止。

2）头晕、乏力、嗜睡:多为轻度,对症处理。

3）经期延长:由于子宫内膜脱落不全,治疗可采取每日服 1~2 片复方短效口服避孕药连服 4日;或用孕激素,每日口服甲地孕酮 4~8mg 或黄体酮 10mg 肌注,连用 3~5 日,使内膜转化,停药后促使子宫内膜脱落,达到药物刮宫作用。

4）月经周期缩短:补充孕、雌激素剂量。在注射针药后第 10 日开始口服复方短效口服避孕药,每日 1~2 片,连服 4~6,可使周期维持在 28 日左右,或每次注射针 2 支,连用 3 个月后,再改为每次注射 1 针。

5）闭经:同口服复方避孕药所引起的闭经。单孕激素发生闭经,排除妊娠后可不予治疗。停注射针后可恢复,必要时可用雌激素治疗。

4. 探亲避孕药　适合分居两地的夫妇在探亲时应用。其优点是使用时间不受月经周期的限制,随时可以开始使用,避孕效果好、简便、副作用小。

（1）孕激素类探亲药

1）种类与用法

①甲地孕酮探亲避孕片:含甲地孕酮 2mg。探亲当日中午及晚上各服 1 片,以后每晚服 1 片,直到探亲结束后次晨加服 1 片。避孕有效率按周期计算为 99.6%。

②炔诺孕酮探亲片:每片含炔诺孕酮 3mg。自探亲前 1~2 日开始每晚服 1 片,连服 10~15 日,服完 15 片后如探亲假期未满,可接服复方炔诺酮或复方甲地孕酮 7 日,如探亲前 1 日未开始服药,在探亲当日服药的同时加用避孕工具。避孕效果按周期计算为 99.99%。

③d1-18-甲基三烯炔诺酮(R2323 简称 23 号探亲片):每片 1.5mg。探亲当日服 2 片,以后每次房事后立即服 1 片,经后第 1 次房事起仍按此法服用,有效率为 99.58%。

④左旋 18-甲基三烯炔诺酮探亲片:有两种服法,每片 1.5mg。探亲前 1 天或当天上午服 1 片,当晚加服 1 片;或第 1 次房事后 2 片;以后每 3 日服 1 片,月经后按原法服用。

⑤炔诺酮探亲片:每片含 2.5mg 及 5mg 两种,探亲当日晚上开始服 1 片,以后每晚 1 片,至少连服 10 日,服完 14 日后,如探亲期未满,可改用每日

1 片复方炔诺酮或复方甲地孕酮。

⑥甲醚抗孕含膜：以聚乙烯醇为成膜材料,制成薄膜,每片含甲地孕酮 0.5mg 及醋炔醚 0.8mg。探亲当日先将含膜片置于舌下,以后每次房事后含服 1 片,每周最少含服 2 片,本药特点是将药膜置于舌下,自行溶解。经黏膜直接吸收。

⑦氯醚探亲避孕片：每片含氯地孕酮 0.25mg 及醋炔醚 0.8mg。原则上从月经第 5～7 日服药,每次房事前 1 小时服 1 片,每周至少服 2 片。若无法知道探亲时间,探亲当日服 2 片,以后服法相同。

⑧醋炔醚探亲避孕片：每片含醋炔醚 60mg 或 80mg。探亲前 1 日或当日服药 1 片可避孕 2 周左右,若探亲时间延长,可接服短效避孕药,或于月经后改服短效口服避孕药或采用其他避孕措施。

⑨醋炔诺酮肟探亲片：每片含醋炔诺酮肟 1mg,探亲当日服 2 片,以后每日服 1 片,探亲结束后继续服 2 片,探亲少于 10 日,应服满 10 日,探亲半个月以上,可继续服药或改服口服短效避孕药。

2) 探亲避孕药避孕机制

①抗排卵：孕激素类探亲避孕药如于月经周期前半期开始服药,大多数妇女排卵受到抑制。如近排卵期开始服药,多不能抑制排卵。

②抗黄体：18-甲基三烯炔诺酮有抗黄体作用,在胚胎着床前用药,作用愈明显,但在人类催经止孕作用不明显。

③干扰子宫内膜的发育和分泌：月经前半期服药,子宫内膜增殖与转化均受到抑制,活性强的炔诺酮可引起分泌功能衰弱。近排卵期或排卵后服药,内膜呈典型分泌状态,子宫内膜上皮细胞发育受限,糖原减少,巨大线粒体及核仁管道系统减少或消失。

④对宫颈黏液的影响：服药 8～24 小时,宫颈黏液有明显变化,分泌量减少,黏稠度增加。拉丝度降低,羊齿状结晶消失,细胞数目增加等,不利于精子通过。

⑤改变输卵管运动及使输卵管功能改变：改变受精卵在输卵管内的运行速度,或加速或减慢,或引起受精卵在输卵管中发育异常。输卵管分泌细胞分泌颗粒明显减少,纤毛出现退化。

(2) 非孕激素类探亲避孕药：53 号探亲避孕药(双炔失碳酯),该药的雌激素活性为炔雌醇的 2.8%,无孕激素活性。每片含双炔失碳酯 7.5mg,咖啡因 30mg,维生素 B₆ 30mg,制成肠溶片。探亲时第 1 次房事后服 1 片,次日加服 1 片,以后每次房事后加服 1 片,每月需服 12 片,平均每周服 3～4

片。该药对排卵、黄体功能、子宫内膜周期性变化等生殖生理环节均可发生作用。

5. 皮下埋植避孕 皮下埋植剂是避孕药缓释系统的一种剂型,目前均为单孕激素制剂。将避孕药以硅橡胶为载体制成的避孕产品,药物以恒定的速率释放于皮下组织。它兼有低剂量和长期使用的优点,非口服给药,血药浓度低,无肝脏首过效应,既节约药物,又有较好的安全性。左炔诺孕酮从载体中扩散较慢,而且作用强,因此量小效高。最初的皮下埋植剂是 Norplant。

我国生产的为左炔诺孕酮硅胶棒,分别称为皮下埋植剂 I 型(6 支)、II 型(2 支)。而后的 jadelle 为双管型,与 Norplant 有相同的避孕效果。最近研制的 implanon 是 2006 年由美国 FDA 批准的首个单根皮下埋植剂,放置和取出更为简便。此外,还有尚在研制阶段的单根埋植剂 nestorone(NES)和 elcometrine。可生物降解的 capronor(美国)和 capro-F(我国)正在研究和临床试用中。

(1) 适应证和禁忌证

适应证：健康育龄妇女,尤其是哺乳期,不宜服用雌激素者,每日服药易忘记者,需长期避孕者。

禁忌证：月经不规律,有出血倾向,急性肝细胞疾病,已知或可疑妊娠者,目前正在应用抗凝药物治疗者。

(2) 剂型和剂量

①Norplant R 由 6 根含左炔诺孕酮的硅胶多聚体胶囊组成。胶囊以聚二甲基硅氧烷为材料,每根长 34mm,直径 2mm,每管含 LNG 36mg,总量为 216mg。有效避孕期 7～10 年。

②Norplant II 2 根硅橡胶与药物混合的棒状物,外包以硅胶薄膜,每根长 44mm,直径 2.4mm,每根含 LNG 75mg,总量 150mg,有效避孕期 5 年。

③国产的左炔诺孕酮硅胶棒,I 型同 Norplant R,II 型同 Norplant II,有效期 4 年。

④jadelle 双管型,含 LNG 150mg,有效避孕期 5 年。

⑤implanon 单根型,长 40mm,直径 2mm。其核心为 40% 醋酸聚乙烯(EVA)和 60% 依托孕烯(ENG)的药芯,内含 ENG 68mg,外套以 EVA 控释膜 0.06mm。每日释放 ENG 30～40ug,其活性代谢产物是去氧孕烯,有效避孕期为 3 年。可随时取出,取出后很快可恢复生育能力。

(3) 放置时间：月经来潮 5 日内,流产后即时,产后 6 周后。

(4) 放置手术步骤

①受术者平卧，左手臂外展90°，手心向上，取切口于上臂内侧，肘上4横指处或肘横纹与腋窝之中点，常规消毒铺巾。

②手术者洗手戴消毒手套。

③打开包装，将埋植剂放在无菌盘内。

④切口部位局部麻醉，埋植区行放射性皮下麻醉，长4～4.5cm。

⑤皮肤行横切口约2mm。

⑥套管针自切口处穿刺，沿皮下组织进针至第二刻度（6根型）或第三刻度（2根型）。

⑦取出针芯，将埋植剂Ⅰ型置入套管针内，以针芯推至顶端，固定针芯，后退套管针至第一刻度处，埋植剂即置入皮下。

⑧转换方向成15°角，穿刺同上，置入其余埋植剂，放置完成后退出套管针。

⑨用创可贴拉合伤口，干纱布覆盖后绷带包扎，以防局部渗血。

⑩如到期更换，于取出后即时置入一套新埋植剂，方法相同，但方向相反。

⑪手术完毕，做好记录，嘱手术者3日后随访，解除包扎，检查置入部位情况。

（5）取出术步骤：取出时皮肤切口与放置切口相同，由于胶囊周围有薄层纤维囊形成，应先将每个埋植剂依次推到切口，然后用钳子夹住末端顺势取出。

（6）避孕效果：5年粗累计妊娠率为1.4%～2.6%妇女年。我国Norplant可接受性研究10 718例中，5年累计妊娠率为1.53%，平均年妊娠率0.3%。

（7）避孕原理：通过多环节的作用达到避孕，抑制下丘脑-垂体-卵巢轴，从而阻碍LH释放高峰形成而抑制排卵；使宫颈黏液变稠，阻碍精子通过；使子宫内膜萎缩，不利于受精卵着床。

（8）药物副作用：以不规则阴道出血为主，闭经的发生率有随使用周期的延长而升高的倾向。不规则出血随放置时间延长而减轻。原则上不必过多干预。如点滴出血时间过长可加服炔雌醇每日0.015mg，止血2～3日停服。部分使用者出现功能性卵巢囊肿，最大直径可达7～8cm，数周后可自然消失。其他不良反应有乳房胀痛、痤疮、头痛和眩晕、抑郁、盆腔疼痛、性欲减弱、体重增加等，但甚少发生。

（9）优缺点及注意事项

优点：安全、高效、方便、经济、药物剂量低、使用期长，（长效）取出后生育力迅速恢复。

缺点：需要手术（小），需特殊器械，取出时需再作一次手术。

注意事项：严格无菌操作，避免感染。确认埋植剂放入皮下，不发生游走移位。放置术后休息5日，3日内限制手术侧手臂活动，以利于埋植剂固定于皮下。放置埋植剂后如发生以下情况应立即取出：异常的大出血或持续出血；剧烈的头痛、腹痛；急性视觉失调；皮肤或眼睛发黄；长期不活动情况（如手术、卧床不起）；可疑妊娠；放置部位疼痛或感染。

6. 阴道药环　阴道药环是避孕药缓释系统的一种剂型，有单孕激素和孕雌激素复方制剂。均为硅橡胶作为载体，制成环状，药物可通过管壁，以较恒定的速率释放，经阴道黏膜吸收，达到避孕效果。具有非口服途径给药的优点，使用者可自行将环置入阴道，使用方便。

（1）阴道环的现状和大小

国外：外用直径50～58mm，环断切面外直径9～9.5mm。

国内：阴道环直径45mm，断切面外直径4.5mm左右。环的结构有三种如图47-1：

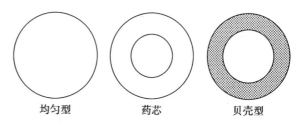

图47-1　三种类型阴道环的截断面

均匀型：将避孕药与硅橡胶均匀混合制成。这样结构的药物释放率高，但释放不稳定。由于外层释放较快，内层释放较慢，因此放入阴道后，开始释放量高，随后迅速下降，常伴有突破性出血或阴道点滴出血，不能维持较恒定的释放，故目前已不用。

药芯型：将药物与聚硅烷混合物放在硅橡胶管内，以调控药物的释放量。除放置后第5～7日内释放避孕药较快外，其他时间能恒定释放低剂量避孕药，呈零级释放型，能在多个月经周期释放足量避孕药。制造较简便。

贝壳型：分为三层：内层（核心层）及外层皆为无活性的医用硅橡胶，中间层为避孕药与硅胶的混合层。避孕药通过外壳才能被阴道黏膜吸收。由于避孕药到达被吸收部位的距离几乎完全一致，故药物释放较恒定，呈零级释放型。

（2）阴道避孕环的种类

1）左炔诺孕酮-雌二醇阴道环：多制成贝壳

型,为美国人口理事会所设计。其外径有 50mm 和 58mm,环壁厚 7~9.5mm。环内载药,LNG 97~140mg,E2 为 46~66mg。

适应证:对使用口服避孕药、宫内节育器有不能耐受的副作用或因某种疾病,不能使用其他方法的妇女。

禁忌证:月经紊乱、子宫脱垂、阴道前后壁重度膨出、癌症或癌前期者不宜应用。

放置方法:月经净后或第 5 日放入阴道,连用 3 周,然后取出 1 周。环应放在阴道深处或套在宫颈上。若感到不适可取出,取出不超过 3 小时,不降低效果。若环自然脱落,宜用冷开水冲洗 2 分钟,立即再将环放入阴道。环自然脱落多发生在应用的早期或大便时。

临床效果:使用 1 年的净妊娠率<3%,继续使用率为 50%。停用原因多为环脱落、丢失、不规则出血,不愿放取环、干扰房事、有异味等。

避孕原理:综合环节达到抗生育作用,以抗排卵为主,停止用环后排卵功能迅速恢复,生育力亦迅速恢复。

优点:阴道环产生的雌激素效应与口服类固醇避孕药有以下不同:①阴道环所释放的为天然雌二醇,它代替了口服药中对肝脏效应较强的合成雌激素-炔雌醇;②由于阴道环内雌二醇在二甲聚硅氧烷内的溶解及弥散较 LNG 为低,故从阴道环中所吸收的雌激素量较小;③由阴道环释放出来的类固醇激素是经阴道吸收后进入血内,避免肝肠的首过效应,因此阴道给药优于口服。

副作用:个别人有轻微阴道刺激,少数人白带增多,个别男方感到不适。

2)释放低剂量 LNG 阴道环:此类环为 WHO 设计,简称为 LEVO-20 制成贝壳型。药物与硅胶混合在一起,环外径 55.6mm,横斜面直径为 9.5mm。内含 LNG 6mg,体内每日释放 20ug,放置 1 次,可连续应用 3 个月,经期不需取出,3 个月后再换置 1 个。临床有效率为 97% 妇女年。

避孕原理:只要是使宫颈黏液呈孕激素化,黏液水分减少,黏稠度增加,从而不利于精子的穿透,大部分人子宫内膜失去正常周期性形态,使其与受精卵发育不同步,不利于受精卵着床。环自然脱落率为 20%,不增加宫外孕发生率,不影响糖和脂代谢。

3)国内左炔诺孕酮(LNG)阴道环:为药芯型,直径 45mm,横切面直径 4.5mm。将 LNG 载体及释放剂配制成半固体(糊状)作药芯,装入硅橡胶的管

内,每环含 LNG 35mg,每日释放 20ug,能在≥9 个月维持近恒定释放药物。每个环可连续使用 9~12 个月。具有药物利用率高、重量轻、使用有效期长等特点,但未得到推广。

4)甲地孕酮硅橡胶阴道环(简称甲硅环):为我国研制,其结构为药芯型圆环,砖红色,外直径 40mm,断切面直径为 4mm,壁厚 0.75mm。硅橡胶内装甲地孕酮 250mg 与聚乙二醇混合的药芯。新环开始释放量较高,每日约 200ug,12 日后逐步稳定在 130ug 左右,平均每日消耗药量为 4mg。可持续使用 1 年。

避孕效果按生命表计算,使用 1 年的有效率为 98.7%。意外妊娠率为 1.3%,续用率为 90.8%。

避孕原理:大多数对垂体和性腺干扰较小,但卵泡发育受影响,排卵后的黄体功能受到一定程度的抑制,表现为雌、孕激素总量减少,高峰提早下降;继而造成子宫内膜正常发育受到抑制,不利于受精卵着床。宫颈黏液的改变不利于精子穿透。

5)Nuva-Ring 硅橡胶圆环:乳白色,外形同甲硅环。2001 年由美国 FDA 批准使用。每日释放依托孕烯 120ug 和炔雌醇 15ug。其活性代谢产物为去氧孕烯。由于阴道环释放的激素剂量低而持续,因此,血浆水平稳定。EE 的平均血浆浓度为 19pg/ml,最大血浆浓度为 35pg/ml。连续使用 21 日的 Nava-ring,其 EE 的 AUC 比避孕贴片低 3.4 倍,比 OC 低 2.1 倍,可大大减少与雌激素相关的不良反应。在月经周期的 1~5 日放入阴道,可连续使用 21 日。取出后有撤退出血,每月更换 1 次,操作简单、方便,可由本人在家中完成。取出后 3 小时内仍保持有效避孕。若未在月经 5 日内放入,在放入后的 7 日内有性行为则需其他避孕措施。

目前国内正在进行Ⅲ期临床多中心试验。避孕效果与 OC 相似,Pearl 指数是 0.25(95% CI:0.006~1.363)。

避孕原理:主要通过抑制排卵,改变宫颈黏液,阻止精子进入,使子宫内膜萎缩不宜着床而达到避孕效果。

副作用:有阴道刺激症状及分泌物增多,其他不良反应均较低。

7. 复方避孕帖剂 复方避孕帖剂是贴在身上的柔软的、窄小的方形塑胶片。含有孕激素和雌激素,直接经皮肤释放进入血液。每周更换一次,连续 3 周,在第 4 周停用。妇女在此周会有月经,要达到最好的效果,需准时更换每个贴片。又称 Ortho Evra 和 Evra。主要通过阻止卵巢释放卵子(排

卵)发挥避孕作用。避孕效果取决于使用者,如妇女更换贴剂的时间延迟,妊娠的风险就大。复方避孕帖剂是一种新型的避孕方法,有关其效果的研究表明,在常规使用或坚持正确使用其避孕效果可能优于 COCS。

(二) 宫内避孕器(intrauterine contraception,IUC)

包括宫内节育器(intrauterine device,IUD)及宫内缓释系统(intrauterine system,IUS)。

1. 宫内节育器　1962 年和 1964 年人口理事会分别召开了第一次和第二次 IUD 的国际会议。1969 年 tatum 和 Zipper 合作,比较 T 形 IUD 和带铜丝 T 形 IUD 的临床效果,证明铜能增加避孕作用。继之以节育器为载体,运用硅橡胶为释放系统加入孕激素药物,增加了避孕效果,减少月经出血量。带铜或激素等活性物质的节育器称为活性节育器,也被称为第二代节育器。1974 年联合国人口委员会召开第三次宫内节育器国际会议,把惰性 IUD 称为"无药节育器",活性 IUD 也被称为"带药节育器"。

20 世纪 80 年代大多在 T 形支架上增加铜的表面积,如 Tcu220C、Tcu380A、Muitiload250 和 375NovaT 等,以延长使用寿命,增加避孕效果。1990 年比利时的 Widermeersch 研究认为节育器的出血、疼痛和支架有关,从而研究出没有支架的固定于宫底肌层的悬挂式节育器。Fierigard IUD 或 CuFix。

近 60 年来 IUD 重新得到发展和改进,尽管 IUD 还有较少的失败而妊娠、脱落、出血、疼痛等,但是其安全、有效、简便、经济、不影响性生活,可逆的、长效的,目前我国有 1.14 亿妇女正在使用宫内节育器,占各类避孕方法中的 49.7%。

2. 宫内节育器的分类　IUD 种类繁多,可按材料、形态或构型等分类。

(1) 材料:按材料性能分为惰性和活性 IUD。活性 IUD 是带有活性物质,如金属(铜、锌)、药物(类固醇激素、吲哚美辛等),或两者俱有。通过释放这些活性物质,以提高避孕效果或减少出血等副作用。目前临床应用的活性 IUD 有带铜、带铜和吲哚美辛、带孕激素的 IUD 三类。

(2) 按形态或构型分类:分为封闭式和开放式。封闭式:只有圆形、圆宫形、宫形、V 形等,四周封闭而中间留有空隙。开放式:有 T 形、r 形、弓形等。

(3) 以下按 IUD 形状分:

1) 环形 IUD:目前常用的有两种:

①带铜高支撑力环:增加不锈钢丝的直径为 0.35mm,能增加环的支撑力,可减少脱落率,在螺旋腔内置入铜丝,表面积 200mm²,明显降低妊娠率,但仍有部分月经过多的副作用。

②药铜 165:国内首创,铜-吲哚美辛-不锈钢结合的 IUD,由高支撑力金单环发展而来,在螺旋腔内交替置入铜丝簧(直径 0.2mm,表面积 200mm²)和吲哚美辛硅橡胶条各 2 根,每只环含吲哚美辛 10mg,按环外径分为 20mm、21mm、22mm 3 种,其特点是出血反应小,放取方便,脱落率偏高,放置 1 年时脱落率为 4% 左右。

2) 宫腔形 IUD:将金属单环经热处理设计成宫腔形态,明显降低脱落率。

①宫铜 IUD:有宫铜 200、宫铜 300,形状似宫腔形,其特点是适合宫腔形态,脱落率、妊娠率低,但出血副作用较多。

②宫药铜 IUD:有宫药铜 200 和 300,外形与宫铜 IUD 相同,每个 IUD 含吲哚美辛 20mg。可减少出血。

3) T 形 IUD:Tcu200,最初由智利研制,聚乙烯 T 形支架,含钡 30% 左右,纵臂上绕有 0.2cm 直径铜丝,铜表面积 200mm²,双股尾丝。T 形支架适合宫腔收缩时形态,横臂两端可能埋入内膜而起到固定作用,不宜脱落,效果好。

①TCU 200 C:美国研制,1980 年引入我国生产。放置 1 年带器妊娠率 0.9/百妇女年,脱落率 1.1/百妇女年,和因症取出率 1.9/百妇女年。

②TCU 380 A:美国研制,是国际上 IUD 的标准。20 世纪 90 年代引入我国生产。TCU380A 年妊娠率<1/百妇女年。它与 TCU220C 比较 1 年妊娠率低(各为 0.3/百妇女年,0.8/百妇女年)。脱落率和因症取出率无统计学差异。

4) 活性 r 形 IUD 和 r-IUD 记忆合金型,1991 年国内研制

①活性 r 形 IUD:结构分三层,最内层由 0.30mm 不锈钢丝做成 r 形支架,中层绕有铜丝,表面积 300mm²,外层套有不锈钢丝螺旋簧,中间和两个横臂外端均有吲哚美辛硅橡胶咬合,吲哚美辛含量 20～25mg,脱落率低,避孕效果好,放置后月经出血少,但放置时需扩宫口,可放置 8 年以上。

②r-IUD 记忆合金型:内层为记忆合金 r 形支架,支架外绕有铜丝,最外层为不锈钢丝螺旋簧,吲哚美辛硅橡胶包绕于两侧臂及横臂顶端,带铜表面积为 380mm²,吲哚美辛含量 25mg。由于记忆合金支架遇冷能变柔软,可随意变形,所以放置时不需扩宫口,遇体温即恢复原形,保持不变,不易脱落,

效果与活性 r 形 IUD 相似。

5) 元宫形 IUD:目前有以下产品:元宫药铜 220 和元宫药铜 300,铜表面积各为 220mm² 和 300mm²。新型元宫铜 365,含铜表面积为 365mm²。

6) Nova T 形 IUD:聚乙烯含钡支架,近似 T 形,但两横臂末端略下弯,圆钝,可减少对子宫内膜的压迫作用,减少疼痛,纵臂上绕有铜丝,表面积 200mm²,下端呈攀状,双股尾丝。

①新体 TM380(Nova TM 380):形态为 NovaT,纵臂饶有含银芯的铜丝,因银化学性质稳定,可避免铜丝溶蚀后的断裂,铜表面积 380mm²,有双股尾丝。国外报道每百妇女年妊娠率为 0.5,易于放置,但不规则出血较多,价格较高,可放 5 年。

②左炔诺孕酮 IUD,商品名为曼月乐:呈 Nova T 形,有浅蓝色尾丝。纵臂上包裹硅橡胶囊,囊中含左炔诺孕酮 52mg,置入宫腔后每日恒释 20μg。左炔诺孕酮抑制子宫内膜增殖,使宫颈黏液变稠,阻止精子在宫腔和输卵管内的活动,避孕效果好。放置 1 年、5 年妊娠率低(0.2/百妇女年,1.1/百妇女年)。明显减少月经量,可治疗月经过多,缓解内膜异位症的痛经等。但有不规则点滴出血和闭经,因症取出率高。

7) 伞状形 IUD

①母体乐铜 250 或 375(Multiload-cu250 及 ML-Cu375):荷兰研制,1995 年引入国内生产。目前常用 MLCu375。简单方便,由于支架两臂柔软往下垂,对宫颈的支撑力较小,疼痛副作用比 T 形环少,但脱落率高。可放置 5~8 年。

②芙蓉铜 200C(FRCu200C):湖南研制,结构与母体乐相近,不同是纵臂直径 2.2mm,上嵌有 4 个铜套,铜表面积 200mm²。临床效果与母体乐相近。

8) 爱母功能型 IUD(MyCuIUD)

①MyCuIUD:首个以镍钛记忆合金制成的弓形结构,铜粒固定在处于子宫角的弓臂顶端,铜表面积 120mm²。记忆合金在人体温度下不变形,以助于在宫腔内保持稳定的位置和形状,降低脱落率。

②第二代 MyCuIUD:铜表面积增至 225mm²,支架臂端固压铜粒,将铜放置在子宫的最高位置,达到铜离子的高浓度区,同时侧臂增加毛细铜管,把有效避孕物质送到宫腔高、中、低部位,提高避孕效果。

③第三代 MyCuIUD:如上述结构外,侧臂有硅橡胶管内,含吲哚美辛 25mg,能有效降低放置初期不规则出血,经量增多,经期延长。

9) 无支架 IUD(Gyne Fix Cu IUD):1984 年比利时研制,1990 年引人我国。由一根非降解聚丙烯手术线串连 6 颗长 5mm,直径 2.2mm 小铜套组成,上下 2 颗铜套固定在线上,中间 4 颗铜套可活动,铜表面积 330mm²。具有无支架,结构可屈曲及固定式特点。

①吉妮柔适 IUD:IUD 无支架,尼龙线顶端距第一铜套上缘 1cm 处有一线结,下端即形成尾丝,用一个特制的带叉式的放置针将线结带入并固定于宫底肌层内,对放置技术要求较高,可放 5~8 年。

②吉妮致美 IUD:外形同上,在串连于一起的 6 个铜套中的 4 个铜管内,各放有 1 根长约 22mm,直径为 1.2mm 的含有 20mg 吲哚美辛的硅橡胶棒,可随铜管自由弯曲,可改善月经量增多。

③吉娜 IUD:产后或剖宫产时即时放置,在顶端的线结下已附有一个锥形体(降解锥),由聚 DL-丙交酯乙交酯制成,在体外质硬,放入子宫肌层内,以减少脱落。锥形体在子宫内于 2~3 个月会缓慢降解成乳酸和水,排出体外,可适应子宫的复旧。

10) 花式铜 IUD(HCu280):其结构是外形呈 Y 形,由横臂、体部、尾部组成,两横臂开放,呈花瓣状,横臂末端为圆环形,以不锈钢丝为支架,外套硅胶管,有 4 段铜螺旋管,铜表面积 280mm²,1 年内妊娠率、续用率与 Tcu220C 相近,脱落率和因症取出率低于 Tcu220C。

11) V 形 IUD

①VCu200:以 0.3mm 不锈钢丝做成 V 形支架,两横臂于中间相套为中心扣,外套 1.2mm 直径硅橡胶管,在横臂及斜边上各绕有一段铜丝,铜表面积 200mm²,黑色尼龙尾丝,脱落率低。

②VCu220 及 VCu320(宫乐 TM):VCu220 与 VCu200 相似。VCu320(宫乐 TM)为新型记忆合金,VCu 宫内节育器,其中心丝为钛合金丝材料,外套有特殊工艺处理的高纯度铜丝和医用硅橡胶管,钛合金丝硬度 430~530HV0.2。铜表面积约为 320m²。

12) 其他:全塑铜环 250。1984 年北京研制。全塑铜环是聚乙烯塑料圆圈内连一个立柱,一端相连,另一端游离,圆圈外绕不锈钢丝,在立柱上绕有铜丝 250mm² 表面积,有 4 种型号,脱落率明显低于金属单环,但放、取需扩宫口,有效期 5 年。

3. 宫内节育器的避孕机制

(1) IUD 的避孕机制认为,主要作用于子宫局部,导致子宫内膜及宫腔液的改变,抗着床。①铜离子能抑制黏液表面缺乏粘着性,影响胚胎和子宫内膜的有效接触,抑制着床过程。②铜离子可以抑制 α 淀粉酶的活性,糖原的周期性增加消失,降低子宫内膜细胞中微量元素(如锌、锰含量),从而使锌酶系统(碱性磷酸酶和碳酸酐酶)活动降低,影响子宫内膜的分泌功能,阻碍孕卵的着床和囊胚的发育。

(2) 抗受精:①阻止精子穿透宫颈黏液。②宫腔液白细胞的杀精作用,长期小剂量向宫腔内释放铜离子,可增加子宫内膜的炎症反应和前列腺素的产生,宫腔内产生更多的白细胞,具有吞噬精子作用。③铜离子的杀精作用,宫腔和宫颈黏液的有效含铜量使精子头尾分离的毒性作用,使精子不能获能。④大量吞噬细胞被覆于子宫的内膜表面可吞噬精子,影响受精。

4. 宫内节育器的避孕效果　我国国家计划生育委员会 IUD 指导委员会(1995 年)讨论优选 IUD 的标准定为放置 1 年时的妊娠率<2%,脱落率<4%,因症取出率<4%。放置 2 年时的妊娠率<3%,脱落率<6% 和因症取出率<6%。

5. 宫内节育器选用的医学标准

(1) 适用

1) 育龄妇女要求以 IUD 避孕而无禁忌证者。

2) 要求紧急避孕并且愿以后继续以 IUD 避孕而无禁忌证者。

3) 年龄>20 岁的经产妇、产后 4 周后、流产后、异位妊娠手术后、盆腔手术后、剖宫产后。

4) 吸烟者。

5) 体重指数(BMI)≥30kg/mm^2。

6) 子宫颈上皮内瘤样病变,适宜 CuIUD。

7) 良性卵巢肿瘤。

8) 乳腺良性肿瘤患者和乳腺癌家庭史。

9) 心血管系统无合并症的心瓣膜病、高血压、深部或脚部静脉血栓、缺血性心肌疾病、脑溢血史和高脂血症,宜选用 Cu-IUD。

10) 癫痫患者。

11) 偏头痛:非偏头痛适宜 Cu-IUD,无局部神经症状的偏头痛适宜 LNG-IUD。

12) 糖尿病患者宜用 Cu-IUD,妊娠期糖尿病史者可选 LNG-IUD。

13) 甲状腺疾病适宜选用 IUD。

14) 胆道疾病、肝炎、肝硬化和肝脏肿瘤及胆汁淤积病史患者宜选用 Cu-IUD。

15) 贫血伴月经增多适宜选用 LNG-IUD。

16) 正在服用影响肝酶活性药物者适宜选用 IUD。

17) 子宫内膜异位症者可用 LNG-IUD,可减轻疼痛。

(2) 慎用

1) 20 岁以下的妇女,有性传播疾病可疑的患者。

2) 产后 42 日后恶露未净或会阴伤口未愈合者应暂缓放置。

3) 葡萄胎史未满 2 年慎用。

4) 有严重痛经慎用(LNG 及吲哚美辛 IUD 除外)。

5) 生殖器肿瘤(如卵巢囊肿、子宫肌瘤),对一些小型子宫肌瘤,尤其是浆膜下肌瘤,子宫腔无明显异常,无临床症状。

6) 中度贫血 Hb<90g/L(LNG 及吲哚美辛 IUD 除外)。

7) 有异位妊娠史者。

(3) 禁用

1) 妊娠或妊娠可疑者。

2) 生殖器官炎症、性传播疾病等,未经治疗或未治愈者。

3) 3 个月内有月经频发、月经过多(LNG 及吲哚美辛 IUD 除外),或不规则阴道出血者。

4) 子宫颈内口过松、重度撕裂(固定式 IUD 除外)。

5) 子宫脱垂 II 度以上。

6) 生殖器官畸形(子宫纵隔、双角子宫、双子宫)。

7) 子宫腔<5.5cm 或>9cm(人流时、剖宫产后、正常产后和有剖宫产史者及放置铜固定式 IUD 例外)。

8) 产时或剖宫产时胎盘娩出后放置,有潜在感染或出血可能者。

9) 人流前有不规则阴道出血史者,术时宫缩不良,出血过多,有组织物残留可疑者不宜放置。

10) 有各种较严重的全身急、慢性疾患。

11) 有铜过敏史者、有 LNG、吲哚美辛过敏者。

6. 宫内节育器的放置

(1) 适应证和禁忌证

适应证:凡已婚妇女自愿采用节育器避孕而无禁忌证者,均可放置。

禁忌证:同医学选用标准中的慎用和禁用。

(2) 放置时期:月经期第 3 起至月经干净后 7 天内均可放置。以月经干净 3~7 天为佳。月经延期或哺乳期闭经者,应排除妊娠后放置。人流术后即时放置。自然流产正常转经后,药物流产两次正常月经后放置。产后 42 日后恶露已净,会阴伤口已愈合,子宫恢复正常者,剖宫产半年后放置。剖宫产或阴道正常分娩胎盘娩出后即时放置。用于紧急避孕,不论月经周期时间,在无保护性交后 5 日内放置。

(3) 放置手术:了解病史-复核术前检查正常-签署知情同意书-术前咨询-手术-术后观察及宣教-随访要求。

1) 宫形节育器:内藏式放置器放置;套管式放置叉放置。

2) Tu220C 或 Tcu380 A IUD:将 T 形 IUD 的两横臂轻轻下折,并将两横臂远端插入放置管内,将套管上的限位器上缘移至宫腔深度的位置;带 IUD 的放置器沿宫腔方向送达宫底部;固定内芯,后退放置套管,使 IUD 的横臂脱出套管,再用套管向上推 IUD 并稍待片刻,使 IUD 处于宫底;先取出内芯,然后小心取出套管,在距宫颈外口 1.5～2cm 处剪去多余的尾丝。

3) 活性 r 形 IUD:将套管式放置器上端弧形口的前后唇置于 IUD 中心硅胶处,限位器上缘移至宫腔深度的位置;带 IUD 的放置器沿宫腔方向快速通过宫颈口后,轻轻送达宫腔底部;稍等片刻;固定内芯,后退放置套管,IUD 即放入宫腔;内芯向上推后,连同套管一起撤出放置器。

4) 母体乐 IUD:将 IUD 放置器上的限位器上缘移至宫腔深度的位置;将带有 IUD 的放置器按 IUD 的平面与宫腔平面平行的方向置入宫腔直达宫腔底部,稍等片刻,抽出放置器;再用探针检查宫颈管,以确认 IUD 纵臂末端已在宫腔内,测量阴道中的 IUD 尾丝的长度,以核对 IUD 是否到位(阴道内尾丝的长度 = 尾丝总长度 + IUD 长度 - 宫腔深度),在距宫颈外口 1.5～2cm 处剪去多余尾丝。

5) 环形 IUD:一次性放置叉放置;金属放环叉放置。

6) LNGIUD 和新体 TM380:取出带有 IUD 的放置器套管,缓慢而持续地牵拉尾丝,使 IUD 的横臂向内口合拢而潜入套管内,直至两横臂顶端的结节处在套管口,移动限位器下缘至宫腔深度的位置;使限位器与横臂均处在水平位,沿子宫腔方向置入放置器达子宫腔底部;固定内杆,后退外套至内杆的环形尾端,二横臂即脱出于子宫腔内;上推套管,使 IUD 置宫腔底部,后退套管,再退出内杆,小心取出套管,测阴道中的 IUD 尾丝的长度,以核对 IUD 是否到位。在距宫颈外口 1.5～2cm 处剪去多余的尾丝。

7) 固定式节育器(吉妮、GyneFix):用食指、中指和拇指稳稳地把持套管末端和内芯,避免移动,从放置系统中取出;检查放置器中 IUD 顶端的线结是否挂在内芯顶端上,尾丝是否紧扣在内芯的柄上,移动限位器上缘至宫腔深度的位置放置器轻轻通过宫颈达底部正中;一手持套管紧紧顶住宫底,另一手持内芯柄向宫底基层刺入 1cm;松解内芯上的尾丝,轻轻退出内芯,然后退出套管器,轻轻拉尾丝有阻力,说明 IUD 已置入肌层,测量阴道中 IUD 尾丝的长度以核对 IUD 是否到位。在距宫颈外口 1.5～2cm 处剪去多余的尾丝。

8) 爱母功能型 IUD:取出 IUD,在较低温下折叠下端上举两侧臂插入放置管内,露出两侧头少许,调整限位器的上缘至宫腔深度。沿宫腔方向将放置器送达宫底,固定内芯,后退套管。感 IUD 脱出而置入宫腔,将放置器向上顶送 1 次,随即退出放置器。

9) 元宫铜 IUD 同宫铜 IUD:元宫型 CU365-IUD 的放置:将 IUD 的横臂收入放置管内,顶端的球头处在管口,调整限位器上缘至宫腔深度,将放置管轻柔通过宫颈管送达宫底,固定推杆,后撤放置管,使 IUD 横臂脱出放置管,再将放置管向前推进至宫底,固定推杆,后撤放置管,IUD 全部脱出于宫腔。撤出放置器。

10) 花式 IUD:把 IUD 两侧臂内收入放置管内,露出顶缘,调整限位器上缘至宫腔深度。将放置器水平位置入宫腔达底部,固定内芯,后退套管,IUD 即置入宫腔内,先撤放置器,后撤内芯。

11) V 形节育器:将已经安装 IUD 的放置器上的限位器上缘移至宫腔深度的位置;顺子宫腔方向置入放置器达子宫腔底部;注意 IUD 平面与宫腔平面一致,固定内杆,后退套管,再推出内杆,后取出套管;测量阴道中的 IUD 尾丝的长度,以核对 IUD 是否放到位。在宫颈外口 1.5～2cm 处剪去多余的尾丝,并记录尾丝的长度。

12) 全塑铜环:放置同金属环。

7. 几种特殊时期放置节育器

(1) 早孕人工流产时放置:人流术或钳刮术后即时放置宫内节育器,于宫腔内容物清理后即可放置。步骤同前。

(2) 中期妊娠引产时放置 IUD:中引清宫术后即时放置 IUD,步骤同上。但宫颈钳用直无齿卵圆钳,放置前不用探针探宫腔深度,放置器采用直无齿卵圆钳轻轻夹住节育器的下部,沿子宫腔方向送入子宫底正中,然后退出卵圆钳。

（3）产时放置 IUD：应用放置器放置，同中期引产后放置。徒手放置：于胎盘娩出后检查胎盘是否完整，宫缩是否良好，无出血者，于会阴伤口缝合前，外阴重复消毒，接生者更换手套，食、中两指夹持节育器，屈指于手心内，近似握拳状，缓慢伸入阴道达宫颈口，伸直食、中指，两指夹持节育器送入宫腔，同时另一手在腹部扶持子宫底，使环放达子宫底部正中。

（4）剖宫产时放置 IUD：于胎盘排出后，拭净宫腔积血，用直无齿卵圆钳夹持节育器送达子宫底正中即可。如有尾丝，将尾丝顶端向阴道方向送入宫颈，然后缝合子宫及腹壁切口。

8. 放置宫内节育器的副作用和并发症及其处理

（1）副作用

1）放置宫内节育器后有少量阴道出血，放置后前几天有下腹隐痛或腰痛，不需处理，均能自愈。

2）月经改变和不规则出血：WHO 资料正常月经出血量国外报道为 31～39ml；中国妇女为 47～59ml。若经血量>80ml 作为月经量过多，经期>7 日为经期延长，月经期外的出血，量少为点滴出血，量多为不规则出血。

月经异常：月经增多、经期延长、不规则出血或点滴出血、赤带等。如何处理，请思考。

3）疼痛：IUD 引起的疼痛可能是生理性或病理性的。病理性的 IUD 疼痛可能由于损伤、继发感染等，并非 IUD 并发症引起的下腹痛和腰骶痛。一般取器后疼痛消失，根据疼痛出现时间不同，可分为早期痛、延迟痛、晚期痛。

早期疼痛：发生在置器过程中和置器后 10 日之内，多为生理性的。

延迟痛：疼痛持续 10 日以上者。如 IUD 与子宫大小、形态不相适合，可对子宫产生明显的机械性刺激，而造成子宫内膜损伤，使 PGs 合成和释放持续增加，致子宫收缩延续可引起钝痛。

晚期疼痛：指放置 IUD 后或早期和延迟性疼痛缓解 4 周以上之后出现的疼痛。多数为病理性：重点排除感染或异位妊娠，还需考虑 IUD 有无变形、下移、粘连、嵌顿等。

性交痛：常因 IUD 过大，子宫形态和 IUD 不相容，也可能尾丝过硬、过短、过长、末端露于宫口、性交时刺激男方引起疼痛。

4）白带增多：IUD 在宫腔内刺激子宫内膜，引起无菌性炎症，可使子宫液分泌增加，尾丝可刺激颈管上皮引起宫颈分泌细胞分泌增加。一般几个月后减少，多数不需治疗。

5）过敏：对铜过敏，应及时取出，并抗过敏治疗。

（2）并发症

1）术时出血：组织损伤、感染。放、取节育器 24 小时内出血量超过 100ml 或有内出血超过 100ml 者，或术后少量流血于数天后出血量增加超过 100ml。

治疗：术中出血可用止血药和宫缩剂。放置数日后出血者，首先给予止血，抗感染等治疗，无效则及时取出 IUD，或同时行诊断性刮宫。

2）盆腔感染：原有生殖器炎症，未经治愈而放入节育器；消毒、灭菌不严；术时合并子宫穿孔及脏器损伤；人流同时放环，因流产不全持续出血引起继发感染；术后过早性生活或阴部不卫生；于放器后 1 周内发生子宫内膜炎、子宫肌炎、附件炎、盆腔炎或败血症。

治疗：放置 IUD 后一旦有感染，可选用抗生素，选用敏感抗生素，控制感染同时应取出 IUD，继续用抗生素及全身支持。

3）子宫穿孔：发生率低，为手术并发症中较严重的一种。任何进宫腔操作的器械均能发生。若处理及时，预后良好。

子宫穿孔分类：

根据损伤程度分：①完全性子宫穿孔；②不完全性子宫穿孔。

根据损伤与邻近脏器的关系分：①单纯性子宫穿孔（仅损伤子宫本身）；②复杂性子宫穿孔，损伤子宫同时累及邻近脏器，如肠道、大网膜、膀胱。

发现或疑有子宫穿孔，应立即停止手术。子宫穿孔的原因及其处理，请思考。

4）节育器异位：凡宫内节育器部分或完全嵌入肌层，或异位于腹腔、阔韧带者。分为：部分异位：IUD 部分嵌顿入子宫肌层；完全异位：IUD 全部嵌顿入肌层；子宫外异位：IUD 处在盆、腹腔中。其原因是术时把 IUD 放到子宫外，或子宫位置异常或手术者未能正确掌握子宫位置；节育器过大，压迫子宫使子宫收缩加强，逐渐嵌入肌层，甚至部分移出子宫外；T 形 IUD 下移、变形，宽大的横臂嵌入狭窄的子宫下段，或纵臂下端穿透宫颈管；环形 IUD 接头处脱结或质量不佳而断裂，断端锐利部分容易嵌入肌层；固定式 IUD 放置不当，也易造成 IUD 异位，子宫畸形，宫颈过紧或绝经后子宫萎缩可致 IUD 变形，容易损伤或嵌入宫壁，哺乳期，子宫有瘢痕者，长期服避孕药等易术时造成 IUD 异位。一般无临床症状,有症状者可能与异位的部位有关。如嵌顿部位较低靠近宫颈者,往往有腰骶部酸、胀,或异位在子宫直肠窝,在妇科检查时可扪及。部分患者有腰骶部酸痛、下腹坠胀或不规则阴道出血。若异位于腹腔,可伤及肠管、膀胱等组织并造成粘连,可引起相应的症状和体征。取出异位宫内节育器有几种途径,你知道吗?

5)节育器变形、断裂或脱出。

9. 放置宫内节育器的远期安全性

(1)带器异位妊娠

1)异位妊娠发生率:占所有已知妊娠的1%。

2)IUD对异位妊娠的危险性:IUD抗生育的机制在于通过放置IUD产生异物反应,改变宫腔内环境,不利于受精卵着床,并可能通过改变子宫及输卵管液,损害配子存活,降低精卵结合的机会。带铜IUD释放铜离子,本身除了具有杀精作用外,还加强了以上各抗生育作用。铜还使白细胞显示趋向性作用,总之多环节的抗生育机制,从理论上支持了IUD不仅能阻止宫内妊娠,对异位妊娠有一定预防作用。

(2)IUD与盆腔炎(PID)关系

1)带器和感染的关系:国际上对与IUD有关的感染有时间上的限制和明确的诊断标准。认为IUD被放置后的感染一般在20日内发生。诊断依据必须具有下列4项中的3项,前2项为必备条件,加后2项中的1项:①T≥38℃;②下腹部压痛及肌紧张;③阴道检查时宫颈举痛;④单侧或双侧附件压痛或伴有肿块。放置IUD是否增加PID尚有争议。国内报道发生率为0.5%~4%。

1992年在WHO支持下,一项多中心的IUD与PID关系的前瞻性研究结果显示,IUD所增加PID发生,特别是20日内危险最高,以后随即减少,再以后降低到不用IUD妇女的水平。长期放置IUD不增加PID的发生率。放置IUD妇女在多个性伴侣和性传播性疾病等特定情况下,盆腔感染危险性有增加趋势。

2)IUD并发感染的原因:感染多为放置IUD的近期并发症。其原因,原来就有生殖道炎症,置器后容易复发;无菌技术不严格,如IUD本身无菌不合要求,手术操作未能常规;带器出现的副作用如点滴阴道出血,经期延长,均有利于细菌、支原体、衣原体、病毒的生长繁殖,可导致生殖道的炎症。

3)IUD尾丝与盆腔炎的关系:此关系一直存争议。据WHO组织多中心比较研究,1265例妇女随机采用有尾丝及无尾丝TCu200IUD,随访12个月,证明两组IUD的发生率无区别,因此认为尾丝在PID发生中不起作用。

4)继发不孕与生育力恢复:放置IUD后并发感染,可造成输卵管炎症,可导致输卵管性不育。

一般只有一个性伴侣,使用IUD的妇女其输卵管性不育的危险性不增加。IUD是可逆的避孕方法,各种IUD取出后1年内有51.2%妇女再次妊娠,2年妊娠率(89.4±1.6)%,3年妊娠率(98.3±1.4)%,与未置器妇女妊娠率相似。

10. 宫内节育器的取出

(1)适应证和禁忌证:

适应证:

1)因副作用或并发症经处理无效而需取出者。

2)带器妊娠者(包括宫内、宫外)。

3)要求改换其他避孕方法或绝育者。

4)围绝经期月经紊乱者。

5)到期需要更换取出者或已闭经半年以上者。

6)计划妊娠并不需继续避孕者。

禁忌证:

1)全身情况不良或处于疾病的急性期者,暂不取,待好转后再取;

2)并发生殖器官炎症时,应在抗感染治疗后再取出IUD,情况严重时可在积极抗感染同时取出IUD。

(2)取出时间:以月经净后3~7天为宜。因放IUD后出血需取出者随时可取。带器妊娠应在人流后取出IUD。绝经后1年内宜及时取出。

11. 几种特殊情况下IUD取出

(1)带器妊娠:需做负压吸宫术时,取出IUD,可根据IUD所在部位,先取IUD后吸宫,或先吸宫后取IUD。带器中、晚期妊娠应在胎儿、胎盘娩出时检查IUD是否排出,如未排出,可在产后3个月或转经后再检查IUD,决定取出方式。

(2)带器异位妊娠:取环时间应视患者病情缓急,酌情决定。于异位妊娠手术前取出IUD,一般出院前取出。

(3)因月经失调取出:一般选择经前取器,同时做诊断性刮宫,刮出物送病理,若阴道出血多需急诊行刮宫术,同时取出IUD,术后给予抗生素。

(4)因盆腔炎取出:一般抗炎治疗后再取IUD,若情况严重,需在积极抗炎同时取出IUD。

(5)因绝经取出:绝经期应取出IUD。一般在围绝经期或绝经 1 年内。围绝经期妇女因月经紊乱需取出 IUD，按月经失调情况处理。

对绝经期妇女取环，应术前估计宫颈扩张困难，故应用雌激素作宫颈准备后再行手术。如尼尔雌醇（维尼安）4 ~ 5mg，口服后 7 ~ 10 日手术，或取环术前 1 ~ 2 小时阴道内置 1 枚 200ug 米索前列醇（需无米索前列醇禁忌者）。

（6）取出 IUD 失败后再次取出：如初次手术未能进入宫腔而导致取器失败，患者无明显不适，可在短期内在充分扩张宫颈，在 B 超引导下再次行取环术；如初次手术探查宫腔无 IUD 而导致取器失败，应行 B 超、X 线检查，了解 IUD 的位置和宫腔、盆腔情况，在无明显不适症状和体征的情况下，暂观察 3 个月后再次手术，术前要做好充分准备，必要时在腹腔镜或宫腔镜下行取环。

（7）因 IUD 移位、变形、嵌顿、断裂、残留等情况取出：遇到以上情况取出 IUD，首先应当向患者及家属交待手术可能出现的困难和并发症。

IUD 移位：移位在子宫肌层应做 B 超定位，确定 IUD 与子宫的关系，如距子宫黏膜 2 ~ 3mm 之内，可先用刮齿搔刮子宫内膜再行取环。若 B 超提示 IUD 在子宫层较深或靠近浆膜层，在子宫外，在邻近脏器等情况，必须 X 线进一步诊断。必要时在宫腔镜下手术，或腹腔镜下或剖腹探查取出 IUD。

取出变形、嵌顿、断裂、残留环时，在牵拉困难时，金属 IUD 可以将已拉出宫口的 IUD 铜丝剪断，然后牵拉比较松动的一头，慢慢牵拉取出，术后须进行 X 线检查。

如 IUD 残留，长度<5mm，在 B 超监护下或宫腔镜下手术都无法取出，且无明显不适可以不取，知情同意后保持随访。

（三）屏障避孕

1. **阴道隔膜避孕**　阴道隔膜是一种女用完全可靠的避孕工具，起机械性屏障作用，阻断精子进入宫颈，避免精卵结合而起避孕作用。

由薄乳胶膜制成，外形扁圆似帽子又俗称子宫帽。边缘有软而有弹性的弹簧圈。以弹簧圈外经为直径可分为 50mm、55mm、60mm、65mm、70mm、75mm、80mm 等 7 种规格，一般根据阴道壁松紧选用 65mm、70mm、75mm，放置前要经妇科医生检查，无禁忌证，选择相应型号是非常重要的。

1）适应证：适用于有心、肝、肾等疾患而不宜应用药物避孕者，不宜放置 IUD 或绝育者，无禁忌证的任何育龄妇女。

2）禁忌证：阴道过紧、阴道前壁过度松弛、子宫脱垂、阴道炎、宫颈重糜、反复尿路感染或橡胶杀精子过敏。

3）避孕效果：此方法简便、安全、无副作用，必须坚持每次使用，使用得法，效果为 85% ~ 96%。

4）不良反应：由于合用杀精剂，男女双方局部可能产生生刺激性，或有轻烧灼感；对橡胶或杀精剂过敏或不良反应；重复使用阴道隔膜，未认真洗净有可能引起阴道炎；若放在阴道内过久，可引起局部反应，致阴道分泌物增多，易引起阴道、宫颈感染；若配戴不合适，会压迫尿道，引起膀胱尿道炎症，或亦压迫直肠致便秘。

5）注意事项：选择合适的阴道隔膜，不宜过大或过小。使用前检查乳胶膜有无漏孔、裂缝，弹簧圈有无变形。正确放置阴道隔膜，其上可涂避孕膏，以提高避孕效果，性交后 8 ~ 12 小时才能取出阴道隔膜。

2. **宫颈帽避孕**　宫颈帽是一种类似小型阴道隔膜的女用避孕工具，套在宫颈上起机械性屏障作用，阻断精子进入宫颈管，避免精卵结合而避孕。常用的有三种：①形似杯状（又称针箍形）；②钟形伴凸缘；③碗形（拱顶形）较浅。

国内曾研制成阀式宫颈帽，以硅橡胶制成，可以较长时间放置。安放后妇女站立时阀门向下开放，宫颈分泌物可以向下引流。平卧时阀门关闭，如同一般宫颈帽，起到避孕作用。国外曾研制一种根据妇女子宫形态而注模成型的宫颈帽，但目前无此产品。

（1）适应证和禁忌证

1）适应证：同阴道隔膜。

2）禁忌证：阴道纵隔，宫颈过短或过长，急性阴道炎、宫颈炎，盆腔炎在治疗中，施行过宫颈活检或冷冻治疗者 6 周内不使用，使用对象及丈夫无学习放帽技术能力者，勿给予配置，对橡胶有过敏者，宫颈重度糜烂，轻度倾屈。

3）避孕效果：临床试用避孕成功率为 91.7% 以上，与放置技术和指导有关。国外研究，宫颈帽避孕失败 8 ~ 16/100 妇女年。

（2）注意事项：在房事前，应在半个小时内放入，房事后应置留 8 ~ 12 小时，一般不超过 24 小时。如发现在房事中宫颈帽位置移动或脱落，应尽快就医，并采用紧急避孕措施。

3. **女用避孕套**　是一种新型预防性传播性疾病的屏障方法，又是供妇女自行控制使用的避孕工具，其优点在克服阴茎套的不足，即可避免外阴和阴茎根部直接接触，克服阴茎套需在阴茎勃起时才能使用,也可防止滑脱和破裂。

女用套由一个松弛、柔软的聚氨酯套和两个有弹性的聚氨酯环组成。套长 14~15cm,一端封闭呈袋状,另一端开口与外阴相融合呈套状。外环直径 7cm,截面略细,内环截面略粗,直径 5~6cm,放在套的封闭端,也可自由取出,内环起到便于放置和固定作用。女用避孕套可在性交开始前放置,性交结束后取出。国内产品以乳胶制成,内、外两环用聚氨酯材料。

(1)放置和取出:用拇、食、中三指左右捏扁内环,将内环置于阴道深处,用食指由套内伸入,上推内环达后穹隆,使环前缘推向耻骨联合后方,防止避孕套在阴道内扭转,避孕套外环平整置于外阴口。

取出:性交后将外环扭转 1 圈后向下向后方牵引取出,以免套内液体外溢,取出后即丢弃。

(2)注意事项:每次性交需使用;性交时感觉到外环移动现象是正常现象;如果感觉到有内环,通常是未将内环放置到阴道深处(耻骨上方)的缘故;如果感到外环进入阴道,或阴茎从阴道套下方或侧方进入阴道,要停止性交,取出阴道套,加些润滑剂重新放置。

4. 外用药物避孕 在性交前将外用杀精子药物放入阴道内起到杀伤精子,达到避孕作用。目前常用的有壬苯醇醚、辛苯醇醚等,杀精作用强。

常用的杀精子剂有两种成分:一是化学杀精子剂,起杀精作用;另一种是惰性基质(如泡沫剂、霜剂、胶冻)作为支持剂,放入阴道后利用物理作用,消耗精子能量,或在宫颈口形成薄膜或泡沫,阻止精子进入子宫腔。阴道杀精子剂可以单独应用,也可与阴茎套、阴道隔膜等一起应用,提高避孕效果。

(1)避孕机制:壬苯醇醚(非离子表面活性杀精剂)主要作用是破坏精子细胞膜,导致细胞器的暴露,细胞内外环境失调,使精子细胞逐渐失去生命力而达到避孕。

(2)外用避孕药具有的性能:

1)效果可靠:①杀精子力强,在规定稀释浓度下,能即时杀死精子。②能在体内很快溶解,散布在宫颈和阴道表面,并能渗入黏膜皱襞凹部分。③有一定粘度,在体内溶解后不致立即流出。④阴道和宫颈分泌物混合后仍不失其杀精子能力。⑤在一般情况下能保持 1 年性能不变。

2)对人体健康无损害:①经常使用后,对男女生殖器局部无不良刺激,对全身也无药物中毒现象发生。②维持阴道原有生理状态,极少改变阴道的酸碱度。③药物容易用水洗出。④即使药物变质后,也对人体健康无害。⑤药物内无细菌或霉菌生长的可能。

3)实用性:①药物无特殊气味,容易洗去。②用法简单,携带方便。③不过分增加或减少阴道分泌物而影响性生活。

(3)适应证和禁忌证:

适应证:①育龄妇女皆可应用,尤适合哺乳期妇女。②患有肝、肾或其他疾病不宜用其他避孕方法者。③妇女刚停口服避孕药,其他措施尚未落实时。④不适宜应用宫内节育器者。

禁忌证:①阴道有炎症者,不易耐受药物的局部刺激。②对杀精药或其他制备基质有过敏者。③子宫脱垂、阴道壁松弛、宫颈有严重撕裂均不宜使用。④没有能力正确使用和坚持使用者。

(4)种类

1)避孕胶冻:也称避孕药膏,是一种半透明的糊状物,通常装在锡箔或塑料管内,似牙膏管,并附有注入器,可装在管口上,以使直接注入阴道后穹隆。

避孕效果:胶冻与工具合用,其避孕有效率为 85%~96%。

注意事项:胶冻应于每次性交前放入,不宜过早,以免甘油吸取水分后稀释,减低效果,每管只用 1 次。注入后避免起床,以防溢出,影响效果。

2)避孕栓剂:把避孕药物与油质赋形剂制成药粒,呈白色,大小形状不一,多数似小弹头。便于放入阴道,栓内含药物直接杀死精子,油脂溶化后在宫颈表面形成油层,能阻止精子进入宫颈,而达到避孕作用。

常用的栓剂,主要含壬苯醇醚类药物,如妻之友等。

用法比胶冻要方便,不要任何用具,手洗干净,撕开包装,将尖头从阴道口沿后壁慢慢送到阴道深部,每次用 1 枚,放入后需 10 分钟才能性交。有效率为 98.58%。

注意事项:重复性交时需补放栓剂,女性以仰卧位为最合适,性交后不宜立即冲洗阴道,以免药液流失,如栓剂内基质为油脂物质,不宜与阴道隔膜、宫颈帽、避孕套等同用。天然栓剂融化易变形、变质、变软,因此贮存的容器应密封,并保存于阴凉干燥处。

3)避孕片剂:将避孕药物压成药片,便于应用。内含两种成分,一种是杀精子剂,另一种是泡沫剂,这种泡沫剂在阴道内形成泡沫后,可帮助杀精子的药剂在阴道内很快地扩散,均匀分布于阴道各空隙处,增加杀精子剂的作用面积;泡沫形成后,能机械地阻止精子前进,使杀精子剂有足够的时间杀死精子,使其失去活力,损耗精子能量,形成泡沫过程所释放的一氧化碳也有抑制精子活动的作用,所以片剂内加入泡沫剂可使避孕效果提高。

①制剂:国内外用避孕片,有环形片和乐安醚避孕片。环形片,每片含锰苯醇醚50mg及发泡剂,2cm×2cm×0.5cm大小,白色。内含壬苯醇醚100mg及发泡剂,扇卵圆形,2cm×1cm×0.5cm大小,米色。国外产品种类多,有盘形和救生圈形。

②用法:一般于性交前3~5分钟放1片与阴道深部,等药物溶化后再行性交,药片有效时间在1小时内,若超过此时限应再放1片。避孕有效率在93%左右,妊娠率为3.2~7.9/100妇女年。

③注意事项:此类避孕片易吸收空气中的湿气而失去其泡沫作用,因此需密闭保存,随用随取。一般情况下,不刺激阴道黏膜,若阴道黏膜有擦伤时会有刺痛则应停止使用。

4)避孕药膜:是一种无色或微黄色半透明纸状含药薄膜,易被阴道分泌物溶解,溶解后成黏稠状而阻止精子活动,并有强力杀精子作用而达到避孕目的。

每张药膜含壬苯醇醚或烷苯聚醇醚50mg,配伍水溶性成膜材料聚乙烯醇,其余为甘油和尼泊金乙酯等辅料。壬苯醇醚薄膜为方形(5cm×5cm)。烷苯聚醇醚目前已不生产。

①注意事项:药膜遇冷变硬,不影响药效,应用时可先用手心或体温接触,待其柔软后再用。

每张药膜为水溶性,均用防潮纸隔开,指导使用者在使用时注意区别药膜和纸,不要用错。取用或保存时应严防与水接触。

如药膜放入阴道超过1小时才性交,需重放1张,若重复性交,也需重复用药。

如局部有刺痛或瘙痒停用。

②药物的副作用:引起生殖道局部反应,如阴道分泌物增多;局部有烧灼感或干涩刺痛;外阴瘙痒;过敏性皮疹;少数应用者因阴道分泌物少,有时药物在阴道内未完全溶解;有时闻到异味。

(四)女性自然避孕法

自然避孕法,传统也称为安全期避孕法,但安全期并不安全。

自然避孕法应用日程表法(日历节律法)、基础体温法、宫颈黏液法等,是一种安全、有效、经济、不用任何器具,符合正常生理的避孕方法,由于它是利用自然的生理现象的一种节育方法,故称自然避孕法。

1. **基础体温避孕法**　测量基础体温是利用妇女排卵后,卵巢黄体形成,分泌孕激素,孕激素的致热作用可使基础体温升高。当体温由低升高后(升高0.3℃以上)一般表示排卵已完成。

(1)安全期避孕法:只适用于月经正常的妇女,有时因环境改变、情绪波动使排卵期提前或推迟,不够准确,避孕失败率较高。

(2)基础体温测量法与宫颈黏液观察法结合,能更准确观察排卵期。一般宫颈黏液高峰日早于基础体温升高日,两者结合提高避孕效果。有些妇女在排卵期有腹痛,少量阴道出血,乳房胀痛,水肿等症状,也可配合观察的指标。

(3)自然避孕法,简便,不需药具,但禁欲期长,需夫妇双方体谅、配合。

2. **比林斯法避孕法**　20世纪70年代,澳大利亚的约翰和伊芙莲比林斯两位医生根据妇女生殖系统周期性生理变化的特点,首创宫颈黏液观察法来测定排卵期,用以指导避孕。这种方法称为"比林斯自然避孕法"亦称宫颈黏液观察法,并已得到WHO推荐。

此方法需使用者经过培训,完全掌握后才能使用。

宫颈黏液是由宫颈管内膜分泌黏液的上皮细胞产生的,主要成分是水凝胶、碳水化合物和黏蛋白型的糖蛋白类。宫颈管上段细胞产生S型(string)黏液,该黏液稀薄,透明,有弹性可拉成长丝(即拉丝度),S型黏液使精子顺利进入宫腔。中段细胞产生L型(loaf)黏液,该黏液混浊、不透明,有过滤异常精子的作用,下段细胞产生G型(gel)黏液,该黏液稠厚,如塞子状,拉丝质极低或无拉丝改变,阻挡精子进入宫腔。

宫颈黏液的性状可受女性体内卵巢水平的波动而改变,由此可判断月经周期中排卵前期(不易受孕期)易受孕期,峰日和黄体期。

(1)峰日:稀薄,滑润黏液分泌达高峰,拉丝度可长达6~10cm,也是这类黏液分泌的最后1日,称为峰日。峰日表示将接近排卵或刚好开始排卵,此日为最易受孕期。

(2)黄体期:排卵后进入黄体期,此时雌激素水平下降,孕激素水平升高,S型和L型黏液消失,相继出现的G型黏液,像塞子一样堵住了宫颈口,使精子难以进入宫腔,为时10~16日,称为后期不孕期。

为达到避孕目的,男女各方均不能单独采用这种避孕方法,需双方互相体谅。妇女应每日多次用拇、食指两指取阴道口黏液,分开两指观察宫颈黏液的性状和拉丝质,根据黏液情况适时禁欲,避免一切性器官的接触,在学习自然避孕法前两个月,最好禁欲,还要夫妇双方遵守比林斯法的早期规则和峰日规则。

(3) 早期规则:月经期避免性交,G 型黏液时为干燥期,可隔日夜里性生活,必须是隔日,外阴部完全是干燥的,才能在隔日夜里性交。一旦出现黏液、点滴出血或外阴潮湿,应禁欲。

(4) 峰日规则:峰日被辨认后,从峰日以后第 4 日起,到下次月经开始都是不易受孕期,这段时间里性生活可以在任何一天,不需禁欲,而峰日后的第 1 日、第 2 日、第 3 日需禁欲。

根据 BillingS 法的原理也可以用来帮助受孕。黏液出现的任何一日都可能获孕,获孕最易出现于:当黏液变成透明富有弹性,伴有外阴湿润感的日子里,因此,比林斯黏液法,对避孕及获孕都可以取得良好的效果。

(五)免疫避孕

免疫避孕主要通过接种与生殖相关的关键抗原来诱发机体免疫反应,从而抑制精卵发生,和(或)阻断精卵结合和(或)阻止早期胚泡着床与发育,最终达到抗生育的目的。

避孕疫苗要求靶抗原体特异性好,免疫原性强,存在于靶细胞表面,在生殖过程中又是一种关键的抗原,最好是非种族特异,在生殖过程中是暂时出现,且数量较少的成分。

优点应是使用方便,易于接受,长效,可逆,可间接使用,若疫苗特异性好,则不易产生副作用。

避孕疫苗抗原目前有两类:一类是与生殖相关的必需激素;另一类是存在于生殖细胞或早期胚胎表面的分子,也可能在受精过程中出现的蛋白或多肽。

目前研究较多的避孕疫苗靶抗原有 HCGβ、GnRH、FSH、乳酸脱氢酶(LDH-C4)、精子膜表面抗原,透明带抗原以及滋养细胞特异性抗原等。

1. 激素类疫苗 抗生殖激素避孕疫苗使用的靶抗原包括促性腺激素释放激素(GnRH)、卵泡刺激素(FSH)和人绒毛膜促性腺激素(HCG)。

(1) 促性腺激素释放激素:GnRH 通过作用于垂体调节 FSH 和黄体生成素(LH)的分泌。因此 GnRH 疫苗具有相对更加广泛的抗生育作用。人类 GnRH 疫苗主要应用于性激素依赖性疾病,如某些肿瘤的治疗中,但由于抗体中和 GnRH 而产生的性激素水平降低,GnRH 疫苗可导致生殖器官功能的减退,造成雌性骨质疏松和雄性体重下降,显然不适合人类。

(2) 卵泡刺激素:FSH 疫苗主要用于男性避孕,其优点是不影响精子睾酮水平,因此不影响性欲。FSH 疫苗还有待进一步研究。

(3) 人绒毛膜促性腺激素:HCG 与 FSH、LH、促甲状腺激素(TSH)具有一致的 α 亚基结构,仅 β 亚基表现出各自的特异性,HCG 的 β 亚基和 LH 的 β 亚基具有 85% 的同源性,仅羧基末端的 37 个氨基酸是其特有的结构,被称作 HCGβ 羧基末端肽(HCG-CTP)。

HCG 疫苗是近年来免疫避孕疫苗研究较成熟的一种,已发展到 DNA 疫苗阶段。HCGβ 和 HCGβ-CTP 正处于临床试验阶段。

(4) HCG 表位免疫原:发展 HCG 避孕疫苗有两条不同的技术途径:以 βHCG 的全亚基为免疫原和以 C 末端 109~145 的 37 肽段为免疫原。这两类免疫原经过抗原改造制成的疫苗,通过了临床前的毒性、安全性试验,以检验疫苗在人体的安全性和在人体中诱发抗体的能力,其中以 βHCG 为免疫原的避孕疫苗在人体中的研究较多。

2. 精子抗原 不育夫妇中女方体内自发产生的抗精子特异性抗体具有抗生育作用。宫颈黏液中的精子特异性抗体可以导致精子发生凝集现象,阻止精子进入上生殖道;同时,输卵管液中的抗体可能抑制精子和卵细胞的结合。迄今为止,通过多种方法筛选出精子特异性蛋白。

(1) 受精抗原 1(fertilization antigen 1,FA-1):是一种精子特异性糖蛋白,同时以二聚体和单体形式存在。它是一种进化保守性抗原,最早通过单克隆抗体的方法由人和鼠的睾丸精子中分离纯化,后逐渐发现在多种哺乳动物精子细胞中都有表达。FA-1 与男性和女性的免疫性不孕均相关。

(2) 精子蛋白 17(sperm protein 17,sp-17):最早作为兔精子自身抗原家族成员被分离,其抗体在体内、外试验中均显示出阻碍受精作用。最初认为 SP-17 是一种精子特异性蛋白,主要参与精子和卵细胞外糖蛋白基质的相互作用。但近来发现,SP-17 的表达不是睾丸的特异性的,其作用也不仅仅是参与卵透明带的结合。在鼠中,SP-17 在顶体反应后暴露于精子表面,然后转移精子头部赤道附近,而该部位是结合卵透明带糖成分的主要部位。

(3) 透明质酸酶 PH-20:已被克隆,其中在鼠被称为 2B1。精子膜蛋白 PH-20/2B1,似乎具有双重功能,首先,PH-20/2B1 的透明质酸酶能够水解卵细胞周围富含透明质酸的卵丘细胞层,使得顶体完整的精子穿过卵丘细胞层;另外 PH-20/2B1 为顶体反应后精子结合卵透明带所必需。无论雌性和雄性豚鼠,在体内、体外试验中 PH-20/2B1 抗体均可显著降低精子和透明带的结合,从而导致不育。

(4) 乳酸脱氢酶 C4 同功酶:表达于睾丸生精上皮,它的免疫避孕作用被认为是诱发精子凝集,而不是直接干扰配子间的相互作用。

3. **透明带抗原**　透明带是哺乳动物卵子外周的细胞外糖蛋白基质。透明带在识别同种精子受精,阻止多精子进入和保护植入前受精卵等方面起着重要作用。透明带免疫后可抑制精子附着和穿透透明带,影响受精卵发育和着床,从而造成不孕。

4. **核黄素载体蛋白(RCP)**　主要介导胚胎生长过程中维生素供给,利用免疫组化可以在已排出的卵细胞和早期胚胎中检测到 RCP。RCP 是精子细胞组成部分之一,它可以作为避孕疫苗的候选抗原。

总之,针对多种抗原的结合抗原疫苗,最终可能是唯一能够保证具有完全抗生育作用的疫苗。

(六) 事后避孕

1. **紧急避孕**　紧急避孕药包括只含有孕激素或同时含有孕激素和雌激素的避孕药。

紧急避孕药(ECPS)。主要通过阻止或延迟卵巢释放卵子(排卵)发挥避孕作用。对已怀孕的妇女不起作用。

(1) 使用 ECPS 后生育力的恢复:没有延迟。妇女在服用 ECPS 后可立即怀孕。服用 ECPS 只对服药前 5 天之内的性生活有避孕作用。对服用 ECPS 后的性生活没有避孕作用。

(2) 紧急避孕药的医学适用标准:所有的妇女均可安全和有效地使用 ECPS,包括不能使用持续的激素避孕方法的妇女。由于其短期使用的特点,任何妇女都不存在使用 ECPS 不安全的医学情况。

(3) 何时开始使用 ECPS:在无保护的性生活之后的 5 天内的任何时候,越早服,效果越好。也适用于以下情况(妇女担心怀孕的任何时候使用):

1) 强迫的(强奸)或威迫的性行为。

2) 无保护的性行为。

3) 避孕措施失败(避孕套使用不当,滑脱或破裂)。

4) 夫妻双方使用易受孕期知晓法不当(在易受孕期未禁欲或未使用其他避孕方法)。

5) 妇女漏服了 3 粒以上的复方口服避孕药,或新的包装延迟 3 天或以上。

6) IUD 异位的妇女。

7) 妇女重复注射单纯孕激素避孕针的时间延迟 2 周以上或重复注射每月一次避孕针的时间延迟 7 天以上。

2. **紧急避孕机制**

(1) 激素类药物:根据服药在周期中的时间而有不同的作用。

主要:①阻止或延迟排卵;②改变输卵管肌层收缩,干扰受精;③改变子宫内膜,阻止着床;④孕卵如已着床,则紧急避孕无效。

(2) 带铜宫内节育器:改变子宫内膜环境,影响孕卵着床;影响精子运动,干扰受精机会。

3. **方法**

(1) 带铜宫内节育器:在无保护性生活后 5 日内放置,放置方法于常规放置相同,可作为长期避孕方法继续使用;操作者必须经过医学技术培训,放置后可能有阴道少量出血。宫腔内操作,有发生盆腔炎等手术并发症的可能。

(2) 药物:常有单纯孕激素、雌孕激素、米非司酮等。这些药物如何服用您知道吗?

4. **紧急避孕药注意事项**

(1) 紧急避孕仅对这一次无保护性性交起作用,以后如再有性交,必须采取避孕套,否则无效。

(2) 紧急避孕药不能替代常规避孕方法,若用过量不仅无效,还可增加副作用。

(3) 服药后仅有少量出血,而无正常月经,需随访是否避孕失败。

(4) 服药周期的月经可以是正常,略提前或退后。

5. **新型紧急避孕药**

(1) 2010 年 8 月美国 FDA 批准了埃拉(Ella)新型紧急避孕药。在无保护性生活后 120 小时内单次口服本品 30mg,月经周期内任何时间均可服用本品。埃拉的药效依赖于月经周期中给药的时间。

(2) 美洛昔康:为一种非甾体抗炎药,该甾体激素价廉,且不良反应轻,它用于紧急避孕的最佳剂量及美洛昔康与传统甾体避孕药相比的优、劣势不甚明确,尚需进一步研究。

(3) 左炔诺孕酮肠溶片:它是左炔诺孕酮的改进配方,经肠道溶解吸收,减少了恶心呕吐副作用。

避孕方法间的比较,见表 47-4 和表 47-5。

表 47-4　复方避孕方法间的比较

特 点	复方口服避孕药	每月一次避孕针	复方避孕贴片	复方阴道环
如何使用	口服片剂	肌肉注射针剂	贴于前臂的上、外部,后背,腹部或臀部的贴片,不贴于乳房	放于阴道内的环
使用频率	每天	每月一次,每4周一次	每周一次,每周更换一次,连续3周,第4周不贴	每月一次,在阴道内连续3周,第4周取出
效果	取决于使用者每天服1片的能力	对使用者的依赖最少。使用者必须每4周复诊一次,(提前延后不超过7天)	需要使用者每周一次的关注	取决于使用者是否能将阴道环整天保持于原位,每次取出时间不超过3小时
出血模式	典型的表现在最初的几个月内有不规则出血,然后血量减少并趋于规律	不规则出血或闭经常见,有些人在最初几个月还会有出血时间延长	最初几个周期,不规则出血更常见	不规则出血,较少见
隐私性	身体没有使用的迹象,但别人可能会看见药片	身体没用使用的迹象	伴侣或别人可能见到贴片	某些伴侣会感到环

表 47-5　避孕方法的效果:每100个妇女的非意愿妊娠率

计划生育方法	使用第一年的妊娠率		使用12个月的妊娠率
	坚持和正确使用	常规使用	常规使用
皮下埋植	0.05	0.05	
输精管结扎术	0.1	0.15	
释放 LNG IUD	0.2	0.2	
女性绝育术	0.5	0.5	
带铜 IUD	0.6	0.8	2
LAM(6 个月)	0.9	2	
每月一次避孕针	0.5	3	
单纯孕激素避孕针	0.3	3	2
复方口服避孕药	0.3	8	7
单纯孕激素避孕药	0.3	8	
复方避孕贴剂	0.3	8	
复方阴道环	0.3	8	
男用避孕套	2	15	10
排卵法	3		
两日法	4		
标准日法	5		
阴道隔膜与杀精剂合用	6	16	
女用避孕套	5	21	
其他易受孕期知晓法		25	24
体外排精	4		21
杀精剂	18		
未使用方法	85	85	85

0~0.9 非常有效;1~9 有效;10~25 中度有效;25~32 效果较差

（七）输卵管绝育术和复通术

输卵管绝育术是一种永久性避孕方法，是主要的节育措施之一，也称为女性绝育术。包括输卵管切断并结扎、环套、钳夹、电凝及切除等手术。也有采用化学药物、高分子聚合物堵塞输卵管管腔的方法，以达到阻断精、卵相遇。

绝育：采用人工方法使育龄妇女达到永久性避孕的目的，称为绝育。

目前有手术绝育和药物绝育。

手术绝育是将输卵管的某一部分切除并予结扎，使精、卵不能相遇，达到不孕目的。

药物绝育是在输卵管内注入药液，引起化学性炎症变化，破坏管腔内黏膜，使管壁组织肉芽增生，形成纤维瘢痕组织，最终将输卵管管腔堵塞而达到绝育目的。

1. **经腹输卵管绝育术** 哪些人群能进行这种手术？

2. **腹腔镜输卵管绝育术** 腹腔镜术是将带有透镜的细长的管子通过一个小切口插入腹部。腹腔镜使医生能在直视的情况下将腹腔内的输卵管阻断或切断。通过阻断或切断输卵管，使从卵巢排出的卵子不能通过输卵管与精子相遇而发挥避孕作用。

避孕效果：最有效的避孕方法之一，但也有小的失效风险。在实施绝育术后的第一年，每100个妇女中的妊娠数少于1例。使用10年以上，每100个妇女中大约有2例妊娠。

根据输卵管被阻断的方法不同，效果略有些不同，但所有方法的妊娠率都很低。

（1）适应证及禁忌证

1）适应证：要求腹腔镜绝育的健康妇女，夫妇双方签署知情同意书；因有某种疾病不宜生育且无禁忌证者。

2）禁忌证

①相对禁忌证：既往腹部有手术史，估计无严重腹腔粘连；有局限性腹膜炎史；妊娠大于等于3个月或腹部存在巨大肿块者。

②绝对禁忌证：多次腹腔手术或腹腔广泛粘连；心肺功能不全；有血液病或出血倾向；各部位疝气病史；急性盆腔炎或全腹膜炎；过度肠胀气、肠梗阻；严重神经症；过度肥胖。

（2）手术时机：非妊娠期，月经干净3~7天；早期妊娠，人工流产后或取环后可施行手术；产后或中期引产后，子宫复旧至小于妊娠2个月时可施行手术；哺乳期闭经者需排除早孕后方可进行；哺乳期转经者可同非妊娠期。

（3）麻醉：局部麻醉或静脉麻醉。

（4）术时注意事项：放举宫器时，要防止子宫穿孔或宫颈撕裂；建立气腹是关键，要认真确认输卵管组织；套环时要注意防止输卵管系膜撕裂出血；放置夹时，一定要放在输卵管峡部。

（5）腹腔镜绝育术的优缺点：

1）优点：切口小，手术时间短，组织损伤少，术中出血少，术后疼痛轻，可尽早下地活动，恢复快，伤口感染、粘连等并发症少。

2）缺点：器械设备昂贵，操作技术要求高，否则易有并发症。

（6）腹腔镜绝育术的并发症：

1）术时并发症：穿刺损伤肠管、损伤血管；输卵管断裂，系膜出血；子宫穿孔，宫颈撕裂；环或夹脱落于盆腔内；误扎。

2）术后并发症：月经失调，盆腔疼痛，急性盆腔炎，手术失败而妊娠。

3. **输卵管复通术** 输卵管结扎后由于子女发生意外，夫妇迫切要求再生育，或因输卵管阻塞性不孕或某种特殊原因要求恢复生育能力而无禁忌证者，可施行输卵管复通术，其复通术的成功率30%~50%，与结扎手术的方法、部位和术后并发症有关，自显微外科手术发展，其成功率可达60%~90%。复通术后约4%可能发生宫外孕。据报道，输卵管术后的复通率与复通后输卵管的长度有密切关系，一般长度5cm以上者受孕率高于5cm以下的长度。因近年此类手术病例少，故简略。

三、男用避孕方法

1. **男用避孕套** 男用避孕套是被戴在男性勃起的阴茎上的套。大部分是由薄的乳胶制成。通过形成的屏障阻止精子进入阴道而发挥避孕作用，也能防止将精液中、阴茎上或阴道内的感染传播给对方。有助于防护包括HIV在内的性传播感染。避孕套是唯一同时避孕和防护性传播感染的避孕方法。

要求每次性生活时均能正确使用，以获得最大的避孕效果，要求男女双方相互配合，可能降低男性的性敏感性。

避孕效果取决于使用者。如果避孕套未能在每次性生活时使用，妊娠和（或）发生性传播感染的风险最大,由于使用不当,滑膜或破裂而发生的妊娠或感染较少。

在常规使用情况下,使用第一年每 100 个妊娠妇女中有 85 个不会怀孕,若每次性生活均能正确使用,使用第一年每 100 个伴侣使用男用避孕套的妇女中大约有 2 例妊娠发生。

2. **体外排精法** 体外排精法是男性将阴茎从其伴侣的阴道中撤出,在阴道外射精,防止精液接触妇女的外生殖器,也称为性交中断和撤出法。

通过阻止精子进入妇女的身体而发挥避孕作用。

在所有的状况下始终可使用,无需避孕药具,是避孕效果最差的方法之一。

避孕效果取决于使用者,如果男性未在每次性交射精之前将阴茎撤出阴道,妊娠风险最大。

在常规使用情况下,使用第一年,每 100 个男伴使用体外排精法的妇女中约有 27 例妊娠发生,若在每次性生活时均能正确地使用,使用第一年,妇女中约有 4 例妊娠发生。

3. **输精管结扎术** 输精管结扎术是用于男性的永久性的避孕方法,也称男性绝育术。通过在阴囊上穿刺或切小口,找到两根输精管,予以切断或通过切断并结扎近端或烧灼将其阻断。通过封闭双侧输精管,阻止精子进入精液而发挥避孕作用,精液仍可射出,但不能引起妊娠。

(1) 避孕效果:如果男性在绝育术后 3 个月无法检验其精液中是否还有精子,在其配偶实施输精管结扎术的第一年,每 100 个妇女中有 2～3 例妊娠,也就是说,每 100 个配偶实施输精管结扎术的妇女中有 97～98 个不会妊娠。

如在男性结扎术后,可以检测精液,在配偶实施输精管结扎术的第一年,每 100 个妇女中的妊娠数不到 1 例。

在输精管结扎术后的最初 3 个月,其避孕作用尚不充分,需夫妇双方,在结扎术后的最初 3 个月要坚持正确使用避孕套或其他有效的避孕方法。

(2) 输精管结扎术过程:在阴囊上注射局部麻醉剂,触摸阴囊皮肤以找到每侧输精管。在阴囊的皮肤上做一个穿刺孔或切口:采用直视钳穿法输精管结扎技术,采用常规的手术技术,经穿刺口或切口提出每侧输精管的一小段。然后将其切断,并用丝线结扎断端。或用电烧灼断端。将输精管的一端包埋在输精管表面的薄层组织内。穿刺口用有粘性的敷料覆盖,或切口可能要用缝线缝合。术后休息 2 天,避免性生活 2～3 天。术后 3 个月内使用避孕套或其他有效的避孕方法。术后,最初 4 小时内可冷敷阴囊。

(范光升)

参 考 文 献

1. 方爱华、王益鑫. 计划生育技术. 第 3 版. 上海:上海科学技术出版社,2012
2. 曹泽毅. 中华妇产科学(临床版). 北京:人民卫生出版社,2011
3. 葛秦生. 实用女性生殖内分泌学. 北京:人民卫生出版社,2008
4. WHO 生殖健康与研究部编辑. 国家计划生育委员会科学技术研究所译. 避孕方法选用的医学标准. 北京:中国人口出版社,2006
5. 卫生部妇幼保健与社区卫生司,中国疾病预防控制中心. 计划生育技术服务培训教材. 妇幼保健中心,2007
6. 国家人口计生委科技司编译. WHO 计划生育服务提供者手册. 北京:中国人口出版社,2009
7. Braendle W. Kuhl H. Mueek A. et al. Does hormonal contraception increase the risk for tumors? Ther Umsch,2009,66(2):129-135
8. Yang L, Kuper H, Sandin S, et al. Reproductive history, oral contraceptive use and the risk of ischemic and hemorrhagic stoae in a cohort study of middle-aged Swedish women. Stroke,2009.40(4):1050-1058
9. Vieg H, Helmerhorst M, Vandenbroacke P, et al, The venous thrombotic risk of oral contraceptives, effects of oestrogen dose and progestogen type: results of the MEGA case-control study. BMJ,2009,39:62921
10. Bwown C, Ling F, Wang J. A new monophasie oral contraceptive containing drospirenone effwct on premenstrual symptoms. Reprod Med,2002,47(1):14-22
11. 曹泽毅. 中华妇产科学. 第 2 版. 北京:人民卫生出版社,2004
12. 乌毓明. 口服避孕药与心血管疾病. 使用妇产科杂志,2001,17(6):316-317
13. 翁犁驹、吴尚纯. 口服避孕药的发展历史和应用现状. 使用妇产科杂志,2001,17(6):315-317
14. 葛秦生. 临床生理内分泌,女性与男性. 北京:科学技术文献出版社,2001
15. 范光升,卞美璐,程利南,等. 新型口服避孕药屈螺酮炔雌醇片多中心随机对照临床观察. 中华妇产科杂志,2009,44:38-44
16. 赵炳礼. 计划生育/生殖保健培训教程. 北京:中国人口出版社,2003

第二节 避孕失败后的补救措施

一、中止早期妊娠

(一) 概述

中止早期妊娠是指采用机械或药物方法终止3个月内的妊娠,临床上亦狭义称为人工流产(induced abortion)。包括非意愿妊娠终止和围产期治疗性妊娠终止,后者中也包括因某种医疗原因不宜继续妊娠者。

每年全球平均有百万的非意愿妊娠发生,除13%发生自然流产和38%走向非意愿分娩外,48%的病例需要通过人工终止妊娠,而其中绝大部分为早期人工流产。

几十年来经历了巨大的变革,社会倾向根据自己的意愿流产,使人工流产能被大多数人接受。世界上一部分居民享受无法律限制的流产;另外一些处于法律对流产有一定限制环境中,仅仅因为医疗、精神或社会因素才可能进行人工流产;剩余的一些国家,人工流产被视为非法。因此,就出现一些非常态的状况,在一些较为发达的国家或地区,由于宗教和法律的制约了人工流产的合法性,使得不安全流产发生率并非想象的低。值得关注的是,近些年来,我国的人工流产,尤其是重复流产的数量逐渐攀升。

(二) 手术种类

中止早期妊娠的人工流产手术分为手术流产与药物流产两种。选择何种流产方法,取决于孕周,并需参照受术者的健康状况,医生的经验及医疗设施的情况,以及医院和医生的资质等国家和地方法律法规、医疗卫生管理等要求。

1. **手术流产又分为负压吸引术与钳刮术(D&C)** 妊娠10周之内,可采用负压吸引术(也可称为吸宫术),当妊娠≥10周,则采用钳刮术。若无负压吸引设备,钳刮术可用于妊娠3个月内流产。钳刮术损伤宫颈和子宫,以及发生子宫粘连(Asherman综合征)的风险有所增加,因此应用负压吸引术优于钳刮术。

手术可以在门诊或病房通过局麻或静脉速效麻醉镇痛,即可安全、顺利地完成,是中止≤12周妊娠的安全有效,且成熟的方法,被全世界接受。了解子宫大小、位置、容量大小以及受术者个体的差异和所具有的高危因素,可保证手术安全和顺利完成。受过适当培训的医师,其手术失败和并发症发生率极低。

2. **药物流产(medical abortion)** 是常用的人工流产方法之一,安全、简便。使用药物米非司酮+前列腺素类似物诱导的流产,代表了流产技术特别重要的进步,是与手术流产完全不同的经历。国际药物流产联盟(ICMA)2004年1月约翰内斯堡会议达成共识:促进"药物流产在世界范围内成为安全流产"。

目前在临床上常用的是米非司酮配伍前列腺素(米索前列醇或卡前列甲酯)。

米非司酮(mifepristone)是一种抗孕激素的合成类固醇,与孕酮的化学结构相似,可竞争孕激素受体,其孕酮受体结合能力是孕酮的3~5倍,从而阻断孕激素作用而终止妊娠。前列腺素,具有兴奋子宫平滑肌、抑制子宫颈胶原的合成、扩张和软化子宫颈的作用。单独运用米非司酮终止早孕的成功率约为67%,米非司酮配伍前列腺素终止妊娠,成功率可达95%~98%。

适应证:①自末次月经第一日始不超过49日,超声检查确认为宫内妊娠,且胎囊最大径线≤2.5cm,年龄为18~40岁妇女,建议在门诊采用药物终止妊娠;②符合以上条件,但伴有宫颈发育不良、生殖道畸形及严重骨盆畸形,或近期有子宫手术或损伤史,或伴有子宫肌瘤、卵巢肿瘤等并发症者;③自末次月经始>49天,建议住院实施。

禁忌证:①使用米非司酮的禁忌证:如肾上腺疾病、与甾体激素有关的肿瘤、糖尿病、肝肾功能异常、妊娠期皮肤瘙痒史、血液系统疾病、血管栓塞等病史;②使用前列腺素类药物禁忌证:如二尖瓣狭窄、高血压、低血压、青光眼、哮喘、胃肠功能紊乱、癫痫、过敏体质、带器妊娠、异位妊娠、贫血、妊娠剧吐等。长期服用抗结核、抗癫痫、抗抑郁、前列腺素生物合成抑制剂、巴比妥类药物、吸烟、嗜酒等。

用药方法:①门诊:米非司酮总量150mg,一次顿服,或分服法:第1天晨空腹50mg,间隔8~12小时服25mg,次日早晚各一次,每次25mg,第3日早晨再服25mg,之后服用米索前列醇600μg或阴道用卡孕栓1mg。②病房:米非司酮总量200mg,顿服,或分服:早晚各1次,2天。第3天晨开始服用米索前列醇600μg,每3小时重复服用,总量1800μg;或阴道后穹隆放置卡前列甲酯1mg,每2小时重复放置,总量5mg,待流产发生。由于米索前列醇阴道给药的生物利用度是口服给药的3倍，所以临床上较多阴道用药。

用药后观察：常见副作用为恶心、呕吐、下腹痛和乏力。门诊用药后留观6小时并严密随访，如为不全流产，或出血量多者需急诊刮宫；如药物流产失败，建议手术终止妊娠。

3. 流产后追踪随访 受术者手术后必须给予随访。至少两周内避免性交、盆浴或使用阴道卫生用品和阴道灌洗。医护人员应与情绪异常紧张的受术者交流，在流产后发生的一切与分娩后一样。随访内容包括盆腔检查、超声波检查，以除外生殖器感染、复旧不良、残留等，还应根据受术者的需求和愿望指导避孕。

4. 中止早期妊娠人工流产的并发症

（1）近期并发症：重点关注宫内残留的处置，包括手术和药物流产术后绒毛胎盘和蜕膜残留。术后阴道流血淋漓不净，血量时多时少，或月经复潮后淋漓不净，应注意除外吸宫不全或药流不全。超声检查常有助于诊断。若无明显感染征象，建议行二次清宫术，刮出物送病理检查，术后用抗生素预防感染。若同时伴有感染，应在控制感染后行刮宫术。如出血较多，应在联合抗感染的同时进行清宫手术。目前，面临的难点是一般状况下，如何选择保守方案和清宫时机把握，多数依靠临床经验，缺少更有效和可参照的指标，有待探索研究。

随着宫腔操作的增多，包括宫腔镜检查和操作被滥用，子宫内膜的受损，甚至存在隐性浅表肌层的损伤，可能存在早期胚胎的粘连或植入，以及人流术中不当或过度操作，导致子宫肌壁损伤，术后形成A-V瘘的病例临床逐渐多见，易与宫腔残留混淆或并存。但绝大多数临床上尚不能被准确的认知，导致盲目、无序治疗，或反复多次宫腔再操作，不但造成损伤加剧，也拖延病期；或误诊为与妊娠相关的恶性肿瘤，予以化疗，给受术者身心带来极大地伤害。因此，应该引起临床医师的重视，积累经验，综合分析，正确甄别，准确处置。

（2）远期并发症：注意的焦点集中在以后的生殖功能。一些研究和总结带有偏见或研究方法欠缺，但提供了对今后生育有潜伏的危险性的相关资料。另有一些研究显示在有过≥2次人工流产经历者，妊娠并发症发生的风险高。

（李　坚）

二、中期妊娠终止法

中期妊娠终止即中孕引产术是指妊娠13～27周末，因非计划妊娠错过了早期人工流产时机、产前诊断中发现胎儿有遗传性疾病或有先天性畸形、孕妇合并某些内外科疾患不宜继续妊娠或因其他原因坚决要求终止妊娠而需采用人工的方法使胎儿娩出者。据统计妊娠中期引产占全世界所有人工流产的10%～15%，但其并发症却占流产相关并发症的三分之二，对妊娠妇女造成了极大的身心损害。

（一）各种引产方法的评价

中孕时子宫发生了相应的变化，其特点为：①子宫肌层最厚，肌壁充血，变得水肿、柔软；②子宫下段尚在形成过程中，较短；③子宫颈组织中细胞外基质的含量丰富，较致密，不易在催产素作用下软化、成熟、退缩。因此中期妊娠的终止方法与足月妊娠引产不完全相同，中期妊娠引产是否成功与子宫颈软化成熟、有效宫缩及宫口扩张等综合因素有关；临床观察证明，在分娩启动过程中，子宫颈成熟起重要作用，引产能否成功与子宫颈成熟密切相关，只有当子宫颈达到一定程度的成熟、软化，再配合宫缩发动，才能使宫口有效扩张，最终完成引产过程；在引产过程中，胎儿及其附属物的排出则与足月分娩的过程相似。

针对中孕时子宫发生的变化，减少中孕引产并发症的发生率，人们逐渐提出了相应的引产方法。20世纪前半叶时，引产仅有手术的方法，如剖宫取胎术和扩宫、刮宫术；到了20世纪中叶，随着人们认识和技术的提高，逐渐引进了高张盐水、尿素、利凡诺等，这些药物注入子宫后刺激子宫收缩从而致胎儿和胎盘排出；1971年前列腺素类药物的应用，提高了中孕引产的有效性，并显著降低了并发症的发生率，被许多国家推广使用；至20世纪80年代早期，抗孕激素类药物米非司酮被广泛用于临床，为中孕引产提供了更为可靠有效的方法。目前中期妊娠引产的方法多种多样，常用的有：剖宫取胎术、钳刮术、水囊引产、药物引产（如利凡诺、米非司酮、米索前列醇等）等，其利弊我们逐一加以概述。

1. 剖宫取胎 20世纪前半叶传统的终止中期妊娠的方法是剖宫取胎术。1882年Sanger首先创立了子宫底纵切口剖宫产术（即古典式剖宫产术），为剖宫产手术的发展及改进奠定了基础；后来随着各种麻醉药物及不同麻醉方式的改进和抗生素的应用，使剖宫产术得到广泛应用，剖宫取胎术也随之演化而来。剖宫取胎引产术在临床上已应用多年，技术比较成熟，操作相对定型；且剖宫取胎术，手术时间短，对其他引产方法均失败、先兆子宫破裂或少数不适宜应用其他引产方法者（特别是严重心脏病患者等）剖宫取胎的同时进行绝育，其优点多于其他方法，但是剖宫取胎术毕竟是一个经腹手术，中孕时剖宫产切口所在的子宫下段还没有很好的形成，手术创伤大，术中出血较多、患者较痛苦、有并发感染的风险，且对患者而言创伤较大，术后恢复较慢，20世纪70、80年代美国研究显示，在所有的引产方法中，剖宫取胎术死亡率最高，因此已逐渐被摈弃，目前只有下列情况才采用：①已有子女，要求引产的同时进行绝育术者；②其他引产方法不能奏效而又需立即终止妊娠者（如妊娠期间出现反复阴道出血，并诊断为中央型前置胎盘，行子宫动脉栓塞后联合依沙吖啶羊膜腔内注射及米非司酮口服无法顺利引产者）；③先兆子宫破裂者，如子宫壁有较大瘢痕（剖宫产史或子宫壁肌瘤剜除术）可能行子宫修补术或切除术者。其术前准备、麻醉方法、术后处理及手术操作基本同常规产科手术，步骤如下：

（1）取脐耻之间下腹正中切口，逐层开腹止血，用盐水大纱布垫保护肠管及子宫切口。

（2）探查子宫有无右旋，将子宫拨正后，于子宫下段行横切口，长约4~6cm，切开宫壁后用艾利斯夹住子宫切口边缘止血，注意先勿破膜。

（3）子宫切口钳夹后刺破胎膜，吸净羊水，然后多以臀牵引法娩出胎儿。如胎头娩出困难，可从胎儿枕骨大孔刺入吸出脑浆后再娩出胎头，此时，可向子宫壁注入催产素20U促使子宫收缩，依次娩出胎盘、胎膜。

（4）清理宫腔。

（5）缝合子宫切口用2-0可吸收线连续缝合肌层及浆肌层，注意不要穿透内膜。

（6）探查：主要观察双侧卵巢及输卵管是否有异常，并观察有无其他部位受损；对于术前要求结扎者，行双侧输卵管绝育术。

注意事项：①注意保护腹壁切口，术中随时吸净宫腔溢出的羊水、血及组织碎块，防止羊水和蜕膜等流入腹腔，以免发生子宫内膜异位症。②预防羊水栓塞，子宫切开后，应先钳夹子宫切口，再行破膜，否则羊水易经子宫切口处开放血窦进入母体循环，形成羊水栓塞；待娩出胎儿后再注射催产素。③胎盘取出后，勿触及伤口；凡与宫腔接触过的纱布一律不再使用。④剖宫取胎术的禁忌证同产科手术和麻醉禁忌。

2. 钳刮术　利用各种宫颈扩张方法如探条、导尿管、宫颈扩张器、小水囊和前列腺素类阴道栓剂、口服米非司酮等对宫颈进行软化和扩张，待扩张及软化到一定程度时行钳刮吸取胎盘及胎儿的手术。钳刮术适用妊娠10~14周者或宫颈条件已成熟，因某种原因如阴道大量出血必须立即终止妊娠者。钳刮术在操作过程中首先要破膜，待羊水基本流尽后再向宫颈注射催产素，以避免羊水栓塞的发生。大月份的钳刮需要具有一定经验和较高技能的医生实施，并且发生羊水栓塞、子宫损伤、胎骨残留等并发症的可能性较大，不宜广泛开展，一般认为随着妊娠周数的增加，手术风险也随着增加。目前已较少用于临床。

新进展——扩张器：

钳刮术中利用各种宫颈扩张方法预先使宫颈管缓慢扩张、软化、成熟是关键，其中宫颈扩张的方法包括机械性扩张法和药物扩张法。药物的方法在国内较为常用，如阴道内放置控释地诺前列酮栓等，其效果及安全性已得到肯定。而机械性扩张法对宫颈的扩张、成熟也是有效的，包括吸湿性扩张器、渗透性扩张器、带有30~80ml气囊的Foley导管（14~26F）和双球囊扩张器等。以往机械扩张宫颈时采用硬质扩张器强行扩张宫颈，往往容易导致宫颈损伤，并造成子宫穿孔等医源性并发症，现在的扩张方法如渗透性扩张器属于亲水性宫颈扩张器，放置入宫颈管后，靠其吸收宫颈分泌物中的水分而膨胀，在膨胀的同时可逐渐、柔和缓慢地扩张宫颈管，促宫颈成熟；同时通过机械性扩张宫颈后可刺激胎膜产生并分泌白细胞介素1（IL-1），IL-1能促进宫颈管成纤维细胞中胶原酶合成及刺激其产生和分泌弹性蛋白酶，两者均对宫颈成熟有重要作用，许多专家认为使用渗透性扩张器比用硬质扩张器强行扩张宫颈所产生的并发症要少得多；而且其在宫颈硬度、扩张程度、手术时间和术中出血等方面优于药物扩张法。

除此之外，双球囊扩张器也逐渐在我国应用起来，如cook球囊等。研究表明，双球囊（如COOK球囊等）引产效果优于单球囊（如Foly尿管等），且双球囊与单球囊相比具有以下优点：双向球囊压迫宫颈，促进宫颈局部内源性前列腺素合成与释放，使宫颈软化效果更好；无需体外压力牵引，降低了宫颈裂伤发生率；放入孕妇体内后，孕妇可以自由活动，并且更为舒适。但双球囊引起子宫收缩作用较弱，取出球囊后常需行人工破膜和点滴催产素来促进子宫收缩，在此过程中又增加了人工破膜带来的羊水栓塞及感染的风险，因此，是否在临床上广泛使用仍需更多临床数据的支持。

3. 水囊引产术　是中期妊娠引产中常用的方法，主要是将水囊置于子宫壁和胎膜之间，囊内注入一定量的生理盐水，使子宫膨胀，通过增加宫腔内压力和机械性刺激宫颈管，诱发子宫收缩，从而导致胎膜剥离，促使胎儿及胎盘排出的方法。主要作用机理为机械刺激作用，引起内源性前列腺素的合成和释放，作用于平滑肌引起宫缩，且水囊作用于宫颈内口，可机械性压迫使其扩张。水囊引产的主要优点是无药物副作用，可适用于有肝肾疾病患者引产。

水囊按注水量可分为以下几种：大水囊 350ml，中水囊 200～250ml，小水囊 100～150ml，每一孕月注入 100ml，总量不超过 500ml，其中低位小水囊术则用于晚期妊娠引产。水囊主要适用于妊娠 13～24 周要求终止妊娠者；因某种疾患如心脏病（心衰除外）、肝肾疾病、血液病、高血压等不宜继续妊娠者。引产成功率达 90% 左右，平均引产时间约 72 小时。

（1）水囊制作：大号避孕套 2 只套叠，排空双层避孕套之间的空气后，套于 14～18 号尿管前端，用粗丝线在距端 5cm 和 8cm 处各结扎一次，然后将避孕套内的气体排尽，高压消毒备用，注意扎的松紧恰当，过紧可使导管腔阻塞，过松液体易外漏。低位小水囊的不同之处是粗丝线只需要在距尿管头端 5cm 处结扎一次。

（2）禁忌证

1）急性传染病或慢性疾病的急性发作期（如心力衰竭）。

2）有剖宫产史或子宫壁留有瘢痕者需十分谨慎。

3）生殖器官急性炎症或全身其他部位有感染者可先缓引产，经治疗好转后进行。

4）妊娠期间有反复阴道出血的中央型胎盘前置状态者。

5）24 小时内体温在 37.5℃ 以上者。

（3）手术步骤

1）孕妇排空膀胱，取膀胱截石位，外阴、阴道常规消毒，铺无菌洞巾。

2）扩张阴道，暴露宫颈，再次消毒阴道、宫颈及宫颈管。后穹隆放置消毒纱布 1 块，以避免水囊碰到阴道壁造成感染。

3）将无菌润滑剂涂于备好的水囊顶端，用宫颈钳牵拉宫颈前唇，用长钳夹住水囊中段，沿宫颈管缓慢送入子宫腔，待第二个线结进入宫颈外口即停止，此时已放入约 8cm，其下缘已达宫颈内口上方。解开导尿管丝线，用注射器缓慢注入无菌生理盐水（生理盐水内可滴入几滴亚甲蓝再注入囊内做标识）。中期引产的注入量，常规以孕月×100ml 计算，如妊娠 4 个月注入 400ml，5 个月注入 500ml，但最多不超过 500ml。注水结束后，导尿管末端折叠，用粗丝线扎紧，取下宫颈钳，然后纱布包裹后置入阴道后穹隆内，取出阴道窥器。在操作过程中应注意以下几点：切勿碰阴道壁以及尽量避免反复操作；注水时遇有阻力，即停止操作；放入时若有出血，量多，应立即取出停止操作；如果出血量少，可改换方向再放入；若第一次水囊引产失败后，可重复使用第二次，再失败者，则应改用其他方法引产；24 小时后或有产兆后水囊应取出，不超过 24 小时。

4）术毕，测量子宫底高度，观察有无胎盘早剥及内出血征象。

（4）注意事项

1）术时严格执行无菌操作，必要时加用抗生素。

2）术中、术后定期观察产妇的体温，血压及宫缩。术后体温超过 38℃，应取出水囊，加用抗生素。

3）水囊放置 2～4 小时后即可发动宫缩，水囊脱出后，宫缩减弱者可加用催产素静滴或人工破膜，促使分娩。

（5）观察宫缩需注意：

1）宫缩由强变弱时，可能是水囊已脱至阴道。

2）水囊脱落至阴道宫口已开大 2～3cm，及时取出，行人工破膜，必要时加用催产素促产。

3）宫缩过强，颈管不能如期张开时，应立即取出水囊，为了防子宫破裂，必要时给予宫缩抑制剂。

4）分娩结束，应常规检查阴道、宫颈穹隆，如有撕裂予以缝合。有胎盘、胎膜残留时应行清宫术。

5）引产成功后，至少观察 3 日，酌情使用子宫收缩剂及抗生素，并做好避孕指导，休息一个月。

（6）新进展：文献报道米非司酮配合冰镇水囊引产可增强效果，主要利用米非司酮的药物作用

（具体见后）和水囊的机械作用，加上低温冷刺激使子宫肌血管收缩，引起子宫一过性缺血缺氧，诱发内源性前列腺素分泌，以此加强效果，具体有待临床大样本观察。

现已出现了一种新型水囊引产器，该引产器由水囊、导管、微型摄像头、数据线和 USB 插头构成，水囊位于导管的头部，导管由内、外两层构成，内、外层之间的腔隙与水囊的腔隙相通，导管的尾部设有环状管塞。微型摄像头位于导管的内层所围成的腔隙中，其与数据线相连接，数据线的末端设有 USB 插头，可与电脑主机相连接，能够直接成像，使医生直观准确的观察引产全过程，降低了产妇的生产危险。现今产科临床上常用的水囊引产器具，大多仍是用硅胶导尿管、避孕套和丝线临时制作而成，在制作过程中不能做到严格无菌，很容易导致术后感染等并发症，并且使用起来费时费力，比较不便。因此，如何推动该种新型水囊引产器在临床上的应用也是我们应该关注的问题。

4. 药物引产

（1）利凡诺：系一种外用的强力杀菌药物，50年代开始将其注入宫腔内行中期引产术，曾有因药物剂量过大中毒造成孕妇死亡的病例报道。70年代开始用于羊膜腔内注入引产，经过药理和毒理试验将用药剂量控制在 100 毫克以内取得满意和安全的引产效果。利凡诺不经阴道操作，因此不受阴道炎症或清洁度限制；毒性小，体内蓄积时间短，不易引起感染及过敏反应，而且引产成功率高，是目前比较安全的一种方法。缺点为蜕膜残留率较高，需行清宫术，且引产对象受到一定限制，对孕 3~4 个月子宫较小、羊水较少及心、肝、肾疾病患者不宜使用，可分为利凡诺羊膜腔内引产和羊膜腔外引产：

1）利凡诺羊膜腔内引产术：是将利凡诺直接注入到羊膜腔内，主要机制是使子宫收缩频率、幅度及张力增加，使子宫节律性收缩；并经胎盘吸收后损害胎儿心、肝、肾等致中毒从而杀死胎儿；也可致胎盘变性坏死，妊娠月份越大，敏感性越明显。近年来，要求终止妊娠的人群中初孕妇所占比例有增高趋势，而利凡诺毒副作用小，且羊膜腔内注射利凡诺简便易行，成功率高（高达 98% 左右），感染率低，优于水囊引产和羊膜腔外注射药物引产，是目前中晚期妊娠引产的一种常用方法。

适应证：妊娠 16~24 周要求终止妊娠者，因某种疾患不宜继续妊娠者；生殖道轻度炎症，妊娠期有反复阴道出血或近期内有阴道少量流血，为防止上行感染，不宜经阴道操作引产者；胎儿畸形或死胎；体温不超过 37.5℃。

禁忌证：各种全身性疾病的急性期、肝功能受损者，肾功能不全行透析的患者可用利凡诺引产；慢性炎症急性发作期，如阴道炎、盆腔炎等；过期流产，死胎伴有凝血功能异常者；瘢痕子宫有先兆子宫破裂风险者。

术前准备及操作：阴道分泌物、血尿常规及肝肾功能检查正常，B 超检查胎盘位置及羊水深度，标记定位以便选择穿刺部位。孕妇取仰卧位，查清宫底高度，碘酒、酒精常规消毒腹部，铺无菌洞巾；在子宫底三横指下方中线上或中线两侧，选择囊性感最明显的部位作为穿刺点或超声定位；9 号穿刺针从选好的部位垂直进针，通过 3 个抵抗即皮肤、肌鞘、子宫壁后有落空感，用注射器回抽见清亮羊水，将准备好的药物缓慢注入羊膜腔内，而后套入针芯，拔出针头，用无菌纱布覆盖穿刺部位，按压止血。

注意事项：如注射器回抽有血，可能是刺入胎盘，应将针再向深部进针，或略变方向进针，如仍有血液，可另换穿刺点，但不得超过 3 次。拔针前后，注意有无呼吸困难、发绀等征象。用药剂量准确，以防过量中毒，过少引产失败，一般 20 周以内用 50mg，20 周以上 100mg。注药后 72 小时如仍无宫缩，可加用催产素静脉点滴或改用他法引产。胎儿、胎盘娩出后，仔细检查胎盘、胎膜是否完整，若有残留，需及时清宫处理。

优缺点：利凡诺羊膜腔内注射引产具有操作简单、价廉、严重并发症少、成功率高、感染低、毒性小、体内蓄积时间短等优点，是比较安全的一种方法，是 90 年代中期终止妊娠的首选方法。不足之处是由于利凡诺对妊娠子宫的作用随妊娠月份增大而增大，而中期妊娠者宫颈成熟度差，利凡诺引产时不易诱发宫缩，且产程长，其诱发的宫缩与宫颈不协调易发生子宫颈裂伤，而且此孕期羊膜腔内羊水量少，羊膜腔穿刺成功率不高，蜕膜残留率较高，需常规行清宫术。除此之外，引产对象也受到一定限制。目前临床上利凡诺联合米非司酮用于中孕引产，两药协同作用能明显缩短引产时间，减少清宫率。

2）利凡诺羊膜腔外引产术：由于羊水较少，或经腹壁穿刺羊膜腔内失败者，可改用羊膜腔外引产，剂量 50~100mg。适应证、术前准备、术中注意要点及术后处理同水囊引产术。

手术操作：①孕妇取膀胱截石位，常规消毒外阴和阴道，铺无菌孔巾。②扩张阴道，暴露宫颈，再次消毒阴道、宫颈及宫颈管，宫颈钳夹住子宫前唇，略向外轻轻牵拉。③用长钳将 18 号导尿管送入子宫侧壁（宫壁与胎囊之间），送入约导尿管全长的 2/3 左右，如有出血，改换方向。④将配制好的药液从导尿管缓慢注入到宫腔内，并用粗丝线将尿管末端结扎，无菌纱布包裹尿管盘屈在阴道穹隆部，防止脱出，卧床半小时后可下地活动。

优缺点：利凡诺羊膜腔外引产术相较于羊膜腔内引产，其引起的不良反应及并发症较少；但插管增加宫腔感染的可能，而且插入胎盘后血窦内易引起导管内出血，如不及时发现则有可能将药物注入血液循环致血管内栓塞或药物中毒的危险，故较少使用。

（2）天花粉引产术：天花粉是 60 年代从我国发掘出来的一种引产药物，属于一种大分子的植物蛋白，具有较强的抗原性。其引产机制是专一性破坏胎盘滋养层细胞，阻断胎盘的血液循环，致胎儿死亡，同时胎盘受损后产生内源性前列腺素，引起子宫收缩。

尽管此药于 80 年代后期已通过卫生部的新药鉴定，但是由于天花粉结晶蛋白的抗原性强，可发生如过敏性休克、脑水肿等严重的过敏反应，重复用药者危险更大，宫缩过强时增加了先兆子宫破裂/子宫破裂的风险性，近年来临床已很少应用。

（3）联合药物的使用：1971 年前列腺素类药物的应用，为早孕流产提供了一种新的方法，其提高了流产的有效性，降低了并发症的发生率，被许多国家推广使用；后来随着对其研究的深入，发现了米索前列醇在中孕引产中也是可以应用的，并且其有效性和安全性已经得到证实，而米非司酮的研制成功是 20 世纪 80 年代抗生育药领域的重大进展之一，米非司酮最开始仅用于终止早孕，取得了显著的效果后，对它研究越来越多，并拓展至中孕引产促进宫颈成熟。大量临床研究证明其可提高中孕引产成功率，缩短总产程时间，减少产时产后出血量；WHO 认为针对妊娠 12 ~ 24 周妊娠采用米非司酮联合一种前列腺素（PG）类似物进行药物引产是一种更为安全、有效的方法，并已充分证实先应用米非司酮，24 ~ 48 小时后给予 PG 可以增加中期妊娠引产的成功率，缩短诱发宫缩至流产的间隔时间，并减少所需 PGs 的总量。其中最主要的是

米非司酮配伍米索前列醇，目前研究表明，米非司酮配伍米索前列醇用于终止中期妊娠引产已在临床上广泛应用。主要机制是米非司酮抗孕激素活性，使内膜失去支持，从而引起退化。由于孕激素降低，子宫对雌激素敏感性增加引起子宫收缩及宫颈扩张。米索前列醇是前列腺素 E 的类似物，口服后转化为活性的米索前列醇具有宫颈软化、增强子宫张力及宫内压作用，与米非司酮产生协同作用。

1）禁忌证

绝对禁忌证：药物流产几乎没有绝对禁忌证，当联合使用米非司酮和米索前列醇时，禁忌证包括：对任何药物的过敏反应史；遗传性卟啉症；慢性肾上腺功能衰竭；凝血功能障碍。

慎用：如果妇女出现下列情况，需要慎用：正在使用皮质类固醇治疗；严重贫血、青光眼、哮喘等；已存在心脏病或心血管危险因素。

2）优缺点：米非司酮配合米索前列醇合用引产效果较好，具有简便、安全、高效、无创伤，痛苦小、产程短、感染机会小，胎盘、胎膜易剥离等优点，值得广泛应用，且该引产方法是一种"非侵入性"的给药途径，药物可口服、阴道给药或肌内注射而不进宫腔操作，避免损伤子宫和宫腔以致全身感染等并发症，对一般常规手术、引产方法无法应用或有较高危险性人群（如剖宫产后近期妊娠者）具有实用意义，并且该方法能较好地替代钳刮术与羊膜腔穿刺等手术操作，是一种安全、有效的方法，给中期妊娠终止提供了一个崭新的有前景的方式，值得临床推广应用。缺点为蜕膜脱落不全较常见，阴道出血时间较长，必要时需清宫治疗，对患肾上腺疾病、内分泌异常者不宜使用。

（二）引产并发症及处理

1. 出血　出血量≥300ml，诊断为引产出血。

1）可能的原因是：①胎盘早剥：行羊膜腔穿刺时，穿刺针反复刺入后引起胎盘后出血，形成胎盘后血肿，导致胎盘早剥。水囊引产在行宫腔内操作时可损伤胎盘，导致胎盘剥离出血。②软产道损伤：宫颈裂伤，阴道穹隆撕伤较为常见。③子宫收缩乏力：部分孕妇在胎儿及其附属物娩出后，因疲劳、恐惧、子宫畸形等而发生子宫收缩乏力，导致出血。④胎盘、胎膜残留：胎儿娩出后，胎盘未排除，导致胎盘滞留或胎膜残留，从而影响子宫收缩而发生出血。⑤孕妇本身有血液系统疾病，或死胎、过期流产导致凝血功能障碍。

2）临床表现与诊断：羊膜腔穿刺引起的胎盘早剥出血，多为隐性出血；患者可有腹痛，宫底升高，持续变硬、压痛等表现，但常无或仅有少量阴道出血。水囊引产时的出血多以外出血为主，可在放置水囊时出现。胎儿娩出后出现的出血，多为胎盘因素所致，但也不能除外子宫损伤。

3）处理：①子宫收缩乏力引起的出血，以加强子宫收缩为主。可按摩子宫，同时加用缩宫素。②胎盘滞留：胎盘剥离后未排出者应及时牵出或钳夹排出；粘连者行人工剥离；胎盘植入时，必要时行子宫切除。③软产道损伤：应缝合止血。④胎盘早剥：穿刺所致的隐性出血，量不多时，可继续严密观察；量较多，短时间内不能结束分娩者，应行剖宫取胎法终止妊娠。水囊引产引起的出血，应立即将水囊取出，如出血不多，严密观察，并采用其他方法，尽快使胎儿娩出；如出血多，且不能在短时间内分娩者可行剖宫取胎法。如在引产的产程过程中出现胎盘早剥，处理要根据宫口扩张情况而定，宫口扩张不足 2cm，不能行阴道钳刮者要行剖宫取胎术；如宫口开大 2cm 以上，可在麻醉下行碎胎法取出胎儿，术前做好开腹准备，必要时剖宫取胎。

2. 不全流产 绝大多数中期引产方法，均不能将胎盘胎膜一次性完整排出，产后胎盘胎膜残留率较高，各种中期引产方法的胎盘胎膜残留率不同，水囊引产 8%～20%；利凡诺羊膜腔内注射引产高达 66.7%。

（1）发生原因

1）中孕胎盘结构特点易致排出不全。

2）引产药物不能使绒毛与蜕膜组织完全变性坏死，而使蜕膜排出不全。

3）曾有宫腔操作，使子宫内膜损伤，再次妊娠时发生胎盘粘连或植入。

（2）临床表现及处理：胎儿排出后，胎盘迟迟不排出，可伴或不伴阴道流血；胎盘排出后，持续阴道流血，检查胎盘胎膜有缺损；部分患者 B 超提示宫腔内有残留即可诊断不全流产。

娩出胎盘后，应仔细检查有无胎盘胎膜缺损。阴道出血量不多，检查缺损的仅为胎膜组织，且缺损不足 1/3，可给予宫缩药物促进其排出；持续流血 1 周以上，应 B 超检查，有宫内残留者应清宫；阴道出血多，有胎盘残留，应产后及时清宫。

3. 子宫损伤——子宫破裂 宫缩过强，子宫发育不良或瘢痕子宫均可导致子宫破裂或后穹隆裂伤，胎儿排出或进入腹腔。

临床表现

1）孕妇烦躁不安、腹痛剧烈、呼吸急促、脉搏增快，宫缩强烈、频繁、持续时间长。

2）子宫瘢痕处或子宫下段压痛及反跳痛。

3）若发生子宫破裂，孕妇腹痛如撕裂状，继之停止宫缩，孕妇略感舒适，很快出现休克表现，如血压下降、脉搏细弱、四肢发冷等，胎儿肢体可在腹部触及，全腹有压痛反跳痛。

4）胎儿排出后，若有持续性阴道流血，仔细检查后见宫颈口未开，而穹隆部宫颈有裂口，可诊断为宫颈穹隆破裂。

5）子宫破裂损伤膀胱时，无尿或导尿时有血尿。

根据上述临床表现，较容易诊断出子宫损伤。不全子宫破裂诊断有时较为困难，必要时作 B 超检查。为预防子宫损伤的发生，应严格掌握各种引产方法的禁忌证，同时严密观察子宫收缩、孕妇自觉症状及子宫形态。宫缩过强应给予强镇静镇痛类药物，如杜冷丁等。

4. 感染 在水囊引产中较常见，发生率约为 2%～9%，发生原因有以下几点：术前有性交史或急性生殖器炎症、或慢性生殖道炎症急性发作期、术时消毒不严、水囊放置时间过长、引产时间过久及连续多次放置水囊等。其中最常见的是引起子宫内膜炎，可用广谱抗生素治疗。

5. 羊水栓塞 各种中期引产方法及钳刮术均可能发生，发生率为 1%～6.68%。研究表明孕周越小，死亡率越低。羊水进入血管的可能途径有：①自穿刺针孔处溢出进入；②自损伤子宫处的血管；③自剖宫取胎的切口；④宫缩过强时，宫内压力过高，自胎盘边缘血窦破裂进入；⑤破膜时，宫缩过强引起。

其临床表现为：在破膜后突然出现寒战、呛喉、烦躁不安等前驱症状，继而出现呼吸困难、紫癜、心率快而弱、血压下降、休克并迅速呼吸循环衰竭，随后出现凝血功能障碍，然后，少尿、无尿，最终肾功能衰竭。该并发症多发生在产程中，属产科急重症，具体抢救处理见"羊水栓塞"。

6. 弥散性血管内凝血（DIC） 是由多种因素引起的凝血机制失调的病理过程。可由多种疾病引起，如严重感染、恶性肿瘤、损伤、烧伤、手术、中孕引产等，其中中孕引产导致 DIC 主要是由于引产时羊水内促凝物质通过子宫内胎膜或血管破损处进入母体血液循环,直接激活外源性凝血系统;同时羊水中含有的纤溶激活酶使纤维蛋白原下降后亦可激活纤溶系统,导致血管内产生大量的微血栓,消耗大量的凝血因子及纤维蛋白原,由于大量凝血物质的消耗和纤溶系统的激活,患者血液系统由高凝状态迅速变为纤溶亢进状态,血液不凝固,造成出血及血液不凝,引起出血、血管内溶血、休克等,最终导致脏器功能障碍等一系列临床表现。

(1) 中孕引产并发 DIC 可由以下各种情况所致:

1) 妊娠期随着妊娠月份的增大,子宫逐渐影响下肢静脉、盆腔血流的回流,产生血液淤滞,使得血浆中各种凝血因子以及血小板数逐渐升高,使血液经常处于高凝状态。

2) 引产时羊水通过羊膜腔穿刺的孔道、裂伤的宫颈小血管、胎盘边沿或附着部位的胎膜破口进入母血,激活外源性凝血系统。

3) 由于未严格消毒致使引产过程中细菌或(及)其毒素进入血液,广泛地损伤血管内膜,引起血小板集聚。

4) 引产后严重变性的胎盘组织和损伤的宫颈释放组织因子导致凝血激酶的形成。

5) 各种创伤、手术、失血、感染、休克都是应激刺激,能使凝血系统处于动员状态。引产时若并发出血性休克或对坏变的胎盘、死胎或引产所用的药物如天花粉等出现过敏反应克,都有可能诱发DIC。

(2) 临床表现:临床症状在早期因病因和病情的严重程度不同而有差异,但 DIC 一旦形成,将随着病情的恶化出现出血倾向、少尿、无尿、休克以及受累器官的功能障碍;严重者可在数分钟至数小时内死亡。

(3) 诊断:中孕引产过程中,凡突然出现出血倾向、少尿、无尿、休克等症状,尤以出现子宫流出的血不凝为主,则应立即考虑是 DIC。

(4) 治疗:在某些情况下,凡是病因能迅速去除或控制的 DIC 患者,凝血功能紊乱往往能自行纠正。但多数情况下,相应的支持治疗,特别是纠正凝血功能紊乱的治疗是缓解疾病的重要措施,DIC的治疗原则:序贯性、及时性、个体性及动态性。

主要治疗包括:

1) 去除产生 DIC 的病因及诱因:是防治 DIC 的根本措施。

2) 阻断血管内凝血过程即抗凝治疗。

3) 恢复正常血小板与血浆凝血因子水平。

4) 抗纤溶治疗。

5) 溶栓治疗。

6) 对症及支持治疗。

近年来倾向序贯方式治疗,即在前一项治疗未获满意疗效时进行下一项治疗,以期及时的采取有效措施控制病情的恶化;并且目前开始采取个体化治疗,针对不同的患者采取不同措施,动态的观察患者的病情发展(如因严重妊高症引产后发生 DIC 的患者需及时对患者进行降压处理,并开展抗凝治疗;引产后因羊水栓塞引起的 DIC 需及早开展供氧、解痉、抗过敏、抗休克等的治疗;引产后因严重变性的胎盘组织和损伤的宫颈导致组织因子释放发生 DIC,应及时有效阻断促凝物质进一步进入母体血液循环,并补充新鲜全血、凝血因子和纤维蛋白原。

上述治疗措施中抗凝治疗是阻断 DIC 病理过程最重要的措施之一,而肝素是最主要的抗凝治疗药物。

早期高凝状态时宜用肝素,按每次每公斤体重1mg 计算,首次剂量 50mg 左右,加生理盐水 100ml,60 分钟内滴完,4~6 小时可重复用药一次,用药过程中可用试管法测定凝血时间,使其维持在 15~30 分钟之间;若<12 分钟,无效应加大剂量,>30 分钟提示肝素用量过大,有出血倾向,应及时减少用量,加大输注凝血因子或新鲜血用量及速度纠正,必要时可用鱼精蛋白对抗,1mg 鱼精蛋白对抗 100U(肝素 1mg=125U)。

如肯定在高凝阶段的发病早期,首次剂量可用50~75mg 静脉推注而速效,临床上认为当症状发生在 1 小时之内应用较好。

(5) 预防:弥散性血管内凝血(DIC)是产科的严重并发症,已引起产科医师的普遍重视。但在中孕引产过程中出现的弥散性血管内凝血往往被忽视,而此病如处理不当或得不到及时正确地抢救,常常会危及生命,因此应引起高度重视。

DIC 可由多种疾病引起,因此防治是关键,在引产过程中应加强检查,注意诱发因素,及时发现前置胎盘、胎盘早剥等并发症,及时处理;及时查找病因,严格执行手术适应证及禁忌证;严格观察引产进展,正确使用缩宫素,防止宫缩过强;严格掌握破膜时间、减少或避免羊水穿刺从而进行有效的预防;密切观察,及时纠正并做凝血实验检查。一旦发现血液有高凝倾向,须适当给予肝素或其他抗凝药物,防止 DIC 的发生和发展。

（三）现状及思索

1. 目前羊膜腔内引产术中最常用的还是利凡诺,虽然这种方法简便易行,但由于利凡诺引起内源性前列腺素上升诱导宫缩所需的时间较长,且易引起不协调性宫缩和强直性宫缩,加上中期妊娠宫颈尚未成熟,质地不软,宫颈扩张的潜伏期长,持续强烈的宫缩作用于未成熟的宫颈,可导致宫缩乏力、产程延长,从而引起胎盘残留、产时产后出血量增多,甚至因持续强烈宫缩,使胎儿及附属物经未充分扩张的宫颈强行排出,造成宫颈撕裂,也可能因宫颈口未开,而子宫收缩强烈导致子宫下段破裂而危及生命,因此,如何加快宫颈软化成熟,使产程缩短,疼痛减少,是一种既实际又迫切的课题,目前临床上联合应用米非司酮、水囊等都是一种新的尝试。除此之外还应该注意到,尽管临床实践中有许多数据保证利凡诺对人的安全性,但世界卫生组织的毒理学审议小组基于其对动物的显著急性毒性作用,否决了 WHO 资助的关于利凡诺的临床试验,但对利凡诺引产后妇女随访多年发现,其不仅对月经和生育力无明显的影响,而且对以后妊娠的胚胎也无致畸作用,因此,利凡诺在国内仍在应用,但针对其安全性,仍有待研究。

2. 近年来,随着人们生活水平的提高,人们对治疗的无创性要求越来越高,为了简化治疗以及避免严重并发症的发生,人们一直期望能开发出主要以口服或阴道给药或肌注给药等的活性药物为主的流产方法,但进入孕中期后子宫就会牢牢的守着胚胎,而药物引产使子宫从事于其生理功能(护胚)相反的工作,因此,孕中期的子宫流产需要更多的药物刺激,但药物剂量的加大也带来了许多副作用,因此如何提高药物流产更高的应用价值也是我们现在应当关注的问题。

目前,药物引产更受大多数引产患者的欢迎,但口服药物之后出现的腹部疼痛现象,部分患者不能耐受,所以未来的研究应当聚焦于对引产时疼痛的处理方式进行改进,药物流产时胎儿及胎盘娩出的较为完整,有利于评价胎儿畸形病例中的胎儿和胎盘,这将有助于在未来的研究中开发更好的解决复杂妊娠的方法。还有尚需进一步减少胎儿排出后进行不必要的负压吸宫术,以及制订胎盘娩出方案的指南。

3. 目前推荐的中孕引产较为安全、有效的方法是米非司酮联合米索前列醇;但现在也已出现了药物与其他方式的联合应用,如米非司酮联合水囊引产,米非司酮联合利凡诺,米非司酮、米索前列醇联合水囊引产,针对胎盘前置状态的介入治疗更是为中期妊娠引产拓宽了途径,例如术前用明胶海绵颗粒选择性阻断子宫动脉血流然后行利凡诺羊膜腔注射,中央前置胎盘则不必行剖宫取胎术,既达到了微创,又减少了产时、产后的出血,还促进了生育力的保护;此外利凡诺羊膜腔内注射操作时辅以氯化钾胎心内注射使胎儿死亡,中断胎盘血流,也可减少前置胎盘出血等。研究已发现中孕引产几种方法联合应用,具有成功率高、产程时间短,并发症少、胎盘胎膜残留少,降低清宫率,减轻患者痛苦,是安全、省时、有效的引产方法,值得临床推广使用。

4. 由于各种社会因素,使得近年来剖宫产率越来越高,瘢痕子宫中期妊娠引产的病例也在增多,尤其在中国剖宫产率达 WHO 推荐上限的 3 倍以上,中期妊娠,宫颈管不成熟,引产困难大,而瘢痕子宫给中孕引产带来了更大的困难。现已有研究表明小剂量的米索前列醇用于终止瘢痕子宫的中期妊娠是安全和有效的,但仍需探究更加安全有效的方法。

（李爱斌）

参 考 文 献

1. Sedgh G, Henshaw S, Singh S, et al. Induced abortion: estimated rates and trends worldwide. Lancet, 2007, 370 (9595):1338-1345
2. 曹泽毅. 中华妇产科学. 第 2 版. 北京:人民卫生出版社,2007
3. 乐杰主. 妇产科学. 第 6 版. 北京:人民卫生出版社, 2005
4. 宋琳,林晟荣. 中期妊娠引产方法的研究进展. 医学综述,2012,18(11):1967-1970
5. Salim R, Zafran N, Nachum Z, et al. Single-balloon compared with double-balloon catheters for induction of labor: a randomized controlled trial. Obstet Gynecol, 2011, 118 (1):79-86
6. 侯淑萍,程利南. 中期妊娠引产的有效性和安全性. 国际生殖健康/计划生育杂志,2011,30 (6):448-452
7. Bartley J. Baird T. A randomized study of misoprostol and gemeprost in Combination with mifepristone for induction of abortion in the second trimester of pregnancy. Int J Gynecol Obstet,2002,109:1290-1294

8. 沈玉姣. 几种中孕引产方式的比较. 临床探讨,2012,50(1):148-149

9. 李微. 米非司酮配伍米索前列醇与利凡诺联合应用于中孕引产. 临床合理用药杂志,2011,49(6):98-99

10. 赵爱梅. 己烯雌酚联合利凡诺用于中期妊娠引产的观察. 医药论坛杂志,2010,14(1):154-155

11. 王晨虹. 米非司酮在引产中的应用. 中国实用妇科与产科杂志,2002,10(5):967-968

12. 吴愉,程利南. 药物终止16~25周妊娠的临床研究. 中国计划生育杂志,2001,9(6):348

13. 汪丽,李力,俞丽丽,等. 妊娠妇女凝血功能变化的临床研究. 重庆医学,2007,36(13):1292

14. 荀文丽,朱秋玲. 引产与催产的并发症及其防治. 中国实用妇科与产科杂志,2002,18(5):260

15. Lumbiganon P, Laopaiboon M, Gülmezoglu M, et al. Method of delivery and pregnancy outcomes in Asia: the WHO global survey on maternal and perinatal health 2007-2008. Lancet,2010,375(9713):490-499

16. Naguib H, Morsi M, Borg F, et al. Vaginal misoprostol for second-trimester pregnancy termination after one previous cesarean delivery. Int J Gynaecol Obstet,2010,108(1):48-51

第四十八章　不孕症与辅助生育技术

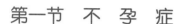

第一节　不孕症

一、不孕症的定义及现状

世界卫生组织（WHO）将不孕症定义为结婚后至少 1 年同居、有正常的性生活、未采取任何避孕措施而不能生育。现阶段不孕的定义还被扩展到那些虽然能怀孕，但因反复流产或宫外孕而无法获得正常孩子的夫妇。目前，不孕大约影响到 10% ~ 15% 的育龄夫妇。近年来，随着社会竞争、就业压力及环境恶化等因素影响，全球不孕症患者不断上升，尤其是男性不育症发病率明显上升。据 WHO 预测，21 世纪不孕症将成为仅次于肿瘤及心血管疾病的第三大疾病。

根据美国全国家庭成长调查结果显示，2002 年美国估计有 730 万生育期妇女（15 ~ 44 岁）生育能力受损，有 200 万夫妇不孕。近来，美国一项新的研究表明，如果应用当前新的诊断标准来统计，即考虑到人类社会生态的变化，如未婚先育率上升，同居率上升而结婚率下降，第一次妊娠时间的推迟及生殖相关手术率的上升等，当前美国的不孕症发病率（15.5%）则两倍于传统统计结果（（7.0%）。尽管有人认为不孕不影响身体健康仅是生活质量的评价指标，但是美国生殖医学会已将不孕定义为一种疾病。

由于社会经济、卫生环境等影响，发达国家与发展中国家不孕症患者比率有一定差异，WHO 在 20 世纪 80 年代中末期在 25 个国家的 33 个研究中心组织了一次采用标准化诊断的不孕不育症夫妇调查。结果表明发达国家约有 5% ~ 8% 的夫妇受到不孕不育的影响，发展中国家一些地区不孕症的患病率可高达 30%。在我国，不孕症发病率也逐年迅速增加。早在 1988 年国家计生委曾对全国 1976—1985 年初婚的妇女进行调查，不孕症总发生率为 6.89%，天津市不孕率最低为 3.53%，青海省最高为 19.08%。2001 年国家计生委组织了全国计划生育与生殖健康抽样调查，共调查 28 511 名已婚育龄妇女，结果显示原发性不孕症发生率高达 17.13%。2009 年 8 月 22 日，"中国国际不孕不育高峰论坛"发布中国不孕不育现状调查的数据统计：由中国人口协会发起的"中国不孕不育现状调查"日前发布了调查结果，该结果显示：婚后一年不孕不育发病率为 10%，两年不孕不育发病率为 15%，10 年内无子女家庭占 25%；在就诊的男性不育和女性不孕患者中，25 ~ 30 岁人数最多，不孕不育患者呈年轻化趋势；男性占总就诊数的 35%，女性占 40%。由于我国人口基数大，所以不孕症患者绝对值就很大，这给我国医疗及社会带来了沉重的负担，因此如何预防不孕症的发生已成为刻不容缓的社会话题。

二、影响生育力的相关因素

1. 年龄　不孕的发生率随年龄增长而明显上升，这在女性表现尤为显著，同时，年龄与自然流产率的发生率也呈正相关。在年龄 20 岁时自然生殖率每周期为 15% ~ 20%，即一对夫妇未避孕 1 个月的成功妊娠率，这是自然状态下最高的生殖率，被视为金标准。因此不孕症被定义为 1 年（12 个月）未避孕未孕。研究数据显示妇女的生育高峰期在 20 ~ 24 岁，直到大约年龄 30 ~ 32 岁仍然相当稳定，此后开始逐渐降低，40 岁以后这种降低逐渐加速。生育率在 25 ~ 29 岁时降低 4% ~ 8%，30 ~ 34 岁时降低 15% ~ 19%，35 ~ 39 岁降低 26% ~ 46%，40 ~ 45 岁降低 95%。女性生育力随着年龄的增加而下降的原因不仅是卵巢储备功能的下降，卵子的耗竭，更主要是卵子质量的下降。有研究证明，在 IVF 治疗中，尽管 40 岁以上 PCOS 患者获卵率显著高于同龄组输卵管因素患者，但两者的临床妊娠率和活产率相近，这充分说明卵子质量对生育力有重要影响。随着年龄的增加，卵母细胞的纺锤体及细胞器可能老化，在减数分裂中容易导致染色体不分离或异常分离，使胚胎存活率下降，不孕发生率增高。

年龄对男性生育力是否也有同样影响呢？早

在2001年一项荟萃分析中就显示,50岁与30岁男性相比,前者的精液量将会下降3%~22%,精子活力下降3%~37%,正常精子百分比下降4%~18%,生育力下降23%~38%。研究表明一般男子在25~35岁精力充沛,精子质量最高,随着年龄的增加,源于男性的染色体疾病也有增加。有资料统计,21三体(先天愚型)中多出一条的21号染色体,大约1/4来源于父亲。另有资料显示,新生儿死亡率随父亲年龄增加而增长。如果父亲年龄超过40岁,子女发生畸形者增加1倍。

2. 时间 不孕症人群中其实有一部分人可能并无器质性疾病,只是受孕力低下,试孕时间较长,但在某个时间随时可能自然妊娠。据统计,在夫妻双方性生活正常且不避孕的情况下,1年内有86%左右的夫妇怀孕,2年内有95%左右,但随着不孕年限的延长,受孕力就会逐月低下。在不避孕的第一年内,受孕力可达15%~20%,而到不孕年限到达6年时,每个月的受孕力只有2%。

3. 心理因素 神经系统和内分泌系统密切联系并相互作用。下丘脑是情绪反应的主要中枢,并与内脏神经活动相关,下丘脑-垂体-肾上腺(HPA)轴在自稳过程中发挥中心作用,应激使下丘脑释放促肾上腺皮质激素释放激素,导致垂体促肾上腺皮质激素分泌增加,从而促使肾上腺皮质分泌大量的皮质醇,导致相应靶器官功能活动的变化。不孕症患者是一类特殊群体,患者由于各种原因无法正常妊娠而承受着来自社会、家庭的各种因素引起的心理压力,长期心理压力不仅严重影响不育患者的生活质量和身体健康,也影响患者的生育能力及治疗效果。因此不孕症患者需要得到家人的支持和理解及良好的社会支持,才能增加不孕症患者治疗的成功率。社会支持是衡量一个人的社会价值和社会地位的重要参数。社会支持好者,在社会上得到人们的尊重和认同,他们的自我感觉良好,而差者往往因不孕更易受到他人的歧视和负性评价,心理压力增加,情绪低下。如果长期得不到缓解纠正,不能控制自身感受和情感,将会导致恶心循环。因此为不孕症患者提供心理咨询和适当的治疗,来促进不孕症的治疗是必要的。

4. 其他 体重对生育有重要影响,体重过低会造成下丘脑-垂体-卵巢轴功能紊乱,以致引发不排卵及不孕症,如神经性厌食、运动量过大等。如果体重过重也会造成体内雄性激素增加,导致多囊性卵巢症,造成不排卵及不孕症。因此,保持正常的体重,对于女性的生理周期、生殖能力都显得十分重要。

随着社会开放化、青春期的提前、对性知识的匮乏,造成没有保护的性生活日渐增多,其结局将会直接导致意外妊娠率骤升,人工流产手术的泛滥。宫腔操作史及不洁性生活导致的性传播性疾病的上升,造成盆腔炎性疾病后遗症,继而引起不孕。

三、不孕症病因分析

1. 不孕症分类 主要分为原发不孕及继发不孕。原发不孕:有性生活后从未受孕;继发不孕:曾经妊娠,以后发生的不孕。

2. 不孕症病因 引起不孕症原因女方因素占40%~50%,男方因素占30%~40%,还有10%~15%的不孕夫妇未能发现不孕的病因,被称之为不明原因的不孕症。女性不孕主要以排卵障碍、输卵管因素、子宫内膜容受性异常为主,男性不孕主要是生精异常及排精障碍。一项超过20个比较广泛的研究不孕的荟萃分析发现,首要的病因诊断依次是:排卵障碍(27%)、精液异常(25%)、输卵管异常(22%)、不明原因的不孕(17%)、子宫内膜异位症(5%)和其他如免疫学不孕(4%)。在我国目前将不孕症主要归纳为五方面原因包括:排卵原因(25%~30%),盆腔原因(30%~40%),男性原因(30%~40%),免疫原因(10%~20%),不明原因(10%~20%)。

(1) 排卵障碍:排卵障碍包括卵巢早衰(POF)、多囊卵巢综合征(PCOS)、先天性性腺发育不全(GD)、卵巢抵抗综合征(ROS)、卵泡黄素化不破裂综合征(LUFS)等,以慢性无排卵情况较多见,约占妇女的20%~25%。临床表现主要为月经不规则甚至闭经,周期短于26天或长于32天提示有排卵异常。1993年WHO制定了无排卵的分类标准,共分为三大类。WHO I型(低促性腺激素性无排卵),WHO II型(正常促性腺激素性无排卵),WHO III型(高促性腺激素性无排卵)。WHO I型:包括下丘脑闭经(压力、减重、锻炼、神经性厌食及其他)、Kallmann综合征和促性腺激素缺陷等。典型的表现是低促性腺激素性腺功能减退:FSH低、E_2低而泌乳素和甲状腺素正常。WHO II型:临床上所碰到的大部分患者,即具有正常促性腺激素的卵巢功能紊乱,伴有不同程度的无排卵或月经稀发。包括PCOS、卵泡膜细胞增生症等。典型表现是:

FSH、E2 和泌乳素正常，但 LH/FSH 常异常升高。WHO Ⅲ型：患者主要是终末器官的缺陷或抵抗，表现为高促性腺激素性腺功能减退，包括卵巢早衰和性腺发育不全（卵巢抵抗）。典型表现为 FSH 及 LH 升高，低 E2。这类患者的特点是对诱发排卵的反应差，卵巢功能已减退。临床上按照发病部位又可将排卵障碍原因分为下丘脑中枢性原因如神经性厌食、肥胖、低促性腺激素性闭经等；垂体性原因如垂体腺瘤、空蝶鞍综合征、特发性高泌乳素血症等；卵巢性原因如卵巢早衰、PCOS、黄体功能不足、LUFS 等；以及其他为内分泌原因如先天性肾上腺皮质增生症、Cushing 综合征等。

（2）盆腔因素：盆腔因素包括输卵管因素、子宫内膜异位、生殖道畸形以及生殖道肿瘤等机械因素所致的盆腔病变，约占女性不孕原因的 30%。有研究显示，第一次性生活年龄可能是女性继发性不孕的危险因素。随着性观念的转变，性生活年龄提前，男女双方由于缺乏相应的卫生知识与心理准备，人工流产概率增加的同时，潜在的生殖道感染概率也随之增加，不孕风险增大。盆腔炎性疾病反复发作或得不到及时正确的治疗，极可能引起盆腔炎性疾病后遗症（PID），主要表现为盆腔组织破坏、广泛粘连、增生及瘢痕形成，导致输卵管阻塞、输卵管积水、输卵管卵巢囊肿、盆腔粘连，引起精卵结合障碍、配子运送障碍等而导致不孕。此外炎症使盆腔炎性物质、免疫因子积聚，造成对受精和胚胎发育不利的免疫内环境引起不孕。据统计 1 次患 PID 史，其发生不孕的几率约 11%；若 2 次或 3 次患 PID 史，发生不孕的几率增加至 23% 和 54%。31.12% 的输卵管性不孕患者有 PID 病史，近 1/3 患者有反复盆腔感染史。

子宫内膜异位症（endometriosis，EM）是不孕的重要盆腔原因。本病患者不孕率高达 40%。引起不孕的因素复杂，可能有：①盆腔解剖结构改变，广泛粘连，影响卵子排出及输卵管拾卵，运输卵子障碍。②腹膜功能改变，导致腹膜液分泌增加，伴随着前列腺素、蛋白酶、细胞因子包括炎性因子如 IL-1，IL-6，TNFα，IL-8 和 VEGF 增加，这些改变对卵子、精子、胚胎都不利。③免疫因子失衡，如 IgG、IgA、淋巴细胞的增加，会影响胚胎的发育及着床。④内分泌及排卵功能异常，研究表明 EM 患者 LUFS、黄体功能不全及卵子发育异常等发生率增加。⑤子宫内膜容受性受损，影响胚胎着床。研究表明 EM 患者在胚胎着床时子宫内膜分泌的

α ν β 3 整合素下降。⑥其他：EM 患者所产生的卵子质量差导致胚胎质量较差，以及输卵管功能的改变均可导致不孕。

生殖道肿瘤及子宫畸形如子宫黏膜下肌瘤、双角子宫、子宫纵隔等盆腔病变均可造成生殖道的梗阻或阻碍胚胎着床或影响胚胎发育而影响受孕。

此外子宫内膜的着床环境也是影响受孕的重要因素。炎症、免疫性疾病及机械性破坏均可使子宫内膜局部内分泌和免疫调节因子失衡，影响内膜与胚胎滋养细胞之间的关系，如结核性盆腔炎、反复清宫造成的子宫内膜基底层受损、慢性子宫内膜炎等。

（3）男方因素：男性不育主要是生精异常及排精障碍。①精液异常：各种先天后天原因所致的精液异常，可分为无精、弱精、少精、精子发育停滞、畸精或精液液化不全等。②性功能异常：外生殖器发育不良，或勃起异常、早泄、不射精、逆行射精等使精子不能正常射入阴道内引起男性不育。③免疫因素：男性生殖道免疫屏障破坏，精子、精浆在体内产生抗精子抗体（AsAb），使射出的精子产生凝集而不能穿过宫颈黏液。

（4）免疫因素：目前与不孕有关的自身抗体分两类：非器官特异性自身抗体和器官特异性自身抗体。前者指针对存在于不同组织的共同抗原的抗体，如抗磷脂抗体（antiphospholipid antibody，APA）、抗核抗体（antinuclear antibody，ANA）、抗 DNA 抗体等；后者指只针对某个特异性器官组织自身抗原的抗体如抗精子抗体（anti-sperm antibodies，ASAb）、抗卵巢抗体（anti-ovarian antibody，AOVAb）、抗子宫内膜抗体（anti-endometrial antibody，AEMAb）和抗绒毛膜促性腺激素抗体（anti-HCG antibody，AHCGAb）等。目前对非器官特异性自身抗体针对的抗原性质比较了解，检测 APA 和 ANA 的技术也较为成熟和标准，临床资料丰富；而器官特异性自身抗体针对的抗原成分复杂，检测的标准化程度低，它们与不孕的关系亦因检测数据分析、统计困难而不易明确，从而影响对自身抗体阳性的不孕患者的处理。

（5）不明原因：可能包括两部分患者，有一部分人实际上是正常的，只是受孕能力较弱，大部分人可能是与年龄有关，另一部分确实存在问题，但是现有的诊断方法不能确诊。一对不孕夫妇所检查的各项指标都正常，而不孕原因又无法解释的时候，即诊断为不明原因的不孕症。推测不明原

因不孕症的病因可能有以下几方面：①不良的宫颈分泌物影响；②子宫内膜对早期胚胎的接受性较差；③输卵管的蠕动功能不良；④输卵管伞端拾卵功能缺陷；⑤卵泡黄素化不破裂综合征；⑥轻微的激素分泌欠佳，如黄体功能不足；⑦精子和卵子受精能力受损；⑧轻度子宫内膜异位症；⑨免疫因素，如抗精子抗体、抗透明带抗体或抗卵巢抗体；⑩腹膜巨噬细胞功能异常；腹腔液抗氧化功能受损。

四、不孕症的诊断

在我国受传统思想影响，大部分患者包括部分基层的医务工作者认为不孕的原因大部分在女方，而忽视了男方在妊娠方面的重要性。然而随着工作压力增加、生活环境改变、性传播疾病的增加，男性不育的比例也在增加。不孕症的诊断首先要从男方因素开始排除，检查手段应从简单、便宜和安全到复杂、昂贵和风险的逐步推理诊断。

1. 男方检查　包括询问病史，了解性生活情况，检查外生殖器有无畸形、感染和病变，精液常规检查。按照 WHO 第五版精液分析标准，正常精液量为 1.5ml；pH ≥ 7.2；总精子数：39×10^6／一次射精；精子密度：15×10^6／ml；总活力（快速前向运动+非快速前向运动）40%；快速前向运动 32%；存活率（活精子）：50%；正常形态：>4%。

2. 排卵功能检查　确定有无排卵目前可用的方法有：

（1）基础体温（BBT）测定表可帮助判断，基础体温呈双相改变，排卵后升高 0.5～1.0 度，借此判断有无排卵及黄体期的长短。这项测试虽然简易、费用低，但受外界影响大，准确率较低，约 20% 单项体温的病例经其他方法测试有排卵。

（2）尿 LH 测定，一般在月经的第 10～16 天期间测试，检测 LH 峰比 BBT 测定的准确性高，但测定 LH 花费较大，出现 LH 表示有排卵可能，但也有的患者出现 LH 峰却不排卵，可能与未破裂卵泡黄素化综合征有关。

（3）超声监测排卵，多用阴道超声监测，不仅可以了解卵泡的发育情况，排卵时卵泡的大小，有无排卵，并且可以监测子宫内膜的生长情况，此外对于 LUFS 患者还可以用药物干预，如在卵泡直径 18mm 左右注射 HCG 5000～10000IU 诱发排卵。对于应用药物促排卵的患者更需超声监测排卵，了解优势卵泡的发育及数目，配合临床治疗需要。虽然

此方法费用较昂贵，但其准确性高，受影响因素少且无创，目前广泛被采用。临床常结合尿 LH 的检测，可较准确指导性生活，提高妊娠率。

3. 输卵管通畅性检查　目前常用的方法有输卵管通液术、子宫输卵管碘油造影（HSG）、子宫输卵管超声造影及宫腹腔镜检查。输卵管通液术有较大的盲目性，难以对输卵管形态功能做出较为正确的判断，但由于方法简单可作为筛选试验。子宫输卵管超声造影即 B 超监视下输卵管通液术（SSG），观察到液体（一般选用双氧水，也可选用特殊的超声诊断造影剂）注入后流经输卵管出现的声像变化，降低了传统输卵管通液术的盲目性，与腹腔镜检查符合率达 81.8%。近年来，随着超声机器功能的提升，形成了三维超声子宫输卵管造影（3D-HyCoSy），3D-HyCoSy CCI 可以通过多方位任意旋转，了解输卵管空间走行，更好地判断输卵管的通畅性。有报道，与腹腔镜对比，3D-HyCoSy CCI 准确率可以达到 90%，敏感性为 93.5%，特异性为 86.3%。

HSG 可直观地了解子宫腔的大小、形态以及初筛是否有子宫占位或宫腔粘连，可以全程观察输卵管的内部形态、结构，而且还对子宫和输卵管的先天性病变、占位性病变、慢性炎症以及输卵管通畅性的判断和输卵管周围粘连情况作出分析，并有一定的治疗作用。该检查损伤小，方便，经济，易被患者接受，符合率可达 80%。但是该方法会受到操作者技术及患者紧张程度的影响呈现假阳性，术前应用阿托品解痉，提高操作技术会降低假阳性率。

宫腔镜下输卵管插管通液术：间质部常因痉挛、组织碎屑残留、轻度粘连和瘢痕而在通液试验时出现梗阻的假象，在宫腔镜直视下从输卵管向宫腔开口处插管通液或造影能对间质部直接起疏通和灌洗作用，是诊断和治疗输卵管间质部梗阻的可靠方法。

4. 腹腔镜检查（laparoscopy，LSC）　可直视盆腔内脏器，能全面、准确、及时判断各器官病变的性质和程度。通过镜下通液试验能动态观察输卵管通畅程度，同时起着疏通输卵管腔的作用，是女性不孕检查的最佳手段之一。因此，推荐腹腔镜检查应在不明原因不孕患者诊治中作为常规诊治手段。在我国由于医疗政策及经济水平的限制，诊断腹腔镜技术尚未普及，但其在不孕症诊治中的作用是不容忽视的，相信随着医疗改革、经济水平进一

步发展,此技术一定会发挥更大作用。

经阴道注水腹腔镜(transvaginal hydro laparoscopy,THL)利用内镜经自然腔道(阴道)进入盆腔,直接观察子宫、输卵管、卵巢和卵巢窝,可以在门诊进行,不需住院。作为一线手段,它可以探查不孕患者的盆腔结构,尤其是输卵管的通畅性,还可以评估慢性盆腔痛和痛经等,以及进行盆腔粘连松解手术和多囊卵巢综合征的卵巢多点打孔术。有报道THL检查术和腹腔镜检查术具有相似的敏感度和特异性,显然THL作为检查手段明显优于HSG。THL较标准腹腔镜经济、微创、留院时间短,而且不需住院,是诊断性腹腔镜的良好替代方法。由于THL观察视野较局限,且操作相对较困难,所以尚未普及,仍需手术器械改进弥补其不足,在临床充分发挥作用。

5. 宫腔镜检查　宫腔镜可以在直视下清晰、准确地观察到子宫颈管,宫颈内口、子宫腔形态、内膜厚薄和输卵管开口等情况,从而发现其影响生殖生育的子宫内因素,并可明确宫内病变的部位、性质、大小及界限。宫腔镜在诊断宫内疾病上的敏感性、特异性分别为94.2%、88.8%,优于HSG。Golan等报道对接受体外受精-胚胎移植(IVF-ET)种植失败行宫腔镜检查者,宫内异常的发生率为28%~50%。宫腔镜应作为IVF前的常规检查,以提高成功率。

6. 其他　抗精子抗体检测排除免疫因素引起的不孕,性交后实验可排除女方宫颈因素和男方精子成活率和穿透力等相关因素导致的不孕,但这些方法目前临床上已少用。

五、不孕症的治疗

1. 排卵障碍性不孕症治疗　诱导排卵(induction of ovulation)又称促排卵,是治疗无排卵性不孕的主要手段,指对有排卵障碍的患者采用药物或手术方法诱发卵巢的排卵功能。每对夫妇促排卵治疗前均需要进行治疗前的评估,以明确主要的病因、评价合并的不孕因素,如男方精液检查是否正常,输卵管是否通畅,生殖道有无异常,避免盲目促排卵导致浪费时间、精力、费用以及治疗失败所致的挫折。在确定排卵障碍是引起不孕的唯一或主要原因时,才可以以诱导单卵泡或少数卵泡发育为目的促排卵治疗。目前常用诱发排卵的药物包括克罗米酚(CC)、来曲唑(LE)、人绝经后促性腺激素(hMG)、尿源FSH(uFSH)、基因重组FSH(rFSH)、

基因重组LH(rLH)、人绒毛膜促性腺激素(HCG)、GnRH类似物(GnRH-a)、GnRH拮抗剂(GnRHant)。

临床上排卵障碍最常见的疾病是多囊卵巢综合征。2007年欧洲生殖年会及美国生殖年会对PCOS不孕症患者达成的一致治疗方案如下:在治疗前,首先要改变不良生活方式,控制饮食,多运动,减轻体重等。促排卵是PCOS患者的主要治疗方案,促排卵一线药物仍是克罗米芬,一般促排卵不超过六个周期,如果需要更长时间促排卵,则应根据具体情况需充分跟患者沟通。若经克罗米芬治疗未孕,则外源性促性腺激素(Gn)促排卵与外科手术治疗如腹腔镜下卵巢打孔、卵巢部分切除是第二线选择。Gn促排卵并发症主要是卵巢过度刺激综合征和多胎妊娠,因此需要密切监测卵泡数目及发育情况。手术治疗PCOS成功率不足50%,其余患者仍需促排卵治疗。总之促排卵治疗(CC或Gn)是有效治疗方案,可获得近72%单胎妊娠率。IVF是推荐的三线治疗方案。此外二甲双胍的应用可增强有胰岛素抵抗PCOS患者的促排卵效果,但其单独促排卵效果不确切,也不推荐常规用于每一位PCOS的治疗。临床治疗过程中也要考虑患者的年龄,不孕年限、每周期促排卵卵巢反应性、体重指数等影响因素,不可盲目促排卵。

低促性腺激素性闭经(HH)患者的促排卵治疗:临床少见,由于下丘脑垂体功能障碍,引起促性腺激素释放不足而导致排卵障碍,体内FSH、LH及E_2水平较低。因为HH患者绝对缺乏LH,而LH可刺激内源性雄激素产生以提高小窦卵泡对FSH敏感性,所以促排卵一般选用含有75IU FSH和75IU LH的hMG。有报道认为hMG的LH活性并不稳定,而hCG不仅有6倍于LH的活性,且半衰期长达33小时,因此在HH患者促排卵中应用小剂量hCG可以发挥更强的LH作用,以改善促排卵效果。此外对这类患者还可以给予GnRH脉冲治疗,GnRH脉冲治疗符合生理过程的变化,诱导单个卵泡发育,但脉冲泵的使用时间长达数周,携带不方便,使患者依从性差,目前较少用。

2. 盆腔因素不孕症治疗　盆腔因素以输卵管因素及子宫内膜异位症多见。

(1)输卵管因素不孕的治疗:根据患者年龄、不孕年限、卵巢储备功能、男方精液情况、病变部位、粘连程度、累及范围以及是否合并其他不孕原因,宫外孕及其他并发症的发病风险、患者意愿等

选择合适的治疗输卵管性不孕的方法。

1）手术治疗：轻度输卵管积水可行输卵管造口术，可能较输卵管切除术对卵巢功能的影响小，一方面既引流了有害的输卵管积水，又寄望通过成形术恢复输卵管功能，从而保留自然妊娠的可能；但有术后粘连再次形成积水可能。针对积水严重、其功能已完全丧失不能保留的输卵管可行输卵管切除术。切除时应尽量保留其系膜，减少对卵巢血供的可能影响。有报道示轻度病变者实施该术后宫内妊娠率和宫外妊娠率分别为58%～72%和2%～8%，重度病变者宫内妊娠率和宫外妊娠率分别为0%～22%和0%～17%。单纯的输卵管结扎后峡部阻塞可以考虑行结扎部位切除后的输卵管峡部端端吻合术。宫腔镜下输卵管插管疏通术治疗输卵管间质部和峡部部分阻塞等。对于轻度输卵管粘连、阻塞程度较轻、病变时间短者等还可行输卵管通液术。

2）体外受精-胚胎移植技术（IVF-ET）：经过输卵管和盆腔整形手术后6个月～1年仍不能获得自然妊娠的患者，获得自然妊娠的机会大大降低，一般不主张再做成形手术，而建议直接采用IVF-ET。输卵管因素不孕的患者倾向于采用IVF-ET，尤其是年龄大、不孕年限长，合并其他不孕因素，或上述手术与非手术治疗效果不好时，应尽快采用IVF-ET，以免错过女性最佳生育期，导致妊娠率下降。对于年龄超过35岁或有卵巢功能减退倾向的患者，不孕年限长、不孕因素复杂或反复异位妊娠之后，应建议直接IVF-ET治疗，不推荐再尝试进行输卵管的治疗，缩短等待受孕的不确切的时间消耗。对于有输卵管积水或输卵管损伤严重无法修复的患者来说，预先行近端输卵管结扎或离断术或输卵管切除术，改善盆腔及宫腔环境有助于提高后续IVF-ET治疗的临床妊娠率。有报道输卵管积水患者切除输卵管后IVF-ET的成功率增加，且盆腔严重粘连患者行输卵管近端夹闭术的效果与切除输卵管相同。双侧输卵管切除术、双侧输卵管结扎术、单侧输卵管切除术、双侧输卵管梗阻未加处理的IVF周期的胚胎种植率分别为51.0%、39.1%、30.4%、28.0%，临床妊娠率分别为65.4%、52.2%、47.1%、49.0%。

（2）子宫内膜异位症不孕的治疗：要根据患者的年龄、不孕年限、盆腔疼痛程度、子宫内膜异位症分期及是否合并其他不孕因素综合考虑，制订个体化的治疗方案。

1）期待疗法：对于年轻、不孕年限短、病变轻微、无症状或症状轻微者，可期待治疗6～12个月。据报道妊娠率与保守性手术治疗及药物治疗效果相当，可达55%～75%。但也有报道认为经处理后的妊娠率高于期待者。鉴于该病是进展性疾病，临床上对于生育要求迫切的患者，应采取积极的态度，不宜过分的期待治疗。

2）药物治疗：所有的药物治疗均是抑制排卵，产生闭经，使子宫内膜变薄，使异位的内膜萎缩，达到改善盆腔环境、减轻疼痛的作用，但并不能提高妊娠率。多项临床随机研究（RCTs）证明经过孕酮及促性腺激素释放激素类似物（GnRHa）治疗后临床妊娠率并没有改善。目前临床上使用的药物有孕激素类药物、达那唑、他莫昔芬、米非司酮及近年来研究较多的GnRHa和芳香化酶抑制剂。所有的药物治疗均有较严重的副作用，如更年期症状、潮热、阴道干涩、骨质丢失等，很难长期应用。在副作用较重的患者可"反加"疗法，通过添加小剂量雌激素使雌二醇水平维持在一个既能控制异位内膜病变又能预防绝经相关问题。

3）手术治疗：目前普遍认为对于子宫内膜异位症引起的盆腔粘连性疾病或异位病灶≥2cm应建议实行手术治疗。一方面可以根除病灶，另一方面可以重建盆腔解剖结构、改善盆腔环境，从而提高妊娠率。近年来随着微创手术的不断发展，腹腔镜手术治疗子宫内膜异位已被广泛接受。研究显示Ⅰ/Ⅱ期患者经腹腔镜手术治疗后活产率显著提高，而重度病变者手术后一年内及两年内累计妊娠率达45%和63%。较大异位囊肿（直径>4cm）行腹腔镜剥离术效果显著好于囊肿穿刺术，不仅可以降低复发的风险，也可提高妊娠率。此外，手术治疗还可改善IVF成功率。对于不孕症患者，手术时要尽可能多的保留正常卵巢组织，清除异位病灶。当患者已有一次或以上手术治疗史，不建议重复手术治疗，辅助生殖技术则是更佳的选择。

4）辅助生殖治疗：有研究表明对于年龄较大（>35岁）、病变较轻（Ⅰ/Ⅱ期）或者手术后仍未妊娠患者予以促排卵/IUI治疗可提高临床妊娠率。对于重度子宫内膜异位症患者，其年龄和卵巢储备功能是较子宫内膜病变本身更为重要的因素，因此建议采用IVF-ET治疗。研究证明，IVF-ET的妊娠率明显高于促排卵/IUI。目前采用较多的方案是超长方案即IVF-ET前进行3～6周期的GnRH治疗。关于子宫内膜异位症是否降低IVF-ET的成功率观点不一,有报道认为子宫内膜异位症患者 IVF-ET 成功率较其他原因不孕低,而 Emmanulle 等报道子宫内膜异位症与输卵管因素患者 IVF-ET 治疗成功率无显著差异。这应与内异症的病变程度,患者的年龄相关,但一致认为 IVF-ET 是治疗这类患者的有效方法。

3. 免疫因素不孕症治疗　自身免疫型治疗主要是抗磷脂综合征的治疗,目前主要治疗方法有栓塞、抗凝(阿司匹林、肝素)和免疫抑制剂(肾上腺皮质激素),以及免疫球蛋白治疗。

对抗精子抗体阳性者采用隔绝疗法:采用为期 6 个月以上的安全套避孕,使体内原有的抗体效价降低或消失,又避免了精液抗原进入女性生殖道产生新的抗体,疗效不确定。此外还要针对免疫性不育的病因,如生殖系感染、前列腺炎、精囊炎、附睾炎等,采用合适的抗菌药物,以及免疫抑制疗法,主要应用皮质类固醇类药物,如泼尼松、甲基泼尼松龙、倍他米松、地塞米松等,一般疗程约半年。保守治疗无效可行宫腔内人工授精助孕治疗,以避开宫颈黏液屏障。对于不明原因不孕、且高度怀疑免疫问题,而前述治疗方法又无效者建议尽快采用合适的 ART 技术(IVF)。

同种免疫型治疗源自 20 世纪 80 年代,有学者首先提出采用丈夫或供者淋巴细胞免疫治疗反复性流产患者并取得了成功,经过 20 多年的临床实践,免疫治疗的安全性和有效性得到认可。主动免疫治疗不仅治疗复发性流产,对于反复 IVF/ICSI 治疗种植失败也是一种有效方法。国内有研究证明,反复 IVF/ICSI 治疗种植失败患者分为两组,一组行主动免疫治疗后再行 IVF/ICSI,另一组则未经免疫治疗直接进入周期,结果发现前者种植率明显上升。目前主动免疫治疗的免疫原有多种,可选丈夫或无关个体的淋巴细胞、白细胞、单核细胞以及分离的滋养叶细胞,但现采用较多的是丈夫的淋巴细胞。

4. 不明原因性不孕症治疗　不明原因不孕的治疗取决于女方的年龄、不孕持续时间和既往妊娠史。已经证实生育力随着年龄增加而下降,当妇女近 39~40 岁时加速下降。因此,对不明原因的不孕的治疗,年轻的妇女比年龄大的妇女有较高的累计妊娠率,妊娠的可能性也随着不孕持续时间而下降。对年龄较轻而不孕年限较短的夫妇,应给予他们充分的试孕时间,一般至少 2 年。在此期间,应改变原有的不良生活习惯,注意与妊娠相关的健康

问题如不能过于消瘦及肥胖,调整心态,减轻不孕的心理负担。

若经过充分试孕仍未妊娠或不孕年限长年龄较大的患者,一般治疗步骤归纳为“三步曲”:诱导排卵、宫腔内人工授精、体外受精-胚胎移植。促排卵联合或不联合宫腔内人工授精(IUI)治疗不明原因不孕开始于 80 年代中期,目前普遍被接受,促排卵的药物以氯米芬(CC)和促性腺激素为主。有随机对照试验证明,如果单个卵子排卵时,不明原因的不孕每月的妊娠率是 3%,卵巢刺激和多个卵子排卵时这种比率可能增加几倍。通过人工授精增加运动精子的密度可能进一步增加每月的妊娠概率,此外 IUI 还可克服未发现的宫颈管黏液因素,某种程度上促排卵和(或)IUI 导致每月妊娠率的增加,经过一段时间治疗会有累积效应。然而最新研究表明,经过 3~6 个月的观察比较,与期待治疗相比,花费相对较大的促排卵和 IUI 治疗并没有增加活产率。如果持续 3 个周期以上的促排卵加 IUI 治疗仍未成功,意味着该治疗的效果已经不很乐观,IVF-ET 治疗是较好的选择。IVF 除治疗的意义外,还可对不明原因不孕病因进一步诊断,看是否存在卵子质量的异常如透明带增厚、纺锤体异常,受精功能障碍等。在不明原因不孕症夫妇采用 IVF 常规受精时,可有 11%~22% 受精失败的风险。最新一项荟萃分析认为 ICSI 技术能够显著降低这类不孕症患者整体受精失败率,获得较高的妊娠率。由于国情不同,我国不明原因不孕患者心理负担更大,对期待治疗的耐心较差,对 1~2 次促排卵和 IUI 治疗的失败就失去信心,较少患者坚持 3 周期以上,因此大部分采取较积极的治疗方案。

5. 男方因素不育症治疗　男性不育治疗要从病因入手,应采取个体化系统治疗,目的在于消除致病因素,提高精液质量,增加自然妊娠几率和(或)提高辅助生殖技术(ART)的成功率。治疗原则是:首先进行合理的常规治疗(包括一般治疗、药物和手术治疗等),无效时再采用辅助生殖技术。主要方法有:一般治疗、药物治疗、手术治疗等常规治疗方法和辅助生殖治疗。

(1) 一般治疗:告知患者一些对生育不利的因素,纠正不良生活习惯,如:吸烟、酗酒、吸毒、洗桑拿浴;不要服用影响生育的药物;避免接触放射、化学有毒物品等。对一些高危作业要尽量避免。有时可采用心理疏导治疗、缓解压力。对缺乏性知识

而致性功能障碍及不射精者,给予指导调整性生活频率和性交时间。

(2) 药物治疗:目的是改善生精功能、提高精子活力。包括内分泌治疗,改善性功能,抗感染及抗氧化等治疗。内分泌治疗药物有:人绒毛膜促性腺激素(HCG)、人绝经期促性腺激素(hMG)、促性腺激素释放激素(GnRH)、枸橼酸氯米芬、雄激素及溴隐亭等。促性腺功能低下型性腺功能减退症使用外源性促性腺激素替代疗法最为理想。GnRH可用于治疗低促性腺激素性性腺功能低下,如Kallmann综合征和特发性低促性腺激素性性腺功能低下症,几乎所有这类患者都能使精子产生,甚至恢复生育能力。枸橼酸氯米芬通过竞争性抑制雌激素对下丘脑和垂体的负反馈性抑制作用,GnRH、卵泡刺激素(FSH)、促黄体生成素(LH)分泌,启动和维持精子发生,改善精子计数精子活力和精子形态。尤其是当血清FSH、LH或睾酮低下或在正常范围偏低时效果较好。睾酮反跳治疗原发和继发性性腺功能低下患者,以促进及维持第二性征发育,改善性功能,此外也用于伴有勃起功能障碍的患者,以改进其性交情况。一般性感染可用广谱抗生素如四环素族、磺胺类抗生素等,可显著改善精液质量,增加自然妊娠机会。抗氧化治疗研究证实,精液活性氧水平过高与精子质量差之间存在关联。采用维生素E、谷胱甘肽等药物进行适当的抗氧化治疗,常可以改善精子活力、形态学等参数,此类药物甚多,有:维生素E、维生素C(抗氧化作用)、锌制剂(与精子生成与活动有关)、酶制剂(参与精子代谢,为精子活动提供能量);以及中医中药等非特异治疗。

(3) 手术治疗:适应证包括:梗阻性无精子症、生殖器畸形或发育异常、精索静脉曲张、器质性性功能障碍等。输精管吻合术、输精管-附睾吻合术是治疗梗阻性无精子症的常用方法,并可获得较高的复通率和术后妊娠率。但随着输精管结扎后梗阻时间的延长,复通术后妊娠率也逐渐降低。有学者报道,结扎时间少于3年妊娠率为76%,3~8年降至53%,9~14年只有44%,超过15年仅30%。精索静脉曲张是男性不育的常见原因,部分患者在接受精索内静脉高位结扎术后,可出现精液质量好转,恢复生育能力。

(4) 辅助生殖技术(assisted reproductive technology,ART):对于精液质量明显异常,或女方年龄大、不孕年限长;以及合并其他不孕因素等,建议及时采用ART,包括人工授精(AID、AIH)、IVF-ET、ICSI(射出精子、附睾精子、睾丸精子)及PGD等。近年来ART技术飞速发展,特别是1992年ICSI技术在临床的成功应用开辟了男性不育的新纪元,1995年,人圆形精子注射(round spermatid injection,ROSI)和长形精子注射(elongated spermatid,ELSI)相继取得成功,为非梗阻性无精子患者带来了希望。但新技术带来的不仅是希望,同时也存在安全性问题,如ICSI技术可以将少、弱精子状态的相关基因缺陷遗传到下一代,ICSI过程可能导致卵母细胞的损伤,此外还会有可能将外源性DNA或污染颗粒带进卵母细胞内从而造成未知的影响,因此建立必要的遗传筛查手段和技术应用规范是迫切需要解决的问题。

六、不孕症相关问题的思索及展望

目前全球不孕症发病率增高的原因有许多,与妇女社会地位的改变,使婚姻延迟和生育延迟;不恰当避孕方法的广泛、采用人工流产的失控、生活方式的改变、工作压力的不断增加及生态环境及经济条件的恶化密切相关。要改变这种现状,根本在于预防,治疗只是一种补救方法。普及生殖健康相关知识,政府部门制订相关法规政策势在必行。而目前就不孕不育的诊治我们所面临的问题有许多发展中国家只有不到20%的人口能到三级卫生机构就医;广大的基层医疗单位缺乏规范和有效的诊治不孕和不育的训练、技术和设施;以盈利为目的的非法医疗行为泛滥,主要表现为过度检查和过度治疗,行政部门缺乏有效的监控手段;人民群众对不孕不育和生殖健康问题的知识贫乏。虽然随着手术不断改进,辅助生殖技术不断发展,给广大不孕症患者带来福音,但同时也存在许多未知,如促排卵治疗尤其是超排卵是否增加卵巢肿瘤及乳腺肿瘤的风险,是否将不孕不育的遗传基因随ART技术传给下一代都有待进一步研究。因此建立不孕不育的规范化诊治标准,进行专职人员的技术培训,制订个体化的治疗方案,减少并发症的发生,是我们医务工作者努力的方向。

(曹云霞 乔杰)

参 考 文 献

1. E,C,F,et al. Prevalence of infertility in the United States as estimated by the current duration approach and a tradi-

tional constructed approach. Fertil & Steril,2013,99(5):1324-1331

2. American Society for Reproductive Medicine. Definition of "infertility". Fertil& Steril,2006,86:S228

3. Bragdon V,Abbott,Macaluso M,et al. Wright-Schnapp,et al. A public health focus on infertility prevention,detection and management. Fertil & Steril,2010,93:16. e1-e10

4. 吴颖臻,傅咏南,方茹,等。当前我国生殖健康与出生缺陷的现状分析与思考。中国优生优育,2013,19(1):45-49

5. K,T,J,et al. Knowledge about factors that influence fertility among Australians of reproductive age:a population-based survey. Fertil & Steril,2013,99(2):502-507

6. Kidd A,Eskenazi B,Wyrobek J. Effects of male age on semen quality and fertility:a review of the literature. Fertil & Steril,2001,75(2):237-248

7. 王心如,周作民. 生殖医学. 北京:人民卫生出版社,2004

8. 梁阿娟,陈佩,赵晓明. 不孕症患者心理问题的研究进展. 现代妇产科进展,2013,22(1):66-68

9. Shah M,Towobola A,Masiheho M. Diagnosis of fallopian tube patency. East Afr Med J,2005,82(9):457-462

10. 狄文,叶婧. 盆腔炎性疾病与不孕不育. 医学与哲学(临床决策论坛版)2009,30(8):20-21

11. Zhou L,Zhang X,Chen X,et al. The value of three-dimensional hystero-salpingo-contrast sonography with Sono Vue in the assessment of tubal patency. Ultrasound Obstet Gynecol,2012,40:93-98

12. Capelo O,Kumar A,Michael P. Steinkampf Laparoscopic evaluation following failure to achieve pregnancy after ovulation induction with clomiphene citrate. Fertil & Steril,2003,80(6):1450-1453

13. Tanahatoe J,Hompes A,Lambalk B. Accuracy of diagnostic laparoscopy in the infertility work-up before intrauterine insemination. Fertil & Steril,2003,79(2):361-366

14. SMoayeri E,Lee C,Lathi B,et al. Laparoscopy in women with unexplained infertility:a cost-effectiveness analysis. Fertil & Steril,2009,92(2):471-480

15. Marianowski P,Kaminski P,Wielgos M,et al. Comparison of tubal patency assessment during microlaparoscopy and laparoscopy,and its compatibility with previous histerosalpingography results. Neuro Endocrinol Lett,2007,28(2):149-152

16. 罗文姬,陈递林. 经阴道注水腹腔镜在不孕症诊治中的应用进展. 实用医学杂志,2011,27(9):1520-1522

17. Golan A,Pou R,Herman A,et al. Diagnostic hysteroscopy:its value in an in-vitro fertilization ion/embryo transfer unit. Hum Reprod,1992,7(4):1443-1434

18. Feghali J,Bakar J,Mayenga M,et al. Systematic hysteroscopy prior to in vitro fertilization,Gynecol Obstet Fertil,2003,31(2):127-131

19. The Thessaloniki ESHRE/ASRM-Sponsored PCOS Consensus Workshop. Consensus on infertility treatment related to polycystic ovary syndrome. Fertil & Steril,2008;89:505-522

20. Veltman-Verhulst M,Fauser M,et al. High singleton live birth rate, confirmed after ovulation inductionin women with anovulatory polycystic ovary syndrome:validation of a prediction model for clinical practice. Fertil & Steril,2012,98(3):761-768

21. The Practice Committee of the American Society for Reproductive Medicine American Society for Reproductive Medicine, Birmingham, Alabama. Committee opinion:role of tubal surgery in the era of assisted reproductive technology. Fertil & Steril,2012,97(3):539-545

22. The Practice Committee of the American Society for Reproductive Medicine. Endometriosis and infertility:a committee opinion. Fertil & Steril, 2012, 98(3):591-598

23. M,C,M,et al. Results of first in vitro fertilization cycle in women with colorectal endometriosis compared with those with tubal or male factor infertility. Fertil & Steril,2010,94(6):2441-2443

24. 谭舒尹,蒙达华,李萌,等。淋巴细胞主动免疫治疗在胚胎反复移植失败中的疗效研究. 中国妇幼保健,2013,28:2244-2246

25. Ray A,Shah A,Gudi A,et al. Unexplained infertility:an update and review of practice. Reprod BioMed Online,2012,24(6):591-602

26. Reindollar H,Regan M,Neumann J,et al. A randomized clinical trial to evaluate optimal treatment for unexplained infertility:the fast track and standard treatment(FASTT) trial. Fertil & Steril,2010,94(3):888-899

第二节　辅助生殖技术

一、概述

辅助生殖技术(assisted reproductive technology, ART)是指采用先进的医疗手段,辅助精卵结合,使不育夫妇成功妊娠的技术。1978 年第一例试管婴儿诞生,给全世界数以万计的不孕夫妇带来了福音,让全球从事、关心人类生殖健康的医学家、社会学家、人口学家为之欢欣鼓舞,同时 ART 迎来了自身迅猛发展的春天。目前,以 ART 为核心内容的生殖医学无疑成为医学界发展最为迅速的学科之一,新理念、新技术、新成果不断涌现。

ART 是一门多学科相互交叉的新领域,涉及妇产科学、男科学、遗传学、组织胚胎学、动物实验学、分子生物学以及医学伦理学,其应用与发展不仅依赖自然科学,同时也受伦理学的规范和约束。经过几十年的长足发展,ART 包含的内容越来越丰富,主要包括人工授精(artificial insemination,AI)和体外受精-胚胎移植(in vitro fertilization-embryo transfer,IVF-ET)以及在此基础上衍生的各种新技术,如卵母细胞质内单精子显微注射(intracytoplasmic sperm injection,ICSI)、胚胎植入前遗传学诊断(preimplantation genetic diagnosis,PGD)、卵子体外成熟(in vitro maturation,IVM)、胚胎的辅助孵化(assisted hatching,AH)、生育力的保存技术(包括卵子冷冻、精子冷冻、卵巢组织冷冻、胚胎冷冻)、治疗性克隆、胚胎干细胞研究以及备受伦理学争议的核移植技术、配子捐赠、代孕。

在 ART 蓬勃发展的今天,多学科的交叉融合日益明显,人类在生殖自我调控、优生优育的征程上从一个高峰迈向另一个高峰。但是发展中也面临诸多挑战和问题,其中最主要的是如何提高临床妊娠率,降低流产率、多胎妊娠率、出生缺陷率,以及如何加快发展胚胎干细胞、组织工程等。另外,ART 涉及敏感的伦理、道德、法律法规、宗教信仰等。唯有不断完善生殖医学的相关法律建设,才能保证 ART 健康、可持续发展。

二、辅助生殖技术的发展历程

在生育发展史上,人类经历了"物竞天择,优胜劣汰"的自然选择生育时期和提倡"少生优生"的节制生育时期,并正在经历着一场利用 ART 实现人工调控生殖的生育革命。任何新生事物的发展都遵循萌芽、迅猛发展、有序规范发展的一般规律,ART 也不例外。回顾 ART 的发展历程,可从以下几个方面概括。

(一)人工授精的发展

AI 早在 200 多年前就开始研究。1785 年英国 John hunter 将一尿道下裂男性患者的精液注入其配偶的阴道内,成功获得妊娠。1953 年 Bunge 和 Sherman 首次成功使用冷冻精液解冻后 AI。1983 年中国首例 AI 婴儿在长沙诞生。20 世纪 60 年代,美国、英国、法国、印度等先后建立人类精子库,在保存男性生育力的同时进行优生研究。精子库建立后,为 AI 提供精源保障,自此 AI 开始广泛的应用于临床。

(二)体外受精-胚胎移植的发展

在 IVF-ET 的动物实验方面,美籍华人张民觉在 20 世纪 50 年代做出了重要贡献。他发现了能使精子在体外活化的方法,并成功完成了兔子体外受精实验,这为之后的人类 IVF-ET 打下了良好的基础。20 世纪 70 年代英国妇科医生 Steptoe 和生理学家 Edwards 开始专注于人类 IVF-ET 研究,终于在 1978 年 7 月 25 日在英国的奥尔德姆市医院诞生了第一例试管婴儿"Louis Brown"。1988 年在北医三院,中国大陆首个试管婴儿诞生。目前,全球已有大约 500 万人通过体外受精技术出生,为广大不孕症患者圆了家庭梦。Edwards 因此也被公认为"试管婴儿"之父,摘取了 2010 年诺贝尔生理学或医学奖。

(三)辅助生殖技术衍生技术的发展

IVF-ET 主要适应人群为女性不孕症,对于男方严重少、弱、畸精子症所致不孕束手无策。1992 年比利时 Palermo 开创性地将精子直接注入卵母细胞浆内,诞生了人类首例 ICSI 婴儿。1996 年,我国首例 ICSI 婴儿在中山大学第一附属医院生殖中心诞生。ICSI 目前成为治疗严重男性不育症的最佳手段。

PGD 为最早期的产前诊断,是遗传学融入生殖医学形成的优生学。通过对早期胚胎部分细胞的遗传学分析,将无目前可明确遗传病的胚胎植入宫腔,从而有效地降低出生缺陷。1989 年英国学者 Handyside 率先将 PGD 应用于临床,并获得成功,1990 年分娩健康婴儿。10 年后,我国第一例 PGD 在中山大学第一附属医院完成。

卵子成熟障碍是不孕症的重要原因之一,比较常见疾病有 PCOS。为此,国内外学者们很早就提出了卵子体外成熟(IVM)的设想,1991 年 Cha 成功获得世界第一例 IVM 妊娠并分娩的婴儿。随后,国内多家生殖中心也先后报道了通过 IVM 技术使 PCOS 妇女成功妊娠并分娩。

作为生育力保存的重要手段,配子和胚胎冷冻对 ART 的发展起到了重要促进作用。1984 年 Zeilmaker 首次报道了人类移植冻融胚胎后健康婴儿出生。1995 年我国第一例冻胚婴儿在北医三院诞生。最初的冷冻方法是程序化冷冻,但该方法较复杂、耗时、低效,而且冷冻损伤较大,特别是对低温敏感的卵子。20 世纪 90 年代玻璃化冷冻问世,它以高效、简单、冷冻损伤小特点受到青睐,这为卵子、囊胚的冷冻带来了希望。2004 年北京大学第一医院利用冻存卵子获得妊娠。2006 年我国首例、国际第二例"三冻"(即冻精、冻卵、冻胚)试管婴儿在北京大学第三医院诞生。2010 年 12 月世界第三例"三冻"试管婴儿在武汉大学人民医院受孕成功,并于 2011 年足月分娩,随访至今未见发育异常。

(四) 控制性超促排卵的发展

获得成熟、发育良好的卵子是 ART 成功的前提。最初的取卵方式是自然周期利用腹腔镜取卵。这不仅要求严密的排卵监测和娴熟的取卵技术,而且对患者的创伤大,获卵率低,失败率高。20 世纪 80 年代开始使用促性腺激素促排卵,大大提高获卵率。但是在促排卵过程中发现体内早发的 LH 峰使卵母细胞黄素化,严重地影响了卵子质量。20 世纪 90 年代开始应用 GnRH-a 对垂体降调节,成功地抑制了早发 LH 峰。20 世纪 90 年代末 21 世纪初随着生物工作和制药工艺的极大提高,高纯度的基因重组 FSH 广泛应用于临床,人们认为 LH 在卵泡生长中的作用可以忽略。随着基础研究的深入,人们对卵子生长发育过程进一步了解,越来越多的研究揭示了 LH 在卵子发育后期起重要作用。目前促排卵过程中开始个体化添加 LH。30 年的促排卵经验总结告诉我们获取恰当数量同步化发育的卵子,是稳步提升妊娠率的基础和关键,同时也可以有效降低卵巢过度刺激的风险。

(五) 人类生殖工程的发展

胚胎干细胞是一种高度未分化细胞,具有发育全能性,能分化出所有组织和器官。研究和利用胚胎干细胞既是 ART 的范畴,也是当前生物工程领域的核心问题之一。1998 年美国 John Gearhart 完成了胚胎干细胞建系。如果通过胚胎干细胞实现治疗性克隆,分化出组织相容性良好的器官,将带来医学界革命性进步。这将是未来 ART 发展的新方向。

三、辅助生殖技术及衍生技术

ART 是通过对卵子、精子、胚胎的操作,使不孕夫妇成功妊娠。经过数十年的发展,ART 包含的内容越来越丰富。可从以下几个方面予以介绍。

(一) 人工授精(AI)

AI 是以非性交方式将精子置入女性生殖道内,使精子与卵子自然结合。进行 AI 的前提是女性生殖功能基本正常。由于精液来源不同,AI 分夫精 AI(AIH)和供精 AI(AID)。AIH 适应证:①性交障碍;②精子在女性生殖道内运行障碍;③轻度少、弱精症。AID 适应证:①无精症;②男方有遗传疾病;③夫妻间特殊性血型或免疫不相容。AI 前需进行精子优选、获能处理,常用方法有上游法和 Percoll 梯度离心法。前法较简单,但精子回收率低,少、弱精者宜用后法。AI 虽然妊娠率较低,但操作简单、接近自然受精、费用低廉、并发症少,仍为解决不孕症的有效治疗方法。

(二) 体外受精-胚胎移植(IVF-ET)

该技术是将从母体取出的卵子置于培养皿内,加入经优选诱导获能处理的精子,使精卵在体外受精,并发育成前期胚胎后移植回母体子宫内。IVF 适应证有:

(1) 输卵管堵塞。

(2) 子宫内膜异位症。

(3) 男性轻中度少精、弱精症。

(4) 慢性盆腔炎所致盆腔粘连。

(5) 免疫性不育、抗精子抗体阳性。

(6) 原因不明的不育。

IVF-ET 过程较复杂,主要步骤有:

(1) 控制性超促排卵和卵泡监测,目的在于获取数量恰当同步化良好、发育成熟的卵子。

(2) 取卵:通过 B 超监测和性激素测定,待卵子发育成熟后在 B 超引导下经阴道穿刺取卵。这一方法创伤小,效率高,优于过去的腹腔镜取卵和 B 超引导经腹取卵。

(3) 体外受精:将取到的卵子置入 CO_2 培养箱培养 4~8 小时,按每卵配 10~20 万个精子的比例,投入经过洗涤优选已诱导获能的精子,授精后 16~18 小时观察受精情况。

(4) 胚胎移植:取卵后 72 小时受精卵发育至 8~16 个细胞时植入子宫,此时胚胎处于桑葚胚阶段。目前体外培养技术不断发展,胚胎可以培养至囊胚阶段,囊胚是种植能力最强的胚胎阶段,所以移植囊胚可以明显提高妊娠率。关于移植胚胎的数目,桑葚胚以 2~3 个为宜,囊胚应提倡行单胚胎移植。

(5) 黄体支持:促排卵时 GnRH 激动剂/拮抗剂和促性腺激素药物的使用,以及取卵导致的颗粒细胞的丢失,妇女在取卵周期通常存在黄体功能不足,需要应用黄体酮和(或)绒毛膜促性腺激素进行黄体支持。

(6) 移植后随访:移植后 12~14 天查血 HCG 阳性,提示生化妊娠。移植后 28~30 天 B 超见宫内孕囊及胎心搏动,为临床妊娠。

(三) 卵胞浆内单精子注射(ICSI)

ICSI 是解决严重男性不育症的首选方法,其适应证主要是重度少、弱、畸精子症。对于梗阻性无精子症及部分非梗阻性无精子患者,可通过睾丸或附睾穿刺取精再进行 ICSI。方法用注射针挤压精子尾部,稍微擦破细胞膜,诱导精子从擦破点释放精子细胞质体因子激活卵细胞,卵细胞的激活对 ICSI 的正常受精至关重要,接着按尾先头后的顺序吸精子放入注射针,再通过显微操作,将精子注入卵胞浆内,即完成受精。其他技术环节同于常规 IVF-ET。

(四) 植入前遗传学诊断(PGD)

PGD 是胚胎移植前,取胚胎的遗传物质进行分析,筛选健康胚胎移植,防止遗传病传递到下一代的方法。目前进行活检的物质是 4 ~ 8 个细胞期胚胎的 1 个细胞或受精前后的卵第一、二极体。常用的检测方法有聚合酶链反应(PCR)和荧光原位杂交(FISH)。两者都可判定性别,前者主要诊断单基因病,后者诊断染色体病。应用 PGD 技术选择优质胚胎移植,可降低流产率,阻断遗传病患儿的妊娠和出生,为优生优育提供重要保障。然而,目前 PGD 技术应用还存在一定的限制。人类的肿瘤、高血压、糖尿病等是多基因遗传病,目前基因检测技术无能为力。而且人类胚胎中存在高比例的染色体嵌合型,单个卵裂球的活检并不能确定完全代表一个胚胎的质量。另外,PGD 技术对胚胎操作也受到伦理学的质疑,PGD 的操作某种意义会导致胚胎歧视,人为操作取代了自然选择,利与弊尚未可知。

(五) 卵子体外成熟(IVM)

从未刺激的卵巢中获取大量的未成熟卵细胞再进行 IVM 获得成熟卵子,不仅可以省去控制性促排卵繁琐的过程和昂贵的费用,而且可以预防卵巢过度刺激发生。但是,由于受培养技术和培养液的限制,IVM 的成功率还较低,且不稳定。目前 IVM 主要适应证:①多囊卵巢综合征;②对促性腺激素不敏感患者;③捐赠卵子;④有生育要求的卵巢肿瘤或激素依赖肿瘤患者。

(六) 配子和胚胎冻融

随着促排卵的发展,每个周期获卵数增多,移植后多余的胚胎面临何去何从的选择。冷冻技术的发展为这一问题提供了很好的解决方案。冻胚不仅可以有效利用 IVF 周期获取的卵子,提高累计妊娠率,节省医疗卫生资源,而且还可以杜绝卵巢过度刺激。近年来,玻璃化冷冻的应用,特别是冷冻保护剂的改进,使卵子冷冻开始应用于临床,但卵子对低温敏感,冷冻后卵母细胞易发生损伤,解冻复苏成功率较低,有待于进一步完善。

四、需进一步优化及研究的问题

(一) 如何选择 COS 方案,真正做到个体化用药?

常规的超排卵方案一般用于女方对超排卵的反应程度不明确的首个治疗周期或具有恰当的反应性的再次治疗周期,通常情况下可获得满意的治疗效果。值得注意的是促排卵方案并不是一成不变的,而应根据患者的具体情况个体化用药。

1. 黄体期开始的长方案　一般于治疗前一周期黄体中期开始应用 GnRH 激动剂,14 天左右后开始使用促性腺激素(Gn)。月经周期不规律的妇女可在治疗前一周期使用口服避孕药。是目前较常用的方案之一。适用于年龄<37 岁、B 超卵巢体积和窦卵泡数正常、基础性激素水平正常($E_2<80$pg/ml,FSH<8mIU/ml,LH<8mIU/ml)的患者。

2. 卵泡期开始的长方案　于治疗周期的月经第 1 ~ 2 天开始使用 GnRH 激动剂,14 天左右可以达到垂体降调节,开始使用 Gn。使用 GnRH 激动剂后可出现不规则阴道出血。

3. 短方案　于治疗周期第 2 天开始使用短效 GnRH 激动剂。适用于既往有卵巢反应不良病史或检查提示卵巢储备功能减退者;月经不规则的 PCOS 患者。此方案卵泡早期 E_2、P 水平暂时性升高,影响子宫内膜的生长,降低子宫内膜的容受性。

4. 超短方案　仅于月经第 2、3、4 天使用 GnRH 激动剂,Gn 使用同上。主要适用于卵巢功能减退者或年龄>40 岁的患者。由于其骤发作用可使 FSH、LH、E_2、P 暂时升高,而卵泡早期 E2、P 暂时升高可影响子宫内膜生长,降低子宫内膜容受性。

5. 超长方案　于治疗前使用 1 ~ 3 次长效 GnRH 激动剂,最后一次给药后 28 ~ 30 天开始使用 Gn。适用于子宫内膜异位症、子宫腺肌症(子宫明显增大,平均径线>5cm)及 PCOS 患者。此方案的卵巢反应性可能受影响,必要时可增加 Gn 的剂量。

6. GnRH 拮抗剂方案　分为单剂量或多剂量

方案。GnRH 拮抗剂对垂体的压抑作用更为迅速、彻底，而且不会引起骤发效应。

（1）多剂量方案：于治疗周期月经第 3 天开始使用 Gn 促排，月经第 8 天或主导卵泡直径达 14mm 开始每日使用 GnRH 拮抗剂 0.25mg，直至注射 HCG 日。

（2）单剂量方案：月经周期第 3 天开始使用 Gn，月经第 8 天使用 GnRH 拮抗剂 3mg，若 5 天后（月经第 12 天）卵泡发育未达注射 HCG 的标准则在继续应用 Gn 的同时加用 GnRH 拮抗剂每日 0.25mg，直至 HCG 日。

7. 微刺激方案　于治疗周期月经第 3 天开始予以克罗米酚 50～100mg/d，或来曲唑 2.5mg～5mg/d，连用 5 天后视情况加以 HMG 75～150IU/d 至卵泡成熟。适用于年龄>40 岁，或双侧卵巢窦卵泡数≤3 个，或多次 IVF 反应不良者。

（二）获卵数多少更有利于临床结局？

IVF 成功的前提之一就是要获得足够质量佳的卵子，获卵数是影响 IVF 妊娠结局的重要因素，且独立于年龄，但如何定义最佳获卵数至今仍存在争议。

卵巢储备功能降低易导致 IVF 中卵巢反应性下降，获得的卵子减少，甚至无卵子生成，导致可供选择移植的胚胎数减少，从而影响 IVF 的结局。卵巢反应不良的患者同时伴有卵子质量的下降，故增加获卵数并不能改善其妊娠结局。然而对于年轻的卵巢反应不良的患者而言，其卵子受精率、优胚率及种植率与卵巢反应正常的患者相比无明显差异，增加获卵数可增加胚胎数而提高 IVF 妊娠率及累计妊娠率。但获卵数过度增加伴随的血清甾体激素水平升高将引起胚胎质量下降及子宫内膜容受性降低，进而降低 IVF 妊娠率，同时获卵数过多，卵巢过度刺激综合征（OHSS）发生风险显著升高。适量卵子数能获得较高的临床妊娠率同时又可避免发生 OHSS，但对于最佳获卵数迄今尚无统一的标准。目前一般认为获卵数<5 个可作为卵巢不活动状态的标准，对促排卵药物反应差，获卵数为 8～15 个时能获得最佳的临床妊娠率，而获卵数为 15～20 个时能获得最佳的累计临床妊娠率，但获卵数超过 15 个时，中重度 OHSS 的发生率明显升高。

对预测可能发生卵巢低反应的患者应积极探索增加获卵数的措施，改善妊娠结局；而对预测可能发生卵巢高反应的患者可通过适当延后 Gn 启动时间、减少 Gn 的剂量等方法适当减少获卵数，以提高妊娠率及减少 OHSS 发生率。

（三）如何预测卵巢的反应性？

卵巢反应性指卵巢对促性腺激素（Gn）的反应性，主要是由卵母细胞数量和质量，即卵巢储备决定。评价卵巢储备功能有多种指标，目前年龄、基础内分泌激素的测定、卵巢体积及窦卵泡计数（AFC）已为临床工作的常规指标，部分生殖中心已开展抑制素 B（INHB）和抗苗勒管激素（AMH）的检测。

年龄是预测卵巢储备功能的一项重要指标，且是独立预测 IVF 结局的最佳指标。随着年龄增长，生殖潜力下降，获卵数逐渐减少，卵子和胚胎质量下降，这个过程在 25 岁以后开始，35 岁以后开始加速。

基础 FSH 水平，即月经周期第 2～4 天 FSH 水平，此时相当于早卵泡期，它代表卵巢储备功能。随年龄的增长，卵巢内窦卵泡数量减少，基础 FSH 水平增高。血 FSH 值>10IU/L 即可认为卵巢储备功能降低。在卵巢储备功能下降的早期，基础血清 FSH 和 LH 均上升，而 FSH 水平比 LH 升高更显著，因此卵巢储备能力低下首先表现为基础血清 FSH/LH 比值升高，比基础血清 FSH 升高出现更早，FSH/LH 比值可能比单纯 FSH 更能反映卵巢的储备功能，更能预测卵巢的反应性。

基础雌激素（bE_2），即月经周期第 2～4 天的 E_2 水平，是卵巢储备的另一项指标。FSH 正常而基础 E_2 水平升高是介于卵巢功能衰竭和正常者之间的中间阶段。基础 E_2 水平与年龄和基础 FSH 水平结合起来，能提高其对卵巢反应性预测的准确性。

卵巢的基础状态包括窦卵泡数量和卵巢体积。来源于生长阶段的窦卵泡数能反映剩余原始卵泡的数量即卵巢储备，直径 2～6mm 的小窦卵泡数随着患者年龄增大呈进行性下降。卵巢体积反映卵巢年龄，在基础 FSH 上升前即有改变，在 IVF 治疗中卵巢体积是卵母细胞获得数的独立预测因素。

INHB 由小的窦状卵泡内颗粒细胞产生。基础卵巢内小窦状卵泡数量与基础 INHB 值呈正相关，基础 FSH、体重指数与 INHB 呈负相关。有学者认为 INHB 可作为卵巢储备功能的直接指标，而垂体分泌 FSH 仅为间接指标，卵巢储备功能减退妇女月经第 3 天 INHB 下降先于 FSH 升高。

AMH 由窦前卵泡和小窦卵泡的颗粒细胞分泌,抑制卵泡的生长,防止卵泡过快过早的消耗,保存卵巢的储备。近年的临床研究发现月经周期第 3 天血清中 AMH 水平随着年龄的增加而进行性的下降。AMH 可以较以上指标更加准确、早期预测卵巢储备的变化。在 IVF 周期中月经第 3 天的 AMH 的水平高低和募集到的卵泡数量的多少呈正相关。

(四) 哪些疾病可以在胚胎着床前诊断?

IVF-ET、荧光原位杂交技术(FISH)技术的深入发展和广泛应用,使胚胎着床前遗传学诊断(pre-implantation genetic diagnosis,PGD)呈普及趋势,日益成为产前诊断的替代手段。目前主要针对有高风险生育伴性遗传病(包括 X 连锁隐性遗传病和男性不育的遗传原因)、单基因病、染色体病后代的夫妇进行。

1. 伴性遗传病 用 Y 染色体特异探针或联加 X 染色体特异探针进行 FISH 分析,可对 X 连锁隐性遗传病进行 PGD。男性不育的遗传原因,如染色体异常、Y 染色体长臂的微缺失、先天性双侧输精管缺如和囊性纤维化等亦可通过 PGD 技术阻止男性胚胎移植而阻断疾病的遗传。

2. 单基因病 目前已建立 PGD 的单基因病有:囊性纤维化病(cystic fibro-sis,CF)、家族黑蒙性白痴(Tay Sachs syndrome,TS)、进行性肌营养不良(DMD)、脆性 X 综合征、高尿酸血症舞蹈病智能障碍综合征(lesch Nyhan syndrome,LN)、甲型血友病、视网膜色素变性、Huntington 舞蹈病、肌营养不良(myotonic dystrophy,DM)、I 型脊髓小脑共济失调(spinocerebellar ataxia type I,SCAI)、脊肌萎缩症、弗里德赖希运动失调、α-地中海贫血、β 地中海贫血、范可尼贫血、镰状细胞贫血、RH 血型不合、HLA 关联定型、家族性腺瘤多发息肉病、高雪氏病、Sandhoff 病、肾上腺脑白质营养不良、肌张力障碍、家族性低磷酸盐血症、中链酰基辅酶 A 脱氢酶缺陷、甲基丙二酸血症、鸟氨酸氨甲酰基转移酶缺陷、丙酮酸盐脱氢酶缺陷、常染色体显性多囊肾、进行性神经性腓骨肌萎缩、马方综合征、多发型神经纤维瘤 I 型、多发型神经纤维瘤 II 型、软骨发育不全、视网膜母细胞瘤、自毁容貌综合征等数十种单基因遗传病。随着分子生物学的进展和更多遗传病致病基因的确定,单基因病相关的特异性 PGD 方法可望不断增加。

3. 染色体异常 包括非整倍体筛查、染色体倒位、染色体易位等。13、18、21、X、Y 等 5 种染色体数目异常占新生儿染色体数目异常的 95%,针对这些染色体作产前诊断和着床前遗传学诊断,能检出大部分染色体数目异常。FISH-PGD 可有效地防止倒位、罗伯逊易位、相互易位夫妇染色体不平衡后代的发生,解决该类夫妇的生育问题。

(杨菁　乔杰)

参 考 文 献

1. 梅志强. 人类辅助生殖技术的发展历史与现状. 中国计划生育学杂志,2008,10:584-586
2. Chang C. Fertilizing capacity of spermatozoa deposited into the fallopian tubes. Nature. 1951,168(4277):697-698
3. Biggers D. IVF and embryo transfer:historical origin and development. Reprod Biomed Online,2012,25(2):118-127
4. Palermo G,Joris H,Devroey P,et al. Pregnancies after intracytoplasmic injection of single spermatozoon into an oocyte. Lancet,1992,340(8810):17-18
5. Handyside H,Pattinson K,Penketh J,et al. Biopsy of human preimplantation embryos and sexing by DNA amplification. Lancet,1989,1(8634):347-349
6. Cha Y,Koo J,Ko J,et al. Pregnancy after in vitro fertilization of human follicular oocytes collected from nonstimulated cycles,their culture in vitro and their transfer in a donor oocyte program. Fertil Steril,1991,55(1):109-113
7. Liu J,Lu G,Qian Y,et al. Pregnancies and births achieved from in vitro matured oocytes retrieved from poor responders undergoing stimulation in in vitro fertilization cycles. Fertil Steril,80(2):447-449
8. Zeilmaker H,Alberda T,van Gent I,et al. Two pregnancies following transfer of intact frozen-thawed embryos. Fertil Steril,1984,42(2):293-296
9. 朱亮,邢福祺. GnRHA 用药方案及其在控制性超促排卵中的应用进展. 国外医学:计划生育. 生殖健康分册,2007(4):183-186
10. 庄广伦. 现代辅助生育技术. 北京:人民卫生出版社,2005
11. 张丽珠. 临床生殖内分泌与不育症. 北京:科学出版社,2006
12. Tomas C,Nuojua-Huttunen S,Martikainen H. Pretreament transvaginal ultrasound examination predicts ovarian responsireness to gonadotropans in in-vitro fertilization. Hum Reprod,1997,12(2):220-224
13. Watt H,Legedza T,Ginsburg S,etc. The prognostic value of age and follicle-stimulating hormone levels in women over forty years of age under going in vitro fertilization. J Assist Reprod Genet,2000,17(5):264-268

14. Hazout A, Bouchard P, Seifer B, et al. Serum anti-müllerian hormone/müllerian-inhibiting substance appears to be a more discriminatory marker of assisted reproductive technology outcome than follicle-stimulating hormone, inhibin B, or estradiol. Fertil Steril, 2004, 82 (5):1323-1329

15. Tinkanen H, Bläuer M, Laippala P, et al. Prognostic factors in controlled ovarian hyperstimulation. Fertil Steril, 1999,72(5):932-936

16. Collins C. Preimplantation genetic diagnosis: technical advances and expanding applications. Curr Opin Obstet Gynecol,2013,25(3):201-206

第四十九章　妇产科的基础研究现状

第一节　基础研究进展

自然科学史表明,当人类对某一领域的认知积累到一定程度时,常常会出现一位甚至数位科学大家,促使一系列重大发现纷至沓来,相关学科因而进入"大发现时代"。数学、地理学、物理学、化学都曾出现过"大发现时代"。随着分子生物学 50 余年日新月异的发展,生命科学曾被推进一个百花齐放的阶段,国内外各个研究团队都在各自的"节点"上,精细剖析其通路及作用机制,使得人们在 20 世纪基本勾勒出细胞凋亡、代谢、周期等各个基本生物学行为的说明书,人们赞叹于生命自我调节的精细及智能的同时,弄清癌症、畸变这些生物学误差或错误的产生及阻遏方法,成了生命科学家尤其是医学生命科学领域的新命题。得益于其他领域科技的进步,21 世纪,生命科学迈进了"组学时代"。最具代表性的人类基因组计划(human genome project,HPG),宣告了由单个分子研究到大通量、海量数据分析的组学时代的到来。随后,转录组学(transcriptomics)、蛋白组学(proteomics)、代谢组学(metabonomics)、代谢通量组学(fluxomics)、离子组学(ionomics)、生理组学(physionomics)以及表型组学(phenomics)等也相继蓬勃兴起。简言之,"组学"以其特立独行的认识论、方法论,一经问世便迅速成为推动并主导生命科学再度迈入大发现时代的强劲引擎。集多种组学之大成的"生命组学"研究模式已现端倪,大发现时代将如影随形。

20 世纪 80 年代以来,妇产科的临床研究取得了突破性进展,如妇科肿瘤的规范化治疗、试管婴儿的普及应用、宫腹腔镜手术的开展,以及优生产前的遗传学诊断等,这些临床研究的进步无一不是在基础研究的推动下完成的。同时,目前仍有许多困扰临床医生的问题亟待解决,而现有的临床诊治技术对这些疾病的诊治已经陷入"捉襟见肘"的困境。究其根本原因就在于基础研究滞后,限制了人类对疾病发生、发展的内在规律的认识,从而制约

了临床诊疗的发展,因此,临床研究的突破有待于基础研究的进一步深入。以下就近年来在妇科肿瘤、妇科内分泌、计划生育和优生产前四大专科领域的基础研究进展逐一进行介绍。

一、妇科肿瘤的基础研究进展

纵观肿瘤的整个生物过程,从整体轮廓可划分为肿瘤的发生、发展和肿瘤的转移、复发两大方面,从某种意义上来说,在肿瘤的起源阶段已经决定了肿瘤的转移性状,所以研究肿瘤转移要从肿瘤的发生学、基因突变着手。另一方面,通过研究肿瘤转移整个生物过程及其机理,有助于揭示肿瘤发生的奥秘。人体肿瘤种类繁多,除具备肿瘤的共同性状外,各自兼有特点。在研究不同种类肿瘤转移的特殊性时可参照其共同性状,也可从个体特殊性中找出共性的佐证。目前对肿瘤的研究已不局限于单一领域,而是从基因生物工程、免疫反应、酶学、影像示踪等全方位探索肿瘤细胞遗传密码、表面结构、抗原性、代谢特征种类和分布、侵袭力、与血管内皮细胞等的粘附性、产生局部血凝因子或血管形成的能力、对周边环境的亲和能力,以及对局部免疫反应的应答能力等。

众所周知,宫颈癌、卵巢癌和子宫内膜癌是妇产科最常见的三大恶性肿瘤,其发病机制尚不十分明了,治疗原则是以手术为主,辅以放疗和化疗的多学科综合治疗。近年来,通过研发新的抗癌药、引入新的手术方式、应用新的放化疗方案及设备、开发包括基因治疗在内的分子治疗手段,虽然使疗效有所改观,但迄今未获得突破性进展,仍有困扰临床医生的以下问题亟待解决:①无法确定高危人群,从而进行有效的早期预警和预防,确诊病例中相当比例的患者已是晚期或已发生转移;②手术无法清除微小病灶和残余肿瘤细胞,造成90% 以上的肿瘤患者死于肿瘤转移;③放、化疗杀死肿瘤细胞的同时对自身细胞杀伤作用而限制了使用剂量,造成放、化疗毒副作用强、治疗窗;④化疗过程中产生多药耐药;⑤复发转移的难治性。以上问题造成目

前肿瘤治疗"治标难治本",不能从源头截断肿瘤发生、发展，而复发、转移时刻威胁患者生命，造成妇科肿瘤治愈率低于50%的严峻的治疗现状。

临床医学研究的困境迫使我们只能依赖基础研究从本质上找到解决以上问题的出路。针对以上问题，基础研究学者主要从肿瘤细胞周期和凋亡、抗肿瘤血管生成、肿瘤多药耐药、肿瘤转移及基因治疗等方面展开了深入研究。

（一）肿瘤病因学研究

1. 环境因素与癌症发生 环境因素致癌是科学家们的共识，分离确定出致癌因素并说明其中的机理是癌症病因学一直以来的工作重点。妇科肿瘤在此项工作上是领先的。人乳头瘤病毒（human papilloma virus，HPV）对宫颈癌的致病性，是妇科肿瘤领域甚至是整个肿瘤研究中值得称赞的学术发现。德国癌症研究中心的科学家 HaraldzurHausen 也因此获得 2007 诺贝尔医学奖。在此基础上而研发并投入市场的 HPV 疫苗也是唯一的用于癌症预防的疫苗。目前，HPV 的结构、生物学习性、主要致癌蛋白 E6、E7 对宿主 P53 及 pRb 的作用机制及致癌机理已经比较清晰，近年来研究的方向集中在其他与 E6、E7 相互作用的宿主基因的寻找及通路描绘；HPV 其他蛋白如 E2、E5 等的致癌作用上，但病因学的研究需要借助合适的体内外模型，由于 HPV 尚无法体外培养，宫颈癌缺乏良好的模拟病毒感染基底细胞进而由癌前病变进展至侵袭性癌症的模型，这是宫颈癌分子及细胞生物学研究的极大障碍，也是值得投入及继续钻研的难点要隘。值得一提的是，科学家早期所观察到的现象：HPV 持续感染和对宿主基因组的整合是宫颈癌由癌前病变进展为侵袭性癌的必然事件，那么对宿主基因组的整合是随机的还是带有倾向性？整合对于宿主基因组有什么样的影响？在新一代测序技术应用及大量高质量样本积累之前，这一学术讨论停留在比较粗浅的水平，如何利用最新的高通量测序技术及生物信息学探讨 HPV 整合及对宿主基因组的影响是极具前景和意义的工作。

对于卵巢癌及子宫内膜癌的环境因素研究，仍多集中在物理及化学致癌物的分离鉴定上。目前所认识到的致癌物与大多数肿瘤相仿，所以这两种癌症的研究更多的关注放在宿主对外在环境的反应上，也就是近年大热的肿瘤遗传易感性研究。

2. 肿瘤遗传易感性研究 肿瘤作为一种慢性复杂疾病，是多种环境因素和遗传因素共同作用的结果。在相同的环境暴露下，只有小部分人发生肿瘤的事实表明，不同个体对致癌因素存在遗传易感性。早期的遗传易感性研究受到固有的限制，包括样本量较小，涉及位点或基因少，检测方法通量小，统计学方法效能低等。自人类基因组计划实施开始，科学家及医学家们开始留意肿瘤生物样本和资料的"原始积累"，高质量的标本和病例资料的真实、可靠、完整是肿瘤遗传易感性研究的基础，也是最为重要的一环。2005 年，人类基因组单体型图计划（the international HapMap project）数据库对外开放，提供了大量的遗传变异信息，同时 Illumina 和 Affymetrix 为代表的 SNP 芯片技术和分析平台的有力支撑，使得生物医学界掀起了全基因组关联分析（genome-wide association study，GWAS）的浪潮。

在妇科肿瘤领域，由于疾病谱的特点，卵巢癌的 GWAS 研究作为最先被重视的对象，目前为止大规模的 GWAS 有 5 篇报道，BRCA1，TERT，CHMP4C 等被发现与卵巢癌尤其是上皮性卵巢癌的易感性相关，这些研究来源于北美，英国，在汉族人群并没有大样本量的验证。随后，子宫内膜癌的研究也在高加索人群中陆续展开，2011 年《自然遗传》杂志发表了澳大利亚团队关于子宫内膜癌的 GWAS 研究，1265 例病例与 5190 例对照的筛选及另外 3957 例的验证研究中得到了 17q12 的 HNF1B 基因是高效能的内膜癌易感位点。次年，美国的研究团队采用了 8492 例内膜癌患者和 16 596 例对照进行筛选，得到了 CAPN9 附近的易感位点。我国作为宫颈癌病例数最多的国家，于 2013 年完成了宫颈癌的 GWAS 研究。

GWAS 被认为是目前最有效的搜寻肿瘤等复杂疾病易感基因的研究方法，尽管目前所找到的单个位点的效应是微弱的，每个易感等位基因可增加 10% ~20% 的肿瘤发病风险，目前的结果也尚不能用于直接解释肿瘤的发生，但肿瘤易感基因的确定，有利于进一步深入研究其发病机制，从而确定诊断和治疗靶标。同时值得注意的是 GWAS 确定的易感位点并不一定是真正的治病位点，抑或仅仅是致病位点的代表性标志，但这并不妨碍其作为肿瘤标志物去筛选易感人群，进而进行重点关注和预防，这更加符合肿瘤早期预防，早期发现的宗旨。

伴随着巨大的投入和争议第一轮全基因组关联研究的浪潮已经退去，它无疑是高通量大发现时代的产物和重要事件，它的作用需要时间去考证。巨大的投入使得全基因组关联研究显得很贵族，对于我国大多数从事妇科肿瘤基础科研的学生或医务工作者来说，更好的学习其规范搜集临床病例及资料的意识及方法，从 GWAS 报道的遗传易感位点库里寻找适合自己研究的靶标，尤其对于无法进行分子生物学或细胞学研究的单位来说，立足临床病例利用一代测序、定制或低通量芯片进行小规模的病因学研究却是可以借鉴和开展的项目。

3. 细胞机制与肿瘤

（1）肿瘤细胞周期、凋亡和衰老研究：肿瘤细胞在许多方面不同于正常细胞，如去分化、侵袭性、药物不敏感性等，这些区别不单是源于失控性的细胞生长，而且来自细胞进化的过程。多年来的研究证明，肿瘤是一类多基因疾病，它包括三层含义：一是肿瘤的发生源于遗传物质 DNA（或基因）的改变；二是这种改变是多步骤完成的多个基因变化的细胞进化过程；三是所有的基因变化最终导致的是细胞的失控性生长。

细胞基因组完整性的改变，是肿瘤发生的物质基础。细胞周期的监控机制——检测点，是细胞基因组完整性的重要特征。已知有三种细胞成分，即 DNA（或基因）、纺锤体和纺锤体极，涉及细胞的遗传，它们在细胞周期的 DNA 复制和染色体分离过程中，受到检测点的精密控制。这些监控机制的破坏，将导致遗传的不稳定性，它是所有癌前细胞和癌细胞的本质特征。DNA 监控机制的破坏，将导致染色体重排，如基因缺失、扩增和移位。纺锤体监控机制的破坏，将导致有丝分裂过程中染色体不能分开，子代细胞中染色体的丢失或增加。纺锤体极监控机制的破坏，则导致染色体组倍性的改变。这三种基因组改变，染色体重排、异倍体和多倍体，都常见于肿瘤细胞进化过程中。

如上所述，细胞周期中检测 DNA 损伤的检测点至少有两处，一处在 G1-S 过渡期，另一处在 G2-M 过渡期。控制进入 S 期的检测点防止 DNA 受损的细胞进入 S 期的 DNA 复制。控制进入 M 期的检测点防止受损的 DNA 和未完成复制的 DNA 进入有丝分裂。这些 DNA 损伤检测点的主要机制有二：一是 p53 依赖性机制，另一是 p53 非依赖性机制。每一完整的检测点应由四部分组成，即发现、制动、修复（如 DNA 修复）、决定（如继续分裂或死亡）。理论上说，检测点的任何一部分出了问题，如发现不了 DNA 损伤（如 ATM 突变）、不能使细胞周期停下来（如 p53 突变）、DNA 修复错误（如 MLH1/PSM 突变）、决定错误（如 Bcl-2 突变）等，都会导致其功能的异常，结果是遗传的不稳定性、受损细胞的存活和复制或细胞遗传物质的改变，如此突变基因累积的细胞多步骤进化，最终成为失控性生长的肿瘤细胞。90 年代细胞分子生物学和肿瘤生物学的系列突破使人们认识到，几乎所有癌基因、抑癌基因的功能效应，最终都会"会聚"到细胞周期机制上来，许多癌基因、抑癌基因直接参与了细胞周期的调控，或者本身就是细胞周期调控机制的主要成分，它们突变的结果，导致了细胞周期的失控，包括细胞周期启动、运行和终止的异常，使细胞获得以增殖过多、凋亡过少为主要形式的失控性生长特征。因此，可以说，肿瘤是一类细胞周期疾病。

（2）肿瘤细胞凋亡和衰老研究：基础研究者对肿瘤细胞凋亡的研究源于 20 世纪 90 年代以来肿瘤分子生物学研究的不断深入，使肿瘤学家们注意到肿瘤的发生与程序化细胞死亡的相互关系。程序化细胞死亡与增殖是一对并存的矛盾，正常状况是两者维持动态平衡。从系统的观点出发，恶性肿瘤的发生可能由于细胞死亡的通路受到抑制，致使细胞寿命延长。Marx 认为癌症是应该发生凋亡的细胞群未发生凋亡的结果。

近年来，人们对妇科恶性肿瘤中细胞凋亡的研究发现，细胞凋亡在妇科恶性肿瘤的发病机制、治疗和预后评估中均有一定的作用。如已经证实 HPV16、HPV18 可以缓解肿瘤细胞的频繁凋亡；HPV16/18E6 与抑癌基因 p53 结合，可以很快引起 p53 基因变性，阻止野生型 p53 刺激导致的细胞凋亡。与宫颈癌发生发展有密切关系的 HPV 染色体组，可以激活癌基因 c-myc，使 p53 变性，间接抑制细胞凋亡。以上可能就是 HPV 诱发宫颈癌的机制之一。

化疗药物治疗后的细胞死亡，可通过诱发细胞凋亡的方式而实现。Meyn 等对种植在小鼠体内的卵巢腺癌 Oca-1 给予不同浓度的顺铂，发现顺铂通过诱导细胞凋亡而杀死癌细胞。近年来有关环磷酰胺、紫杉醇等妇科恶性肿瘤常用化疗药物的抗肿瘤机制的研究中，同样显示细胞凋亡在其中起着十分重要的作用。

对肿瘤预后的评估也引进了细胞凋亡的概念。Furuya 等对大量正常宫颈上皮、不典型增生、原位癌和浸润癌组织中细胞凋亡和生长的研究显示，随着细胞向恶性转变，细胞凋亡呈现下降的趋势。而 Wheeler 等对 Ib 期宫颈癌患者在放疗前行活组织检查，来评价其细胞凋亡的基础水平，并在放疗后进行长达 101 个月的随访，结果显示，细胞凋亡的基础水平高的患者较水平低的患者预后要好。

细胞衰老是指细胞脱离细胞周期并不可逆的丧失增殖能力后进入的一种相对稳定的状态。衰老的细胞不能够再增殖，即使在有丝分裂原的刺激下也无法增殖，但却保持代谢活性。细胞衰老最早被发现是一种生理现象被称为生理性衰老。近来科学家发现了癌基因诱导衰老(oncogene-induced senescence,OIS)。2006年,Bartkova等研究证实癌基因诱导细胞衰老与DNA复制应激相关,包括DNA复制叉早熟终止、DNA双链断裂,在小鼠模型中抑制DNA双链断裂反应激酶ATM可导致肿瘤进展。研究证实,在早期癌前病变中,如宫颈上皮内瘤样病变(cervical intraepithelial neoplasia,CIN),细胞衰老的发生远远高于恶性肿瘤。研究者们逐渐形成共识,即细胞衰老可能是机体抵御细胞恶性转化的一个天然屏障,肿瘤细胞必须跨越细胞衰老的障碍才能得以永生化。小鼠实验发现,在癌前病变和腺瘤中可以检测到细胞衰老,以及 p16、p15、Dec2 以及 HP1γ 等衰老特异标志基因,但在腺癌细胞中不能检测到细胞衰老;提示激活的癌基因在小鼠体内诱发细胞衰老,但由于少数细胞变异突破衰老防线而发展成恶性肿瘤。综上所述,衰老是细胞在癌变过程中的天然屏障,是继DNA修复、细胞凋亡后的第三大细胞内在抗癌机制,在机体防止肿瘤形成中起重要作用。目前衰老的通路并不像周期和凋亡那样被阐述的较为清晰,OIS的作用网络也远远不够完善,除了 P53,P21,P16 等在凋亡和衰老中都起到作用的基因外尚需要去更精细的绘制衰老机制及其在肿瘤发生中的作用。

(二) 肿瘤转移机理研究

肿瘤侵袭和转移是成功治疗肿瘤的最大障碍,也是目前恶性肿瘤患者的主要死因。追溯肿瘤转移的研究,至今已有近一百年的历史。近年来由于分子生物学技术的进步,引出对肿瘤转移机理的新概念、新观点,为肿瘤转移研究展现一个全新的面貌,大大推动了该领域的进程。探索肿瘤分子生物学特性是研究肿瘤转移机制的关键。随着当今分子生物学技术的进步,我们提出了肿瘤转移机理的全新的理论,这就是基因调控下的多元体系。肿瘤的转移是癌基因与抑癌基因参与调节的复杂过程,通过肿瘤转移相关基因的过度表达,以及一系列基因产物的参与,对肿瘤转移整个生物过程进行调控,这涉及肿瘤细胞与宿主、肿瘤细胞与间质之间相互关系的多步骤、多因素参与的过程。决定肿瘤转移的关键步骤重要在于:①肿瘤细胞与上皮基底膜的黏附。②基质蛋白的溶解:这涉及原发肿瘤的侵蚀性生长和转移肿瘤的定位扩张两大重要环节。一些关键酶参与基质蛋白的溶解如金属蛋白酶及尿激酶型纤维蛋白溶解酶原活性因子(uPA)尤为重要。③血管形成与肿瘤侵蚀:该过程受许多肿瘤血管形成因子的调节。④肿瘤细胞趋化运动性:一些重要的活性因子如自分泌运动因子(AMF)、表皮生长因子(EGF)和相关受体(EGFR),以及运动刺激因子(ATX)参与调节。⑤转移脏器的选择:这涉及"种子与土壤"的理论。上述整个复杂转移过程受肿瘤转移相关基因多元体系调控,这种多元调控体系理论的建立是经典医学与当代分子生物学的结合产物。

在肿瘤转移过程中目前较为确认的癌基因包括 Tiam-1、MTA-1、NF-κB 等。Tiam-1 基因是 Rho GTP 酶家族成员 Rac 的特异性 GEF 因子,介导 Rac 由 GDP 形式向有活性的 GTP 形式转换,Tiam-1-Rac 参与细胞骨架的组织和细胞的粘附、运动。MTA-1 是组蛋白脱酰酶(HDAC)和核小体重组复合体的组分,在黑色素瘤、阴茎癌、卵巢癌细胞系中都有表达,与肿瘤细胞的基底膜浸润、淋巴转移密切相关。在雌激素受体表达阳性的乳癌中,MTA-1 蛋白表达抑制雌激素受体转录,降低激素治疗反应。NF-κB 蛋白是由 p65/p50 两个亚单位构成的多效性转录因子,参与细胞因子、细胞因子受体、MHC 抗原、粘附分子等编码基因的调控。正常情况下 NF-κB 在细胞质中与 IκB 蛋白结合,当 NF-κB 路径激活因子出现时,磷酸化的 IκB 与 NF-κB 解离并降解,NF-κB 进入细胞核中开始转录。在恶性肿瘤中 NF-κB 参与凋亡的调节、肿瘤的进展和肿瘤细胞对化疗、放疗的反应,最近又发现 NF-κB 参与肿瘤的转移,推测 NF-κB 可能是作为 KAI 激活物的转录调节因子,或通过稳定 KAI 的 mRNA 水平来调控 KAI 基因的表达。

目前研究较为明确的肿瘤转移抑制基因有:nm23、KAI1、KISS1 基因。nm23 基因是第一个被发现的肿瘤抑制基因,其发现导致肿瘤转移抑制基因概念的形成,具有重要意义。nm23 基因分 H1 和 H2 两个亚型,其编码产生的蛋白质具有 3 种酶活性:核苷二磷酸激酶活性、丝氨酸自身磷酸化作用和组氨酸激酶活性。以往研究显示 nm23 表达异常可影响微管聚合,导致染色体畸变和非整倍体形成从而驱动肿瘤转移,也可通过影响细胞骨架构成或 G 蛋白介导的细胞信号转导通路参与肿瘤的发生、发展。近年来 nm23 蛋白组氨酸激酶的活性引起人们关注,nm23 高表达可使其组氨酸激酶活性增高,通过 Ksr、Map 信号转导通路而发挥转移抑制作用。新近研究发现 nm23-H1 即粒酶活化 DNA 酶（GzmA-activatedDNase，GAAD），参与粒酶诱导的非 Caspase 依赖性细胞死亡通路。nm23 抑制转移的机制仍需进一步探讨。

KAI1 属于跨膜 4 超家族（transmembrane 4 superfamily，TM4SF）成员，基因表达产物与 CD82 基因结构相同，为白细胞表面蛋白，参与调节细胞粘附、迁移、生长及分化。KAI1 抑制转移的机制仍不清楚，可能是通过改变细胞与细胞、细胞与基质的相互作用而影响癌细胞的侵袭转移。KAI1 能与膜蛋白 E-钙粘附蛋白（E-cadherin）、β1 整合素及表皮生长因子受体（EGFR）相互作用。EGFR、β1 整合素能增加肿瘤细胞自发性转移的数目，促进其在转移部位生长；E-cadherin 抑制原发肿瘤的侵袭浸润，在转移灶中常高表达。

KISS1 调节肿瘤细胞生长的机制可能与 NF-κB、Map 信号转导通路有关。研究发现 KISS1 基因编码的 COOH 末端酰胺化活性肽是一种新的 G 蛋白偶联受体配体。受体与配体相结合激活磷脂酶 C，也可能参与 Galphaq 基因介导的 PLC-Ca^{2+} 信号转导，进而抑制细胞的转移。

肿瘤转移是一个非常复杂的过程，基因不稳定和基因变异的积累，通过影响生长因子和抑制因子之间的平衡，可导致肿瘤侵袭性增强、新生血管形成，最终引起转移。了解肿瘤转移的基因调控，可以利用抗肿瘤转移的基因调节机制对肿瘤进行治疗。目前对肿瘤转移的机制研究已做了许多工作，但仍有诸多问题尚待解决。

（三）肿瘤治疗方法探索

1. 抗肿瘤血管生成研究 临床观察发现，多数实体肿瘤都有丰富的营养血管。肿瘤的生长和转移需要新生血管提供血液，无血管期肿瘤生长缓慢，直径一般不超过 1~2mm。当新生血管形成后，肿瘤呈指数生长，同时，肿瘤新生血管的内皮细胞多不成熟，排列无序，内皮细胞间距大，基底膜不连续甚至缺如，因此肿瘤细胞易于进入血循环，发生浸润和远处转移。分子病理学的研究表明，在某些原发肿瘤中，肿瘤组织内微血管密度（MVD）的升高是肿瘤具有侵袭和转移能力的标志，与肿瘤分期和患者的存活有很强关联性。这一重要发现导致一种新的抗肿瘤策略，即抗肿瘤血管形成治疗的诞生。实际上，肿瘤血管形成机制和抗血管形成治疗一直是近年肿瘤研究的热点。

血管形成是肿瘤生长及转移的基础，血管形成过程涉及多种血管形成活性分子，目前研究较多的有：内皮细胞生长因子及其受体、细胞外基质分子、膜结合蛋白（如整合素）、内源性血管形成抑制分子（如内抑素、血管抑素和血小板反应素）等，其中最受关注的是血管内皮细胞生长因子（VEGF）。在卵巢癌、宫颈癌和子宫内膜癌的研究中均证实 VEGF 在血管形成中具有重要作用，且表达强度增高，提示预后不良。

血管形成是一系列内源性刺激因子和抑制因子相互作用的结果，因此抗血管治疗的策略应围绕血管生成因子的生成及活性、内皮细胞表面受体的相互作用、下调信号调节及内皮细胞的活性等进行，而抗血管治疗制剂应作用于相应的血管因子及作用通道。在众多的血管因子中，VEGF 最重要且特异性最强，是正常及病理性血管形成至关重要的调节剂，研究表明在卵巢肿瘤中 VEGF 过表达。Bevacizumab 是一种能识别所有 VEGF 的同功酶的单克隆抗体，能阻止其与 VEGF 受体的结合，从而抑制血管形成。妇科肿瘤协会组织（GOG）正在进行一项 II 期临床实验，以评估其用于治疗复发性卵巢癌患者的安全性及有效性。反应停（Thalidomide）已被作为潜在的卵巢癌抗血管制剂，有研究表明其在对一些传统化疗不敏感的顽固患者具有一定的治疗作用。血管酶（Angiozyme）是惟一的核糖酶，能通过特异性裂解 VEGFR（Flt-1）mRNA 下调 VEGFR 功能，目前已进行临床研究以明确其治疗晚期恶性肿瘤的安全性及有效性，广泛的临床前期研究已证明无明显毒副作用。正在开发的另一种抗血管制剂是 β-PKC 抑制剂 LY317615，这种能够口服的小分子制剂具有抑制生长因子驱动的肿瘤血管增生的作用，目前已被用于几种类型肿瘤的临床 I 期研究。TNP470 是一种半合成的烟曲霉素的衍生物，目前认为具有较强的抗血管形成作用。Tamura 等通过研究发现 TNP470 能明显抑制顺铂耐药细胞株的血管形成，可望成为临床解决卵巢癌顺铂耐药问题的有效途径。目前应用于临床实验的抗血管形成制剂尚有内皮抑素、血管抑素、EMD121974、combretastatin-A4 前药 PTK787、ZK2284、BMS-275、SU6668、白细胞介素 12（IL-12）、α-干扰素、抗 VEGF 抗体和 SU5416 等。

2. 肿瘤多药耐药研究 目前肿瘤治疗仍是以手术、放疗、化疗为主的多学科综合治疗，其中化疗在肿瘤的治疗中占重要地位，这是由于恶性肿瘤具有侵袭、转移的生物学特性及手术、放疗的局限性而形成。近年来，新的细胞毒性药物的发展使包括实体瘤在内的许多肿瘤治疗有了明显改观,尽管如此,肿瘤细胞对多种化疗药物产生交叉耐药性,仍是造成化疗失败的主要原因。据美国癌症协会提供的统计资料显示,90% 以上的肿瘤患者死因或多或少都与耐药有关。研究肿瘤的多药耐药性及其临床逆转已成为肿瘤治疗亟待解决的问题,亦是目前肿瘤研究的难点及热点领域。

自 20 世纪 70 年代发现多药耐药(multi-drug resistance,MDR)现象以来,国内外学者对肿瘤 MDR 的发生机制及临床逆转进行了深入研究,发现传统的耐药机制包括 P-糖蛋白(P-gp)介导的耐药,非 P-gp 介导的耐药,细胞凋亡与多药耐药及细胞周期蛋白与多药耐药。

P-gp 是一种 ATP 依赖性药物排出泵,可耗能将细胞内药物泵出细胞外,使细胞内药物浓度下降,降低对肿瘤细胞的毒性,由此产生多药耐药性。初步阐明了细胞膜上 P-gp 表达增加及其编码的 MDR1 基因的扩增和过度表达与肿瘤多药耐药表型有关,其表达水平与耐药程度密切相关。除了 P-gp 介导的 MDR 途径外,还有其他一些细胞膜转运蛋白 MRP、LRP、BCRP 可将化疗药物排出细胞外,而产生耐药性。非 P-gp 介导的耐药包括谷胱甘肽转移酶(GST)、DNA 拓扑异构酶 Ⅱ(ToPo Ⅱ)和蛋白激酶 C(PKC)等。

近年来,抗凋亡机制在 MDR 发生中的作用已得到普遍关注。大量研究表明许多化学结构不同,作用靶点各异的抗肿瘤药物均可诱导肿瘤细胞凋亡,所以用抗凋亡机制解释 MDR 或许比其他机制更具有普遍性。在耐药研究中已初步观察了 *Bcl-2*、*Bcl-Xl*、*c-myc* 及 *p53* 基因改变与耐药存在相关性。许多抗癌药作用于细胞周期,不同的药物损伤 DNA 后,可能激活细胞周期检测点蛋白,如 *p53*,它的激活至关重要,由它控制着细胞是否在周期中停止以进行 DNA 修复或继续进入细胞周期,还是启动细胞程序性死亡。因此,阐明肿瘤耐药相关基因在细胞周期和凋亡信号传导通路中的机制是目前研究的热点。

在研究 MDR 机制的同时,人们也在开始 MDR 的逆转研究。目前已找到几种重要的 MDR 逆转剂并已进入临床研究,由于受诸多因素的影响,大多数的临床研究未获成功。虽然肿瘤耐药的研究已取得了长足进步,但目前在临床逆转 MDR 方面仍面临诸多问题与困难,这是因为肿瘤耐药是多因素的,耐药表型可随诱导药物、细胞种类、分化阶段的不同而表现出不同的耐药表型,可以是某一耐药基因表达,也可以是多种耐药基因同时表达的多种耐药表型。上述肿瘤 MDR 发生机制均不能单独解释多药耐药现象。虽然对耐药基因的结构、功能、活化机理、参与信号传导等方面的作用进行了研究,在肿瘤耐药逆转及基因治疗方面亦进行了大胆尝试,但这些研究尚缺乏综合、深入地系统研究,使得目前仍不能明确阐明哪些基因在什么条件下发生了变异,并与肿瘤耐药有多大关系。

3. 肿瘤基因治疗　基因治疗是在患者的细胞中加入具备正常功能的基因,纠正先天性遗传缺陷,或给靶细胞提供新的、正确的功能。近年来,随着人们对肿瘤免疫、肿瘤病因和分子机制的深入研究,肿瘤基因治疗方法获得突飞猛进的发展,并逐渐走向成熟。目前开展的免疫基因治疗、转导抑癌基因、反义癌基因以及靶向化疗等肿瘤基因治疗研究,其结果鼓舞人心。肿瘤基因治疗已成为目前肿瘤治疗研究最活跃的领域之一。

(1) 补偿性基因治疗:补偿性基因治疗是指向缺失某种抑癌基因的细胞内导入正常的抑癌基因,逆转肿瘤细胞的表型、抑制细胞增殖、诱导细胞凋亡,以达到治疗目的。如将克隆的抑癌基因 *Rb*、*p53*、*p16*、*p21*、*PTEN* 等导入肿瘤细胞,可以逆转其恶性行为,诱导细胞凋亡。重组人 p53-ADV 注射液(今又生)目前已通过中国国家食品药品监督管理局(SFDA)批准,成为世界上首先获准上市的基因治疗新药,在临床试验中显示较大的潜力。然而,由于肿瘤发生、发展的机制十分复杂,涉及多种癌基因和抑癌基因的多步骤改变,因而难以通过拮抗某一种癌基因完全控制肿瘤的恶性行为。

(2) 干挠性基因治疗:干扰性基因治疗是指利用反义核酸技术用人工合成的 DNA 特异性地封闭癌基因、生长因子和(或)受体基因的片段,或利用核酶特异性地封闭和切割癌基因的 mRNA,从而达到治疗肿瘤的目的。新近研究发现,在真核细胞内某些双链 RNA 能高效、特异地结合、降解互补 mRNA,阻断特异基因的表达,导致细胞出现特定基因缺失的表型,并将此现象称为 RNA 干扰(RNA interference,RNAi),其中 21～25nt 大小的短双链 RNA 称为 siRNA(small interferingRNA,siRNA)。与反义核酸和核酶技术相比,RNAi 更具有高效性和特异性。运用 RNAi 技术进行基因治疗,在体内和体外实验中均显示出较强的抑癌作用,证明 siRNAs 具有临床应用的可行性。存在的问题是目前尚没有合适的转基因技术,RNAi 在临床肿瘤治疗上的应用有待于进一步研究。

（3）抗肿瘤血管形成：基因治疗主要包括针对血管形成生长因子及其受体的基因治疗，血管形成抑制因子基因治疗，针对肿瘤血管内皮细胞的自杀基因治疗等。这些方法通过特异作用于瘤床的微血管内皮细胞而控制肿瘤生长，在基因治疗中显示出较广泛的临床应用前景。

（4）免疫基因疗法：由于在肿瘤的发生发展过程中存在着机体免疫系统对肿瘤细胞的免疫耐受状态，而这种状态可能源于肿瘤细胞本身的免疫性不强（如 MHC 表达不足），也可源于抗原递呈细胞（APC）不能提供足够的刺激信号（如 B7），或者机体免疫因子分泌不足等。主要通过以下方法纠正机体肿瘤免疫的耐受状态：①将某些细胞因子或细胞因子受体基因转染到机体免疫细胞中，以提高机体免疫系统对肿瘤细胞的识别和反应能力；②将一些与免疫识别有关的基因（如 *HLA B7* 等）通过病毒载体或质粒 DNA 直接注射到瘤体内，增强肿瘤细胞的免疫原性；③制备肿瘤 DNA 疫苗，将编码特异抗原的基因直接注入人体，通过其在机体内的表达来激发机体对编码抗原的免疫反应。如应用癌胚抗原（CEA）制备的肿瘤 DNA 瘤苗在实验中显示出一定的效果。

（5）肿瘤耐药基因治疗：即化疗保护性基因治疗，指化疗前向骨髓内导入耐药基因，保护骨髓细胞不受抗肿瘤药物的损害。目前，肿瘤耐药基因治疗的方案是单用或联用 *MDR1* 基因、*DHFR* 基因、*MGMT* 基因转入造血干细胞，使造血干细胞获得广谱抗药性；或使用耐药基因的突变体，以获得比野生型更有效的骨髓保护作用；也可将 *GM-CSF* 基因等转入骨髓细胞，以提高机体对大剂量化疗的耐受力。

（6）自杀基因疗法：将能编码某些药物敏感酶的基因转导入肿瘤细胞，肿瘤细胞产生的某些酶类将低毒或无毒的药物前体转化为细胞毒性产物，从而杀伤肿瘤细胞。其作用是：促进免疫效应细胞的分化增殖、加强对肿瘤的杀伤力；增加肿瘤细胞的免疫原性；直接杀伤癌细胞；较强的旁观者杀伤效应。常用自杀基因有单纯疱疹病毒胸苷激酶（HSV-TK）基因、大肠埃希菌胞嘧啶（CD）基因等。自杀基因疗法可以实现选择性原位转导和特异性杀伤，避免应用体外基因疗法中步骤繁多、技术要求高、难度大的靶细胞获取及培养、目的基因转导、筛选及回输等过程，从而使其成为较早进入临床的基因治疗方法之一。自杀基因治疗的缺点是仅杀伤 S 期细胞，即仅能诱导一小部分分裂细胞发生死亡。

尽管肿瘤的基因治疗在动物实验及临床 Ⅰ、Ⅱ 期实验中取得了较好的效果，但仍存在种种原因影响着基因治疗的应用和普及，随着新的制剂以及更好的促进基因表达方法的研制，基因治疗将在未来的个性化治疗中发挥更大的作用。

二、试管婴儿基础研究进展

1978 年世界第一例"试管婴儿"在英国诞生，被称为人类医学史上的奇迹。试管婴儿技术是体外受精——胚胎移植（in vitro fertilization and embryo transfer，IVF-ET）人工助孕技术的俗称，是一项结合胚胎学、内分泌、遗传学以及显微操作的综合技术，主要适用于女性不可逆性输卵管损害。早期的采卵是在自然排卵周期进行，因此成功率低。1992 年 Palermo 的卵母细胞单精子注射（intracytoplasmic sperm injection，ICSI）使试管婴儿技术的成功率大大提高，称第二代试管婴儿技术，主要用于治疗男性不孕。随着分子生物学技术的发展，近年来，在人工助孕与显微操作的基础上，胚胎着床前遗传学诊断（preimplantation genetic screening/diagnosis，PGS/PGD）开始发展并应用于临床，被称为第三代试管婴儿，使不孕不育夫妇不仅能喜得贵子，而且能优生优育，因此成为目前试管婴儿基础研究的方向。

PGD 指胚胎着床前，对其遗传物质进行分析，诊断胚胎是否存在某些遗传异常，确定该胚胎是否适合移植的诊断方法。PGD 可以诊断任何染色体或基因定位的疾病，是对 IVF 后 4～8 细胞期胚胎显微操作获得的 1～2 个分裂球进行的遗传学分析。研究表明：8 细胞期胚胎的活检操作对着床前活检的胚胎发育非但无损，甚至可能有益于胚胎的孵化。该技术已广泛应用于性连锁性疾病、单基因疾病、染色体异常及高龄妇女非整倍体的检测。目前可供诊断的单基因疾病包括地中海贫血、镰形细胞贫血、囊性纤维病、杜氏肌营养不良、马凡综合征等 20 余种，早先的诊断方法主要通过 PCR 技术检测单细胞靶基因的数目及结构有无异常。荧光原位杂交技术（fluorescence in situ hybridization，FISH）是研究人类胚胎染色体异常的较好方法，它可以对染色体和 DNA 进行准确的研究，可以进行性判定、非整倍体核型普查和染色体结构异常分析。

鉴于常规 FISH 在诊断染色体相互易位及分析完整核型方面的局限性，及基因芯片技术、单细胞测序技术的飞速发展，将基因芯片及二代测序技术应用于 PGD 已成为生殖领域的趋势。Illumina 和 Affymetrix 所提供的 cyto 系列芯片已被应用在临床。其检测项目包括：染色体非整倍体、多倍体、不平衡易位、倒位、微重复、微缺失、UPD/LOH、嵌合体等，适用于多种活检材料：极体、卵裂球、囊胚的滋养外胚层、流产组织物等。两种芯片系统都可做到操作简便，72 小时之内出具检测结果，能进行新鲜胚胎周期移植，无需将胚胎冷冻，检测精确度可达 30 ～ 40kb，准确定位染色体片段位置和大小。有些学者也积极探索利用测序技术进行 PGD 和 PGS，目前准确性、结果解读及成本依然是限制其应用的问题。但是，其巨大的潜力和前景是显而易见的。

试管婴儿基础研究的另一个研究热点是子宫内膜的胚胎容受性研究。随着 IVF-ET 技术水平的提高，卵母细胞的回收率和胚胎移植率也随之不断提高，然而妊娠率却仍较低，因此，如何提高 IVF-ET 妊娠率已成为一个迫切需要解决的问题。IVF-ET 时，胚胎质量以及子宫内膜的容受性是影响胚胎着床的两个关键因素。胚胎着床是从受精卵植入子宫内膜开始的一系列细胞、分子信号传递过程。在人类生殖过程中，受精卵在母体子宫中着床、分化，最终发育成一个成熟的胎儿，同时也受到时间、空间的控制，并受雌二醇（E_2）、孕酮（P_4）作用的调节。其中着床过程对妊娠成功与否影响最大，而母体子宫内膜对胚泡的接受能力又与着床成功与否密切相关。目前临床上许多不孕症患者如子宫内膜异位症（EMs），除了与卵泡质量有关外还与子宫内膜胚胎容受性低有关，因此对子宫内膜胚胎容受性的研究显得尤为重要。影响子宫内膜容受性的相关因素较多，如胞饮突、白血病抑制因子、整合素、基质金属蛋白酶（MMPs）、Ley 寡糖、转化生长因子（TGF）、同源盒基因等。

1. 胞饮突　子宫内膜表面胞饮突的存在及发育，表明子宫将进入着床敏感期。内膜上皮的胞饮突不仅可作为子宫内膜容受性的形态学标记来确定植入窗期时间，而且可能直接或间接地参与胚泡与子宫内膜表面的黏附过程。

2. 白血病抑制因子（LIF）是影响子宫内膜容受性最为关键的细胞因子之一。围着床期表达 LIF 是判断内膜对胚泡是否具有接受性或胚泡能否着床的重要标志之一，是胚胎正常发育的关键因子，同时也是着床启动调节因子。

3. 整合素属黏合素家族的一组细胞黏附分子，能够与细胞外基质发生特异结合，在细胞膜上形成黏着斑（focal adhesion），从而介导细胞与细胞、细胞与基质或细胞-基质-细胞间的相互识别、黏附和结合，并参与细胞的生长、分化、活化及跨膜信号传导等一系列生理和病理过程。整合素的表达有助于子宫内膜由非黏附状态向黏附状态的转变，并与子宫内膜对胚泡的容受性有关，可作为评价子宫内膜容受性的良好指标。

4. MMPs 和 TGF　胚泡在植入过程中既要避免被母体排斥，又要防止滋养层细胞过度侵入，目前认为细胞滋养层细胞分泌的 MMPs 和尿激酶纤溶蛋白溶酶原激活剂（PA）是诱导滋养层细胞浸润的关键酶，可水解 ECM 中多种成分，若过度侵入则会导致绒毛膜癌及葡萄胎等恶性肿瘤。在胚泡着床过程中蜕膜和滋养层细胞以自分泌和旁分泌方式产生 TGF-β，诱导滋养层细胞及蜕膜细胞产生 TIMPs 和纤溶蛋白溶酶原激活抑制因子（PAI），从而抑制 MMPs 和 PA 的活性，限制滋养层细胞的过度侵入。

5. Ley 寡糖　在哺乳动物胚泡着床期间，其子宫内膜上皮细胞及胚泡表面均有丰富的岩藻糖化抗原表达，其中以岩藻糖化乳糖系列寡糖（Lex，Ley，H1）为主，它不仅对母胎识别起中介作用，还可通过影响其他相关因子的表达等途径参与胚泡着床。

6. 同源盒基因（homeobox gene，HOX gene）HOX 基因是新发现的一类控制胚胎发育包括生殖道发育和细胞分化的主控基因，该类基因在子宫的胚胎发育及维持子宫功能方面起重要作用。研究表明，HOX 基因作为转录调节因子，可能通过直接或间接方式诱导下游基因的激活和抑制，参与胚泡着床，因而可能是子宫内膜容受性形成的关键基因。Eun Kwon 等认为，HOX 基因可作为子宫内膜容受性的标志，将来有望用于基因治疗以增加 HOX 基因表达、提高着床成功率。

总之，子宫内膜容受性各相关因素之间不是彼此孤立，而是相互联系、相互影响、相互作用，构成一个井然有序的调节网络。随着分子生物学、蛋白质组学及其他生物医学的不断进步，对子宫内膜容受性相关因素的研究愈益深入。同时伴随临床上体外受精-胚胎移植（IVF-ET）等技术的广泛应用，必将加深对胚胎着床机制的认识，从而能主动干扰子宫内膜容受性、实现人类自身的生殖调节。

胚胎干细胞（embryonic stem cell，ESC）的研究及应用是继"人类基因组计划"之后的又一场人类医学和生命科学的革命。1998 年，美国 Thomson 和 Gearhart 两个研究小组建立了人类 ESC 系，引起国际学术界巨大轰动，并认为 ESC 和人类基因组将同时成为 21 世纪最具发展潜力和应用前景的领域。

胚胎干细胞又称全能干细胞(totipotent stem cell)。它是由着床前(受孕 3~5d)的囊胚内细胞团(ICM)经体外分化抑制培养所得的一种高度未分化细胞,具有全能性、无限增殖和多向分化的潜能。这种细胞在形态上有较高的核浆比,核仁明显;表达高水平的端粒酶,端粒酶是一种可使细胞无限分裂的 RNA 依赖性 DNA 聚合酶,为永生化细胞所特有,分化细胞内无此酶活性。

ESC 的建立与动物的克隆颇具相似之处,两者均通过体细胞核转移技术获得,即首先将人卵细胞脱核,然后将体细胞的细胞核转移到去核卵细胞中。两者不同的是,克隆动物是将核转移卵细胞移植到子宫内,继而发育成胚胎,再娩出成熟的个体;而制备 ESC 则是将核转移卵细胞置于体外培养体系中进行培养,待囊胚形成后取其内细胞团,再经过体外培养,最后制备成 ES 细胞。这一过程的真正意义在于获得携带有某一生物个体特异性遗传物质的干细胞。ESC 研究的科学价值在于这种能够自我更新并具有分化多能性的干细胞,在胚胎发育、器官移植及细胞治疗等方面具有广阔的应用前景,利用干细胞技术治疗疾病将是未来医学发展的方向。

1. 研究人胚胎发育及疾病的发生 限于法律和伦理的原因,研究人员不能利用完整的人胚直接进行研究,目前可通过 ESC 建立体外分化模型,并建立各种基因改变的 ESC 系,以求发现某些基因或细胞因子在胚胎发育早期对不同类型细胞或组织分化的作用。如通过对各时期基因表达的研究,进一步了解人自身胚胎发育规律和畸形胎儿、胚胎肿瘤的发生机制,为 ESC 体外定向诱导分化奠定基础。用 ESC 进行治疗存在着潜在的危险,人类 ESC 有向组织瘤方向发展的可能,所以人们必须设计"自杀基因",当移植的细胞有致瘤倾向时将其杀死。

2. 用于移植治疗 以 ESC 作为启动细胞的组织工程,通过控制 ESC 生长环境、向 ESC 转染某一种系细胞形成的决定基因、或利用某种系特定启动子控制的抗药性基因富集转基因 ESC,获得特定种系的较纯化的细胞,而且数目上不受限制,可为临床的组织器官移植提供大量材料。将这些细胞用于移植治疗,将给帕金森氏病、脊髓损伤、糖尿病、心肌缺损、白血病等许多疑难疾病的治疗带来新的希望。目前,从小鼠 ESC 分化来的许多种细胞已成功地植入受体体内。尽管这种细胞移植是可能的,但首先要克服的是免疫排斥反应。虽然采用患者自身的体细胞核,通过治疗性克隆或核转移等技术得到 ESC 可克服这些问题,但这些方法同时会破坏和改变细胞中许多基因,由此发育出的细胞和组织、器官是否有生理缺陷还有待进一步研究。

3. 用于基因治疗 ESC 是基因治疗的良好靶细胞。利用基因打靶载体使外源 DNA 与 ESC 中相应部分发生重组,或靶向破坏等位基因造成基因纯合失效来治疗疾病,具有基因转移效率高、易于操作的特点。目前已利用遗传工程技术,在体外定向改造 ESC 后,建立了多种人类遗传性疾病的动物模型,使人体内的基因功能研究大为推进,为人类疾病的基因治疗奠定了坚实的基础。

4. 用于药物筛选和新药开发 ESC 是新型药物筛选的理想模型,将使新药开发、药物筛选、药物研究更为直接可靠。目前已有 12 个欧洲实验室建立用鼠胚胎来进行药物的敏感性、光毒性和胚胎毒性实验。人 ESC 系的建立,可从细胞水平来研究人体对药物的反应,还可对化学物质的毒性和效能进行评估,对药理学、农业、化肥工业等领域的发展有重要意义。

虽然 ESC 研究有着极为诱人的前景,但要使其应用于临床,还面临着许多问题。首先 ESC 研究还存在很多技术上的难题,如何克服免疫排斥反应问题,必须对 ESC 及其衍生细胞的移植的安全性做出全面、客观、深入的评价;不能排除治疗中 ESC 致癌或形成组织瘤的可能;迄今为止,触发和调控细胞分化的机制仍不明了,体外控制干细胞分化方向的技术尚未完全成功。其次,世界各国还就胚胎研究所涉及的伦理、道德、法律等问题展开激烈的争论,其焦点在于获得 ESC 的过程是否在毁灭一个"生命"。相信随着上述关键性问题的解决,ESC 研究在生命科学上的价值将真正得到体现。

三、妇科内分泌基础研究进展

(一)子宫内膜异位症的基础研究进展

子宫内膜异位症(异位症)是一种常见的妇科疾病。长期以来,这种性质良性而行为却类似恶性的疾病一直使临床医生琢磨不透。尽管有多种方法可以治疗异位症,但结果却并不满意,无论经过何种治疗,其 5 年以内的复发率都在 40% 以上。究其原因,乃是对异位症的基础研究还缺乏突破性进展,对其发生发展过程尚认识不够。近年来,随着分子生物学及免疫学技术的发展,对异位症的基础研究也进入到了更深的层次,并取得了一些令人鼓舞的成果。

目前认为,免疫机制在异位症的种植、定位、黏附及生长生殖过程中均起重要作用。细胞免疫功能的异常,尤其是腹膜局部防御系统缺陷,是异位症发生的重要原因之一。正常情况下,血中的单核细胞可以抑制子宫内膜细胞的异位种植和生长,同时腹腔中活化的巨噬细胞、NK 细胞及细胞毒性 T 细胞则可将残留的子宫内膜细胞破坏清除。而在异位症患者中,由于单核细胞功能的改变(或者是由于子宫内膜细胞本身表型的改变),其外周血单核细胞却可以刺激子宫内膜细胞在异位种植和生长;同时,腹腔中的巨噬细胞、NK 细胞及细胞毒性 T 细胞的细胞毒作用又被抑制,这样子宫内膜即能在腹腔种植。子宫内膜细胞在腹腔中成功种植以后,其进一步发展则依赖于一些内分泌的、免疫的及血管形成因子的作用。同时,异位灶在增长过程中需要新生血管供血,故血管形成因子具有重要作用。首先,破碎子宫内膜碎片在促红细胞生成素(EPO)的作用下完成在盆腹腔的种植。EPO 主要促进骨髓红细胞的生成,近期的一些研究发现,它也能促进新生血管的形成。在子宫内膜异位症患者的腹腔液中,EPO 水平明显高于正常妇女,且 Ⅰ 期患者远较 Ⅱ、Ⅲ、Ⅳ 期为高。推测 EPO 主要与异位内膜细胞的种植有关。其次,血管内皮生长因子(VEGF),白介素 6(IL-6)为维持内膜症继续生长提供支持。Mahnke 的研究表明,与正常或轻度内异位症患者(评分≤5)相比,VEGF、IL-6 在腹腔液中的表达更多见于中、重度内异症患者(评分>6)。血管生成因子主要有表皮生长因子(EGF)、血管内皮生长因子(VEGF)、纤维母细胞生长因子(FCTF)、转化生长因子-β(TGF-β)、巨噬细胞移动抑制因子(MIF)、血小板来源的内皮细胞生长因子(PD-ELGF)、肿瘤坏死因子-α(TNF-α)和白介素-8(IL-8),他们共同参与刺激异位灶及其周围的新生血管形成。另一方面,腹腔中的 T 细胞受抗原刺激后,增殖分化并分泌多种细胞因子,使 B 细胞活化和分化成为抗体产生细胞,后者产生多种自身抗体,导致不孕或反复流产。而上述过程中分泌的一些炎性介质及血管生长因子等,则与疼痛及粘连形成有关。

子宫内膜异位症的发生具有组织学特性,提示除腹腔内环境和免疫因素外,局部环境因素在子宫内膜异位症形成中也具有重要作用。Kancnckx 等认为,盆腔表浅部异位症病灶的形成受腹腔液微环境的影响,而盆腔深部病灶及卵巢巧克力囊肿的形成则受到血液微环境和卵巢局部环境的作用。有

证据表明,异位子宫内膜细胞与在位内膜细胞在显微镜下结构,细胞骨架成分,胶原蛋白及上皮黏蛋白含量方面无明显差异;但两者在雌激素受体,免疫细胞因子及其受体及人类白细胞抗原分子的表达方面均有差异。已经证明,异位内膜的生长和维持也依赖于周期性卵巢激素的刺激,且同样需要通过雌激素受体及孕激素受体发挥作用。另外,异位内膜的雌激素受体及孕激素受体浓度都明显低于在位内膜,而且在月经周期中的变化不同于在位内膜,缺乏周期性变化。

总之,近年来对异位症的基础研究已进入到了分子水平,对异位内膜与在位内膜间的差异进行了更为广泛的研究;细胞因子以及细胞免疫在发病中的作用越来越受到重视。然而,细胞因子种类繁多,其确切作用以及何种因子起关键作用还亟待阐明。同时,异位症患者不仅免疫系统及腹腔的局部环境有改变,而且子宫内膜本身也有内在的差异性,其原因也需进一步研究。

(二)卵巢早衰的基础研究

卵巢早衰(premature ovarian failure,POF)指妇女在青春发育后至 40 岁前出现闭经,血雌激素水平低下,促性腺激素浓度过高的状态。因低雌激素绝经期综合征导致不孕不育,严重影响妇女的身心健康,成为当今妇科内分泌研究的热点和难点。POF 病因复杂,发病机制与先天性卵泡数量少、卵泡闭锁增加、卵泡成熟障碍有关。深入研究发现,POF 与自身免疫、染色体异常、促性腺激素及其受体异常、放射线等密切相关。

1. 自身免疫因素　卵巢抗原成分有颗粒细胞、黄体细胞、透明带细胞、甾体激素产生细胞、卵细胞和透明细胞等。正常妇女体内存在一定量的非致病性抗卵巢抗体(antiovarian antibody,AoAb),可能与清除体内衰老组织有关。一旦由于某些原因导致某些分子量的 AoAb 产生增多或产生新的异常 AoAb,则作用于上述卵巢抗原的特异性靶细胞,引起过度的抗原抗体反应,导致卵巢细胞的病理性损伤,使卵巢过度闭锁,影响卵巢生殖内分泌功能,从而发生 POF。

免疫学新近研究发现,T 细胞亚群比例失调、B 细胞功能增强是导致自身免疫性卵巢功能衰退的免疫病理基础,而细胞因子在自身免疫性 POF 的发生中起重要作用。卵泡闭锁由 IFN-γ 开始并激活一系列细胞因子引起,当机体免疫异常时,卵巢抗原激活 CD_4^+ T 细胞,使 CD_4^+ T 细胞数量增加或功能增强,因此 CD_4^+ T 细胞表达和分泌细胞因子

IFN-γ 的数量增加,这些细胞因子可直接作用于 B 细胞,促进 B 细胞增殖、分化和分泌免疫球蛋白,也可诱导细胞毒性 T 淋巴细胞(cytototic T lymphocyte,CTL)、NK、淋巴因子激活的杀伤细胞(lymphokineactivated killer cell,LAK)等多种杀伤细胞分化,导致卵巢的抗原靶细胞损伤或凋亡。由于卵巢过度损伤及凋亡,造成卵泡过度闭锁,排卵障碍,卵泡数量迅速减少,最后发生 POF。

2. 染色体异常 女性 X 染色体上可能存在着维持正常卵巢功能所必需的区域。分析表明近端 X_p 和 X_q 包含最重要的卵巢维持区域,当这些区域的末端缺失或转位时,通常显示完全性的卵巢功能衰退。X_p 的终端缺失导致 50% 的 POF 和 50% 的原发闭经,X_p 和 X_q 近端粒的终端缺失更易导致 POF。X 染色体上位点的数量和确切位置也正在研究中。Sherman 等报道 X-脆性染色体上 FMR1 基因第一外显子的前突变(即该座位上有 60~200 个 CCG 重复序列),携带者在 40 岁以前绝经的发生率较正常对照组高 4 倍。由此推测前突变的 CCG 重复序列可能以某种方式干扰胎儿卵巢 *FMR1* 基因的正常转录,引起前突变携带者在出生时卵子数量锐减,从而导致她们尚年轻时卵子耗竭及 POF 的发生。因此,目前研究认为 POF 是性连锁遗传性疾病,临床上对 POF 妇女应常规作染色体检查。

3. 促性腺激素及其受体异常 人促性腺激素 FSH、LH 及其受体基因(FSHR 和 LHR)已被克隆和测序。研究发现 FSHR 基因外显子点突变和杂合子突变导致变异的 FSHR 活性不同,使促性腺激素与其受体的结合力和信号传导功能显著下降引起 POF。这类患者有正常发育的卵泡,但对 FSH、LH 甚至升高的 FSH、LH 不敏感,即卵巢抵抗综合征。

4. 放射线照射 放疗可破坏卵巢,导致暂时或永久性闭经,对卵巢的放射剂量超过 8Gy 可引起 POF,其发生和可逆性与照射剂量、患者年龄、敏感性密切相关。

总之,目前对 POF 的确切病因尚缺乏肯定的认识,但随着分子生物学和分子免疫学理论和实验技术方法的飞速发展,有望从分子水平阐明其病因和发病机制,将指导临床预防和治疗,提高生育力,改善妇女的生活质量。

四、优生产前基础研究进展

(一)唐氏综合征的产前诊断研究进展

唐氏综合征又名先天愚型或 21-三体综合征,是人类发现最早、最常见的常染色体畸变疾病。其主要特征为严重智力障碍、特殊面容、体格发育落后,并常伴有多发畸形。由于唐氏综合征无法治疗,因此,及早在产前发现、阻止患儿出生,是围产优生和产前诊断的重要任务。

自 1968 年 Valenti 等应用羊膜腔穿刺术取得羊水细胞培养的方法报道了首例唐氏综合征以来,其产前诊断一直受到学者们的高度重视,使该领域的研究得到快速进展,在安全性、准确性、可靠性等各方面获得了显著提高,已逐步被推广应用于临床,对控制唐氏综合征患儿的出生起了积极的作用。临床目前应用的产前诊断主要依靠羊膜腔穿刺、绒毛取样、胎儿脐血穿刺等侵入性方法,获得胎儿细胞,进行细胞培养染色体显带分析。

由于产前诊断技术的有创性,尽可能减少产前诊断给妊娠妇女及胎儿带来的风险是近年来基础研究的重点,已经取得了巨大的进展:①提高无创性产前筛查的检出率,降低假阳性率。多项研究表明妊娠早期结合胎儿颈部半透明组织厚度、妊娠年龄和血清标记物(PAPP-A、β-hCG)联合筛查唐氏综合征检出率可达 84.5%~92%,假阳性率 0.5%~6.6%,此方法可将筛查时间提前到妊娠早期,便于选择技术或心理上损伤更小的终止妊娠方式。②从妊娠妇女外周血中富集、分离纯化提取胎儿有核红细胞及胎儿游离 DNA 进行产前诊断,被称为"无创性"产前诊断。

无创产前是近两年来产前诊断领域革命性的技术飞跃,短短几年,华大基因及其他生物公司已经完成十万例以上的检测。任何新技术的发展都需要时间的验证,其准确性特异性仍然是需要经历长时间科学观察的。

综上所述,对于唐氏综合征的出生干预,实施产前诊断虽已取得一定成就,但还远远不能解决所有临床问题。充分利用现有的医疗技术,对不同的人群采取不同的方法进行干预,在尽可能减少对妊娠妇女、胎儿及家庭损害的前提下,有效控制唐氏综合征患儿出生,是进一步努力的方向。

(二)人巨细胞病毒宫内感染的研究进展

人巨细胞病毒是引起胎儿宫内感染最常见的病毒,可影响妊娠结局,降低出生人口素质。孕妇感染 HCMV 后,主要由母血经胎盘传播给胎儿,但 HCMV 通过胎盘屏障的具体机制目前仍知之甚少。孕早期 HCMV 感染一般先感染胎盘,之后一部分病例再经胎盘感染胎儿,孕晚期胎盘感染多同时存在着胎儿感染。有免疫能力的个体(包括孕妇)一般只在原发感染时发生病毒血症,在感染后的数月内其外周血中可检测到病毒DNA,而孕妇HCMV继发感染时外周血中检测不到病毒DNA。孕期HCMV原发感染和继发感染时,其宫内传播途径也可以有所不同。孕期HCMV原发感染时,HCMV感染子宫内膜改变了微血管内皮细胞的渗透性和极性后,病毒颗粒可穿过内皮细胞膜感染邻近的细胞滋养层。此后,病毒又可感染成纤维细胞和胎儿的毛细血管内皮细胞,通过血源性途径传播给胎儿;另一条可能的途径,即HCMV病毒颗粒(被病毒包膜糖蛋白抗体包被),通过细胞溶解作用穿过合体滋养层,感染其下层的细胞滋养层;孕期HCMV继发感染时,孕晚期母体受染的白细胞则可能经合体滋养层的小分支直接感染胎儿内皮细胞;局部巨噬细胞内潜伏的HCMV也可重新激活并感染细胞滋养层,再以逆行方式感染固定绒毛并最终感染胎儿。此外,HCMV还可通过上行途径感染胎儿,病毒在宫颈上皮细胞中复制,到达子宫的上层部分后感染蜕膜和腺体中的易感细胞。

HCMV一旦到达胎儿体内,即可通过血行传播,最终感染各种靶器官。HCMV感染胎盘可损害细胞滋养层的分化和侵入,引起留体类激素(HCG、E3、HPL)的合成或分泌减少,从而影响胎儿的生长发育。Chan等报道,HCMV通过病毒IE蛋白引导TNF2α的分泌,可引起临近滋养细胞的凋亡,推测HCMV可能通过加快滋养细胞死亡和减慢其更新的机制破坏胎盘屏障。现已证实,HCMV还可直接损害胎儿器官和组织细胞,但不同组织细胞对HCMV损害作用的灵敏性差异很大。总之,HCMV引起胎儿损害的机制仍在研究中,需要在病毒学及免疫学等方面做进一步的研究。

目前,对HCMV宫内感染的治疗主要是对有临床症状的新生儿或婴儿应用抗病毒药物治疗,但停用后复发率很高,并且有骨髓抑制的副作用。必须强调的是,HCMV对胎儿造成的损害是不可逆的,分娩后的治疗对其无明显效果。如能在发生不可逆的损害前行宫内治疗,可能会影响此病的发展进程。最近,许多学者试用转移因子、中药如金叶败毒颗粒等治疗孕期HCMV感染,已取得了一定的成果。

传统的减毒活疫苗-Towne疫苗因具有潜在致癌性等问题未能广泛应用,因此,用于预防妊娠妇女原发HCMV感染的疫苗的研究仍在进行。近年,国内外学者主要致力于亚单位疫苗的研制,热点集中在发展HCMV包膜糖蛋白B亚单位疫苗。相信随着对HCMV宫内感染机制更深入的研究,将最终研制出HCMV宫内感染安全、有效的疫苗和治疗方法。

(三)神经管缺损研究进展

神经管缺损(neural tube defects,NTDs)包括无脑畸形、脊柱裂、脑膨出、脑积水等,是一种常见的多基因遗传性先天畸形,是最常见的新生儿缺陷,目前已成为影响围产儿死亡和致残的主要因素之一,普遍认为其发病机制是由遗传因素与环境因素综合作用结果。人类神经系统的发育是从胚胎期第3周开始,一般需延续至妊娠后第4周末。在此期间,所有能阻碍、干扰正常发育过程的因素都可使神经管的闭合发生障碍,从而产生NTDs。

随着分子生物学理论和技术的发展,神经管畸形分子生物学研究越来越受到人们的关注。最近研究发现,Cx43基因和Pax3基因表达异常与NTDs发生密切相关。Cx基因的表达状态与胚胎发育、细胞诱导、分化、生长控制、细胞程序性死亡及衰老死亡等生物过程有着十分密切的关系。Cx基因表达的特异性表现为不同的细胞有不同的Cx表达,同一种细胞也可有不同的Cx基因同时表达,在同一组织发育的不同阶段其表达也有差异。这种Cx基因表达的特异性可能参与缝隙连接通讯通道(gap junctional intercellular communication,GJIC)功能等方面的调控,而GJIC可能是细胞生长调控和器官发育过程中某些分化方面的关键性候选基因。Pax基因编码的蛋白质是一类重要的转录调控因子,Pax蛋白能够在体外结合某些DNA靶序列并激活下游报告基因的转录,它们在胚胎发育过程中对组织和器官的特异化起着重要的调控作用。一旦这些基因突变或表达失调,会引起某些遗传综合征。Pax3基因表达降低可引起神经上皮细胞凋亡,从而导致糖尿病小鼠子代发生NTDs。

大多数学者认为NTDs是由遗传和环境相互作用所致。妊娠时,叶酸需要量增加,而摄入量相对不足,故导致叶酸缺乏,与NTDs发生有直接关系;早孕反应严重者,其叶酸缺乏较为严重。许多学者对叶酸摄入与NTDs发生的关系进行了研究。叶酸是一种低分子量的不耐热水溶性维生素,人体自身不能合成,必须完全依赖外源性供给。叶酸参与体内的生化代谢,为核苷酸的合成提供一碳单位,在氨基酸的甲基化循环中参与甲基转运,参与同型半胱氨酸向蛋氨酸的转化过程。如果母体在孕期不能提供足够的叶酸,胎儿的核酸合成就会受到抑制,细胞不能产生足够的DNA进行有丝分裂;另一方面,甲基化循环抑制也使蛋白质、脂质和磷脂的甲基化受阻,导致半胱氨酸蓄积而形成高半胱氨酸血症,这可能是叶酸缺乏的致畸机理。

补充叶酸可以降低 NTDs 的发生率,但其机制还有待进一步研究。依据叶酸在人群预防 NTDs 的证据,对叶酸代谢有关基因多态性(single nucleotide polymorphisms,SNPs)与 NTDs 关联进行的研究除了个别基因多态性得到了较清楚的结果外,更多的研究结果仅仅是初步的或相互矛盾的。今后的研究应进一步利用 SNPs 技术阐明多基因病发病机理的优势对 NTDs 的分子机制进行深入探索,设计有效的方法或途径以求解析影响 NTDs 的危险因子或危险因子组合。

(四) 孕中期羊水中细胞研究进展

孕中期羊水中细胞培养和核型鉴定广泛应用于产前诊断领域,可以发现一系列胎儿发育异常,包括染色体病、性连锁遗传病、先天性代谢异常、血液系统遗传病及胎儿先天畸形等。近来,许多研究表明羊水中含有胎儿的干细胞,这些细胞能否应用于干细胞和组织工程学领域成为研究热点。

羊水中的细胞来源于胎儿和羊膜脱落细胞,这些细胞形成于胚胎发育早期,部分保存着胚胎原始细胞的特性。因此,一直有学者认为羊水中可能含有胎儿来源的干细胞,直到最近在羊水细胞中发现了端粒酶和 POU 转录因子 Oct-4 才得到证实。从羊水中分离干细胞成为新的研究方向。

人体组织工程是近年来生命科学的研究热点。当前组织工程面临的一个重要问题,也是限制组织工程发展的“瓶颈”问题,即种子细胞来源不足。理论上讲,理想的种子细胞是携带患者自体全部基因组型的细胞,目前只能是自体细胞,但自体细胞来源有限、容易老化和有创获取等缺点严重限制了其作为种子细胞的可行性。胚胎干细胞满足以上条件,有望为组织工程提供种子细胞,但胚胎干细胞的获取和培养相当困难,而且受到伦理学方面的严重制约。

基于羊水中的细胞和羊膜细胞在体外培养中所表现的特性,研究者开始探讨它们作为组织工程种子细胞的可能性。波士顿儿童医院的 Kaviani 等将培养的羊水细胞行光学显微镜和扫描电镜分析显示,细胞与生物支架贴附紧密,生长状况良好,已围绕支架形成多层细胞,表现出旺盛的增殖活性和可以与生物支架良好结合的能力,提示羊水中的细胞可以作为胎儿组织工程的种子细胞,用来构建组织。2004 年,他们以羊水细胞作为种子细胞,皮肤

无细胞基质作为支架构建成的复合物成功替代了新生羊的部分膈肌组织。这一发现为手术矫治胎儿发育异常开辟了新的前景。

理论上讲,胎儿发育异常的手术矫治时间越早,其功能和外观恢复的程度越好。但新生儿常存在自身材料不足的问题,人造材料相容性又差,组织工程材料是最好的选择。以胎儿组织细胞作为种子细胞对胎儿有不可避免的危害,甚至导致流产。羊水似乎是理想的种子细胞来源,如果在产前超声检查中发现胎儿有膈疝、体壁缺损等先天缺陷,就可以选定恰当的时间通过羊膜腔穿刺取得少量羊水,分离出细胞后培养扩增,种植在生物材料上构建成作为移植补片的组织,在胎儿出生后立即进行矫治。这个方法将促进新生儿外科的进一步发展,随着研究的进展,羊水来源的细胞甚至可能应用于成人组织工程。

羊水中蕴含丰富的胎儿多能干细胞及羊膜细胞等,这些细胞在干细胞、组织工程及细胞介导的基因治疗等研究领域有广阔的应用前景。尽管这些成就距尽揭羊水中所含秘密相距尚远,但已引起研究界的关注。相信在不远的将来,羊水细胞研究将取得重大突破。

(五) 宫内基因治疗

随着对遗传病因学及分子病理生理学研究的深入和产前诊断技术的发展及大量应用,大部分遗传病在妊娠中期(13 ~ 15 周)即可诊断,加之基因治疗的进一步成熟,宫内基因治疗(IUGT)成为一种很有潜力的治疗方法。IUGT 适于治疗危及胎儿或新生儿生命的、并可造成明显障碍的疾病。除重症联合性免疫缺陷病已在临床上成功地用于人类胎儿外,预测利用 IUGT 还可能治疗人类肺遗传性疾病如表面活性物质 B 缺乏、囊性纤维化及胎儿肠道疾病、鸟氨酸氨基甲酰转移酶缺陷、溶酶体储存障碍、地中海贫血、镰刀细胞贫血病等多种遗传性疾病。

对遗传性疾病的早期干预治疗可防止胎儿发病及死亡,与出生后基因治疗相比,IUGT 具有更多的优点:①可降低某些遗传病的产前和围产期的发病率或死亡率并可能获得正常的新生儿;②胎儿期相对多的多能干细胞可作为 IUGT 的靶细胞,如间充质干细胞、造血干细胞(HSCs);③基因载体用量相对少;④可避免引起针对载体系统或转基因产物的免疫反应,不需进行免疫抑制或骨髓抑制;⑤胎儿循环中的 HSCs 可作为自体造血干细胞宫内移植的主要来源,同时胎儿骨髓为 HSCs 归巢和移植留

有一定的空间,减少了因减髓术而带来的危险;⑥IUGT还为产前诊断确诊胎儿有遗传缺陷时在决定是否终止妊娠外提供了第3种选择。

最早的宫内基因治疗是造血干细胞(HSCs)移植,是一种直接基因治疗的方法。近20年来人们曾用不同来源的HSCs移植,用以治疗重症联合性免疫缺陷病(SCID)、β-地中海贫血、镰刀细胞贫血病、X-染色体连锁的SCID、Hurler病等。根据以往的临床治疗经验和研究结果,目前认为在妊娠16.5~28周进行同种HSCs宫内移植可成功地治疗SCID胎儿,而累及T-淋巴细胞功能的免疫缺陷病的胎儿一旦确诊即应及早进行同种HSCs宫内移植。至于免疫系统正常的胎儿则应在14周前进行治疗,但迄今为止仍无1例免疫力正常的胎儿同种HSCs宫内移植获得成功。相信随研究深入,同种HSCs宫内移植会取得更大进展。

按基因导入的方式还可将IUGT分为两大类:一种是回体基因治疗(又称ex vivo二步法基因治疗),先将受体细胞在体外培养,然后倒入目的基因,此后将这种经基因修饰的受体细胞回输或移植到宿主体内,通过目的基因的表达达到治疗目的。另一种为体内基因治疗(又称in vivo一步法):将外源目的基因与载体结合直接导入体内并在体内表达。美国费城大学Casal等用携带有人类β-葡糖苷酸酶(GSUB)的逆转录病毒转导胎儿肝脏造血干细胞后治疗黏多糖Ⅶ病的孕晚期胎鼠和成鼠,发现HSCs宫内移植可获得导入基因的长期表达,且效果优于产后基因治疗。

体内基因治疗策略在IUGT中应用更多,将带有目的基因的载体导入胎儿体内有多种方法,最常用的是载体直接注射法,包括胎儿腹腔注射、羊膜腔注射、B超引导下经腹脐静脉穿刺、肌内注射和最近应用的胎儿镜脐静脉穿刺和胎儿镜下气管内直接注射等多种方法。

宫内基因治疗的时间可在植入前期、妊娠早期、妊娠中晚期等各个时期,依所治疗的遗传性疾病而定。大量实验证明IUGT过程中使用的载体进入母循环量极微小而且表达短暂,对母体不会造成危害,而靶向性的基因转移可减少发生插入突变、胚系基因突变和致瘤形成的危险。迄今为止世界各国对IUGT临床应用仍持不肯定态度,认为目前的实验数据和已掌握的资料尚不足以解决IUGT基因转入效率低、可调控性差等问题,目前IUGT仍处于临床前期试验阶段。

第二节　基础研究与临床研究的关系

进行基础研究的目的在于寻找疾病的本质和规律,为临床服务,进一步推动临床实践,因此,基础研究和临床研究实际上是医学科学研究中两个密不可分的组成部分。在20世纪初期,并没有专职从事实验研究的科学家,而是一些临床医生充当研究者,他们在实验室里研究治疗疾病过程中发现的问题,再把研究结果应用到临床,例如Frederick Banting对糖尿病和胰岛素的研究。以后,随着医学知识的丰富和社会经济的发展,科研活动逐渐自成体系,形成了专门资助研究的机构,科学家有更多的自主权决定自己的研究方向,并建立了一整套独特的实验室工作方法,逐步将对疾病的研究推向深入,并与临床分离。而临床医生往往只是直接获取基础研究得到的知识,由于对实验室工作方法的不了解,而越来越少参加研究活动,形成了目前基础研究与临床分离的现状。

一、基础医学研究是临床医学研究的基石

回顾历史,临床医学研究的进步主要是源于基础医学研究的进展:16世纪,随着人体结构的揭示,解剖学开始出现并迅速发展;17世纪,血液循环的发现引起生理学的一次飞跃;18世纪,开始了实验研究;19世纪发现了细胞和细菌,而麻醉、无菌和灭菌则奠定了外科的基础;20世纪,药物研究及抗生素的应用有效地控制了传染病。正是由于基础医学研究的飞速发展,形成了目前为数众多的临床专科。综合临床医学发展的历史和现状可以发现,基础医学研究在现代医学发展中起着关键的作用,它作为临床医学研究的基石,推动着临床医学研究的不断向前发展,为临床疾病的诊断和治疗奠定了坚实的理论和实验基础。临床医学研究中对疾病的认识和治疗是和基础医学研究密不可分的。疟原虫、结核菌、原虫病、斑疹伤寒、黄热病、乙型肝炎等,以及白喉抗毒素、小儿麻痹疫苗、磺胺、青霉素、链霉素等的发现,对传染病的认识与控制起了极大作用。体液、细胞免疫、过敏反应、补体结合等方面的成果推动了免疫学的进步。生物氧化、糖酵解、三羧酸循环等研究成果奠定了代谢研究的基础。胰岛素、肾上腺皮质激素、下丘脑促垂体激素以及维生素等成果推动了内分泌学、营养学的研究。分

子生物学的发展促进了肿瘤等各类重大疾病研究的进展,可以制备一系列药物、疫苗等神奇的"基因工程"已为人所熟知,生物疗法正式加入到疾病的几大治疗方法之中,分子免疫学、分子病毒学、分子心血管病学等冠以"分子"的新兴学科分支也纷纷应运而生。今天的高水平诊断技术也同样建立在基础研究的进步上,以电脑和新技术结合所形成的医学影像学为代表,反映了诊断方面的进步。当前,基础医学研究对临床医学研究的战略意义比过去任何时期更为重要。随着与各种重要疾病有关的基因研究的深入,可能导致临床医学向"基因诊治"迈进一大步,它不仅使遗传病的研究受益,同时也将为心血管病、癌症、一些慢性病、优生等的研究带来新的前景;免疫学的不断进展,将使包括艾滋病在内的各种免疫缺陷性疾病、器官与组织移植、生物导弹的使用等有新的解决办法;生物医学工程等的进步,也将对临床诊治提供比目前的医学影像学、激光治疗等更为先进的技术手段。

二、临床医学研究是基础医学研究发展的方向和保证

临床医学研究的发展以基础医学研究为基础,同时又为基础医学研究工作指明具体的方向,基础医学研究为临床医学研究提供有效的科学技术手段和理论研究基础,其最终目的就是要从本质上认清临床疾病的性质,从根本上找到疑难病症的诊断方法和治疗手段。基础医学研究的这一根本原则决定了其研究方向必须以临床医学研究中的热点、难点疾病为根本切入点,着眼于解决临床医学研究中的实际问题,认清临床医学研究中疾病的本质,为临床医学研究彻底解决疾病的诊治奠定技术、理论基础。纵观医学科学的发展史,临床医学研究与基础医学研究一直是齐头并进的。从16世纪到20世纪,临床医学中疾病的研究工作一直是基础研究所必须优先解决的课题,依据各个国家的不同国情而有所不同的同时,用于基础医学研究的材料资源都是来自临床医学研究的长期积累,只有经过长时间、多角度、多途径的临床医学研究之后,才能得到第一手的、极其有价值的与疾病密切相关的临床资料,从而为基础医学研究发现和解决疾病的发生、发展问题提供强有力的保证。

临床医学研究以基础医学研究为基础,反过来又推动了基础医学研究的发展。基础医学研究的结果仅仅只是实验室中的结果,究竟能否真正应用于临床,能否真正揭示疾病的本质,能否真正对疾病起到决定性的预防和诊治作用,这些问题都要最后通过临床医学研究工作的不断深入开展,即真正在临床疾病诊治中尝试、应用,才能得到进一步的证实和肯定,使基础研究中所出现的错误结果得以纠正,使基础研究朝着正确的方向发展。因此,临床医学研究是最终检验基础医学成果的标准,只有真正做到临床和基础研究的紧密结合,才能使现代临床医学产生一个新的飞跃。

三、临床研究与基础研究相结合是推动临床医学发展的真正动力

好的临床研究是要善于提出问题,而这些问题的解决是需要借助基础研究来完成的。这就是我们常说的从临床到基础的过程。因此,作为一个临床医师(physician)有必要学习掌握基础科学家(scientist)所具有的基础理论、科学思维和研究方法,使自己有能力应用基础研究的方法和手段来回答临床上需要解决的问题,而最终成为一名临床医学科学家(physician&scientist)。临床医师在一些基础理论问题的造诣及技能上很可能不如基础研究者。但是,他们在临床实践中所积累的经验和学识,使他们最容易抓住临床上的好问题及关键问题,而这一点则是基础研究者所无法企及的。爱因斯坦曾经说过:"提出一个问题往往比解决一个问题更重要。因为解决一个问题也许是实验技巧问题,而提出新问题,新的可能性,从新的角度看旧的问题,却需要创造性的想象力,而且标志着科学的真正进步"。临床医学科学家从观察临床现象中得到创新灵感,提出问题并将它带进实验室(从临床到基础,from bedside to bench)。然后,再将实验室研究得到的结果在临床实践中加以验证和实施(再从基础到临床,from bench to bedside)。临床医学科学家特殊的知识背景使他们能与基础科学家、制药和生物工程技术人员交流和合作。这一点使临床医学科学家能从基础和临床两方面汲取知识和信息,提出问题,激发创意,并及时将实验研究得到的新的诊断技术和治疗方法应用于临床,进而提高临床诊断和治疗的水平。我的老师蔡桂茹教授就是一位杰出的临床医学科学家,她传授给我的治学理念不仅使我终身受益,而且也使我对临床医学科学家在推动医学发展中的作用有了更深的理解和认识。

第三节　存在的问题与展望

基础研究与临床相结合是一个重要的问题,在

医学生物技术不断取得突破的今天,其重要性更为突现。基础研究与临床的分离是医学科学向纵深发展的必然结果,同时两者的结合是医学科学发展的迫切需要。基础研究的发现必须应用于临床实践,才能真正造福于人类。由此可见,基础研究与临床是否能够很好的结合将是 21 世纪医学科学发展的关键。

一、基础研究与临床结合的形式及问题

目前,临床与基础的合作主要有三种形式:

1. 合同式　即基础科研人员与临床医师通过订立合同共同完成一项科研任务,这种形式最为多见。它的好处在于责任明确,个人专执各自熟悉的领域;缺点是存在组织和协调问题。

2. "双肩挑"式　指临床医师同时承担临床任务和科研任务,拥有自己的实验室。这种方式的优点是负责人唯一,组织和协调简捷,主要负责人对临床和基础两方面都有深刻的认识。缺点是临床医师往往承担较为繁重的医疗任务,没有充足的时间放在研究上;其次,对主要负责人的水平要求较高,这可能是这种方式较少存在的原因。

3. 联合培养式　这是比较新的一种合作方式,即博士生由临床的导师和基础的导师共同培养,做一些临床和基础相结合的研究工作。这种方式有很好的结合点,有助于培养临床、基础兼修的人才。缺点是由于培养时间较短,研究往往不能深入,不能持续。这些形式并无优劣之分,关键在因地制宜、扬长避短地加以应用。

基础研究与临床结合的项目虽然存在,但目前仍比较少而低效。基础研究者和临床医生好像在不同轨道上行驶的火车,组织协作困难重重。形成这种状况的原因是多方面的,存在的主要问题如下:

首先,管理者的重视程度不足:一些医疗机构的管理者认为,一个医疗单位,首先是一个提供医疗服务的机构,关注的是医疗质量和经济效益,在医疗体制改革的大环境下,生存是第一位的问题,研究活动是锦上添花。然而研究项目对医疗体系的贡献至少有 4 个方面:①提高医疗机构知名度;②吸引高水平的人才;③节约开支,因为在研究项目中可得到厂商提供的免费药品和试用仪器;④提高收入,因为新的医疗技术有较高的利润空间。在知识经济时代,新技术、新方法是最有力的财富创造者,研究活动将为医院可持续发展提供更大空间,在管理上将基础研究与临床的结合的问题重视起来。

其次,临床医生的参与度低:实践中,我们发现在临床与基础的合作中,临床医生往往缺乏合作动力,这可能是因为:临床医生承担着繁重的医疗任务,负有重大的医疗责任,因此他们的重心放在提高医疗水平上,研究活动仅居次位;其次,搞科研活动需要花费很大时间精力,会直接影响他们的经济收入;此外,临床医生不太容易申请到科研经费,也没有实验室进行研究工作。

此外,存在人才短缺问题:如前所述,临床与基础分离是学科深入发展的结果,由于知识激增,基础研究和临床研究还可细化出众多门类。在基础与临床的合作中缺乏对临床和基础都精通的人才(例如具有 MD-PhD 双博士学位);同时,由于临床医生受基础研究训练的机会少,与基础的交流也很少,导致临床医生不能很好把握研究前沿,设计的研究项目往往有欠缺;基础研究人员对临床工作也不够了解,导致他们的研究结果总也走不出实验室。

二、我国临床与基础医学研究未来发展展望

经过半个世纪的努力,我国现代临床医学和基础医学研究经历了起步、徘徊、加速发展的阶段,取得了令世界瞩目的巨大成绩,但是同国际水平相比,我们还存在至少 5 ~ 15 年的差距,加上投入较少,兼有发达国家和发展中国家存在的问题,仍然面临着严峻的挑战。而且,不同地区与不同机构水平差别大,资金投入悬殊,人才外流严重,缺乏基础型临床医生,基础研究的进展一时难与临床紧密结合,基础研究薄弱,独创性的成果甚少,临床试验设计的科学性亦有待提高。为了解决这些问题,第一必须加强基础医学研究和临床医学研究的沟通与交流,开展不同层次、不同研究领域的信息交流活动,使这两个领域的研究人员能够互相取长补短、互通有无,真正做到让基础研究取之于临床,用之于临床,使临床研究人员能够熟练掌握各种实验技术和方法,跟上基础研究的发展步伐,使临床研究进入一个崭新的技术水平。第二,必须加强对人才的培养,尤其是那些具有基础研究能力的临床医生的培养,使未来的医学人才拥有全面的临床和科研能力,保证临床医学研究向正规化、科学化和系统化方向发展。同时,我们也必须重视对基础医学研究人员的培养,并使基础医学研究人员具备扎实的临床实践经验,这样才能在未来的基础医学研究

中,做到真正结合于临床医学,服务于临床医学。第三,我们必须坚决反对目前存在的"重临床,轻基础"、"重实效,轻理论"的错误观念,真正做到临床研究以基础研究成果为前提,并尽快将基础研究成果转化为临床研究的依据和手段。第四,在自己的临床医学和基础医学的研究发展中,必须做到既要紧跟国际前沿,又要结合自己的实际国情,针对我国常见、多发、危害大的主要疾病,针对当前与未来我国面临的一些突出问题,强化基础与临床的结合,强化有战略意义的前沿学科的研究,同时加强高新技术的应用,建立有我国特色的临床医学基础研究体系,努力把我国的临床医学事业推向一个新的高峰。

20 世纪末生物医学的迅猛发展,对针对临床问题的研究及向临床转化的研究提出了前所未有的强烈需要。人类基因组测序完成后,当人们为新技术战胜疾病的光明前景而欢欣鼓舞的时候,科学家们谨慎地指出:由于建立任何一种新的诊疗手段都需要经历研发、应用、疗效观察的研究阶段,因此,这些实验室的研究成果距离成为临床可以应用的治疗手段还有相当远的距离,并呼吁有志的青年医生、青年学者投身于将基础研究成果转化为新的临床诊疗手段的研究当中。

(王世宣 马丁 栗妍)

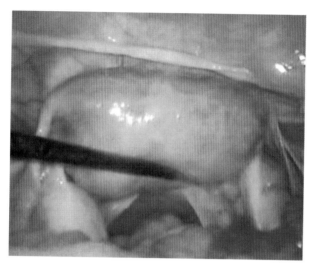

彩图 46-2　中隔子宫宫腔镜所见（宫底）

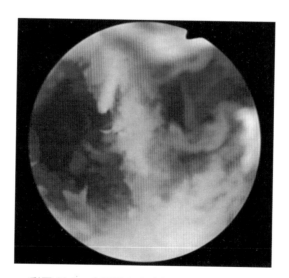

彩图 46-3　中隔子宫宫腔镜所见（"鼻孔征"）

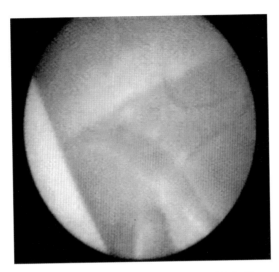

彩图 46-5　胎儿镜下交通血管的识别和阻断

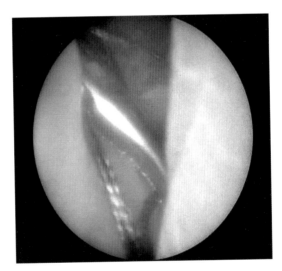

彩图 46-6　将 7 号线送入羊膜腔内

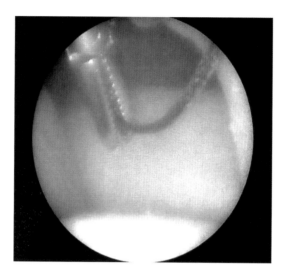

彩图 46-7　夹线并绕过脐带准备打结

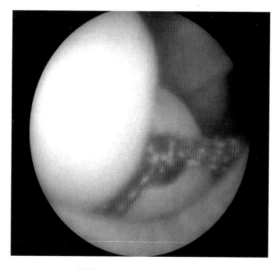

彩图 46-8　扎紧脐带线结

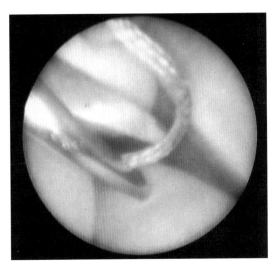

彩图 46-9　剪刀剪线